AF694364

E-Book inside

Mit dem Kauf dieses Buchs erhalten Sie das zugehörige E-Book gratis. Sie können dabei aus zwei Dateiformaten wählen: EPUB (gängiges Format für E-Reader und Tablets) und PDF (für PC und Laptop). So kommen Sie an Ihr kostenloses E-Book:

Rufen Sie im Internet diese Website auf:
↗ http://www.junfermann.de/ebook-inside

Geben Sie den unten stehenden Code in das dafür vorgesehene Feld ein und klicken Sie → Code einlösen. Nach Eingabe Ihrer E-Mail-Adresse und Auswahl des E-Book-Formats erhalten Sie sofort einen Download-Link für das gewünschte E-Book an Ihre E-Mail-Adresse.

Bitte beachten Sie, dass der Code für Sie personalisiert wird und nur einmal gültig ist. Die Datei müssen Sie zunächst auf Ihrem Computer speichern, bevor Sie sie auf ein mobiles Endgerät überspielen können.

RR5WJY5Y

Lydia Hantke & Hans-Joachim Görges

Handbuch Traumakompetenz

Basiswissen für Therapie, Beratung und Pädagogik

www.junfermann.de

planetpsy.de

blogweise.junfermann.de

www.facebook.com/junfermann

www.youtube.com/user/junfermann

www.instagram.com/junfermannverlag

LYDIA HANTKE & HANS-JOACHIM GÖRGES

HANDBUCH TRAUMAKOMPETENZ

BASISWISSEN FÜR THERAPIE, BERATUNG UND PÄDAGOGIK

2., überarbeitete Auflage

Junfermann Verlag
Paderborn
2023

Copyright © Junfermann Verlag, Paderborn 2012
2., überarbeitete Auflage 2023

Illustrationen Kai Pannen und Denies Waldeck

Coverfoto © nonglak – AdobeStock

Covergestaltung / Reihenentwurf JUNFERMANN Druck & Service GmbH & Co. KG, Paderborn

Satz & Layout JUNFERMANN Druck & Service GmbH & Co. KG, Paderborn

Junfermann Verlag GmbH, Driburger Straße 24d, D-33100 Paderborn, Tel.: +49 5251 1344-0, E-Mail: infoteam@junfermann.de

Bibliografische Information der Deutschen Nationalbibliothek
Die Deutsche Nationalbibliothek verzeichnet diese Publikation in der Deutschen Nationalbibliografie; detaillierte bibliografische Daten sind im Internet über http://dnb.d-nb.de abrufbar.

ISBN 978-3-7495-0390-2
Dieses Buch erscheint parallel als E-Book.
ISBN 978-3-7495-0391-9 (EPUB), 978-3-7495-0392-6 (PDF)

PEFC Förderung nachhaltiger Waldbewirtschaftung
PEFC/04-31-0810 www.pefc.co.uk

Für Gunther Schmidt, der aus systemischem Denken und Hypnotherapie etwas völlig Neues geschaffen hat. Vielleicht kann dieses Buch ein wenig von dem vermitteln, was Ressourcenorientierung im hypnosystemischen Denken heißt und wie es Basis für die Traumabewältigung sein kann.

Dank dir!

Für die traumatheoretischen Grundlagen und Denkanstöße sei hier einmal den Großvätern gedankt: Ohne Pierre Janet und Morton Prince hätten wir den Gedanken der Dissoziation wohl weiter verdrängen müssen.

Dank auch all denen, die uns bei Entwicklung und Formulierung der Ideen, Techniken und Modelle über die Jahre hinweg mit fragenden Gesichtern und irritierten Kommentaren geholfen haben: Klient*innen, Kolleg*innen in Zusammenarbeit, Weiterbildungen und Supervisionen, Freund*innen und Tochter!

Ein ganz spezieller Dank geht zum 70. Geburtstag an Michaela Huber, deren wertschätzende Unterstützung nicht nur uns durch die Jahre der Konsolidierung traumasensiblen Handelns begleitet hat!

Inhalt

Vorwort zur Neuauflage

Kennen Sie das? Sie hatten schon lange vor, Ihr Wohnzimmer zu renovieren, und jetzt ist es so weit. Sie nehmen alles, was da steht und liegt, in Ruhe in die Hand, schauen es an, überlegen, ob Sie es behalten wollen und wo der richtige Ort dafür wäre. Wälzen Einrichtungskataloge und die neuesten Farbtabellen. Und ehe Sie sich's versehen, finden sich in der ganzen Wohnung kleinere und größere Stapel, ist nirgendwo mehr Platz oder Stauraum, der von der Aktion unbeeinflusst bliebe. Am Ende ist das meiste wieder untergebracht, vieles davon an anderen Orten. Einiges haben Sie entsorgt und bei der Gelegenheit auch die ein oder andere Neuanschaffung gewagt.

Ein bisschen ist es uns so ergangen bei dem Unterfangen, dieses Handbuch „zu renovieren", es auf den neuesten Stand zu bringen und die Veränderungen aus der Praxis einzubauen. Immerhin sind zehn Jahre vergangen, seit wir dieses Buch mithilfe unserer wunderbaren Lektorin Heike Carstensen in die Regale gestellt haben.

Lassen Sie uns mit dem anfangen, was sich nicht verändert hat: die Grundlagen und das Verarbeitungsmodell. Der Versuch, die komplexen Mechanismen von Verarbeitung und Nichtverarbeitung belastender Erfahrungen mit ihren ganz unterschiedlichen Folgen in einer Sprache darzustellen, die zum Mitdenken einlädt. Die Konsequenzen für die Praxis daraus zu ziehen und zu beschreiben. Schließlich die von uns genutzten Übungen so anschaulich darzustellen, dass Sie sie direkt in Ihrer eigenen Arbeit einsetzen können.

Zehn Jahre sind eine lange Zeit, aber viele Bedingungen und Erkenntnisse sind ähnlich geblieben. Vor zehn Jahren lagen die Kriege im ehemaligen Jugoslawien hinter uns, Flucht und Kriegshintergründe gewannen langsam an Bedeutung. Diskriminierung nicht mehrheitsfähiger Identitäten und Überzeugungen ebenso wie die Abwertung von alten, behinderten, kranken und sozial weniger mobilen Menschen waren und sind an der Tagesordnung. Rassismus, Antisemitismus, Antiislamismus und Sexismus, sexualisierte Gewalt gegenüber Kindern, Frauen und zunehmend auch Männern, häusliche Gewalt in allen Bevölkerungsgruppen, Ausgrenzung von Menschen mit emotionalen und kognitiven oder sprachlichen Schwierigkeiten waren und sind Anlass unserer Arbeit und dieses Buches. Die Liste der Menschen und Gruppen, die Vernachlässigung, Anfeindungen und Übergriffen ausgesetzt waren und sind, ließe sich leider sehr lange fortsetzen. Sie wurde durch die Kriege in Syrien, im Irak und immer wieder in Afghanistan, durch die neokolonialistischen Strategien gegenüber Ländern auf dem afrikanischen Kontinent und durch die repressive Einwanderungspolitik der europäischen Staaten im letzten Jahrzehnt um eine sehr große Gruppe erweitert: Menschen, die ihr Hab und Gut, ihre Liebsten und ihren vertrauten Lebensraum ebenso verloren haben wie Vertrauen, Glauben und Hoffnung. Anfang 2016 gestalteten wir eine Webseite mit Informationen rund um die Verarbeitung belastender Erfahrungen und Selbstfürsorge (nicht nur) für die Ehrenamtlichen in der Begleitung von schwer belasteten geflohenen Menschen: ↗ https://be-here-now.eu. Bei Erscheinen dieses Buches werden Hunderttausende, hauptsächlich Kinder und Frauen aus der Ukraine und woher noch (?), in diesem Land hoffentlich ein gutes Zuhause gefunden haben. Ihnen allen ist dieses Buch gewidmet.

So bedauernswert die fortdauernde Notwendigkeit unserer Arbeit ist, so tröstlich ist es für uns als Autor*innen, dass die grundlegenden inhaltlichen Aussagen dieses Buches weiterhin Bestand haben. Die Traumatheorie hat sich bewährt; sie wurde und wird im Detail hier und da modifiziert, aber es sind – für die alltagspraktischen Modelle – keine wesentlichen Veränderungen notwendig. Im Alltag gibt es Wichtigeres als die Rolle des periaquäduktalen Grau oder die Diskussion um Spiegelneuronen.

Worum also geht es in diesem Buch? Was ist geblieben, was hinzugekommen? Es geht – wie schon vor zehn Jahren – darum, die Grundlagen der Verarbeitung darzustellen, die durch die Konfrontation mit zu hohen Belastungen unterbrochen wird. Es geht darum aufzuzeigen, dass diese Unterbrechung und die nicht erfolgte Verarbeitung Konsequenzen hat: ungewollte Erinnerungsfragmente, Konzentrationsstörungen, Schlafprobleme, Verunsicherung in Beziehungen, Panikattacken, Herzrasen, wandernde Schmerzen etc. Zu beschreiben, dass sie allesamt die Folge davon sind, dass unsere Reaktion im Notfall der eines Säugetiers entspricht, die bewusst handelnde Denker*in zu langsam ist und deshalb nicht einbezogen werden kann. Was sich daraus ergibt, erscheint uns – und hoffentlich auch Ihnen nach der Lektüre – logisch. Es ist an uns, dafür zu sorgen, dass die Bedingungen geschaffen und aufrechterhalten werden, die dem ganzen Menschen helfen zu verarbeiten. Ob es nun um die neuen Anforderungen des Alltags oder die nicht verarbeiteten *vehementen Emotionen* (Janet) aus dem traumatisierenden Erleben geht.

Schon in der ersten Auflage waren uns der Hier-und-jetzt-Bezug, die immer neue Reorientierung, das Verankern in der geteilten Gegenwart wesentlicher Grundsatz für die Ermöglichung einer angstreduzierten Neuorientierung der Menschen, mit denen wir arbeiten. Die zentrale Stellung der eigenen Präsenz ist uns in den letzten Jahren – auch in der Arbeit an den Büchern *Ausgangspunkt Selbstfürsorge* und *Traumasensible Supervision* – immer deutlicher geworden.

Stärker noch als in der ersten Auflage stellen wir Ihnen deshalb das Hier und Jetzt als Grundlage der Zusammenarbeit vor, als gemeinsam überprüfbaren und beschreibbaren Raum, der eine Abgrenzung zum nicht verarbeiteten Grauen ermöglicht. Zu allererst betrifft dies uns Profis oder ehrenamtlich Helfenden selbst: die eigene

Verankerung im Hier und Jetzt, die Regulierung der eigenen Spannung. In der immer wieder neuen Reorientierung werden wir zum präsenten, transparent arbeitenden und damit berechenbaren Gegenüber, das unsere Klient*innen brauchen, um sich stabilisieren zu können.

Auch für uns ist das ein kleiner Paradigmenwandel, den wir vor zehn Jahren noch nicht zu setzen wagten. Es ist von zentraler Bedeutung, wie wir uns als Profis in den Kontakt begeben. Was in der therapeutischen Arbeit eine lange Geschichte hat, ist vor dem Hintergrund der Dissoziationstheorie nun auch für die Pädagogik und Beratung beschreibbar. Wir können unsere Präsenz im Hier und Jetzt von alten Spannungen und Emotionen bereinigen und bilden dann – ganz im Sinne eines Sicherheit vermittelnden erwachsenen Säugetiers – den Anker für einen neuen Ausgangspunkt im Hier und Jetzt.

Wir beschreiben deshalb – als Erweiterung der *traumapädagogischen Standards* – in diesem Buch *trauma- und krisensensible Standards,* die dem dissoziationstheoretischen Denken der neueren Traumatheorie Rechnung tragen. Es geht darum, als Grundlage für traumasensibles Handeln den Ausgangspunkt im Hier und Jetzt zu gewährleisten, auf die (eigene) Spannungsregulierung zu achten, Dissoziation durch Distanzierung zu ersetzen und vor jeder Inanspruchnahme der Denker*in – etwa im Einfordern von Regeln oder partizipatorischem Handeln – dafür Sorge zu tragen, dass der Säugetierkörper den Alarmzustand verlassen kann und Häschen und Denker*in gemeinsam an Bord sind.

Wir haben also, um das Bild vom Anfang wieder aufzunehmen, eine Wand des Wohnzimmers neu grundiert, und im Regal stehen frisch gebundene Bücher und überarbeitete Handwerkszeuge. Völlig neu sind, neben den Standards und dem Kapitel zum Hier-und-jetzt-Bezug, drei Übungen, die inzwischen aus unserer Arbeit nicht mehr wegzudenken sind: *Abstandhalter, Gefühle gut versorgen* und die *Ressourcendusche* bzw. der *Ressourcenrahmen.* Der *Wohlfühlzustand* ist zum *Zielzustand* geworden, die *empathische Zeugin* heißt verständlicher jetzt einfach *Profi-Position.* Alles andere ist geblieben, wenn auch entstaubt und neu sortiert, vieles umformuliert und in anderen Fächern als zuvor.

Nun sind wir gespannt, was Sie zu diesem Buch sagen, das Sie wieder oder zum ersten Mal in der Hand halten. Über Rückmeldungen freuen wir uns sehr und wünschen Ihnen Spaß und Erkenntnisgewinn bei der Lektüre und hoffentlich auch Lust zum Ausprobieren.

Berlin im Mai 2022

Lydia Hantke und Hans-Joachim Görges

Vorwort von Michaela Huber

Geben wir es ruhig offen zu: Wir können uns normalerweise so kompetent fühlen, dass wir glauben, wir hätten schon alles gesehen, könnten alles bewältigen, kämen mit allem klar, privat wie beruflich. Aber wenn uns jemand begegnet, der oder die am Ende mit den Nerven ist, reglos vor sich hinstarrt, zusammengekrümmt daliegt oder gar ausrastet, haltlos weint oder schreit und dabei sich oder andere verletzt – dann sind wir hilflos. Was sollen wir dann bloß machen? Privat werden sich viele wegducken oder hilflos irgendetwas versuchen, in der Hoffnung, es möge helfen. Doch wer als Profi täglich mit solchen emotional instabilen Personen umgehen muss, der oder die muss sich etwas einfallen lassen und das möglichst klar, ruhig und bestimmt auch tun. Dabei sind Profis ebenfalls oft hilflos – und nicht selten täuschen sie Sicherheit nur vor. Tatsächlich gehen sie innerlich entweder ganz weit weg und / oder werden zynisch, beschuldigen (zumindest innerlich) den außer Kontrolle geratenen Menschen, selbst schuld zu sein an seinem Zustand. Oder sie werden selbst sehr aufgeregt und als Konsequenz überengagiert, „stülpen" sich über die Betroffenen, drängen ihnen alle möglichen guten Ratschläge auf, hantieren irgendwie herum – und klagen nach einer Weile über die Undankbarkeit der Menschen bzw. über eigene Burnout-Symptome.

Nicht, dass wir das nicht alle auch schon einmal (oder mehrmals) so getan hätten; niemand – auch kein Profi – ist gefeit vor solchen Reaktionen. Hilflosigkeit, Verzweiflung, Ohnmacht, Erstarrung, das Bedürfnis zu flüchten, das Gegen-an-Kämpfen gegen das drohende Unheil bzw. das Sich-Ergeben in die anscheinend aussichtslose Situation, das alles kennen wir deshalb, weil es Bestandteile von Hochstress-Situationen sind, und wir haben so gut wie alle solche Situationen tatsächlich am eigenen Leibe schon erlebt. Wenn wir nun Kindern, Jugendlichen oder Erwachsenen begegnen, die selbst ihre schlimmen Erfahrungen nicht im Griff zu haben scheinen und daher „außer sich" sind, werden wir versucht sein, entweder dasselbe zu fühlen wie sie oder uns innerlich möglichst weit weg davon zu bewegen, aus Selbstschutz. Privat mag Vermeidung ja möglich sein. Beruflich können alle, die im Sozial- und Gesundheitswesen sowie im pädagogischen oder Justizbereich arbeiten, sich jedoch nicht vor Herausforderungen ans eigene sichere und beruhigende Handeln schützen. Und wer fachlich mit traumatisierten – also mit unaushaltbarem Hochstress in Kontakt gewesenen – Menschen arbeiten will oder muss, kommt gar nicht darum herum, sich mehr Kompetenz im Umgang mit diesen KlientInnen bzw. PatientInnen anzueignen.

Das vorliegende Buch ist dazu eine wunderbare Gelegenheit. Lydia Hantke und Hans-Joachim Görges haben ein enorm praktisches, sehr gut geschriebenes Handbuch verfasst, das theoretische Zusammenhänge anschaulich erklärt und zahlreiche, direkt umsetzbare und verständlich erläuterte Übungen enthält. Beim Lesen des Theorieteils kam mir das Ausdruckspaar „Denker*in" (für das beobachtende und bewertende Großhirn) und „Häschen" (für die Reaktionen von Angst und Flüchten bis Schockstarre) etwas seltsam vor; aber mit der Zeit und weiterer Lektüre konnte ich mir gut vorstellen, dass besonders Kinder und Jugendliche mit diesem „Paar", das möglichst oft zusammengebracht werden sollte, damit der eine das andere beschützen und abschirmen kann, etwas anfangen können. Denn das ist ja das Dilemma derjenigen, die so oft „außer sich" sind: Dass sie in ihrem Alltags-Ich (Denker) sagen würden: „So etwas würde ich nie (wieder) tun." Um es dann in einem Zustand von Not bzw. äußerstem Stress („Häschen") doch wieder zu tun – weil die „Denker*in" dann keinen Einfluss auf das „Häschen" hat, wenn der Stress zu groß ist oder eine Situation eintritt, in der der „Denker*in" alles egal ist, etwa weil sie sich zu erschöpft fühlt. Mit anderen Worten: Wer Erfahrungen von extremem Stress noch nicht gut verarbeitet hat, neigt dazu, in Zuständen von Übererregung oder Untererregung das eigene Alltags-Ich auszuschalten; und wenn dann das Säugetier- oder gar das Reptilienhirn regiert (archaische Reaktionen wie Kampf, Flucht, Starre, Aufgeben), hat das Großhirn nichts mehr zu melden. Wenn dieses sich dann wieder einschaltet, ist es meist zu spät. Die Dummheit ist gemacht, der Ausraster hat stattgefunden, der Kummer ist groß, das Selbstwertgefühl hat den nächsten Dämpfer bekommen. Nur wer kein Gewissen hat, also keine Fähigkeit zum Mitgefühl, dem wird das egal sein; oder er wird es sogar gut finden, gelegentlich „Dampf abzulassen" – etwa wenn er Täterschaft vor sich selbst als „Notwehr" rechtfertigt. Chronisch traumatisierte Menschen kennen die Dualität zwischen Vernunft und Gefühl, zwischen Klugheit und Ausrasten, Nachdenken und Nichts-mehr-denken-Können, Mitgefühl und Hass nur allzu gut, sie ist Bestandteil ihres täglichen Lebens. Grund dafür sind die noch nicht integrierten, nicht verarbeiteten, oft zahlreichen und vielleicht schon früh gemachten Erfahrungen von unaushaltbarer Not und Verzweiflung, die zum inneren Um- und Abschalten zwangen – mit anderen Worten: Grund ist der unverarbeitete traumatische Stress.

Lydia Hantke und Hans-Joachim Görges sind beruflich in ihrem institut berlin damit beschäftigt, KlientInnen zu begleiten, sich selbst zu helfen. Und sie haben viel Erfahrung darin, KollegInnen fortzubilden, nicht nur PsychologInnen oder ÄrztInnen; sondern auch LehrerInnen, SozialarbeiterInnen, Pflegekräfte, SeelsorgerInnen oder Polizisten – also Berufsgruppen, die gar nicht therapeutisch arbeiten, sondern möglichst pragmatische Hilfen an die Hand brauchen, um kurz- oder mittelfristig ihren Schutzbefohlenen Anleitungen zur Selbsthilfe geben zu können.

Das vorliegende Handbuch bietet ein breites Spektrum solcher Interventionen, von kurzen Reorientierungsanleitungen über die Möglichkeiten der Distanzierung von Schrecken bis zur Arbeit an inneren Konflikten. Hantkes und Görges Einfallsreichtum und Pragmatismus sind bewundernswert; oft genügen einfache Materialien und klare Anleitungen, um Interventionen zu beschreiben, die sich als ausgesprochen hilfreich erwiesen haben. Sehr gut gefallen haben mir zum Beispiel das „Ressourcenbarometer“ und die „Bonbonaufstellung“. Ersteres bietet nach dem kurzen Einüben den Betroffenen jederzeit – auch zu Hause – die Möglichkeit, sich in Zuständen von geistiger und körperlicher Not „neutrale bis positive“ Alternativzustände innerlich herbeizuholen; Letztere stellt eine, vielleicht sogar vergnügliche, Möglichkeit dar, sich das sogenannte „soziale Atom“ (Wer ist mir wie nahe, und wie nah oder fern will ich die Menschen um mich herum eigentlich haben?) mithilfe unterschiedlichster Bonbons klarzumachen – wobei man das hergestellte „Bild“, also die Bonbons, hinterher aufessen kann.

Der freundlich-nüchterne Ton, die vielen guten Ideen und die klar verständlichen Erläuterungen machen dieses Handbuch zu einem sicher für alle im Sozial- und Gesundheitswesen Arbeitenden äußerst praktischen Nachschlagewerk – und auch Betroffene sowie Angehörige und Berufsgruppen, die nur am Rande mit traumatisierten Menschen Kontakt haben oder selten eingreifen müssen, können von den vielen guten Ideen und Erklärungen profitieren. Ich gratuliere den beiden Autoren und wünsche dem Buch zahlreiche interessierte LeserInnen.

Michaela Huber

Dezember 2011

Teil I

Theoretische Grundlagen

1. Einleitung

Kennen Sie das? Der Junge in der Notaufnahme rastet permanent aus, und Sie wissen nicht mehr, wie Sie die anderen Kinder vor ihm schützen sollen. Natürlich ist er traumatisiert, sein Vater hat ihn regelmäßiger geschlagen, als es Essen gab. Aber was hilft Ihnen das? Soll er doch in die Therapie! Aber Sie finden ja noch nicht mal einen Heimplatz für ihn. Was tun?

Die junge Frau ist noch nicht lange in Deutschland, sie hat zwei Kinder, alles andere ist im Krieg geblieben. Es gibt viel Geschrei in der Unterkunft, und vermutlich schlägt sie auch manchmal zu. Was sollen Sie tun? Es ist sicher nur der Stress des Erlebten, der unsicheren Zukunft, aber die Kinder leiden sichtlich an dem Hin und Her der Emotionen. Eigentlich ist das Kindeswohlgefährdung, aber wo sollen sie denn alle hin?

Die junge Frau sitzt Woche für Woche mit frischen Schnittwunden in der Beratung. Sie war schon in der Psychiatrie, aber die Gruppenarbeit dort hat alles noch viel schlimmer gemacht. Sie kommt regelmäßig, das ist schon viel. Aber die Hilflosigkeit aufseiten der jungen Frau und bald auch schon bei Ihnen ist kaum auszuhalten.

Mera ist im Heim groß geworden, dort war es nicht nur gut. Nun begleiten Sie sie im Einzelwohnen. Aber es gibt immer wieder Situationen, die sie überfordern: mit den Kolleg*innen klarzukommen, einen Antrag zu stellen, die Amtspost zu öffnen. Sie reagiert dann ängstlich und zieht sich zurück. Manchmal kann sie sich kaum mehr bewegen, sitzt wie erstarrt in der Ecke. Wenn Sie sie nach draußen holen wollen, wird alles nur schlimmer.

Dies ist ein Buch für die Praxis der Arbeit mit traumatisierten Menschen. Es ist ein Buch für all jene, die Kindern, Jugendlichen, Erwachsenen dabei helfen wollen, sich in der Vielfalt der Alltagsanforderungen zurechtzufinden und stabil zu werden für einen Umgang mit den erlittenen Verletzungen. Ein Buch für die Menschen, die herausfinden wollen, was die Betroffenen gelernt haben aus all dem, was hinter ihnen liegt – die neugierig sind auf die Stärken, die im Überleben entstehen, und auf die unterschiedlichsten Arten von Kraft, die sich in den ganz eigenen Formen von Weiterleben zeigen. Es ist ein Buch für jene, die wissen wollen, wie sich Erfahrungen, die ein Mensch zwar überleben, aber nicht so einfach verarbeiten kann, auf das Verhalten und die Beziehungen auswirken. Und vor allem für jene, die versuchen wollen, auch dort, wo es scheinbar sehr schwierig ist, weiterzumachen und mit den Betroffenen zusammen nach Auswegen zu suchen.

Wir wollen Berater*innen ansprechen und Pädagog*innen, Erzieher*innen und Lehrer*innen, Pflegekräfte, Einzelfallhelfer*innen, Therapeut*innen, Vollzugshelfer*innen und Polizeibeamt*innen, Notfallseelsorger*innen. Menschen, die mit Kindern, Jugendlichen, Erwachsenen arbeiten, die ganz unterschiedlich intelligent oder begabt sein dürfen. Das können allein reisende Flüchtlingskinder sein, eine ältere Frau in der Beratungsstelle, ein Jugendlicher, den Sie in der Psychosomatik kennenlernen und der noch nicht so recht weiß, wer er ist, ein Mann, der vergewaltigt wurde oder eine Frau, die aus dem Krieg kommt, ein Mädchen in einem Kinderheim, ein junger Mann in der Behindertenwerkstatt – für alle werden Sie hier etwas finden. – Wie das?

Dies ist ein Buch über die grundlegenden Prozesse, die in der Traumatisierung passieren und für eine Stabilisierung wichtig sind. Über all jene Aspekte, die damit zu tun haben, dass sich jemand wieder im Alltag orientieren kann. Dass er teilnehmen, Beziehungen aufnehmen kann und nutzen lernt, was er hinter sich gelassen hat. Dass sie überprüfen kann, wo sie hinwill oder erst einmal ein erstes Ziel findet. Dass sie herauszufinden lernt, wie ein gutes Gefühl sich anfühlt und immer wieder herzustellen ist. Sie können hier lesen, wie mensch sich Erinnerungen vom Leib hält und wieder schlafen kann. Wie frau sich abgrenzt und mit anderen in Kontakt geht. Wie frau überprüft, ob einem gut tut, was frau tut. Wie man Interessen, Fähigkeiten, Vorlieben, Wünsche, Visionen, Vorbilder und Hoffnung – Ressourcen – finden, sammeln und nutzen kann.

All das braucht eine Basis, einen Ausgangs- und Bezugspunkt. Wir haben für Sie zusammengefasst, was Traumatheorie, Entwicklungspsychologie und Neurowissenschaften für die Arbeit mit traumatisierten Menschen zu sagen haben. Dafür haben wir seit vielen Jahren alles uns verfügbare Wissen immer wieder gesiebt und geschüttelt – um herauszufinden, was hängen bleibt: Was man sich noch merken kann, wenn man vor einem Kind steht, das nicht mehr anwesend zu sein scheint, fast ohnmächtig wirkt. Wenn die Anruferin fordert, schreit, Drohungen ausstößt. Wenn der Mann drängt, dass er keinen Ausweg mehr weiß. Wenn der Achtjährige droht, das Zimmer zu zerlegen. Wenn Sie nur noch ganz wenig Zeit mit der Jugendlichen haben, bevor der Amtsarzt kommt und sie zwangsweise in eine Klinik einweist.

Herausgekommen ist ein ziemlich einfaches Modell, das Sie als Schablone über Ihre Fragen, Ihr Wissen und die Anforderungen der Situation legen können. Was Sie damit schneidern, könnten passgenaue Techniken für jede einzelne Klientin und jeden einzelnen Klienten sein – in Traumaberatung, -pädagogik und -therapie.

Zum Inhalt

Das zentrale Anliegen dieses Buches ist, Ihnen einen Leitfaden zu geben, der eine Orientierung in Stabilisierung und Begleitung sein kann. Dafür braucht es eine einfache Möglichkeit, darzustellen, was in der Traumaverarbeitung passiert, und eine Handhabe dafür zu entscheiden, mit wem Sie welche Übungen wann und wie anwenden können.

Teil I: Zunächst stellen wir Ihnen im **ersten** Kapitel unsere eigenen Hintergründe vor, die unsere Auswahl bestimmen. Im **zweiten** Kapitel folgt ein Überblick, wie unser Gehirn und unser Körper sich entwickeln, wenn alles gut läuft. Nur dann, das beschreiben wir im **dritten** Kapitel, lässt sich auf der Grundlage von förderlicher Bindung und Vertrauen lernen, wie mensch sich selbst trösten und beruhigen kann – und wahrnehmen lernen, was in anderen vorgeht. Nun können wir im **vierten** Kapitel einordnen, wie mensch sich Traumatisierung und ihre Folgen aus der Notfallreaktion erklärt, was das mit unserer Körperspannung zu tun hat und welche Folgen es für Gedächtnis und Selbstwahrnehmung hat. Im **fünften** Kapitel schlagen wir Ihnen als Konsequenz für die Praxis und grundsätzliche Haltung in der Arbeit mit traumatisierten Menschen eine durchgehende Ressourcenorientierung im Hier und Jetzt vor – anders kann mensch eigentlich gar nicht arbeiten, wenn mensch die traumatheoretischen Grundlagen beherzigt. Dazu gehören zunächst ein etwas anderes Verständnis von Stabilität und eine Beschreibung des Anwendungsbereichs der Erklärung der Notfallreaktion und ihrer Folgen. Grundlegend finden wir zudem die Ansätze von Bruce Perry und Kolleg*innen, die wir in Vorschläge der Arbeit mit frühen Traumatisierungen umgesetzt haben. Zu den Grundsätzen im Umgang mit traumatisierten Menschen gehören natürlich auch Auftragsorientierung und die Berücksichtigung des Systems, in dem sich die Beteiligten bewegen. In diesem Zusammenhang stellen wir Ihnen unser Trauma-Viereck und dessen Auflösung vor. So können Sie überprüfen, in welche misslichen Positionen Sie und Ihre Klient*innen oft rutschen. Und weil Sie die allererste Person sind, auf die Sie in der Arbeit mit Menschen achten sollten, folgt als Abschluss ein Abschnitt über Selbstfürsorge. Da können Sie die gelernten Prinzipien schon einmal auf sich selbst anwenden und einige grundlegende Übungen ausprobieren, bevor Sie sich an Klient*innen versuchen.

Als letzte Konsequenz für die Praxis haben wir trauma- und krisensensible Standards formuliert, mit deren Hilfe wir die grundlegenden Prinzipien unserer Arbeit auf der Basis des bis dahin Beschriebenen zusammenfassen.

In ***Teil II***, unserem Hauptteil, wollen wir Ihnen die Übungen vorstellen. Wir beginnen mit einigen **allgemeinen Ausführungen zur Durchführung**: Da kommt in Kapitel 6 zur Sprache, wie wichtig Ihre eigene Präsenz, die Transparenz im Vorgehen und die gemeinsame Abstimmung mit den Klient*innen sind und wir geben Ihnen erste Anhaltspunkte dafür, wie Sie passende Übungen finden. Wir geben Ihnen Anregungen für die Durchführung, erörtern Fragen wie Körperkontakt, Bewegung, Anfang und Ende oder den zeitlichen Umfang der Übungen. Wir stellen einige generelle Empfehlungen für die Arbeit mit Gruppen traumatisierter Menschen vor und widmen uns danach ausführlich einer wichtigen Vermittlungsebene zwischen Klient*innen und Behandler*innen: In der Thematisierung von Sprache greifen wir auf die Erkenntnisse aus Hypnotherapie und NLP zurück.

Im Anschluss folgen die **Übungen** (Kapitel 7 bis 13), die wir in **sieben Bereiche** einteilen: Da sind zunächst die Techniken, mit denen Sie sich und Ihre Klient*innen im Hier und Jetzt orientieren und dafür sorgen, dass Sie während des gesamten Kontaktes überprüfbar geerdet sind (Kapitel 7). Danach geht es darum, auch der Denker*in Möglichkeiten der Einordnung zu geben (Kapitel 8). Kapitel 9 bietet wichtige Hilfen zur Unterscheidung von damals und heute, zur Orientierung in der Zeit. Dies ist die Grundlage für die Kontrolle von Flashbacks und die Ausbildung eines bewusst zugreifenden Gedächtnisses. Im Anschluss erläutern wir, wie Sie traumaassoziierte Gefühle, Gedanken und Symptome auf Abstand halten. Distanzierung statt Dissoziation heißt das dann (Kapitel 10). Danach folgen einige klassische Imaginationsübungen im neuen Gewand (Kapitel 11); sie dienen zur Ausweitung des Ressourcenbereichs. Erst mit beiden Beinen im Hier und Jetzt kann das Vergangene im Abstand betrachtet werden (Kapitel 12). Die Techniken in Kapitel 13 basieren auf der vorherigen Stabilisierung und erlauben das gezielte Sammeln von Ressourcen aus der Herkunfts-„Familie“ oder die Betrachtung der individuelle Bedeutung kultureller Hintergründe. Zum Abschluss kann überprüft werden, ob die zu treffenden Entscheidungen auch die gewünschten Auswirkungen haben könnten.

Jede Übung ist nach einem übersichtlichen und durchgängigen Schema unterteilt, damit Sie einfach finden, was Sie brauchen – aber auch weglassen können, was Sie gerade gar nicht interessiert.

Ein kommentiertes **Literaturverzeichnis** soll Ihnen Anregungen zum Weiterlesen geben. Im Text werden wir dort, wo wir uns an anderen Autor*innen orientieren oder von ihnen Übungen ausgeliehen haben, natürlich darauf hinweisen.

Zu unserer Sprachverwendung noch zwei allgemeine Hinweise: Wir ersetzen den Wechsel zwischen weiblichen und männlichen Formen nun meist durch ein Gendersternchen – im gesellschaftlichen Diskurs wird die eindeutige *(binäre)* Geschlechtszuordnung als einzige Möglichkeit der Darstellung zunehmend infrage gestellt, und viele Menschen fühlen sich in der offenen *-Form besser aufgehoben. Außerdem nutzen wir statt des üblichen *man* in diesem Buch oft ein *mensch,* denn um die geht es ja. Entlassen wir die Männer aus dem Standard! Auch Kinder und Jugendliche finden sich zwischen den Erwachsenen immer wieder ein, sodass Sie sich bitte nicht wundern, wenn da auf einmal ein *Du* steht – das bezieht sich immer auf ein Kind.

Zum anderen verwenden wir analog zum Begriff *Trauma* immer häufiger die allgemeinere Umschreibung *nicht verarbeitete Belastungen.* Die stehen dabei immer im Hintergrund, und zudem ist der Begriff des Traumas nicht objektiv definierbar, dazu weiter unten mehr. Bei den sogenannten Traumafolgestörungen geht es um bestimmte Symptome, die zu definierten Zeiten auftreten. Der Auslöser hierfür sind nicht verarbeitete Belastungen, die nur ganz individuell betrachtet werden können.

Was uns die Arbeit am Verstehen der Folgen dieser nicht verarbeiteten Belastungen ermöglicht hat, ist die Beschreibung eines uns allen innewohnenden Körpermechanismus: Notfallreaktion und Dissoziation. Die gute Botschaft, die daraus folgt: Wir können Traumafolgestörungen verhindern, wenn wir die Verarbeitungsmöglichkeit fördern!

Viel Spaß beim Lesen und Ausprobieren!

1.1 Theorien, Wahrheiten und Aussagen

Immer haben wir irgendeinen Standpunkt, von dem aus wir die Welt betrachten. Und unsere Klient*innen kommen zu uns, weil sie selbst das Gefühl haben, dass ihnen ihre momentane Perspektive nicht mehr weiterhilft, dass sie eine andere finden müssen. Sie kommen, weil sie neue Ideen brauchen, ihre Geschichte neu schreiben wollen, weil sie mit ihrem Latein am Ende sind. Oder weil andere meinen, dass sie etwas tun sollten, sich verändern, die Dinge anders sehen müssten. Welches Wagnis!

Auch wir selbst suchen immer wieder nach neuen Ideen, wenn wir nicht mehr weiterwissen. Ob wir uns mit einer Freundin darüber unterhalten, wie die Lage des Ökosystems einzuschätzen ist oder mit unserer Großmutter über ihre Erfahrungen in der Studentenbewegung sprechen – immerzu suchen und bilden wir neue Theorien über das, was uns widerfährt, um uns einordnen zu können, um neue Wege zu finden.

So lesen auch Sie dieses Buch auf der Suche nach neuen Arten der Darstellung, der Vermittlung, neuen Zusammenhängen, nach neuen Möglichkeiten zu verstehen. Und wir bieten Ihnen neue Begründungen, Aufbereitungen und Einordnungen an, in der Hoffnung, dass sie Ihnen in der Arbeit mit traumatisierten Menschen behilflich sein können.

Aber jede Theorie hat ihre Beschränkungen innerhalb des Zusammenhangs, in dem sie entstanden ist. Was wir denken und glauben, was wir für richtig halten und woraus wir Überzeugungen ableiten, ist immer abhängig davon, was um uns herum gedacht, getan und für wichtig erachtet wird. Innerhalb weniger Jahre werden viele der Aussagen, die wir heute über die Traumatheorie und die Entwicklungspsychologie machen, neu bewertet worden sein. Auch in den letzten Jahrzehnten hat sich viel verändert. So waren zum Beispiel kleine Kinder vor nicht allzu langer Zeit vor allem Objekt der Disziplinierung, sie mussten in bestimmte Bahnen gelenkt werden, damit etwas „Anständiges“ aus ihnen würde. Mittlerweile haben wir einen etwas anderen Blick auf das, was für Kinder förderlich ist. Wir haben gelernt, schon Säuglinge als eigenständige Wesen wahrzunehmen, die von klein auf an der eigenen Entwicklung arbeiten und gute Bedingungen für ihr Aufwachsen brauchen. Die Traumatheorie war noch vor 40 Jahren eine psychoanalytisch geprägte Sicht auf die orale, anale und ödipale Phase. Konflikte waren im Ödipuskomplex, später in dem der Elektra angesiedelt. Inzwischen mutet es ziemlich skurril an, dass Theorien über die Entstehung von psychischen Problemen aus der griechischen Mythologie abgeleitet wurden. Noch vor einigen Jahrzehnten aber war diese Überlegung interessant und überzeugend.

Der heutige Kenntnisstand der Traumatheorie und -praxis basiert auf vielen Entwicklungen in den Neurowissenschaften, der Entwicklungspsychologie und -pädagogik, die sich in den Austausch mit Systemtheorie, Genetik und medizinisch-philosophischen Theoriebildungen begeben. Es treffen sich hier unzählige Ansätze der Sicht auf die Welt und ihrer Wahrnehmung. Im Austausch mit Kolleg*innen, Weiterbildungsteilnehmer*innen und Klient*innen lassen sich blinde Flecken einzelner Theorien ausloten, kann die wohl notwendige Generalisierung, die mit der Entwicklung eines Forschungsgebiets einhergeht, durch den Abgleich mit der Lebensrealität der Betroffenen relativiert und differenziert werden. Im Zentrum bleibt für uns weiterhin die Frage, wie Verarbeitung funktioniert und wieder aufgenommen werden kann, wenn überwältigende Emotionen (Pierre Janet) zu einer Überlastung des Systems geführt haben.

Es scheint mitunter fraglich, ob in der inzwischen etablierten Traumaversorgungslandschaft die Offenheit für nicht quantifizierbare Daten erhalten bleibt. Wissenschaft hat immer weniger Spielraum für qualitative Forschung, die menschliche Lebensrealität in ihrer Unterschiedlichkeit abbilden könnte. Aber es bleibt das Feld der Begegnung zwischen Einzelbefunden aus der Forschung an verkabelten und nach dem Tod aufgeschnittenen und untersuchten Ratten oder Affen und der vielfältigen Praxis, die wir im traumasensiblen Arbeiten in den letzten 40 Jahren geschaffen haben. Es ist das Feld der wissenschaftlich fundierten Praxistheorien, die einbeziehen, was Sinn macht, was sich als hilfreich erwiesen hat und im praktischen Handeln als nützlich beschrieben wird. Diese Rückmeldung haben wir hundertfach erhalten: „Endlich habe ich es verstanden" (von Klient*innen und Weiterbildungsteilnehmer*innen). „Ich habe das erste Mal das Gefühl, dass jemand weiß, was mit mir los ist" (von einer therapieerfahrenen Klientin).

Welche Theorien haben wir nun ausgewählt, welche praktischen Ansätze werden wir Ihnen vermitteln und weshalb? Gerade weil das meiste „auf unserem Mist gewachsen ist" und wir die volle Verantwortung übernehmen, sollten Sie wissen, woraus sich der Nährboden unserer Gedanken zusammensetzt.

1.2 Wovon wir ausgehen

Wir beide, Autorin und Autor, sind im mittelständischen Milieu aufgewachsen, in kleinen Orten im damaligen „Westdeutschland" – mit Berliner, ostwestfälischen und schlesischen Hintergründen. In beiden Herkunftsfamilien spielten Flucht und Vertreibung und die Vernichtung „menschenunwerten Lebens" im Nationalsozialismus eine Rolle. LH ist mit 120 psychisch kranken Männern aufgewachsen, ihre Eltern leiteten ein Wohnheim für „geistig behinderte Männer" (so hieß das damals!). Krisen waren für sie an der Tagesordnung und ver-rücktes Sein Normalität. HG ist ausgebildeter Pantomime und hat lange eine indonesische Bewegungsarbeit (alive movement) praktiziert und unterrichtet. Für die Pantomime war er auch als Ausbilder tätig. LH hat Theaterwissenschaft, lateinamerikanische Literatur und Soziologie studiert und einige Jahre als Übersetzerin aus dem lateinamerikanischen Spanisch gearbeitet. Wir haben beide Psychologie studiert und in der Psychiatrie und Psychosomatik sowie in unterschiedlichen Beratungsstellen und Kriseneinrichtungen gearbeitet.

Beide haben wir in unserem Leben viele Bereiche der Gesellschaft kennengelernt – in all den Jahren, in denen wir uns mit den verschiedensten Jobs finanzierten, um Zeit und Raum für gesellschaftliches, politisches und künstlerisches Engagement zu haben: Taxifahren, Putzen oder Kellnern, um zu tanzen, Bauzäune zu belagern, Revolutionen zu unterstützen und feministische Freiräume zu schaffen. LH hat geschrieben und im pädagogischen Bereich gewerkelt, mit (Vorschul-)Kindern, Müttern und Jugendlichen, in Anknüpfung an das Leben mit der inzwischen längst erwachsenen Tochter und in unterschiedlichen pädagogischen Einrichtungen. HG hat sich Gedanken über die Verbindung von Körperarbeit und Psychologie gemacht.

Nach vielen Diskussionen um die richtige Art, Psychologie zu betreiben und den Menschen zu betrachten, sind wir beim systemischen Denken gelandet. Das heißt für uns: Wir alle konstruieren uns die Welt immer wieder neu aus dem, was wir gelernt und zur Verfügung haben. Jede*r tut das für sich und zusammen mit anderen, aber es ist nie ganz klar, was dabei herauskommt. „Die Bedeutung der Botschaft bestimmt der Empfänger" – das ist eines der Schlagworte dieser Herangehensweise. Es soll heißen: Wir versuchen hier zum Beispiel, so klar wie möglich zu schreiben, aber Sie lesen ohnehin das heraus oder hinein, was für Sie richtig und wichtig ist. Oder kennen Sie auch nur eine einzige Person, die genau dasselbe meint und versteht wie Sie?

Zu dieser Sicht auf die Welt kam die Forschung zu Dissoziation und die Annäherung an Hypnose und Hypnotherapie – weil die Traumatheorie ja letztlich aus der Hypnoseforschung entstanden ist. Wir haben beide neben der systemischen Therapieausbildung eine Weiterbildung in Hypnotherapie nach Milton Erickson absolviert. Das ist eine Form der Arbeit mit Trancezuständen, die sehr genau hinsieht und forscht: Was ist da schon, was macht die Klientin, wie baut sie ihre Wahrnehmung der Welt auf? Das ist gar nicht so weit entfernt von der Art, wie mensch im systemischen Ansatz die Klient*innen betrachtet. Aber es gibt einen zusätzlichen wichtigen Schwerpunkt: das Wissen darum, welche Rolle unterschiedliche Bewusstseinszustände spielen.

Lassen Sie uns das veranschaulichen. Sie suchen an einem verschlafenen Sonntagmorgen nach der Kaffeetasse, die Kinder sind bei Freunden, und Sie wissen irgendwo weit hinten in Ihrem Bewusstsein, dass die Sonntagsausgabe Ihrer Lieblingszeitung im Briefkasten auf Sie wartet – aber es wird noch ein Weilchen dauern, ehe Sie dafür wach genug sein wollen. In diesem Zustand ist Ihre Aufmerksamkeit noch ein wenig torkelig, mal bei irgendwelchen Traumfetzen, mal beim Sonnenlicht, das die Kaffeekanne streift, mal bei dem netten Abend gestern. An zielgerichtetes Überlegen oder Lesen ist noch nicht zu denken, Sie haben eine weite weiche Wahrnehmung des Raumes und das Gefühl von unendlich viel Zeit, Ihr Körper fühlt sich wohlig an. Wenn es jetzt unerwartet Sturm klingelt an der Tür, dann passiert sehr viel auf einmal: Ihr Körper spannt sich an, Ihre Aufmerksamkeit wird scharf wie ein Messer. Wenn Sie nicht Alkoholreste im Körper haben, werden Sie ziemlich schnell reagieren: die Kaffeetasse hinstellen, den Bademantel zurechtziehen, und schon stehen Sie hinter der Tür und fragen laut, wer da ist. Würden wir Sie in diesem Moment nach Ihrem Körpergefühl fragen, wären Sie irritiert. Sie nehmen Ihren Körper gerade gar nicht wahr. Ihr Zeitgefühl ist nicht mehr so ozeanisch wie ein paar Augenblicke vorher, Sie sind ganz im Moment. Und Ihre gesamte Aufmerksamkeit ist darauf ausgerichtet, die Situation zu klären.

Wozu es gut sein soll, das zu unterscheiden? Es wird uns in der Einschätzung der Zustände, in denen wir traumatisierte Klient*innen erleben, sehr hilfreich sein. Wenn wir Kriterien haben, nach denen wir Ausschau halten können, dann können wir sie nutzen und den Klient*innen helfen, aus unangenehmen Zuständen herauszufinden, sich zu reorientieren. In der Hypnotherapie heißt es: Menschen mit unverarbeiteten belastenden Erfahrungen braucht man nicht zu hypnotisieren, sie müssen im Gegenteil aus der Trance, in der sie sich befinden, herausgeholt werden.

Das Wissen um Bewusstseinsphänomene, um die Wirkung verschiedener Sprechweisen und der Ausrichtung von Aufmerksamkeit – das sind einige Punkte aus der Hypnotherapie, die wir nutzen. Wesentlich für unsere Herangehensweise war die Begegnung mit Gunther Schmidt, Arzt aus Heidelberg und Vater der Konzeption einer Klinik, in der wir gearbeitet haben. Er hat aus systemischer und Hypnotherapie etwas Neues entwickelt: die hypnosystemische Herangehensweise. Das hypnosystemische Denken geht vom Einzelnen aus, von dem, was unsere Klient*innen, Schüler*innen, Bewohner*innen und Patient*innen über ihre Welt denken und aus ihr machen. Unsere eigenen Theorien, die der Begleiter*innen oder Therapeut*innen sind nachrangig – wir sollten sie uns bewusst machen und unserem Gegenüber erklären, wovon wir ausgehen, damit wir überprüfen können, wo unser gemeinsamer Ausgangspunkt ist und wie wir das Ziel der Klientin angehen können. Im Mittelpunkt steht die Wertschätzung der Klientin und ihre Versuche, mit Problemen zurechtzukommen. Denn auf diesen Lösungsversuchen können wir aufbauen und die Ressourcen der Klientin nutzen.

Wie passen solche Ansätze zu den Aussagen der Hirnphysiologie und der Traumatheorie, die doch sehr eindeutige und allgemeingültige Aussagen über den Menschen machen wollen? Eine ganze Weile war uns das selbst ein Rätsel: Wie passt die Suche nach individuellen Bedeutungen in das Reiz-Reaktions-Modell der Traumatheorie? Ganz gut, denken wir inzwischen. Das Systemische sagt uns immer wieder, dass Wahrheiten nur für jeden Einzelnen, jede Einzelne gelten, Bedeutungen aber im Miteinander entstehen. Es erinnert daran, dass Menschen keine Einzelwesen sind, sondern zusammen mit anderen leben und nicht für sich alleine betrachtet werden können. So ist Ihre Klientin ein Mensch mit Beziehungen zu anderen, die vielleicht gerade gar nicht präsent sind. Aber in ihrem Kopf, in dem, was Menschsein und Vergangenheit für sie ausmachen, werden sie immer eine Rolle spielen.

Die Hypnotherapie fließt ganz grundlegend in unsere Vorgehensweise ein. Als Grundhaltung lässt sich das so ausdrücken: Jeder macht etwas aus seinem Leben, und es ist wichtig zu betrachten, was er tut, damit wir herausfinden können, was er schon alles kann und wie er sich am besten hilft. Und mit den Erkenntnissen der Hypnose über die Trancephänomene fließen neue Parameter, neue Unterscheidungskriterien in die Arbeit mit Menschen mit unverarbeiteten Belastungen, in die Auswahl von Methoden ein. Was das genau heißt, werden wir Ihnen weiter unten vorstellen.

Die Traumatheorie, mit all ihren Theoriebildungen um Hormone, Teile des Nervensystems, um die Notfallreaktion und die tiefer gelegenen Schichten unseres Gehirns hat uns zunächst sehr verwirrt; wir hatten uns doch von einem mechanistischen Verständnis des Menschen weit entfernt, hatten uns damit konfrontiert, dass Aussagen nicht allgemeingültig sein können, generalisierte Erkenntnisse über Menschen Leid und Freude der Einzelnen in ihren Beziehungen und Wertesystemen nicht erfassen können. Und nun sollte die Beschreibung eines Reiz-Reaktions-Mechanismus zur Befreiung von Menschen beitragen? Wie das? Wir werden weiter unten darauf eingehen, wie eine Beschreibung von Körperreaktionen (und nichts anderes sind die meisten Symptome, die sich nach nicht verarbeiteten Erfahrungen bilden) Geist und Verstand gleichzeitig befreien und in die Verantwortung holen kann. Das Verarbeitungsmodell sagt Ihnen, warum die bisherigen Versuche oft nicht geholfen haben – weil Kontrolle und der Wille zur Veränderung nur schwer zum Zuge kommen, wo die Körperreaktionen nicht beachtet werden. Das Gute: Die dissoziationstheoretischen Verarbeitungsmodelle – um schon einmal einen Fachbegriff einzuführen – geben ganz konkrete Hinweise darauf, wie es stattdessen gehen kann.

Die Entwicklungspsychologie und das, was hinter dem neuen Wortungetüm der Entwicklungspsychotraumatologie steckt, ist ein weiterer Bestandteil dessen, was wir Ihnen vorstellen. Hier nehmen wir vor allem die Arbeiten von Bruce Perry auf, da sie ergänzen, was an Publikationen (etwa von Karl Heinz Brisch und Silke Gahleitner) im deutschsprachigen Raum vorhanden ist. Die Arbeit des Kinder-/Jugendpsychiatrischen Zentrums in Texas, an dem er arbeitet, hält einige Ansätze für die Arbeit mit frühen Störungen bereit, die wir in dieser Klarheit im deutschsprachigen Raum bislang vermissen. Sicher ist es ein Erfolg der Beschäftigung mit Dissoziation und Traumatisierung, dass Teilergebnisse nicht mehr vor allem als konkurrierend, sondern als ergänzend begriffen werden. Die Ergebnisse aus verschiedenen Disziplinen und Praxishintergründe verknüpfen sich, um die vielfältigen Auswirkungen nicht verarbeiteter Erfahrungen verstehen zu helfen. So entstehen Modelle, die erlauben, all den unterschiedlichen Aspekten des Lebens von Menschen Raum zu geben. Es macht dann auch Sinn, verschiedene Bücher zu lesen, weil nicht in allen dasselbe steht und gerade so die gemeinsamen Grundlagen, Strukturen im Hintergrund immer deutlicher werden. Notfallreaktion und Dissoziation gehören dazu.

Wieder zurück in Berlin, nach einigen Jahren Arbeit in verschiedenen Kliniken im Westen, gründete LH das institut berlin, begann als Dozentin am Institut für Traumatherapie, verknüpfte die Konzepte der hypnosystemischen Arbeit mit dem, was sie über Traumatisierung wusste, las, verwarf und beschrieb Dissoziations- und andere Theorien und konzipierte Traumaweiterbildungen für all jene, die in den therapeutisch orientierten Instituten nicht zugelassen waren. Ziel war und ist – auch mit diesem Buch –, das Wissen um die Traumaverarbeitung an jene Menschen weiterzugeben, die den Löwenanteil der Arbeit mit Betroffenen vor allem alltagsnah leisten. HG brachte eine körperbezogene Sichtweise aus Pantomime und der indonesischen Bewegungsarbeit in die Arbeit ein, dadurch wurde die Theorie geerdet. Da er eigentlich einmal Lehrer werden wollte, passt es, dass er zudem Lehrtherapeut für systemische Therapie und Beratung ist. Unser Traumacurriculum feiert seine 20 Jahre, es fing klein an und ist nun ausgewachsen. Viele Kolleg*innen haben uns begleitet und begleiten uns weiter in Lehre, Organisation und Austausch. Das Curriculum „Ressourcenorientierte Traumapädagogik / Traumazentrierte Fachberatung“ ist zertifiziert durch die Deutschsprachige Gesellschaft für Psychotraumatologie (DeGPT), den Fachverband Traumapädagogik und die Gesellschaft für Psychotraumatologie, Traumatherapie und Gewaltforschung (GPTG). Vor demselben Hintergrund haben wir ein Curriculum für traumasensible Supervision (GPTG) und eine Train-the-Trainer-Ausbildung entwickelt, auf deren Grundlage auch andere Kolleg*innen unter kontinuierlicher Supervision die Modelle weitergeben.

Nun kennen Sie einige der Hintergründe, die uns bis zur Arbeit an diesem Buch geführt haben. Und Sie können so unsere theoretischen Überlegungen besser einordnen. Was davon Sie übernehmen wollen, sollten Sie selbst entscheiden – vielleicht probieren Sie es einfach aus!

2. Vom Herzschlag bis zum Sinn der Welt – unser Gehirn entwickelt sich so, wie wir es nutzen

Los geht es also mit der Theorie. Doch bevor wir uns den traumatheoretischen Ideen widmen, möchten wir Sie in den Bereich menschlicher Entwicklung einführen, ohne den Traumatisierung und ihre Folgen nicht verständlich werden. Im Grunde sprechen wir von Verarbeitungstheorien, einer Verarbeitung, die dann gut funktioniert, wenn artgerechte Entwicklungsbedingungen vorliegen, soziale Unterstützung vorhanden ist und wir pfleglich miteinander umgehen. Und von einer Verarbeitung, die nicht gelingt und andere Ergebnisse zeitigt, wenn die Belastung zu hoch ist, die Unterstützung zu mager ausfällt und der Körper in Angst, Wut oder Hilflosigkeit verharrt. Zunächst wollen wir also betrachten, was geschehen müsste, um die Strukturen unserer Verarbeitungsfähigkeit gut zu entwickeln.

Man kann die Entwicklung des Menschen aus sehr unterschiedlichen Perspektiven betrachten: wie Beziehungen hergestellt werden, wie sich die Organe entwickeln oder der Hormonhaushalt, die Struktur der Haut oder die Wahrnehmung der Welt um uns; welche Art von Sprache in den unterschiedlichen Stadien eine Rolle spielt. An all diesen Prozessen ist unser Gehirn beteiligt. Wenn wir Menschen verstehen und im Umgang mit ihren Belastungen und Traumafolgesymptomen helfen wollen, sollten wir wissen, wie sich ein Mensch formt, was er braucht, um gut zu verarbeiten, und was man tun kann, um ihn dabei zu unterstützen. Damit wir wissen, warum wir tun, was wir tun. Und um mit jedem Gegenüber neue, passende Ideen über das zu entwickeln, was hilfreich sein kann.

Die Neurophysiologie hat in den letzten Jahrzehnten durch immer weiter verfeinerte Forschungsmethoden eine rasante Entwicklung erfahren. Sie ist inzwischen aus unserer Wahrnehmung des Menschen nicht mehr wegzudenken. Das ist auch gut so, denn sie hält eine Menge spannender Ergebnisse bereit. Bei allem, was Sie auf den nächsten Seiten lesen, möchten wir Sie aber bitten, im Auge zu behalten, dass die Forschung weitergeht und die zukünftigen Erkenntnisse wohl noch spannender sein werden. „Wissenschaft ist der aktuelle Stand des Irrtums" – so betitelte die *Berliner Morgenpost* ein Interview mit Dr. Eckart von Hirschhausen[1].Vieles von dem, was heute noch aktuell ist, wird morgen überholt sein. Was Bestand hat, sind oft

1 ↗ https://www.morgenpost.de/printarchiv/wissen/article105302042/Wissenschaft-ist-der-aktuelle-Stand-des-Irrtums.html, Zugriff 01.04.2022, 12.15 Uhr.

Metaphern, Bilder, Vergleiche, die so spezifisch sind, dass sie Wesentliches vermitteln, und so allgemein, dass neue Erkenntnisse einsortiert werden können. Häschen und Denker*in winken schon einmal, vorstellen werden sie sich später.

Damit ist auch ein wesentlicher Vorgang beschrieben, der in jedem einzelnen Gehirn zeitlebens stattfindet: Wir bilden Theorien auf der Grundlage dessen, was wir momentan wissen. Und egal, ob etwas für uns als Theorie erkennbar ist oder wir es als selbstverständlich empfinden, wir basteln aus allem, was wir erfahren und gelernt haben, immer wieder einen neuen Blick auf die Welt. Was wir für richtig und falsch halten, welche Meinungen wir vertreten und wogegen wir ankämpfen ist entscheidend davon abhängig, was uns widerfahren ist, was wir erlebt und gelernt haben. Manches verlernen wir wieder, manches scheint uns eingebrannt und unveränderbar. Und im Rückblick sehen wir deutlicher, wo eine Veränderung doch noch stattgefunden hat, weil die Umstände es erzwangen oder weil wir es so wollten. Was uns über die Jahre trägt, sind aber oft Bilder, Gerüche, Eindrücke, die für das stehen, was uns wichtig war.

In den letzten Jahrzehnten haben wir gelernt, das Gehirn als wesentliches Organ dieser Anpassung der Umwelt an uns und unserer Person an die Umwelt zu betrachten. Seine unterschiedlichen Bereiche und vielfältigen Funktionen des Speicherns und Neustrukturierens sind dafür verantwortlich, wie gut dieser Abgleich vonstattengeht. Lassen Sie uns also betrachten, was hier alles passiert, denn Traumatisierung – genauer gehen wir auf diesen Begriff erst in Kapitel 4 ein – verändert diesen Strukturierungsprozess. Nichtverarbeitung belastender Erfahrungen verhindert manche Entwicklungen und begünstigt andere; sie verändert das Gehirn und die Art, wie es arbeitet.

2.1 Die Funktionen der verschiedenen Teile des Gehirns

Wenn Sie versuchen, sich in der einschlägigen (populär)wissenschaftlichen Literatur oder im Internet einen Überblick über die Teile und Funktionen des Gehirns zu verschaffen, so werden Sie mit unterschiedlichen Bezeichnungen und Definitionen konfrontiert. Das liegt daran, dass mensch natürlich auch die Teile des Gehirns unterschiedlich betrachten, es unterschiedlich aufteilen kann. Über die Jahrhunderte hinweg haben sich die Forschungsmethoden und -Interessen verändert. Stammhirn oder Hirnstamm z. B. sind keineswegs dasselbe, und manche Bezeichnungen für Gehirnteile definieren keine sichtbare anatomische Struktur, sondern Funktionen, die aktuell für wichtig gehalten und als zusammenhängend beschrieben werden. Mensch unterscheidet als große Strukturen des Zentralen Nervensystems (ZNS – es umfasst alle neuronalen Strukturen in Kopf und Rückgrat), das Rückenmark, den Hirnstamm und das Großhirn, wobei das Großhirn für die Traumatheorie sinnvollerweise in Großhirnrinde und limbisches System untergliedert wird.

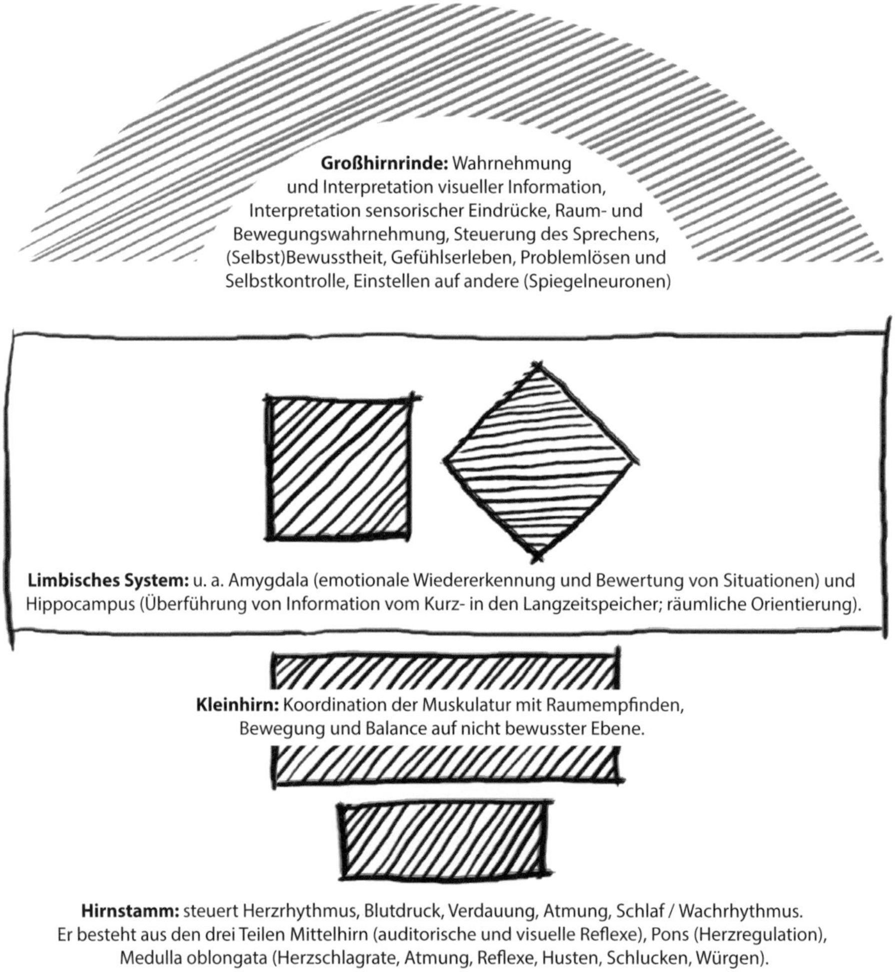

Abbildung 2.1: Aufbau des Gehirns

Nun lassen Sie uns die Funktionen dieser Bereiche ihrer Lage nach von unten nach oben betrachten. Die weiter außen (bzw. oben) liegenden Schichten sind sehr viel jünger, die innen liegenden (tieferen) Bereiche sind in der Geschichte der Arten früher entstanden. Denn unser Gehirn ist kein exklusiv menschliches, wir bauen auf den Errungenschaften der Säugetierwelt auf.

Das **Rückenmark** ist für die Weiterleitung der Informationen aus dem Körper in die Schaltstellen der Gehirnregionen (und des Bauchs, den vernachlässigen wir hier aber) verantwortlich. Wird es in seiner Arbeit behindert, so kommt es zu Übertragungsfehlern oder auch Unterbrechungen, wie im Fall von Rückenmarksverletzungen. Aber auch bei einseitigen Belastungen und einer schlechten Muskelausprägung um die Rückenmarksnerven herum sind die Folgen schnell spürbar und äußern sich vor allem durch Schmerzen, die dann wiederum Konzentrations- oder Schlafstörungen zur Folge haben.

Der **Hirnstamm** reguliert die grundlegenden Funktionen unseres Körpers, ohne die kein Leben möglich ist: das Pumpen des Bluts durch unsere Adern, das Wachstum der Körperzellen, Atmung, Herzschlag, Körpertemperatur, Stoffwechsel, Verdauung. Der Hirnstamm ist der älteste Teil unseres Gehirns und wird oft auch, zusammen mit dem Kleinhirn, als Reptiliengehirn bezeichnet. Seine Funktionen dienen dem Überleben, und so sind auch das spontane Mobilisieren aller Funktionen für Kampf oder Flucht oder die Immobilisierung des Körpers für Umschaltprozesse, Totstellen oder völliges Erschlaffen hier verschaltet.

Es gibt einen Rahmen, in dem sich die Rhythmen des Hirnstamms bewegen müssen, die Feinabstimmung erfolgt aber nach den Erfordernissen der Umgebung. Und hier gilt: Je differenzierter das Gehirn, desto angepasster die Abstimmung. Unser Herz z. B. darf nicht für längere Zeit aussetzen und sollte nicht schneller als 180-mal in der Minute schlagen – der Mittelwert eines gesunden Erwachsenen liegt bei 70, der eines Säuglings bei 120 Schlägen pro Minute. Innerhalb der vorgegebenen Bandbreite der Körperrhythmen stellt sich der Organismus auf die jeweiligen Gegebenheiten ein. Die individuelle Ausgestaltung wird in der frühen Entwicklung des Körpers ausgeprägt.

Wenn die Mutter in der Schwangerschaft Angst hat, geschlagen wird oder nicht weiß, wie das Leben weitergehen soll, dann wird der Körper des Säuglings darauf reagieren und schon spannungsbereiter sein, wenn er auf die Welt kommt. Wenn die Mutter hingegen geschützt war und sich mit Ruhe, Freude und Gelassenheit auf das Kind vorbereiten konnte, wird es mit größerer Wahrscheinlichkeit ein ausgeglicheneres Baby sein. Auch die erste Phase nach der Geburt ist grundlegend wichtig: Wird ein Mensch in einer tropischen Umwelt geboren, muss sein Hirnstamm anders regulieren als der einer Inuit im nördlichen Polargebiet; wechselnde Temperaturen trainieren anders als gleichbleibende.

Das **Kleinhirn** ist eine sehr raumgreifende Struktur in unserem Hinterkopf: Hier wird unsere Bewegung koordiniert – vom großen Zeh, den wir als Säugling noch so leicht in den Mund stecken können, bis zum Schuheschnüren oder Klavierspielen. Der Gleichgewichtssinn ist mit dem Kleinhirn eng verknüpft; Haltung, Bewegung und zielgerichtete Steuerung im Raum werden hier zusammengeführt.

Das Großhirn unterteilen wir in **limbisches System** und Großhirnrinde. Das limbische System ist ein Zusammenhang von Nervenleitbahnen, Drüsen und Einzelstrukturen, den man auch als Schaltzentrale für den Gefühlshaushalt bezeichnet. Angst, Wut, Ekel und Lust haben hier ihren Ursprung, all jene Gefühle, die auch als Affekte bezeichnet werden und eins gemeinsam haben: Sie sind für die Arterhaltung von entscheidender Bedeutung. Kein Wunder, dass dieser Bereich in der Psychotraumatologie eine wichtige Rolle spielt.

Im Einzelnen: Im **Thalamus** treffen die Informationen ein, und er leitet sie an die **Amygdala** zur Bewertung weiter. Schlägt sie Alarm, wird über verschiedene zwischengeschaltete Strukturen der Hirnstamm in die Notfallreaktion umgeschaltet. Schlägt sie keinen Alarm, gelangt die Information über den Hippocampus an die Großhirnrinde (wo wieder sehr unterschiedliche Strukturen involviert sind).

Die **Amygdala** (Mandelkern) ist auf verschiedenen Bahnen mit den Regulationsmechanismen für Herzschlag, Atmung, Blutdruck, Verdauung und Stoffwechsel, Reflexe, Angstausdruck im Gesicht, Magen- / Darmreaktion und mit den Produktionszentren für jene Botenstoffe im Gehirn (Neurotransmitter) verbunden, die unsere Wachsamkeit erhöhen und uns flinker machen. Besonders schnell reagiert sie übrigens, wenn ein Geruch eintrifft, die Eindrücke aus dem Geruchssinn sind direkt mit ihr verknüpft. Sie ist die Schaltzentrale für unsere Gefühle, vor allem auch derjenigen, die dafür sorgen, dass wir uns am Leben erhalten können: Wut, Angst, Ekel und Lust. Damit gilt sie auch als die Alarmanlage (oder als Rauchmelder, van der Kolk 2015) unseres Gehirns, denn jeder von außen oder innen eintreffende Reiz wird von ihr auf seine Gefährlichkeit für das Überleben des Organismus hin überprüft. **Informationen werden nur dann an die höher gelegenen** (komplizierter und langsamer arbeitenden) **Hirnregionen weitergeleitet, wenn das System (der Mensch) nicht bedroht erscheint.** Das wird im Folgenden sehr wesentlich.

Ein weiterer wichtiger Bereich im limbischen System ist der **Hippocampus** (Seepferdchen). Er ist so etwas wie der Angestellte am Schalter einer Bibliothek, der Informationen annimmt, sie in eine Zwischenablage packt und nach Annahmeschluss (im Schlaf und in Ruhezeiten) dafür zuständig ist, alle angenommenen Informationen und Suchanfragen zu bündeln und ans Archiv weiterzuleiten. Dafür versieht er sie mit einem Zeit-und-Raum-Stempel (Wann war das, und wo war das?). Der Hippocampus ist sehr formbar und sehr störanfällig, er ist ein hochsensibles Instrument, das großen Anforderungen ausgesetzt ist: Er muss all das aufnehmen, was auf uns einwirkt. Dann soll er dafür sorgen, dass eine Weiterverarbeitung stattfindet. Das kann er nur unter entspannten Bedingungen. Wenn starke negative Emotionen mit den eintreffenden Informationen verknüpft sind, ist diese Arbeit nicht zu gewährleisten; auch dazu später mehr. Amygdala und Hippocampus kommen übrigens, wie fast alle Hirnstrukturen, in der linken und rechten Hirnhälfte, also doppelt vor.

Die **Großhirnrinde** findet sich ganz obenauf unter der Schädeldecke und umschließt das limbische System. Mit ihm und dem Verbindungsstück zwischen beiden Gehirnhälften (dem Balken oder Corpus callosum) bildet sie das Großhirn. Sie ist der größte Teil unseres Gehirns und der entwicklungsgeschichtlich neueste. Um zu funktionieren, ist sie auf die Versorgung durch die anderen, darunterliegenden Bereiche angewiesen. Im hinteren und mittleren Teil der Großhirnrinde sind riesige Zentren für unterschiedliche Bereiche der Wahrnehmung und Steuerung von Gefühlen, Körper und Sprache angesiedelt. Mithilfe des vorderen Teils (dem Frontalhirn) nehmen wir andere Menschen und uns selbst wahr. Mithilfe der Frontallappen orientieren wir uns in Beziehungen, ahmen unser Gegenüber nach und treffen Entscheidungen[2]. Hier findet statt, was uns so einzigartig macht: Uns selbst wahrzunehmen, zu reflektieren, zu denken, Ideen und Lösungen zu produzieren, die noch nie da waren. Die Großhirnrinde ist also für bewusstes Denken, Selbstreflexion, Sinneswahrnehmung, Bewegungsentscheidungen, Sprache und Handlungsalternativen zuständig. Sie arbeitet eher langsam, während die unwillkürlichen Strukturen schneller sind.

Die Großhirnrinde ist in der Geschichte der Arten erst spät entstanden, ist also ein relativ neuer und spezialisierter Teil des Gehirns, der sich auch immer weiter verändert und zeitlebens formbar bleibt. Das zeigt sich auch in der Entwicklung jedes einzelnen Menschen: Sie wird als Letztes ausdifferenziert. Sie ist für das Überleben des Einzelnen nicht entscheidend – denken Sie nur an Patienten im Koma. Aber dennoch ist die Großhirnrinde kein Luxus, sondern wesentlich für das Überleben unserer Art. Durch sprachliche Kommunikation, zu der wir dank ihrer fähig sind, durch die Ausbildung gemeinsamer Werte, die Einhaltung und Befolgung von gemeinschaftlich festgelegten Regeln ebenso wie durch Veränderung und Anpassung können wir uns immer wieder neu auf veränderte Umweltbedingungen einstellen. Die wesentliche Aufgabe der Großhirnrinde ist es, das soziale Miteinander, aufbauend auf unseren Säugetierstrukturen, durch die Entwicklung von Sprache, Kommunikation und Kultur in unterschiedlichsten Formen zu gestalten. Sie ist dafür ver-

2 Die Forschung zu den Spiegelneuronen ist in stetiger Bewegung: Erschien deren Entdeckung anfangs als ein großer Wurf, so ist mittlerweile unklar, wie genau das Phänomen der Einfühlung und Spiegelung vermittelt wird, für das die Spiegelneuronen verantwortlich gemacht wurden. Es stellte sich heraus, dass die Spiegelung eintreffender Reize – man könnte auch sagen: eine intelligente, lernende Reaktion – in sehr vielen Strukturen des Gehirns vonstattengeht. Vielleicht passt doch die Theorie Piagets am besten, die Adaptation und Akkommodation, also die wechselseitige Anpassung von Individuum und Umwelt, als lebenslangen Prozess betrachtete.

antwortlich, die Erfüllung der elementaren Bedürfnisse des Säugetierkörpers nach Versorgung und Sicherheit zu gewährleisten. Der Einsatz unserer Großhirnrinde mit der Vermittlung von Werten, der Einführung und Beachtung von Regeln und Übereinkünften ermöglicht uns, mit den komplexen Anforderungen an uns als soziale Wesen umzugehen. Dazu muss sie vor allem lernen, Spannung wahrzunehmen und zu verändern. Das nennen wir Spannungsregulation.

All diese Strukturen sind nicht unabhängig voneinander: Je differenzierter die Tätigkeit des Gehirns, desto mehr Bereiche werden gleichzeitig aktiviert. So weiß man inzwischen, dass die Produktion und das Verständnis von Sprache nicht, wie früher gedacht, an einzelne Regionen gebunden sind, sondern von einem komplexen Netzwerk an Verbindungen abhängen. Zudem sind alle höher gelegenen und komplexeren Funktionen von einem guten Funktionieren und einer Durchlässigkeit der unteren Hirnregionen abhängig: Unter Stress ist es schwer, den Wohnungsschlüssel zu finden. Entspannt sich der Körper, ist die Suche meist erfolgreich.

Im Gegensatz dazu kann etwa der Hirnstamm Funktionen wie Atmung und Herzschlag auch ohne die Hilfe höherer Hirnstrukturen regulieren. Auch das wird uns noch beschäftigen.

Eine sehr **wichtige Ebene der Zusammenarbeit** sei schon hier hervorgehoben: Der Hippocampus hat – wie wir oben gesehen haben – vornehmlich die Aufgabe, dafür zu sorgen, dass eintreffende und ausgehende Reize verbucht werden. Bei dieser Einordnung geht es darum, die Kategorien Raum (Wo war das?) und Zeit (Wann war das?) zu erarbeiten und zu differenzieren. Raum und Zeit werden in jedem Leben und jeder Kultur anders wahrgenommen und strukturiert. Diese Einordnung erfolgt durch die Zusammenarbeit zwischen Hippocampus und Großhirnrinde. Der Hippocampus selbst hat nur eine begrenzte Speicherfläche, und auch sein Ordnungssystem ist sehr einfach. Für den bewussten Abruf von Informationen ist er gar nicht zuständig: Die Anforderungen unserer jeweiligen Kultur, der Mitmenschen, der Zeit, in der wir leben und der Kommunikationstechniken, derer wir uns bedienen, verlangen eine sehr viel differenziertere Ablagestruktur. In der Großhirnrinde ist dafür nicht nur Platz, sondern es sind auch alle Fähigkeiten vorhanden, ihn zu nutzen. Eintreffende Informationen können mit schon vorhandenen verknüpft werden, und alles Neue wird mit dem abgeglichen, was wir schon erlebt haben. Unendlich viele Verknüpfungen müssen erstellt, die Schlagworte für eine spätere Suche immer neu geordnet werden. Das ist ein aufwendiges und langwieriges Unterfangen.

Wenn sie gerade überlastet sind, weisen die Archivfunktionen in der Großhirnrinde deshalb immer wieder Material zurück und bitten sich Zeit aus. Der Hippocampus legt geduldig immer wieder vor, was auf seinem Tisch liegen geblieben ist. Im Schlaf, in Ruhephasen – der Hippocampus sucht sich kleine Fenster von Aufnahmefähigkeit der Großhirnrinde, um seinen Tisch zu räumen. Diese Zusammenarbeit zwischen Hippocampus und Großhirnrinde ist für die Integration von Information wesentlich. Wenn sie nicht funktioniert, können wir Neues nicht mehr verarbeiten und auf Gespeichertes nicht zurückgreifen. Dafür müssen die alten Bereiche unseres Gehirns, die alle Säugetiere (und auch schon die Reptilien) besitzen, mit ihren einfachen, lebenserhaltenden Funktionen koordiniert werden mit den komplexeren Aufgaben der speziell menschlichen Hirnstrukturen (die ähnlich differenziert nur bei wenigen Säugetieren wie Delfinen und Schweinen zu finden sind). Das ist wichtig, aber aufgrund der sehr unterschiedlichen Aufgabenfelder und Entwicklungszeiten auch sehr störanfällig.

In diesem Zusammenhang möchten wir Ihnen zwei Mitarbeiter*innen vorstellen, auf die wir in Therapie, Supervision und Weiterbildung nicht mehr verzichten möchten, die Denker*in und das Häschen.

Das Häschen war zuerst da, es ist das Säugetier in uns. Auf ihm und seinen Funktionen baut alles auf. Wie schon bei Reptilien und Vögeln sorgt hier ein sehr einfaches und sehr funktionstüchtiges System für den Erhalt der Art. Auch für den jedes einzelnen Individuums, soweit das für die Art sinnvoll ist. Darüber hinaus hat das Häschen aber schon gelernt, wie wichtig und gewinnbringend es ist, sich in sozialen Gruppen zu bewegen. Die Verletzlichkeit des Säugetiers wird aufgefangen durch eine Zusammenarbeit zwischen Hirnstamm und limbischem System und den Schutz durch andere Tiere aus der eigenen Gruppe. Das Häschen steht für die lebenswichtigen Funktionen unseres Körpers, die auch bei uns vollautomatisch gewährleistet werden. Denn wie das Häschen sind wir Säugetiere.

Die Denker*in ist nicht von ungefähr eine Figur, die nur aus einem Kopf besteht – ohne den Säugetierkörper jedoch existiert sie nicht.

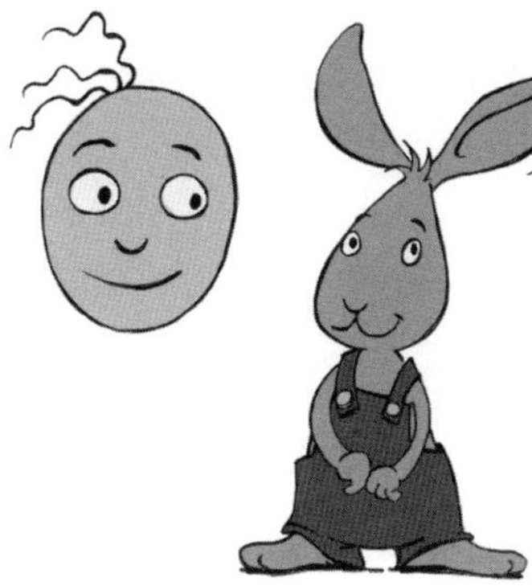

Abbildung 2.2: Denker*in und Häschen

Im Lauf des gemeinsamen Lebens lernt sie am Beispiel und durch die Sorge anderer, das Gefühlschaos der momentanen Häschen-Impulse zu regulieren, in Ruhe und mit Überblick Entscheidungen zu treffen. Wahrnehmung, Reflexionsfähigkeit und Sprache sind die bestechendsten Eigenschaften der Denker*in. Sie steht für die hochentwickelte und verschaltete **Großhirnrinde** mit ihren unglaublichen Reflexions- und Steuerungsmöglichkeiten.

Wichtig ist uns folgender Hinweis: Wir bilden in der Alltagssprache immer einen sehr alten Irrtum ab, den wir hier mit neuem Wissen auflösen möchten: Wir sprechen oft von Kopf und Körper, um den Unterschied zu betonen zwischen der kognitiven, willentlichen Wahrnehmung bzw. Steuerung und „animalischen, nicht bewussten" Vorgängen. Mit dem aktuellen Wissensstand hat diese Unterscheidung nichts zu tun. **Alle Vorgänge unseres Körpers, zu denen auch das Denken und Entscheiden gehören, werden vor allem im Kopf gesteuert.** Hinzu kommen die Aktivitäten unseres peripheren und vegetativen Nervensystems, des Rückenmarks und unseres Bauchgehirns, die alle im nicht zum Kopf gehörenden „Rest" des Körpers angesiedelt sind. Ohne deren Regulation ist auch kein Denken möglich.

Was wir mit dem körperlichen Häschen und der körperlosen Denker*in betonen wollen, ist: Wir alle sind Säugetiere und unser bewusstes Eingreifen ist auf diesen Körper angewiesen. Wir unterscheiden **Funktionen** unseres Gesamtsystems, nicht **Regionen**.

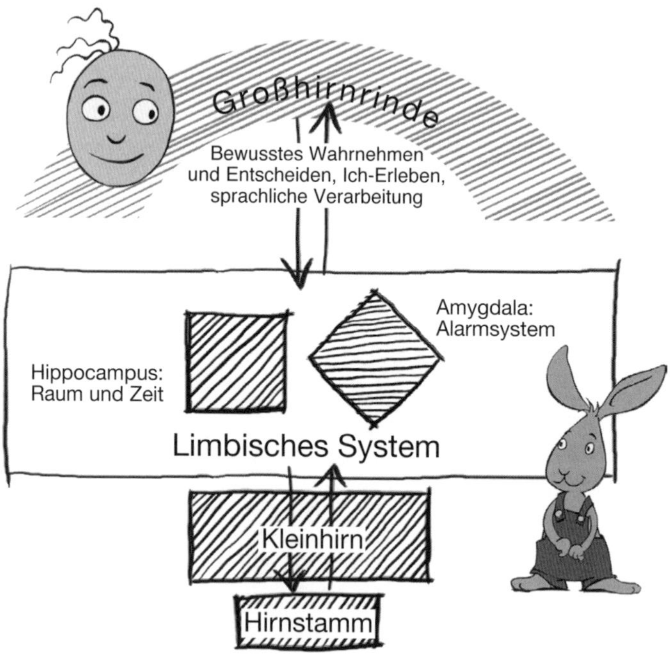

Abbildung 2.3: Zusammenarbeit der Hirnteile

2.2 Entwicklungsschritte des Gehirns

Alle Teile unseres Gehirns sind bereits vorhanden, wenn wir geboren werden. Wir haben in diesem Moment sogar mehr Nervenzellen als in den Jahren danach. Schätzungsweise besteht das menschliche Gehirn aus 100 Milliarden bis zu einer Billion Nervenzellen, die darauf warten, miteinander verknüpft und zu Netzwerken verbunden zu werden. Man schätzt, dass ein Erwachsener über ca. 300 Billionen Synapsen verfügt, mit denen das vonstattengeht. Manche Nervenzellen können bis zu 10 000 Verknüpfungen herstellen, aber wir nutzen immer nur einen kleinen Teil dessen, was möglich wäre. Denn ob bewusst oder unbewusst, der Körper wählt laufend zwischen mehreren Möglichkeiten. Unsere ganz spezifische Umwelt will ganz an uns und wir wollen an sie angepasst sein. Auch Sie haben das hervorragend geschafft. In einer anderen Umwelt und Kultur aufgewachsen, würden Sie dieses Buch vielleicht nicht lesen können, wären Ihnen etliche der Argumente fremd, weil unsere Hintergründe zu unterschiedlich wären.

Wie kommt es zu dieser Anpassungsleistung, wie geht sie vonstatten? Wie entwickelt sich unser Gehirn? Wir wollen uns im Folgenden auf die Funktionen konzentrieren, die mit der Verarbeitung belastender Erfahrungen zu tun haben. Denn hier können wir auch ansetzen, wenn wir zu einer verbesserten Verarbeitung beitragen wollen.

Schon im **Mutterleib** werden schwerwiegende Vorentscheidungen getroffen: Bei Säugetieren (und damit auch bei Menschen) vollzieht sich ein großer Teil der Entwicklung im Körper der weiblichen Mitglieder der Art, weil die Nachkommen so vor den Außeneinflüssen besser geschützt sind. Frau kann das Ungeborene mit sich herumtragen, fliehen, eine bessere Umgebung und angenehmere Mitmenschen aufsuchen. Sie kann die Umweltbedingungen des Fötus aber auch dadurch beeinflussen, dass sie sich gut ernährt, für sich sorgt, nett zu sich und anderen ist, sich auf das Kind freut. Das alles wirkt sich auf ihren eigenen Stoffwechsel aus, auf ihre eigenen Regelkreise und damit indirekt auch auf die des Kindes. Denn auch wenn der Fötus bald eigene Regelkreise ausbildet, so tut er das doch „nach dem Vorbild“ des ihn umgebenden Körpers. Er ist abhängig von der Versorgung, den Rhythmen und Reaktionen der ihn schützenden Mutter. Nicht nur Alkohol oder andere Drogen und Medikamente, Strahlung etc. beeinflussen die Ausbildung des Fötus, sondern auch der Stress oder die Ausgeglichenheit, mit der die Mutter in der Welt sein kann. Im Mutterleib bereitet der kleine Körper sich darauf vor, der Welt zu begegnen. Herzschlag, Lungenfunktion, Blutdruck, Temperaturregelung werden hier geübt und voreingestellt. Das muss alles sofort funktionieren, wenn der Geburtsstress vorbei ist. Und es funktioniert! Ganz individuell ist dieses kleine Wesen schon ausgerichtet: auf viel oder wenig Stress, eine hohe oder niedrige Aktivität, eine bestimmte Versorgungslage mit Nahrung, auf Stimmen, Musik, Umweltgeräusche, angenehme oder eher aggressive

Begegnungen, einen Schlaf- / Wachrhythmus, der sich an dem der Mutter orientiert. Das sind Erwartungshaltungen des Körpers nach der Geburt.

Kaum im offenen Raum, gilt es abzugleichen, was sonst noch benötigt wird. Eine Unmenge zusätzlicher Informationen sind zu verarbeiten und so umzusetzen, dass der Organismus weiter existieren kann. Da ist jede Menge Raum, der ganz anders beschaffen ist als vorher. Die Atmung muss funktionieren – das tut sie übrigens auch ohne jeden Schrei. Die Haut muss sich an die völlig andere Beschaffenheit der Umgebung anpassen: Luft und Kleidung fühlen sich anders an als Wasser, Glitschiges und eine enge, bewegliche, geräuschvolle Höhle. Die Temperatur ist anders, wechselt ständig. Jetzt wird nachgebessert. Alle Systeme brauchen ein schnelles, effizientes Update. Der Hirnstamm arbeitet auf Hochtouren, aber auch das Kleinhirn bekommt auf einmal viel zu tun. Der neue Raum ist haltlos, es gibt keine Begrenzung mehr. Der Körper bewegt sich ungezielt, ungehalten, die Koordinaten sind lange nicht auszumachen. Da ist es wichtig, Bekanntes zu finden, das sich im Kontakt zur Haut vermittelt, all jene vertrauten Geräusche und Rhythmen: Darmgeräusche, Herzschlag, Stimme, das Auf und Ab der Atmung, der Resonanzraum des eigenen Körpers. Getragen zu werden, am besten eng umschlossen, ermöglicht Entspannung im Vertrauten und gibt Kraft für neue Abenteuer. Was eine halbe Armlänge weit weg ist, muss wichtig sein, denn hier kann das Kind scharf sehen. Ein Mensch, seine Mimik, sein Ausdruck und seine Mitteilungen liegen in der Entfernung zwischen Arm / Brust und Gesicht. So war es über Jahrmillionen, daraus ist ein Programm geworden, die erste fest installierte Säuglingsschule. So macht der Säugling schon am ersten Tag nach, was er in diesem Abstand sieht, verzieht den Mund, macht große Augen, streckt die Zunge aus. Im Lauf der Zeit wird daraus ein reges Hin und Her, das bei allen Beteiligten die Entwicklung des Präfrontalen Kortex anregt und bei den Kindern dafür sorgt, dass die Grundlagen der Sprache, des Austauschs und der Wahrnehmung gefestigt werden.

Die großen Menschen im Umfeld verfügen über ein entsprechendes Programm. Kulturübergreifend verhalten sich ältere Kinder, Jugendliche und Erwachsene gleich, wenn sie sich einem Säugling nähern: Sie nehmen einen Abstand von 20 bis 30 Zentimetern ein und modulieren ihre Stimme in einer bestimmten Art, geben dem Säugling Pausen vor, in denen er reagieren kann, wiederholen mimisches und stimmliches Verhalten und bauen kleine Variationen so ein, dass sie vom Gegenüber nachvollzogen werden können. Man nennt das **„intuitives elterliches Verhalten"** (Papoušek et al.) – ein etwas irreführender Begriff, da diese Art der Kontaktgestaltung nicht von der Elternschaft abhängt und auch größere Kinder schon genau so reagieren. Es ist ein artspezifisches Programm, das aber aktiviert werden muss. Wenn es nicht funktioniert, wird vonseiten des Babys mit Unruhe, Schreien und Weinen nachgeholfen. Denn ohne Kontakt und den ständigen Austausch kann der kleine

Mensch das immense Pensum, das jetzt ansteht, nicht lernen. Sobald der Körper Atmung, Herzschlag, Verdauung und alle anderen wichtigen Rhythmen neu eingependelt hat, sobald er „weiß“, wo und wie er Kontakt, Nahrung, Austausch bekommt, wird er sich der Erforschung der Umwelt widmen. Allmählich formen sich Zeit und Raum, die Wahrnehmung wird weiter, geht über den Moment hinaus.

3. Der Mensch ist ein soziales Wesen – Selbstregulierung und Empathieentwicklung

3.1 Die Grundlagen: Rhythmen, Körper und Spannung

Unser Körper ist ständig in Bewegung. Auch wenn wir schlafen, ist das, was Leben ausmacht, ein ständiges Pulsieren der grundlegenden Rhythmen, die unsere Grundfunktionen aufrechterhalten. Mal aufgeregt, mal entspannt, mal ausgeglichen, immer aber da. Bei allem, was in uns und im Kontakt zu unserer Umwelt passiert, klopft das Herz, fließt das Blut, arbeitet der Stoffwechsel, atmen wir. All diese Prozesse in Kopf und Körper haben die Arbeit des Hirnstamms zur Grundlage. Wenn die Rhythmen so eingestellt sind, dass alle Bereiche von Körper und Gehirn gut versorgt werden, dann arbeitet der gesamte Körper optimal. Auch Konzentration und Problemlösen sind dann möglich, genauso wie ein gelassenerer Umgang mit Emotionen. Wenn die grundlegenden Rhythmen nicht ausgeglichen sind, versucht der Körper auf unterschiedliche Weise, wieder einen Ausgleich herzustellen: Er bewegt sich, schreit, weint, lächelt, versucht, Aufmerksamkeit zu erregen. Er wiegt sich, lallt, sucht nach Beruhigung. Wenn alle Systeme im Lot sind, wenn Großhirnrinde und die anderen Bereiche gut zusammenarbeiten, ist auch die Körperspannung flexibel: schwingungsfähig, veränderlich, regulierbar.

Unser Körper besteht aus rhythmischen Prozessen wie dem Herzschlag, der zwischen ca. siebzigmal beim Erwachsenen und hundertzwanzigmal beim Säugling pro Minute variiert. Das Rauschen des Bluts, das Grummeln der Verdauung, das Heben und Senken der Atmung, all diese Rhythmen begleiten uns in der Regel neun Monate lang in unseren wichtigsten Entwicklungen und begegnen uns in allen Kontakten mit anderen Lebewesen wieder. Neben der Herzschlagfrequenz finden wir auch in allen anderen Körperprozessen Rhythmen, von der Hirnfrequenz bis zur Atmung. Wir wissen inzwischen, dass ein gutes Funktionieren unseres Körpers dann gegeben ist, wenn diese Rhythmen veränderlich bleiben und auf unterschiedliche Einflüsse flexibel reagieren können. Nicht nur Entspannung oder Anspannung, sondern ein gut ausgeglichener Wechsel ist vonnöten. Wenn Sie an den Feiertagen nur „abhängen", den Körper noch dazu mit viel gutem Essen beschäftigen und den Rest der Zeit vor dem Fernsehen passiv konsumieren, werden Sie nach drei Tagen eher genervt sein – es sei denn, die Tage vorher waren von einem enorm hohen Stresslevel geprägt. Und wenn Sie nur Gas geben, ohne zwischendurch für Ausgleich zu sorgen, fallen Sie irgendwann in sich zusammen. Ein gut ausbalanciertes Leben mit Faulenzen und Auspowern, Alleinsein und in Begleitung, Lesen und Plaudern, Lachen und ernsthaften Gesprächen, Arbeiten und Ausruhen ist genau das, was unserem Körper guttut.

3.1.1 Der Ressourcenbereich

Daniel J. Siegel hat die Bandbreite der Spannungs- und Erregungszustände unseres Körpers, in denen wir optimal verarbeiten, das körpereigene Toleranzfenster oder – oft aus dem Englischen übernommen – *window of tolerance* genannt. Michaela Huber nennt diesen Bereich Lernfenster, und Karl Heinz Brisch spricht vom Spannungstoleranzfenster.

Wir bezeichnen den Bereich, in dem Denker*in und Häschen kooperieren können, als **Ressourcenbereich**, und wollen damit hervorheben, dass nur hier die Zusammenarbeit zwischen den verschiedenen Hirnarealen optimal gewährleistet ist – in einer Form, die den Zugriff auf alle Ressourcen des Menschen umfasst. Weder Spannungszustände noch das Lernen sind einzeln zu betrachten, der Spannungszustand bedingt die Möglichkeiten zu Lernen ebenso wie die, auf andere zugehen zu können, die eigenen Bedürfnisse angemessen beantworten zu können oder den Wocheneinkauf zu koordinieren. Wesentlich hierfür ist die Verbindung zwischen Säugetierkörper und bewusster Steuerungseinheit, zwischen Häschen und Denker*in. Wichtig ist, dass Dissoziation, also das Auseinanderfallen dieser Bereiche, in jedem Moment neu bewältigt wird.[3]

So kann mensch lernen, Spannung regulieren und tolerieren, wahrnehmen, was in der Welt und im eigenen Körper passiert, anderen Menschen begegnen, Selbstbild und Werte ausbilden.

---

3 Wir werden dem Thema Dissoziation noch viel Raum geben, da es einen zentralen Platz in der Traumaverarbeitung einnimmt. Vorweg nur so viel: Wir verwenden den Begriff – wie es auch Nijenhuis et al., van der Kolk und andere tun – im Sinne einer Trennung zwischen Denker*in und Häschenfunktionen, für Situationen, in denen die Eingriffsmöglichkeit der Denker*in nicht gegeben ist.

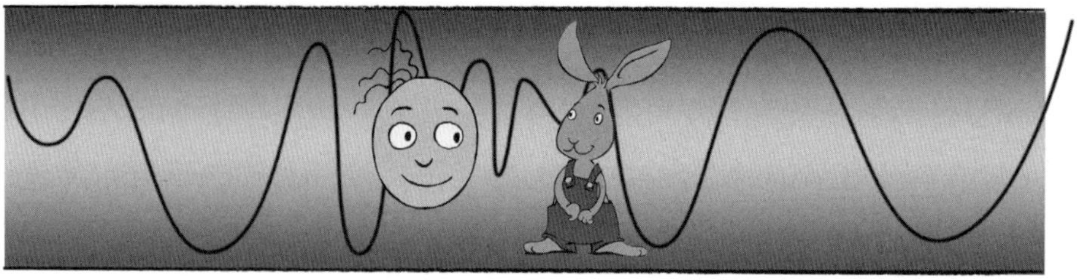

Abbildung 3.1: Im Ressourcenbereich sind alle Rhythmen in unserem Körper anpassungs- und schwingungsfähig. Wir haben Zugriff auf alle Funktionen unseres Gehirns: jene, die wir mit anderen Säugetieren gemein haben, aber auch auf die Steuerungs- und Bewusstseinsfunktionen des denkenden Menschen. Lernen ist hier genauso möglich wie Körperwahrnehmung, Kontrolle und Veränderung.

Je ausgeglichener und schwingungsfähiger unser Körper also ist, desto besser können die unterschiedlichen Regionen unseres Gehirns zusammenarbeiten. Wenn wir krank, nicht belastbar oder festgefahren sind, sind auch in unserem Gehirn zunächst die Regionen betroffen, die für eine Grundversorgung des Körpers nicht so wichtig sind. Die weniger lebenswichtigen Funktionen sind die der Großhirnrinde: bewusste Entscheidungen, Wahrnehmung und Kontrolle. Auch Selbststeuerung und Gedächtnisbildung gehören dazu. Es erscheint uns zunächst eigenartig, dass genau diese Bereiche im Notfall heruntergefahren werden – da bräuchten wir sie doch am nötigsten! Sie sind aber für die Erhaltung des Lebens und des Körpers in Überlastungssituationen nicht so wesentlich wie die älteren, darunterliegenden Strukturen.

Wie kommen wir zu einem flexiblen, breiten Ressourcenbereich, zu einer Grund- und Bedarfsspannung, die wir jeweils blitzschnell den Erfordernissen anpassen können? Wir brauchen als Säugling zunächst die Regulierung durch erwachsene Bezugspersonen, um zu erlernen, wie wir unsere Körpersignale interpretieren und beantworten können. Wir erfahren die Art der Regulation durch das Erfühlen des Körpers, der uns hält. Und durch das, was dieser andere Mensch uns an Regulierungsmöglichkeiten zur Verfügung stellt. Ist unsere Bezugsperson angespannt, werden wir uns anspannen. Wiegt sie uns zur Beruhigung, werden wir nach Bewegung suchen, wenn wir aufgeregt sind. Am Beispiel dessen, was uns entgegenkommt, entwickeln wir unsere Fähigkeiten im Umgang mit Bedürfnissen und Gefühlen.

Beim Neugeborenen ist der Ressourcenbereich, der Spielraum für die eigene Regulierung zwischen der noch kaum genutzten Großhirnrinde und dem in eine völlig neue Umgebung geworfenen Säugetierkörper minimal. Es gibt auf der Erde keine Kreatur, die hilfloser wäre als ein Mensch in den ersten Lebensmonaten. Grundsätzlich sind alle Säugetiere von der Unterstützung durch Gruppenmitglieder abhängig. Es werden soziale Systeme entwickelt, um die noch nicht alleine lebensfähigen Mitglieder zu schützen, zu pflegen und zu ernähren – und um ihnen beizubringen, wie sie in der spezifischen Umwelt überleben können. Beim Menschen ist diese Entwicklung am weitesten fortgeschritten. Unsere Nachkommen sind sehr lange nicht alleine lebensfähig. Das menschliche Gehirn hat sich über viele Generationen hinweg extrem weit entwickelt. Jedes einzelne menschliche Gehirn ist im Verlauf eines Lebens zudem immer weiter veränderbar; man nennt das Plastizität. Dadurch ist unsere Art sehr anpassungsfähig, aber extrem angewiesen auf die Fürsorge der älteren Gruppenmitglieder. Auch wenn wir als Erwachsene ohne allzu viel Kontakt zu anderen Menschen auskommen können, so haben wir es doch nur bis dahin geschafft, weil wir als Säuglinge und Kinder irgendeine – oft genug unzureichende – Art von Unterstützung durch andere Menschen erfahren haben. Wir brauchen diese lange Zeit des Übergangs in eine größere Selbstständigkeit, weil wir zu sehr großen Teilen erst nach der Geburt erlernen, was in unserem Leben wichtig sein wird. Und wer sollte uns das vermitteln, wenn nicht unsere Mitmenschen?

Lange galten Menschen in der wissenschaftlich-westlichen Wahrnehmung als Nesthocker, eine Theorie, die nahelegte: Wie junge Vögel müssten auch menschliche Säuglinge nur dann versorgt werden, wenn sie Hunger hätten. Der Verhaltensbiologe Bernhard Hassenstein führte 1970 den Begriff „Tragling“ ein und beschrieb nun auch wissenschaftlich: Noch lange nach der Geburt sind Menschen auf das Getragenwerden angewiesen. Auch physiologische „Probleme“, wie das vermehrte Auftreten von Hüftluxationen, werden als Folgen des fehlenden Zusammenspiels, des fehlenden Kontakts mit dem erwachsenen Körper beschrieben (vgl. u. a. Renz-Polster 2022).

Wir sind extrem anpassungsfähige Lebewesen, damit wir uns an sehr unterschiedliche Umgebungen, Klimata, Kulturen, Sprachen und Einzelwesen angleichen, in und mit ihnen überleben und uns entwickeln können. Wer auch immer uns versorgt und wie auch immer er*sie das tut – dieser Mensch wird zu unserer Richtschnur, wir entschlüsseln seine Botschaften, erfüllen seine Erwartungen und ahmen sein Verhalten nach, um zu überleben. Von ihm lernen wir, wie wir mit unserem Körper umgehen und mit der Welt, wie wir sie wahrnehmen, was wir von ihr erwarten und wie wir uns in ihr einrichten können. Glücklicherweise bleibt es ja selten bei einem Erwachsenen, und in den allermeisten Fällen sind unter dem Lernangebot zumindest auf Dauer auch angenehme Auswahlmöglichkeiten. „Es braucht ein ganzes Dorf, um ein Kind großzuziehen“ lautet ein altes afrikanisches Sprichwort, während sich über westliche Ideale im Lauf der Zeit mehr und mehr die Mann-Frau-Kleinfamilie und die Bindungstheorie als Maßstab herausgebildet haben. So wird die Auswahl des Kindes auf eine Person beschränkt. Die andere, in unserer patriarchalen Gesellschaft in der Regel der besser bezahlte Mann, geht diesem Modell nach – und viel zu häufig auch in der Realität – arbeiten. Schade eigentlich, denn an der äußeren Vielfalt kann sich innere Vielfältigkeit ausbilden. So kommt in einem Menschenkind zusammen, was Oma sich gewünscht hat, was die Mamas nicht bekommen haben, wie Papa mit

Angst umgeht und Tante Erna mit Männern. Und wie Mamas, Papas, Tante oder Freundin mit dem kleinen Kind auf ihrem Arm umgehen, wird bestimmen, wie es sich selbst sieht und mit sich und anderen Körpern umgehen lernt. Das kann ein Wolf sein, ein Monster oder ein fürsorglicher Mensch: Nach ihm bilden wir uns aus.

Wir lernen Selbstfürsorge und die Regulierung unserer Gefühle, den Umgang mit dem Körper und seinen Bedürfnissen, indem jemand anders uns versorgt, unsere Gefühle ernst nimmt, uns zeigt, was man mit den Bedürfnissen anfängt. Hunger, Kälte, das Fehlen von Kontakt der Haut, das nicht geborgene Gefühl im Raum, Schmerzen – all diese Gefühle entstehen übermächtig nach der Geburt und kennen keinen anderen Ausgleich als den von außen. Der Ressourcenbereich des Säuglings für das Verarbeiten solch intensiver Körpererfahrungen, die ja nicht relativiert werden können, ist minimal. Er ist auf die Hilfe und den Ausgleich von außen angewiesen.

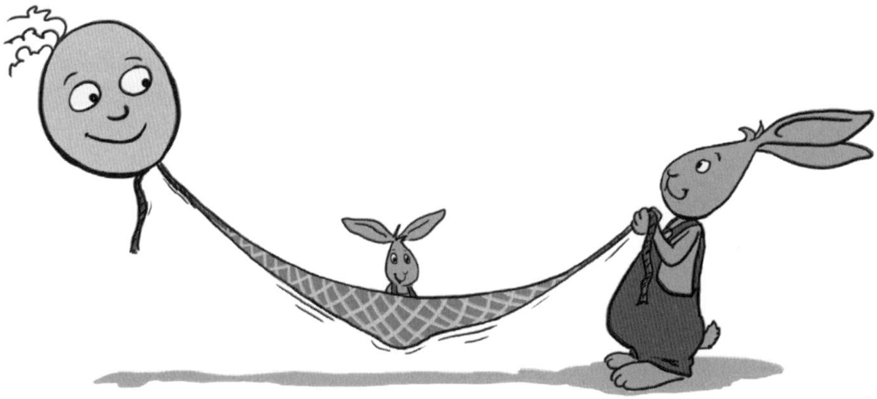

Abbildung 3.2: Je jünger wir sind, desto mehr sind wir für eine innere Balance auf die Regulierung durch andere Menschen angewiesen. Wenn wir als Säugling eine angemessene Spannungsregulierung von außen erfahren, lernen wir, was der Körper braucht, um im Ressourcenbereich zu bleiben. So erlernen wir Selbstfürsorge, die wiederum Grundlage der Empathie anderen gegenüber ist.

Erst sehr langsam lernen wir, unsere Körperspannung und die damit verbundenen Emotionen selbst zu regulieren, lange nur dadurch, dass wir andere zur Hilfe holen. Wir verfügen dafür über genetisch angelegte Fürsorge- und Kommunikationsprogramme. So gibt es eine überkulturelle angeborene Kontaktaufnahme mit Säuglingen, bei dem die Erwachsenen intuitiv einen Abstand von 20 bis 30 cm einnehmen, um mit den Kindern zu sprechen oder Grimassenschneiden zu üben. Auch das schnelle Eingreifen bei Stress aufseiten des Kindes, die adäquate und zügige Reaktion sind angeborene Impulse. Diese Programme werden durch die Fürsorge der

Erwachsenen und größeren Kinder gegenüber dem Säugling aktiviert. Wird diese Fürsorge unterbunden (z. B. durch Erziehungsprogramme oder sozioökonomische Bedingungen), so wird dieses Kind als versorgender Erwachsener einen Widerspruch zwischen noch vorhandenen Impulsen aus der genetischen Anlage und dem erfahrenen Standard der Versorgung empfinden – und schon verändert sich unser gesamtes Frühversorgungs- und Förderungssystem.

Wirklich für uns selbst zu sorgen ist eine sehr späte Entwicklungsaufgabe. Erst einmal müssen wir aus dem Kontakt schöpfen: Wohlgefühl, Informationen, die Art und Weise, wie Kommunikation in der jeweiligen Kultur stattfindet, lernen wir hier. Schon Neugeborene imitieren die Gesichtsausdrücke eines Gegenübers. Vor einiger Zeit sprach man beim gegenseitigen Imitieren und der nachfolgenden Empathieentwicklung noch von den Spiegelneuronen, die auf der Ebene von Bewegung, Gefühl und Verstehen nachbilden, was unser Gegenüber tut. Mittlerweile sieht es ganz so aus, als wäre das Konzept der Spiegelneuronen sehr überansprucht und viele andere Systeme beim Säugetier verantwortlich für soziales Lernen und Empathieentwicklung (vgl. Vorbeck 2021). Wir nehmen auf und verarbeiten, was uns entgegengebracht wird, und entwickeln so auch ein Verständnis für uns selbst.

Spannung und Anspannung sind wesentliche Bestandteile dessen, was wir lernen, meist ganz unbeabsichtigt und nebenher. Jeder Satz und jede Zuwendung vermitteln sich vor allem dadurch, wie Stimme und Körper verändert werden; der Ton macht die Musik, heißt es. Und auch der Tonus der Muskeln hat hier mitzureden. Ein genervter Ton vermittelt eine ganz andere Spannung als ein werbender. Ein hilfloses Wiegen auf dem Arm, in dem eigene Überforderung und Angst präsent sind, erzeugt eine andere Spannung als eine freudige, offene Zuwendung.

Die Abwechslung aus Loslassen und Anspannen, Stress und Entspannung bestimmt die Dynamik, formt Neugier und Ruhemomente, Herausforderung und Auftanken. Nicht jeder Stress ist schädlich oder einengend. Wenn ich gelernt habe, mit hohen Stresspegeln umzugehen und mich danach wieder zu entspannen, wird meine Bandbreite an Möglichkeiten groß sein, und ich kann mich auf unterschiedliche Umgebungen und zwischenmenschliche Situationen einstellen. Mein Ressourcenbereich ist breiter geworden.

Nähe und Distanz als Faktoren im sozialen Miteinander sind durch viele kulturelle, aber vor allem auch sozioökonomische, geografische und oft auch medizinische Normen reguliert. Solange die körperliche Nähe im Gehaltensein, Gewiegtwerden und Regulieren durch die Betreuungspersonen erhalten bleibt und das Kind nach eigenem Rhythmus und Bedarf die Umwelt erkunden und wieder zurück in den Schutz der Vertrautheit kommen kann, sind Unterschiede in der Regulierung innerhalb der Erwachsenenwelt einfach adaptierbar.

Fassen wir zusammen: Spannung auszuhalten und mit ihr umzugehen, Rhythmen des eigenen Körpers zu ertragen und zu beeinflussen ist eine wichtige Lernaufgabe der ersten Zeit und der ersten Jahre. Wir brauchen dafür die verlässliche Zuwendung und Fürsorge der Menschen um uns herum. Entlang ihrer körperlichen, gestischen, mimischen und stimmlichen Kommunikation mit uns lernen wir, uns selbst zu regulieren – und andere zu verstehen. Unser ventraler Vagusnerv wird ebenso trainiert wie das limbische System und die Verbindungen zu allen anderen Arealen unseres Gehirns, unser Gehirn entwickelt sich im Austausch, es ist ein soziales Organ. Der Körper macht „Aussagen", er bezeichnet Hunger, Kälte, Einsamkeit, das Bedürfnis nach Körperkontakt, Ansprache, Ruhe oder neuen Reizen. Wie diese Äußerungen interpretiert und beantwortet werden, erlernt ein Kind anhand dessen, wie es versorgt wird.

3.2 So oder so – Möglichkeiten in der Entwicklung

Lassen Sie uns einmal überlegen, welche Möglichkeiten der Entwicklung uns da bereitgestellt werden. Wie mag ein Säugling das sehen?

Als ich zur Welt kam, war schon viel geschehen. Bereits im Mutterleib wurden die wichtigen Verbindungen geknüpft, die meinem Körper signalisieren, wie groß die Anspannung oder wie angenehm wohlig, ruhig und rhythmisch das Leben sein wird. Ich bin bereit zu erfahren und mich ganz auf meine Umwelt einzustellen. Ich habe jede Menge Nervenzellen, die kann kein Mensch zählen. Und ich werde sie verknüpfen, komme, was da wolle. Im Lauf der Zeit bilden sich Netzwerke. Das geht ganz schnell, und ich nutze nur das, was ich brauche. Ich kann fast alles lernen, aber ich werde nur die Nervenzellen benutzen, die für mich in meiner Welt wichtig sind. Gut, oder!?

Mein Leben hängt davon ab, dass ich mich optimal anpasse und gleichzeitig merke, was von mir erwartet wird, wie die Welt auf mich reagiert. Ich lerne, indem ich meine Umwelt nachbilde – das wird ja wohl das Beste sein, wenn ich hier leben will. So lerne ich schon in den ersten Stunden, ob meine Umwelt freundlich und zugewandt, warm und wohlig oder laut und abstoßend, kalt und hart und durch kein angenehmes Gesicht vermittelt ist. Die nächsten Monate sind dazu da, diese grundlegenden Einstellungen zu verfeinern und festzulegen. Die Art und Weise, wie mir Gesichter entgegenkommen, Stimmen mich ansprechen, wie Raum und Zeit beschaffen sind, werden die grundlegenden Muster meines Lebens bestimmen.

Mein Körper ist zwar äußerlich unabhängig, aber ich kann den **Übergang zwischen dem Leben im Mutterleib und dem im Außenraum** nicht alleine vollziehen. Im Mutterleib war ich umschlossen, auch wenn es zum Ende hin eng wurde: Es war alles Rhythmus, es war alles Bewegung, und es war ganz schön laut. Das Blut meiner Mutter, der Kreislauf, die Verdauung, die Stimme, die mich bewegt hat, der Husten und selbst die Stimmen und Geräusche der Außenwelt, die gedämpft zu mir drangen, bestimmten meinen Rhythmus. Selbst wenn meine Mutter sich nicht bewegte, wenn sie lag, bewegte sich doch ihr gesamter Körper. Kreislauf und Atmung dulden keine Unterbrechung. Nun, da ich auf der Welt bin und nicht mehr in ihr, brauche ich weiter Rhythmus. Brauche ich es, gehalten zu werden, brauche ich die Nähe von Haut, von Augen und Mund. Ich brauche die Nähe des Gegenübers, um mich daran auszubilden. So schlafe ich am besten, wenn ich gewiegt werde, wenn man mich trägt, wenn ich in einer Hängematte schaukle, wenn das Auto brummt und fährt und mich an das Getöse im Mutterleib erinnert. Alles, was Rhythmus ist und gleichförmige Bewegung oder gleichförmiges Geräusch, beruhigt mich.

In den ersten Monaten bin ich damit beschäftigt, meinen Körper mit der Umwelt in Einklang zu bringen. Ich lerne, wie sich Luft anfühlt und Haut; ich lerne, wie sich der Hunger legt, wenn ich dieses warme Etwas im Mund habe, aus dem ich meine Nahrung saugen kann. Ich lerne unterschiedliche Schattierungen von Licht wahrzunehmen. Die Geräusche fühlen sich neu und anders an, meine Haut erfährt sehr unterschiedliche Temperaturen und Kontakte. Es gibt keinen Halt im Raum, wenn ich nicht gehalten werde. Es gibt keine Begrenzung meines Körpers, wenn da nicht ein anderer ist. Die Schmerzen sind endlos, wenn man mich nicht säubert, mir keine Nahrung gibt, wenn mir etwas wehtut. Das tut es oft. Wenn ich Glück habe, kommt dann eine singende Stimme, tief oder hoch, der ich lauschen kann. Haut, die sich warm anfühlt, ein Arm, der mir Halt und Rhythmus gibt, Vertrautheit, Sicherheit. Wenn ich die Stimme höre, das Gesicht sehe, kann ich schon ein wenig Zeit überstehen, bis ich gewickelt werde, bis das Fläschchen fertig ist und der Mensch da, den ich kenne, so sitzt, dass er mich stillen kann. Alles Abrupte bedeutet Gefahr, dieses Wissen habe ich schon mitgebracht. Wir haben nicht immer in Häusern gelebt. Meine Überlebensmechanismen sind darauf eingestellt, jede mögliche Gefahr zu registrieren und an meine Versorger weiter zu melden, weil ich mich selbst nicht aus der Gefahrenzone bringen kann, meinen Hunger nicht stillen, meine Körperbedürfnisse nicht versorgen kann. Zuerst bewege ich mich: Das ist mein Signal an den haltenden Körper des Vaters, der Tante, des größeren Kindes. Ich zapple, schlage wild um mich; die größeren Menschen sollten nachsehen, was da los ist. Gleichzeitig werde ich anfangen, Laute von mir zu geben, erst leise, moduliert – so bekommen die Großen eine Vielfalt von Signalen, damit sie die Gefahr abwenden und mich beruhigen können. Erst dann, erst wenn diese Mittel nicht dazu führen, dass sich etwas an der Lage ändert, wenn die Gefahr also weiter bestehen bleibt, muss ich schreien, damit Hilfe auch von weit her zur Stelle eilen kann. Mauern zwischen mir und meinen Versorgern sind von der Evolution nicht vorgesehen.

Mit Glück habe ich gelernt, dass Berührung angenehm ist, mit Kontakt und Stimme und Wärme verbunden. Dass der Schmerz in meinem Bauch durch Nahrung gelindert werden kann. Dass jemand mich wiegt oder schaukelt, durch die Gegend trägt, wenn meine Verdauung nicht richtig funktioniert, weil sie noch nicht an die eigenartige Bewegungslosigkeit der neuen Welt gewöhnt ist. Mit Glück habe ich gelernt, dass Gesichter interessante Quellen von Trost, Neugier, glucksenden Stimmen und aufregenden kleinen Veränderungen sind. Mit Glück habe ich gelernt, dass es eine Welt gibt, in der ich gut aufgehoben bin.

Oft lerne ich in dieser Zeit, dass ein Schmerz in mir ist, von dem ich nicht weiß, was er bedeutet und wie er zu regulieren ist. Dass mein Körper anscheinend nicht richtig funktioniert, weil er immerzu wehtut. Das hört nur auf, wenn mich jemand auf den Arm nimmt oder durch die Gegend schaukelt. Dafür muss ich lange schreien, das scheint hier die gängige Art der Verständigung zu sein. Es ist schön, wenn mich jemand aufnimmt, aber manchmal werden Gesichter sehr furchterregend laut. Ich brauche sie bei mir, sonst kann ich nicht überleben, aber sie tun mir nicht immer gut. Das Leben ist unwägbar. Mein Körper scheint hinderlich.

Nun bin ich schon **ein wenig älter**: Mein Körper ist mir vertraut und auch die Welt, sodass ich lerne, **mich in ihr zu bewegen**. Etwas ganz Neues passiert – meine Bewegungen verändern meine Lage im Raum. Ich kann selbst dafür sorgen, dass alles anders wird. Wenn ich mich drehe, steht die Welt auf dem Kopf, manchmal tut sie weh, ich falle. Aber immer ist jemand da, der mich wieder zurückbringt ins Vertraute: auf den Arm, in die Hängematte, in das Bett. Der mit mir redet, der sich mit mir freut, der mich begleitet in meinen Erkundungen. Die Dinge, die ich festgehalten habe, kann ich nun gezielt loslassen. Und meine Lieben geben sie mir zurück, freuen sich, und irgendwann wird die Miene ernster: Ich soll das nicht tun. Es macht doch aber Spaß! Dann geben sie es mir nicht zurück. Es ist weg. Da hinten. Sie ermuntern mich, dorthin zu kommen. Das ist mühsam. Ich krabble rückwärts. Der Löffel wird kleiner statt größer, das ist falsch. Ich weine. Ich werde getröstet. Ich kann es noch einmal versuchen.

Mit weniger Glück: Wenn ich mich bewege, tue ich mir weh. Nach einer Weile ist es manchmal wieder gut, manchmal nicht. Wenn ich Dinge abgebe, kommen sie nicht zu mir zurück, dann sind sie weg. Ich muss mich selbst durchboxen, Schreien hilft nicht. Ich kann es auch selbst schaffen. Oder: Ich lasse es einfach sein. Es ist alles zu viel. Oder: Wenn ich laut und lang genug schreie, kommt jemand. Der tut mir weh und schüttelt mich, aber endlich ist jemand da. Vielleicht gibt er mir dann zu essen, vielleicht trägt er mich ein wenig durch die Gegend, zeigt mir die Welt, nur eine kleine Weile lang.

Ich kann laufen, ich kann gehen und kommen, ich weiß sogar, wo ich etwas zu essen finde. Ich kann sogar schon ein wenig reden, solche Wörter wie die Erwachsenen. Manchmal verstehen sie mich. Ich weiß, wie sich Dinge anfühlen und welche Situationen ich vermeiden sollte. Den Hunger in meinem Bauch, den kann ich auch selber schon stillen, wenn ich etwas zu essen finde.

Mit weniger Glück: Essen hilft gegen alles Mögliche, das habe ich gelernt. Es hilft, wenn ich traurig bin. Es hilft, wenn ich etwas sagen will. Es hilft, wenn ich eigentlich auf den Arm genommen werden will. Es ist für vieles gut. Ich kann nicht unterscheiden, ob ich eigentlich auf den Arm genommen werden möchte, ob ich den Rhythmus brauche, das Schaukeln oder ob das Monster in meinem Bauch beruhigt werden muss. Ich weiß nicht, was ich eigentlich möchte. Ich kann ja essen.

Oder: Egal, was ich möchte, meistens sind es Schläge, die ich bekomme. Oder jemand schreit mich an. Der Kontakt zu anderen Menschen hat mit Gewalt und Angst zu tun. Ich brauche Kontakt, mein Körper muss gehalten werden, auch für Nahrung und Versorgung muss ich sorgen. Ich kann für mich sorgen, indem ich Kontakt aufnehme. Ich kann für mich sorgen, indem ich mir wehtue.

Ich gehe bald zur Schule. Und ich weiß, wie die Welt funktioniert. Ich weiß auch schon, wie sie zusammenhängt, wie man sie sich erklärt. Und ich erkläre sie anderen, zum Beispiel meiner kleinen Schwester. In der Schule werde ich ganz viele neue Dinge lernen, da muss ich immer stillsitzen. Und ich höre ganz viele neue Geschichten und lerne rechnen. Es sind ganz viele andere Kinder da, die ich nicht kenne, aber meine Freundin geht auch in die Schule, dann kenne ich die schon. Ich muss machen, was die Lehrerin sagt, aber die Lehrerin hab ich schon gesehen, die sieht nett aus. Aufs Turnen freue ich mich, da gibt es mehr Platz als im Kindergarten. Und ich will auch bald alleine zur Schule gehen, es ist doof, wenn die Erzieherin mich immer begleitet.

Wenn's gut läuft: Ich weiß, wie ich reagieren muss, wenn ich mit neuen Leuten umgehe. Wenn ich sie anlächle, dann lächeln sie meistens zurück. Und wenn sie das nicht tun und nicht freundlich sind, dann gehe ich einfach nach Hause oder zu meiner Lehrerin, hat meine Betreuerin gesagt. Wenn jemand unfreundlich ist, dann gehe ich weg. Ich habe ein Pausenbrot dabei, da ist ein Smiley aus Radieschen drauf, das macht die Betreuerin für uns alle. Und wenn ich Durst habe, dann kann ich aus meiner Teeflasche trinken, das ist in der Schule erlaubt. Mittags kann man eine Suppe kriegen, die ist schon bezahlt. Und wenn ich aufs Klo muss, dann brauche ich nur die Hand zu heben und das zu sagen. Was ich anziehen muss, sucht mir Ines raus. Es kann also gar nichts passieren.

Oder aber so: Ich weiß, wie ich reagieren muss, wenn neue Leute auf mich zukommen. Ich sage einfach nichts, bis ich weiß, was sie von mir wollen, und dann tue ich es. Nur wenn sie mir zu nahe kommen, wird es schwierig: Dann werde ich nervös, kann mich nicht mehr konzentrieren. Und wenn ich es nicht mehr aushalte, raste ich aus. Das will ich nicht. Aber ich kann nichts dagegen tun. Manchmal sperrt man mich ein, dann habe ich wenigstens meine Ruhe. Zu essen hab ich nichts dabei, wozu auch? Aber manchmal, wenn Mama Geld hat, dann steckt sie einen Schokoriegel in meine Tasche, den finde ich dann in der Pause, das ist schön.

Pubertät: Scheiße, alles verändert sich. Mein Körper macht, was er will, ich fühle mich wie ein Zombie. Alles wächst irgendwie, meine Stimme kratzt, ich sehe total anders aus. Und wenn ich Lisa treffe, dann wird mir fast schwindlig, und ich will unbedingt zu ihr. Oder nervt sie mich? Es nervt mich auf jeden Fall, dass das alles durcheinander ist. Und verstehen tut mich sowieso keiner, wie auch!? Ich verstehe mich ja selbst nicht. Was für eine Scheißwelt!

Wenn's gut gelaufen ist: Ein Glück, dass ich das Schlagzeug habe, wir haben inzwischen sogar so was wie eine kleine Band. Ich werde mal Pit fragen, wie ihm das geht, der ist auch so komisch in letzter Zeit. Hat noch mehr Pickel als ich. Und mit Paula versteh ich mich auch ganz gut, die ist ja so was wie eine große Schwester. Das ist schon ein Vorteil im Heim. Und wenn ich keinen Bock mehr auf all das habe, dann gehe ich einfach Fußballspielen. Wird schon, sagt Jörg, unser Erzieher. Der muss es ja wissen, war ja auch mal so alt wie ich. Sagt er zumindest. Kaum zu glauben! Aber reden werde ich nicht mit dem.

Oder: Ich halte dieses Gefühl nicht mehr aus. Essen hilft auch, nur nicht immer, dann schon eher ein Bier. Oder Schnaps! Manchmal kann ich meinem Alten was abzapfen. Scheiß Körper! Immer ist da irgendwas, und ich kann nichts dran ändern. Komisch, dass es manchmal besser ist, wenn ich Streit suche und mich mit jemand prügeln kann. Weil das Ärger bringt, setz ich mich inzwischen lieber an den Computer, zum Geburtstag krieg ich ein Smartphone, dann hab ich das immer dabei. Da kann ich mir wenigstens aussuchen, mit wem ich zu tun habe.

Wir haben im vorhergehenden Kapitel gesehen, wie zentral die ersten Monate und Jahre für die Ausbildung der grundlegenden Strukturen unseres Gehirns und unseres Organismus sind. Die Regulierung unseres Körpers müssen wir erlernen, wir haben alle Fähigkeiten dazu, aber sie müssen aktiviert werden. Die Art und Weise, wie Körper in unserer spezifischen Kultur (und das ist zunächst unsere nahe Familie oder Umgebung) behandelt und reguliert werden, lernen wir von unseren Nächsten. Was auch immer sie mit uns tun, wird zur Grundlage dessen, wie wir unsere Körper, uns selbst und die anderen begreifen. Wenn wir lernen, dass Bedürfnisse, die unser Körper äußert, dazu da sind, reguliert zu werden, dann lernen wir wahrzunehmen, welches Signal unseres Körpers welche Antwort erwartet.

Wenn unser Hunger versorgt wird, sobald er sich regt, wird daraus der Zusammenhang abgeleitet, dass ein bestimmtes Gefühl im Bauch bedeutet, dass ich mir Nahrung zuführen muss, und dass die Abwesenheit dieses Gefühls bedeutet, dass Nahrungszufuhr keine angemessene Handlung ist. Wenn mein Körper von vornherein lernt, dass Unruhe durch angenehmes Wiegen und Wärme beseitigt werden kann, dann werde ich spätere Hektik nicht mit Essen beantworten, sondern eher einen Spaziergang machen oder in eine Sauna gehen. Wenn Angst vor Dunkelheit und Alleinsein beantwortet wird durch die Nähe eines vertrauten Menschen, der mich hält, mir etwas vorsingt und beruhigend zu mir spricht, so werde ich diese Nähe suchen oder mir selbst eine Umgebung schaffen lernen, in der ich mich beruhigen kann, durch ein schönes Buch oder angenehme Musik und eine Kerze.

Wenn mein Körper lernt, dass Unruhe durch Zurechtweisung oder Schläge beantwortet wird, dann scheint das die rechte Antwort zu sein: Ich werde meinen Körper verfluchen oder ihm Schmerz zufügen, wenn ich ihn nicht mehr aushalte. Wenn Angst vor Dunkelheit und Alleinsein beantwortet wird mit nächtlichen Übergriffen, dann wird der letzte Rest Geborgenheit mit Gewalt assoziiert, dann werden übergriffige Beziehungen mir Sicherheit bieten, weil sie das sind, was ich kenne.

Die Art und Weise, wie man mich behandelt, ist die Art und Weise, wie ich lerne, Menschen zu behandeln. Ich kann nichts anderes. Ich habe das so gelernt. Wenn die, die ich liebe, mir Schmerz zufügen, dann entsteht auch hier eine Verknüpfung: Wer mich liebt, tut mir weh. – Und umgekehrt: Wer mir nicht wehtut, der liebt mich nicht. Und vielleicht auch: Wen ich liebe, dem muss ich wehtun.

Ist nichts zu machen? Hinterher? Oh doch, haben Sie noch etwas Geduld. Zunächst geht es erst einmal darum zu beschreiben, was gebraucht würde. Und danach darum, was sich verändert, wenn unverarbeitete Erfahrungen hinzukommen. Erst dann wird verständlich, wie und wo man ansetzen kann, was dann getan werden muss.

3.3 Zeit- und Raumwahrnehmung

Ich lerne, meinen Fuß von einem Spielzeuglöwen und meine Mutter von meiner Schwester zu unterscheiden. Ich verwechsle das auch nicht mehr, wenn sie woanders auftauchen. Man kann nie sicher sein, wie lange etwas bleibt – aber alle kommen irgendwann wieder. Ich lerne, was Zeit und Raum in meiner Welt bedeuten.

Wenn ich meine Mutter nicht mehr sehe, kann ich sie dann noch hören? Und wenn ich sie nicht mehr hören kann, ist da jemand (oder etwas), der oder das mich tröstet? Kommt sie schnell genug wieder, damit ich sie noch erkennen kann? Sind die Zwischen-Zeit und der Zwischen-Raum ein spannendes Feld, das ich erkunden kann oder bin ich dann haltlos und voller Angst? Kann ich mich verstecken und finde ich jemanden, wenn ich ihn suche? Oder werde ich in die Enge getrieben oder alleingelassen ohne irgendeine Vorstellung davon, wann die Qual ein Ende hat?

Zusammen mit der sich ausprägenden Differenzierung meiner Umwelt, der Unterscheidung und dem Wiedererkennen der Menschen und Gegenstände um mich herum erschafft mein Gehirn, erschaffe ich mir ein Bild der Welt.

Raum und Zeit sind zwei wesentliche Dimensionen unserer Wahrnehmung. Sie werden durch den Hippocampus strukturiert. Wir haben ihn oben schon als Teil des limbischen Systems und verantwortlich für die raum-zeitliche Strukturierung kennengelernt. Kein Wunder, dass er erst im dritten Lebensjahr voll ausgebildet ist. Er strukturiert sich entlang der Erfahrungen, die Säuglinge und Kleinkinder mit Raum- und Zeiterleben machen. Er strukturiert Gewohnheit und Gedächtnis und ist deshalb für das Verständnis früher Traumatisierung ebenso wichtig wie für die Gedächtnisbildung nach nicht zu verarbeitenden Ereignissen.

3.3.1 *Raum*

Die Größe, Beschaffenheit und Ausdehnung des Raums, die Stabilität und Beweglichkeit darin, die Anzahl und Art der Menschen und Beziehungen, zwischen denen wir uns bewegen, sind wichtige Anhaltspunkte für unsere Bewegungen auf körperlicher wie später auf gedanklicher Ebene. Wir bewegen uns so selbstverständlich in Räumen, durch Straßen, über Flächen, Höhen und Tiefen hinweg, dass es uns oft gar nicht in den Sinn kommt, dass auch hier ganz viel Lernen stattfindet. Dass dafür Bedingungen gegeben sein müssen. Dass die Orientierung im Raum sehr unterschiedlich ist, je nachdem, womit ich gelernt habe umzugehen. Und dass diese jeweils unterschiedliche Lernerfahrung im Raum Auswirkungen auf mein Denken und meine Wahrnehmung hat. Wenn wir gelernt haben, mit schwankender Erde oder einem Schiffsrumpf unter unseren Füßen umzugehen, entwickeln wir einen ausgeprägten

Gleichgewichtssinn. Auch wenn der Raum mal oben und mal unten ist und die eigene Position sich ständig verändert – in einem Tragetuch auf dem Rücken eines Erwachsenen sicher untergebracht –, nehmen wir die Welt aus ganz unterschiedlichen Perspektiven wahr, und unser Kleinhirn lernt eine flexiblere Bewegungskoordination als das eines im Bett liegenden Säuglings gleichen Alters. Raum wird im jungen Alter vor allem dadurch gebildet, dass das Explorationsverhalten von Kindern sich entlang bekannter Eindrücke und vor allem vertrauter Menschen ausbildet. Habe ich nur eine oder zwei Bezugspersonen, so ist auch meine Raumerfahrung eingeschränkter als die eines Kindes, das sich selbstverständlich zwischen verschiedenen Settings hin und her bewegt, dem unterschiedliche Menschen Vertrauen entgegenbringen und das auf diese Art nicht nur verschiedene Verhaltensweisen und Regulationsmechanismen, sondern auch die unterschiedlichsten Raumbezüge herstellt.

Die Selbstverständlichkeit der Bewegung im Raum wird uns meist erst klar, wenn wir uns auf einmal nicht mehr bewegen können. Wenn uns schwindelig ist, weil wir eine Gehirnerschütterung hatten. Wenn wir zu viel Alkohol getrunken haben und die Raumwahrnehmung sich verändert. Wenn wir Angst haben und nur noch einen Ausschnitt dessen sehen, was wir im ausgeglichenen Zustand wahrnehmen könnten.

Auch hier bilden sich Gewohnheiten aus, und später werden wir nach dem suchen, was wir früh kennengelernt haben: Ein Raum, den man ganz für sich alleine hat, ist nicht per se einladender als ein Zimmer voller Kinder. Es hängt von dem ab, was erlernt wurde und welche eigene Bewegung möglich war und somit vertraut geworden ist. Es hängt auch eng damit zusammen, wie sehr eine Kultur über Individualität bestimmt oder über Gemeinschaft. Erich Wulff beschrieb vor über 40 Jahren in *Transkulturelle Psychiatrie,* dass es im Vietnamesischen kein „Ich“ gibt, sondern nur unterschiedliche Ausformungen dessen, was wir eher als „Wir“ bezeichnen würden. Wir selbst kannten einen Mann, der viele Jahre seines Lebens in einem sowjetischen Gulag verbracht hatte. Man wusste immer genau, wo in dem großen Park der Klinik er seine Runden gedreht hatte: Ziemlich genau zweieinhalb Meter Rasen waren an einer Stelle niedergetreten. Sehr energisch ging er die drei Schritte hin und her und her und hin und war nur durch viel Zureden und mit Begleitung dazu zu bewegen, einmal die Wege zu benutzen und einen größeren Bogen zu ziehen – um dann wieder auf seinen zweieinhalb Metern zur Ruhe zu kommen.

3.3.2 Zeit

Im Lauf der ersten Lebensjahre entwickeln wir ein Gefühl von Zeit und ordnen Vergangenheit, Gegenwart und Zukunft zunehmend differenzierter und immer wieder auch neu. Wenn es möglich war, Erlebnisse miteinander zu verknüpfen, so kann auch Erinnerung bunt, verbunden und vielfältig sein. Täglich, stündlich, in jedem Moment integrieren wir Informationen über uns und die Welt und sortieren sie immer wieder neu. Wir trennen bekannt von unbekannt, stellen Vergleiche an, füllen die Archive und erstellen neue Ordnungen, wenn etwas Neues und Wichtiges passiert. Wir bauen daraus unsere Welt, die Zeit, in der wir leben, und den Raum, den wir einnehmen.

Die Frage, in welcher Reihenfolge Ereignisse stattfinden, ob sie sich wiederholen, wann und wie oft sie sich wiederholen – das sind wesentliche Orientierungspunkte in unserer Gesellschaft. Zeit wird in jeder Gesellschaft verschieden strukturiert, durch jedes Individuum innerhalb dieser Gesellschaft unterschiedlich wahrgenommen und bedeutet nicht immer dasselbe. So kann zum Beispiel das Warten in Läden, Ämtern, Institutionen für die einen ein zeitraubendes Ärgernis sein, während es für andere Teil des Alltags und wichtiger Umschlagplatz von Informationen und Kommunikation ist. Verschiedene Menschen vermitteln unterschiedliche Möglichkeiten, mit den kulturellen Normen der jeweiligen Zeitwahrnehmung umzugehen. Zeitwahrnehmung ist – gerade in unseren westlichen Gesellschaften – ein enorm wichtiges Regulativ und eine zentrale Komponente im Spannungsaufbau. Zeit wird unterschiedlich linear und eindimensional wahrgenommen: Während einer der Grundsätze für den Umgang mit Zeit in unserer deutschen Kultur bis vor einigen Jahren noch war, immer eins nach dem anderen zu tun, und die Gleichzeitigkeit unterschiedlicher Handlungsanforderungen eher als Störfaktor begriffen wurde, kehrt mit Smartphones, Laptops und Homeoffice eine ganz andere Zeitwahrnehmung ein, die sehr viel expliziter das Nebeneinander von Handlungen betont und einfordert. Der Bedarf an Spannungsregulierung wird erhöht.

Alle Ereignisse und Beziehungserfahrungen, alle Beispiele der Regulierung von Körperbedürfnissen und Miteinander werden gespeichert. Darauf zurückzugreifen ist zunächst einmal keine Entscheidung, sondern geschieht automatisch. Langsam entwickeln sich in den ersten Lebensjahren in unserem Gehirn Strukturen, die es auf Dauer ermöglichen, bewusst mit Erfahrungen und Erinnerungen umzugehen. Entscheidend dafür ist, dass die Zusammenarbeit zwischen Hippocampus und Großhirnrinde ungestört funktioniert, sodass eintreffende Reize integriert, also verarbeitet werden können. Nur dann sind bewusstes Wiederauffinden von Erinnerungen, Reflexion des Erlebten und Entscheidung möglich. Und da unsere Erinnerung nichts anderes ist als ein ständig neu aufgearbeitetes Archiv von Eindrücken und Erlebensspuren, nach Raum und Zeit geordnet, steht und fällt die Möglichkeit, Erlebnisse abrufen zu können, damit, wie wir gelernt haben, Raum und Zeit in Verbindung mit Beziehungen und dem eigenen Körper wahrzunehmen.

Die Anforderung an eine lückenlose Zeitwahrnehmung und -nutzung ist in unserer Gesellschaft zu einem der zentralen Kriterien geworden, das darüber bestimmt, ob wir mithalten können oder aus dem Rahmen fallen, ob wir uns orientieren können in der Welt. Wann habe ich was getan, und wann soll etwas erreicht werden? Was kann ich wo noch unterbringen? Wie schnell bin ich? Und wie schnell kann ich mich wieder entspannen?

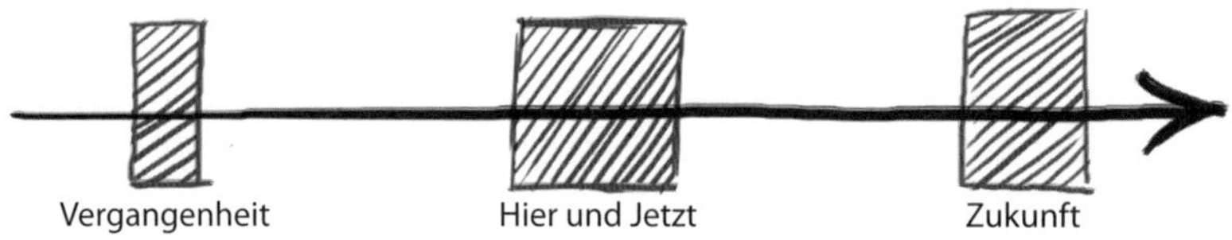

Abbildung 3.3: Wir ordnen in unserer westlichen Welt Zeit vornehmlich linear nach Vergangenheit, Gegenwart und Zukunft. Wir fordern diese Zuordnung von uns und anderen und bilden daran unser Selbstbild aus.

Was wir bis hierhin an Entwicklungsbedingungen in der Beziehung zwischen Kindern und (hoffentlich) fürsorglichen Erwachsenen benannt haben, wird in anderen Büchern mit dem Begriff der Bindung strukturiert. Die Bindungstheorie beschreibt unterschiedliche Muster der Kontaktgestaltung von Erwachsenen zu Kindern, ihre Entstehung durch frühes Lernen und ihre Weitergabe an die jeweils nächste Generation. Sichere, unsicher-ambivalente, unsicher-vermeidende und desorganisierte Bindungsstile zeigen sich in den Arten von Beziehungsgestaltung, wie wir sie oben beschrieben haben.

4. | Was ist ein Trauma?

Wir haben uns angesehen, was ein Mensch braucht, um sich optimal zu entwickeln und zu entfalten, um in Beziehungen leben zu können, mit sich und anderen fürsorglich umzugehen. Was wir bislang betrachtet haben, waren sozusagen die Bedingungen „artgerechter Haltung" als Mensch. Dabei haben wir auch festgestellt, dass diese Bedingungen keineswegs immer gegeben sind.

In diesem Kapitel soll es nun darum gehen, was eine traumatische Erfahrung ist. Was sie unterscheidet von anderen Erfahrungen. Von Entwicklungsverzögerungen zum Beispiel oder von Unterbrechungen in unserem Alltag, die uns sehr in Beschlag nehmen und zu nichts anderem mehr kommen lassen: der Geburt eines Kindes, dem Tod einer vertrauten Person, der neuen Arbeitsstelle, der Arbeitslosigkeit, einem anstehenden Umzug. Was genau ist gemeint, wenn wir heute von einem Trauma sprechen?

4.1 Begriffsklärung

Das Wort Trauma selbst kommt aus dem Griechischen und heißt einfach Verletzung, Wunde, ohne zu konkretisieren, wo und wie jemand verwundet oder verletzt wird. In der Medizin ist dieser Begriff noch heute die übliche Bezeichnung für die Auswirkung eines Schlags, eines Unfalls, einer Einwirkung auf den Körper, gemeint ist hier also immer die körperliche Verwundung. Durch die Bezeichnung „Psychotrauma" soll im Unterschied dazu deutlich werden, dass es sich um seelische Verletzungen handelt. Allerdings hat es sich im allgemeinen Sprachgebrauch längst eingebürgert, dass die seelische Verletzung gemeint ist, wenn man von Traumatisierung spricht. Darüber hinaus wird der Begriff selbst in der Literatur zu Traumatisierung nicht sonderlich eindeutig gebraucht. Lange war umstritten, ob mit dem Wort das Ereignis, die Auswirkungen, die Symptome oder das innere Leiden gemeint sind. Und welche Ereignisse sind traumatisch? Wonach unterscheidet man das? Ist inzwischen alles traumatisch?

Man ist sich inzwischen einig: Eine Traumatisierung ist nicht aus dem Ereignis selbst abzuleiten. Auch wenn in einem Ereignis die Notfallreaktion ausgelöst wurde (von der Sie weiter unten lesen werden), so wird daraus nicht notwendigerweise ein Trauma. *Erst wenn über längere Zeit keine Möglichkeit besteht, die Erfahrungen zu verarbeiten, die während des Ereignisses nicht integriert werden konnten, sprechen wir von einem Trauma.*

Ein Trauma resultiert aus einem Ereignis im Leben eines Menschen, das …

- vom individuellen Organismus als potenziell lebensbedrohlich bewertet wurde,
- mit überwältigenden Gefühlen von Angst und Hilflosigkeit verbunden war und
- daher nicht zeitgleich verarbeitet werden konnte,
- für dessen Verarbeitung auch in der Folge nicht ausreichend Ressourcen (Gesundheit, andere Menschen, Geld, Nahrung, Geborgenheit …) vorhanden waren.

Ein Trauma ist also vor allem ein Erleben nach dem Erleben – das Zusammentreffen eines Menschen mit einem Ereignis, das er nicht verkraften kann. Es gibt kein Trauma „an sich", kein Geschehen ist allein aus sich heraus traumatisch. Natürlich gibt es Ereignisse, die fast alle Menschen überfordern, und solche, wo Verarbeitung für die meisten einfacher ist. Folter, körperliche Gewalt, Eingeschlossensein, das Erleben tagtäglicher, unkalkulierbarer Bedrohung im Krieg, die Bedrohung naher Menschen gehören sicher in die erste Kategorie. Und ein eingeklemmter Daumen in die zweite. Wichtiger als die Betrachtung des Ereignisses ist es, genauer hinzusehen: Wer ist betroffen, in welchem Alter, unter welchen Bedingungen, mit welchen Verarbeitungs- und Handlungsmöglichkeiten?

4.2 Unterschiedliche Reaktionen

Menschen reagieren unterschiedlich. Das hängt von vielen Faktoren ab. Ein kleines Kind reagiert schneller mit Überlastung als ein Erwachsener, ein ohnehin geschwächter Mensch kann weniger verarbeiten als ein gesunder. Gewohnheit und der Sinn, den wir in unserem Handeln sehen, machen vieles leichter. Die Frage, ob wir handeln können oder erleiden müssen, macht einen zusätzlichen Unterschied. Wesentlich ist letztlich immer auch, wie schnell und angemessen Hilfe und Unterstützung da sind.

So kann ein eingequetschter Daumen für ein Kleinkind zu einem traumatischen Erleben werden, wenn da niemand ist, der tröstet, erklärt und versorgt. Eine Erniedrigung zu viel kann bei manchem das Fass zum Überlaufen bringen und den Schritt von Leid zu Hoffnungslosigkeit ausmachen. Ein Feuerwehrmann hingegen hat gelernt, in der Panik der anderen ruhig zu bleiben. Eine Krankenpflegerin in der Notaufnahme wird wissen, was zu tun ist, wenn ein Klient aggressiv wird. Und diejenigen, die als Baby und Kleinkind gut versorgt und umsorgt wurden, werden später meist handlungsfähiger sein als jene, deren Start ins Leben durch Vernachlässigung und Gewalt geprägt war.

Ob eine Situation traumatisch wird, hängt also davon ab, was passiert und wie gut jemand verarbeiten kann. Und das wiederum hängt eng damit zusammen, wie alt der

Betreffende ist, wie kräftig, wie gewieft. Alles, was eine ausgeglichene Grundspannung ermöglicht, alles, was unsere Spannung länger im Ressourcenbereich hält, erleichtert die Verarbeitung. Hinzu kommt die Zeit, die ein Körper – innen und außen – braucht, um eine Wunde zu schließen, mit einer Verletzung umzugehen. Die Rolle der anderen, der Menschen aus dem Umfeld, wird hier wieder ähnlich entscheidend wie zu Beginn des Lebens. Wenn wir sehr viel auf einmal bewältigen müssen, brauchen wir den Beistand unserer Artgenossen, um unser System aufrechtzuerhalten. Selbst Krähen schützen einander, und Elefanten geben sich gegenseitig Halt. Die Hilfe nach dem Erleben ist entscheidend – da geht es manchmal um Schnelligkeit und immer darum, präsent und verfügbar zu sein. Deshalb ist ein adäquater Umgang mit traumatisierten Menschen ja so wichtig. Und natürlich ist es eher möglich, Grauen zu verarbeiten, wenn die soziale Situation der Betroffenen gut und stabil ist: Wohnung, Arbeit, finanzielle Mittel, eine stabile Lebenssituation und ein sicherer Aufenthaltsstatus erleichtern die Verarbeitung belastender Erfahrungen.

4.2.1 *Beispiele*

Lassen Sie uns ein paar Beispiele betrachten und im Nachhinein entscheiden, worum es sich im Einzelnen handeln mag.

Emma ist vier, sie ist eine Weile im Garten der Tante herumgerannt und hat jetzt den Zaun zum Nachbargrundstück entdeckt. Das ist sehr spannend: Da sind lauter Löcher, manche Drähte stehen kreuz und quer in der Gegend herum, und neben einem stacheligen Busch ist da etwas aus Holz. Emma ist nicht dumm, sie kennt Draht vom Kaninchenstall des älteren Bruders, da hat sie sich schon einmal gepiekst. Sie macht also einen Bogen um den Busch und die Löcher im Zaun. Aber dieses Holz da im Gras, das will sie genauer untersuchen. Sie bückt sich und greift danach und schon schreit und schreit sie und schüttelt die Hand und stampft auf dem Boden herum und will weg von dem Ding, das nicht weggeht von der Hand. Sie schreit und schreit, und die Tante kommt angerannt, sieht die Mausefalle an Emmas Hand, klemmt sich das Kind zwischen die Beine (das ist nicht schön!) und hebelt mit aller Kraft die Falle auf. Der Zeigefinger ist blutig zerquetscht, und Emma, die kurz aufgehört hatte zu schreien, fängt nun noch einmal an – wenn es ginge, würde sie noch lauter schreien als vorher.

Emma bekommt sofort Notfalltropfen, ein Krankenwagen fährt sie zusammen mit der Tante ins Krankenhaus, die Mutter ist schon dort, als sie ankommen. Die Ärztin gibt Emma erst einen Lolli und dann ganz schnell eine Spritze. Nach einer Stunde ist der Finger in einem dicken Verband eingepackt, und Emma schläft tief und fest in Mamas Arm. An den nächsten Tagen wird sie immer wieder beruhigt, wenn sie nachts nicht schlafen kann oder sich an der Hand stößt. Sie erzählt allen von ihrem Unglück, die Mutter spricht es immer wieder mit ihr durch. In den nächsten Wochen geraten viele Puppen in brenzlige Situationen, und eine büßt gar den Arm ein. All das sind Anlässe, um über die Situation zu reden. Der Puppenarm wird wieder angenäht, und manchmal geht Emma inzwischen fast stolz zu dem Zaunstück und zeigt ihren Freund*innen, wo das alles passiert ist. Ein Trauma?

Leon ist zwei und allein zu Hause. Er kann sich nicht aus dem Bett befreien, weil die Brüstung sehr hoch ist und die Stäbe so nah aneinander sind, dass er den Kopf nicht hindurchzwängen kann. Er hat Hunger und sein Po tut weh, die Windel hätte vor Stunden gewechselt werden müssen. Aber er weint nicht mehr, das ist lange vorbei. Es gibt ohnehin keine Hoffnung auf Änderung. Irgendwann wird vielleicht jemand kommen. Aber das ist nur eine schleierhafte Ahnung, er kann nichts dafür tun. Ein Trauma?

Der **Pathologe Herr M.** hat heute die fünfte Leiche in dieser Woche vor sich liegen. Eine Frau mit schweren Verletzungen an Brust und Unterleib, aber daran ist sie nicht gestorben. Die Autopsie ergibt, dass Antidepressiva in Verbindung mit Alkohol schuld waren. Die meisten Verletzungen waren auch älter, nur manche waren frisch. Tod durch Suizid anscheinend. Ist Herr M. traumatisiert?

Frau R. fährt zum Geburtstag der Mutter, und sie hat ein besonderes „Geschenk" dabei, die erst einige Wochen alte **Jenny**, die auf dem Beifahrersitz in der Kinderwiege angeschnallt ist. Frau R. ist gut gelaunt, und auch Jenny schläft ganz entspannt, manchmal gibt sie Laute von sich, manchmal schaut Frau R. ganz selig zu der kleinen Tochter hinüber. Was will denn nun der Laster? Was macht der denn? Da ist doch eine Kreuzung! Er überholt, während auf dem Rechtsabbieger ein kleiner schnittiger Flitzer einbiegt, der Laster nach rechts ausweicht – da ist doch sie!!! – Als Nächstes nimmt sie wahr, dass sie mit Jenny auf dem Arm neben dem Auto steht. Warum liegt das denn schräg auf dem Dach? Was ist passiert? Erst jetzt, wo sie da so steht und die Sanitäter eine Decke um sie gelegt haben, fängt das Bein an zu schmerzen. Der Mann aus einem Auto hinter ihr hat beobachtet (und erzählt es ihr später), wie ihr Kleinwagen quer die Böschung hinunterschoss, sich überschlug und liegen blieb. Ob es der Schock war oder das Erstaunen – er blieb noch einen Moment sitzen, konnte nur zusehen, wie eine Frau aus dem Auto kroch, mit einer riesigen blutenden Wunde am Bein, um das Auto schoss, hinaufkrabbelte, die oben liegende Tür aufriss, als sei sie aus Pappe und ein schreiendes Kind aus dem Sitz zog. Ein Trauma?

Wir sprechen von Traumatisierung, wenn ein Ereignis, gleich welcher Natur, nicht während des Geschehens verarbeitet werden konnte und wenn auch nachfolgend die körperlichen und vor allem sozialen Voraussetzungen nicht gegeben sind, um die Folgen zu integrieren. Das ist im Fall von Leon sicher der Fall, und auch bei der toten Frau in der Pathologie waren diese Voraussetzungen wohl gegeben. Emma, der Pathologe, Frau R. und Jenny brauchen immer wieder Zeit, Gespräche und heilsame Beziehungen, um das belastende Ereignis bzw. den belastenden Alltag zu verkraften. Aber langfristig entwickeln diese vier keine Symptome.

Wie kann das sein? Was unterscheidet diese Menschen voneinander? Sie werden noch ein Weilchen weiterlesen müssen, bevor wir gemeinsam einordnen können, wie unterschiedlich Umstände und Reaktionen einzuschätzen sind und sich auswirken. Dafür wollen wir Ihnen in den nächsten Abschnitten zunächst erläutern, was im Moment der Bedrohung im Körper passiert und welche Folgen das hat: Die *Notfallreaktion* beeinflusst die Arbeit der Großhirnrinde, verändert die Grundspannung und beeinflusst die Zeitwahrnehmung. Man kann das oft direkt auch an den Körperreaktionen ablesen. Es wird also spannend, bis wir uns wieder den Beispielen zuwenden.

4.3 So sichern wir das Überleben

Betrachten wir einmal genauer, was auf physiologischer Ebene passiert, wenn der Körper alle Kräfte für das Überleben mobilisiert. Alle Energie muss schnellstmöglich bereitgestellt werden, um das Überleben zu sichern: Soll mensch fliehen, kämpfen, Schutz suchen? Erstarren, aufgeben, sich tot stellen? Aber da ist keine Zeit zum Überlegen. – Glücklicherweise können wir auf alte Mechanismen zurückgreifen und haben wie alle Säugetiere ein wunderbar funktionierendes Notfallprogramm.

Aber warum sollten wir nicht unseren Verstand einsetzen? Ganz einfach: Die Großhirnrinde ist zum einen zwar die am weitesten entwickelte Region unseres Gehirns; mit ihrer Hilfe können wir Mondflüge organisieren und Traumatheorien entwerfen. Sie ist zum anderen aber auch die schwerfälligste und die für das reine Überleben unwichtigste Hirnregion, wie an den Beispielen unschwer zu sehen ist. Sie braucht viel Zeit, um Lösungen zu finden und Entscheidungen zu treffen. Wenn rasches Reagieren gefragt ist, ist das ein ernst zu nehmendes Hindernis. Wenn wir erst überlegen würden, ob wir vor dem heranschießenden Auto nach links oder rechts ausweichen sollen, wäre es wohl schon zu spät. Zum Weglaufen, Schreien, Zuschlagen oder Kollabieren benötigen wir keine Großhirnrinde. So übernimmt im Notfall das Säugetier, das Häschen in uns: Die oberen Hirnregionen werden weniger stark durchblutet und in ihrem Funktionieren behindert, limbisches System und Hirnstamm schalten den Organismus auf die Hauptfunktionen um, die zum Hilfeholen, Weglaufen oder Kämpfen gebraucht werden. Energie für Arme, Beine und Lungenfunktion wird bereitgestellt und alle unnötigen Funktionen abgeschaltet bzw. vorübergehend nicht versorgt: Verdauungsprozesse werden eingestellt, Darm und Blase situations- und altersabhängig entleert, und die Haut leitet Schmerzen nicht mehr weiter.

4.3.1 Orientierungsreaktion

Weil wir Menschen soziale Wesen sind und unser Gehirn seit Jahrtausenden daraufhin ausgebildet wurde, dass wir nur als Gruppe überleben können, ist es für das Überleben zunächst wichtig zu erfassen, wer da noch ist und Schutz geben könnte. Wenn wir schon erwachsen sind, halten wir nach Schwächeren, Kindern und Kranken Ausschau, denen wir Hilfestellung geben könnten. Die **Orientierungsreaktion** läuft blitzschnell ab, ist Kampf oder Flucht vorgeschaltet und funktioniert ganz ohne Denker*in und bewusste Entscheidung.

Sobald uns etwas Ungewohntes widerfährt, tun wir zuerst, was einem Säugetier, dem sozialen Wesen, das wir sind, angemessen ist: Wir orientieren uns an der Reaktion anderer. Je jünger wir sind und je weniger Erfahrung mit dem Leben wir haben, umso wichtiger ist das Ergebnis dieser Überprüfung für unser eigenes Überleben. Wenn ein Ereignis uns bedroht, halten wir Ausschau nach jemandem, der uns schützen kann. Wenn andere da sind, die wir beschützen können, dann leisten wir diese Unterstützung. Wir hätten in der Geschichte der Arten nicht überlebt, wenn wir uns in Gefahrensituationen nicht aufeinander bezogen und entsprechend unserer Fähigkeiten verhalten hätten. Weder kann der Einzelne komplexe Situationen in den gemeinschaftlichen Kontexten überblicken, noch sind wir als Art dafür ausgestattet, alleine gegen die vielfältigen Widrigkeiten unserer Umwelt zu bestehen.

Was wir hier in aller Ruhe beschreiben – die Antwort unseres Gehirns auf akute Gefahr – läuft in Echtzeit binnen Millisekunden ab. Unser Organismus, die intelligenten situationsangepassten Messinstrumente unseres Körpers, entscheidet die Art seines Verhaltens ganz ohne unser bewusstes Zutun in einem winzigen Moment, der in der neueren Forschung als kurzer Freeze-Zustand beschrieben wird: Eine Millisekunde lang erstarrt der Körper und orientiert sich. Nach dieser Orientierung aktiviert unser System die **Notfallreaktion**.

4.3.2 Notfallreaktion

Was genau passiert in der Notfallreaktion? Schon bei Neugeborenen ist sehr eindrücklich zu beobachten, wie die Abfolge dieses Programms aussieht. Wenn im Leben des Säuglings etwas nicht stimmt, versucht er zunächst, andere auf sich aufmerksam zu machen. Er versucht, Blickkontakt mit dem Gegenüber herzustellen, durch Laute und zunehmende Bewegung Aufmerksamkeit zu erregen. Gelingt dies nicht, so dreht er den Kopf weg, versucht, den Kontakt zum nicht einschätzbaren Gegenüber zu vermeiden. Führt auch das nicht zu einer Verbesserung der Situation, zu Kontaktaufnahme oder Beruhigung, so windet sich das Kind auf Sitz oder Bett, alle

Muskeln versuchen, eine Flucht aufzunehmen, die noch nicht gelingen kann. Ist dies immer noch erfolglos, so steigt die Spannung weiter, der Körper verspannt sich, das Kind schreit und fällt letztlich, sollte auch dies zu keiner Besserung seiner Situation führen, apathisch in sich zusammen[4].

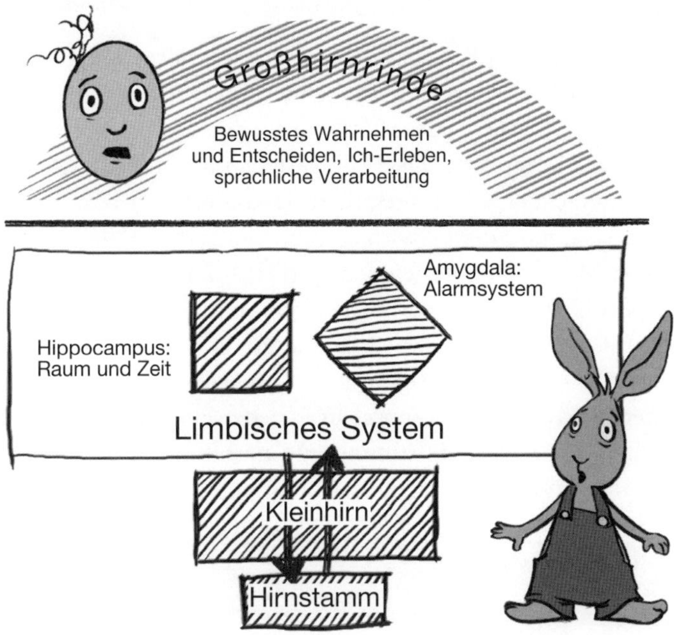

Abbildung 4.1: Im Notfall erfolgt eine Dissoziation zwischen Denker*in und Häschen. Der Körper kann so auf Bedrohung schneller reagieren.

Im Gehirn passiert dabei Folgendes: Bei Bedrohung oder akuter Gefahr wird im limbischen System eine Umschaltung verursacht, die Amygdala schlägt Alarm und aktiviert die vor Jahrmillionen festgelegten Notfallmechanismen unseres Hirnstamms. Das hat vielfältige hormonelle Veränderungen zur Folge und führt dazu, dass sich innerhalb kürzester Zeit alle Energie in den großen Muskeln – vor allem in den Armen und Beinen, den für Flucht und Kampf zuständigen Körperteilen – versammelt. Es geht jetzt ja darum, hart zuzuschlagen oder schnell wegzulaufen. Die Versorgung der Großhirnrinde, die für diese arterhaltenden Programme nicht gebraucht wird, wird heruntergefahren. Genauso geht es allen Funktionen, die zusätzliche Energie

4 Interessant anzuschauen, aber bitte nicht selbst durchführen: das *Still-face*-Experiment von Edward Tronic (im Internet finden Sie an wechselnden Orten Videos dazu).

brauchen würden, wie Verdauung oder Temperaturregulierung. Der Verdauungstrakt wird im Notfall entleert, auch das mindert den Ballast. Es geht ums Überleben, da wird Kraft gebraucht – kein Denken, keine Feinmotorik, keine Verdauung. Die Entleerung des Darms oder der Blase in Notfallreaktionen ist also keine individuelle Fehlleistung, sondern physiologische Vorbedingung dafür, dass ein höchstmögliches Energiepotenzial zur Sicherstellung des Überlebens vorhanden ist.

So haben wir nun also ein Vielfaches dessen, was wir normalerweise an Kraft aufwenden könnten, zur Verfügung, um uns schnellstmöglich in Sicherheit zu bringen oder durch kräftiges Abwehrhandeln dafür zu sorgen, dass wir nicht weiter bedroht werden. Wir sind auf Kampf oder Flucht eingestellt, und das bewusste Denken bleibt außen vor, es kann nicht oder kaum regulierend eingreifen. Was damit auch verbunden ist: Der Hippocampus, der Bibliotheksangestellte am Schalter unseres Gedächtnisses, kann alles Material nur annehmen, aber nichts an die Weiterverarbeitung in die Regale der Großhirnrinde weiterreichen. So sammelt sich sehr schnell sehr viel, was nicht geordnet ist und so auch nicht gut auffindbar schnell mal zur Seite gelegt wird. Ordnen ist jetzt nicht wichtig, es geht ums Handeln. Die Hauptverbindung zum kontrollierenden Verstand kann später wieder eingerichtet werden. Stattdessen laufen Herzschlag, Kreislauf, Atmung und muskuläre Anspannung auf Hochtouren – reguliert vom Hirnstamm. Unsere ältesten Hirnregionen übernehmen die Hauptarbeit. Sie sind schließlich am längsten trainiert und sorgen dafür, dass eine derartige Leistung möglich ist.

4.3.2.1 Unterscheidung: Stress und Notfallreaktion

Lassen Sie uns hier gleich noch Notfallreaktion und **Stress** unterscheiden: Stress ist eine Reaktion des Körpers auf den drohenden Verlust des inneren Gleichgewichts, auf eine Störung der regulierenden Rhythmen. Die inneren Abläufe und Regelmechanismen sind aus dem Lot, es bedarf einer Gegenreaktion. Stress stellt Energie bereit, erhöht die Spannung und damit die Reaktionsbereitschaft. Eine leichte Stressreaktion führt zu einer Veränderung der Parameter von Atmung und Herzschlag, die Anspannung in den Armen und Beinen steigt an. Noch kann der Verstand aber regulieren, ist die Notfallreaktion nicht eingeläutet. Je höher die Anspannung, desto weniger differenziert fallen die Reaktionsmöglichkeiten aus: Man wird dann eher auf das zurückgreifen, was man schon vorher gut eingeübt hat. Die älteren, bewährten und weniger komplexen Reaktionsmuster aus Kindheit und Jugend werden aktiviert. Man stampft auf den Boden, knallt die Tür, wirft etwas durch die Gegend. Der Zugriff auf die planenden und kreativen oberen Hirnregionen ist eingeschränkt, aber potenziell noch möglich. Ist ein bestimmter Punkt dann überschritten – durch Plötzlichkeit oder das Gefühl von Hilflosigkeit und Lebensbedrohung –, reagiert der

Körper vollautomatisch, und das Programm der Überlebenssicherung läuft ab – die Notfallreaktion. Im Ernstfall wird ein bewusster Zugriff auf Steuerungsfunktion unserer Großhirnrinde unterbunden, ist ein gezieltes Eingreifen nicht mehr möglich. Wird dieser Punkt jedoch nicht überschritten, so reguliert die Stressreaktion den Körper in eine neue Balance und führt zu einer Erweiterung des Ressourcenbereichs. Stress, der sich auflösen lässt, in dem die Spannung abgeführt werden und positiv umgesetzt werden kann, dient der Selbstregulation des Körpers. Wenn Stress geübt, bewältigt und abgebaut werden kann, erweitern wir unseren Ressourcenbereich, die Notfallreaktion setzt später ein. Das gelingt zum Beispiel dann, wenn Rettungskräfte brenzlige Situationen bewältigen oder eine Bezugsperson sehr regelmäßig mit vier Kindern umgehen muss – und diese Situation als Herausforderung und nicht als Überforderung erleben kann.

4.3.2.2 Freeze-Zustand und Totstellreflex

Zurück zur Notfallreaktion. Nicht immer sind Kampf oder Flucht möglich oder erfolgreich. Erinnern Sie sich nur an eine heftige Turbulenz im Flugzeug oder an eine unübersichtliche Situation auf der Autobahn, ganz zu schweigen von Kriegsszenarien oder dem Erleben häuslicher Gewalt als Kind. Oder denken Sie, jenseits der räumlichen Begrenzung, an soziale Situationen, in denen es nicht angezeigt ist, sich körperlich zu verteidigen oder zu fliehen. Das Gespräch mit dem Chef zum Beispiel. Auch der eigene Körper hat einen Anteil daran, ob Kampf oder Flucht erfolgreich sind: Ein wütender Mensch ist in der Regel stärker als ein verängstigter, ein Säugling ist immer schwächer als ein unkontrolliert agierender Erwachsener, ein Mensch meist verletzlicher als eine Maschine.

Wenn Flucht oder Kampf nicht anwendbar oder erfolgreich sind, wenn auch von außen keine Rettung kommt, wenn die Spannung immer weiter steigt, dann wendet der Körper die letztmögliche Überlebensstrategie an. Als „Überspannungsschutz" schaltet er alle Funktionen so weit wie möglich ab. Physiologisch gesehen hat der Körper in dieser Situation ein Problem: Die aufgebaute Spannung kann sich nicht (durch erfolgreichen Kampf oder Flucht) entladen. Es bedarf also eines Mechanismus, der zum einen dafür sorgt, dass die Spannung reduziert wird, um den Körper nicht zu überlasten. Zum anderen braucht es eine Taktik, die das Überleben auch jetzt noch potenziell sichert. Ein Körper, der sich wehrt, während er überwältigt wird, könnte sich verletzen, erhöht möglicherweise die Bedrohung. Ein lebloser Körper trägt manchmal – im Tierreich sogar öfter – dazu bei, dass der Verfolger ablässt, weil es keinen Anreiz gibt, wenn keine Abwehr mehr erfolgt. Oder weil der Angreifer das Tier bereits für tot hält, aber kein Aas frisst. Wenn also die Mobilisierung von Energie für Flucht oder Kampf nicht zum Ziel führt, schaltet der Körper um in die Immobilisierung.

Je nachdem, wie ein Körper beschaffen, wie weit entwickelt er ist und welche Körperspannung er erträgt, desto schneller erfolgt – wenn Kampf und Flucht unmöglich sind – die Umschaltung in den Freeze-Zustand, die Lähmung oder in Ohnmacht und Leblosigkeit, in den Totstellreflex. – Was ist das, und was passiert hierbei?

Im **Freeze-Zustand** „friert" der Körper die Spannung ein, und zwar in einem Moment, in dem weder ein zusätzlicher Spannungsaufbau noch eine -abfuhr möglich sind. Die **„Lähmung"** beschreibt denselben Zustand, nur mit einem anderen Bild und eher aus der Innensicht. In diesen Zuständen wird das Geschehen – altersabhängig – oft noch bewusst wahrgenommen, also von der Großhirnrinde registriert. Ein willentlicher Zugriff auf die Muskulatur ist aber nicht mehr möglich. „Starr vor Schreck" ist die umgangssprachliche Bezeichnung für diesen Zustand der Unbeweglichkeit. In der Psychopathologie bezeichnet man die Symptomatik auch als Katatonie oder katatonen Stupor.

Der **Totstellreflex** ist in seiner vollen Ausprägung ein Zustand, in dem auch die Körperspannung abgeschaltet wurde. Der Muskeltonus ist minimal, der Herzschlag oft kaum mehr wahrnehmbar, der Blutdruck sehr schwach. Dieser Zustand ist vor allem bei kleinen Tieren eine verbreitete Abwehrreaktion. Von einem übermächtigen Gegner verfolgt, bricht das unterlegene Tier wie tot zusammen. Sobald der Feind daraufhin das Interesse verloren hat (weil er nur auf Bewegung reagiert), rappelt sich das Tier wieder auf und läuft weiter. Auch kleine Kinder fallen in diesen auch als **Apathie** beschreibbaren Zustand, der manchmal in eine **Ohnmacht** übergeht.

Der sofort eintretende Vorteil dieser Reaktionen ist die Schmerzunempfindlichkeit (was aber auch im Fall von Kampf und Flucht passiert). Die Weiterleitung der Empfindungen aus dem Körper an die wahrnehmenden Zellverbände des Gehirns wird auf vielfältige Weise – aber sehr schnell – unterbrochen. Das geht so weit, dass der Körper als Ganzes nicht mehr fühlbar wird und (auch in der nachfolgenden Symptomatik) fremd scheint.

Und **wo bleibt der Kopf?** Was macht unsere Gabe der Beobachtung, des Eingreifens und Steuerns? Die Selbstkontrolle?

Die Denker*in, unsere beobachtende Großhirnrinde, ist im Freeze-Zustand und Totstellreflex „abgehängt", nicht mehr verbunden, aber meist (wenn die Betroffenen älter und die Beobachtungsfunktionen gut entwickelt sind) nicht ausgeschaltet. Die Wahrnehmung erlebt sich aber als abgetrennt, unverbunden, nicht mehr zum Körper gehörig. Diese Abtrennung der bewussten Wahrnehmung vom Körpergeschehen wird oft als wohltuend, aber auch als absurd, bizarr und beängstigend empfunden. Unseren Körper als unabhängig von unseren Gedanken, unserem Wollen und unserer Wahrnehmung zu erleben erscheint uns nicht als „normal", während einer akuten Mobilisierung der Notfallreaktion passiert das aber recht häufig. Wenn der Körper alle Kraft zum Kampf oder für die Flucht braucht, würden Schmerzen die Überlebenschancen verringern. Und wenn in der Immobilisierung der Körper nicht gerettet werden kann, macht Schmerz als Warnsignal keinen Sinn. Deshalb entfernt sich das Bewusstsein vom Körper. Die Wahrnehmung verlagert sich oft in eine Draufsicht, man beobachtet von außen, was passiert, sieht sein Leben an sich vorbeiziehen; es ist ein anderer, dem das widerfährt. Was für ein wunderbarer Schutz. Der leider nur für die Zeit der Notfallreaktion (oder in der nachfolgenden Traumafolgesymptomatik) anhält.

4.3.2.3 Überlegtes, sinnvolles Handeln trotz Notfallsituation?

Wie lässt es sich aber erklären, dass manche Menschen auch in Notfallsituationen sehr überlegt handeln? Der Pathologe etwa oder eine Notärztin? – Wir können lernen, auch mit Hochstress umzugehen und unsere **Spannungskurve** so auszuweiten und zu kontrollieren. Die Vertrautheit mit Gefahrensituationen trägt dazu bei, dass der Ressourcenbereich ausgedehnt und nicht überschritten wird. Die Notfallreaktion wird hier nicht aufgerufen – wenn alles in gewohnten Bahnen läuft.

Auch Menschen, die nicht an solche Situationen gewohnt sind, handeln oft sinnvoll. Frau R. etwa rettet das Kind aus dem Auto. Hier handelt es sich nicht um überlegtes, planvolles Handeln, sondern um reflexhaft sicherndes Verhalten gegenüber Schutzbefohlenen. Die Rettung anderer, die wir als schwächer oder abhängig von uns erleben, ist ebenso Teil des Notfallprogramms wie die Orientierungsreaktion. Wieder kommt es darauf an, ob wir gelernt haben, für uns und andere einzustehen. Die bewusste Wahrnehmung ist auch hier oft abgekoppelt, Schmerzen werden nicht empfunden, der Ablauf der Handlungen kann im Nachhinein nicht mehr berichtet werden – die Zusammenarbeit zwischen Hippocampus und Großhirnrinde war unterbunden. In solchen Fällen treten im Nachgang aber oft Symptome auf, die auf die Überlastung des Systems hinweisen. Die sinnvolle Handlung ist hier Teil des Notfallprogramms, nicht Resultat von Übung.

4.3.2.4 Zusammenfassung: Notfallsituation

Fassen wir zusammen: In Notfallsituationen wird das bewusste Denken abgeschaltet oder zumindest eingeschränkt. Der Körper aktiviert die Notfallreaktion, alle Energie wird für Kampf oder Flucht bereitgestellt. Falls Kampf oder Flucht nicht erfolgreich sind und die Spannung nicht abgeführt werden kann, kommt es zur Immobilisierung des Körpers durch Variationen zwischen Einfrieren der Spannung (Freeze-Zustand) und Totstellreflex / Ohnmacht, also dem völligen Verlust der Körperspannung. Notprogramme für die Sicherung von Schutzbefohlenen kommen zum Tragen, ebenso wie die Orientierungsreaktion, sind aber nicht auf einer bewussten Ebene auslösbar. All das passiert, ohne dass Sie darauf Einfluss nehmen könnten.

Strukturelle Auswirkungen früher und wiederholter Notfallreaktionen

Wenn die Notfallreaktion im Laufe der frühen Entwicklung immer wieder aktiviert wird, während gleichzeitig die Strukturbildung in Gehirn und Körper noch in vollem Gange ist, sind tiefgreifende Folgen zu erwarten (siehe auch *strukturelle Dissoziation* unter 4.7.1).

Bedingungen dafür sind:

- frühe Vernachlässigung oder Misshandlung, die wiederholt zu Notfallreaktionen des Säuglings / Kleinkinds geführt haben,
- fehlende Regulation durch die Bezugspersonen und dadurch mangelhafte spätere Selbstregulationsfähigkeit,
- ein eingeschränkter Ressourcenbereich, der keinen Ausgleich von Alltagsstressoren erlaubt. Der Körper löst immer wieder die Notfallreaktion aus, und Belastungen im Alltag werden mit Kampf, Flucht oder Immobilität beantwortet.

Der Ressourcenbereich wird nicht geübt, eine Koordination zwischen Großhirnrinde und unteren Hirnregionen durch die Versorgung anderer findet nicht statt, und der Mensch wird immer wieder in die Reaktionen der unteren Hirnregionen zurückgeworfen. Die gute Nachricht vorweggenommen: Man kann das ändern. Es dauert, aber es ist möglich.

4.4 Die Spannungskurve

Unserer Fähigkeit, mit Stress umzugehen und Spannung zu regulieren, die Ausprägung des Ressourcenbereichs also, ist, wie wir gesehen haben, ein entscheidender Gradmesser für die Einschätzung der Auswirkung von belastenden Erfahrungen und die Möglichkeit der Selbstregulation. Solange unsere Spannungskurve den Ressourcenbereich nicht über- oder unterschreitet, sind wir fähig zu denken, unser Verhalten zu beurteilen und zu steuern und unseren Körper in einem ausgeglichenen Zustand zu halten. Der Ressourcenbereich ist umso breiter, je anpassungs- und schwingungsfähiger die Rhythmen unseres Körpers sind, je mehr wir aufnehmen, ausgleichen und regulieren können. Flexibilität, nicht Gleichförmigkeit ist dafür wichtig. So verfügen wir über die optimale Informationsverarbeitungskapazität unseres Gehirns, und die Zusammenarbeit zwischen Häschen und Denker*in funktioniert.

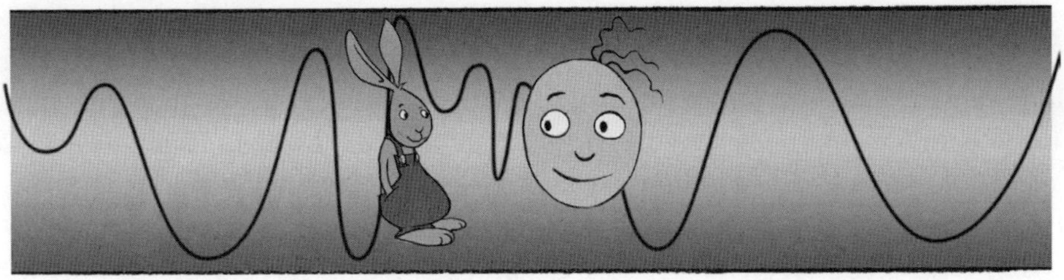

Abbildung 4.2: Funktionierende Zusammenarbeit zwischen Denker*in und Häschen

Solange Spannungswechsel *innerhalb* des schwingungs- und erweiterungsfähigen Ressourcenbereichs erfolgen, erhöhen sie die Flexibilität. Wenn ich laut werden kann, um danach ganz selbstbestimmt die Stimme zu senken, ist das meine bewusste Entscheidung. Sobald die Spannung nicht mehr regulierbar ist, habe ich die Verbindung zwischen Großhirnrinde und den unteren Hirnregionen verloren, die Integrationsfähigkeit dessen, was ich zeitgleich erlebe, ist deutlich vermindert. Wenn die Anspannung oder Erschlaffung des Körpers die Grenzen des Ressourcenbereichs über- oder unterschreitet, wird die Notfallreaktion ausgelöst.

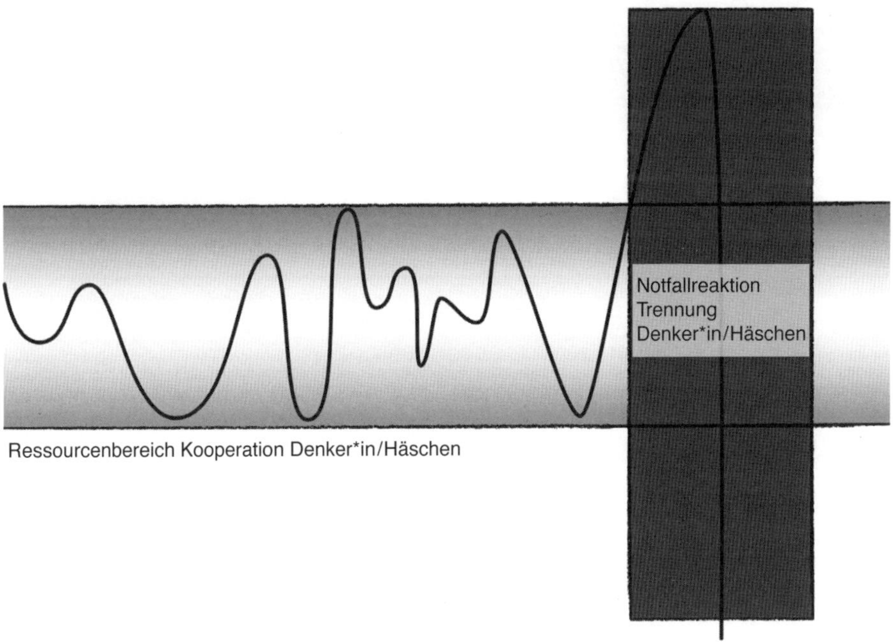

Abbildung 4.3: Notfallreaktion

Wir haben gesehen, dass die Ausprägung des Ressourcenbereichs von den Vorerfahrungen abhängt, die der Körper vor allem in der Regulierungserfahrung der ersten Jahre gemacht hat. Wenn die Toleranz gegenüber Stress oder Situationen mit zu geringen Anforderungen / Reizen niedrig ist, dann ist die Schwingungsfähigkeit stark eingeschränkt bzw. nie aufgebaut worden. Die erhöhte Spannung erhöht dann auch die Wahrscheinlichkeit, erhöhten Stress mit einer Notfallreaktion zu beantworten – es ist ja kein Spielraum vorhanden. Die Gefahr einer erneuten Nichtverarbeitung von Erfahrungen ist ebenso erhöht, wie die Reaktion auf Trigger wahrscheinlich ist. Als Trigger bezeichnen wir dabei die Auslösereize, die meist unbewusst an eine unverarbeitete Situation erinnern und die Notfallreaktion erneut auslösen.

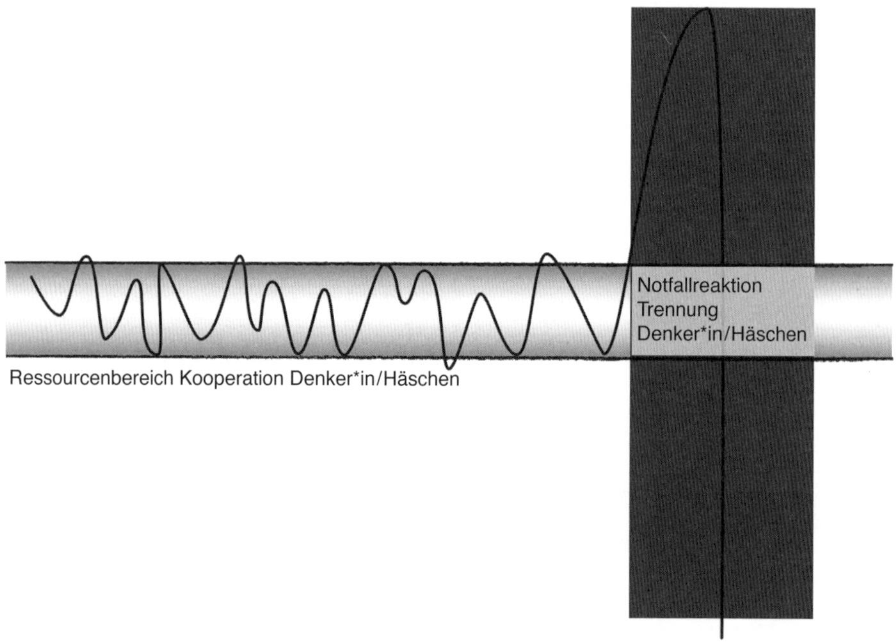

Abbildung 4.4: Eingeschränkter Ressourcenbereich

4.5 Folgen für Zeitwahrnehmung und Erinnerung

So überlebensnotwendig es ist, dass der Körper sich im Notfall durch ein Abschalten der Kontroll- und eine Verminderung der Wahrnehmungsfunktionen rettet, so unangenehm sind die Auswirkungen für uns Menschen, deren Ziel es ist, Zusammenhänge herzustellen und den Überblick zu behalten. Durch den fehlenden Austausch mit Strukturen der Großhirnrinde wird ein Prozess verhindert, den unser Hirn alltäglich und durchgängig auch ohne bewusstes Zutun bewerkstelligt: die Einordnung in Raum und Zeit. In der Notfallreaktion – egal ob bei Flucht, Kampf oder Lähmung – kann sie nicht stattfinden. Was passiert mit all dem Material, das eigentlich verarbeitet und mit der Denker*in abgeglichen werden sollte?

Es ist die Aufgabe des Hippocampus, die gespeicherten Erfahrungen immer wieder der Großhirnrinde vorzulegen, bis diese alles einsortiert und für ihre eigene Ordnung verfügbar gemacht hat. Das geschieht im Schlaf und in anderen Phasen, in denen die Anforderungen von außen nicht so hoch sind, wenn Sie zum Beispiel im Zug sitzen und die Landschaft an Ihnen vorbeizieht, wenn Sie am Meer entlanggehen und den Möwen hinterher sehen, wenn Sie neben Ihren ins Spiel vertieften Kindern auf dem Spielplatz sitzen. Dann tauchen Fetzen von Erlebtem auf, als Gefühl, in Bildern und in Körpererinnerungen, und die Großhirnrinde verarbeitet diese Eindrücke.

Wenn unser Archivar, der Hippocampus, seine Aufgabe der Weiterleitung und Einsortierung nicht leisten kann, fehlt die Einordnung in die Dateistränge von Zeit und Raum auf der bewussten Ebene des Abrufens – wir wissen nicht mehr genau, wann das war oder wo –, manchmal fehlt auch die Verknüpfung mit der entsprechenden Emotion, und oft tritt die Körpererinnerung, z. B. Schmerz oder Durchfall, Herzrasen oder innere Lähmung, ohne Bezug zu irgendeinem erkennbaren Ereignis auf, das eine solche Reaktion „rechtfertigt". Die Marker der zeitlichen und räumlichen Erinnerung, deren Existenz wir normalerweise kaum bemerken, werden erst dann gesetzt, wenn der Hippocampus ein Ereignis in Zusammenarbeit mit der Großhirnrinde einordnet. Das kann bewusst geschehen, indem man sich im Abstand und in Sicherheit daran erinnert oder die Zeit hat, in einer ressourcevollen Beziehung in Ruhe davon zu erzählen. Oder unbewusst auf Häschenebene, wenn durch die Beruhigung oder Beschäftigung des Körpers die Voraussetzung für Spannungsausgleich und -regulierung geschaffen wird, wenn Freiräume entstehen und der Körper sich entspannen kann und Zeit für Verarbeitung hat.

Was es mit einer Erinnerung auf sich hat, ob sie ein Traum, eine Zukunftsvision oder etwas Vergangenes, etwas aktiv Bedrohliches oder längst Überwundenes ist, entscheiden wir zum einen auf Denker*innenebene durch Plausibilität. Kann das wahr sein? War das wirklich dort? Hat das jemand beobachtet? Wesentlicher aber ist auch hier, den Körper zu beobachten: Ist mein Atem im normalen Fluss? Bin ich weiter in dem Raum, in dem ich vorher war? Bin ich aus der Zeit gefallen? Kann ich meinen Körper nur mit Mühe ruhig halten? Was nicht eingeordnet ist, alarmiert zum anderen im Häschen sofort (einen Teil der) Reaktion, die damals schon geholfen hat zu überleben. Das ist vielleicht nicht gut, aber genau diese Reaktion hat das Säugetier in uns gespeichert, und niemand hat sie jemals in höhere Regionen unseres Erlebens integriert. Vielleicht weil es noch nicht genug Sicherheit, nicht genug Zeit, nicht ausreichend Unterstützung gab. Oder die Ressourcen alle aufgebraucht waren.

Wenn in der Notfallsituation die Integration nicht möglich ist, weil Dringenderes ansteht, wird das Erleben nicht als Erlebtes markiert und es nicht in derselben Weise abrufbar wie andere Erinnerungen. Der Körper erinnert sich, mit Fetzen aus dem Erleben, die unbearbeitet auftauchen, wenn uns später im Leben etwas begegnet, das Ähnlichkeiten mit dem alten Erleben hat. Wir erleben die Gefühle und auftauchende Ton / Bild- und Filmspuren genau so, wie wir sie in der unverarbeiteten Situation erfahren haben. Das Gefühl ist wieder so präsent, während des Ereignisses oder kurz danach. Unser Körper erlebt alles wieder und reagiert mit demselben Schreck, derselben Wut oder derselben Distanziertheit, aber das Gefühl einer zeitlichen Zuordnung, „das ist Vergangenheit“, fehlt.

Das sollten wir Profis bedenken, wenn wir mit Menschen über ihr Erleben reden wollen.

4.5.1 *Wiedererleben und Generalisierungen*

Wir haben das Erleben der überwältigenden Erfahrung zeitlich und räumlich nicht verarbeitet, nicht eingeordnet, weil es sich noch auf Häschenebene befindet; die Denker*innen-Bearbeitung hat noch nicht begonnen. Mag sein, dass die erwachsene Denker*in parallel sehr viele Probleme löst und sich in Endlosschleifen Gedanken macht. Was nicht passiert, ist die Verbindung beider in Bezug auf das Erleben. Das hat auch Zeit, wenn wir uns nur erklären können, was da passiert. Dass nämlich Dissoziation ein sehr hilfreiches Tool unseres überlasteten Systems ist.

Das Erleben hat also noch keinen Platz in unserer Vergangenheit, sondern scheint bezugslos und gleichzeitig überaus wirklich und zwingend. Potenziell wird nun alles, was im Zusammenhang mit der unverarbeiteten Erfahrung abgespeichert wurde, zum Hinweisreiz für die Notwendigkeit, so zu reagieren, wie wir es in der Ursprungssituation getan haben – mit der Notfallreaktion und den damit verbundenen Gefühlen. Denn was nicht eingeordnet ist, kann auch nicht vergangen sein.

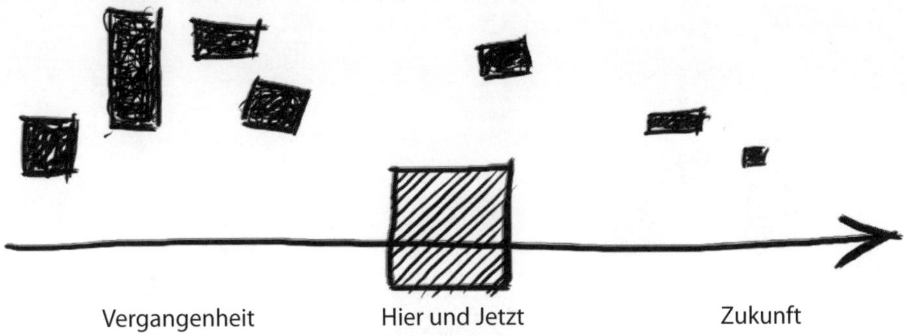

Abbildung 4.5: Zeitlinie mit nicht eingeordneter Erfahrung

Nun ist die adäquate Reaktion auf Reize, die denen aus dem Notfallerleben ähneln, für unser Überleben äußerst wichtig. Denn unser Körper muss sich ja gegen sich wiederholende Gefahren wappnen. Das Häschen muss schnell reagieren können, und auch hier darf die Denker*in sich nicht einmischen, um die Reaktion nicht zu verlangsamen. Die Hinweisreize auf die alte, nicht verarbeitete Situation (Trigger) werden in aller Regel nicht bewusst wahrgenommen, und das Häschen reagiert, noch bevor die Denker*in wahrnehmen könnte, worum es eigentlich geht. So reagieren wir auf jeden Hinweis, der unseren Körper, unsere Wahrnehmung an das unverarbeitete Erleben gemahnt – vollautomatisch und ohne bewusste Wahl der Reaktion. Lassen Sie uns dieses Geschehen genauer betrachten, denn für das Verständnis der sogenannten Traumafolgesymptomatik ist es zentral.

In einer normalen Alltagssituation verbinden Sie Kaffeetasse, Sonne, Wetter und die Nachrichten aus der Zeitung vor Ihnen mit dem angenehmen Gefühl, dort zu sitzen und zu wissen, dass z. B. ein schöner Sonntag vor Ihnen liegt. Sie nehmen unterschiedliche Dinge wahr und verknüpfen sie miteinander.

Tritt jetzt ein Notfall ein (Unfall, Zerstörung …), so weiß Ihr Häschen natürlich, was da passiert: Es reagiert ja auf alle noch so kleinen Reize. Die Verbindung zu Ihrer Großhirnrinde wird aber unterbrochen, und so speichern Sie im bewussten Denken nur Bruchstücke des Erlebten ab. Die Frühstücksszene wird in diesem Fall nicht mit ähnlichen Szenen vorher oder mit dem, was Sie sonst noch für den Tag geplant hatten, abgespeichert, sondern es werden alle Details darin für das Häschen Hinweisreize dafür, dass Gefahr droht. In Folge reagiert das Häschen in Ihnen auf das Klirren von Kaffeetassen oder die aufgehende Sonne mit Panik, ohne dass Sie etwas dazu getan hätten. Das Häschen ist schneller als die Denker*in, die Verbindung zwischen beiden ist an der Stelle unterbrochen. Die Folge: Das Erleben aus der unverarbeiteten

Situation stülpt sich über das Erleben heute. Und Ihre Partnerin fragt sich, was denn jetzt schon wieder los ist.

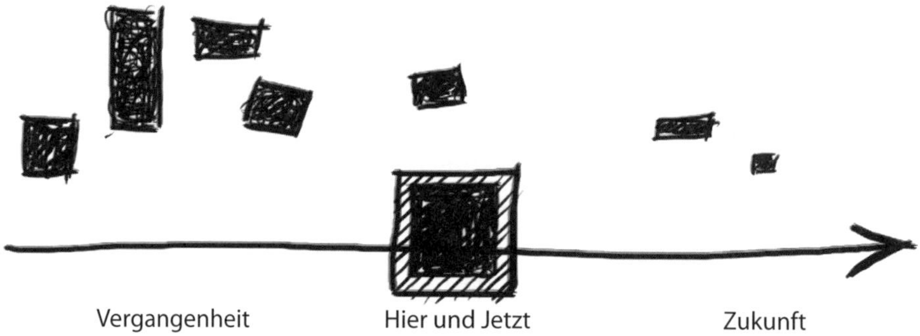

Abbildung 4.6: Das Erleben aus der unverarbeiteten Situation bestimmt das Heute, wenn ein Trigger (Hinweisreiz) den Körper auf die Gefahr hinweist.

Eine der wesentlichsten alltagsstrukturierenden Erfahrungen in unserem Leben besteht darin, Vergangenheit, Gegenwart und Zukunft unterscheiden zu lernen und uns dann in dieser Wahrnehmung zu bewegen. Im eben beschriebenen Beispiel gelingt das nicht. Es darf nicht gelingen, so die Logik des Häschens, weil ein schnelles Reagieren zur Abwehr neuer Gefahr notwendig ist. Da die Zusammenarbeit mit der Denker*in an dieser Stelle unterbrochen und die Erfahrung nicht eingeordnet ist, kann eine einzelne Situation aus der Vergangenheit unser Erleben bestimmen, weil viele kleine Hinweisreize den Körper daran erinnern und dieser immer wieder mit dem alten Gefühl reagiert. Lassen Sie uns das an einigen Beispielen veranschaulichen:

Jon wurde von seinem Lehrer misshandelt, nehmen wir an, er war noch klein, in der Vorschule oder der ersten Klasse, und der Übergriff passierte „nur" ein einziges Mal. Da Jon so klein war, niemanden hatte, mit dem er sprechen konnte, und sein eigener Denker noch sehr jung und unsicher war, hatte er keinerlei Möglichkeit, das Ereignis einzuordnen, war sich vielleicht nach einer Weile selbst nicht mehr sicher. Sein Häschen aber hat sich gemerkt, dass der fremde Lehrer stark genug war, ihm seinen Willen aufzudrücken, dass er überlebt hat, weil er klein war und sich gefügig verhielt. Das kann ein Modus sein, der sein Leben im Kontakt mit männlichen Autoritäten durchzieht, auch ohne dass er sich jemals bewusst an das Ereignis erinnert.

Wenn **Jana** als kleines Kind vom Tod der Mutter erfuhr, als sie gerade mit dem roten Ball spielte, kann es sein, dass die Farbe Rot in Verbindung mit Bewegung für Jana immer wieder zum Auslöser für unerklärliche Unruhe, Panik und Orientierungslosigkeit wird.

Anina saß wochenlang im Keller des Wohnhauses, um sich vor den Bomben zu schützen. Sie war zwar erst drei Jahre alt, aber plötzlicher Lärm, Dunkelheit und schreiende Kinder werden sie ein Lebtag mit Grauen und Angst erfüllen.

Frau Müller erlebt nach dem Tod des Vaters plötzlich alte Gefühle von Hilflosigkeit und Angst, die sie als Dreijährige ihrem Vater gegenüber hatte, die aber bislang nicht in ihr Bewusstsein gedrungen waren, vielleicht um die gute Beziehung zu ihrem Vater nicht zu belasten – bewusst oder unbewusst. Nun bestimmt dieses Gefühl ihre Wahrnehmung, obwohl sie 45 Jahre alt ist und erfolgreich im Beruf steht. Es durchsetzt ihr Weltbild, ihre Sicht auf sich selbst und ihre Beziehungen. Sie bekommt erst wieder Abstand zu dem Gefühl, als sie es in die Zeit einordnen kann, in die es gehört: als sie drei Jahre alt war.

Die Ursache für die Generalisierung – die Übertragung der ursprünglichen Reaktion auf viele weitere, später stattfindende Situationen – ist traumatheoretisch gar keine Generalisierung, sondern eine völlig sinnvolle Häschenreaktion auf einen Hinweisreiz, im Traumakontext Trigger genannt, der eine Situation aufruft, vor der man sich schützen muss. Es ist eine lebenserhaltende und damit sehr sinnvolle Maßnahme: Was einmal erfolgreich war, das sollte man auch wieder tun – so die Logik des Häschens in uns. Alles, was mit dem unverarbeiteten Erleben zusammenhängt, aktiviert – solange es nicht in andere Netzwerke eingebunden ist – das Traumanetzwerk in unserem Gehirn und Erleben.

Unser bewusstes Denken kann die Hinweisreize nicht isolieren, es *darf* sie nicht isolieren können, sonst würde der vollautomatische Mechanismus der Notfallreaktion außer Kraft gesetzt. Daher macht es auch meist wenig Sinn, in der Beratung nach Auslösereizen für sogenannte Flashbacks zu suchen, es sind einfach zu viele. Was fehlt, ist die zeitliche Einordnung. Diese herstellen zu helfen wird eine unserer Hauptaufgaben sein.

4.6 Was im Körper passiert

Wenn der Körper die Notfallreaktion auslöst, wenn das Häschen übernimmt und die Denker*in zurückgedrängt wird, verändert er all seine Funktionen: Die Körperspannung steigt (oder sinkt, je nachdem), die Atmung wird schneller (oder angehalten oder im Fall der Unterspannung langsamer), der Blutdruck dröhnt in den Ohren (oder sinkt rapide), die Verdauung wird eingestellt, der Darm entleert sich gegebenenfalls, die Hautspannung nimmt ab. Gleichzeitig verändert sich die Wahrnehmung all dessen, was in und um uns passiert: Schmerz wird extrem oder gar nicht mehr wahrgenommen, der Körper wird zentral oder völlig belanglos. Das Gegenüber oder die Gefahr wird extrem klar fokussiert oder die Wahrnehmung geht auf Distanz, wir sehen uns und das Geschehen von außen. In der Notfallreaktion ist die Ausprägung dieser Parameter in beide Richtungen extrem: im Aufbau der Erregung und Anspannung für Flucht und Kampf oder im Herunterfahren aller Körperfunktionen in der Unterspannung des Totstellreflexes.

Vor dieser Entscheidung zwischen Mobilisierung oder Immobilisierung steht ein kurzer Moment der Orientierung, des Innehaltens, des Umschaltens. Danach wird in aller Regel zuerst die Mobilisierung in Kampf oder Flucht initiiert, erst bei einer Verunmöglichung dieser Sicherungsmaßnahmen erfolgt die Immobilisierung.

Unsere Körperfunktionen befinden sich auch in allen anderen Lebenslagen in immer neuen Regulierungsprozessen, verändern sich ständig. Ob Sie schlafen, mit Ihren Lieben frühstücken, im Stau stehen und sich darüber aufregen, ob Sie sich auf der Arbeit langweilen oder abends in einen Krimi versinken und mitfiebern: Ihre Körperspannung und Wahrnehmung verändern sich. Ihr Blutdruck und Puls variieren, Ihr Muskeltonus passt sich an. Gleichzeitig sind Sie unterschiedlich wach, nehmen Ihre Umgebung und sich selbst anders wahr, erleben sich mehr oder weniger handlungsfähig und konzentriert. Auch die Frequenzen, die ein Langzeit-EEG an Ihrer Schädeldecke aufzeichnen würde, haben andere Ausformungen. Ihr lebendiger Körper besteht aus rhythmischen Abläufen, und je nach erforderlicher Anspannung verändert er die Frequenzen.

Generell kann man sagen:

- **Körperliche Parameter** (reguliert im Hirnstamm) steigen oder sinken parallel zur Spannung: Je angespannter Sie sind, desto schneller schlägt Ihr Herz, desto flacher und rascher atmen Sie. Wenn Ihr Körper früh gelernt hat, in eine Richtung zu reagieren, dann werden Sie auch später in Stresssituationen eher auf diese Form der Reaktion zurückgreifen. Die hier beschriebene Mobilisierung ist am ehesten durch die Aktivität des weit verzweigten Teils des autonomen Nervensystems zu beschreiben, den wir sympathisches Nervensystem oder kurz Sympathikus nennen. Bei der Immobilisierung, wenn also die Gegenbewegung eingeläutet wird, ist das parasympathische Nervensystem, kurz Parasympathikus, aktiviert, dessen zentraler Nerv der Nervus vagus (oder Vagusnerv) ist, mit einem dorsalem (zur Rückseite des Körpers hin) und einem ventralen (zur Vorderseite des Körpers hin) verlaufenden Zweig. Wenn Häschen und Denker*in gut zusammenarbeiten, ist auch dieses sogenannte autonome oder vegetative Nervensystem gut ausgeglichen.
- **Parameter der bewussten Wahrnehmung** (Großhirnrinde) verändern sich in Notfallreaktionen durch die Abkopplung (Dissoziation) an sich. Die Schmerzweiterleitung wird verhindert und der gesamte Körper nicht mehr oder nur sehr eingeschränkt wahrgenommen. Ob die bewusste Wahrnehmung völlig fehlt, im Körpererleben oder in der Außenwahrnehmung zentriert ist, hängt vom Lebensalter zum Zeitpunkt der Notfallreaktion, von der sozialen Nähe zur übergriffigen oder vernachlässigenden Person und den Vortraumatisierungen ab.

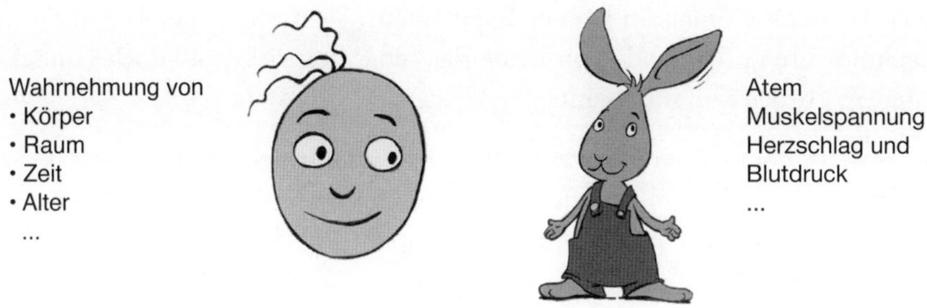

Abbildung 4.7: Denker*in und Häschen – Wahrnehmung und Körperfunktionen

Einige Veränderungen auf körperlicher Ebene oder im Sprechen können wir auch von außen in der veränderten Spannung gut wahrnehmen, wenn wir unsere Aufmerksamkeit etwas schulen (in der Hypnotherapie bzw. der Forschung zu Hypnose und Dissoziation werden sie als Trancephänomene bezeichnet):

- Wie verändert sich der **Atem**? Wird er schneller, flacher, hektisch? Atmet jemand auf einmal anders, stockt der Atem?
- Wie sehen der **Körper** und dessen **Muskelspannung** aus? Spannen sich Muskelgruppen an? Fällt jemand in sich zusammen? Verändert sich die Haltung? Spannt sich die Gesichtsmuskulatur an? Erstarrt der Körper ...? Werden Bewegungen starrer, ruckartiger? Wird jemand langsamer oder schneller?
- Vielleicht sehen Sie auch Veränderungen bei **Herzschlag und Blutdruck**: Sehen Sie das Herz am Hals schlagen, verändert sich die Hautfarbe? Fragen Sie einfach nach!
- Wie verändert sich die **Stimme**? Wird sie höher, angespannter? Verwaschener, in sich zusammengesunken?
- Verändert sich Ihr eigener **Bezug zum Gegenüber** oder haben Sie das Gefühl, Ihr Gegenüber verhält sich anders? Sieht jemand Sie an, wo das vorher nicht so war oder umgekehrt? Weicht jemand aus, geht aus dem Kontakt? Wird er*sie konfrontativ?
- Veränderung im **Gesichtsfeld**: Bewegen sich die Augen anders? Werden sie glasig? Scheint mein Gegenüber „ins Nichts" zu sehen? Flackern die Augen?
- **Aufmerksamkeitsfokus**: Berichtet die Klientin vom Jetzt oder von einem vergangenen Moment? Von angenehmen Empfindungen oder rutscht sie in Negativbeschreibungen hinein? Spricht sie in der Vergangenheitsform oder im Präsens – und passt die Form der Sprache (in Ihrer Wahrnehmung) zum Inhalt?

Machen Sie doch einmal ein kleines **Experiment**: Wenn Sie an ein neutrales oder angenehmes Ereignis irgendwann heute denken, überprüfen Sie doch einmal alle Parameter. – Ihnen fällt nichts auf?

Dann versetzen Sie sich bitte kurz in eine leicht unangenehme Situation, die Sie in dieser Woche erlebt haben, irgendetwas, das Sie immer noch ärgert oder noch nicht ganz loslässt. – Was genau ist jetzt anders, wenn Sie die verschiedenen Punkte noch einmal durchgehen?

4.7 Dissoziation

Was Sie in dem Miniexperiment oben beobachten konnten, ist das Resultat eines Vorgangs, den wir schon ein paar Mal benannt haben, uns im Folgenden aber genauer ansehen wollen. Im Moment der emotionalen Überlastung verarbeitet Ihre Denker*in nicht mehr analog zum Säugetierkörper, sondern das Häschen reagiert schneller und überlässt der Denker*in die Verarbeitung zu einem späteren Zeitpunkt. Wenn Sie das nicht zeitnah nachholen, bleibt immer noch etwas von dem Schrecken oder allgemeiner von der emotionalen Belastung übrig. Das Auseinanderfallen der beiden Verarbeitungsqualitäten nennen wir Dissoziation. Und weil dieser zentrale Begriff für unser Verständnis von Verarbeitung und Nichtverarbeitung eine längere Geschichte hat, wollen wir Ihnen die nicht vorenthalten.

Im Wortsinn meint Dissoziation: Nichtverbinden. Wie kommt es dazu, dass Großhirnrinde und die älteren Strukturen des Gehirns sich voneinander trennen? Was passiert mit dem Bewusstsein? Wie kann es angehen, dass Körper und Wahrnehmung so völlig unterschiedliche Wege gehen? Diese Fragen waren oft, schon vor vielen Jahrhunderten, Gegenstand philosophischer und medizinischer Überlegungen.

Wenn man davon ausgeht, dass unsere bewusste Wahrnehmung zu uns gehört wie Großhirnrinde oder großer Zeh, dann machen diese Fragen Sinn. Dann muss man fragen, wie es dazu kommen kann, dass jemand plötzlich nicht mehr erinnert, was ihm passiert ist, keinen Zusammenhang mehr herstellen kann. Wie eine Trennung zwischen Körper und Geist entstehen kann. Dann muss man fragen, wie es sein kann, dass etwas so zu uns Gehöriges wie unser Selbst, das Ich und die Möglichkeit, sich zu entscheiden, auf einmal aufgehoben werden kann. Wie Selbstverständlichkeiten, auf die man täglich baut, sich plötzlich auflösen oder für andere nie vorhanden waren.

Wenn man jedoch davon ausgeht, dass diese Zusammenhänge das Resultat einer langen Entwicklung sind, eine kulturell bedingte spezifische Ausformung dessen, wie sich Geist und Körper mit anderen zusammen in der Welt bewegen und einordnen, wenn man davon ausgeht, dass all das im Lauf eines Kinderlebens erst entsteht, stellt sich die Frage andersherum: Was muss passieren, damit die bewusste Wahrnehmung, die in Verschaltungen unserer Großhirnrinde sichtbar wird, sich mit dem Körper verbindet? Die Frage lautet dann nicht mehr: Was trennt die Denker*in von dem Häschen? Die Frage muss dann heißen: Welche Bedingungen müssen vorhanden sein, um die Verbindung herzustellen?

Wie entsteht bewusste Wahrnehmung? Aus heutiger neurophysiologischer Sicht können wir sagen, sie entsteht mit der Entwicklung der Strukturen des Hippocampus, der Auswahl der benötigten Schaltungen in der Großhirnrinde und der Verknüpfung der individuell abgefragten Regelkreise zwischen allen Strukturen des Gehirns, und zwar im Lauf der ersten Lebensjahre. Damit diese Entwicklung gut vonstattengeht, brauchen unser Hirn, unser Körper und unsere Seele einen guten Nährboden, sinnvolle Verbindungen zu anderen Menschen, Rhythmen, Wiederholungen und eine angemessene Versorgung. Unter diesen Bedingungen können viele kleine Begebenheiten und Teilstücke von Erfahrung aneinandergereiht werden, können Großhirnrinde und Hippocampus zusammenarbeiten, kann sich ein individuelles Gefühl von Zeit und Raum entwickeln. Schon dort, wo eine selbstreflexive Wahrnehmung noch nicht gegeben ist oder zumindest nicht vermittelt werden kann, werden die Grundlagen für all die ausgeklügelten intellektuellen Möglichkeiten des erwachsenen Menschen gelegt: Das Säuglingsgehirn legt Raster, Bahnen, Datenwege an, die Vorbedingung für die Entwicklung einer Instanz sind, die diesen Vorgang beobachten kann – die sich selbst Bericht erstattende Beobachterzentrale unserer Großhirnrinde. Tag und Nacht ist unser Körper damit beschäftigt, Verbindungen zu knüpfen, Gleichgewichte in den Regelkreisen wiederherzustellen, momentan nicht verdauliches Material auszusortieren und anderes ins Zentrum zu rücken.

Um das Unverdauliche geht es im Begriff der Dissoziation, der in der Traumaforschung seit Ende des 19. Jahrhunderts eine Rolle spielt und nun erneut eine zentrale Bedeutung bekommen hat. Aber Achtung, hier herrscht eine enorme Begriffsverwirrung! Janet, aus dessen Arbeiten der Begriff in die Traumaforschung eingebracht wurde, verstand unter Dissoziation, oder wie er es oft nannte, der Desagrégation, das Auseinanderfallen normalerweise miteinander verbundener Prozesse aufgrund vehementer Emotionen. In der Hypnotherapie oder im NLP (Neurolinguistisches Programmieren) verwendet man den Begriff schlicht zur Unterscheidung vom Begriff der Assoziation. Assoziation meint die Hinwendung, das Zugehen, Verschmelzen mit etwas; Dissoziation hingegen das Weggehen, Entfernen, Herausgehen. Lassen Sie uns versuchen, Ihnen einen Überblick der verschiedenen Bedeutungen in der Traumatheorie zu geben.

4.7.1 Was bedeutet „Dissoziation“?

Wozu hat man hier eigentlich einen neuen Begriff bemüht und hält sich nicht an den der Verdrängung, mit dem doch jeder etwas anzufangen weiß? Das hat geschichtliche Gründe. Wie alle Begriffe, die wir irgendwann auch in der Alltagssprache verwenden, ist auch die Verdrängung mit einem ganz bestimmten theoretischen Modell verbunden und bezeichnet deutlich andere innerpsychische Prozesse als der Begriff der Dissoziation.

Wenn wir von **Verdrängung** sprechen, beziehen wir uns auf ein Modell von Sigmund Freud, wonach Konflikte in der Psyche beiseitegestellt werden, wenn die Themen zu „heiß“ sind. Die Konflikte, um die es in diesem Konzept geht, lassen sich meist nicht klar aus dem eigentlichen Erleben ableiten, sondern wurden durch die Fantasie „überarbeitet“. Und die Psyche arbeitet ziemlich energisch daran, einen solchen Konflikt verdrängt zu halten, weshalb es auch schwer ist, den „Widerstand“ zu überwinden. Auch dieses Konzept stammt aus dem Freud'schen Denken und meint eben diese Kräfte, mit denen ein Mensch unbewusst versucht, ein Thema zu verschleiern, zu umgehen, aus dem Bewusstsein zu halten. Nur folgerichtig ist dann die Behandlung der Wahl die Konfrontation und Interpretation („Deutung“) im Gespräch, um den „Widerstand“ zu überwinden und das Erleben bearbeitbar zu machen.

Das Modell der **Dissoziation** kommt aus einer ganz anderen Denkschule. Man ging Mitte des 19. Jahrhunderts in der Hypnoseforschung (die damals einen ähnlichen Stellenwert hatte wie die Neurophysiologie heute) davon aus, dass manche Erlebnisse gar nicht erst auf bewusster Ebene integriert werden. Pierre Janet fand (zur selben Zeit wie Freud) in seinen Forschungen mit epileptischen Anfällen und sogenannten „Hysterikerinnen“ heraus, dass für ein intelligentes, situationsangepasstes Verhalten keine bewusste Aufmerksamkeit vonnöten ist.

Die Art, wie man Bewusstsein definierte, war zu dieser Zeit sehr unterschiedlich. Auf der einen (in Deutschland und Österreich vorherrschenden) Seite wurde Bewusstsein so verstanden, wie wir es heute noch im Alltagsgebrauch begreifen: als ein mit Aufmerksamkeit versehener Vorgang, der eng mit unserer Wahrnehmung verknüpft ist. Bewusstsein ist hier in vielen Dimensionen quasi gleichbedeutend mit Aufmerksamkeit. Freud war so auch sehr entschieden in seiner Behauptung, dass es keine zwei Bewusstseinsströme nebeneinander geben könne – also auch keine multiple Persönlichkeit. (So wurde das Vorhandensein verschiedener Bewusstseinszentren in einem Körper genannt. Diagnostisch wird dieses Phänomen heute als Dissoziative Identitätsstörung bezeichnet.)

Es mag viele Gründe geben, weshalb Freud seine anfängliche Begeisterung für die sehr lebendigen Befunde der Franzosen aufgab zugunsten eines auf der griechischen Mythologie aufgebauten Gedankengebildes. Wesentlich scheint gewesen zu sein, dass mit einem Philosophiegebäude, das aus dem deutschen Idealismus kam, eine **Entstehung** von Bewusstsein und somit auch die Möglichkeit, dass verschiedene Bewusstseinsströme entstehen können, überhaupt nicht denkbar waren. Daher rührt auch unser sehr tief verwurzeltes Unverständnis (oder unsere Schwierigkeit der Vorstellung) gegenüber mehreren Persönlichkeiten in einem Körper, obwohl dieses Phänomen in vielen Zeiten und Kulturen immer wieder beschrieben wurde und wird – und glücklicherweise seit der Anerkennung der bildgebenden Verfahren in der Neurophysiologie auch gut nachgewiesen werden kann.

In der französischen und angelsächsischen Denktradition sieht das ganz anders aus. Die Geistesgeschichte, also die Philosophie, war dort vielerorts mit der Erforschung von und mittels Hypnose verknüpft. In der Hypnose ist es ein üblicher Vorgang, verschiedene Bewusstseinszustände aufzurufen, die im Nachhinein nicht voneinander wissen müssen. Durch den fachlichen Austausch und viele eigene Studien an Menschen mit Epilepsie und dem damaligen Störungsbild der Hysterie kam Pierre Janet zu dem Schluss, dass es intelligentes Handeln auch ohne Aufmerksamkeit gibt. Sie kennen das Phänomen auch aus dem Alltag: Sie kommen auch im betrunkenen Zustand nach Hause, ohne hinterher noch zu wissen, wie Ihnen das gelungen ist. Sie können vollkommen automatisiert auf eine neue Situation reagieren, wenn Sie zum Beispiel im Auto fahren und auf einmal ein Ball auf die Straße rollt. Früher hat man so etwas als implizites Gedächtnis bezeichnet, etwas, was wir gelernt haben und wieder abrufen können. Aber haben Sie diese Situation wirklich schon vorher gelernt? Nein, Sie kombinieren ohne jede bewusste Aufmerksamkeitslenkung neu, was zu tun ist. Janet nannte das **psychologische Automatismen**, um damit auszudrücken, dass sich auch in den Automatismen Bewusstsein ausdrückt, diesmal aber eines, das nicht mit Aufmerksamkeit versehen ist. Sie sehen, es gibt ganz unterschiedliche Weisen, Körper und Geist zu betrachten, die sich in den Überlegungen zur Traumaentstehung wieder begegnen (vgl. auch Hantke 1999).

Dissoziation ist ein Begriff, der in der französisch-angelsächsischen Denktradition entstand und einen Mechanismus beschreibt, der im Fall von Bedrohung und Überforderung das verstandesmäßige, vernünftige Denken abschaltet, um lebens- und damit arterhaltende Aktivitäten einzuleiten. Wir erleben das alltäglich und nehmen es doch meist nicht wahr. Wenn Sie über die Straße gehen und ein Auto um die Ecke schießt, reagieren Sie ohne zu überlegen, ohne die Konsequenzen Ihres Handelns zu beleuchten, indem Sie blitzschnell zurückweichen, über die Straße laufen, wegspringen. Wenn Sie Ihrem Kind ein Fläschchen aufgießen wollen und der Wasserkocher Ihnen aus der Hand rutscht, werden Sie ohne jede Überlegung den Wasserkocher fallen lassen, Ihr Kind hochreißen und mit einer Drehbewegung aus der Gefahrenzone schaffen. Wenn Sie nachts in unbekannter Umgebung ein Geräusch hören, das

Sie nicht einordnen können, werden Sie augenblicklich erstarren, gleichzeitig aber angespannt sein und alle Aufmerksamkeit auf Ihren Hörsinn verwenden. Dissoziation ist ein alltäglicher Mechanismus, der nur dann der erste Schritt zu einer belastenden Symptomatik ist, wenn keine Zeit und keine Hilfe da sind, das Erleben im Nachhinein zu verarbeiten.

Viele Menschen gebrauchen den Begriff Dissoziation, um damit Zustände zu bezeichnen, in denen jemand den Kontakt zu sich und anderen verliert, nicht mehr erreichbar ist, starr wird oder einfach nicht mehr da zu sein scheint. Sie kennen das in der leichten Form, wenn Sie sich im Gespräch dabei erwischen, dass Sie gar nicht richtig zugehört haben. Und heftigere Formen erleben Sie vielleicht, wenn ein Kind gerade aus Misshandlungssituationen zu Ihnen kommt und sich „ausklinkt", sobald Sie es ansprechen oder ihm zu nahe kommen. In der Literatur wird Dissoziation manchmal als Gegenreaktion zu Kampf und Flucht beschrieben (Perry), manchmal als ein Teil der Immobilisierungsreaktion (Porges), sie wird eher als Funktion der Großhirnrinde benannt (van der Kolk) oder überhaupt nicht mehr benannt, um stattdessen die verschiedenen Formen der Reaktion zu beschreiben (Roelofs).

Wenn wir die Spannungskurve in Bezug auf den Ressourcenbereich betrachten, können wir uns das Bedeutungsfeld des Begriffs in seiner für uns zentralen Dimension veranschaulichen: Dissoziation beschreibt die Trennung der Funktionen von Großhirnrindensteuerung und Säugetierreaktion, den fehlenden Zugriff der Denker*in auf die Häschenstrukturen.

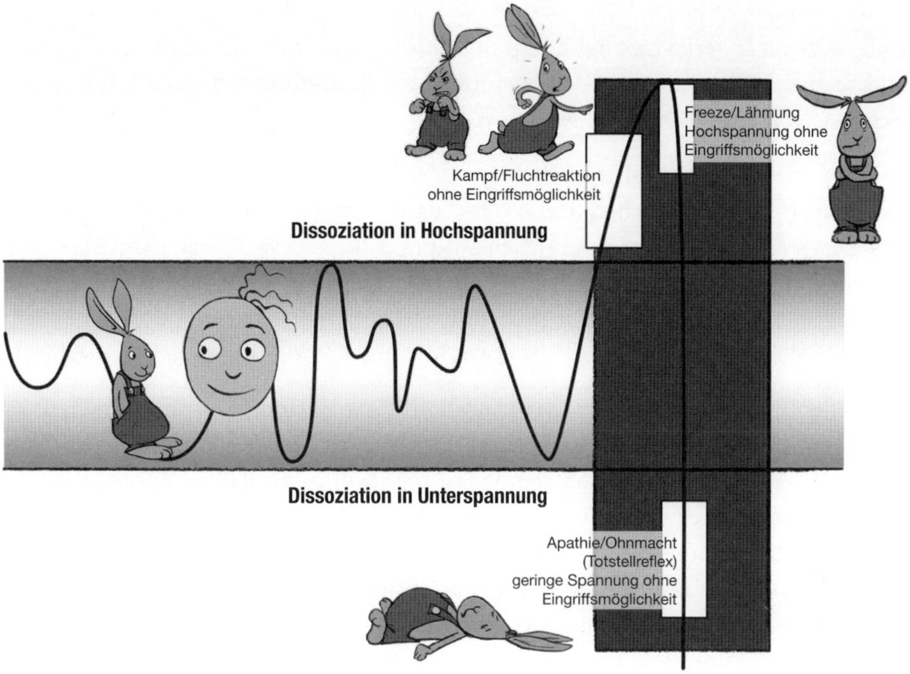

Abbildung 4.8: Dissoziation: Egal ob Über- oder Unterspannung, der Zusammenhang zwischen Großhirnrinde (Denker*in) und unteren Hirnregionen (Häschen) ist in der Notfallreaktion gekappt. Die Notwendigkeit, nicht die Steuerung bestimmt das Verhalten.

Sobald ein Organismus in die Unter- oder Überspannung gerät, wird die Eingriffsmöglichkeit, aber auch die Gefühls- und Schmerzwahrnehmung behindert. Die Großhirnrinde ist in *allen* Reaktionsweisen der Notfallreaktion ihrer Kapazitäten beraubt. Das wird im nächsten Kapitel, in dem es um die Symptomatik geht, noch einmal besonders wichtig. Während der hirnstammgesteuerten Notfallreaktion, ebenso in der Nachfolgesymptomatik, gilt: Das ungeplante Zuschlagen, Herumschreien oder Wegrennen, das angstvolle Zusammenkauern oder Zusammenbrechen geschieht ohne Steuerung der Großhirnrinde.

Dissoziation kann also ganz unterschiedliche äußere Erscheinungsformen haben, die sehr unterschiedlich aussehen und sehr unterschiedliche Wirkung haben. Da steht jemand mit einem vor Spannung bebenden Körper vor uns, und wir müssen uns in Sicherheit bringen, um nicht angegriffen zu werden. Oder wir werden von ihm angegriffen, und er kann sich hinterher nicht mehr daran erinnern und ist ganz erstaunt, dass wir es waren, die ihm gegenüberstanden. Jemand anders liegt am Boden wie tot, reg- und scheinbar auch gefühllos, wacht dann wieder auf, aber kann sich nicht mehr erinnern, was passiert ist. Jemand scheint von außen gesehen ganz ruhig, aber im Inneren toben die Kämpfe. Oder umgekehrt: Von außen ist die Spannung wahrnehmbar, aber die Wahrnehmung des Betroffenen selbst ist ruhig, und er blickt wie von außen auf das Geschehen.

Die Dissoziation meint also zuallererst, dass die Verbindung zur Großhirnrinde minimiert oder unterbrochen und das bewusste Denken seiner Zugriffsmöglichkeit beraubt wird. Folglich wird das Erleben zwar im Körper gespeichert, kann aber nicht eingeordnet und verarbeitet werden. Der Hippocampus kann seine Funktion der Integration von Raum und Zeit nicht hinreichend wahrnehmen, und das Gefühl „vorbei", „das war einmal", „jetzt ist etwas anderes wichtig" kann nicht entstehen.

Sie werden manchmal von der **strukturellen Dissoziation in ihrer primären, sekundären und tertiären Variante** lesen. Damit wird beschrieben, dass viele Menschen sich nach einer unverarbeiteten Belastung als diffus und ohne Zusammenhang erleben. Manche, die früh traumatisiert wurden, haben sich nie anders erlebt als mit vielen Gedächtnislücken und Ungereimtheiten, weil die Integration früh behindert wurde und sie sich als unterschiedliche Persönlichkeiten und Persönlichkeitsanteile entwickelt haben. Lassen Sie uns die verschiedenen Definitionen im Folgenden unterscheiden.

4.7.1.1 Primäre strukturelle Dissoziation

Die primäre strukturelle Dissoziation beschreibt, dass in der Traumatisierung ein Teil des Erlebens nicht integriert wurde und nun versprengt agiert und immer dann auftaucht, wenn etwas an das unverarbeitete Erlebnis erinnert, wenn er getriggert wird (über die Symptome finden Sie Genaueres in Kapitel 4.8). Dieser Teil wird **emotionaler Persönlichkeitsanteil (EP)** genannt. Sie kennen das: Wenn der Nachbar, der Ihnen vor einer Woche ins Auto gefahren ist und sich nie entschuldigt hat, plötzlich vor der Tür steht, platzt Ihnen der Kragen. Sie reagieren voller Wut und unkontrolliert. In einer traumatischen Erfahrung, die nicht verarbeitet wurde, entsteht dieser Teil während der Notfallreaktion. Er bleibt erhalten, bricht zwischenzeitlich auf, platzt heraus, macht sich bemerkbar. Im Alltag steht dem der sogenannte **anscheinend normale Persönlichkeitsanteil (ANP)** gegenüber. Wir reagieren mehr oder weniger alltagsangemessen, bis uns etwas an die traumatisierende Situation erinnert (Trigger). Diagnostisch geht es hier am ehesten um die Posttraumatische Belastungsstörung (PTBS).

4.7.1.2 Sekundäre strukturelle Dissoziation

Wenn in einer traumatischen Erfahrung eine Dissoziation in der **Unterspannung** stattgefunden hat und dieses Erleben damit verbunden war, dass die bewusste Wahrnehmung sich aus dem Körper entfernt hat und von außen das Geschehen beobachtet, so können wir schon von zwei „versprengten“ Anteilen oder emotionalen Persönlichkeitsanteilen (EP) sprechen. Der eine davon bleibt mit der körpernahen Erfahrung der heruntergefahrenen Spannung verbunden, der andere erscheint als vom Körper und der sensorischen Wahrnehmung vollständig abgekoppelt und beobachtet die Situation neutral, z.B. von außen. Im Konzept der strukturellen Dissoziation wird dies als sekundäre strukturelle Dissoziation beschrieben, weil nun schon zwei (oder gegebenenfalls mehr) Anteile vorhanden sind, die von einer wieder auftauchenden Erinnerung getriggert werden können. Der anscheinend normale Persönlichkeitsanteil ist währenddessen weiterhin bemüht, den Alltag zu regulieren.

4.7.1.3 Tertiäre strukturelle Dissoziation

Die tertiäre strukturelle Dissoziation benennt nun im Gegensatz zu den vorherigen Einteilungen die Ausprägung mehrerer anscheinend normaler Persönlichkeitsanteile (ANP), die sich jeweils um eine Sequenz von Traumatisierung und Alltag ranken. Wir haben es hier also mit verschiedenen Persönlichkeiten (oder Teilen davon) in einem Körper zu tun. Es entstehen unterschiedliche Bewusstseinszentren (Braude 1991) und damit Persönlichkeiten, die in unterschiedlichen Kontexten zum Vorschein kommen. Sie selbst haben in der Regel keine Traumaerinnerungen – sie sollen ja funktionieren und das Alltagsleben aufrechterhalten. Die Traumaerinnerungen sind in einer Reihe von EPs (den Gefühlsinhalten und dazugehörigen Verhaltensmustern) enthalten, die man in der Traumatherapie oft auch als Innere (traumatisierte) Kinder bezeichnet. Diese Persönlichkeitsanteile sind in Gefühl und Alter stecken geblieben, weil das Erleben noch nicht integriert werden konnte.

Was in den neueren Diagnosehandbüchern Dissoziative Identitätsstörung genannt wird, umfasst nach dieser Darstellung mehrere ANPs und mehrere EPs. Die ANPs unterscheiden sich deutlich von dem, was wir als Rollen im Alltag bezeichnen würden. Die verschiedenen Persönlichkeitsanteile oder Persönlichkeiten haben innerhalb eines multiplen Systems oft keinerlei Kenntnis voneinander oder Kontakt miteinander; sie empfinden sich maximal als störend. Da das ein sehr eigenes Thema ist, möchten wir an dieser Stelle auf die Literaturliste zum Thema und als theoretischen Hintergrund auf das Buch von Watkins & Watkins (2008) verweisen.

Für alle strukturellen dissoziativen Entwicklungen gilt: Sie sind auf Eingriffe in die Verarbeitungs- und Integrationsfähigkeit eines Kindes, Jugendlichen oder erwachsenen Menschen zurückzuführen. Die Entwicklungsaufgabe einer Verknüpfung zwischen Körpererleben und Regulierung durch die Großhirnrindenaktivität wurde immer wieder unterbrochen. Eine Integration und Verknüpfung von Erleben ist so verhindert worden, und gleichzeitig hat das Erleben von Gewalt, Angst, Ohnmacht, Hoffnungslosigkeit, Einsamkeit und Schmerz neue Barrieren gesetzt. Je früher und andauernder die Entwicklung behindert wurde, desto gravierender sind die strukturellen Folgen.

Jede Altersstufe hat ihre eigenen Entwicklungsaufgaben, die wiederum Grundlage für alles Nachfolgende sind. So hat ein Säugling andere Aufgaben als ein Schulkind, eine Jugendliche oder ein 40-jähriger Mensch. Gewalt und Entwicklungsbehinderung haben auf den unterschiedlichen Entwicklungsstufen sehr unterschiedliche Auswirkungen. Die Auswirkungen auf die Ich-Wahrnehmung und Persönlichkeitsausbildung Ihrer Klientin können Sie am besten gemeinsam mit ihr entlang der eigenen Hintergründe und der Entwicklungsaufgaben in den verschiedenen Lebensaltern diskutieren. Dafür bieten sich die Arbeit an der eigenen Zeitlinie und die unter Teilearbeit aufgeführte Übung (12.2) in diesem Buch an. Für weitere Literatur und Übungen (z. B. das Ressourcen- und Belastungsdiagramm) sei auf die Bücher von Michaela Huber verwiesen. Eine andere Art, sich selbst zu beschreiben, sich als nicht-identisch oder als „Viele“ zu erleben, wird so als Folge einer ganz spezifischen Entwicklung erklärlich – und eigentlich völlig einleuchtend.

4.7.2 Beispiel Emma: Notfallreaktion, aber keine Traumatisierung

Lassen Sie uns nach all diesen Ausführungen noch einmal nach Emma sehen. Sie erinnern sich: das Kind mit der Mausefalle. Wie sieht es mit ihrer Wahrnehmung aus, und wie verändern sich ihre körperlichen Parameter während des Geschehens?

Als Emma sich im Garten der Tante umschaut, ist sie wach, aufmerksam, freut sich an der Entdeckungsreise. Die Körperfunktionen sind im Ressourcenbereich. Emma ist neugierig entspannt, das Herz schlägt ruhig oder vielleicht ein bisschen freudig schneller, die Atmung ist vermutlich tief, und Emma hat den vollen Überblick über ihre Welt. Sie fühlt sich – was sie so selbst nicht sagen würde – kräftig und kompetent, und vielleicht singt sie ein Lied.

Als sie sich über den Gegenstand beugt, der im Gras ihr Interesse weckt, ist sie noch ein bisschen stolz, weil sie gerade dem doofen Draht ausgewichen und schon so groß ist, dass sie weiß, dass so ein Draht gefährlich ist. Ihre Aufmerksamkeit ist sehr auf einen Punkt konzentriert, alle Kompetenz ist gebündelt.

In dem Moment, als die Falle zuschnappt, verkehrt sich für Emma die Welt: Der interessante leblose Gegenstand hat sich bewegt und tut weh, und noch dazu lässt er nicht los, und sie kann sich nicht befreien. Es schmerzt furchtbar und niemand ist da. Also schreit sie und stampft und zappelt und hält die Hand erst still, als sie merkt, dass Bewegen noch mehr wehtut. All das denkt Emma nicht, obwohl sie eigentlich schon ganz gut denken kann. Sie kann auch reden und mit anderen darüber diskutieren, ob nun wirklich schon Schlafenszeit ist. Aber im Moment des Schreckens und der Angst passiert bei ihr, was bei jedem Menschen passieren würde: Ihr Organismus reagiert mit dem Notfallprogramm.

Emmas Körperfunktionen, kurz analysiert, sähen wohl so aus: Der Atem geht schnell, die Muskelspannung ist extrem hoch, vor allem als sie merkt, dass sie sich nicht so bewegen kann, wie sie will. Herz und Blutdruck sind auf Hochtouren, sie zappelt und stampft und wäre unfähig, daran bewusst etwas zu ändern. Es ist niemand da, das macht die Erfahrung besonders schwer. Als die Tante kommt, kann sie sich nicht freuen, sondern zappelt weiter, weint, schreit, wehrt sich sogar gegen den Zugriff der Tante. Wenn man ein Video der Situation im Nachhinein analysieren würde, könnte man vielleicht sehen, dass Emma immer nur auf einen Punkt schaut, vielleicht die Falle – ihre Pupillen sind starr. Oder sie fixiert überhaupt nichts mehr, und die Augen flirren wild hin und her. Die Aufmerksamkeit ist offensichtlich von allem abgezogen, was für andere noch wahrnehmbar ist: die Sonne auf dem Gras, die Stille rings umher, die Müllabfuhr, die heute etwas spät dran ist.

Wir können Emma nicht fragen, wie sie das wahrnimmt. Zum einen ist sie momentan in der Notfallreaktion, der Zugang zur Großhirnrinde ist abgeschnitten. Aber auch im Normalzustand kann sie unsere Fragen noch nicht beantworten, weil mit ihren vier Lebensjahren die Großhirnrinde noch nicht so weit ausdifferenziert ist, dass sie derart komplexe Beobachtungen ihrer selbst anstellen könnte. Aber vielleicht wird sie hinterher einmal sagen: „Ich konnte überhaupt nichts mehr machen.“ Wenn sie dann weint und die Tante sie im Arm wiegt, wird auch diese Hilflosigkeitserfahrung überwunden werden.

Wäre Emma länger alleine in der ausweglosen Situation, würde ihr Körper wohl irgendwann kollabieren; ihr Organismus könnte die Spannung nicht mehr aushalten, und sie würde vielleicht ohnmächtig. Die Interventionen von Tante, Krankenwagen, Ärztin und Mutter ermöglichen es Emma, die überbordenden Emotionen, die extreme Anspannung, den Schmerz, die Hilflosigkeit und Verlassenheitsgefühle in den nächsten Wochen und Monaten wieder auszubalancieren. Aus dem schlimmen Unfall ist keine Traumatisierung entstanden, weil Emma alle Hilfe hatte, die sie für eine Verarbeitung brauchte.

4.7.3 *Beispiel Leon: Vernachlässigung*

Bei Leon sieht das anders aus. Er scheint sich in sein Schicksal zu fügen. Er schreit nicht mehr, zappelt nicht, versucht nicht, an den Gitterstäben zu rütteln. Er ist wie ein Tier, das im Käfig aufgewachsen ist und auch dann seine Bewegungen auf begrenztem Raum beibehält, wenn man den Käfig entfernt. Wie ist es dazu gekommen?

Leon war ein durchschnittlich gesunder Neugeborener, er kam auf die Welt mit dem körperlichen Begehr, die Welt nachzuahmen mit allen seinen Zellen, jeden Kontakt zu nutzen und sich zum Vorbild zu nehmen, was ihm entgegenkommen sollte. Für seine Mutter war er das erste Kind, und sie bemühte sich sehr. Aber was sollte sie anfangen mit diesem Wurm, der immer nur schrie? Sie hatte sich gefreut, als sie schwanger war, wollte die Familie gründen, die sie selbst sich immer gewünscht hatte – ihre eigene Mutter hatte sie erst mit fünf Jahren kennengelernt, als sie aus dem Heim abgeholt wurde. Eigentlich war sie ihr immer fremd geblieben. Dann hatte nichts geklappt: Der Freund hatte sie verlassen, als der Bauch dicker wurde, und sie war froh, dass sie seinen Beschimpfungen entkommen war. Nun stand sie da, selbst noch ein halbes Kind. Ein paar Wochen lang hatte sie immer wieder versucht, mit dem Säugling zurechtzukommen. Aber sie verstand ihn einfach nicht. Warum schrie er denn immerzu? Sie hatte ihn doch gewickelt, und Hunger konnte er auch nicht haben, von dem Fläschchen hatte er kaum getrunken. Irgendwann hatte sie einfach nicht mehr hingehört. War gegangen, wenn das Geschrei zu sehr an ihren Nerven zerrte. Leon hatte bald aufgehört zu schreien. Nun war er endlich brav. Sie konnte ihn auch gut alleine lassen. Wenn sie wiederkam, reagierte er kaum, war aber auch nicht abweisend. Er schien ein wenig zurückgeblieben, er hatte noch nicht angefangen zu reden, aber das konnte sich ja noch ändern. Ab nächstem Monat hatte sie einen Platz in der Krippe, das würde schon werden.

Leon hatte sich zu Anfang gefreut, da war ein Gesicht, da waren Worte, da war Wärme und Essen. Auch wenn der Säugling es so nicht hätte sagen können: Dies schien ein guter Platz in der Welt zu sein. Wenn ihm unwohl war, dann meldete er sich, und es kam Abhilfe: eine nette Stimme und warme Haut. Aber bald blieb beides aus. Also schrie er lauter, sammelte all seine Kräfte und schrie, strampelte. Manchmal half das. Dann kam Essen. Für eine Weile war es gut. Aber wo war das Gesicht, wo war das Gegenüber, der Blick? Es war ziemlich dunkel in dem Zimmer, nicht viel zu sehen, ein paar bunte Tupfer über dem Bett. Eine Weile schrie er noch, irgendwann konnte er nicht mehr, fiel in sich zusammen, schlief. Immer wieder. Er schrie nicht mehr, es tat auch nichts mehr weh. Und niemand kam.

Eine Weile hat Leons Körper auf die physiologischen Notwendigkeiten eine Antwort erfahren: Blick und Hautkontakt, Wiegen, mimisches, stimmhaftes Spiel, Nahrung, Wärme. Das sind genug Reize für einen Neugeborenen. Dann wurde die Zuwendung immer unsteter, aus der Sicht eines blick- und wiegehungrigen Neugeborenen. Der Körper fordert ein, er schreit und strampelt, versucht die Lage zu ändern. Die Mutter weiß nur um Nahrung und Windeln, das Bedürfnis nach Blickkontakt, Wärme und Rhythmus sagt ihr nichts. Sie hat es selbst nicht erfahren. Sie hat Angst, das Kind zu verwöhnen, weiß nicht, was sie machen soll. Sie versucht es mit dem Rat der Großmutter: „Lass ihm seine Ruhe, das ist alles viel zu viel." Sein Schreien zerrt an ihren Nerven, die Großmutter hat wohl recht. Das muss so sein, er hört ja auf zu schreien.

Leon ist leichter handhabbar geworden. Er hat gelernt, dass seine Mutter ihn eher aufnimmt und ihm den lebensnotwendigen Kontakt, Halt und mimisch-stimmlichen Austausch gibt, wenn er lächelt und sich ihr zuwendet. Das tut er, sobald sie das Zimmer betritt. Sobald er schreit, weil ihm etwas wehtut, er etwas entbehrt und dringend bräuchte, wendet sie sich ab. Sein Körper bereitet ihm nur Unbill, niemand braucht ihn, niemand nimmt ihn angemessen wahr. Er wird „ein ganz normaler Junge" sein: etwas traurig, etwas einsam, wenn niemand da ist. Sehr gesprächig ist er nicht. Sein Körpergefühl ist miserabel, aber das fällt nur im Sport auf. Sein Körper hat zu funktionieren, er interessiert ihn nicht weiter. Wenn er sich verletzt, geht er darüber hinweg. Das geht gut, solange andere ihn versorgen. Die Mädchen mögen ihn, weil er so nett ist. Aber wenn es ihm schlecht geht, zieht er sich zurück und stiert Löcher in die Luft.

Leon hat etwas sehr Wichtiges nicht gelernt: seine körperlichen und emotionalen Bedürfnisse wahrzunehmen und adäquat zu versorgen. Und so, wie er sich nicht in sich einfühlen kann, weil ihm niemand gezeigt hat, was ein Körper braucht, kann er auch andere nicht verstehen, weiß nicht, was sie brauchen.

In den ersten Reaktionen auf die unterlassene Hilfeleistung der Mutter würde man bei Leon folgende Symptome von Überspannung feststellen: Sein Atem und Herzschlag gehen schnell, die Muskeln sind sehr angespannt, der Blutdruck hoch. Er hört und sieht nichts mehr, die Schmerzen sind unendlich, da er als Säugling Zeit noch nicht relativieren kann. Im Körper ist dafür überall Schmerz, wenn der Bauch wehtut. Auch hier kann das Kind noch keine Unterscheidung treffen. Irgendwann sind Schmerz und Anspannung zu groß, der Körper fällt in sich zusammen, und Leon spürt nichts mehr. Der Atem ist nun flach und langsam, der Blutdruck niedrig und die Muskelspannung sehr gering, das Gesichtsfeld weit und ohne Fokus.

Ist das, was Leon mit sich trägt, ein Trauma? Wenn man eine Traumafolgestörung diagnostizieren wollte, müsste man hoch ansetzen: die Komplexe Posttraumatische Belastungsstörung, die im 2022 in Kraft getretenen Diagnosehandbuch (ICD-11, siehe unten) der Weltgesundheitsorganisation (WHO) zu finden ist, hat sehr umfängliche Kriterien. Aber auch, wenn Leon sie – es wäre ihm zu wünschen – nicht erfüllen würde, hätte er doch deutliche Spuren aus seiner ersten Zeit davongetragen. Er zeigt Traumafolgesymtome, da sind Belastungen sichtbar, die er nicht verarbeiten konnte.

Eine Traumatisierung kann also auch vorliegen, wenn die Kriterien einer Traumafolgestörung nicht „passen“.

4.7.4 Beispiel Pathologe: Keine Notfallreaktion

Herr M., der Pathologe, sieht den Leichnam der Frau vor sich liegen, aber er sieht keine Frau, sondern einen spezifischen Gegenstand. Für ihn liegen hier körperliche Parameter in einer bestimmten Ausprägung. Er hat spezielle Worte für die Wunden und die Art der Einfärbung und Verletzungen von Haut und Organen. Diese Sprache hat er sich nicht im zwischenmenschlichen Kontakt angeeignet, sondern aus Medizinbüchern und Abhandlungen über sein Spezialgebiet, die Leichenschau. So ist aus dem Menschen vor ihm schon lange vor dem Kontakt heute eine Leiche, ein kalter Körper, ein durch seine Arbeit definierter Gegenstand geworden. Das spezielle Wissen, die spezielle Sprache, das wissenschaftliche Interesse und der andere Blick auf diesen Körper stellen eine Distanz her, die jemand ohne dieses Vorwissen als befremdlich erleben würde. Diese Distanz schützt Herrn M. und ermöglicht ihm, seine Arbeit zu leisten. Er ist nicht traumatisiert, obwohl er tagtäglich mit den Folgen von Gewalt zu tun hat.

Er kann sich aber noch genau an seine ersten Stunden in der Pathologie erinnern, das erste Mal, als er bei der Sektion einer Leiche zugegen war, das erste Mal, als er sie selbst vornahm. Da hatte er schon vorher Herzrasen, seine Hände waren verschwitzt, er hatte das Gefühl, der Moment, in dem er das Messer in der Hand hielt, dauerte ewig. Der Körper vor ihm verschwamm vor seinen Augen, die Angst saß ihm im Nacken. Und immer wieder musste er an seine Mutter denken; die war genauso alt wie die Leiche vor ihm.

Im Lauf der Zeit lernte er, mit der Aufregung und aufkommender Übelkeit umzugehen. Er wusste, dass das eine normale körperliche Reaktion war. Also stellte er sich die Situation schon vorher vor, ließ sie langsam vor seinem inneren Auge ablaufen, während er im Dienstzimmer noch auf seinem Stuhl saß und in den Baum draußen blickte. Das Herzrasen nahm dadurch ziemlich schnell ab. Die Übelkeit war etwas langwieriger, aber letztlich half es, sich vorzustellen, der Körper sei eine Puppe. Damit hatte er auch das im Griff. Inzwischen war das alles so normal, dass er sich auf die eigentlichen Probleme konzentrieren konnte: Welcher Gegenstand passte zu dem Verletzungsmuster? Nach welcher Substanz musste er wohl im Blut der Frau suchen?

Die körperlichen Parameter des Pathologen dürften in etwa denen entsprechen, die Sie beim Lesen dieses Buches haben. Der Atem geht langsam, die Muskeln sind locker und voller Energie, die Bewegungen erfolgen kontrolliert und zielgerichtet. Die Aufmerksamkeit ist konzentriert und fokussiert. Herr M. kontrolliert seine Handlungen und erlebt deutlich wahrnehmbar seine Kompetenzen in der Koordination von Geist und Körper.

4.7.5 Beispiel Frau im Leichenschauhaus: Notfallreaktionen und keine Versorgung – hohe unverarbeitete Belastungen – Traumafolgesymptome

Wenn wir die Frau befragen könnten, deren Überreste Herr M. da gerade untersucht, dann würde sie uns eine völlig andere Geschichte erzählen. Dana, so nannte sie sich, war ganz behütet aufgewachsen. Die Mutter war arbeiten gegangen, die Großmutter aber war zu Hause und hatte die Kinder versorgt, Essen gekocht, eingeheizt, geschimpft und im Advent gebastelt. Jede Menge guter oder strenger Weisheiten hatte sie auch gehabt. Dana war die Älteste und hatte sich bald um die Kleinen kümmern müssen. Sie liebte ihre Geschwister, aber es gab auch anderes auf der Welt. Alle sprachen vom Westen, den Möglichkeiten, die sich da auftaten. Als eine Freundin lachend den Katalog der Heiratsvermittlung herumzeigte, hatte sie sich den Namen gemerkt. Es war dann gar nicht mehr so schwierig gewesen: ein Bild machen lassen, ein bisschen Text. Das Geld für das Video hatte sie sich mit Aushilfsarbeiten zusammengespart. Und irgendwann war Lars aus Deutschland gekommen, sie hatte sich schön gemacht und ihn in der Stadt getroffen. Er kam aus dem Ort, in den auch eine Freundin gegangen war, sie hatte dort geheiratet. Sie hatte zwar nie mehr von ihr gehört, aber Telefonieren war damals teuer.

Lars war schüchtern, angenehm und sah gut aus. Sie hatte sich wirklich ein wenig in ihn verguckt. Nur schade, dass er keine Zeit hatte, ihre Familie kennenzulernen. Die Großmutter war im Vorjahr gestorben, die Geschwister alt genug, alleine klarzukommen, bis die Mutter am Abend nach Hause kam. Sie wollte ja erst einmal nur für ein paar Wochen nach Deutschland fahren, danach konnte sie alles erklären.

Es gab dann aber kein Danach mehr. In Deutschland angekommen, ward Lars nicht mehr gesehen. Sie wurde in eine dunkle Wohnung irgendwo in Berlin verschleppt, der Pass war weg, und es hieß, sie müsse sich erst einmal verdienen, was man für sie schon an Ausgaben gehabt habe. Das meiste verstand sie gar nicht. Es war ein einziger Albtraum, und nachdem sie ein paar Mal versucht hatte auszubrechen, hatte sie angefangen, Tabletten zu sammeln. Der eine Aufpasser hatte die bei sich, und Alkohol bekamen sie immer wieder reichlich. Als sie genug Tabletten zusammenhatte, hatte sie eine Kerze angezündet, für die Großmutter, und alle auf einmal eingenommen.

4.7.6 *Beispiel Frau R. mit Jenny: Notfallreaktion und Versorgung*

Vielleicht sind Ihnen Erzählungen vertraut, in denen jemand scheinbar übernatürliche Kräfte entwickelt hat, als es darum ging, sich selbst oder Schutzbefohlene aus Gefahrensituationen zu retten. Als Einzelwesen ergreifen wir die Flucht oder kämpfen, aber wenn kleinere, kranke oder anderweitig schwächere Personen bei uns sind, versuchen wir, diese zu retten, bevor wir uns selbst in Sicherheit bringen. Es ist ein angeborenes Verhaltensrepertoire, das wir – wie andere Formen der Empathie auch – aktivieren müssen, damit es funktionieren kann. Wir können es uns auch abgewöhnen, das kennen wir alle. Wie oft würden wir gerne eingreifen, wenn irgendwo ein Kind schreit. Und genauso oft beruhigen wir uns damit, dass schon nichts passiert sein wird und dass man sich nicht in anderer Leute Leben einmischen soll. Diesen Grundsatz haben wir in unserer Gesellschaft so sicher etabliert, dass manche Menschen noch immer abwehrend reagieren, wenn man sie bittet, damit aufzuhören, ein Kind zu schlagen: „Lassen Sie mich in Ruhe, das ist *mein* Kind!" Kaum einer weiß, dass auch diese Form der Gewalt gegen Kinder strafrechtlich verfolgt werden kann.

Im Körper von Frau R. ist das Notfallprogramm aktiviert, aber es umfasst in diesem Fall nicht nur das Abschalten der Körperschmerzen und das Mobilisieren aller Energie für Flucht oder Kampf, sondern zusätzlich die Rettung des Kindes. Aus der Sicht des anderen Autofahrers sah es wohl aus wie sehr planvolles Handeln, als Frau R. sofort alles tat, was für die Sicherung des Kindes vonnöten war. Wenn wir uns die Körperparameter von Frau R. während dieser Rettungsaktion ansehen – und sie hinterher dazu befragen –, erkennen wir aber, dass von bewusstem Handeln keine Rede sein kann. Ganz im Gegenteil mobilisierte der Körper durch die Dissoziation erst alle notwendigen Fähigkeiten und die Koordination, die Frau R. brauchte, um Jenny aus dem Auto zu holen.

Alle Spannungsparameter waren hochgefahren, Frau R. war hochkonzentriert auf ihr automatisches Rettungsverhalten. Die eigene Körperwahrnehmung war zeitgleich dissoziiert – den Schmerz der Verletzung spürte sie erst nach dem Erleben.

Wie konnte Frau R. ihre Tochter automatisch retten, ohne diese Situation je geübt zu haben? Die Steuerungsebenen unseres Körpers, die nicht mit unserem bewussten Handeln verbunden sind, funktionieren auf der Grundlage von Körpererfahrung und Umweltanpassung intelligent und adäquat. Sie alle kennen das aus Notfallreaktionen, in denen Sie ohne vorheriges Lernen das Richtige tun. Unser Körper koordiniert auch ohne unsere bewusste Steuerung die Lernerfahrungen mit dem, was momentan notwendig ist. Oft ist er dabei sogar sehr viel effizienter, als wir es auf bewusster Ebene wären. Hier wird all das noch dazu für das Fürsorgeverhalten aktiviert, das für uns Säugetiere ein wesentlicher Baustein des Überlebens ist.

Hätte Frau R. Zugang zu den kognitiven Fähigkeiten der Steuerung, Einschätzung und Auswahl von Handlungen, dann wären ihr auch die Angst um die Tochter und der eigene Schmerz bewusst. Das würde sie in ihrer Fähigkeit, sich um die Tochter zu kümmern, in diesem Moment sehr beeinträchtigen.

4.8 Symptome, Symptomgruppen (Syndrome) und Diagnosen – Symptome oder Überlebensstrategien?

Was definieren wir als Symptom? Wir haben oben erläutert, wie nach dem unverarbeiteten Erleben aus nicht integrierten Teileindrücken isolierte Verhaltens- und Erlebensfragmente entstehen. Ein Großteil dessen, was wir als Symptome bezeichnen, sind Bruchstücke des Erlebten, die sich in die bewusste Wahrnehmung drängen, nachdem sie während der Erlebenssequenz nicht verarbeitet wurden.

Durchwachte Nächte nach einer Trennung, Konzentrationsstörungen nach zehn Stunden vor dem Bildschirm oder die Unlust, nach acht Stunden Hotline-Dienst noch über Probleme zu reden, würden wir normalerweise kaum als Symptome bezeichnen. Es sind für uns alle erklärliche Folgen einseitiger Belastung, die helfen, sich wieder zu regulieren.

Ganz ähnlich kann Traumafolgesymptomatik wie Rückzug, Vermeidung, Angst oder verstärkte Kontrolle dessen, was man selbst oder andere tun, als Ausgleich zur Überlastung durch das Geschehen verstanden werden, als der Versuch, eine Möglichkeit für Verarbeitung zu schaffen, um zusätzliche Belastung abzuwenden. In anderen Fällen ist Symptomatik aber ein Zeichen unwillkürlicher Verarbeitung, die immer dann einsetzt, wenn Denker*in und Häschen aufnahmefähig sind: der Albtraum in der Nacht, das Herzrasen im Urlaub, die unwillkürlichen Filmsequenzen, Bildfetzen oder Zwangsgedanken abends beim Einschlafen. Andere Symptome sind

Teil der Notfallreaktion, die durch einen Reiz im Innen oder Außen auslöst werden und vor erneuter Verletzung bewahren sollen.

Im Folgenden möchten wir Ihnen einen Überblick über die Symptomgruppen geben, die in den Diagnosehandbüchern in unterschiedliche Störungsgruppen eingeteilt werden (Genaueres hierzu lesen Sie weiter unten).

4.8.1 Symptome

Symptome sind nicht unabhängig vom Geschehenen, das haben wir an vielen Beispielen schon gesehen. Symptome sind vielmehr:

1. **Fragmente des unverarbeiteten belastenden Erlebens** in **Über- oder Unterspannung** (auf Ebene des Häschens) und **Wahrnehmungserinnerungen** aus der Dissoziation zwischen Denker*in und Häschen (auf der Ebene der Denker*in);
2. ein Abbild der **Entwicklungsstufe zum Zeitpunkt der initialen (= allerersten) Traumatisierung** bzw. nicht verarbeiteten Belastung;
3. Teile von **Beziehungserfahrungen aus dem nicht verarbeiteten Erleben;**
4. **Versuche der Gegenregulation;**
5. **Versuche, die eigene Symptomatik einzuordnen.** Hierzu gehören auch **kognitive Flashbacks** (van der Kolk 2015), also feststehende, immer wieder auftauchende unwillkürliche Gedanken und Bewertungen aus dem unverarbeiteten Erleben oder der Reaktion kurz danach.

Lassen Sie uns die verschiedenen Kategorien im Folgenden veranschaulichen.

1. Fragmente des nicht verarbeiteten Erlebens

Die erste Kategorie sollte nach den Erläuterungen in den vorangegangenen Kapiteln nachvollziehbar sein. Es handelt sich um Körpererinnerungen aus der nicht verarbeiteten belastenden Erfahrung, die nicht integriert werden konnten. Auch die Wahrnehmungen der „abgehängten" Großhirnrinde gehören hierher.

a) Symptome aus der Überspannung: Symptome, die mit hoher Erregung oder Anspannung zu tun haben, können wir als direkte Körpererinnerungen aus dem Erlebten in der **Überspannung** werten. Es geht hier um die Mobilisierungsphase der Notfallreaktion. Die Frage, ob Bilder oder Filmsequenzen aus dem Erleben vorhanden sind, ist vom Alter und somit der kognitiven Struktur abhängig. Bei frühen Traumatisierungen haben die muskulären, bewegungsorientierten oder viszeralen (die Eingeweide betreffenden) Vorgänge Vorrang. In der Diagnose „Posttraumatische Belastungsstörung“ gehören sie zur Rubrik **Übererregung**.

- Ein- / Durchschlafstörungen
- Reizbarkeit / Aggressivität
- Hypervigilanz (übermäßige Wachheit)
- Schreckhaftigkeit / Angst
- Herzrhythmusstörungen
- Einkoten / Einnässen
- Verspannungen, Kopfschmerzen, Rückenschmerzen etc.
- Bluthochdruck
- oft verbunden mit Bewertungen, Zwangsgedanken oder Handlungen etc., siehe weiter unten

b) Symptome aus der Unterspannung: Wie wir in der Beschreibung der Notfallreaktion gesehen haben, geht es in der Immobilisierung um vegetativ gesteuertes, automatisches Abschalten der Funktionen, die störend wären, wenn Flucht oder Kampf nicht möglich sind. Der Fluchtimpuls wird ausgeschaltet, Gegenwehr erfolgt nicht mehr, der Rückzug erfolgt nach innen. Bei der Diagnose Posttraumatische Belastungsstörung werden diese Symptome unter **Vermeidung** aufgeführt. Der Begriff ist irreführend, legt er doch nahe, dass jemand hier bewusst Verhalten unterlässt oder umgeht. Hier ist wieder einmal eine Vermischung theoretischer Ansätze am Werk, das psychoanalytische Konzept wurde nicht in die Dissoziationstheorie übersetzt. Nach außen ist in jedem Fall eine Immobilisierung sichtbar, nach innen unterscheiden sich die Ausformungen der Körperfunktionen und Anspannung sehr. Zugehörige Begriffe sind Freeze und Lähmung, Totstellreflex, Ohnmachten, in frühen Publikationen auch der Begriff Dissoziation.

- Rückzug, aus dem Kontakt gehen
- Lähmungserscheinungen, Bewegungsstörungen
- Depression
- Antriebslosigkeit
- Ohnmachtsanfälle
- plötzliches Einschlafen
- niedriger Blutdruck

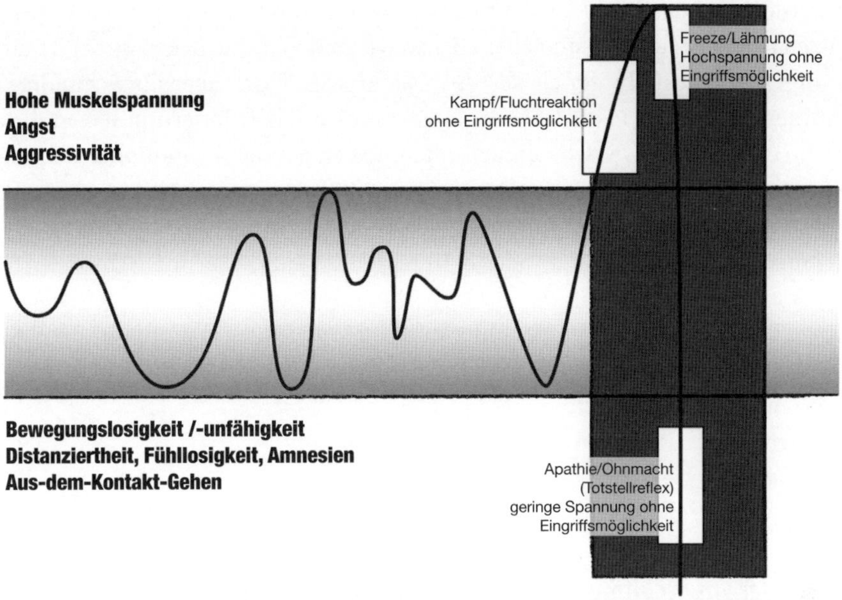

Abbildung 4.9: Die posttraumatische Symptomatik kann in die beiden Bereiche der Über- und Unterspannung des Körpers (Häschen) und die Wahrnehmungen und Eingriffsmöglichkeiten der Funktionen der Großhirnrinde (Denker*in) eingeordnet werden. Wenn man die Symptome als Teile des Erlebten erklärt, wird die Symptomatik für die Betroffenen einleuchtend, verständlicher und weniger bedrohlich.

Häufig findet man einen Wechsel von Symptomen aus dem Unter- und Überspannungsspektrum, so, wie im unverarbeiteten Erleben oft Aktivität und Zusammenbruch von erneutem Aufrappeln und Zusammensinken abgelöst werden. Phasen, in denen Flashbacks vorherrschen, folgen auf Rückzug oder depressives Verhalten. Betrachtet man den Körper als eine um Ausgleich bemühte Einheit, wird das verständlich: Ein durch Hochspannung überlasteter Organismus verschafft sich die Bedingungen zum Abschalten. So versucht der Körper, die Erfahrungen zu integrieren.

c) **Wahrnehmungserinnerungen** aus der Dissoziation zwischen Denker*in und Häschen:

Wird der Körper für Flucht oder Kampf mobilisiert oder sackt er in die Ausweglosigkeit der Immobilisierung ab, so verändert das nicht nur die Grundspannung, sondern auch Wahrnehmung und Denkfunktionen. Die visuelle Wahrnehmung erfolgt entweder aus einem distanzierten Zustand von außen *(out-of-body-experience)* oder in einer starr auf die Gefahr ausgerichteten Fixierung (Tunnelblick). Das Gehör ist geschärft, um Gefahren sicher auszumachen. Auch Geruchs- und Geschmackssinn werden oft intensiver. Äußerungen der Beteiligten in der Situation werden oft detailgenau aufgezeichnet, sind aber ebenso wie andere Eindrücke aus der Traumatisierungssituation nicht gezielt abrufbar. Sie drängen sich aber als Symptome im Nachhinein ungewollt ins Erleben. Solange sie nicht als Erinnerungsfetzen distanziert und eingeordnet werden können, rufen sie den gesamten emotionalen Zustand aus der nicht verarbeiteten Situation wieder auf. Als **Wiedererleben** tauchen solche Symptome zum Teil in der Diagnose Posttraumatische Belastungsstörung auf.

- Erinnerungsstörungen und / oder extrem deutliche Erinnerung (Amnesien / Hypermnesie)
- Einen Bereich des Körpers oder Emotionen nicht zu fühlen (Empfindungslosigkeit)
- Schmerzunempfindlichkeit
- Konzentrationsstörungen
- Verzerrung der Wahrnehmung von Zeit und Raum
- Flashbacks

2. Abbild der Entwicklungsstufe zum Zeitpunkt der Traumatisierung

Die Art der Symptomatik nach einem Trauma ist auch davon abhängig, welche Fähigkeiten und Wahrnehmungsmöglichkeiten der betroffene Mensch zum Zeitpunkt der Traumatisierung hatte. Die initiale, also erste Traumatisierung legt das Reaktionsniveau und die Art der Repräsentation fest, mit der ein Mensch auf jeden erneuten Einbruch reagiert. Jede nachfolgende Traumatisierung aktiviert auch wieder das Netzwerk der ersten unverarbeiteten Erfahrung, die erste Reaktion wird also gefestigt und bestimmt das Niveau der Notfallreaktion. Wenn ein Kind schon früh wegen immer wiederkehrender Übergriffe häufig in einen Lähmungszustand versetzt wurde, wird es auch bei späteren Bedrohungen eher mit Verharren und Reglosigkeit als mit Flucht oder Kampf reagieren – obwohl das objektiv nun vielleicht möglich wäre. Ein Kind, das im Fall der Überforderung einkotet, kann zu einem Erwachsenen werden, der schnell mit Magen-Darm-Symptomen reagiert.

Außerdem werden in den Folgetraumatisierungen und bei der Reaktion auf Trigger neben der körperlichen Reaktion auch wieder die Perspektive und das Wahrnehmungsniveau zum Zeitpunkt der initialen Traumatisierung aktiviert. Wenn das Kind in der ersten Traumatisierung noch nicht differenziert visuell wahrnehmen kann, ist eine visuelle Repräsentation auch späterer Traumatisierungen unwahrscheinlich. So kann man sich viele Erinnerungslücken, denen wir bei Erwachsenen begegnen, teils damit erklären, dass die visuelle Präsentation der Schreckensereignisse früh unterbunden wurde, weil die Fähigkeit noch nicht entwickelt war, als die erste Überlastung des Systems geschah. Dabei sollte man vermeiden, Traumatisierung immer als gewollt und willentlich ausgeübt zu begreifen: viele frühe strukturbildende Verarbeitungs„fehler“ und fehlende Gedächtnisrepräsentation in späteren Jahren sind zum Beispiel auch auf frühe medizinische Eingriffe oder auf Kriegs- und Fluchterlebnisse zurückzuführen.

Kinder reagieren aufgrund der weniger ausgebildeten Regulierungsmöglichkeiten und kognitiven Fähigkeiten zunächst auf körperlich muskulärer und viszeraler Ebene, also mit Verkrampfungen, Haltungsschäden, körperlichen Schreck- und Schmerzreaktionen, Entwicklungsstörungen und Reaktionen durch das Magen- / Darmsystem. Die Symptome sind oft ebenso unspezifisch wie die (Körper-)Wahrnehmung, die sich im Kindesalter erst ausdifferenziert. So klagen Kinder etwa über Schmerzen in unterschiedlichen – und wechselnden – Körperbereichen, weil sie die Schmerzen zum Zeitpunkt der initialen Traumatisierung noch nicht lokalisieren konnten oder haben Schwierigkeiten mit der Koordination, dem Gleichgewicht und Muskeltonus, sind empfindlich gegenüber Körperkontakt etc. Im Erwachsenenalter werden daraus z. B. wechselnde, nicht genauer lokalisierbare Schmerzzustände, Fibromyalgien, Magen-Darm-Probleme und situationsbedingte Konzentrationsstörungen.

Scheinbare Entwicklungsverzögerungen oder Rückentwicklungen nach Traumatisierungen oder als Reaktion auf Trigger gibt es häufig. Da will ein dreijähriges Kind plötzlich wieder die Flasche haben oder der Zweijährige verstummt, obwohl er schon Sprechen gelernt hatte. Symptome bei Kindern sind sehr unterschiedlich und oft unspezifisch. Manche Symptome sind vor allem deshalb auffällig anders oder diffus, weil bei Kindern die Großhirnrinde – und damit die Selbstwahrnehmung – noch weniger ausdifferenziert ist:

- Sie dissoziieren eher – die Denker*in ist oft noch gar nicht in eine Regulierung des eigenen Körpers eingeführt. Diese Funktion muss ja im Lauf der ersten Jahre erst durch eigene Erfahrung aktiviert werden.
- Sie erleben die Ereignisse im Spiel wieder oder haben Albträume mit unverarbeiteten Erlebensinhalten.
- Sie werden schneller durch Ereignisse getriggert, die dem nicht verarbeiteten Erleben ähneln.
- Sie vermeiden Orte oder Situationen, die an das Ereignis erinnern oder scheinen teilnahmslos.
- Sie leiden unter Schlafstörungen, vermindertem Konzentrationsvermögen, Schreckhaftigkeit und fallen in ihrem Verhalten in eine frühere Entwicklungsstufe zurück – nämlich in die, in der die ursprüngliche Belastung stattgefunden hat. Auch hier handelt es sich nicht um ein willentliches Verhalten („der benimmt sich wie ein Baby“), sondern um ein traumaassoziiertes getriggertes Verhalten.

Symptome, die scheinbar immer da waren, Verhaltensmuster, die jemand schon lange an den Tag legt, Beziehungsschwierigkeiten, die immer wieder auftauchen, deuten eher auf eine frühere, längerfristige und die Strukturen des Erlebens bestimmende Vorgeschichte von unverarbeiteten Ereignissen hin. So sind die chronifizierten Symptome bei Erwachsenen oft nichts anderes als nie verarbeitete Symptome aus der Kindheit.

3. Beziehungserfahrungen aus dem Traumaerleben

In allen Altersgruppen kann auch die **Art des Kontakts und der Reaktion** während des Ereignisses zum Symptom (Erinnerungsfragment) werden. Ein geschlagenes Kind wird sich auch in anderen Situationen eher wegducken oder die Hände schützend über den Kopf halten. Oder, wenn die Situation es anbietet (vgl. auch Trauma-Viereck, Kap. 5.5.6), in die Position des Schlagenden gehen. Entscheidend ist: Wenn in einer späteren Situation eine ähnliche Grundspannung besteht wie in der Ausgangssituation, so ruft der Körper das Traumaerleben wieder auf und ergänzt das Verhalten. Ich reagiere ängstlich, wenn der andere stärker ist. Bin ich selbst in der Position des Mächtigeren, kann das Verhältnis umschlagen (siehe den Abschnitt 5.5.6.1), und ich übe die Gewalt aus, die unverarbeitet in mir gespeichert ist.

Oft wird die Art der (in unverarbeiteten Situationen) entstandenen Reaktionen eine Art „Charakterzug". Jemand wird immer gleich laut, ein anderer zieht sich zurück und sagt nichts mehr, eine Dritte taucht in eine Traumwelt, sobald der Lärm im Klassenzimmer zunimmt, und noch ein anderer schlägt immer zu, wenn man ihm zu nahe kommt. Traumaassoziiertes Verhalten ist auch dann, wenn wir es nicht für angemessen halten, Ausdruck einer Bindungserfahrung, wenn auch einer wenig förderlichen. Hinzu kommt, dass im Versorgungskontext von Heimen, Therapie und Gruppen die Grenzen des Einzelnen oft sehr eng gesteckt sind. Das führt zu Stress und einem Ansteigen der Spannung. Und da der Stress dadurch entsteht, dass eine Grenze überschritten wird und Zeit und Raum Mangelware sind, kommt es zu einer Beziehungsreaktion, in der unverarbeitete Erfahrungen wieder aufgerufen und wiederholt werden.

Gerade im Bereich der Arbeit mit traumatisierten Kindern und Jugendlichen haben die traumaassoziierten Beziehungserfahrungen entscheidenden Einfluss auf die weiteren Versorgungsmöglichkeiten. Das Verhalten wird vor allem unter Stress aktiviert, eine Veränderung der Beziehungsgestaltung braucht viel Zeit und noch sehr viel mehr Geduld. Da hilft es sehr, wenn mensch die Mechanismen verstehen lernt! Erschwert wird dieses Umlernen dadurch, dass natürlich auch traumabedingtes Verhalten im Lauf der Zeit im Zusammenleben neue Bedeutungen gewinnt. Leon etwa hat gelernt, dass Zuwendung nur durch intensives Schreien in Abwechslung mit Liebsein zu erreichen ist. So wird er wohl eine*n Partner*in suchen, die*der genau dieses

Muster auch kennt. Beide zusammen sind dann in „ihrem Element“. Auch wenn sie beide darüber klagen, werden sie ein freundliches, Grenzen wahrendes Miteinander wohl nur mit viel Üben und Geduld herstellen können, da es ihnen unvertraut ist und sie schnell wieder in die gewohnten Verhaltensmuster fallen. Frühe Verhaltensmuster bestimmen häufig die Partnerwahl; später erlittene Traumatisierungen und veränderte Reaktionen können ebenso wie Therapieerfolge zu einer Zerreißprobe für eine Beziehung werden.

Aber auch außerhalb stationärer Kontexte sind die Trigger für Beziehungserfahrungen aus dem unverarbeiteten Erleben häufig und meist in abhängigen Beziehungen zu finden: Der Chef „erinnert“ Sie an den strengen Opa – und Sie können wieder nicht formulieren, was Sie sagen wollten. Das eigene Kind triggert mit seinem Trotzverhalten die Hilflosigkeit aus der Misshandlungserfahrung. Sobald Sie in einer Gruppe sitzen, fällt Ihnen nichts mehr ein – weil Sie zu Hause ohnehin nichts zu sagen hatten.

4. Versuche der Gegenregulation

Eine weitere Untergruppe von Symptomen bezieht sich auf Bewältigungsmechanismen, die eine Retraumatisierung vermeiden helfen sollen. Dazu zählen der Rückzug sowie die hier auch aktive Vermeidung von sozialen Kontakten, Themen, Zukunftsplanungen etc.

Um mit dem inneren Erleben besser zurechtzukommen, greifen manche traumatisierten Menschen zu Drogen oder Alkohol. Auch andere Tätigkeiten, die die Aufmerksamkeit potenziell stark binden, können Suchtcharakter haben und dann gar nicht mehr angenehm sein: arbeiten, spielen oder sexuelle Handlungen mit sich und anderen, chatten, fernsehen etc. Auch manche Zwangshandlungen kann man hier einreihen. Sie können als Versuch gewertet werden, die überflutenden Eindrücke und die Symptomatik aus Hoch- und Unterspannung zu regulieren und sind nicht immer unerwünscht: auch soziales Engagement findet sich hier mitunter, die Retter*innenposition im Trauma-Viereck (vgl. Kap. 5.5.6) ist oft auch einfach ein Versuch, sich selbst der eigenen Hilflosigkeit nicht erneut auszusetzen.

5. Versuche, die eigene Symptomatik einzuordnen

Der letzte Punkt bezeichnet Verhalten, das letztlich einen Versuch der Verarbeitung durch die Denker*in darstellt. Wir sind Menschen, wir suchen Sinn in dem, was uns passiert und wie wir uns verhalten. Wenn keine andere Möglichkeit der Einordnung des eigenen Verhaltens gegeben ist, suchen wir nach Zusammenhängen, die in unserem Wertesystem Sinn machen. Das sind oft auch Sätze, die uns selbst entgegengebracht wurden.

- „Ich bin völlig motivationslos, vermutlich liegt es daran, dass ich eine Null bin."
- „Ich muss mich nur ein bisschen mehr anstrengen, dann müsste das doch klappen."
- „Ich krieg eben nichts auf die Reihe."
- „Ich bin selbst schuld, kein Wunder, dass es mir nicht besser geht."
- „Ich habe mich nicht genug gewehrt, ich brauche mich nicht zu beschweren."
- „Sie hat mich ja dazu gezwungen, dass ich sie schlage!"

Es macht oft nicht viel Sinn, diese Sätze kognitiv aufzuarbeiten, denn sie sind als alte Spuren im Häschenverhalten verankert, keine aktuelle kognitive Leistung. Van der Kolk (2015) nennt sie kognitive Flashbacks, die man am besten so wie alle anderen Flashbacks behandelt: als Teil des unverarbeiteten Erlebens.

4.8.1.1 Wann tauchen Symptome auf, wann gehen sie weg?

Viele Symptome verschwinden einfach mit der Zeit: Weil man getröstet wird und über Dinge reden kann, weil man sie verstehen lernt oder ein Pflaster bekommt. Weil jemand die Spannungsregulation vormacht und erklärt: „Das kommt vermutlich daher, dass du nie genug zu essen bekommen hast. Das ist aber vorbei, schau mal, was willst du grade haben? Oder meinst du, wir sollten mal 'ne Runde Fußball spielen?"

Schon nach einem Monotrauma, also einer Einzelsituation (mono = eins), können diese unerwünschte Verhaltensänderungen und starken Symptomatiken auftreten. In Folge können Symptome der oben beschriebenen PTBS auftreten.

Erlebt ein Mensch vielfältige oder/und frühe Traumatisierungen, so sprechen wir von einer komplexen Traumatisierung. Nicht immer folgt daraus die Diagnose einer Komplexen Posttraumatischen Belastungsstörung, die eigene Kriterien aufstellt (s. u.).

Auch nach einer Latenzzeit von Jahrzehnten können plötzlich noch Symptome auftauchen. Das erleben wir in der klinischen Praxis oft dann, wenn die Belastung nachlässt, die Kinder aus dem Haus sind, die Eltern sterben, ein neues Zuhause gefunden ist. Auch einschneidende Lebensereignisse oder nachlassende Kontrollfähigkeit in Krankheit oder Alter können zu einem Auftauchen der Erinnerungsfetzen führen. Das Häschen nutzt jede Gelegenheit, der Denker*in das noch nicht Verarbeitete vorzulegen. Dies kann auch zu Krisen in der erfolgreichen Stabilisierungsarbeit führen, wenn der verbesserte Kontakt zwischen Denker*in und Häschen die Symptome in den Phasen der nachträglichen Verarbeitung noch einmal verstärkt.

Zu beachten ist: Es gibt kein Symptom, das ausschließlich nach unverarbeiteten Belastungen auftritt. Oft treten Symptome auf, die für die einzelne Person ebenso schwerwiegend sind, aber nicht in ein Diagnoseschema passen oder die Kriterien einer Traumafolgestörung nicht gänzlich erfüllen. Das bedeutet nicht, dass diese Symptome weniger starke Auswirkungen für das Erleben der Person haben, sondern dass sie schlicht nicht im Diagnoseschema vorkommen. Eine eindeutige Traumafolgestörung mit Diagnosewert kann nicht nur aufgrund des Vorkommens bestimmter Symptome gestellt werden, sondern bedarf einer sorgfältigen Diagnostik, die Fachmenschen überlassen bleiben sollte.

Symptome können:
- generalisiert sein oder nur in spezifischen Kontexten auftreten,
- schlimmer werden oder von selbst zurückgehen,
- haben oft den Charakter von vorübergehenden, scheinbar unpassenden Reaktionen von Verhalten und Körpererleben.

Es ist ein sehr weites, oft das gesamte Leben umfassendes Feld von Wut, Angst, Hoffnungslosigkeit und Ohnmacht, das da umrissen wird. Vieles kann schon allein dadurch vermieden oder gemildert werden, dass die posttraumatische Symptomatik durch die Betroffenen und ihr Umfeld als Folge von noch nicht erfolgter Integration eingeordnet und somit verstehbar wird. Wesentlich ist, die Symptomatik als traumaassoziierte, unverarbeitete Bruchstücke des belastenden Erlebens zu erklären, also als Ausdruck der Körpererinnerung (und dazu gehören ja auch alte abgespeicherte Bewertungen). Das heißt auch, sie nicht als in erster Linie als Beitrag zu einer aktuellen (Beziehungs-)Dynamik zu verstehen und zu benennen, sondern ihnen immer wieder den Platz in der Vergangenheit zuzuweisen und aus dem Hier-und-jetzt-Bezug neue Körperbezüge und Bewertungen zu erarbeiten, die dann im Sinne einer Teile- und Zeitlinienarbeit (siehe 12.2 und 9.1) vom Hier und Jetzt aus betrachtet und integriert werden können.

4.8.1.2 Eine neue Diagnose – Komplexe Posttraumatische Belastungsstörung

Diagnosen sind wichtig. Sie bestimmen wissenschaftliche Auseinandersetzungen um Behandlungsmethoden, sie ermöglichen das Akquirieren von Forschungsgeldern, und nicht zuletzt dienen sie den Krankenkassen als Grundlage für die Finanzierung des Gesundheitswesens in Deutschland. Diagnosen verändern sich über die Zeit. Nicht, weil die Menschen ganz andere „Störungen" entwickeln. Eher weil der wissenschaftliche Blick auf das Leiden der Menschen sich verändert. Immer geht es dabei auch um Macht und Deutungshoheit. Die Auseinandersetzungen um die Diagnosemanuale in Bezug auf Trauma sind ein gutes Beispiel dafür. Nachlesen können

Sie das u. a. bei Bessel van der Kolk (2015) oder Judith Herman (2018). Beide schlagen seit vielen Jahren, wenn nicht Jahrzehnten vor, die symptomatischen Folgen von Gewalt, sexualisierter Gewalt und Vernachlässigung an Kindern und Jugendlichen diagnostisch klarer zu fassen. Beide konnten sich mit ihren durch lange Forschung fundierten Forderungen nicht durchsetzen.

Die Diagnose Posttraumatische Belastungsstörung ist oft „passend", wenn Jugendliche oder Erwachsene einmal oder mehrfach Erfahrungen machen müssen, die sie nicht verarbeiten können. Sie bezeichnet vor allem das psychisch-emotionale Erleben, das durch die Trennung der Funktionen zwischen Denker*in und Häschen hervorgerufen wurde. Die komplexeren Symptomatiken, wie etwa die der kPTBS, entwickeln sich auf der Grundlage der Symptomatiken der PTBS.

Kinder sind von Traumatisierungen auf ganz andere Art und Weise betroffen, da die Unterbrechungen der Verarbeitung zu einem Zeitpunkt stattfinden, in dem die Strukturen von Selbstregulation, Kognition und Beziehungsaufnahme ausgebildet werden. Ihre Symptome sind daher oft vielfältiger, verwirrender, komplexer und umfassen unterschiedlichste Lebens- und Erlebensbereiche.

Inzwischen ist die 11. Revision der *International Classification of Deseases* (ICD-11) von der Weltgesundheitsorganisation (WHO) verabschiedet worden und 2022 in Kraft getreten. In ihr sind die Diagnosen neu geregelt, die von den Krankenkassen zur Abrechnung anerkannt werden. Wann in Deutschland nach diesen neuen Richtlinien diagnostiziert wird, ist noch nicht klar. In der ICD-11 gibt es nun erstmals die Diagnose **Komplexe Posttraumatische Belastungsstörung**. Zusätzlich zu den Diagnosekriterien der Posttraumatischen Belastungsstörung müssen Symptome aus den folgenden Bereichen vorliegen:

- Schwierigkeiten der Emotionsregulation
- Verändertes Selbstbild
  - sich selbst als wertlos wahrnehmen, Gefühle von Scham und Schuld
- Interpersonelle Schwierigkeiten

Zumindest einige der Symptome, von denen Kolleg*innen und traumatisierte Klient*innen schon immer berichtet haben, haben nun auch Eingang in die Grundlagen der Finanzierung der medizinischen, psychiatrischen und psychotherapeutischen Behandlung gefunden. Es bleibt zu hoffen, dass auch die fachgerechte Versorgung von Menschen, die mit den Auswirkungen von schweren Misshandlungen und Vernachlässigung in Kindheit und Jugend zu kämpfen haben, durch solche Diagnosen verbessert wird. Auf jeden Fall wird so ein Teil des Leids durch Expert*innen in einer Form anerkannt, die in unserer Gesellschaft sehr wichtig ist.

4.9 Auf der Suche nach Sinn – Was macht die Denker*in?

Wenn die nicht zu verarbeitende Erfahrung vorbei ist oder doch zumindest der erste große Schreck, wenn die Verbindung zur Großhirnrinde wieder hergestellt ist, versuchen wir, uns einen Reim zu machen: auf die Symptome, auf unsere Reaktionen, auf die Welt, so wie sie auf einmal ist. Der Verstand war im Erleben selbst aus gutem Grund mehr oder minder ausgeschaltet, konnte vielleicht noch von ferne wahrnehmen und registrieren, was passiert ist, hatte aber keine Eingriffsmöglichkeit mehr. Aber was nun, da das Erleben vorbei ist und unzureichend verarbeitet wurde – und die Denker*in versucht einzuordnen, was so unordentlich gespeichert ist? Vor vielen dieser Erscheinungen und neuen Realitäten steht sie sehr orientierungslos, weil sie oft noch nicht einmal weiß, was überhaupt passiert ist, geschweige denn, wie all das zusammenhängt und eingeordnet werden soll. Aber die Selbstwahrnehmung schreit nach Korrektur, die Wahrnehmung will berichtigt werden, und Sprache und Gedankengebäude müssen arbeiten, verdauen, einordnen. Begründungen müssen gefunden und Urteile gefällt, Werte neu geordnet werden. Und auch für die Trauer und die Wut muss irgendwo Platz sein.

Sie alle kennen in der einen oder anderen Form dieses Erleben, das nach nicht verarbeiteten Ereignissen eine besondere Art von Wirkmacht und Bedeutung gewinnt. Vielleicht haben Sie schon einmal einen Angehörigen oder guten Freund verloren. Sie haben eine schwere Krankheit überstanden oder ein Unfall hat Ihr Leben verändert. Selbst wenn Sie diese Schicksalsschläge haben vorhersehen können, konnten Sie sicher nicht nahtlos in Ihrem Leben weitergehen, brauchten eine Auszeit, mussten Ihre Geschichte, Ihre Überzeugungen, Ihre Wahrheiten und vielleicht Ihre Werte neu ordnen. Alleine oder mit anderen zusammen, wenn Sie Glück hatten. Sie haben eine Weile gebraucht, diesem Erleben einen Platz zu geben, der Ihnen erlaubte weiterzumachen. Sie brauchten die Geduld anderer und mit sich selbst, um herauszufinden, was Sie hinter sich lassen können, was Vergangenheit werden kann in Ihrem Leben, was Zukunft sein soll und auf welchem Punkt der Gegenwart Sie sich gerade befinden, in welche Richtung Sie gehen. Wenn Sie einmal verletzt waren, psychisch oder physisch, dann wissen Sie, welcher Kraftakt darin steckt, die plötzlichen Veränderungen, die sich daraus für Ihre Lebenssituation ergeben, neu zu ordnen. Selbst dann, wenn alle anderen längst meinen: „Jetzt müsste es doch vorbei sein", bräuchten Sie eigentlich noch lange Zeit, um alles neu zu überdenken, neu einzuordnen, neu zu bewerten und damit die Erzählung Ihres Lebens neu zu schreiben. Um wie viel länger dauert es dann oft, wenn alle Lebensumstände sich geändert haben, Menschen und Heimat, Sprache und Kultur verloren sind?

Es ist so viel geschehen. Der „Notfall", der sich manchmal über Jahre hinzieht und zu einer besonderen Form von Normalität im Stresszustand werden kann, ist ja dadurch gekennzeichnet, dass Vertrauen gebrochen wurde, Existenzangst erlebt, Schmerzen und Einsamkeit erlitten wurden, Hoffnungs- und Hilflosigkeit übrig blieben. Das gesamte Weltbild ist verändert, wenn auf einmal ein Holzstück zubeißt, wie im Beispiel von Emma. Oder wenn Frau Müller sich daran erinnert, dass es doch der Vater war, der sie vergewaltigt hat. Oft müssen alle Beziehungen überprüft werden: Woher soll das Häschen in uns auch wissen, wer noch vertrauenswürdig ist? Alle Möglichkeiten und Fähigkeiten werden neu bewertet: Kann ich das wirklich noch?

Die neue Erfahrung weicht so sehr von dem ab, was wir über die Jahre hinweg zusammen mit anderen Menschen als Werte und Bezugssysteme ausgeprägt haben, dass die Integration eine zeitintensive und mühevolle Kleinarbeit ist. Schon deshalb ist die Aneignung nicht einfach. Wenn hingegen Traumatisierungen unser Erleben von klein auf geprägt haben, sind manche dieser Überzeugungen so klar und unverrückbar, dass jede angenehmere Erfahrung in der Welt bedrohlich wird.

4.9.1 Werte

In der Art und Weise, wie wir miteinander umgehen – verbal und nonverbal, also durch unser Handeln, unsere Mimik, unsere Gestik, unseren Körperkontakt vermittelt –, entstehen Werte. Wir vermitteln sie im Spiel, im Vorlesen, in den Worten und den Blicken, die wir nutzen, in dem, worüber wir reden und worüber wir schweigen. Es gibt sie nicht an sich, wir kommen nicht mit einem fertigen Schema von richtig oder falsch zur Welt. Wir Menschen sind hochkomplexe Lebewesen, die sich sehr unterschiedlichen Bedingungen anpassen können und müssen, um zu überleben. Wenn unsere Überzeugungen vorgefertigt wären, würde uns das nicht gelingen, dann würden wir uns in den unterschiedlichen Kontexten, in denen wir überleben wollen, nicht zurechtfinden.

Wir fügen uns in die uns umgebende Welt ein, indem wir lernen, so zu sein wie sie. Und da niemals auch nur für zwei Menschen die Bedingungen gleich sind, sind wir sehr unterschiedlich. Natürlich bekommen wir auch Erbanlagen und Physiologie mitgeliefert, die unsere Möglichkeiten mitbestimmen oder einschränken. Aber in der Mehrzahl kommen auch diese Anlagen erst dann zur Entfaltung, wenn wir sie aktivieren. Die wunderbarste Musikalität wird sich schwer entfalten können, wenn das Singen verboten und kein Instrument vorhanden ist.

Ein Wert kann sein, dass alles Leben auf dieser Welt schützenswert ist. Ein Wert kann aber auch sein, dass ich nichts wert bin. Ein Wert kann sein, dass ich schuld bin und mich um alle anderen kümmern muss. Dass man Befehlen gehorcht und nicht ins Bett macht. Werte sind ein Teil dessen, wodurch wir Teil einer Gemeinschaft werden. Es sind nicht wir allein, die sie bestimmen, und alleine sind sie nur schwer zu verändern. Wenn jemand seine kulturellen und sozialen Bezüge verliert, dann verliert er seine Zugehörigkeit. Das mag sich gut anfühlen, aber meist auch schutzlos. Neue Werte muss man anprobieren können wie ein neues Kleidungsstück.

Traumatisierung heißt oft: Alles, was mir Wert war, ist verloren, ist zerstört; meine kulturellen Werte lösen sich auf. Ich kann meine Toten nicht begraben, wie ich es gewohnt war. Ich kann mich nicht absondern, wie ich es brauche. Ich kann meine Sprache nicht sprechen. Ich kann meine Burka nicht tragen, ohne dass jemand mich anglotzt. Aber auch: Ich kann nicht nackt ins Wasser springen und mich spüren, denn Nacktheit ist verboten.

4.9.2 *Was ist normal?*

Wenn ein Kind von klein auf Übergriffen ausgesetzt war und deshalb eine bestimmte Art des Umgangs damit ausgeprägt hat (Copingstrategie), wird es diesen erst hinterfragen, wenn es später erfährt, dass sich nicht alle Menschen so verhalten. Leon zum Beispiel hat wenig Gefühl für seinen Körper, und er vergisst das Essen immer wieder. Das wird ihm erst bewusst, als Laila, eine Freundin aus dem Kinderladen, davon erzählt, dass sie immerzu Essen in sich hineinstopft und kotzt. Ihm kommt das eigenartig vor. Aber als Emma dazukommt und erzählt, wie gerne sie kocht und isst, schauen sich Leon und Laila befremdet an. Laila kann sich auch nie an etwas erinnern, was länger als einige Tage zurückliegt. Aber das fällt ihr noch nicht einmal auf, denn in der Schule ist sie spitze: Das kurzfristige Lernen beherrscht sie perfekt. Leon macht sich keine Gedanken darüber, ob es „normal" ist, sich immerzu mit nicht anwesenden Traumgestalten zu unterhalten. Für ihn ist das Teil seiner Welt. Er wird das auch nicht infrage stellen, weil er mit niemandem darüber spricht. Wozu sollte er auch?

Unser eigenes Handeln erscheint uns selbstverständlich, bis wir andere treffen, die sich anders verhalten. Unser Erleben scheint uns normal, bis wir mit anderen darüber sprechen und feststellen, dass sie ganz anders wahrnehmen. Jeder existenzielle Bruch stellt uns und unsere Lebensweise infrage. Nichts ist mehr, wie es vorher war, und man sucht verzweifelt nach Kleinigkeiten, die sicher sind: der Schmuselöwe, der ein Geschenk von Oma war oder die Liturgie, die in der eigenen Kindheit eine Rolle spielte. Rituale werden wichtig, Wiederholungen beruhigen. Verlässlichkeit muss im Kleinen wieder hergestellt werden.

4.9.3 Bin ich verrückt?

Schon das eigenartige Funktionieren unserer Wahrnehmung nach einem überwältigenden Ereignis stellt die meisten Menschen vor die Frage: Drehe ich jetzt durch? Leider wird diese Frage nur selten laut gestellt – aus Angst, dass jemand sagt: Ja, das glaube ich auch. So wird die Chance vertan, von anderen zu hören, dass es Ihnen auch so geht (oder ging). Von traumasensiblen Profis zu hören, dass dieses Erleben eine ganz normale Folge der Überlastung ist. Zu hören, dass es nach nicht verarbeiteten Belastungen ganz üblich ist, keinen Gedanken mehr zu Ende denken können, sich nichts merken zu können und nicht zu wissen, was man schon erzählt hat und wem. Wie plötzlich der ganze Körper unkontrollierbar zu zittern anfängt oder man sich fast in die Hose macht, wie die Angst einen aus dem Nichts und scheinbar völlig ohne Anlass überfällt. Wie alles vernünftige Überlegen nicht hilft. Wie das Herz auf einmal aus dem Takt gerät oder sich überschlägt, wie man auf einmal einen Körperteil nicht mehr spürt oder nicht merkt, dass der Tag vorbeigegangen ist, ohne dass man wüsste, was passiert ist.

Umso wichtiger ist es, dass Menschen da sind, die uns sagen, dass wir nicht alleine sind. Die wissen, dass andere solche Erfahrungen auch machen und dass es völlig normal ist, so zu reagieren. „Ich bin verrückt" ist eine typische Selbstdiagnose traumatisierter Menschen. „Das ist eine normale Reaktion auf eine überfordernde Situation" ist ein Beispiel für eine erste Einordnungshilfe (siehe auch Kapitel 8.1, „Normalisierungsintervention").

4.9.4 Generalisierte Überzeugungen

Generalisierte Überzeugungen sind die Sätze, mit denen wir uns selbst unseren Ort in der Welt beschreiben. Oft sind es Hinterlassenschaften, die wir aus den ersten Jahren unserer Kindheit oder aus einer nicht verarbeiteten Situation im späteren Leben mitnehmen. Diese Überzeugungen entstehen aus dem, was unsere Nächsten uns darüber vermitteln, wie sie die Welt sehen – und wie „man" sie sehen sollte. Überlegen Sie doch mal einen Moment, was die Glaubenssätze Ihrer Kindheit sind, die für Ihr Leben entscheidende Bedeutung erlangt haben. Das reicht vom „Man schmeißt kein Essen weg" über „Jedes Lebewesen ist einzigartig und kostbar" bis zu „Ich mache immer alles falsch" oder: „Ich habe kein Recht zu leben". Diese Überzeugungen sind verbunden mit Gefühlen, Körperempfindungen und jeder Art anderer Wahrnehmungen. Und sie sind sprachlich verankert, ein „Satz, der mich beschreibt". Da wir vielen dieser „Wahrheiten" immer wieder begegnen, lassen Sie uns einige der häufigsten einmal betrachten:

Negative Selbstbilder:

- Auf der **Ebene des Handelns und der Fähigkeiten**: Ich kriege nichts gebacken. Ich habe zwei linke Hände. Ich bin zu nichts nütze. Ich mache immer alles falsch …
- Auf der **Ebene des Selbstbildes**: Ich bin nichts wert. Mein Körper ist hässlich. Ich bin der letzte Looser. Ich sollte besser tot sein …
- Auf der **Ebene der Beziehungen**: Ich bin es nicht wert, dass man mich liebt. Ich bringe allen Unglück. Ich kann niemandem vertrauen (noch nicht einmal mir selbst). Aber auch: Ich muss Mama retten! Ich bin eine gute Tochter …

All diese Generalisierungen und anderen Glaubenssätze sind nicht im körperlosen Raum entstanden, sondern haben sich meist von der Ebene der Beziehungserfahrung „hinaufgearbeitet" in eine sprachliche Form. Sie sind sozusagen das Resultat einer Umwandlung von Erfahrung in Werte und Glaubenssätze. Manchmal sind es aber auch direkt aus dem Sprachlichen übernommene Aufträge, die als Befehle, Anweisungen oder andere Aussagen früh oder in einer überlastenden Situation aufgenommen wurden. Sprache hat in diesem Kontext zweierlei Bedeutungen: Zum einen geben wir mithilfe der Sprache und sprachlichem Denken unserem Erleben einen Sinn. Zum anderen übernehmen wir sprachliche Aussagen aus dem, was (um) uns (herum) gesagt wurde, und transportieren mit der Sprache Muster, die wir erlebt haben, weiter, behandeln sie als Wahrheit. Zudem wird das, was während der nicht verarbeiteten Erfahrung gesagt wird, ebenso wie andere Teile dieses existenziellen Erlebens, als besonders wichtig gespeichert. Die Aussagen über das Opfer, die Befehle, die hier ausgesprochen werden, sind mit Todesangst verknüpft. Im Zusammenhang mit ritueller Gewalt, Folterpraktiken und anderen Formen systematischer Erniedrigung ist sprachliche Konditionierung eine übliche Methode mit weitreichenden Folgen (vergl. Fliß & Igney 2010).

4.9.5 *Der andere hilft nicht – menschengemachte Traumata*

Menschen existieren nicht ohne andere Menschen. Ohne minimale Unterstützung, Zuspruch, Halt und menschliche Nähe sterben Kinder, Kranke, Hilfsbedürftige. Andererseits sind Menschen fähig, aus einem Minimum an Beziehung und Kontakt das zu ziehen, was sie zum Überleben brauchen. Je mehr und angemessener die Beziehungen sind, je liebevoller und förderlicher der Kontakt, desto besser kann sich das Potenzial entfalten, das in all den Nervenzellen steckt, mit denen wir zur Welt kommen.

Wenn andere Menschen sich als feindlich herausstellen, wenn plötzlich Gefahr von jemandem ausgeht, auf den man sich verlassen wollte, dann ist das ein existenzieller

Bruch: Was ist noch richtig? Aber auch dann, wenn plötzlich Zuneigung da ist, wo vorher nur Schläge waren, man selbst entscheiden soll, wo vorher Befehle den Alltag strukturierten, ist das verunsichernd. Es ist nicht wichtig, dass die vorherige Beziehung „gut" war, damit wir ihren Abbruch oder ihre Veränderung als bedrohlich erleben. Unsere **Gewohnheiten** geben uns Sicherheit, auch wenn wir unter ihnen leiden. Es braucht viel Zeit, eine neue Erfahrung zu erlernen und zu akzeptieren. Wenn viel auf ihn einstürzt, wird der Jugendliche versuchen, die alten Beziehungsmuster wiederherzustellen. Er wird es darauf anlegen, dass die Erzieherin ausrastet oder gaanz liiieb zur Pflegemutter sein – bis er sich der neuen Ordnung sicher sein kann: Hier wird nicht geschlagen, nicht misshandelt und nicht ausgeschlossen.

Weil wir so auf Beziehungen angewiesen sind, wiegen die Verletzungen, die andere Menschen uns zufügen, oft schwerer als die, die durch Unfälle oder Naturkatastrophen entstehen. Wenn die Erde wankt, kann man sich anderen Menschen anvertrauen. Aber wenn die Menschen in unserer unmittelbaren Umgebung unberechenbar sind (die meisten Übergriffe geschehen im Nahbereich, in der Familie, in Liebesbeziehungen) – an wen soll man sich wenden?

4.9.6 Die Ohnmacht kontrollieren

Ohnmacht und Hilflosigkeit sind Teil der Erfahrung, wenn Flucht oder Kampf nach Einsetzen der Notfallreaktion nicht gelingen. Damit verbunden ist häufig das fehlende Eingreifen anderer Personen oder deren Beteiligung am Übergriff. Oft bleibt nach einem solchen Erleben das Gefühl, hilflos zu sein, in der Welt nichts mehr bewirken zu können – weil ohnehin alles anders kommt, weil man nichts beeinflussen kann. Sehr grundsätzlich kann das Handeln so strukturiert sein, wenn die Erfahrung häufig und früh gemacht wurde.

Es ist ein angeborenes Bedürfnis, die Auswirkungen unserer Handlungen kontrollieren zu können. Wenn nicht mehr klar ist, was für Konsequenzen unser Handeln hat, haben wir keine Richtschnur dafür, was wir tun sollen. Vorhersehbarkeit herzustellen ist für ein Wesen ohne starre genetische Programme die einzige Möglichkeit, sich in verändernden Umwelten zu orientieren. Auch Menschen, die früh mit Übergriffen und Fremdbestimmung konfrontiert wurden, entwickeln Strategien, die Welt beeinflussbar zu machen. Man sieht die Hilflosigkeit dann kaum mehr: Will die Frau, die ständig alle beschimpft, sich die anderen vom Leib halten – oder Kontakt aufnehmen? Will der Junge, der immer dafür sorgt, dass er als Erster zuschlägt, eigentlich nur dafür sorgen, dass er wenigstens weiß, wann die Auseinandersetzung passiert? Klettert das Mädchen dem Nachbarn auf den Schoß und schmiegt sich an ihn – weil es gelernt hat, dass es sich so wenigstens auf den Übergriff einstellen kann, der sowieso kommen wird? Man erkennt manchmal nicht so einfach, dass es sich um Strategien handelt, das Leben wenigstens ein bisschen kontrollierbar zu gestalten. Und ebenso wenig wie ein Kleinkind im Still-Face-Versuch (das Kind sucht Kontakt, die Bezugsperson reagiert nicht) willentlich reagiert oder ein Säugling in einer Versuchsanordnung bewusst entscheidet, sind auch die hier erwähnten „Kontrollversuche" keine Versuche der Denker*in, das Resultat zu beeinflussen, sondern vollziehen sich auf der nicht bewussten, automatisierten Häschenebene. Das ist wichtig!

Wenn Übergriffe oder andere Formen des Hilflosigkeitserlebens einen Erwachsenen treffen, dessen Vertrauen in die eigenen Handlungsmöglichkeiten hat wachsen können, ist das Selbsterleben sehr erschüttert. Da ist jemand am Boden zerstört, die ganze Welt hat ihre Bedeutungen geändert, muss neu überdacht werden. Oft ist der Zugriff auf die früheren Fähigkeiten aber nur verschüttet, und mit angemessener Unterstützung wird ein Rückgriff auf die Ressourcen wieder möglich. Andererseits ist die Erfahrung von Ohnmacht so unbekannt, dass sie eine ganze Welt endgültig zerstören kann.

Es ist sehr oft zu lesen, dass die Auswirkungen von unverarbeiteten Belastungen umso heftiger seien, je früher die Erfahrungen gemacht wurden. Wir würden eher davon sprechen, dass die strukturelle Auswirkung früher notfallassoziierter Lernerfahrungen sicher grundlegender ist. Die individuelle Fähigkeit, mit der emotionaler Überlastung umzugehen, ist aber oft gerade dann dramatisch eingeschränkt, wenn durch ein spätes Erleben das gesamte heile Weltbild zerstört wird. Ein Kind, das nie mit Verlässlichkeit zu rechnen gelernt hat, wird durch Verrat nur in seinem Weltbild bestätigt. Hat es aber einmal gelernt zu vertrauen, wird ein neuer Verrat es umso stärker treffen.

4.10 Zusammenfassung: Traumatisierung oder belastendes Erleben?

Wir haben im letzten Kapitel abwechselnd und gleichbedeutend verschiedene Begriffe für die Folgen von unverarbeiteten Belastungen gewählt: Traumatisierung, Traumafolgestörung, Traumaerleben, überlastendes emotionales Erleben, nicht verarbeitete Belastung. Können wir uns nicht entscheiden? Ja, da ist was dran! Wir würden inzwischen eigentlich am liebsten immer von Verarbeitungstheorie oder belastendem Erleben, unverarbeiteten Belastungen reden. Und den Begriff Trauma oder Traumatisierung weglassen. Warum das?

Zum einen, das haben Sie gesehen, beschreibt die Theorie des Auseinanderfallens der Hirnfunktionen (und des Erlebens leider auch) keine spezifische Funktionsweise während eines Erlebnisses, das zu Folgesymptomen führt, sondern ein präventiv sinnvolles Verfahren, in dem Häschen sich vor dem Zugriff der Denker*in schützt, um schnell für das Überleben zu sorgen. Gesetzt den Fall, danach ist alles wie von der Evolution vorgesehen: Da sind andere Menschen oder Säugetiere, die beruhigen und ausgleichen, die Sicherheit geben und erklären und helfen, mit der Symptomatik und den Veränderungen im Leben umzugehen, all das mit Zeit, genügend Platz und Zuwendung, der Möglichkeit, die neuen Räume auszuloten und immer wieder in die Sicherheit des Vertrauten zurückzukehren. Was wäre dann? Traumafolgesymptomatiken wären sehr selten und ließen sich über die Zeit vollständig integrieren. Diagnosen wären wohl in dieser Form, als feststehende Kategorien zur Benennung von Lebensumständen, Verhalten und Prognosen, nie entstanden.

Die Theorie wäre trotzdem dieselbe: Im Fall eines Notfalls werden die übergeordneten Hirnregionen abgehängt, minderversorgt und hintangestellt, um zunächst das Überleben zu gewährleisten. So funktioniert das auch bei jedem Säugetier. Das Modell von Häschen und Denker*in ist also im Kern eine Verarbeitungs- und Überlebenstheorie.

Nun sind wir aber Menschen in einer feindlichen Welt, weil da auch andere Menschen sind. Das ist die Grundbedingung für die Entstehung von Traumata. Selbst Naturkatastrophen wären mithilfe anderer Menschen zu verarbeiten, wären da nicht andere Menschen, die sie dazu nutzen würden, zusätzlich Gewalt anzuwenden. Der Mensch ist also die traumatische Bedingung, könnte man sagen. Der Begriff des Traumas ist nicht mehr trennscharf, ist es vielleicht nie gewesen und nach einer langen Geschichte von Begriffsverwirrung nicht mehr wirklich zu etwas nütze.

Nur wird er ständig genutzt. Und beschreibt nichts Nebensächliches, sondern will beschreiben, was dem Menschen zustoßen kann. Die existenzielle Verunsicherung, die es heißt, sich all seiner Zugriffsmöglichkeiten auf Ressourcen beraubt zu sehen, die eigenen Kinder nicht mehr versorgen zu können und auf die Ebene eines Reptils zurückgeworfen zu werden, zusätzlich aber die Abgründe jener Gefühle zu kennen, die wir Angst, Ohnmacht und Hass nennen.

Deshalb haben wir uns entschieden, zwar zu benennen, warum wir den Traumabegriff nicht mehr füttern wollen, ihn aber aufzunehmen, um Anknüpfungspunkte zu bieten. Und sprechen von nun an immer häufiger einfach davon, dass belastendes Erleben nicht verarbeitet wurde. Denn darum geht es im Kern: Die Integrationsaufgabe, die in Säugetiergemeinschaften immer eine des Systems ist, wurde nicht geleistet und muss nachgeholt werden. Da ist jemand auf der Strecke geblieben, der muss noch geholt, dem muss noch geholfen werden. Leave no one behind.

Traumatisierung heißt also:

- In der Traumatisierung findet keine Integration des Erlebten statt, weil die Notfallreaktion zusammen mit Hilflosigkeit und Ohnmacht verhindert, dass die Informationen auf der langsamer arbeitenden Verstandesebene verarbeitet werden.
- Die Bruchstücke des Erlebens werden – in den unterschiedlichen Wahrnehmungsqualitäten – unzusammenhängend in Gehirn, Muskeln, Gefühl und Körpererleben gespeichert. Sie sind nicht bewusst abrufbar, werden aber durch Ähnlichkeiten im aktuellen Erleben wieder aufgerufen (getriggert).
- Fehlende Integration bedeutet fehlende zeitliche und räumliche Einordnung. Es fühlt sich so an, als sei die Gefahr jetzt präsent und ein Notfallhandeln zwingend.
- Die Reaktion auf Trigger erfolgt automatisch. Das Auftauchen von Triggern wird mit einer erneuten Notfallreaktion (oder Teilen davon) beantwortet. Auch hier hat die Denker*in keinen Zugriff.
- Sich aufdrängende Sinneseindrücke, Bewertungen und Beziehungsgestaltungen (emotionale, kognitive und visuell-auditive Flashbacks) beziehen sich auch auf den körperlichen Entwicklungsstand und das Niveau der kognitiven Entwicklung zum Zeitpunkt der nicht verarbeiteten Erfahrung.
- Noch einmal zusammenfassend: Wir sprechen von Traumatisierung, wenn ein Ereignis, gleich welcher Natur, nicht während des Geschehens verarbeitet werden konnte und wenn auch nachfolgend die körperlichen und vor allem sozialen Voraussetzungen nicht gegeben sind, um die Folgen zu integrieren.

Traumatisierung heißt also, dass eine Erfahrung nicht in die eigene Vergangenheit eingebaut werden konnte, sondern sich potenziell immer wieder über das Leben im Hier und Jetzt stülpt, so, als fände das Erleben gerade jetzt statt. Der erlebende Organismus kann dabei auf zwischenzeitlich erlangte Fähigkeiten und Ressourcen nicht mehr zurückgreifen.

Es sind in unserer Gesellschaft überwiegend Mädchen und Frauen, die Opfer von Gewalt und sexualisierter Gewalt werden, zumeist in der Familie oder in nahen Beziehungen. Machtverhältnisse zeigen sich auch daran, dass es Frauen sind, Kinder, behinderte Menschen und Menschen, die aufgrund ihres Aussehens, ihrer Religion oder ihrer sexuellen Orientierung eher zu Opfern gemacht werden. Die Mechanismen von Verarbeitung und Notfallreaktion sind dabei immer die gleichen, egal, wer unter welchen Umständen betroffen ist. Die Wahrscheinlichkeit, Opfer zu werden, und die sozialen Bedingungen, die eine Verarbeitung des Erlebten im Nachhinein ermöglichen, sind jedoch ungleich verteilt.

Die Arbeit, die wir auf der Basis der dargestellten Theorie im Folgenden praktisch beschreiben, hat die Stabilisierung im Hier und Jetzt zum Ziel. Nur wenn wir unsere Kraft hier und jetzt zu nutzen lernen, werden wir gesellschaftliche Verhältnisse ändern können.

5. | Konsequenzen für die Praxis

5.1 Konsequenz für die Praxis 1: Ausgangspunkt ist immer die Orientierung im Hier und Jetzt

Nun möchten Sie vermutlich gerne einfach anfangen und erfahren, wie sich das, was wir oben geschrieben haben, in der Praxis auswirkt, was es für Ihren Kontakt mit den belasteten Menschen in Ihrem Arbeitsumfeld heißt. Was Sie tun können, um die Zusammenarbeit der verschiedenen Funktionsebenen eines Menschen so zu unterstützen, dass alte Belastungen verarbeitet werden können, dass jemand gestärkt und sicher weitergehen kann. Seit Erscheinen der ersten Auflage dieses Buches ist für uns eine Einsicht immer zentraler geworden, und deshalb haben hier ein neues Kapitel aufgenommen. Uns ist zunehmend deutlich geworden, wie wesentlich die Hier-und-jetzt-Orientierung als Ausgangspunkt für alles Handeln ist, für die Annäherung an ein Verständnis unseres Gegenübers ebenso wie für die eigene Professionalität. Das Hier und Jetzt …

- ist der Ausgangspunkt für die gemeinsame Arbeit,
- ermöglicht die Unterscheidung von dem, …
  - was vorbei, aber noch nicht verarbeitet ist,
  - wo ich / die Klientin hinwill;
- ist der zuvor festgelegte Treffpunkt, falls sich jemand verlaufen hat;
- ist die Manifestation des Zusammenhangs zwischen Denker*in und Häschen, im wahrgenommenen Atem,
- ist also der Ort des Innehaltens wie auch der Veränderung.

Lassen Sie uns das genauer betrachten:

5.1.1 Unterschiedsbildung

Unsere Klient*innen kommen zu uns, weil sie selbst oder andere mit ihrem jetzigen Zustand oder Erleben unzufrieden sind. Weil es woanders hingehen soll, weil im besten Fall die Klient*innen selbst ein Interesse daran haben, sich zu verändern, sich anders zu erleben und in der Welt zu verhalten. Eine Klientin schildert uns also einen Zustand, der momentan von ihr erlebt wird und verändert werden soll. Bestenfalls weiß sie sogar (und wir akzeptieren das), wohin es gehen soll: „Ich bin in z und möchte nach y." Das klingt einfach, wir müssen nun nur einen Bus organisieren oder die Klientin befähigen zu laufen. Oder?

Im Umgang mit psychosozialen Schwierigkeiten und Konflikten ist die Problemstellung meist komplexer: Oft gibt es einen Bus, und die Klientin könnte theoretisch laufen, aber aus irgendeinem Grund begibt sie sich nicht nach y. Vielleicht sagt sie dazu: „Ich traue mich nicht." Oder: „Da liegt x auf dem Weg, das lässt mich nicht vorbei." Wie finden wir nun heraus, was die Klientin genau benötigt? Das könnte Mut sein, mehr Vorsicht, eine Unterstützung, ein Umweg oder ein anderer Zeitpunkt fürs Losgehen. Das kann ein gutes Essen vorab oder eine Belohnung danach sein. Es gibt unzählige Möglichkeiten, eine Situation zu verändern. An welcher Stelle braucht aber gerade diese Klientin jetzt Unterstützung? Müssten wir womöglich nicht erst herausfinden, wer oder was da im Weg steht, wer das da hingestellt hat und welche Geschichte darin steckt? Welche Beteiligten eine Rolle spielen? Das kann ein interessanter und beziehungsfördernder Prozess sein, und wenn Sie die Zeit dafür haben: nur zu!

Unser Vorschlag hier ist, nach den vorhandenen Ressourcen zu suchen, nach Lösungsmöglichkeiten und Zielvorstellungen, die schon einmal funktioniert haben. Oft sind sie in Vergessenheit geraten, sind aber eine prima Grundlage zum Umgang mit aktuellen Problemen.

Sobald wir uns an den Problemen und der Hilflosigkeit orientieren, die Assoziationen in Richtung der nicht verarbeiteten Belastung aktivieren, laden wir das Häschen dazu ein, in den Flucht- oder Kampfmodus zu gehen und die Zusammenarbeit mit der Denker*in vorübergehend einzustellen. Wenn wir im Hier und Jetzt die Zusammenarbeit von Körper und Geist sicherstellen, sind auch die Assoziationen in die Situationen leichter aktivierbar, in denen die Klientin sich als stark, wirkmächtig und einfallsreich erlebt hat. Nur von hier aus werden wir Lösungen finden, die sich auch gut und machbar anfühlen. Mit Kopf und Körper, Häschen und Denker*in im Hier und Jetzt haben wir eine Grundlage etabliert, von der aus wir sinnvoll arbeiten und gemeinsam die Erfolge überprüfen können. Diese Grundlage sieht so aus: die Füße auf dem Boden, das Atmen am offenen Fenster, der weiche Stein in der Hand, der den Herzschlag beruhigt.

5.1.2 *Ausgangspunkt*

Haben wir diesen Punkt einmal etabliert und die Orientierung darauf zum gemeinsamen Bezugspunkt gemacht, so können wir ihn als Ausgangspunkt nutzen, der immer wieder aufgerufen wird, wenn die Belastung steigt, die Spannung das Häschen dazu bringen will, sich in die Büsche zu schlagen oder in die Verteidigung zu gehen. Wir wissen dann bald beide – Profi und Ratsuchende –, wie wir uns wieder neu sortieren: die Füße wieder spüren, den Atem fließen lassen, die Finger den Stein in der Hand ertasten lassen, … was auch immer.

5.1.3 Rückbezug und Treffpunkt während der Arbeit

Von hier aus überlegen wir gemeinsam, wohin es gehen soll, beurteilen, ob eine Unterbrechung nottut oder die vorgeschlagene Übung gerade die richtige ist. Und kommen immer wieder zurück: Füße, Atem, Stein in der Hand. Ist das noch alles da oder ist der Atem längst verloren, kein Bodenkontakt mehr herstellbar? Dann haben sich Gedankenwelten aufgetürmt, die den Körper zurückgelassen haben. Das mag ja interessant sein, aber erinnern Sie sich an die Theorie? Ohne den Körper ist das keine Verarbeitung. Also noch mal zurück, vielleicht im Stehen weiterreden, den Körper, den Atem, das Fühlen mitnehmen. Langsam sein heißt Grundlagen schaffen. Und sich wundern können darüber, wie schnell es dann auf einmal gehen kann, wenn jemand wieder Vertrauen findet, in die eigene Kraft, zum eigenen Zusammenhang.

5.1.4 Verbindung von Denker*in und Häschen

Immer passiert das Gleiche: Sobald Schwieriges benannt wird, unerreichbar Scheinendes, oft Versuchtes, nie Erreichtes – und möge es uns noch so klein oder gering erscheinen –, spannt sich der Körper an, wird die Verbindung zwischen Säugetierstrukturen und lenkender, wünschender, erwägender Denker*in schwächer, komplizierter, infrage gestellt. Das Häschen, das schlechte Erfahrungen gemacht hat, plant schon mal die Flucht, erwägt schnell noch einen Ausfallhaken, ist aber auch bereit, mit den Läufen zu zappeln und zu schlagen. Es schaut zuerst, ob das Gegenüber (das sich doch so viel besser auskennt) noch wahrnimmt, was auf Körperebene passiert. – Nein, das tut das Gegenüber nicht mehr, man ist nur „verliebt" in furchtbar komplizierte Pläne, die dann doch wieder niemand umsetzt, die nur Angst machen und Schmerzen bedeuten könnten. In diesem Fall geht es von der Anspannung schnell über in die Abkopplung. „Sollen die doch reden, mit mir hat das ja nichts zu tun." Und wieder wäre ein Kontakt vertan, die Stunde hätten Sie sich auch sparen können.

Dabei ist es so einfach, das Häschen mitzunehmen. Wenn Sie bei sich selbst oder Ihrem Gegenüber merken: der Kontakt geht verloren, Sie spüren Ihren Atem nicht mehr, der Boden rutscht Ihnen weg. Aus welchem Grund auch immer schlägt das Herz schneller oder Sie sind schon dabei, die Liste für das Abendbrot zusammenzustellen, …. dann schnell wieder zurück ins Hier und Jetzt: „Lassen Sie uns lieber einmal eben aufstehen. Spüren Sie noch die Füße? Mein Atem geht jetzt wieder deutlich tiefer, fühlen Sie den Stein wieder? Wenn wir jetzt weitermachen, lassen Sie uns darauf achten, dass nicht nur unsere Denker*innen sich auf den Weg machen, ja?" (Wie das genauer gehen kann, dazu finden Sie Anleitungen im Übungsteil.)

Was da passiert, lässt sich auch hirnphysiologisch einfach beschreiben: Den Stein in der Hand nur zu spüren ist vielleicht angenehm und eine schöne Handlung, um die Erregung des Säugetierkörpers zu regulieren. Fordert mich dann aber mein Gegenüber dazu auf, den Kontakt zu beschreiben, ein Wort für das Gefühl am Finger zu benennen, kommen neue Faktoren ins Spiel: Die Beraterin geht in den Kontakt und macht die Übung mit. Da sind jetzt zwei Häschen, die sich miteinander regulieren, von Anfang an (zumindest bei der Beraterin) im Einvernehmen mit den Denker*innen. Ein Beispiel, an dem Säugetiere immer lernen, wie etwas geht, das schwierig ist. Dann fragt die Beraterin mich auch noch, wie ich das beschreiben würde, sucht selbst nach Worten, und unsere Großhirnrinden nehmen nun nicht nur wahr, sondern aktivieren – im Wechsel miteinander, d. h. im Bezug – das Wissen um Formen, Gefühle, Assoziationen, das unsere Gemeinschaft auf sprachlicher Ebene miteinander entwickelt hat. Kultur, Sprache, Wertigkeiten, ganz allgemeine und vielleicht in Beispielen spezifische, kommen mit ins Feld und in den Kontakt. Und alles spielt auf einmal ganz wunderschön zusammen: der fühlende Körper, die wahrnehmende Hand, in Übersetzung durch das Miteinander der Denker*innen, die Worte finden und gemeinsam einordnen, wo die Erfahrung einzuordnen ist.

5.1.5 *Die beste Orientierung ins Hier und Jetzt: Die Präsenz der Profis*

Sie sehen: Ohne einen Blick auf Sie selbst geht diese Arbeit nicht gut vonstatten. Die Helfenden selbst, ihre eigene Verankerung und Regulierungsfähigkeit, sind Garanten dafür, einen Unterschied zu machen. Sie erleben sich als selbstwirksam und werden so zum verarbeitungsoptimierenden Gegenüber. Wie das? Sie haben es oben gesehen: Wir sind Säugetiere und integrieren vor allem durch den Kontakt und das Beispiel des anderen. Und besonders wenn wir unsicher sind, benötigen wir ein Gegenüber als Orientierung.

Im Krisen- und Beratungssetting muss dieses Gegenüber gewährleisten, dass mein Häschen einen Anknüpfungspunkt für Entspannung findet und die Denker*in wieder ins Boot geholt werden kann. Was also brauche ich? Eine gute Zusammenarbeit zwischen meiner eigenen Denker*in und dem Körper, in dem alle Emotionen und Spannungen der eigenen Erfahrungen verarbeitet werden und in dem sich das Erleben meines Gegenübers spiegelt oder Anknüpfungspunkte sucht. Ich muss also zunächst selbst gut im Hier und Jetzt verankert sein.

Für die eigene Verankerung müssen wir stabil sein, uns selbst immer wieder erklären können, was gerade in uns passiert, wenn die Emotionen überborden; uns klarmachen, ob wir noch im Hier und Jetzt oder in einer anderen Zeit gelandet sind. Was heißt das anderes, als dass wir zuallererst für uns selbst sorgen müssen, um dann auch mit anderen arbeiten zu können.

Lesen Sie also alles, was jetzt folgt, zunächst auf sich selbst bezogen. Gleichen Sie dann ab, was Ihnen im Arbeitsalltag begegnet, und lesen Sie zum Ende der „Konsequenzen für die Praxis“ (siehe 5.8) noch einmal zusammengefasst, was Sie tun können, um ein guter Ausgangspunkt zu werden: Selbstfürsorge ist Fürsorge für Ihr Gegenüber! Auch der Arbeitgeber*innenseite gegenüber können Sie das bestimmt bald begründen!

5.2 Konsequenz für die Praxis 2: Stabilität erarbeiten

Die gute Nachricht der Arbeit mit hoch belasteten Menschen – in Therapie ebenso wie in Beratung und Pädagogik – ist, dass alle geschilderten Symptombildungen wieder auflösbar sind, dass eine Veränderung der meisten Wahrnehmungen möglich ist, die sich aus unverarbeiteten Erlebnissen entwickelt haben. Selbst in der Arbeit mit frühen Vernachlässigungen gibt es inzwischen hilfreiche Ansätze, von denen wir weiter unten berichten werden. Das heißt nun aber nicht, dass wir einfach eine traumatherapeutische Methode anwenden könnten – ein wenig EMDR oder andere Trauma-Expositionstechniken – und alles wäre wieder in Ordnung. Oft verbietet sich das sogar für eine ganze Weile, weil die ausreichende Stabilität für eine Integration noch nicht vorhanden ist, weil das gesunde Gewebe erst wachsen muss, bevor man eine alte Narbe öffnet. Genau hier setzt Stabilisierung unserer Meinung nach an: Das intakte und neu entstehende Gewebe wird gestärkt. Manchmal bleiben die Narben dann einfach stehen, manchmal öffnen sie sich von selbst und werden viel leichter integriert. Manchmal platzen sie auf und werden durch die umliegende Tissur gehalten, bis auch dort sich neues Gewebe gebildet hat.

Wie kann Ihnen nun all das Wissen über Traumaverarbeitung im Umgang mit Klient*innen und Betreuten helfen? Was können Sie auf der Basis dieser theoretischen Überlegungen zur Stabilisierung beitragen? Was ist überhaupt Stabilisierung? Wie sollen Sie sich verhalten, welche Fragen können Sie stellen, wie an Menschen herangehen, die sich verletzen, aggressiv werden, ängstlich reagieren oder sich zurückziehen? Welche Technik, welche Hilfestellung, welche Übung sollen Sie auswählen, um für die Betreffenden die angemessene Hilfestellung zu finden?

5.2.1 Stabilität

Was heißt eigentlich Stabilität? Lassen Sie uns diesen so oft erwähnten Begriff genauer betrachten. Es gibt hier ein großes Missverständnis: Oft wird Stabilität gleichgesetzt damit, dass jemand nicht mehr traurig ist, nicht verzweifelt, nicht mehr ängstlich oder angespannt wird. Stabil meint dann so etwas wie geheilt, gut eingepasst, nicht mehr auffällig. Und es ist ja ein nachvollziehbarer Maßstab, wenn man die Norm anlegen will, sozial verträgliches Verhalten erwartet, Anpassung verlangt. Unauffälligkeit hat oft einen hohen Preis, garantiert aber auch ein reibungsloses Miteinander in so komplexen sozialen Systemen wie unseren.

Stabil kann aber auch heißen: in sich ruhend, reaktionsschnell und gelassen im Sturm. Zu Tode betrübt und himmelhoch jauchzend – aber im eigenen Einverständnis, im Lot mit der Welt. Mit allen emotionalen Wassern gewaschen, aber mit der Möglichkeit, sich selbst wieder aus dem Sumpf zu ziehen. Flexibel reagieren können, ohne gleichförmig zu werden oder die Qualität der eigenen Gefühle zu verlieren.

Was braucht es, um dem Ziel näher zu kommen? Stabil bedeutet: haltbar, widerstandsfähig im Hier und Jetzt. Stabil ist etwas, das Beanspruchungen standhält. Ein Teller ist stabil, wenn er nicht gleich kaputtgeht, falls er mal runterfällt. Ein Türgriff ist stabil, wenn er auch ein Kind aushält, das ihn zur Wippe umfunktioniert. Ein Flügel ist stabil, wenn er sich verschiedensten Wetterlagen anpassen kann und bei lauen Winden ebenso gut trägt wie im aufkommenden Sturm. Ein Mensch ist stabil, wenn er mit unterschiedlichen Situationen zurechtkommt. Wenn er auf freundliche Menschen vertrauensvoll reagieren kann und bei Gefahr misstrauisch wird. Und wenn er in der Lage ist, beide Situationen zu unterscheiden. Er ist stabil, wenn er wieder aufstehen kann, nachdem ihn etwas umgeworfen hat, und er mit der Angst, dass alles wieder so schlimm wird wie zuvor, umgehen lernt.

Stabilität lässt sich also nicht wirklich daran ablesen, ob es jemandem „gut" geht. Die Frage ist eher, ob jemand seine*ihre Spannung regulieren, sich mit Kontakt zwischen Denker*in und Häschen immer wieder im Hier und Jetzt verankern und sein*ihr Erleben auf der Zeitlinie einordnen kann. Erst wenn etwas Unerwartetes passiert, wenn jemand ärgerlich, ängstlich, wütend oder aggressiv darauf reagiert, können wir beurteilen, ob er*sie stabil ist. Wie geht er mit seinen eigenen Emotionen um? Rastet sie aus, weil sie ärgerlich ist? Zieht er sich aus Angst zurück? Greift sie wütend an und schlägt zu? Oder zählt er bis 20, geht für eine Weile hinaus, sorgt vor schwierigen Situationen für sein Inneres Kind, lässt nebenher ein Ressourcenbarometer laufen, konzentriert sich auf seine Lieblingsfarbe und fragt sich, was nach der Situation an angenehmen Begebenheiten auf ihn wartet? Die **Fähigkeit zur Selbstregulation** ist also der wesentliche Maßstab für die Frage nach der Stabilität, und die kann es ohne einen sicheren Kontakt zwischen Denker*in und Häschen nicht geben. Um sich dessen klar zu werden, braucht es den Abgleich: Bin ich hier? Ist es jetzt? – Immer wieder dasselbe.

Zunächst sollten wir verschiedene Ebenen von Stabilität unterscheiden, denn wir sind ja mit uns und unseren Gefühlen nicht alleine. Vielmehr tauchen die meisten Gefühle dann auf, wenn wir mit anderen zusammentreffen: Wenn ich die Versorgung meiner Kinder nicht gewährleisten kann, dann macht mir das Angst. Wenn ich wegen meiner sexuellen Orientierung, meiner politischen Überzeugung oder meiner Herkunft bedroht werde, ziehe ich mich vielleicht zurück – oder reagiere leichter gereizt. Wenn niemand da ist, der mir hilft, und ich mir Fürsorge nicht leisten kann, werde ich womöglich depressiv oder entwickle körperliche Beschwerden, die es mir eventuell leichter machen, die benötigte Versorgung zu bekommen. Wenn mein Körper nicht das tut, was ich mir von ihm wünsche, dann erfahre ich immer wieder Hilflosigkeit.

- Erleben bezieht sich auf verschiedene Ebenen der **Aufmerksam**keitslenkung: Kann ich entscheiden, womit ich mich beschäftige?
- Kontrolle über die eigene **Körperspannung** und Emotionalität: Kann ich entscheiden, wie ich meinen Körper erlebe? Sind es meine **Gefühle** oder bin ich meine Gefühle?
- **Zeit**wahrnehmung: Wie erlebe ich die Zeit? Vergeht sie, steht sie, rennt sie? In welcher Zeit erlebe ich mich?
- **Beziehung**serleben: Ist mein Gegenüber im gemeinsamen Hier und Jetzt? Ist es ein Gegenüber aus einer anderen Zeit? Kann ich Nähe und Distanz regulieren? Kann ich mich entfernen oder näher kommen, in Abstimmung mit dem anderen, aber auch so, wie es für mich gut ist?
- **Körper**wahrnehmung: Wem gehört mein Körper?
- **Raum**wahrnehmung: Wie verändert sich meine Umgebung? Was kann ich bestimmen?
- **SelbstSinn**: Wem gehört mein Selbst? Macht mein Erleben Sinn? Wofür bin ich da und erlebe, was ich erlebe?

Erleben wir nicht alle immer wieder Situationen, in denen wir uns hinterfragen, in denen diese Punkte nicht so ganz sicher zu klären sind und wir Einbußen wahrnehmen? Unser aller Verarbeitung ist immer wieder der Anforderung ausgesetzt, unser Erleben mit unserer Umwelt in Beziehung zu setzen, Vereinbarungen und Unterschiede zu setzen. Stabilität hat also nicht nur mit Traumatisierung zu tun, sondern ist eine allgemeine Fähigkeit, uns mit den verschiedenen Funktionen unseres Körper-Geist-Zusammenhangs in dieser Welt zu orientieren. Man nennt das oft auch Resilienz, und die dazugehörige Fachdisziplin ist die Salutogenese (die Forschung zur Entstehung von Gesundheit und Wohlbefinden) oder auch die Resilienzforschung.

Dabei geht es darum, wie Menschen es schaffen, trotz schwerer Lebensumstände für sich und andere zu sorgen, sich wohlzufühlen und positive Zukunftserwartungen zu entwickeln, was ja nicht immer einfach ist.

Für Menschen mit nicht verarbeiteten Erfahrungen findet das alles unter zusätzlich erschwerten Bedingungen statt. Sie haben oft nicht gelernt, gut für sich sorgen, sich selbst angemessen in ihren Befindlichkeiten zu regulieren. Weil niemand da war, der gut für sie gesorgt hätte. Weil das Erleben zu groß, zu mächtig, zu überwältigend war. Weil das Häschen so oft noch in den unverarbeiteten Belastungen feststeckt und der gemeinsame Hier-und-jetzt-Bezug von Säugetierkörper und Denker*in nicht durchgängig gegeben ist, ist es schwer zu unterscheiden: Besteht die Gefahr wirklich jetzt oder ist das ein Trigger für eine alte Angst? Bin ich gerade wirklich bedroht? Läuft mein Kind wirklich Gefahr zu verhungern? Oder kommt da meine auf der Flucht hungernde Mutter zum Vorschein? Wie viel von meiner Not betrifft meinen Mann und wie viel meinen Vater? Unterscheidbar wird das erst, wenn der Kontakt zum Hier und Jetzt als Ausgangspunkt sicher etabliert und immer wieder aufgerufen wird. Erst dann wird ein Unterschied erlebbar: Gut, jetzt, hier, in diesem Moment ist es sicher. Dann muss das eine Angst sein. Oder: Doch, was ich da vorhabe, ist wirklich gefährlich.

Fehlende Stabilität – in welcher Hinsicht auch immer – äußert sich darin, dass Unsicherheit, Angst, Nervosität, schlechter Schlaf, Verspannungen, Aggression und Sorgen etc. das Verhalten und Fühlen bestimmen und dieser Zustand nicht hinreichend selbst verändert werden kann. Wenn jemand sich nicht wohlfühlt in der Welt, zeigt sich das in der Körperspannung, werden Atmung, Stoffwechsel, Verdauung und das gesamte Wahrnehmungssystem aus einem ruhigen Gleichgewicht in einen angespannten oder erschlafften, dissoziierten Zustand verfallen. Fehlende Stabilität heißt: nicht bei sich sein, nicht in der Welt und in den Beziehungen zu anderen; Zeit und Raum nicht einordnen zu können und keinen Anhaltspunkt für eine Änderung zu finden. Fehlende Stabilität bezeichnet die fehlende Möglichkeit, den eigenen Spannungszustand positiv zu beeinflussen (oder dafür zu sorgen, dass andere es tun).

5.2.1.1 Stabilisierung im Hier und Jetzt

Stabilität kann es nur im Hier und Jetzt geben. Wie das?

In der Traumatisierung hat vor allem der Körper etwas gelernt, und der Verstand kommt nicht so recht zum Zuge. Der traumatisierte Körper hat gelernt, dass es richtig ist, wenn er sich mit der Notfallreaktion aus einer Situation rettet, da er überlebt hat. Und das Überleben ist der wichtigste Beweis dafür, dass die Reaktion richtig war.

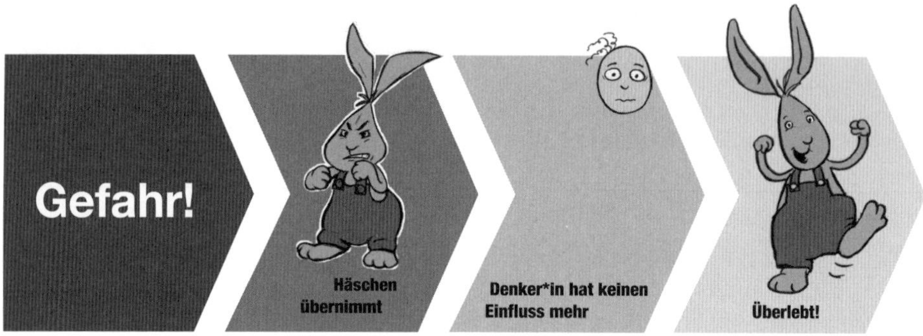
Gefahr!
Häschen übernimmt
Denker*in hat keinen Einfluss mehr
Überlebt!

Abbildung 5.1: Was der Körper in der Traumatisierung lernt

Auch wenn aus der nachträglichen Sicht auf die Situation eine Notfallreaktion „übertrieben" erscheint, weil „objektiv" betrachtet keine Todesgefahr bestand, hat der Körper doch gelernt: Ich habe überlebt, weil ich in die Notfallreaktion umgeschaltet habe. Alles, was ihn an die Ursprungssituation erinnert (auch das Reden über die Traumatisierung), versetzt ihn, solange die Erfahrung noch nicht integriert ist, erneut in den Alarmzustand und forciert eine neue Dissoziation, ein neuerliches Auseinanderfallen der Funktionen. Der Verstand seinerseits kann nicht recht einordnen, was da geschehen ist, hat keinen Bezug zur eigentlichen Qualität der Situation, denn er war ja nicht Teil des Erlebens und hat von Gefühlen im wahrsten Sinne des Wortes keine Ahnung. Wie sollen wir nun dafür sorgen, dass Häschen und Denker*in wieder Kontakt miteinander aufnehmen, ohne dass erneut die Notfallreaktion ausgelöst wird? Wir brauchen einen Zugang, der dem Körper ermöglicht, in einem ausgeglichenen Spannungszustand zu bleiben, damit der Ressourcenbereich der Zusammenarbeit zwischen Denker*in und Häschen erhalten bleibt.

Oft heißt es dann: Wir brauchen Therapie! Wir brauchen mehr Therapeut*innen, weil die neurointegrativen Methoden der jüngeren Traumatherapie wie EMDR, Brainspotting, Somatic Experiencing oder die energetischen Methoden genau hier ansetzen können: Sie überzeugen den Körper auf nicht argumentativer Ebene, dass eine Notfallreaktion jetzt nicht mehr erforderlich ist. Sie tun dies, indem sie auf einer körperlichen Ebene neue Verknüpfungen erzeugen, sie durch die Art der Stimulierung sozusagen „erzwingen". Die meisten Menschen, denen wir im Beratungs- und pädagogischen Kontext begegnen, sind aber gar nicht stabil genug für eine solche Traumaexposition, und ihr Umfeld ist viel zu wenig belastbar, um sie aufzufangen und ihnen ein neues Lernen zu ermöglichen. Die Konfrontation mit dem Traumageschehen setzt die Fähigkeit voraus, sich immer wieder neu stabilisieren, also im Hier und Jetzt die Spannungskurve regulieren zu können – sonst wäre diese Konfrontation nur ein weiterer Trigger, der nicht verarbeitet werden kann.

Pädagogik und Beratung setzen genau hier an: Sie ermöglichen durch ihren Alltagsbezug und die kleinschrittige Arbeit im Lebensbezug der Menschen, dass Traumaintegration überhaupt stattfinden kann. Sie ermöglichen zunächst einen „begleiteten Umgang“ zwischen Denker*in und Häschen, die meinen, sich nicht mehr aufeinander verlassen zu können. Sie sorgen für Stabilisierung. Dafür, dass jemand sich selbst im Hier und Jetzt beruhigen und verstehen kann, was passiert. Dafür, dass jemand sich trösten oder Trost suchen und annehmen kann. Dafür, dass jemand beeinflussen kann, wie angespannt oder entspannt er reagieren will.

Stabilisierung bedeutet also, dass wir den Menschen, mit denen wir arbeiten, ermöglichen, immer funktionsfähiger im Umgang mit den sieben genannten Bereichen der Zusammenarbeit zwischen Häschen und Denker*in zu werden, sodass eine Integration des Erlebten immer besser gelingen kann.

Stabilität meint:

- Ich kann meine **Aufmerksamkeit** immer wieder ins Hier und Jetzt lenken. (Ich bleibe nicht am Gestern, am Morgen, an meiner Angst hängen.)
- Ich kann meinen **Körper und meine Spannung** regulieren, kann meine **Gefühle** beobachten, aushalten und bald auch ändern. (Ich bin meinen Gefühlen nicht hilflos ausgeliefert, und meine Körperspannung bestimmt nicht über mich.)
- Ich kann mein Erleben auf der **Zeit**linie einordnen. Ich kann ins Hier und Jetzt zurückkommen und sagen, was Vergangenheit ist. (Ich werde nicht wahllos durch die Zeit geschleudert.)
- Ich kann Nähe und Distanz in **Beziehungen** regulieren. (Ich werde nicht haltlos, wenn ich mich entferne und nicht übergriffig, wenn ich mich nähere.)
- Ich kann mich immer wieder neu wahrnehmen und entwickeln. Mein Körper gehört dazu, manches mag ich, manches manchmal nicht. (Ich fühle mich nicht mehr fremd und unbehaust.)
- Ich kann mein **Umfeld** und den **Raum** um mich herum wahrnehmen, nutzen und gestalten. (Ich verliere mich nicht, und ich ecke auch nicht immerzu an. Ich weiß, welcher Raum zu mir passt.)
- Ich gebe meinem Erleben **Sinn** und erlebe mich als Teil der **Welt**.

Damit sind an dieser Stelle nur die Dimensionen benannt, die uns wichtig erscheinen. Ihre jeweilige wünschenswerte Ausformung ergibt sich aus dem Kontakt mit dem Klienten, mit dem Sie arbeiten. (Näheres dazu weiter unter 5.6.2 „Wer will was? Auftragsorientierung“.)

5.2.2 *Stabilität und Traumaverarbeitung*

5.2.2.1 Therapiefähigkeit

Erst auf der Grundlage der Fähigkeit, sich in den vielen kleinen Situationen des Alltags im Hier und Jetzt orientieren zu können, und unter der Voraussetzung, dass für die emotionale Regulierung gesorgt werden kann, wird eine Traumatherapie, also die Konfrontation mit dem alten Erleben, sinnvoll. Dazu ist manchmal gar nicht so viel Zeit nötig. Wenn die Urlauber-Familie eine Überschwemmung überlebt hat, kann die Angst des Kleinkinds vor Wasser in Gegenwart der unterstützenden und sorgenden Erwachsenen schnell mit EMDR integriert werden. Wenn allerdings aus einem vernachlässigten Kind ein Heimkind geworden ist, das zwischendurch schon von einer Pflegefamilie wieder aufgegeben wurde und nun mit viel Misstrauen und wenig Ahnung davon, wie man sich um seinen Körper und seine Bedürfnisse kümmern kann, der Welt begegnet, dann wird die Traumatherapie eine ganze Weile warten müssen. Die Stabilisierung wird oft Jahre beanspruchen, in denen Beziehungen als verlässlich erlebt werden und Vertrauen in die eigenen Fähigkeiten der Abgrenzung, Unverletzlichkeit und Selbstfürsorge wachsen kann. Solange das Hier und Jetzt auch in Stresssituationen nicht sicher von der Vergangenheit unterschieden werden kann, ist Stabilisierungsarbeit das Mittel der Wahl.

5.2.2.2 Integration durch Erweiterung der Handlungs- und Wahrnehmungsmöglichkeiten

Aber die Verarbeitung des Traumas beginnt nicht erst mit der Therapie, sondern mit jedem Schritt, den wir in Richtung Stabilität tun. Denn sobald der Ressourcenbereich sich weitet, größer und leichter verfügbar wird, werden auch körpereigene Informationen aus dem Trauma besser verarbeitet – ganz ohne unser Zutun.

Wir haben oben gesehen, dass Integration nicht passiert, solange die dissoziative Barriere der Notfallreaktion in einer erhöhten oder extrem gesenkten Grundspannung aufrecht erhalten bleibt (und bleiben muss, um sich vor weiteren Angriffen oder vor dem überflutenden Wiedererleben zu schützen). Der Umkehrschluss bedeutet: Sobald die dissoziativen Barrieren gesenkt werden, der Fluss zwischen Häschen und Denker*in hergestellt wird, fließen auch die Informationen aus dem alten Erleben.

Wenn wir einem vernachlässigten Kind schmackhaft machen, im Arm gehalten zu werden oder in der Hängematte ruhig vor sich hin zu schaukeln, dann werden die Kanäle des Fühlens und der Körperwahrnehmung frei gemacht für die Vermittlung dieser Erfahrung. Diese Kanäle sind dann aber auch frei für alle anderen Eindrücke, die hier gespeichert wurden. Das Hängemattenkind bekommt vielleicht

Rückenschmerzen, der Darm meldet sich oder die Angst vor den Besuchen der Eltern wächst. Wenn der Körper fühlen lernt, lernt er auch jene Gefühle kennen, die ihm einmal nicht gutgetan haben, die vielleicht völlig dissoziiert waren. Sobald also ein Kind lernt zu unterscheiden, ob es heute warm genug ist für Sandalen oder man doch besser die Gummistiefel anziehen sollte, wird es auch empfänglich für die alten Schmerzen, deren Wahrnehmung vorher blockiert war. Es wird vielleicht schlechter schlafen oder krank werden, Bauchschmerzen haben oder wieder eine Weile ins Bett machen.

Dabei ging es ihm doch gerade noch so gut! Machen Sie sich klar, dass diese „Verschlechterung" der Situation einhergeht mit den Erfolgen vorher. Es ist die andere Seite der Medaille, kein Rückschritt, sondern eine neue Stufe der Integration. Nun braucht es noch mehr Zuwendung, Geduld und Trösten und – wo möglich – ein gemeinsames Einordnen der Situation: *„So was Doofes, jetzt geht es dir schlecht. Aber weißt du, ich glaube, das hängt damit zusammen, dass dein Häschen sich wohlfühlt und sich deshalb mehr traut zu erzählen, was doof war. Komm, wir helfen ihm einfach noch ein bisschen – was meinst du, könnte es heute brauchen: Schaukeln? Hängematte? Die Lieblingskassette? Spaghetti zum Abendessen?"*

Krisen gehören dazu, wenn Häschen und Denker*in nach langer Trennung wieder Kontakt aufnehmen. Das ist wie in jeder Beziehung, die unterbrochen wurde und nun wieder auflebt. Ganz glatt geht das nie, da ist viel aufzuarbeiten, mischt sich altes Leid in neues Glück. Auch im Kontakt mit Erwachsenen und Jugendlichen ist diese Dynamik nicht anders. Immer dann, wenn eine neue Stufe erarbeitet wurde, wenn man sich auf jemanden einlassen konnte oder gelernt hat, mit den eigenen Gefühlen im Hier und Jetzt besser umzugehen, kann wieder eine neue Ebene der alten Erfahrungen bewusster wahrgenommen werden. Dann tauchen auf einmal Albträume auf, die weitere Traumatisierungen andeuten oder Körpersymptomatik kommt zum Vorschein, wo es vorher „noch nie" Probleme gab. Auf die erste wirkliche Abgrenzung gegenüber der Mutter etwa folgen Trauer oder Wut, die vorher noch keinen Platz hatten. Die erfolgreiche Teilnahme an der Malgruppe oder dem Entspannungskurs führt zu vermehrten Schmerzen, Herzrasen des Nachts oder gereizter Stimmung in der Beziehung. Vieles davon sind Teilstücke von Erleben aus der unverarbeiteten Erfahrung, die sich einen Weg in die bewusste Wahrnehmung bahnen – jetzt, da ein Teil der Barrieren fallen gelassen wird. Auch hier geht es vor allem darum, das Geschehen als Teil der Integrationsprozesse des Körpers zu begreifen und immer wieder neu gemeinsam zu überlegen, in welches Alter welches Erleben einzuordnen ist. Je klarer diese Einordnung und die duale Wahrnehmung (siehe Übungen in Teil II) gelingen, desto einfacher und schneller wird die Verknüpfung der Verhaltens- und der neuronalen Muster von damals und heute möglich.

Wichtig ist, sich klarzumachen, dass mit jeder Stabilisierung im Alltag auch die Integration der Traumaerinnerungen vorangetrieben wird – ob man das nun ausdrücklich anstrebt oder nicht. Aktive Spannungsregulation im Hier und Jetzt, ein besseres Kümmern um sich selbst, das Setzen von Grenzen und Vermeiden von Überforderung sorgen dafür, dass die dissoziative Barriere zwischen bisher unverarbeitetem Erleben und bewusster Wahrnehmung, zwischen Häschen und Denker*in gesenkt wird. Wenn beide Bereiche auf diese Art niedrigschwellig in Kontakt treten, findet Integration, findet Verarbeitung statt. Manchmal braucht es dann gar keine explizite Traumatherapie, um zusammenzuführen, was den Menschen wieder voll handlungsfähig macht.

5.3 Konsequenz für die Praxis 3: Die Notfallreaktion erklären und eine Zeitlinie erarbeiten

5.3.1 *Der Denker*in die Einordnung ermöglichen*

Wenn wir den Notfallmechanismus – das Auseinanderfallen der Säugetierfunktionen und unseres willentlichen Gestaltens – als Teil dessen verstehen, wie Menschen sich in der Welt bewegen, als eine Möglichkeit, die uns erlaubt, mit Situationen angemessen umzugehen, die sehr schnelle Reaktionen unter gefährlichen Umständen erzwingen, dann können wir unser Verhalten, unsere impulsiven Reaktionen, unsere eigenartigen Gedankenabrisse nach belastenden Situationen besser verstehen. Wir können all die „Symptome“, die wir als verrückt betrachten – aber die fast alle kennen –, in unser Verständnis von uns und unseren Mitmenschen miteinbeziehen. Und haben plötzlich auch für schwere Folgen von nicht gelungener Integration einen anderen Blick. Lassen Sie uns hier noch einmal kurz zusammenfassen, was wir oben ausführlicher beschrieben haben.

5.3.1.1 Auswirkungen der Notfallreaktion

Wir können die Verarbeitung von Informationen aus Um- und Innenwelt des Menschen als sehr leicht beeinflussbares Zusammenspiel verschiedener Regionen unseres Gehirns und unseres Körpers begreifen. Das muss so sein, weil wir uns an so viele verschiedene Bedingungen anpassen müssen; wir können am Nordpol genauso überleben wie in der Südsee und in Hungerzeiten ebenso wie im Überfluss. Parallel zu aller Anpassungsleistung muss immer auch gewährleistet sein, dass wir mit Notfällen umgehen können. Dafür haben wir in unserem Gehirn und Körper sehr alte und einfache Mechanismen, die nicht so leicht veränderbar sind, uns aber helfen, sehr schnell und situativ zielgerichtet zu handeln, um zu überleben. Die Notfallreaktion, das Abkoppeln der Denker*in und die Reaktion des Häschens in uns, ist eine Grundlage für unser Überleben. Im Kleinen wie im Großen, im Ausweichen vor einem Auto ebenso wie im Umgang mit Gewalt und Schmerz.

Es wird im alltäglichen Handeln und der mehr und mehr neuroanatomisch geprägten Fachdiskussion immer deutlicher, wie wichtig dieser Prozess der Dissoziation, des Auseinanderfallens der Funktionen unseres anpassungsfähigen Organismus für die Folgen von Traumatisierungen ist. Schlaf- und Konzentrationsstörungen, Gedankenabreißen und ein Durcheinander der Erinnerung, Beziehungsstörungen und Impulsdurchbrüche – die Reihe der Symptome, die allein aus dem Auseinanderfallen der Funktionen in der Überlastungssituation resultieren können, ist nahezu endlos. Noch gibt es wenig Forschung dazu, wie stark die Chronifizierung von Folgesymptomatiken davon abhängt, dass Menschen mit diesen eigenen Veränderungen nicht umgehen können. Und dabei sind die belastenden Ereignisse selbst, ist der eigentliche Schaden noch gar nicht benannt: der Verlust von Menschen, Gewissheiten, Vertrauen und Lebenskontexten.

Oft kann die Folge einer leichten Dissoziation im Zuge einer Notfallreaktion nachfolgend gut und schnell verarbeitet werden. Meist ist das bei kleineren Ereignissen der Fall, wenn mir z. B. ein Wasserkocher vor die Füße fällt oder ein Auto neben meinem einen Blechschaden hat. Manche Ereignisse – viel häufiger, als das früher wahrgenommen wurde – überfordern das Denken, die Werte und das Vermögen, auszuhalten und zu widerstehen, weil andere Menschen sterben, verschwinden oder verletzt werden. Weil die eigene Existenz keine feste Grundlage mehr zu haben scheint, nicht mehr kontrollierbar ist. Weil die eigenen Möglichkeiten, mit all den Veränderungen gut klarzukommen, nicht ausreichen – weil man zu jung oder zu alt ist, zu schwach oder allein, zu krank oder schon früh nicht gut behandelt wurde. Dann braucht man länger Zeit, um all das zu verdauen, was passiert ist. Und manches übersteigt das Menschenmögliche, kann nicht in *ein* Bewusstsein integriert werden. Wenn die Wahrnehmung schon früh durch immer wieder aktivierte Notfallreaktionen daran gehindert wurde, Zusammenhänge herzustellen, entwickeln sich verschiedene Wahrnehmungs- und Verhaltenszentren in einem Körper, die voneinander nichts oder wenig wissen, sich unterschiedlich anfühlen und definieren. Mancher leidet daran, für andere ist es einfach nur normal. Es ist dann eben eine andere früh erfahrene Integration oder ein Nebeneinander von Geist, Bewusstsein, Wahrnehmung, Schmerz, Not und Körper.

Wenn Integration nicht während des Erlebens stattfindet, muss das hinterher passieren. Wenn nachher weder Zeit noch Kraft, noch Mittel und Menschen da sind, die bei der Verarbeitung unterstützend Raum und neue Struktur geben könnten, dann wird die Aufgabe verschoben. Vielleicht ins Alter, in dem sich dann Albträume und scheinbar paranoide Symptome zeigen. Vielleicht in Krankheiten, die dem Körper eine Rückzugsmöglichkeit bieten. Vielleicht in eine Zeit nach dem Funktionieren (in den Urlaub oder kinderfreie Zeiten), wo dann auf einmal alles aufbricht. Überall da, wo Verarbeitung nicht geleistet werden konnte, wo ein Zusammenfügen nicht erfolgreich und nicht möglich war, werden die Fragmente des Erlebens als Flashbacks, Körperschmerzen, Beziehungserinnerungen, scheinbar zusammenhangslose Gefühlseinbrüche oder Grundstimmungen mit Zeitverzögerung wieder wahrnehmbar: Man nennt das dann Symptome.

5.3.1.2 Umgang mit Diagnosen

Die Medizin ordnet Symptome immer wieder neu in Gruppen ein (sogenannte Syndrome), die in bestimmter Häufung und Dauer definiert als Störungsbild beschrieben werden. Das braucht man für die Planung von Programmen und Behandlungsansätzen, die für viele Menschen gleichzeitig taugen sollen. Vor allem braucht man es auch dafür, die Finanzierung von all dem sicherzustellen, da die Institutionen, die für Gelder zuständig sind, sich mit Finanzen auskennen und erst in zweiter Linie mit Menschen und deren Symptomen. Als Vermittlungsebene dienen die Störungsbeschreibungen, die in den Diagnosehandbüchern immer wieder verbindlich geregelt werden. Die Handbücher selbst werden in aufwendigen Prozessen ständig überarbeitet, weil Störungen und Menschen und deren Betrachtungen sich ändern. Diagnosen ändern sich mit neuen Forschungsansätzen und Therapiemöglichkeiten, mit anderen Zusammenhangsannahmen und neuen Theorien. Auch Symptome ändern sich übrigens: Früher hatte man bei Traumafolgesymptomatiken eher die Herzrhythmusveränderungen im Blick, heute sind es vor allem Wahrnehmungs- und Selbstwertphänomene. Gemeinsam ist allen Symptomen, dass sie im Hier und Jetzt scheinbar wenig Sinn machen.

Wir nehmen immer nur das wahr, worauf wir unsere Aufmerksamkeit lenken, wofür wir Kategorien ausgebildet haben. Ein Störungsbild ist dadurch definiert, dass bestimmte Symptome über einen festgelegten Zeitraum hinweg beobachtet werden können. Das Auftauchen von Flashbacks allein legitimiert zum Beispiel noch nicht die Diagnose der Posttraumatischen Belastungsstörung (PTBS), auch wenn der Klient kaum mehr schlafen kann. Selbst wenn die Ursache ganz offensichtlich ein plötzliches und überwältigendes Ereignis ist – sagen wir ein Autounfall –, so heißt das noch nicht, dass die Kriterien für die Diagnose PTBS erfüllt sind. Auch eine Vielzahl schwerwiegender Symptome erlaubt nur dann die Einordnung in das Bild der neuen Diagnose Komplexe Posttraumatische Belastungsstörung, wenn sie in einem bestimmten Umfang und der geforderten Vollständigkeit auftreten. Wenn Symptome nicht vollständig den Kriterien der definierten Störungsbilder entsprechen, fallen sie nicht unter die Vereinbarungen, die es mit den Leistungsträgern hinsichtlich einer Finanzierung gibt. Sie sind deshalb nicht weniger schlimm oder schlechter behandelbar. Diagnosen sagen wenig über den Hintergrund, die Existenz, die Behandelbarkeit, die Verarbeitungsfähigkeit des Einzelnen oder sein Leiden aus. Man sollte die Beurteilung von Beschwerden nicht an Diagnosen messen. In dem Bemühen um die „richtige" Diagnose zeigt sich aber, wie wichtig die gesellschaftliche Anerkennung von Leid ist, die sich in unserer Gesellschaft oft an den finanziellen Mitteln festmacht.

Wir haben gelernt zu glauben, dass die Zuweisung von Diagnosen uns den Umgang mit den Beschwerden der jeweiligen Menschen erlaubt. Die meisten, die dieses Buch lesen, werden tagtäglich eines Besseren belehrt. Da finden sich viele Menschen in den Beschreibungen wieder, ohne jemals eine posttraumatische Diagnose bekommen zu haben.

5.3.1.3 Wem sollen wir die Notfallreaktion erklären?

Die Erläuterung der Notfallreaktion ist – das soll damit gesagt sein – nicht nur dann sinnvoll, wenn wir sicher wissen, dass eine Traumafolgestörung auch im diagnostischen Sinne vorliegt. Nicht alle Symptome, die auf unverarbeitete Ereignisse zurückzuführen sind, erfüllen auch die Kriterien einer Diagnose. Trotzdem hat eine Notfallreaktion stattgefunden, in der Teile der Erfahrung nicht integriert werden konnten und nun als Symptome auftauchen. Eine Erläuterung der Notfallreaktion ist in jedem Fall dann hilfreich, wenn Ihr Gegenüber seine Symptomatik nicht einordnen kann und Sie beide das Gefühl haben, dass die Beschwerden …

- scheinbar zusammenhangslos sind,
- im Bezug zum aktuellen Kontext unangemessen erscheinen,
- immer wieder auftauchen und verschwinden, also nicht durchgängig vorhanden sind,
- oder / und in der Intensität unterschiedlich sind,
- sich durch eine (dauerhaftere) Orientierung ins Hier und Jetzt verändern lassen.

Wenn wir beschreiben, wie man sich heute die Geschehnisse im Gehirn und dem Körper während der Notfallreaktion erklärt, wenn die Grenzen des Ressourcenbereichs beschrieben werden und damit anschaulich wird, welche Auswirkungen dessen Überschreiten auf die Einordnung in Raum und Zeit hat, dann wirkt das der Hilflosigkeit und dem Ausgeliefertsein entgegen. „Sie sind nicht verrückt", lautet die Botschaft, denn alle Symptome, die mit Traumatisierungen einhergehen und aus ihnen folgen können, sind völlig normal und gut behandelbar, in aller Regel auch durch die Klient*innen selbst veränderbar.

Deshalb ist die Erklärung der Notfallreaktion (die wir im Übungsteil noch einmal sehr ausführlich beschreiben werden) eine der wesentlichen Informationen, die wir unseren Klient*innen – und zwar egal welchen Alters oder welcher kognitiven Strukturierung – zur Verfügung stellen sollten. Diese Erklärung wird im Allgemeinen **Normalisierungsintervention** genannt. Meist wird sie aber sehr verkürzt als Statement dazu verstanden, was von den eigenartigen Reaktionen des eigenen Körpers und Gehirns zu halten ist. Oft wird als Teil dieser Erklärung folgender Satz vorgeschlagen: „Ihr Erleben und Ihre Symptome sind eine normale Folge einer unnormalen Situation."

Dissoziationstheoretisch betrachtet greift das zu kurz. Zum einen erfolgt die Notfallreaktion sehr häufig, und es ist eine Frage der Bearbeitungsmöglichkeiten, wie schnell sich die beschriebene Symptomatik verflüchtigt. Jede von uns hat schon einmal eine verzögerte Bearbeitung erlebt, weil etwas passiert war, das ihre ganze innere Aufmerksamkeit gebunden hat. Wir alle kennen Situationen, in denen wir uns nicht konzentrieren können, auf einmal („grundlos") anfangen zu weinen, die Nerven verlieren oder nicht wissen, was wir in der letzten Stunde getan haben – und können es meist einer Situation zuordnen, in der wir sehr, zu sehr gefordert sind.

Zum anderen leben wir in einer Welt, in der die Abwesenheit von traumatisierenden Erfahrungen die Ausnahme ist. Selbst in bundesdeutscher Sicherheit, in einer Welt, in der wir seit über 70 Jahren ohne Krieg und allgemeinen Mangel leben, ist die Traumatisierung von Menschen in Familien, Verkehr und Beruf Alltag, sind wir an Kriegshandlungen beteiligt, verantwortlich für fremdes Leid und durch klimatische Veränderungen in unseren Lebensgrundlagen bedroht. Die Abwesenheit von Traumatisierungen, Gewalt, Mangel und Leid ist eine seltene Ausnahmesituation, die wir genießen sollten, wo auch immer wir sie vorfinden. Normal ist sie keineswegs.

Als normal bezeichnen wir also, dass sich die Symptome nach dem Erleben in unterschiedlichen Formen immer wieder ins Bewusstsein drängen. Wir unterstreichen, dass ihr Auftauchen dazu dient, sie jetzt gut verarbeiten zu können. Das ist natürlich eine Behauptung, aber wir haben Hunderte Prozesse beobachtet, in denen es half, von dieser Annahme auszugehen. Menschen in Krisensituationen suchen Orientierung, brauchen Erklärungen für die Prozesse, die sie an sich selbst nicht (mehr) verstehen. Wenn Sie sagen: *„Oh, ich weiß auch nicht, wie das weitergeht, aber es wird schon nicht so schlimm werden"* – dann verunsichern Sie Ihr Gegenüber dadurch zusätzlich. Wir halten es für angebrachter, unsere Erfahrungen ein wenig zu generalisieren und Hoffnung zu geben: *„Das sind Erinnerungen an Dinge, die vorbei sind und nun noch einmal auftauchen, damit Sie sie einordnen und verarbeiten können."* So setzen wir eine neue Norm, nämlich die, dass Verarbeitung stattfinden wird. Und das tut sie.

Nicht in jedem Lebensalter ist die verbale Vermittlung zentral. Einem Säugling vermitteln Sie die neue Sicherheit, indem Sie ihn auf den Arm nehmen und wiegen, mit einem Kleinkind spielen Sie etwas Beruhigendes oder setzen sich zusammen auf die Schaukel oder in die Hängematte. Aber schon einem Schulkind können Sie von dem Häschen erzählen, das beruhigt werden will oder gemeinsam eine Puppe oder ein Tier versorgen. Und wenn Ihre Gegenüber erwachsene Akademiker*innen sind, gehen Sie vielleicht gemeinsam auf die Suche nach neuesten Forschungsergebnissen im Internet und bilden sich gemeinsam fort.

5.3.2 *Dem Erinnern Raum schaffen – die Erarbeitung der Lebenslinie*

Wenn wir unseren Klient*innen die Geschichte von Säugetier und Denker*in, Notfallreaktion und Spannungskurve erklärt haben (vgl. Kapitel 4), haben wir damit beschrieben, was passiert, wenn unser Körper den Ressourcenbereich verlässt – in Traumatisierung oder Flashback. Eine der wichtigsten Auswirkungen ist die fehlende Einordnung in Zeit und Raum. Um der Klientin dazu zu verhelfen, die eigene Geschichte neu beschreiben und ihr Erleben auch emotional einordnen zu können, müssen wir ihr Anhaltspunkte für eine Orientierung in Raum und Zeit geben.

Denn wie stellen wir fest, ob etwas jetzt passiert oder Teil unserer Vergangenheit ist, ob es sich in uns oder außerhalb ereignet hat? Wie können wir eine Zeitlinie erstellen, wenn wir schon früh in unserer Zusammenhangsbildung gestört wurden? Wie kann die Unterscheidung in innen / außen, fremd und eigen, damals und heute gelingen?

Sie meinen, es sei doch ein Leichtes zu unterscheiden, was in oder außerhalb von mir passiert, ob etwas meines ist oder zu jemand anderem gehört? Ob etwas jetzt passiert oder in der Vergangenheit? Ob meine schlechte Laune mit meinem Kollegen zusammenhängt oder damit, dass mein Bruder mich misshandelt hat? Hatten Sie noch nie Zweifel, woran genau es liegt, dass Ihr Chef ärgerlich auf Sie reagiert? Hatte er einfach einen schlechten Tag, lag es am Wetter oder sind Sie nicht doch im tiefsten Innern schuld, und er überlegt vielleicht, Ihnen zu kündigen – obwohl er immer wieder sagt, was für eine wichtige Mitarbeiterin Sie sind? Können Sie immer und in jedem Zustand sagen, was Sie am Morgen getan haben? Hatten Sie noch nie Angst vor etwas, das „eigentlich" doch gar nicht schlimm ist? Waren Sie noch nie „grundlos" auf jemanden sauer? Haben Sie noch nie etwas getan, wovon Sie hinterher dachten, das hätten Sie sich nie zugetraut? Im Guten wie im Argen?

Wir alle verlaufen uns hin und wieder in der Zeit. Dann haben wir auf einmal Gefühle, die wir schon lange vergessen und überwunden glaubten. Sie tauchen auf, weil etwas uns gemahnt. Manchmal merken wir das, oft aber auch nicht. Jemand erinnert

Sie an einen alten Freund, und schon ist er Ihnen sympathisch. Bei der Zahnärztin überfällt Sie auf einmal eine alte Angst, und Sie können sich kaum beruhigen. Manchmal klappt es dann, das zu trennen, es bedarf nur einer kurzen Überlegung oder eines Hinweises.

Wenn jemand in Traumatisierungskontexten aufgewachsen ist oder in seinem Erleben als Erwachsener schwere Einbrüche erfahren hat, dann ist das Verirren in der Zeit eines der Hauptsymptome: das unwillkürliche Wiedererleben bestimmt den Alltag, immer auf der Hut davor zu sein kann dann schon ein Fortschritt sein. Denn alles, was da auftaucht, fühlt sich sehr zwingend an, drängt zum Handeln ohne Aufschub. Dann braucht es uns als Gegenüber im Außen, um gemeinsam mit der Klientin, der Jugendlichen, dem Kind immer wieder einzuordnen: Wohin gehört das? Wohin gehört dieses Gefühl? Dieses Bild von mir selbst? Dieser Schmerz? So gelingt es langsam – und in immer wieder neuen Versuchen der Einordnung –, den Hippocampus in Kontakt mit dem Neokortex zu bringen und dafür zu sorgen, dass die Erinnerungen auch in der Großhirnrinde so abgelegt werden, dass ein bewusster Zugriff und eine gewollte Einordnung stattfinden können. Und so auch das unwillkürliche Wiedererleben seltener wird. Vorbedingung für diese Unterscheidung ist, das Hier und Jetzt wahrnehmbar zu machen. Sie nehmen ja auch kein Maßband, das keine Einheiten verzeichnet. Und irgendwo müssen Sie es anlegen. Hier und jetzt ist kein Datum auf dem Handy, sondern ein Gefühl im Bezug zum Raum, zur Tageszeit, zum Licht, zum Gegenüber. Einfach und äußerst wirkungsvoll ist hierfür das *Ressourcenbarometer* (siehe 7.1). Auf dieser Grundlage kann Einordnung gelingen, können Unterschiede gebildet werden. Mithilfe der *Arbeit an der Zeitlinie* kann Ihre Klientin neue Gedächtnisstrukturen bilden.

Zunächst sollten auch wir selbst mithilfe dieser Techniken unterscheiden lernen, ob auftauchende Gefühle mit uns zu tun haben oder Reaktionen auf Erinnerungen der Klientin sind (siehe auch das Kapitel 5.7, „Selbstfürsorge“).

5.4 Konsequenz für die Praxis 4: Neue Strukturen anbieten

Unser bisheriges Herangehen legt ein wenig nahe, dass es in der Arbeit mit traumatisierten Menschen ausschließlich um die Erklärung des Geschehens in der Traumaverarbeitung und dessen unmittelbare Folgen geht, die durch die Orientierung auf ein gemeinsames Hier und Jetzt mithilfe einer neuen Basis geordnet und versorgt werden können. Das ist durchaus beabsichtigt, weil wir davon ausgehen – und unsere Erfahrung zeigt das immer wieder –, dass sehr, sehr viel von dem, was die Symptomatik und das Leiden unserer Klient*innen ausmacht, durch die Einordnung in die Folgen der Notfallreaktion, die Arbeit an einem neuen Gleichgewicht und die zeitliche Einordnung aufgefangen werden kann. Viel Leid entsteht durch das Unverständnis den eigenen Reaktionen gegenüber. Die mangelhafte Selbstregulierung, zusammen mit dem Verirren in der Zeit, bilden die Grundlage für jahre-, oft jahrzehntelange Missverständnisse und leidvolle Erfahrungen in Beziehungen und Orientierungsversuchen in der Welt. So ist der erste Schritt immer, die Spannung hier und jetzt regulieren zu helfen (damit das Häschen sich beruhigen kann und die Denker*in das mitbewirkt) und zu erklären, was passiert (um der Denker*in eine Einordnungsmöglichkeit zu geben, was dann auch wieder den Säugetierkörper beruhigt).

Doch auch darüber hinaus ist viel zu tun. Wir möchten hier einen Ansatz zur Veränderung der Grundspannung vorstellen, der auch dann noch greift, wenn es sich um sehr frühe Traumatisierungen oder Vernachlässigung handelt: das neurosequenzielle Modell von Bruce Perry. Dabei geht es um die nachträgliche Versorgung des frühen Säugetierkörpers, des Häschens und somit um eine neue Chance für die Denker*in, sich intellektuell weiterentwickeln zu können, weil der Körper befriedet wird, und im Weiteren, eine Versorgungsmöglichkeit für den Körper zu erlernen, die auch der Denker*in Kontrolle und Sicherheit vermittelt (Kap. 5.3.1).

Im Anschluss daran möchten wir gemeinsam mit der Denker*in Möglichkeiten erarbeiten, für all das Erfahrene eine neue Sprache zu finden. Diese Arbeit kann mit Säuglingen ebenso stattfinden wie mit sehr alten Erwachsenen. Francoise Dolto hat in ihrer Arbeit Vorschläge gemacht, die wir hier nicht einbeziehen können. Ihre und die Arbeiten von Eliacheff seien aber ebenso empfohlen wie die Bücher und Programme von Karl Heinz Brisch (siehe auch Kap. 5.4.2).

5.4.1 *Früh übt sich – das neurosequenzielle Modell und die Notwendigkeit des Nachnährens*

5.4.1.1 Entwicklungsfenster

Kein Teil des Gehirns entwickelt sich unabhängig von den anderen. Der Körper, der Mensch mit Geist und Physiologie formt sich als Gesamtheit in der beschriebenen Reihenfolge und in Abhängigkeit von den ihn umgebenden Anforderungen, soweit die Voraussetzungen für eine Zusammenarbeit erfüllt sind. Aber es gibt **Entwicklungsfenster**, Zeiten, in denen manche Entwicklungen Vorrang haben, weil sonst Nachfolgendes nicht passieren kann. Bevor wir laufen können, müssen wir die Beine bewegen dürfen und unseren Körper im Raum koordinieren lernen. Bevor wir sprechen können, müssen wir vor uns hinbrabbeln, verbessert, angelächelt und imitiert werden. Bevor wir Kontakt aufnehmen können, müssen wir gehalten und umsorgt werden, gewiegt und liebkost, liegen gelassen und wieder aufgenommen. Bevor wir schließlich in die Schule gehen können, um mit anderen gemeinsam so abstrakte Dinge zu lernen wie Zahlen, die auch dann noch existieren, wenn keine Äpfel mehr da sind, die man zählen kann, müssen wir lernen, dass es Äpfel gibt, dass wir sie essen, aber auch über sie nachdenken können. Für jede Entwicklungsstufe gibt es einen Zeitraum, in dem das Lernen einfacher ist als zu anderen Zeiten. Wir können Sprache am einfachsten lernen, wenn wir noch ganz klein sind. Wir können auch später noch eine Sprache erlernen. Es dauert nur länger, und wir werden nicht mehr so perfekt.

5.4.1.2 Das neurosequenzielle Modell

Wir haben weiter oben in der Darstellung der Hirnentwicklung darauf hingewiesen, dass alle Gehirnteile aufeinander angewiesen sind. Die Bewegungen, die das Kleinhirn koordiniert, erfolgen nur, wenn der Hirnstamm für einen rhythmischen Ablauf aller Körperfunktionen wie Atmung, Kreislauf und Stoffwechsel sorgt. Ich kann nur dann auf jemanden zulaufen oder mich von ihm abwenden, ihn angreifen oder mein Kind verteidigen – Funktionen, die im limbischen System gesteuert werden –, wenn ich gelernt habe, meine Bewegungen zu koordinieren. Zuletzt kann ich nur dann meinen Körper wahrnehmen, gut versorgen und darüber hinaus meinen Geist nutzen, wenn ich gelernt habe, meine Gefühle einzuordnen und zu verstehen, meinen Körper in seiner Gesamtheit ernst zu nehmen und dafür zu sorgen, dass er in seinen Bedürfnissen begleitet und anerkannt wird. Dann kann ich einen klaren Gedanken fassen *und* mit meinen Emotionen im Einklang sein.

Auf diesen Erkenntnissen baut das **neurosequenzielle Modell** auf, das Bruce Perry und seine Kolleg*innen entwickelt haben. Die zentrale Aussage der Forschungen und des therapeutischen Programms der *Child Trauma Academy* ist, dass die Behandlung und Veränderung von Verhaltensweisen und Körpersymptomen sich an der Art der Verarbeitung der Hirnbereiche orientieren müssen, die dafür primär zuständig sind. Was heißt das? Atmung, Stoffwechsel, Grundspannung und Schlaf z. B. sind Funktionen des Hirnstamms und nicht (direkt) darüber zu beeinflussen, dass man eine Gesprächs- oder Verhaltenstherapie einleitet. Störungen im Bewegungsablauf können selten über eine Erläuterung, sondern müssen durch die Einführung anderer Bewegungsmuster verändert werden. Ängste und Kontaktunsicherheiten, Übergriffe und Grenzverletzungen in der Beziehungsaufnahme und Gefühlsregulation sollten über eine Veränderung der Kontaktgestaltung regulierbar werden – auch hier ist eine rein kognitive Regulation wenig sinnvoll. Nur für die Überlegung, was Sinn macht und was nicht, für Dialektik und Übersetzungen, aber auch für das

Abwägen von Entscheidungsprozessen etc. hilft das Reden über diese Prozesse und deren Voraussetzungen. Und all das funktioniert auch nur dann, wenn die Grundfunktionen gut erfüllt werden: Wenn der Atem fließt und die Füße gut verankert sind, der Schlaf sich einstellt und Schmerzen weggeschaukelt werden, dann kann auch die Denker*in entspannt sinnieren.

5.4.1.3 Nachnähren

Wenn das nun früh nicht gut gestützt wurde, die Bedingungen alles andere als optimal waren, dann bleiben Funktionen auf der Strecke. An den übergeordneten (zum Beispiel schulischen oder sprachlichen Leistungen) wird oft deutlich, dass darunter, in den tieferen Ebenen etwas nicht geklappt hat, dass etwas fehlt.

Die Idee, das herauszufinden und neu zu regulieren, ist dann eigentlich ganz einfach: Man betrachtet zum einen die geistig-körperlichen **Prozesse**, die nicht angemessen funktionieren oder dem Kind, der Jugendlichen bzw. dem Erwachsenen Schwierigkeiten bereiten. Dann untersucht man den Hintergrund des Kindes auf Entwicklungsbehinderungen, unverarbeitete Erfahrungen oder fehlenden Halt und Unterstützung in Beziehungen. Daraus kann abgeleitet werden, in welchem Entwicklungsfenster die förderlichen Bedingungen nicht ausreichend waren. Und kann genau dort mit der Unterstützung ansetzen, wo früher etwas unterlassen oder verhindert wurde. „Opfer eines frühen Traumas und früher Vernachlässigung [brauchen (Hantke & Görges)] Erfahrungen – wie geschaukelt und gehalten zu werden – (…), die zu dem Alter passen, in dem sie eine Schädigung oder Entbehrung erlitten haben, und nicht zu ihrem chronologischen Alter“ (Perry & Szalavitz 2008, S. 273).

Unsere unterschiedlichen Therapieangebote und Förderprogramme umfassen in der Regel vor allem die Entwicklung der Bewegung (Ergo- / Physiotherapien) und der kognitiven oder sprachlich zugänglichen emotionalen Zusammenhänge. Auch die Unterstützung der Bindungserfahrung und der Beziehungsregulierung hat in unseren psychosozialen Unterstützungsnetzwerken schon einen festen Stellenwert – hier sei z. B. auf K. H. Brisch verwiesen. Wir werden uns deshalb vor allem auf die Möglichkeiten konzentrieren, die in der Soziotherapie der frühen Störungen der Grundspannung liegen – zum einen, weil uns dieses neue Konzept in Theorie und Praxis sehr überzeugt. Zum anderen, weil es genau da ansetzt, wo frühe Traumatisierung die hartnäckigsten Folgen zeigt: an den Auswirkungen auf Spannungskurve und basale Körperfunktionen. Perry und Szalavitz nennen die Vorgehensweise im Original „developmentally appropriate enrichment“ (2008, S. 217). Wir haben den in der deutschen Übersetzung verwendeten Begriff „entwicklungsgemäße Unterstützung“ durch den des Nachnährens ersetzt, um zu betonen, dass diese Vorgehensweise das

Fundament für die weitere Entwicklung bildet. Wir erläutern im Folgenden konkrete Möglichkeiten des **Nachnährens**, mit denen wir in unserer Arbeit – auch mit Erwachsenen – gute Erfahrungen gemacht haben. Die grundlegenden Überlegungen haben wir von Perry und Szalavitz und anderen Arbeiten von Perry entliehen, für die Vorschläge und Umsetzungen sind wir verantwortlich.

5.4.1.3.1 Neue Rhythmen – Nachnähren für den Hirnstamm

Wenn ein Kind früh nicht ausreichend versorgt wurde, wenn Bindungen fehlten oder schädigend waren, wenn die Bedürfnisse des Körpers nach Halt, Nahrung, Unversehrtheit, Kontakt und Rhythmus nicht befriedigt wurden, so sind das die Bedingungen, unter denen das Funktionieren des Hirnstamms festgelegt wird. Der Hirnstamm bildet seine Hauptverknüpfungen und Muster vor allem während der Schwangerschaft aus und in den ersten Wochen nach der Geburt, in denen Atmung, Stoffwechsel und Kreislauf kontextspezifisch grundlegend eingestellt werden müssen. Betrachten wir also, wie in dieser Zeit „Lernen" erfolgt, so wissen wir auch, auf welche Art der Hirnstamm zu beeinflussen ist. Der kleine Körper erfährt seine Umwelt vor allem durch Rhythmen (im Mutterleib und beim Getragenwerden), die permanent von außen vorgegeben werden. Durch dieses Wiegen, Schaukeln, Halten, Bergen, den Erwachsenen-Körper-Fühlen entwickelt sich die Peristaltik, die Hirnwellen für Schlaf und Wachsein werden hier voreingestellt, der selbstverständliche Bezug zu Nahrungsaufnahme ebenso wie der zu maßloser Haltlosigkeit. All das bildet sich im Tonus ab, den der noch kleine Körper zeigt: Verspannt er sich ganz schnell? Entspannt er sich in gleichem Maß? Fließt und gestaltet sich der Körper in seiner Verbindung zu anderen oder stockt er, reißt ab, schreit, quält sich?

Wie kann eine nachholende Entwicklung auf dieser Ebene aussehen? Die Intervention muss eine Stimulierung nachholen, die intrauterin oder während der ersten Monate vorhanden war oder hätte sein sollen: Wiegen, halten, regelmäßige akustische Rhythmen, Einbezug des Körpers, Schaukeln etc. sind hier angezeigte Methoden. Damit aber nicht genug. Wesentlich ist, dass diese Stimulierung in einer Art und Weise geschieht, die für den Hirnstamm relevant ist und von ihm wahrgenommen werden kann. Und erträglich, wünschenswert ist, um nicht erneut die Verspannung auszulösen, mit der Verunsicherung beantwortet wurde.

Die Stimulierung des Hirnstamms in der ersten Zeit erfolgt andauernd, und eben diese Wiederholung strukturiert das „Lernen" dieses Bereichs unseres Gehirns. Der Tragling Kind berührt in manchen Traditionen erst dann den Boden (wird also abgelegt), wenn er selbst beginnt, sich fortzubewegen. Das heißt also: Die Beruhigung und Neuordnung der Rhythmen müssen häufig, über den Tag verteilt und über einen längeren Zeitraum konsequent verabreicht werden. Das klingt kompliziert, ist es aber nicht. Vielmehr ist es so einfach, dass es kaum Ausreden gibt, diese Art der nachholenden Unterstützung nicht zu gewährleisten. Man braucht weder ein Diplom noch umfangreiche Mittel für die Umsetzung. Genau deshalb ist es so genial, was Bruce Perry sich da ausgedacht hat.

Ein Beispiel: Sagen wir, Ihr Alltag ist eine Aneinanderreihung mal schöner, mal weniger angenehmer Termine – Arbeit, Familienleben und soziales Netzwerken. All das hält Sie ganz schön auf Trab. Manchmal ist Ihnen alles zu viel, und Sie denken an Burnout, aber dann geht es auch wieder. Es ist nicht ganz gesund, wie Sie leben und Ihr Darm ist auch oft nicht in Ordnung, der Schlaf leidet, und Sie werden gereizter. Aber dann kommt ja der Urlaub. Manchmal eine Woche, mal auch zwei. Das ist wunderbar, Sie sehnen sich danach und können ihn auch genießen. Nur ist der Effekt hinterher schnell wieder verflogen. Manchmal haben Sie schon nach ein paar Tagen das Gefühl, Sie hätten nie eine Pause gehabt.

Nun hat eine Freundin damit angefangen, Yoga zu machen, und außerdem geht sie zweimal in der Woche in den Sportverein oder singt seit Neuestem. Und irgendwie ist sie in letzter Zeit ruhiger und besser gelaunt, kommt mit dem Job besser zurecht, und der pubertierende Sohn nervt auch nicht mehr so sehr. Gibt es da einen Zusammenhang?

Sehen wir uns das Gehirn dabei einmal genauer an. Unser Hirnstamm reagiert schnell, wenn er sich auf Neues einstellen soll, dann schlägt das Herz im Urlaub ruhiger, und wir können uns so richtig gut entspannen. Danach findet er ebenso schnell sein „Gleichgewicht" wieder, er soll ja die stabile Grundlage unseres hektischen Lebens garantieren. Wenn also kurze Perioden des Lebens anders verlaufen als sonst (Urlaub z. B. oder die Ergotherapie, die das Kind einmal in der Woche für eine Stunde bekommt), dann ist das eine angenehme Erfahrung, aber ohne Einfluss auf die Grundstruktur. Erst dann, wenn diese andere Erfahrung immer wieder auftaucht, wenn sie zu einem Bestandteil des alltäglichen Lebens wird, auf den sich die Grundmuster immer wieder einstellen müssen, wird der neue Rhythmus langsam integriert. Der Hirnstamm stellt sich um. Um die neue Information in die eigene Struktur zu überführen braucht es Zeit. Zuerst ist es nur eine Regulierung von außen, die der Körper durch eine Anpassung aufnimmt. Erst im Lauf der Zeit, wenn das Neue öfter auftaucht und auch vorhanden bleibt, wird sich der körpereigene Rhythmus verändern. Das Lernen, das am Anfang des Lebens dazu geführt hätte, die Grundspannung flexibel zu gestalten, muss nun langsam und häufig von außen herangetragen werden. Bis der Körper seine Rhythmen grundlegender umstrukturiert. Die täglichen zehn Minuten Yoga sind also deutlich effektiver für die Regulierung Ihres Hirnstamms als die eine Stunde in der Woche.

Die wesentlichen Bausteine für ein Lernen auf der Ebene des Hirnstamms sind also:

- **Rhythmen**, die gemocht oder als angenehm erfahren werden (vom Musikhören über das Spiel der Blätter vor dem Fenster bis zum Ballett oder Schlagzeugspiel …)
- **Halt, Berührung, Gehaltenwerden** (in dem Maße, wie das gemocht wird. Eine Hängematte trägt den Körper, umschließt ihn, ohne den möglicherweise ambivalenten Kontakt zu einer anderen Person.)
- Häufige **Wiederholung**, denn der Hirnstamm lernt durch langfristige Wiederholung ähnlicher neuer Muster
- **Ausdauer** aufseiten der Betreuer*innen. Sie lohnt sich!

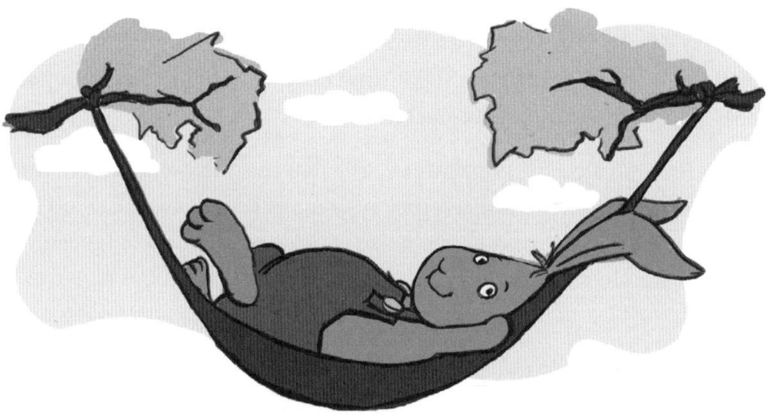

Abbildung 5.2: Alle Erfahrungen, die unseren Körper auf integrativer Ebene beeinflussen wollen, müssen notwendigerweise erwünscht und als angenehm erfahren werden. Andernfalls lösen sie Verspannung oder gar die Notfallreaktion aus und verhindern so den Ausbau des Ressourcenbereichs.

Was kann das sein? – Beispiele, die Sie aus Ihrer Praxis ergänzen und auf das spezifische Kind ausrichten können.

- **Rhythmen:** Singen, Tanzen, Schaukeln, Hängematte, Hängestuhl, Schaukelstuhl, Sitzball, Trampolin, Wackelbrett, Skateboard, Rhythmusspiele wie TaKeTiNa, Rhythmusgruppen, Beatboxen, Xylophon spielen, Holz sägen, Putzen, Abwaschen, Stricken, Malen, Klangschalen, Musik hören, hin und her schaukeln, die Füße wippen, Schwimmen, Laufen (alle gleichmäßigen Bewegungen)
- **Halt**, Berührung, Gehaltenwerden: Wiegen und im Arm halten, sich in eine Decke einwickeln und im Bett wiegen, angenehme Kleidung (nach Eigenerleben eng oder bequem), in der Hängematte geborgen sein, am Körper getragen werden, im Tragetuch liegen, sich wiegen, schwere Decken oder Mäntel, die Füße eincremen, Haare kämmen, den Nacken massieren …

- **Wiederholung:** Fünfmal am Tag eine Aktivität einplanen, das muss nicht lange dauern: Morgens ein Klatschspiel mit den Kindern beim Frühstück – „Alle Hände fliegen hoch"; ein Lieblingslied in den Handywecker einprogrammiert, der Powersong für den Weg zur Schule. In der Pause Tischtennis spielen, Basketball oder ein Lauf um den Schulhof (mit dem Lehrer abgesprochen), eine Runde um den Block mit der Kollegin, fünf Minuten Yoga oder eine Achtsamkeitsübung für den Atem. Mittags ein ruhiger Platz im Park mit Blick auf die Bewegung der Bäume oder eine Runde Laufen, noch ein Lieblingslied, mit dem Freund Beatboxen oder eine Weile in die Hängematte. Nachmittags eine Runde Abhängen und Musik hören, Skateboard fahren, mit Freunden Schlagzeug spielen oder Reiten, eine Biofeedback-Übung auf den Computer oder zwischendrin mal den Fischen im Bildschirmschoner hinterherschauen. Abends Fernsehen vom Schaukelstuhl oder der Hängematte aus, die Füße massieren oder sich in eine Decke einwickeln, gemeinsam ein Kinderlied einstudieren oder das Abwaschen zur Meditationsübung machen.
- **Ausdauer:** Damit Sie daran denken und das Programm eine ganze Weile, ein paar Monate oder vielleicht auch noch viel länger durchhalten, sollten Sie das Vorgehen gemeinsam mit anderen besprechen und planen. Und allen veranschaulichen, wozu das wichtig ist: damit die Grundfunktionen sich beruhigen, nachgenährt werden und sich neu einrichten können. Damit der Säugetierkörper sich beruhigt, das Einkoten aufhört, die Konzentrationsdauer steigt, die Konflikte mit anderen weniger werden oder das Kind sich überhaupt mal aus der Ecke traut. Damit der Ressourcenbereich sich ausdehnen kann. Dadurch wird alles andere auch leichter: die Bewegung zu koordinieren, die Beziehungen zu gestalten und sich auf den Unterricht oder die Arbeit zu konzentrieren. Planen Sie es als Experiment, auf dessen Ausgang alle gemeinsam gespannt sein können. Nach einem halben Jahr überprüfen Sie die Fortschritte. Dafür reden Sie mit dem Lehrer, der Sonderschulpädagogin, der Kollegin, den Pflegeeltern, den Kindern, Ihrem Mann. Überlegen Sie gemeinsam, was dem Kind, Jugendlichen oder Erwachsenen, um den es geht, Spaß machen könnte und einfach in den Alltag zu integrieren ist. **Fünfmal zehn Minuten am Tag sind hilfreicher als eine Stunde in der Woche.** Sie dürfen natürlich auch stundenlang in der Hängematte liegen. Überlegen Sie, wer wann welche Aufgabe übernehmen kann, und freuen Sie sich gemeinsam auf die Veränderungen. Und schreiben Sie uns gerne eine Mail über die Erfolge, wir beziehen uns dann gerne darauf!

5.4.1.3.2 *Bewegung neu erfahren – Nachnähren für das Kleinhirn*

Das Kleinhirn ist für die Integration und Koordination von Bewegungen in Raum und Zeit zuständig. Das reicht vom Liegen bis zum Sitzen und dann vom Krabbeln und Laufen bis zum Spielen einer Fuge von Bach mit Händen und Füßen. Das Kleinhirn lernt auch durch wiederholte Bewegung; oft ist es wichtig, frühe Positionen und Positionsveränderungen des Körpers im Raum nachzuholen, damit die entwickelten späteren Bewegungsabläufe überhaupt stattfinden können. So sind ergotherapeutische Anwendungen in all ihrer Vielfalt und Abgestimmtheit, Somatische Integration, aber auch die Arbeit mit Therapietieren (Pferden, Hunden etc.) wesentliche Aspekte der Förderung. Das Gehaltensein in Tragetuch oder Hängematte ist eine gute Möglichkeit, die frühe Koordination von Bewegungen im Raum zu unterstützen. Auch hier ist es wichtig, die Aktivitäten in höherer Frequenz als normalerweise üblich zu verabreichen. **Je früher ein Verhalten hätte erlernt werden müssen, desto wichtiger ist es, die Abläufe oft und rhythmisch in den Alltag einzubauen.** Schließlich nehmen wir ein Baby auch nicht nur einmal am Tag auf den Arm. Sprechen Sie mit der Ergotherapeutin, dem Sportlehrer, Ihrer Krankengymnastin, der Alexandertechnik-Lehrerin oder der Feldenkrais-Gruppe: Was kann auch ein ungelernter Unterstützer im Alltag anwenden? Binden Sie sich die ganz Kleinen einfach an den Leib oder legen sie in die Hängematte. So werden Gleichgewicht und Bewegung in Sicherheit erprobt.

5.4.1.3.3 *Beziehungen sicher regulieren – Nachnähren für das limbische System*

Das limbische System ist die zentrale Funktionseinheit für die Regulation der Säugetiere untereinander. Hier werden Emotionen miteinander abgestimmt, und hier hat soziales Lernen in der Initiierung von gegenseitigem Imitieren und Wahrnehmen einen wichtigen Bezugspunkt. Auch die Signale für die Umschaltung der Hirnstammaktivitäten in die Notfallreaktion werden hier gesetzt. Wird ein eintreffender Reiz als bedrohlich gewertet, wird er erst gar nicht an die Großhirnrinde weitergeleitet, sondern das Notfallprogramm aktiviert. Vermittelnd und dämpfend kommen hier soziale Bezüge zum Tragen. Wenn dieses Säugetier-Bezugsprogramm in der frühen Kindheit nicht bedient wurde, ein Kind also nicht angemessen versorgt, gehalten und durch Körperbezug, Stimme, Geruch und Geschmack nur unzureichend reguliert wurde, kann auch eine situationsangemessene Regulierung von Nähe und Distanz nicht entwickelt werden. Wenn das Kind sich nicht nach eigenem Bedarf lösen konnte, Exploration und Wiederauffinden von Schutz nicht möglich waren, sondern Nähe entweder als inexistent oder als bedrohlich erleben musste, hat das Folgen für die spätere Kontaktaufnahme zu anderen Menschen:

- Nähe wird schnell bedrohlich oder
- Nähe ist der einzige Schutz.
- Die Erfahrung von Körpergrenzen, die Unterscheidung zwischen Eigenem und Fremdem kann sich nicht entwickeln. Es gibt keine Differenzierung zwischen mir und anderen.
  = Ich brauche viel Platz um mich herum. (Ich kann niemanden an mich heranlassen.)
  = Ich kann keinen Platz um mich herum halten. (Ich lasse andere zu nah an mich heran.)
  = Ich weiß überhaupt nicht, wo ich anfange und wo der andere beginnt. (Ich erfülle die Bedürfnisse des anderen, als wären es meine eigenen. Oder: Ich erfülle weder meine noch die Bedürfnisse der anderen.)

Die im limbischen System geregelten Beziehungsaspekte unseres emotionalen Lernens müssen schrittweise neu vollzogen werden, wenn es an dieser Stelle Störungen in der Entwicklung gab. Ein Kind, das direkten Blickkontakt vermeidet und unter Stress gerät, sobald man sich ihm in einem sonst als angemessen empfundenen Abstand nähert, braucht zunächst mehr Distanz bei gleichzeitigem Wissen um die Präsenz des Gegenübers: „Ich bin hier hinter der Tür, du kannst mich jederzeit rufen. Und wenn ich weggehe, sage ich Bescheid." Da spielt es keine Rolle, ob die Ursache eine Folge unverarbeiteter Belastung ist oder ob das Kind einfach nie eine andere Beziehungserfahrung gemacht hat. Es braucht den Platz – manchmal sehr viel – und die Zeit, den anderen als ungefährlich zu erleben. Noch lange bevor es den Erzieher (oder die Therapeutin) anblicken mag, braucht es Raum und Zeit, in Anwesenheit des Erwachsenen sicher zu werden. Den neuen Menschen von der Seite zu beobachten. Ihm bei der Arbeit zuzusehen, während es spielt. Vielleicht trägt es dann langsam Dinge hin und her (und erschrickt noch, wenn man zu schnell danach greift). Irgendwann werden beide zusammenspielen.

Schulsituationen sind oft deshalb so besonders anstrengend, weil für Kinder, die schlechte Erfahrungen mit abrupten Bewegungen anderer in ihrer Nähe gemacht haben, Mitschüler*innen und Lehrer*innen eine ständige Belastung sind, die neben den inhaltlich-kognitiven Anforderungen des Lernsettings verarbeitet werden muss. Das kann im Außen durchaus auch als wildes Spiel und überdrehtes, freudiges Schreien wahrnehmbar sein; dennoch ist der Körper auch dann sehr gefordert in seinen Möglichkeiten, mit der entstehenden Spannung umzugehen. Wie gut, wenn man dann die Spannung miteinander auspowern und sie langsam in den ruhigeren, kontrollierten Modus eines Klassenraums überführen kann – durch konzentrierte Bewegungsübungen etwa: *„Nun schleicht mal alle ganz, ganz langsam in den Klassenraum. Seid doch mal alle Störche, wenn ihr aus der Pause kommt …"* Oft entsteht diese Belastungssituation, die sich womöglich dann in Streits und nicht erwünschtem

Verhalten entlädt, sogar durch gut gemeinte Eingriffe des Lehrpersonals – wenn sich etwa ein Lehrer dem gestressten Kind im bester Absicht nähert und ihm den Arm um die Schultern legt, womöglich noch ohne Vorwarnung. Oder es in scharfem Ton anspricht, um seine Aufmerksamkeit zu erreichen. Das soll nicht heißen, dass ein direkter Kontakt zu einem Kind nicht sehr oft nottut, doch ist auch hier die eigene Präsenz im Raum, von der aus die angemessene Intervention eingeschätzt werden kann, der wichtigste Ausgangspunkt. Oft hilft es schon, um solche Mechanismen nur zu wissen, etwa die Überschreitung dessen, was Perry die *Intimitätsbarriere* nennt. Wird sie überschritten, wächst der Stress des Betroffenen, die Konzentration leidet, und die Aggressivität steigt.

Bei anderen Kindern fällt die Reaktion auf diese Überlastung weniger auf, und das Verhalten ist im oft sozial überfordernden Miteinander einer viel zu großen Klasse eher erwünscht. Es sind meist Mädchen, die gelernt haben, dass man am besten damit fährt, alles zu tun, was ein Erwachsener von einem will. Sie suchen Nähe, machen sich unentbehrlich, fordern Zuwendung heraus. Sie ziehen sich zurück in Ecken, Hefte, Bücher, gehen aus dem Kontakt. Hier ist es die Aufgabe der Erwachsenen, den Kindern Raum zu geben, Reizminderung, den verschreckten Häschen zu ermöglichen, die eigenen Grenzen vorsichtig, schrittweise und beispielhaft einzuziehen, um ein neues Lernen zu ermöglichen. In jedem Fall – und für alle überforderten Häschen ist das wichtig – sollte dazu gehören, Plötzlichkeiten, Erschrecken, Überraschungsmomente gering zu halten; nicht damit zu arbeiten, dass Übergänge durch harte Geräusche oder plötzliche Bewegungen initiiert werden. Das Lachen auf der Seite derer, die damit in die Überspannung wechseln, ist oft nur das erschreckte Lachen derjenigen, die dann feststellen, dass doch nichts Schlimmes passiert ist. Die Häschenkörper aber haben einmal mehr das Notfallprogramm aktiviert und kommen nicht zur Ruhe.

Das neurosequenzielle Modell von Bruce Perry sagt uns: Veränderungen auf der Häschenebene sind jederzeit und in jedem Lebensalter möglich, sie brauchen Zeit, vorsichtige Übergänge und vor allem stetige Wiederholungen.

Denker*innen haben da andere Möglichkeiten.

5.4.2 *Sinn, Sprache und Selbstwahrnehmung – Strukturen für die Großhirnrinde*

5.4.2.1 Sprache neu entdecken

All die Arbeit mit traumatheoretischen Notfallmodellen und den Erklärungen der Symptomatik, rhythmischer Stimulierung und neuer Beziehungsaufnahme wird begleitet durch unsere Sprache. Sprache ist ein wesentliches Mittel nicht nur der Kommunikation, sondern auch der Definition dessen, was ich für wahr, richtig und erwähnenswert halte. Was ich wahr-nehme und anderen mit-teile, was die Grundlage gemeinsamer Bilder und Werte ausmacht. Das beginnt mit dem Wiederholen der Silben „Mama" oder „Dada", die wir aus dem ableiten, was das Kleinkind an Silben schon formen kann, und hört mit der Philosophie des Ich oder der Quantenmechanik lange nicht auf.

Schauplatz der meisten zentralen Prozesse, die mit Sprache zu tun haben, ist die Großhirnrinde, an der Sprachentwicklung sind aber sehr viel mehr Bereiche des Gehirns und des Körpers beteiligt. Sprache ist ein sehr komplexer Prozess, und wir hören auf zu sprechen, wenn etwas unser Fassungsvermögen übersteigt oder es in unserer Sprache keine Worte für ein Geschehen gibt. Wenn etwas nie benannt wurde, alle anderen es „übersehen", schauen auch wir nicht mehr hin, nehmen es auf Dauer nicht mehr wahr. So entstehen Tabus, mit dem Ausschluss aus der Sprache geht oft ein Ausschluss aus der Wahrnehmung einher, denn wir können nur da Wort-Bilder formen, wo wir gemeinsam auf etwas Bezug nehmen können. Deshalb ist das Ausprobieren von Sprache, das Anprobieren neuer Begrifflichkeiten, die Neudefinition von Altbewährtem, das Verschieben und Aushandeln von Bedeutungen so wichtig für die Bildung immer neuer Identitäten, muss Sprache im Fluss und in Veränderung bleiben, um sich verändernde Welten erfassbar zu machen.

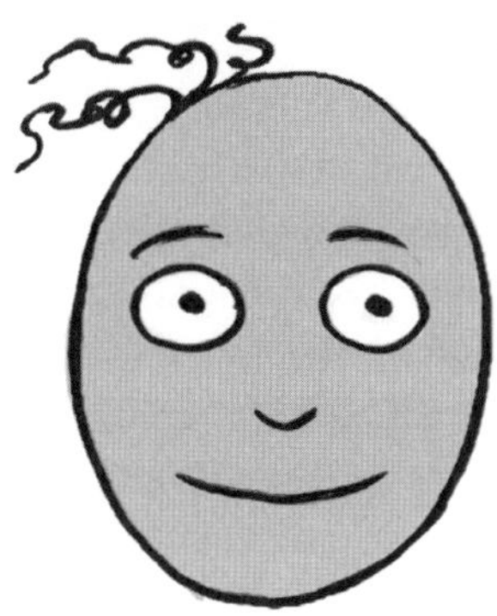

Abbildung 5.3: Denker*in

Auf neurophysiologischer Ebene bedeutet Verarbeitung nach der Traumatisierung, dass die emotionalen und körperlichen Erfahrungen mit den Funktionen der Denker*in in der Großhirnrinde vernetzt und neue Verbindungen hergestellt werden. Vorher waren Gefühle und Beziehungswahrheiten von der Verarbeitung durch den Verstand abgeschnitten, weil die Notfallreaktion die Bildung eines Zusammenhangs immer wieder verhindert hat. Nun wird alles neu verhandelt; neues Erleben von Kompetenz, Kontrolle, Sicherheit und Beziehung ist Voraussetzung dafür, dass das gelingen kann.

Es geht oft nur am Rande darum, zu **berichten, was passiert ist** – Unfallprotokolle zu erstellen sozusagen. Der Ablauf des Geschehenen beschreibt ja längst nicht die Bedeutung für den Menschen, der getroffen wurde. Was sagt ein Erinnerungsprotokoll schon aus darüber, wie jener eine entscheidende Moment sich in Herz und Seele eingebrannt hat? Wie er alles bannt und alles verzehrt: Vergangenheit, Gegenwart und Zukunft. Dieser Moment ist der wesentliche, der, an dem alles hängt. Dieser Moment ist aber gleichzeitig auch das tiefe Loch, in dem alles in sich zusammenfällt und erneut von vorn beginnt. Er muss also oft erst einmal unsagbar bleiben, weil noch nicht klar ist, was der Ort sein kann, von dem aus berichtet wird, ob es eine Absperrung gibt und wie der Sog nach unten auszuhalten sein wird – irgendwann.

Bis dahin geht es darum, dem eigenen Verstand, der Wahrnehmung der Welt, den Möglichkeiten der Beschreibung von Erleben wieder einfache Anlässe zu geben, die benannt werden können, ohne in die Triggerfallen zu laufen, ohne hinterher nicht mehr schlafen zu können. Sprache wieder verlässlich zu machen, die Möglichkeit der Beschreibung und der Mitteilung auf sicherem Terrain zu ergründen. Nicht: Wie geht es Ihnen? Nicht: Wovon haben Sie geträumt? Sondern genauer und zielgerichtet Sprache vorzuschlagen und herauszufordern, ohne Fallstricke auszulegen: *„Sehen Sie da draußen die Blaumeise in der Hecke? Das ist der kleine Vogel mit dem schwarzen Kopf und dem blauen Hals. Heute Morgen haben die Spatzen vor meinem Fenster gestritten, davon bin ich aufgewacht. Haben Sie auch schon etwas Nettes erlebt heute?“*

Sprache als Mittel zu verstehen, das verloren gegangen ist. Sprachlosigkeit ist ein Ausfall des Übersetzungsprogramms zwischen Erleben und Mitteilen. Der Link ist nicht gut auffindbar. Wir können also ganz nebenher üben, Erleben in Worte zu fassen, dabei die Aufmerksamkeit auf Schönes, Ressourcenvolles, Stärkendes richten und so den Erlebensspielraum dorthin zu erweitern. Wenn das Programm dann sicher wieder läuft, ist auch die Suche nach schwierigeren Inhalten einfacher, ohne den erneuten Zusammenbruch zu riskieren. Damit stärken wir den Zusammenhang der verschiedenen Funktionen in unserem Häschen-Denker*in-System, das Miteinander im Kontakt und somit das Vertrauen. *„Mein Sohn hat mir heute Morgen ein kleines Video auf dem Handy gezeigt, da schwimmt ein Mann und hat einen kleinen*

Hund auf den Schultern, der zuerst noch ängstlich guckt, dann aber laut und fröhlich bellt." Und mit dem Erzählen der kleinen Begebenheit erlebt die Klientin einen Moment der Selbstwirksamkeit: Sie kann Ihnen etwas erzählen, sie ist stolz auf ihren Sohn, und sie hatte einen schönen Morgen!

Die Neu(er)findung der Sprache heißt für uns als Berater*innen zunächst einmal: lernen, zuhören, die Sprache, die Bedeutungen und damit die Welt der anderen entdecken lernen. Nur wenn jemand sich ernst genommen fühlt, wenn jemand das Gefühl hat, ich will verstehen, wie ihre Welt aussieht und sich anfühlt, wird sie mir von sich erzählen. Erst wenn ich ein Gefühl dafür bekomme, wie die Logik ihres Lebens aussieht, wie sie schmecken, riechen und gedacht werden kann, kann ich versuchen, durch meine Fragen auch in ihren Bedeutungen kleine Türen aufzumachen: „*Wenn Sie sich irgendwann wieder einen Hund anschaffen wollten, was wäre das für einer? Mögen Sie mir ein bisschen von Ihrem Sohn erzählen? Können Sie selber schwimmen oder würden es gerne lernen …?*" Wir unterschätzen oft vollkommen, wie sehr die kleinen Gefühle an den großen hängen, wie wenig wichtig es oft ist, die großen zu benennen, um die Fähigkeiten zu erwerben, die es braucht, irgendwann auch mit den Riesenbrocken umzugehen. Wir unterliegen diesem Irrtum jedoch nicht alleine, auch Klient*innen kommen regelmäßig in der Erwartung zu uns, sie müssten über „die Probleme" reden, all das vor uns ausbreiten, was sie selbst eigentlich vermeiden möchten. Wenn wir dann die Erlaubnis geben, den Fokus kleiner, gezielter, freudvoller einzustellen, weckt das oft sehr schnell neue Energien: „*Wir haben ja heute gar nicht über mein Problem gesprochen? – Wie geht es Ihnen gerade? Ich habe das Gefühl, Sie sind jetzt fröhlicher als vorher, kann das sein? – Ja, doch, es war sehr interessant, mit Ihnen so zu reden, und es hat Spaß gemacht. Aber muss ich nicht über mein Problem reden, damit es weggeht? – Mein Vorschlag wäre, dass wir uns zuerst darum kümmern, wie Sie sich kräftig und immer wieder auch fröhlich fühlen können, und das Problem dann mit dieser neuen Kraft angehen, was meinen Sie?*" Das ist kein Aufschub, sondern die Schaffung von Grundlagen, im Austausch, in der Wahrnehmung und der gemeinsam zu findenden Sprache. Das gehört zusammen und ist Denker*innentraining.

Von hier aus kann sich vielleicht auch auf Klient*innenseite Neugierde entwickeln für eine andere Sichtweise, für eine andere Realität, für einen neuen Blick auf die eigene Welt – für das Erlernen neuer Worte und Bedeutungen und die langsam entstehende Hoffnung, dass dahinter auch ein neues Erleben, eine neue Selbsterfahrung möglich sein könnte … Unter Umständen … Vielleicht … Sicher erst ganz spät … Vielleicht ja doch nicht …

Dasselbe gilt natürlich auch für die Arbeit mit den **Generalisierungen**, die jemand aus seinen Erfahrungen abgeleitet hat. Die mögen aus unserer Sicht hinderlich, störend und unangenehm sein. Aber sie sind doch das, was man als wahr erkannt, womit man zu leben gelernt hat. Wahr ist, was ich kenne. Wahr ist, was ich weiß. Normalität ist wahr, und sie gibt Sicherheit, weil sie vorhersagbar ist. Das sieht ganz unterschiedlich aus und scheint uns doch ein ehernes Gesetz zu sein. Dass es im Sommer wärmer ist als im Winter – in unserem Klima. Dass jedes Kind zur Schule geht und einen Anspruch auf Unversehrtheit und Zuwendung hat. Dass ein Apfel nach unten fällt und ein Schiff schaukelt, aber nicht die Erde. Dass ich bescheuert bin und mein Vater immer recht hat. Dass Zahnärzte einem wehtun und dass Ärzte nützlich sind. Dass Medikamente helfen und ich meinen Senf nicht dazugeben sollte, weil ich ohnehin von nichts eine Ahnung habe. Dass Männer Frauen schlagen und Frauen Kinder. Dass man sich wehren muss. Dass jeder glücklich werden kann.

Wir werden in unserer Arbeit also versuchen, einen neuen, einen anderen Alltag zu schaffen und dabei immer wieder auch sprachlich und in einer gegenseitigen Verständigung einzuordnen, was anders ist. Wie das bessere Gefühl sich im Körper darstellt oder im Kontakt anfühlt. Wo das Erleben von Leid, Trauer, Ungerechtigkeit und Verlassensein einen Platz findet. Auch jedes Gespräch muss notwendigerweise seinen Ausgangs- und Überprüfungspunkt im Hier und Jetzt haben. Alle überbordenden Gefühle, alle Energien, die in sich zusammenfallen, brauchen als Korrektiv die Orientierung an dem Boden unter den Füßen, dem Atem am Fenster oder dem Stein in der Hand – jetzt. Denn sonst beachten wir die Hürde nicht, die sich mit jedem Wegdriften vergrößert, die Hürde zwischen Körperwahrnehmung und Großhirnrinden-Sprachgebung.

Warum fällt es den meisten von uns wohl am leichtesten, bei einem Spaziergang schwierige Themen zu besprechen? Weil die Orientierung in ein gemeinsames Hier und Jetzt im Laufen und Reagieren auf die Umwelt ganz klar den Anker setzt für ein abschweifendes Frontalhirn und ebenso den ausufernden Gefühlen und den damit verbundenen Körperspannungen eine Richtung gibt. Das Reden, die gemeinsame Konzentration auf das, was ausgehalten und betrauert werden will, soll die Denker*in einbinden. Dafür braucht es Vertrauen in einen Körper, der sich beruhigen kann. Gehen Sie also gemeinsam, gerne spätestens dann, wenn die Gespräche schwierig werden, die Dissoziation an jeder Ecke lauert. Wo immer Unterspannung droht, wo immer ein Raum zu klein ist, das nahe Miteinander im Blickkontakt als Bedrohung erlebt werden kann – gehen Sie! Die Sprache kommt, mit etwas Geduld, dann von allein in den Fluss.

Das gilt auch für die Zeit der Überarbeitung alter Wahrheiten. So kann, was neu auftaucht an Beziehungswahrheiten, Erinnerungen, überflutenden Gefühlen und Körperwahrnehmungen, auch sprachlich neu verarbeitet werden: Dissoziierte Erinnerungen bewirken ja vor allem, dass wir uns bestimmte Gefühle, aber auch Zusammenhänge und Beziehungen nicht klarmachen müssen oder können, je nachdem. Wenn beim Einfinden in ein angenehmeres Lebensumfeld, wenn im Zuge der Therapie oder Beratung neue Erinnerungen aufbrechen und Beziehungen neu betrachtet werden müssen, bedarf es oft einer Überarbeitung der eigenen Geschichte. Dann wird aus dem lieben Papa der Mann, der einen der Ausbeutung durch den Babysitter aussetzte oder der die Mutter schlug. Aus dem starken kleinen Jungen, der die Mutter und kleineren Geschwister siegreich verteidigt hat, wird einer, der sehen muss, dass es wohl doch nicht geklappt hat. Das heißt, dass alles noch einmal neu überdacht werden muss. Dass man sich selbst ganz neu definieren muss in der Welt. Dann ist es nicht damit getan, einen Glaubenssatz umzuformulieren. Die ganze Sicht auf die Welt muss sich ändern, in kleinen Schritten. Das mag eine Erleichterung sein, aber es ist eben auch ein Umbruch. Das Fundament der eigenen Überzeugungen ist zusammengebrochen. Wie gut, wenn dann eine Begleitung da ist, die hilft, die Steine einzeln umzudrehen und zu sehen, welche beim neuen Hausbau noch Verwendung finden können.

5.4.2.2 Zeit, Kultur und Selbstwahrnehmung

Wir können unser Leben und die Ereignisse darin nur in Verbindung mit und in Bezug auf uns betrachten. Wir verstehen unser eigenes Handeln in Bezug auf andere, auf seine Wirkung hin, auf unsere Verantwortung darin. Wir bilden Begründungszusammenhänge, entwickeln Erwartungen. Wir setzen all die vielen kleinen Einzelteile unseres Lebens in einer ganz spezifischen Art und Weise so zusammen, dass sie für uns einen Sinn ergeben. Und wir sprechen darüber, wir definieren uns im Sprechen über uns, im Kontakt mit anderen Menschen und mit uns selbst. Dieses Sprachhandeln ist ein wichtiger Teil davon, wie wir Ereignisse in unsere Zeitlinie einordnen. Wie wir Häschen und Denker*in in Einklang bringen.

Aus all dem, was wir leben, wahrnehmen, vergleichen, erleiden, einordnen und abwägen, wogegen und wofür wir uns entscheiden, basteln wir das Bild von uns selbst, bestimmen wir das, was in unserer Kultur „Ich" heißt, was in anderen Kulturen eher ein „Wir" (aus unserer Sicht) ist oder noch ganz anders strukturiert wird. Jede Kultur definiert durch Sprache und den Austausch miteinander, was wahrgenommen und was als nicht wesentlich angesehen wird, also übersehen werden kann. Wesentlich für unsere westliche Definition von Identität ist eine Kontinuität des Erlebens von Zeit und Raum.

Gesellschaften richten unterschiedliche Anforderungen an ihre Mitglieder: Ob wir mit anderen kooperieren sollen oder Konkurrenz ein zentraler Wert ist, ob wir uns als Teil der Natur oder als ihre Herrscher sehen und ob und wie wir Zeit und Kontinuität definieren. Das Zeitalter und die Kultur, auch die Kommunikationsmittel bestimmen, wie Zeit gestaltet und wahrgenommen wird. In manchen Sprachen – und damit auch der jeweiligen Kultur – gibt es keine Zukunft und keine Vergangenheit. In anderen treffen sich Vergangenheit und Zukunft im Hier und Jetzt. In vielen Kulturen wird die Zeit nicht aus dem Erleben des Einzelnen bestimmt oder an eine neutrale Instanz wie die Uhr delegiert, sondern aus gemeinschaftlichen Aktivitäten definiert: Man trifft sich nach dem Essen oder wenn die Ernte so weit ist. Man teilt einem anderen mit, dass man einen Vertrag einhalten wird, gibt aber nicht – wie die meisten von uns – eine abstrakte Zeit an. Die Dauer eines Vorgangs bestimmt das Danach, das lenkt die Aufmerksamkeit auf die Handlungen, führt aber in unseren Augen oft zu „Unpünktlichkeit“ und „Unzuverlässigkeit“. Das wiederum liegt daran, dass wir gelernt haben, was „die Stunde geschlagen hat“, und unseren Tag sehr konsequent nach dem tickenden Uhrwerk oder der globalisierten Funkuhr ausrichten. Das Augenmerk liegt dabei weniger auf dem Prozess als auf den Überprüfungspunkten. Das mag jemand, der aus einer prozessorientierten Kultur kommt, als herzlos und kalt empfinden, uns vermittelt es Sicherheit. Wie sehr unsere westliche, kognitiv und rational orientierte Welt die zeitliche Kontinuität als eines der zentralen Kriterien für die Erfüllung gesellschaftlicher Normen erhoben hat, können wir unter anderem daran ablesen, dass die Orientierung zu Zeit, Raum und Person zentrale Kriterien in der Anamnese der klassischen Psychiatrie sind. Dort sind noch heute die ersten Fragen zur Abschätzung des Bewusstseinszustands von Klient*innen die nach dem Ort, dem Tag, der Uhrzeit und der eigenen Person.

Unser Selbstbild ist nicht gleichbleibend, es wird mit jedem neuen Ereignis verändert. Wir formen es oft jeden Tag ein wenig neu, manchmal machen wir es uns erst im Lauf mehrerer Jahre bewusst. Wir tun dies, indem wir uns unsere Geschichte neu zurechtlegen, neu erzählen. Waren sie mit fünf Jahren dieselbe, die Sie heute sind? Wer waren Sie mit 20? Wer, als Sie begonnen haben, Ihren Beruf auszuüben? Wer, als Ihre Kinder zur Welt kamen?

5.4.2.3 Versprengte Erinnerungen

Durch die Augen der Traumatheorie betrachtet können wir sagen: Wie auch immer ein Mensch die eigene Zeit zu strukturieren gelernt hat, im Moment der Krise wird diese Zeitwahrnehmung gefährdet. Der Hippocampus kann die eintreffenden Informationen nicht mehr mit der Großhirnrinde abgleichen, die hohe oder dann zu niedrige Spannung des Körpers behindert den Zugriff auf die Ressourcen des beobachtenden und steuernden Denkens, die Zeitwahrnehmung verändert sich und mit ihr die Wahrnehmung dessen, was wir als zu uns gehörig betrachten, was wir als Ich definieren.

Wenn uns eine Katastrophe im Erwachsenalter trifft, heißt das: „Wer bin ich, was von mir existiert noch? Werde ich irgendwann wieder eine Zukunft haben?" Wenn die Traumatisierung früh einsetzt und an der Entwicklung unseres Zeiterlebens beteiligt ist, kann es sein, dass wir verschiedene Wahrnehmungszentren und damit auch unterschiedliche Identitäten ausprägen.

Die Versatzstücke, die Teilchen, die Einheiten des Erlebens, aus denen wir normalerweise eine Erzählung bilden, die wir zusammenhängend speichern oder durch einen permanenten Austausch mit unserer Umgebung mit allen anderen Erfahrungen verweben, bilden – eben durch diese permanente Einordnung – unsere Vergangenheit. Der bewusste Zugriff auf die Teile des Erlebens in der Notfallreaktion ist durch die Dissoziation behindert worden – um überleben zu können, um schnell zu sein und nicht zu viel zu spüren. Jeder spätere Zugriff auf die unverarbeiteten Gefühle und anderen Informationen aus der betreffenden Situation ist eine potenzielle Retraumatisierung, in der der Körper auf jedes Versatzstück der Erfahrung wieder mit der Notfallreaktion antworten möchte, Säugetierkörper und Denker*innenkontrolle auseinanderfallen. Der Zugriff, die aktive Erinnerung verbietet sich also, solange der Körper keine andere Möglichkeit gefunden hat, als durch einen erhöhten Stresspegel und das Auslösen der Notfallreaktion auf die Konfrontation mit den unverarbeiteten Inhalten zu reagieren. Dieser Zirkelschluss verhindert so immer wieder die Einordnung in Raum und Zeit. Man kann sich nicht dann erinnern, wann man es will; die einzige Form, wie das Vergangene sich bemerkbar macht, ist nicht beeinflussbar, überflutend und setzt erneut die Notfallreaktion in Gang. Das hat zur Folge, dass die Verbindung zum bewussten Denken wieder unterbrochen wird. Was den Zugriff erneut verhindert. Die unverarbeiteten Inhalte und damit verbundenen Gefühle bleiben fremd, auch wenn man sie immer wieder erlebt. Zudem werden sie als ständige Bedrohung erlebt, weil sie unkontrollierbare Überfälle von Horror und Hilflosigkeit darstellen.

Vielleicht wissen wir sogar noch, was sich ereignet hat, haben es aber nicht mit dem Gefühl und Körpererleben verbinden und integrieren können und berichten darüber wie unbeteiligt. Vielleicht werden wir auch „nur" von Symptomen überflutet, die wir einzuordnen versuchen. Gemeinsam ist beidem, dass wir das Geschehen nicht wirklich als zu uns gehörig erleben und so auch nicht in unsere gefühlte Geschichte einordnen können – weder durch bewusstes Sprachhandeln noch durch eine unbewusste Verarbeitung des Erlebens. Der Hippocampus hat die Fragmente abgelegt, aber nicht ans Archiv der Großhirnrinde weiterreichen können, und das Erleben hat die Markierung als „vergangen", „vertraut", „zu mir gehörig" nicht erhalten. So leben wir zusammen mit Fremdkörpern – Erinnerungsfetzen, Schmerzen, Körpersensationen, plötzlich auftretenden intensiven Gefühlen, die wir nicht einordnen können.

Wenn wir früh mit heftigen Gefühlen, Überlebenmüssen und absoluter Hilflosigkeit konfrontiert waren, ist das, was in unserer Kultur als Identität bezeichnet wird, was „Ich“ sagen und auch meinen soll, vielleicht nie entstanden. Eine Vielzahl von Wahrnehmungen wechselt sich ab und streitet miteinander – und die Anforderung unserer Umgebung, „sich identisch zu fühlen“, lässt immer wieder ein Gefühl von Versagen entstehen: *Ich (Aber was ist das?) entspreche nicht den Anforderungen. Ich (Aber was ist das?) finde keine Sprache für mich. Ich (Aber was ist das?) habe immer mindestens zwei verschiedene Stimmen in mir, einen Kommentar im Ohr, ein anderes Gefühl parallel.* Fast einfach erscheint aus dieser Perspektive das Erleben von solchen, die ganz eindeutig „ich“ sagen können, auch wenn sie zu mehreren einen Körper bewohnen. Von dort aus gesehen ist es eine Tortur: eindeutig mehrdeutig und nie im Besitz der Kontrolle.

Das klingt alles so abwegig? So weit weg? So unverständlich? Es ist eben nicht Ihre Normalität. Das ist auch in Ordnung. Aber fragen Sie einfach, trauen Sie sich. Lernen Sie andere Normalitäten kennen. So fremd und unvorstellbar sind sie dann auf einmal gar nicht mehr. Kennen Sie nicht auch jemanden, der sich an viele Abschnitte seiner Kindheit – auch jenseits der Einschulung, auch in der Jugendzeit – kaum erinnert, aber weiß, dass es einschneidende Erlebnisse in seinem Leben gab? Das Wissen um diese Erlebnisse ist dem Gefühl nicht wirklich zugänglich. Es fühlt sich nicht so an, als sei es dem Betreffenden passiert. Im nächsten Moment aber bekommt er Panik, kann wieder nicht schlafen, hat diese Rückenschmerzen, die losgelöst von allem auftauchen. Zu denen es keine Bilder gibt. Nur durch rationales Verstehen kann er herleiten, dass die Schmerzen Körpererinnerungen an jahrelang erlittene heftige Schläge sein müssen. Das Wissen ist aber nicht verknüpft mit dem Gefühl. Die Rückenschmerzen sind nicht verknüpft mit Bildern der Situationen. Das Bild des Vaters ist nicht verknüpft mit der Situation des Schlagens. Und obwohl er dem Bruder glaubt, der mit ihm geschlagen wurde und von den cholerischen Wutausbrüchen des Vaters erzählt, sind die Schmerzen für ihn im Erleben ohne Zusammenhang, nur intellektuell ableitbar. – Verstehen Sie immer alles, was Ihnen passiert? Verstehen Sie sich immer? Aber neugierig kann man doch trotzdem sein!

Vielleicht, so unsere Hoffnung, hat der Einzug der Neurophysiologie, das langsam offenere Sprechen über unterschiedliche Identitätsbildungen, Genderdiskussionen, verschiedenste Lebensformen und eine größere Offenheit gegenüber der Normalität von Symptomen (wie z. B. Konzentrationsstörungen, depressiven Symptomen und Schlaflosigkeit) auch zur Folge, anzuerkennen, dass jeder Mensch das Resultat von Entwicklung unter mehr oder weniger widrigen Umständen ist. Dass wir folglich so werden, wie es am besten in unsere Umwelt passt. Und dass wir gut daran tun, die fragile Verbindung zwischen Häschen und Denker*in früh zu stärken, um mit uns und unserer Gewordenheit einen angemessenen Umgang finden zu können.

5.5 Konsequenz für die Praxis 5: Trauma und System

5.5.1 *Dynamiken*

Wir schreiben dieses Buch für die Arbeit mit Kindern, Jugendlichen und Erwachsenen und unterscheiden nicht nach Altersgruppen und Arbeitsfeldern. Wir konzipieren unsere Weiterbildungen für Traumaberater*innen und -pädagog*innen und manchmal auch -therapeut*innen gemeinsam. Wir tun das, weil wir überzeugt sind, dass eine angemessene Änderung von Verhalten, Einzelwesen und Umwelten nur dann funktionieren kann, wenn wir alle Altersgruppen gemeinsam betrachten. Aus Kindern werden Leute, und Leute waren einmal Kinder. Von den Jugendlichen dazwischen nicht zu schweigen. Nicht jede*r arbeitet mit allen. Es haben sich – aus guten Gründen – Spezialisierungen entwickelt.

Jeder Arbeitsbereich hat seine eigenen Hürden und da, wo sie überwunden werden, seine Errungenschaften. Die Arbeit mit Menschen, die in stationären Einrichtungen leben, kann ein Potenzial an Ressourcen miteinbeziehen, die im Zusammenleben entstehen und genutzt werden können. Die Überlegungen zu Regelwerken, Strukturen und einem guten Verhältnis aus Selbstbestimmung und institutionellen Rahmenbedingungen sind ein ganz eigenes Thema. Die Frage, wie mit vorübergehenden oder konstanten Unterbringungen oder großen Helfersystemen umzugehen ist, wie Supervision einbezogen werden kann, welche Settings sich mit traumatisierten Menschen bewährt haben oder eher vermieden werden sollen – das alles sind wichtige und spannende Themen, die wir hier nicht aufgreifen werden. Auf der Grundlage der Arbeiten von Wilma Weiß sind hier viele interessante Themenbände entstanden. Darüber hinaus sei jedoch noch einmal betont: Egal, in welchem Setting und mit welcher Gruppe von Klient*innen wir arbeiten: Ohne die Basis der Spannungsregulation und Hier-und-jetzt-Orientierung kommen wir nicht aus. Dafür braucht es immer wieder auch gemeinsame Grundlagen, die wir gemeinhin als Regeln bezeichnen. Ein Streitpunkt sind sie immer wieder dann, wenn sie für alle gleich sein sollen und Menschen doch so unterschiedlich sind. Wie uns ein Blick auf Häschen und Denker*in in diesem Kontext helfen kann, erläutern wir weiter unten.

Uns ist in der alltagsbezogenen Arbeit mit traumatisierten Menschen wichtig, immer im Blick zu behalten, wer da alles noch ist, war und sein könnte. Denn jede*r hat ein Umfeld, auch wenn er*sie scheinbar keinen Bezug herstellt. Gerade diejenigen, die nichts von ihren Eltern wissen wollen, sind oft stark an sie gebunden – wenn nicht räumlich, so doch emotional. Und auch jemand, der seine Eltern nicht kennt, ist vielleicht ständig auf der Suche nach einem inneren Bild. Jeder hat(te) irgendeine Art von Vater und Mutter, und jeder war einmal ein Kind und wird – wenn alles gut geht – einmal ein Erwachsener sein. Das sind bis hierhin biologische Tatsachen, die neben den vielfältigen Lebenswelten stehen, in die sie überführt werden. Es macht also Sinn, die Entwicklung im Kontext, im Lebensumfeld zu betrachten, alle Menschen miteinzubeziehen, die zur Verfügung stehen. Weshalb nicht über den Samenspender fantasieren, wenn beide Mütter gerade kein adäquates Rollenbild anbieten? Warum nicht die Kinderdorffamilie als Ressource neben die Eltern stellen, die nicht mehr leben oder nicht verfügbar sind? Gerade da der „Gegenstand“ Traumatisierung uns oft einlädt, alles fein säuberlich getrennt zu halten, wie es die Dissoziation auch macht. Wenn wir die verschiedenen Menschen und Einflüsse um und in einem Menschen zusammenbringen – ob im Darüber-Reden oder im realen Miteinander –, werden wir feststellen, wie sich die verschiedenen Blickwinkel ergänzen und darüber hinaus etwas ganz Neues entsteht. Gerade in der Traumaverarbeitung geht es doch darum, bisher Getrenntes – behutsam! – gemeinsam zu betrachten, um Integration und Verarbeitung zu ermöglichen.

Menschen existieren als Gruppen, als Familien, als Paare, aber über die Lebensgeschichte des Menschen hinweg betrachtet niemals allein. Das mag uns, für die als Ziel Individualismus, Ausbildung von individuellem Selbst und Entwicklung von Autonomie zentrale pädagogische und philosophische Inhalte geworden sind, oft überholt erscheinen. Aber wie wir schon in der Entwicklung des Kindes gesehen haben: Menschen kommen immer nur vorübergehend als Einzelwesen vor. In der Regel bilden wir ein System von Beziehungen, in dem Einzelne unterscheidbar, miteinander aber mehr als eine Summe der Teile sind und eine neue Größe bilden. Auch die Art und Weise der Wahrnehmung von sich und anderen, die Art der Unterscheidung in „Ich“ und „Wir“ ist – wie wir gesehen haben – nicht überall gleich.

5.5.1.1 Die Ressourcen im System suchen

Das jeweilige System beeinflusst Denken und Wahrnehmung des Einzelnen. Das hat ganz unterschiedliche Ausformungen. Lassen Sie uns einige davon betrachten, um dann einen Blick darauf zu werfen, was das für unsere Arbeit heißen kann. In wenigen der Familien, mit denen wir zu tun haben, sind Wertschätzung, Förderung, Akzeptanz und altersangemessene Verteilung von Verantwortung, Geborgenheit und die Möglichkeit der Erkundung der Welt in optimaler Weise gegeben. Vergessen Sie bitte nicht, dass es all das dennoch gibt und wir nur einen Ausschnitt der Welt betrachten, nämlich den, in dem Hilfe vonnöten ist und Unterstützung gebraucht wird.

Die meisten Familiensysteme, aus denen unsere Klient*innen kommen, sind belastet oder belastend, die Ressourcen sind oft nicht einfach auszumachen. Aber genau das ist unsere Aufgabe, wenn wir die einzelnen Mitglieder dieser Herkunftssysteme unterstützen wollen. In aller Regel gab es zumindest einzelne Personen – vielleicht sehr am Rande –, die auch unterstützend, nicht nur ausbeutend waren. Diese Ressourcen gilt es herauszuarbeiten und im und für das Hier und Jetzt nutzbar zu machen. Auch diejenigen, die sich übergriffig, gewalttätig oder vernachlässigend verhalten haben, haben in der Regel eine andere Seite. Damit soll nichts schöngeredet werden, sondern wir versuchen, den Kindern, Jugendlichen und Erwachsenen gerecht zu werden, die die Täter nicht nur verdammen wollen, sondern sie weiterhin (heimlich?) lieben und / oder in Loyalitätsbeziehungen an sie gebunden sind.

Widersprüche in Beziehungen sind alltäglich, warum sollte die Täter*in-Opfer-Beziehung eindeutig sein? Sehr oft sind die übergriffigen und gewalttätigen Menschen im eigenen (Familien-)System zu anderen Zeiten die Menschen, die das Schulbrot schmieren und sich darum kümmern, das kranke Kind zu versorgen. Und da, wo die Übergriffe noch früher und grausamer waren, wo sich deutlich unterschiedliche Ego-States oder Persönlichkeiten in einem Körper ausgeprägt haben, kann die Alltags-Mama eine ganz andere sein als die Sonntags-Mutter. Wozu beide verdammen, wenn die Sonntags-Mutter geholfen hat, die Alltags-Mama zu überleben?

Wie soll sich jemand wertvoll fühlen, wenn alles, was seinen Hintergrund ausmacht, als wertlos und schlecht erachtet wird? Das braucht nicht einmal so geäußert zu sein, es genügt zu spüren, dass sich niemand dafür interessiert, dass niemand Kontakt haben will, dass keine*r mit einem trauert und hilft, die Bruchstücke zusammenzusetzen.

Wenn der eigene Hintergrund nur als Belastung erfahren wird, will man sich davon lösen. Was aber wird dann aus den Erfahrungen, die das eigene Erleben zutiefst geprägt haben, die doch auch zu diesem Menschen gehören? Was kann bleiben, worauf kann jemand stolz sein, wenn andere von ihrem Papa schwärmen und sich auf den gemeinsamen Urlaub mit der Familie freuen? Wenn wir also Menschen unterstützen in der Verarbeitung geschehenen Grauens, dann tun wir gut daran, nicht über einen Kamm zu scheren, die Täter*in nicht mit ihren Handlungen zu identifizieren, um die Opfer nicht zu neuen (Loyalitäts-)Brüchen zu zwingen. Es gilt zu differenzieren: „*Da ist der Papa, von dem du das wunderschöne volle Haar hast und die blauen Augen und der mit dir sonntags in den Tierpark gefahren ist. Oft hat er dir aber auch sehr wehgetan und Sachen gemacht, die gar nicht okay sind. Egal, weshalb er das getan hat, auch wenn es ihm selbst schlecht ging: Es ist seine Verantwortung, nicht deine.*“ Möglich ist solch eine differenzierte Betrachtung jedoch nur, wenn alle Beteiligten mit der Spannung im Ressourcenbereich bleiben und Denker*in und Häschen gut im Hier und Jetzt orientiert sind. Sonst kann es schnell passieren, dass nur die Erwähnung alter Belastung das Häschen in die Flucht treibt oder kämpfen lässt.

5.5.2 Transgenerationale Traumatisierung

Nicht nur unsere Klient*innen sind vielschichtig. Je zerklüfteter das Kind oder der Erwachsene, mit dem wir arbeiten, desto näher liegt die Annahme, dass schon in der Generation (oder den Generationen) vorher Traumatisierung im Spiel war, Wahrnehmung und Verhalten geformt hat. Nicht selten gibt es im Hintergrund der ängstlichen Frau eine traumatisierte Mutter, die sich nicht aus dem Haus traute. Nicht selten zeigen sich erst in der dritten Generation Symptome, die auf die Kriegserfahrungen der Großeltern hindeuten, übernimmt ein Kind – ungewusst – die Trauer eines Erwachsenen. Manchmal ist schon der Täter in unterschiedliche Persönlichkeitsanteile gespalten und bietet so als Elternteil auch unterschiedliche Identifikationsmöglichkeiten an, die nicht miteinander verknüpft werden können, was wiederum die Ausbildung dissoziativer Systeme unterstützt. Hinter innerfamiliären Traumatisierungen stehen sehr oft Gewaltgeschichten, in denen sich die Weitergabe über Generationen verbindet mit der gesellschaftlichen Geschichte von Krieg, Flucht und Vernichtung. Eine solche Weitergabe kann über Bindungsmuster, also die Art des Verhaltens gegenüber den Kindern erfolgen, vermittelt sich aber auch über Atmosphäre, Schweigegebote oder die Unfähigkeit, die Kinder vor Gefahren zu schützen. Sicher gibt es noch andere Wege der Delegation des Dramas an die nächste und übernächste Generation (siehe Baer & Frick-Baer 2010). Sie beeinflussen als Grundlage für Verhaltensänderung auch die bevorzugt aktivierten Gene aus dem reichen Genpool, den wir mitbringen, wie es die Epigenetik erforscht.

Gerade die Epigenetik legt in ihrer populärwissenschaftlichen Besprechung oft nahe, dass es nun doch die Gene sind, die über Wohl und Wehe und die Traumafolgen entscheiden. Dieser neue Forschungszweig beschreibt aber eigentlich nur, wie Informationen auf der physiologischen Ebene weitergegeben werden – Informationen über Nahrungsmangel ebenso wie über die Notwendigkeit, sich voller Angst aufs Leben vorzubereiten. Das meiste vermittelt sich im Miteinander der Generationen, gesellschaftlicher Normen und Werte, durch das, was unsere lebendige Umwelt ausmacht – die nicht so einfach in Versuchsanordnungen zu übersetzen ist. Zudem wissen wir heute, dass die Stellung der „Schalter“, die unsere Gene aktivieren oder stilllegen, einerseits vererbt, doch andererseits im Lebenslauf veränderbar ist.

Es ist also ein weites Feld sehr interessanter Forschung, die sich wie vieles, was zu Traumatisierung bekannt ist, aus dem schwärzesten Kapitel unserer Geschichte, dem Nationalsozialismus und der Vernichtung jüdischen und sonstigen „lebensunwerten“ Lebens, speist. Die Folgen sind auch heute noch – und in der dritten und vierten Generation noch einmal besonders stark – an Überlebenden sichtbar. Jeder Krieg, jede Vernichtungsgeschichte hat ihre Folgen, nicht nur in den Generationen, die sie erleben, sondern ebenso in denen, die von den Überlebenden lernen, worauf es im Leben zu achten gilt, Tabus übernehmen und Symptome zur Seite schieben, die sich dann Jahrzehnte später im Leben der Nachkommen manifestieren.

So ist es uns wichtig geworden, im Kontakt mit Klient*innen auch dann nach unverarbeiteten Erfahrungen der Eltern und Großeltern zu fragen, wenn Menschen nicht primär mit dem Fokus auf Traumatisierungen zu uns kommen oder dann, wenn eine eigene Traumatisierungsgeschichte nicht zu sehen ist. Fragen Sie einfach immer mal nach, vielleicht ganz ohne einen konkreten Verdacht, um Ungesagtes in die Sprache, die Reflexion, die Auseinandersetzung und die Trauer zu bringen und so Geschichte nutzbar zu machen. Und bitte denken Sie daran: Auch Täter*innen(familien) sind meist traumatisiert, und gerade hier ist die Verarbeitung oft durch Tabus kompliziert.

5.5.3 *Verantwortung*

Die Tatsache der Traumatisierung spricht niemanden von Verantwortung frei. Ganz im Gegenteil: Wenn ich verstehe, was mit mir passiert ist und welche Folgen das für meine Spannungsregulierung hat, habe ich alle Mittel an der Hand, mein Verhalten so zu ändern, dass ich Verantwortung übernehmen kann. Denn Verantwortung zu übernehmen heißt ja, dass ich nach Möglichkeiten suche, mich anders zu verhalten und mir und anderen einzugestehen, was passiert ist. Voraussetzung scheint oft zu sein, dass ich verstehe, was in mir passiert. Wenn die Erklärung der Notfallreaktion mir die Verantwortung für meine Selbstkontrolle in dem einen Moment zu entziehen scheint, hilft sie mir doch, im nächsten Moment einen Ansatzpunkt zu finden. Dann nämlich, wenn mir einleuchtet, dass meine Spannungsregulierung in meinem Einflussbereich liegt und ich mich immer wieder ins Hier und Jetzt reorientieren kann. So kann ich neue Lösungen suchen: Lösungen der Vorbeugung, des Umgangs mit der Spannung, der Sorge für ausreichend Distanz etc. Wenn ich weiß, dass in mir ein Notfallprogramm dazu führt, dass ich ausraste, sobald mein Kind schreit, kann ich lernen, was ich tun kann, damit es nicht so weit kommt. Wenn ich keine Möglichkeit habe, das zu erlernen, renne ich immer wieder dagegen an, zwinge mich, verachte mich – und erhöhe dadurch die Anspannung und damit die Wahrscheinlichkeit, dass ich wieder zuschlagen werde. Die Erklärung entlastet und übergibt zugleich Verantwortung: Weil sie handlungsfähig macht, gibt es nun auch keine Ausrede mehr. (Sie finden in den Übungen zum Ressourcenbereich und der Flashbackkontrolle konkrete Übungseinheiten für verantwortliches Handeln.)

Dann ist auch die Weitergabe von Traumatisierungen keine notwendige Folge eigener Erfahrungen mehr: Wenn ich weiß, was mit mir passiert (ist), und damit umgehen lerne, kann ich mir Hilfe holen und die eigenen Ängste bearbeiten. Ich kann mit den Kindern reden, ihnen bei der Integration dessen helfen, was sie an unterschiedlichen Einflüssen von mir mitbekommen. Auch das teilt uns die epigenetische Forschung mit: Die Veränderung der Ablesbarkeit von Genen ist jederzeit möglich.

5.5.3.1 Regeln

Ganz ähnlich wie bei der Verantwortlichkeit für das eigene traumaassoziierte Verhalten ist die Situation im Umgang mit Regeln. Für ein Miteinander, ob nun im stationären Alltag, in einer ambulanten Gruppe oder dem täglichen Miteinander einer Gesellschaft sind sie unerlässlich. Wenn wir sie nicht explizit einführen, sucht jede Gemeinschaft sie sich implizit, übernimmt die naheliegenden Mechanismen. Das ist in unseren patriarchalen Gesellschaften oft das Recht des Stärkeren (und die Angst davor), kann aber in kleineren Einheiten auch eher durch solidarisches Miteinander geprägt und bestimmt sein.

Wie auch immer Regeln aussehen, sie sollen eingehalten werden. Ob es sich um hierarchische Regeln mit klaren Konsequenzen bei Verstößen oder Nichtbeachtung dreht oder um immer wieder neu verhandelte gemeinsame Entscheidungen und Regularien: Regeln werden dadurch verlässlich oder überhaupt nur gültig, dass die Konsequenzen bekannt sind und auch umgesetzt werden. Und spätestens an dieser Stelle sehe ich die meisten Pädagog*innen mit zerwühlten Haaren und grimmigen Gesichtern weiterlesen. Denn: Genau das funktioniert ja nicht. Wie auch immer die Regeln aussehen, sie werden mit den Denker*innen vereinbart und übersehen standardmäßig, dass in den meisten Situationen von Regelverletzung nicht Denker*innen, sondern Häschen am Werk sind. Wie das?

Sagen wir, die Vereinbarung ist, dass der achtjährige Deniz heute mit dem Abräumen dran ist. Er ist aber schon beim Abendbrot zappelig, streitet sich mit Andra und rennt dann heulend in sein Zimmer. Was nun? Die anderen Kinder sind – zu Recht – genervt, weil das nicht das erste Mal ist, dass Deniz seine Aufgaben auf immer wieder ähnliche Weise „umgeht“ und jede Benennung der Notwendigkeit, der Regel, der Konsequenz (kein Fernsehen) nur zum immer wieder selben Verhalten führt: Aufregung, Streit, Rückzug mit Weinen.

Nun gibt es mindestens zwei mögliche Begründungsmuster, die auch die Pädagog*innen in Hochspannung versetzen:

1. „Wir können doch für Deniz nicht immer Ausnahmen machen, die anderen müssen sich schließlich auch an die Regeln halten."
   Wir haben uns daran gewöhnt, Gruppenmitglieder als von unseren Regeln abhängige Teile eines Ganzen zu verstehen, das wir letztlich steuern und verantworten müssen. Was aber, wenn wir einmal davon ausgehen, dass Mitglieder einer Gruppe auch dazu beitragen können, das temporär abweichende Verhalten eines Einzelnen zu verstehen, ihn zu unterstützen und gemeinsam eine Regeleinhaltung zu ermöglichen? Sie könnten einen Häschen-Denker*innen-Abend einrichten und überlegen, wer an welchen Stellen Schwierigkeiten hat, wie damit umgangen werden kann, was er*sie bräuchte. Die Regelverletzung von Deniz stellt sich dann vielleicht als etwas ganz anderes heraus.
2. Vielleicht geht es tatsächlich um den zweiten Faktor, der im Alltagsmiteinander oftmals hilflos macht. Deniz ist einverstanden mit der Regel, er kann die Situation aber regelmäßig nicht bewältigen.
   Sie könnten in der Supervision einmal zusammentragen, welchen „guten Gründe" Deniz für sein Verhalten haben könnte, und vielleicht hilft das. Es könnte aber auch viel einfacher sein: Im Häschen-Denker*innen-Treffen finden die Kids heraus, dass Deniz tierisch unter Strom gerät, wenn er beim Essen ruhig sitzen muss und dann auch noch verschiedene Themen gleichzeitig zur Sprache kommen. Statt des Streits bräuchte er eigentlich schon vor dem Essen eine Runde Trampolin im Hof. Denn wenn er sich streitet, schämt er sich so sehr dafür, dass ihm nichts anderes bleibt, als sich erneut zurückzuziehen. Sich schlecht und unzulänglich zu fühlen, das kennt er schon.
   Nun können alle (in unserem kurzen Beispiel passiert das aus Platzmangel nach einer Seite, im realen Leben dauert es vielleicht etwas länger) einen neuen Plan verfolgen. Tom hat auch Lust, mit Deniz auf das Trampolin zu gehen, Deniz ist ganz erstaunt, dass der ihm helfen will. In dem Gespräch hat Luz gemerkt, dass ein wunder Punkt bei ihr ist, wenn die Betreuerin Tana nicht da ist, und dass es ihr helfen würde, wenn sie dann eine Geschichte laufen lassen kann, die Tana ihr aufs Band gesprochen hat. Und Steff wird demnächst mal versuchen, zwischen den Hausaufgaben für Mathe und Deutsch eine Runde kicken zu gehen. So sind einige Ausnahmen entstanden, und alle haben versucht, sich zu verstehen und für die eigenen und fremden Häschen zu sorgen. So geht Verantwortung. Und so gehen dann auch Regeln.

5.5.3.2 Resilienz

Wir sind, was wir mitbekommen und erlebt haben. Und was wir erleben und erfahren wollen. Wir integrieren permanent neue Informationen, und was wir erleben, ist nicht immer gut. Unser Gehirn entwickelt sich gebrauchsabhängig, nennt Perry das. Auch aus sehr unangenehmen Erlebnissen kann Kraft erwachsen, kann viel Positives entstehen, das sich auch auf andere auswirkt. Alles, was wir über Widerstandsfähigkeit (Resilienz) wissen, ist, dass wir „erst aus Erfahrung klug“ werden und es deshalb Sinn macht, wenn das Leben sich nicht immer glatt und einfach gestaltet. Anders formuliert: Leben ist vielfältig, schön und schrecklich. Wir als Menschen sind daran optimal angepasst, indem wir aus schlechter Erfahrung Gutes für uns lernen können – wenn wir ein Umfeld haben, das uns hilft, die Spreu vom Weizen zu trennen. Zu überlegen, was auch aus der Spreu noch entstehen kann: vielleicht eine feste Matratze, ein stabiler Boden, auf dem wir gut stehen. Dafür brauchen wir andere Menschen, die zu uns stehen. Damit wir uns mit ihnen identifizieren und helfende Zusammenhänge bilden können.

5.5.4 *Das Umfeld / die Community einbeziehen*

In unserer Kultur ist die Kleinfamilie zu einer zentralen Instanz im Leben der Menschen geworden. In dieser Lebensform wachsen die meisten unserer Klient*innen zumindest eine Zeit lang auf, ob es sich um eine Familie mit drei Kindern, um die alleinerziehende Mutter oder ein homosexuelles Paar handelt. Wo die Realität durch Heimunterbringung oder wechselnde Bezüge gekennzeichnet ist, wird die Kleinfamilie zum Ideal. Oft verlieren wir so aus dem Blickfeld, dass auch das weitere Lebensumfeld wichtige Einflüsse für unsere Klient*innen bereithält, dass auch die Lehrerin oder der Bäcker, mit dem man morgens beim Brötchenholen einen kleinen Plausch hält, wichtige Bezugspersonen sein können. Außerdem ist nicht in jeder (Sub-)Kultur die Familie zentral: Vielleicht war der Mitbewohner des Vaters der Fels in der Brandung (und gehört dann auch mit in die Ressourcenfamilie, siehe 13.2), das Kind ist bei den Großeltern aufgewachsen oder es gab mehrere Wohnorte gleichzeitig – das muss ja nicht belastend sein. Gerade dann, wenn – wie in erzwungenen Migrationsbewegungen – der kulturelle Hintergrund wegbricht, können die Sprache, das Auffinden einzelner Menschen aus dem Herkunftsland oder die Suche nach Ritualen, Essen, das Nachfragen nach der Art der Beziehungsgestaltung heilsame Prozesse anregen und intensivieren. Nicht umsonst bewegen sich viele Migrant*innen in der sicheren oder zumindest halbwegs vertrauten Umgebung von Communities oder (religiösen) Zusammenschlüssen.

Wie auch immer und wer auch immer die hilfreichen anderen sind: Es lohnt sich, nach ihnen Ausschau zu halten. Fragen Sie also lieber einmal mehr nach, wen es da noch gab oder wer manchmal eine Unterstützung war und ist. Auch das gelegentliche, aber zuverlässige Lächeln der Tante kann eine ganze Kindheit erhellen, und ein Haustier kann zur Überlebenshilfe werden. Versuchen Sie einmal, Beziehungen nicht nach Dauer, sondern nach Intensität und persönlicher Bedeutung zu werten. Beziehen Sie diese Menschen in Ihre Arbeit mit ein, auf ganz unterschiedlichen Ebenen.

Der einfachste Einbezug geschieht durch Fragen und Anregungen zum Nach-Denken, Gestalten, Malen oder Basteln. Vielleicht tut es dem Kind gut, ein Bild der verstorbenen Mutter zu malen und sich ins Zimmer zu hängen. Vielleicht möchte sich die Jugendliche den Vater vorstellen, den sie gerne gehabt hätte, und dann herausfinden, welche Aspekte von ihm doch da waren, bei ihm oder anderen Menschen im Umfeld. Vielleicht helfen zirkuläre Fragen dem Beratungsklienten, sich eine lebenswerte Zukunft vorzustellen *(Was hätte sich denn Ihre Schwester für Sie gewünscht?)*. Ganz ähnliche Fragen können es dem Geflohenen erlauben, seine von ihm getrennt lebende Familie auch aktiv und unterstützend bei sich zu empfinden *(Wenn ich Ihren Vater fragen würde, was würde er mir antworten?)*. Die Auseinandersetzung mit einem gewalttätigen Familienmitglied selbst zu führen ist meist nicht unsere Aufgabe in der stabilisierenden Arbeit. Doch einbeziehen sollten wir die Person sehr wohl, denn in Kopf und Körper der Klientin wird sie allemal präsent sein. Oft deutlicher, als ihr lieb ist. Warum also nicht damit arbeiten?

Die Einladungen finden also oft auf einer hypothetischen Ebene statt, aber vielleicht muss es dabei nicht bleiben. Was spricht dagegen, gerade die hilfreichen Menschen aus der Umgebung der Klientin ganz real einzuladen? Beziehen Sie die momentan präsenten anderen in die pädagogische, beraterische und therapeutische Arbeit mit ein. Was in der pädagogischen Arbeit alltäglich ist, kann in der Beratung und selbst im therapeutischen Setting eine neue, sehr bereichernde Erfahrung sein. Systemische Therapeut*innen haben vielfach Konzepte für solche Gespräche entwickelt und erprobt (siehe z. B. Korritko & Pleyer 2010). Wenn es darum geht, mit den konkreten Menschen ins Gespräch zu kommen, tun wir gut daran, uns an diejenigen zu halten, die als unterstützend erlebt wurden oder werden. Laden Sie die Beziehungspartner*in mit ein, um auch ihr die Traumareaktion zu erklären, bieten Sie ein gemeinsames klärendes Gespräch mit der Mutter, mit dem Erzieher des Kindes an. Manchmal wird es schon reichen, die Klientin einzuladen, sich auf die Suche nach den hilfreichen Menschen im Innen und im Außen zu machen und neue hinzuzugewinnen. Auch dafür braucht es Unterstützung.

5.5.5 Netzwerke und Helfersysteme aufbauen

Meist sind wir nicht die Einzigen, die als professionelle Helfer*innen im Kontakt mit einem Klienten stehen. Auch hier haben wir es mit Systemen zu tun, die wir gerade in der Arbeit mit Erwachsenen oft aus dem Blick verlieren: Da kennt die Therapeutin die Beraterin nicht, und die Beraterin war noch nie in der lokalen Psychiatrie, weil die keinen guten Ruf hat. Schade eigentlich, haben doch auch im Herkunftssystem oft fehlende Kontakte nach außen dazu geführt, dass die Misshandlung nicht unterbrochen wurde oder die Dynamik innerhalb des Heims nicht nach außen drang. Wenn wir unser lokales Telefonverzeichnis einmal nach den psychosozialen Einrichtungen in unserer Umgebung befragen, können wir uns auch dort besser verankern, finden vielleicht eine Beratungsstelle, an die wir eine Mutter verweisen können oder lernen eine Psychiaterin kennen, die im Bedarfsfall die Abklärung der Suizidalität übernimmt. Oder wissen Sie schon, wer Ihnen am schnellsten sagen kann, wo Sie Informationen über Partydrogen, Unverträglichkeiten, Ausstiegsbegleitung, Ausländergesetze oder begleiteten Umgang erhalten? Wie die Mittel der Opferhilfe mobilisiert werden können und wer die Wegweisung vornimmt? Wo es ein kostenloses Angebot für die Familientherapie oder eine Asperger-Beratung gibt? Und wäre es nicht interessant zu wissen, was die niedergelassene Psychiaterin unter Traumatherapie versteht und ob die lokale Psychiatrie wirklich noch eine geschlossene Aufnahmestation hat? Wir können unseren eigenen Rahmen größer stecken und auch für unser Klientel deutlich sicherer werden, wenn wir uns klarmachen, wer noch im selben Feld arbeitet. Da lohnt auch mal eine Verabredung – vielleicht sind auch andere froh, wenn sie zu einer Stadtteilrunde zum Kaffee eingeladen werden. Sie könnten dann ganz nebenher auch erklären, warum sich manche Menschen noch nicht an Regeln halten können und wie Reorientierung für Sie Sinn macht.

So können die Möglichkeiten schneller genutzt werden, um im Fall einer spezifischen Anfrage oder Problematik Prozesse zu koordinieren, Zuständigkeiten ausfindig zu machen, sich Unterstützung zu holen. So könnten Sie gemeinsam mit einer immer mal instabilen Klientin psychiatrische Stationen oder Kriseneinrichtungen besuchen und die Stationsschwester kennenlernen, um Ängste abzubauen und Absprachen – zum Beispiel über Patientenverfügungen – zu treffen. Das hat schon mancher Krise vorgebeugt und macht vielleicht auch Sie selbst sicherer. Sie können die Psychotherapeutin in die Beratungsstelle einladen, um die Vorgehensweisen gemeinsam mit der Klientin zu besprechen oder die Jugendliche einmal in der Wohngruppe zu besuchen, damit die Betreuer*innen wissen, weshalb das Mädchen sich donnerstags nach der Therapie oft zurückzieht. Soweit das irgend möglich ist, führen Sie diese Gespräche zusammen mit den jeweiligen Klient*innen, holen sich ihr Einverständnis und informieren sie jeweils. Es geht in der Arbeit mit traumatisierten Menschen doch vor allem um den Aufbau von Kontrollerleben, Vertrauen und Sicherheit – oder wie fänden Sie es, wenn andere ungefragt über Sie reden? Laden Sie die Klientin auch gerade dann zu einer Teilnahme an solchen Gesprächen ein, wenn sie alles Ihnen überlassen will. Die Tatsache, dass andere über sie verfügen, ist vielleicht einfach Teil der Traumatisierungserfahrung, und sie überlegt es sich noch einmal, wenn Sie ihr das klarmachen.

5.5.6 Dynamiken im Helfer*innensystem

Helfer*innensysteme sind nicht immer nur hilfreich. Auch innerhalb der Systeme, in denen wir uns alltäglich bewegen – sei es im Kinderheim, in der Streetwork-Organisation oder der Beratungsstelle –, spiegeln sich oft Dynamiken, die wir, wenn wir sie einmal genau betrachten, genauso in den Herkunftssystemen unserer Klient*innen entdecken können. Die Art und Weise des Miteinanders im Herkunftskontext wird – weil es die gewohnte Umgangsform ist – über die Hilfesuche auch in die Helfer*innensysteme hineingetragen. Zudem können wir davon ausgehen, dass viele Menschen, die selbst Traumatisierungshintergründe haben, sich für berufliche Tätigkeiten interessieren, die einen anderen Umgang mit der Thematik versprechen. Warum haben denn Sie genau diesen Beruf gewählt? Wo in Ihrem Herkunftssystem hätten Sie gerne einen anderen Umgang mit Gewalt und unverarbeiteten Erlebnissen gesehen? Wir wollen oft dazu beitragen, dass sich der Umgang mit Umständen ändert, unter denen wir selbst oder uns nahe Menschen gelitten haben.

Da wir selbst nicht immer frei davon sind, in unserem Alltag ungewollt alte Dynamiken aufzusuchen oder auszulösen, tragen auch wir dazu bei, dass sich die Gewalt- und Vernachlässigungsszenarien wieder herstellen. Nicht von ungefähr ist die Anzahl von Übergriffen gerade in psychosozialen Einrichtungen erstaunlich hoch. In aller Regel ist hier nicht der Wille zur Gewaltausübung das Anfangsmotiv, sondern die Anwendung von Gewalt (und ihre Verharmlosung im Wort Missbrauch) ist Ergebnis einer Dynamik, in der ein ehemaliges Opfer zur Täter*in wird – weil er oder sie sich der Folgen des eigenen Involviertseins, der eigenen unverarbeiteten Erfahrungen nicht bewusst ist. Hier gilt es, sich die Dynamiken zu veranschaulichen, das eigene Handeln transparent zu machen und gemeinsam zu überlegen, welche Alternativen sich anbieten.

Macht ist eine Konstante in unseren Beratungs- und pädagogischen Beziehungen. Wir stehen selbst als Profis in einer Position der Macht. Wir arbeiten mit Menschen, die nur deshalb von unserer Tätigkeit (und den von uns offerierten Beziehungen) abhängig sind, weil sie alleine nicht (mehr) weiterkommen oder von einem Hilfesystem zu dem Kontakt gezwungen werden. Der Aufenthalt im Flüchtlingswohnheim oder der Mädchen-WG, die Teilnahme an Schulverweigererprogrammen oder die Schwangerenberatung für Minderjährige, das alles sind keine Settings, die mensch freiwillig und ohne Not aufsucht. Wir haben also Macht. Auch dann, wenn wir uns selbst nicht als sehr mächtig, vielleicht sogar als kleines Rädchen im Getriebe mit viel zu wenig Möglichkeiten ansehen. Wir sind in der mächtigeren Position und sollten uns klarmachen, welche Geschichte mit Macht wir haben. Welche Möglichkeiten der Übernahme von Verantwortung es in unserer Familie gab und welche Rollen uns da angeboten werden. Welche wir selber übernehmen wollen. Dazu möchten wir Ihnen ein Modell vorstellen.

5.5.6.1 Das Trauma-Viereck: Täter*in – Opfer – Retter*in – Mitwisser*in

In unserem Leben und im Berufsalltag übernehmen wir ganz unterschiedliche Rollen. Wir sind Mutter, Tochter, Freundin, Schwester, Linksaußen, Doppelkopfpartnerin, Kollegin und im Team vielleicht diejenige, die die heiklen Themen anspricht. Wir wechseln ständig zwischen diesen Rollen und sind uns dessen oft gar nicht bewusst. Aber das macht auch nichts, solange wir situationsangemessen reagieren und nicht dem Vorgesetzten in der Rolle der Tochter gegenübertreten. Probleme entstehen, wenn die Rollenauswahl zu stark festgelegt ist oder wir die Perspektiven nicht willentlich wechseln können. Oder wenn wir gar nicht merken, welche Rolle wir da gerade übernehmen.

Wir haben weiter oben die Symptome traumatisierter Menschen aus der unverarbeiteten Erfahrung erklärt: Übererregung hat mit dem Hochfahren der Energie für Flucht und Kampf zu tun. Eine Dissoziation in die Unterspannung, z. B. der Verlust von Schmerzempfinden, ist eine versprengte Teilerinnerung an eine Form des Totstellreflexes. Hoffnungslosigkeit und Hilflosigkeit, Angst und Wut lassen sich auch direkt in der Ursprungssituation beobachten. Nun bestehen aber Erinnerungen an die Auslösesituationen nicht nur aus dem eigenen Körpererleben. Viel Symptomatik wird erst verständlich, wenn man die gesamte traumatisierende Situation betrachtet: Die meisten schwer zu verarbeiteten Erfahrungen, mit denen wir zu tun haben, sind von Menschen gemacht und zugefügt. Zusätzlich zur individuellen körperlichen Reaktion ist also auch immer das Beziehungsgeflecht Teil der Erinnerungen: Wir sind Opfer, wir haben die Täter*in erlebt und irgendwo am Rande vielleicht noch mitbekommen, dass jemand da war, der nicht eingegriffen hat. Oder wir waren die Geschwister, die nicht verhindern konnten, was den anderen angetan wurde – hilflose Retter*innen.

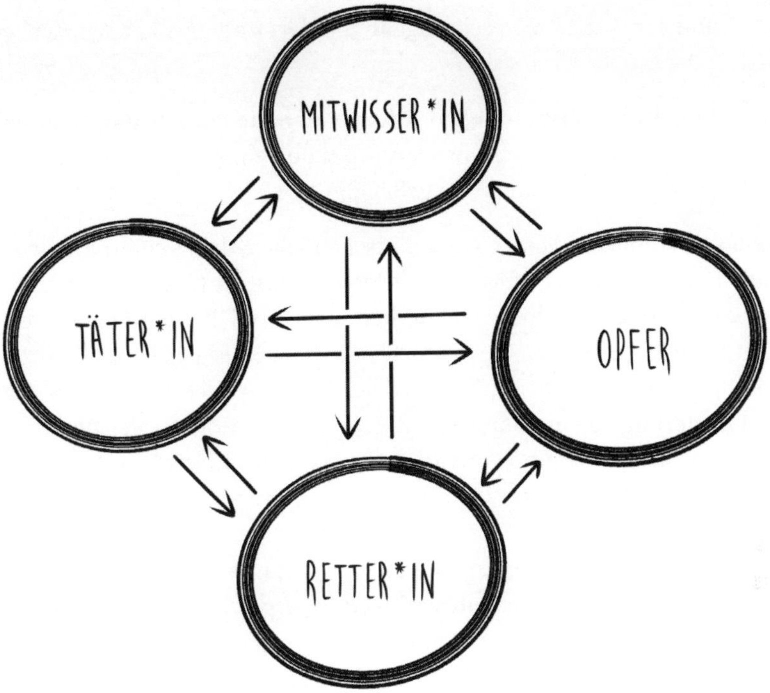

Abbildung 5.4: Die Positionen innerhalb der Beziehungen infolge einer Traumatisierung können in Täter*in, Opfer, Retter*in und Mitwisser*in unterschieden werden.

Uns ist wichtig, die Positionen bzw. Rollen nicht als Beschreibungen der in einem bestimmten Geschehen auftauchenden Menschen, sondern als deren Funktionen zu verstehen:

Die **Täter*in** ist vielleicht nur eine Seite des Mannes, der auch ein netter Papa ist. Er kann ein sadistischer Täter sein, der sich zu seinem Tun bekennt oder einer, der seine Verantwortung dem Opfer als Schuld zuschreibt. Er kann bekannt sein oder ein Fremder, Mittäter*innen haben, organisiert sein oder „nur" dieses eine Mal in die Position des Täters gelangen …

Das **Opfer** konnte sich vielleicht wehren oder fliehen und erlebt sich vielleicht sonst gar nicht als Opfer, musste bei anderen Taten zusehen, war im nächsten Moment selbst Täter, ist vor allem erstarrt oder in Panik geraten, wird bei den eigenen Kindern Mitwisserin, ist in der Opferrolle eingefroren …

Die **Mitwisser*in** war vielleicht selbst Opfer, war im Geschehen anwesend oder wusste „nur" davon, hatte Vorteile aus dem Schweigen, hatte selbst nur Angst, hat den Täter nach außen gedeckt … Hier ist sie definiert als diejenige, die weiß, aber nichts sagt und somit die Taten schweigend toleriert und umso „normaler“ erscheinen lässt.

Die **Retter*in** hatte vielleicht wirklich Erfolg oder hatte nur Rettungsfantasien, aber keinen Erfolg. Sie sollte das Geschwisterkind schützen, konnte aber nie etwas ausrichten, hat sich in Rettungsfantasien geflüchtet …

Mit den vier Positionen möchten wir veranschaulichen, dass sich im Traumageschehen, ähnlich wie im Drama- oder Gewalt-Dreieck aus der Gestaltarbeit bzw. Transaktionsanalyse, unterschiedliche Grundhaltungen und Betroffenheiten feststellen lassen. Im Laufe der Zeit, manchmal auch innerhalb einer Beziehungskonstellation, kann die Position wechseln. Das macht aber für die unverbundene, in sich abgekapselte Erinnerung keinen Unterschied: Es wird der Moment der überbordenden Gefühle gespeichert, zusammen mit all dem, was Körper, Geist und Umwelt in eben dem Moment zu bieten hatten – unverbunden aber mit allem, was außerhalb dessen geschah. Die Verbindung zu anderen Momenten im Erleben kann in der emotionalen Überlastung nicht vorgenommen werden. Wenn das Notfallprogramm ausgelöst wird, wird die Situation in all ihren Facetten gespeichert, nur nicht mit anderen Situationen verbunden. Wird ein Detail der unverarbeiteten Situation aufgerufen, reagieren wir mit dem Impetus, dem Gefühl und dem Handlungsimpuls aus der Situation, der am besten zu unserem derzeitigen Spannungszustand passt.

In der Ursprungssituation, die wir nicht gut verarbeiten konnten, weil die Emotionen zu groß und belastend waren, ist alles gespeichert, was unser Häschen hat überleben lassen. Jedes Detail ist wichtig. Was einmal geholfen hat, hat die höchste Wahrscheinlichkeit, mich wieder überleben zu lassen. Ich muss nur tun, was dort geschah, muss nur die Situation wieder genau so herstellen, dann klappt das schon. So in etwa argumentiert mein Hirnstamm. Deshalb werden oft aus Opfern Täter*innen, wenn sich die Beziehungskonstellation verändert, der Stress aber ähnlich ist. Wie bitte? Lassen Sie uns eine Situation betrachten. Nehmen wir eine übliche Vater-Mutter-Kind-Situation und dazu noch ein Geschwisterkind, das versucht, sich für mich einzusetzen. Ich bin das Kind, bin klein, und mein Vater schlägt mich. Meine Mutter ist wie gelähmt, meine Schwester drischt auf den Vater ein, kann aber nichts bezwecken. Ich halte mir die Hände an den Kopf und warte, bis der Überfall vorbei ist. Das alles passiert früh und immer einmal wieder, ich habe keine Möglichkeit, darüber zu sprechen oder das sonst wie zu verarbeiten. Es bleibt ein traumaassoziiertes Netzwerk, das manchmal aufgerufen wird, wenn ich Alkohol rieche, denn mein Vater war betrunken. Da ich alkoholisierte Menschen meide, ist das nicht allzu häufig.

Tritt mir in einer späteren, etwas beängstigenden Situation – nehmen wir zum Beispiel eine U-Bahn mit wenig Mitfahrer*innen am Abend – ein Täter entgegen, der mein Häschen an die Ausgangssituation „erinnert“, so werde ich erneut zum Kleinkind und fühle mich von dem nervigen, betrunkenen Jugendlichen ernsthaft bedroht. Ich verkrieche mich, komme nicht auf die Idee, mir Hilfe zu holen, und hoffe, dass ich es bis zur nächsten Station schaffe. In einer nächsten Situation bin ich auch ähnlich angespannt wie in der alten Situation, inzwischen aber groß und stark, und komme komplett genervt von einer anstrengenden Woche nach Hause. Ich freue mich auf einen ruhigen Fernsehabend, da hat doch wirklich meine Tochter den kleinen Köter meiner Nachbarin mitgebracht, sie will sich um ihn kümmern – und als er da so ankommt und meine Hose abschlabbert, habe ich plötzlich den lebhaften Impuls, ihn an die Wand zu treten und aus der Wohnung zu schmeißen.

Nichts von alldem tue ich, ich bin vielmehr erschreckt von den Impulsen. Und kann sie viel besser einordnen, wenn ich sie als Spuren meiner noch nicht komplett verarbeiteten Kindheitserinnerung begreife. Das Geschehen wurde damals ja nicht verarbeitet und eingeordnet, sondern als Eindruck der verschiedenen Handlungsstränge und Empfindungen abgelegt. Täter*in und Opfer etc. sind im Erleben verbunden, eine Unterscheidung der Positionen gelingt gerade Kindern im Vorschulalter noch nicht – sie können ja selbst im entspannten Zustand noch nicht stabil andere Positionen unterscheiden –, die Egozentrismusforschung bzw. die Studien zur Theory of Mind sind interessante Hintergrundfolien für ein Verständnis hierzu. Wichtig festzuhalten ist, dass frühe Erfahrungen in allen Aspekten nur aus der eigenen Wahrnehmung heraus aufgezeichnet und eingeordnet werden. Im Fall einer nicht verarbeiteten Situation gehören alle Positionen im Raum dazu, Ferenczi beschreibt aus diesem Kontext heraus die Entstehung des sogenannten Täterintrojekts.

Selbst bei Erwachsenen wird diese Unterscheidung der verschiedenen Positionen in der Notfallreaktion erschwert, da die Großhirnrinde ja nicht mehr verbunden reagiert. Wie stabil hier die Unterscheidung gelingt, wer „Schuld“ hat, wer was getan hat und wofür verantwortlich ist, hängt stark von der Ausprägung der Selbstwahrnehmung im Vorfeld ab. Wenn das Gefühl also die alte Hilflosigkeit triggert (und ich in einer so hohen Spannung bin, dass meine Denker*in nicht mehr relativieren kann), reagiere ich aus der alten Position in der Dynamik, die mir im aktuellen Geschehen nahegelegt wird. Wurde ich als Kind angeschrien, werde ich im Überlastungsmodus als Erwachsener in der Kinderwohngruppe möglicherweise selbst mit Schreien reagieren. Und wenn ich mitbekomme, dass eine Kollegin die Kinder ausbeutet, ich aber Angst um meinen Job habe und den Mund nicht aufmache, dann ist wohl die schweigende Mitwisserin aus der Kindererfahrung zum Zuge gekommen. So kann aus einem geschlagenen Kind im wahrsten Sinne übergangslos ein schlagender Erwachsener werden.

Deshalb reagiert z. B. auch die geschlagene Frau immer wieder mit demselben Versuch, die Beziehung aufrechtzuerhalten wie damals, als Papa der Einzige war, auf den es in der Familie ankam. Das Kind klettert auf den Schoß des Mannes und kuschelt sich an den Unterleib – das ist es doch, was gefragt war. Und die Klientin sitzt immer wieder mit großen Augen da und wartet auf die Erklärung der Profis, denn eine handelnde, selbst entscheidende Rolle passt nicht in ihr Beziehungs- und Selbstbild.

Der Körper nutzt das, was er kennt, und das Häschen in uns versucht, Situationen so zu gestalten, dass wir uns mit unserem erprobten Handlungswissen darin gut bewegen können. Wenn entspanntes Erörtern verunsichert, weil man nichts damit anzufangen weiß, wird das Kind versuchen, den Streit zu provozieren, mit dem es umzugehen gelernt hat. Spätestens dann, wenn die Grundspannung ohnehin nicht mehr im Ressourcenbereich ist, verlangt das Häschen nach sicheren Handlungsoptionen. Und was ist sicherer als eine Position, die einmal das Überleben garantiert hat? „Wir suchen nach dem, was wir kennen", nennen die Hirnforscher*innen dieses Bedürfnis unseres Häschens, vertraute Konstellationen wieder herzustellen. So absurd es von außen, von der Denker*in aus klingt: Die beleidigende Mutter ist dann vertrauter, als die netten Pflegeeltern es sind. Wir reden hier nicht davon, was guttut, Spaß macht, Freude bereitet und den Handlungsspielraum erweitert – wir reden hier von Normalität auf der Ebene von erlerntem Verhalten, vom sicheren Tappen im Dunkeln. Sie greifen doch auch leichter zum vertrauten Feierabendbier oder schenken sich ein Glas Wein ein, als den gesunden Tee aufzugießen oder ein bisschen Yoga zu machen, stimmt's?

5.5.6.2 Was tun?

Wie können wir vorbeugen, wie die Verwicklungen kommen sehen und unsere Denker*innenhirne befähigen, die Häschen wieder zu beruhigen, um neue Handlungsstrategien auszuprobieren? Wir kennen diese Situationen alle: Ein Kind treibt uns zur Weißglut, ein anderes möchten wir am liebsten mit nach Hause nehmen, ein drittes ist uns eigenartig gleichgültig und wir kümmern uns eher nebenher, pflichtgemäß. Oder: Sie haben das Gefühl, dass Sie eigentlich gar nicht in Urlaub fahren können, weil es der Klientin so schlecht geht. Sie werden – wider Willen – verletzend, als Sie die Frau mit der Borderline-Diagnose schon wieder so misstrauisch zur Rede stellt. Und Sie fühlen sich vollkommen ausgelaugt, wenn dieser klagende Klient auch nur die Institutsambulanz betritt: Der macht Sie fertig.

Ist das nicht normal? Ja doch, darum geht es. Wie Sie mit den ganz normalen Dynamiken umgehen können, die – auch auf der Grundlage von früheren unverarbeiteten

Erfahrungen und in der immer stärker ausgeprägten Überforderung – in den psychosozialen Berufen Ihres Arbeitsumfelds entstehen.

Es hat sich als sehr hilfreich erwiesen, die vier Grundpositionen des Trauma-Vierecks als Matrix für eine Betrachtung der eigenen Reaktionen gegenüber den Klient*innen, aber auch im Zusammenhang mit Problemen innerhalb des Teams oder der Einrichtung heranzuziehen: Wo reagieren Sie eher als Opfer, als Täter*in, als Retter*in oder als Mitwisser*in? Es geht hier nicht um Kritik, es geht nicht zuallererst um die Analyse von Missständen, sondern darum, genauer zu betrachten, was Traumatisierung in unseren Institutionen und dem Verhalten von jedem Einzelnen bewirken kann und worauf wir achten können, um uns handlungsfähig zu machen.

Menschen suchen nach Vertrautem, sie reagieren im Stress mit den alten gewohnten Mustern, weil die sich im Überleben bewährt haben. Wenn Sie also selbst einen Hintergrund von Gewalterfahrungen haben und in den Institutionen auf Kinder, Jugendliche oder Erwachsene treffen, die ihrerseits bei Stress immer wieder mit den früh erlernten Mustern reagieren, dann können Sie sich vorstellen, was da für Potenziale aufeinandertreffen – und wie sehr es nottut, sich dessen bewusst zu werden, um aus dem Trauma-Viereck aussteigen zu können. Auch innerhalb der Institutionen selbst entwickeln sich Konflikte oft entlang der durch Traumatisierungshintergründe nahegelegten Verhaltensweisen. Und immer wieder gibt es Übergriffe und Mitwisser*innen, die wegsehen.

Transgenerative Weitergabe ist auch in Institutionen ein wichtiges Merkmal der Tradierung von Verhaltensweisen – und welches unserer Heimsysteme geht mit seiner nationalsozialistischen und / oder realsozialistischen Vergangenheit offen um? Dann werden Mitarbeiter*innen, die grenzüberschreitende Beziehungen mit Schutzbefohlenen eingehen (im Guten wie im Schlechten), ignoriert, als besonders engagiert unterstützt, weggelobt; das Verhalten wird uminterpretiert *(Er meint es ja nicht so)* oder sie werden gebrandmarkt und an den Rand gestellt *(Wir haben hier keine Täter, der soll gehen!)*. Mitarbeiter*innen oder Schutzbefohlene werden aus der Institution ausgeschlossen. Wenn es zu spät scheint einzugreifen, werden Tabus verhängt; es wird nicht mehr über die Vorfälle gesprochen oder Ambivalenzen werden totgetrampelt. Die Dynamiken sind oftmals aber gerade in Institutionen, die mit gewaltbetroffenen Menschen arbeiten, so stark verankert, dass ein Wechsel der Belegschaft nur vorübergehend Wirkung zeigt. Wichtig scheint uns hier – im Einzelnen wie in der Gruppe oder Institution –, die Dynamiken als Teil des Arbeitsumfelds zu begreifen und einen Umgang damit einzuüben.

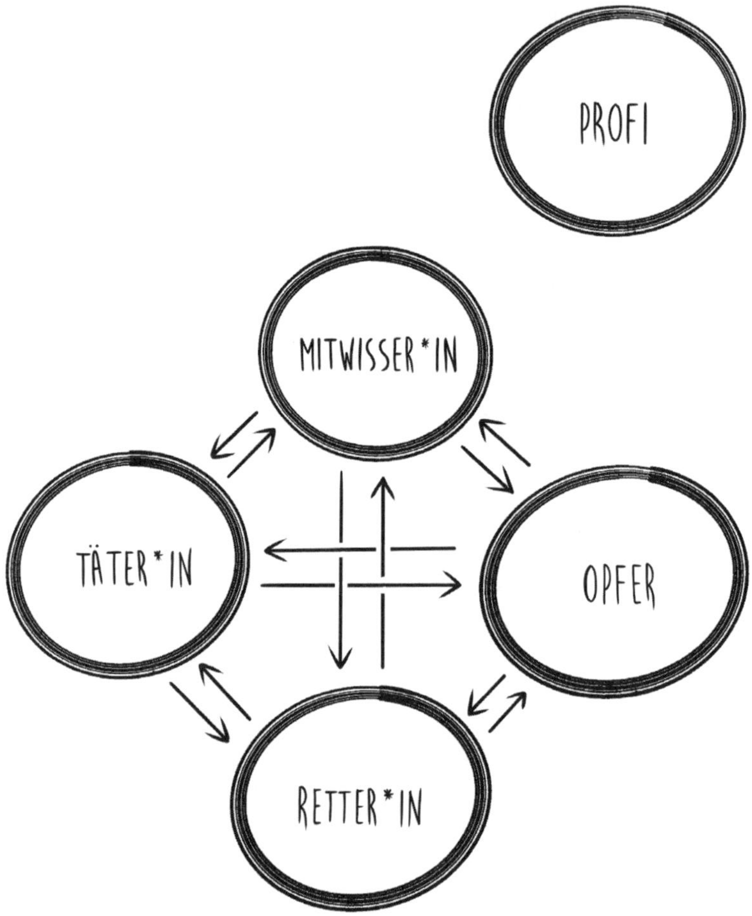

Abbildung 5.5: Die Profi-Position ermöglicht eine Außenposition für die Betrachtung der Dynamik im Trauma-Viereck.

Wie Sie mit diesen Dynamiken in Ihrem Arbeitsumfeld umgehen können, wollen wir unter 5.7 im Selbstfürsorgeteil genauer beschreiben. So viel sei schon verraten: Wir möchten Ihnen gerne eine Haltung empfehlen, die wir als Profi-Position bezeichnen. Was diese Position auszeichnet, ist ihre Verankerung im Hier und Jetzt: Sie treten nicht in die traumaassoziierte Dynamik ein, weder in die eigene noch in die der Klientin oder Institution. So können Sie sich mit klarem Kopf an die Seite der Klientin stellen und immer wieder sich und die Klientin reorientieren, die Dynamiken erklären und neue Möglichkeiten jenseits der alten Verwicklung finden. Sie können Ihr Wissen, Ihre Fragen und die dem Arbeitskontext angemessene Beziehung zur Verfügung stellen, um Ressourcen, neue Beschreibungen und Lösungen zu finden. Sie bleiben fest im Hier und Jetzt verankert und sehen so viel genauer die alte Dynamik sich entfalten. Sie können Anteil nehmen, ohne selbst in die Verwicklung einzutreten. Nur von hier aus können Sie neue Strategien anbieten, ausprobieren helfen und immer wieder sich und die Klient*in zurück in eine andere Gegenwart einladen.

Von dieser Position aus können auch die Verwicklungen innerhalb der Institution besser betrachtet werden, kann die eigene Angst vor Kündigung, Ausschluss und Mobbing wahrgenommen werden, ohne in alte Hilflosigkeitsmuster einzusteigen. So hält das Häschen Kontakt zur professionellen Denker*in, die sich mit anderen Profis verbünden kann, um die Institutionen zu hinterfragen, neue Formen der Kontrolle und der Draufschau zu ermöglichen. Wie wäre es zum Beispiel mit einer regelmäßigen Befragung der Bewohner*innen und Mitarbeiter*innen durch Außenstehende, wer könnte Patin der Institution werden oder Ombudsfrau? Wie könnte gewährleistet sein, dass die nicht auskunftspflichtig ist, welche Einrichtungen könnten geschaffen werden, um von außen kollegiale Unterstützung zu garantieren? Wo gibt es vergleichbare Strukturen schon?

5.6 Konsequenzen für die Praxis 6: Grundsätze im Kontakt mit traumatisierten Menschen

Wir möchten im Folgenden einige Kriterien ausführen, die für uns wesentliche Elemente im Umgang nicht nur mit traumatisierten Menschen geworden sind. Diese Grundsätze werden umso wichtiger, wenn wir mit Menschen arbeiten, deren Erfahrungen von Hilflosigkeit, Willkür, Unvorhersehbarkeit und Gewalt geprägt waren. Und eigentlich sind sie alle zusammen eine gute Beschreibung für die Profi-Position.

Vieles davon entstammt dem hypnosystemischen Denken, und das meiste wird Ihnen nicht neu sein. Die Grundsätze haben deutliche Parallelen zu den traumapädagogischen Standards, die von Wilma Weiß und Kolleg*innen für die stationäre Arbeit mit Kindern und Jugendlichen aufgestellt wurden, beleuchten die Beziehung zwischen Berater*in und Klient*in aber aus einer anderen Perspektive und mögen derart helfen, die Sichtweisen zu erweitern. Wesentliche Unterschiede sehen wir im deutlicheren Einbezug der Notfallreaktion und der damit verbundenen Dissoziation zwischen Denker*in und Häschen, also dem dissoziationstheoretischen Hintergrund. Nur hierdurch wird unser Ansatz für den Umgang mit Regeln und die Notwendigkeit der Hier-und-jetzt-Orientierung verständlich.

5.6.1 Den Rahmen setzen: Macht, Verantwortung und informiertes Einverständnis

Die hartnäckigste und prägendste Erfahrung in nicht verarbeiteten Belastungen ist die Hilflosigkeit. Hilflosigkeit oder Ohnmacht treten dann ein, wenn Flucht oder Kampf nicht gelingen, wenn der Verfolger nicht ablässt, wenn mensch sehenden Auges den eigenen Tod, die eigene Verstümmelung oder die Qualen anderer, von Kindern, Schutzbefohlenen oder nahestehenden Personen, ertragen muss. Ohne Hilflosigkeit entstehen keine Traumafolgestörungen. Solange ein Mensch wirksam sein kann, im Kampf, in der Flucht, im Vermitteln von Schutz, sind die Traumafolgen sehr viel weniger stark ausgeprägt und sehr viel besser zu bearbeiten. In unserem Kontakt zu der Klient*in ist es also von oberster Priorität, die Hilflosigkeitserfahrung nicht zu wiederholen und Kontrolle zu ermöglichen.

Wo wir – als Selbst- und Fremdschutz, als institutionellen Auftrag, als Versorgungsmaßnahme etc. – Kontrolle übernehmen müssen, ist es an uns, Zusammenhänge zu beschreiben, transparent zu handeln: *„Ich mache jetzt hier die Tür zu und schließe Sie ein, weil ich die anderen in Sicherheit bringen muss. Ich weiß, dass das für Sie furchtbar ist, aber ich weiß mir nicht anders zu helfen, weil ich mit den Kindern hier alleine bin. Sobald ich Hilfe geholt habe, werde ich die Tür wieder aufmachen.“* Indem wir unser Vorgehen so weit wie möglich transparent machen, ermöglichen wir Kontrolle, weil wir einschätzbar bleiben. Wann immer es sich machen lässt, sollten wir der Klientin selbst die Kontrollerfahrung ermöglichen.

Wir haben hier mit Absicht kein einfaches Beispiel zur Illustration gewählt, denn es verdeutlicht eine zentrale Ungleichheit in unserem Verhältnis. Selbst dann, wenn Sie keinen Schlüssel haben sollten, sind Sie doch strukturell diejenigen, die am längeren Hebel sitzen. Diese Machtstellung ist vielen Menschen in der psychosozialen Arbeit unangenehm, sie wird durch unser Leugnen *(Ich kann doch auch nichts machen)* aber nicht weniger real. Auch hier bedeutet die Übernahme von Verantwortung, dass ich meinem Gegenüber ermögliche, am Beispiel zu lernen oder doch zumindest Ansatzpunkte für Auseinandersetzung und Differenzierung anbiete: *„Meine Aufgabe hier ist, Ihnen die Möglichkeit zu geben, über Ihre Probleme zu reden oder noch besser, gemeinsam mit Ihnen Lösungen für den Umgang mit Ihren Kindern oder Ihren Schlafstörungen zu finden. Ich bin für das Aufenthaltsrecht oder die Jobsituation aber gar nicht zuständig, da kann ich Sie nur an x verweisen.“*

Kontrolle ermöglichen heißt aber auch, wahrzunehmen, dass Entscheidung und Kontrollerfahrung ganz unterschiedlich wahrgenommen werden (können). Die Frau, die nicht gut aus dem Zimmer kommt, weil sie vielleicht ganz früh in ihren Grundfesten der Weltwahrnehmung erschüttert wurde, wird nicht in Ausübung der eigenen Kontrolle zum Handy greifen und einen Termin beim Jobcenter ausmachen können. Vielleicht kennt sie aber jemanden, den sie dazu befragen könnte, wie das Jobcenter so arbeitet. Oder sie kann sich eine Blume vor das Fenster stellen, um manchmal nach draußen zu sehen. Oder ein Bild malen, auf dem ihr Zimmer zu sehen ist und langsam Wege nach draußen, in andere Richtungen entstehen. Vielleicht ist die Kontrollerfahrung aber auch erst einmal „nur", dass Sie ihr sagen, wie schön Sie den neuen Mantel finden, den sie sich aus der Kleidersammlung rausgesucht hat. Kontrolle ermöglichen heißt ganz oft – und oft sehr lange –, den ersten Schritt zu suchen, von dem aus jemand weitergehen kann.

Zum anderen heißt Kontrolle ermöglichen natürlich nicht, dass wir die Welt so ändern könnten, dass alle tun, wozu sie Lust haben, und das dann niemand anderen stört. Schön wär's.

Das Kind muss auch weiterhin zur Schule gehen und der Klient mit der Einweisung in die Psychiatrie rechnen, wenn er nicht von seinem Suizidvorhaben abrückt. **Kontrolle heißt**, dass etwas hergestellt wird, was im Belastungskontext unmöglich war: **im Wissen um die jeweiligen Bedingungen Handlungs- und Entscheidungsspielräume zu eröffnen und zu verhandeln.**

Es geht also darum, **alle Schritte mit der Klientin abzusprechen und sie zu fragen, ob sie einverstanden ist.** Man nennt das oft das *informierte Einverständnis.* Aber weiß die Klientin denn genau, was ihr hilft? Wissen wir es nicht besser? Nein, manchmal weiß sie das sicher nicht. Wir aber auch nicht. Wir haben Theorien und Meinungen, zu denen sollten wir auch stehen. Das heißt aber noch lange nicht, dass unsere Klient*innen sie übernehmen müssen. Und wir haben selbst auch Bedürfnisse, die in den Kontakt einfließen: Wir wollen hilfreich, selbst auch sicher sein, wir geben einen bestimmten Zeitrahmen vor. Wir haben nur beschränkte Fähigkeiten. Und arbeiten in einem Kontext, der den Rahmen dessen (mit)bestimmt, was wir tun. So haben wir mindestens zwei Meinungen und Haltungen, und es geht darum, sich miteinander darüber auseinanderzusetzen, was möglich ist und was nicht.

Dafür gilt es auch immer wieder, **Regeln und Grundsätze in der institutionellen Arbeit zu überprüfen.** Oft sind wir sehr schnell damit, Anliegen abzuwehren, „weil das hier nicht so gehandhabt wird". Aber ist es wirklich so schrecklich, wenn eine Klientin für eine Weile das Frühstück mit aufs Zimmer bekommt – und allen anderen vermittelt wird warum? Auch hier kann die Überprüfung der eigenen Position im Trauma-Viereck helfen zu überprüfen, ob wir nicht nur unsere eigene Hilflosigkeit versorgen wollen, indem wir Einzelanfragen ablehnen.

Erst unsere eigene gute Verankerung im Hier und Jetzt erlaubt es uns, Ausnahmen auszuhandeln und von ehernen Grundsätzen abzurücken, um der Klientin die Erfahrung von Sicherheit, Kontrolle und Selbstwirksamkeit zu vermitteln. Und mit den dann uns überfallenden Bildern und Affekten aus unserer Vergangenheit („Ich durfte auch nie …") kreativ und professionell umzugehen.

Oft sind die Anwendung von Regeln und das **Benennen von unverrückbaren Grundsätzen** aber auch ein wichtiges Mittel, der Klientin Kontrolle zu übergeben. Wenn eine Regel wirklich verlässlich ist, braucht das, was sie regelt, nicht mehr ständig kontrolliert zu werden. Dann gibt die feste Struktur auch Sicherheit. Und die Klientin weiß, dass die Regeln geschützt werden, weil ein Verstoß Konsequenzen hat.

Auch wenn die beiden letzten Punkte sich anhören mögen wie Widersprüche: Aus unserer Perspektive führt die Unterteilung in wenige feste Regeln und viele immer wieder neu verhandelte Verhaltensrichtlinien dazu, dass Eigeninitiative und Verantwortlichkeit und gleichzeitig das Sicherheitsempfinden gestärkt werden. Das ständige Verhandeln von Verhaltensrichtlinien ist dann ein Akt der Einübung von Diskussionsfähigkeit, Partizipation und Demokratie auf der Grundlage verbindlicher klarer Regeln mit eindeutigen Konsequenzen. Ein wesentlicher nicht diskussionsfähiger Grundsatz ist sicher der, dass Gewalt nicht geduldet wird. Wenn ein anderer Mitbewohner aber aus einer eigenen Traumadynamik heraus den Erzieher angreift, muss erst überprüft werden, ob hier an der Kontrolle des Ressourcenbereichs (siehe Ressourcenbarometer) gearbeitet werden muss oder ob grundsätzlich keine Bereitschaft zur Einhaltung der Regeln besteht. Sie wissen selber, wie komplex das alles ist.

In einem Frauenhaus wurde etwa die Regel „Wer Gewalt ausübt, muss gehen" verändert in „Wer Gewalt ausübt und nicht daran arbeiten will, dies nicht mehr zu tun, muss gehen". Die Spannungsregulation, der Denker*in-Häschen-Kontakt im Hier und Jetzt und das Arbeiten an der Vermeidung von Dissoziation werden so zur Richtschnur der gemeinsamen Arbeit.

Aber auch in ganz anderen Situationen wird die Kontrollbefähigung der Klient*innen oft außer Acht gelassen: wenn wir immer da sind, niemandem einen Wunsch abschlagen können, noch im Urlaub erreichbar sind. Wenn wir einer Klientin nicht zutrauen, dass sie alleine für sich sorgen kann, entziehen wir ihr die Kontrolle über ihr eigenes Leben, machen sie von uns abhängig. *Bitte nicht helfen! Es ist auch so schon schwer genug* ist der Titel eines kleinen feinen Büchleins von Jürgen Hargens.

An dieser Stelle müssen wir sehr deutlich zwischen Kindern und Erwachsenen unterscheiden. Aber auch der Umgang mit Menschen, deren kognitive Strukturen wir nicht teilen, gehört hierher. Hinzu kommen noch die erwachsenen, für uns zugänglichen Menschen, die sich gerade im Häschenzustand, also einem Notfallzustand befinden. Für sie alle gilt, dass ein informiertes Einverständnis erst möglich ist, wenn wir es schaffen, mit ihren Denker*innen auf für alle Beteiligten verständlichen

Ebenen Kontakt aufzunehmen. Dem Dreijährigen, der hart mit seinem neu erworbenen Beharrungsvermögen kämpft und sich bei seiner Entscheidung gegen das Anziehen im Nein-Krampf verfangen hat, können wir nicht rational begegnen, ohne ihn zunächst aus der Übererregung geholt zu haben. Bei den Dissoziationsstopps (…) hieße es *Ablenkungsmanöver,* wenn Sie nun im Flur anfangen, Purzelbäume zu schlagen, ihn mitmachen lassen und dann einfach nebenher anziehen, um seinen Stolz nicht zu verletzen. Auch für die Kollegin, die sich im Opferstatus gegenüber dem Jugendamt verfangen hat, wäre vermutlich ein Wechsel in die Teeküche oder auf den Flur (Rauchen Sie noch?) angebracht, bevor Sie einmal vorsichtig fragen, ob es okay wäre, die Erdungsübung aus der letzten Supervision mal anzutesten und dann zu überlegen, was im Kontakt zum Amt helfen könnte. Im Kontakt mit der syrischen Frau, die leider nur wenig besser Deutsch spricht als Sie Arabisch, fällt Ihnen vielleicht ein, dass Sie ja auch Blätter und Stifte haben. Sie fangen also an, ein Haus zu malen, und zeigen auf sich. Ein fragendes Nicken versichert Ihnen dann, dass es in Ordnung ist, auf diesem Weg ins Gespräch zu kommen. Auch so kann **informiertes Einverständnis** aussehen.

Im Kontakt mit Kindern ist es wichtig, sich und den Kindern klarzumachen, welche Verantwortung Sie tragen, wo die der Erziehungsberechtigten aufhört und was das Kind selbst entscheiden kann. Die Regeln unserer Kultur und unserer Verfassung darzulegen beschreibt ja schlicht den Rahmen, in dem wir uns bewegen. Ist der einmal geklärt, kann es sehr entlastend sein, wenn die Erwachsenen ihrer Verantwortung gerecht werden und Entscheidungen treffen, die Kinder noch nicht treffen können. Die dürfen dann meckern, sich wehren, dürfen diskutieren, ob nicht doch etwas anderes möglich ist – um Möglichkeiten innerhalb der Verantwortungsspielräume aufzuzeigen. Auch und gerade dann, wenn ich etwas entscheide, was das Kind nicht mitentscheiden kann oder soll, muss ich benennen, warum ich so handle. Wichtig ist aber auch hier, immer wieder zu berücksichtigen: Wie viel Kontrolle kann und sollte das Kind schon übernehmen? Es sollte aber natürlich auch in der Beratung und Therapie von Kindern, wo möglich, die informierte Zustimmung eingeholt werden (siehe Derichs & Höger 2001).

5.6.1.1 Struktur, Klarheit und Transparenz

Transparenz heißt: Wir machen deutlich, was wir tun und warum wir es tun. Wir beziehen die Klientin in die Planung ein und richten uns, wo immer möglich, nach ihren Bedürfnissen. Das funktioniert natürlich nur, wenn wir selber eine gute Orientierung haben, wenn wir klar und strukturiert arbeiten und selbst auch einordnen können, weshalb wir etwas tun. Das ist nicht in allen Kontexten gleich handhabbar. Im Alltagskontext mit Kindern werde ich spontan auch einmal etwas tun, was ich nicht in ein pädagogisches Konzept einordnen kann – hoffentlich! Aber wenn ich dann von draußen noch einmal auf das schaue, was ich getan habe, sollte auch die Denker*in in mir einordnen können, wozu das wichtig war. Oder sich entschuldigen, wenn etwas schiefgelaufen ist oder missverständlich hätte sein können. Auch sofortige Rückmeldungen sind ein wichtiger Teil von Transparenz. Nicht nur deshalb, weil wir mit Menschen zu tun haben, die der Willkür anderer ausgeliefert waren, die immer nur erahnen – oder durch eigenes Handeln vorwegnehmen – konnten, was als Nächstes passieren würde. Wir wollen, dass unser Handeln sich davon unterscheidet, damit unser Gegenüber neue Verlässlichkeiten, Beziehungserfahrungen und eigene Handlungsschemata entwickeln kann.

5.6.1.2 Respekt, Akzeptanz und Wertschätzung

Im hypnosystemischen Denken ist Wertschätzung die Grundlage der gesamten Arbeit – in der Arbeit mit belasteten Menschen bewährt sich diese Haltung ganz besonders. Gunther Schmidt spricht manchmal von *Demut,* und vielleicht ist damit genauer umrissen, was diese Grundhaltung meint. Vor allem meint sie Nichtwissen. Es ist eine Haltung, die davon ausgeht, dass die Klientin nicht weniger kann, weiß, vermag, bedeutet oder wert ist als ich. Sie ist anders, weiß anderes, kann anderes und bedeutet anderes. Ich kann daher auch nicht wissen, was ihr guttut.

Was kann ich also dem Menschen anbieten, der in meine Einrichtung kommt mit dem Wunsch: „Ich bin hilflos, bitte hilf mir!“? Ich kann fragen, Angebote machen und vor allem eines: neugierig sein. Im Laufe unseres Kontakts kann sich herausstellen, ob es hilfreich für den anderen ist, meine Angebote für sich zu nutzen. Weil er oder sie diese Angebote ablehnen kann. Und ich muss dann zusehen, ob mir etwas Neues einfällt. „Es gibt keinen Widerstand, sondern nur unpassende Interventionen“, lautet einer der Grundsätze hypnotherapeutischen Handelns nach der Schule Milton Ericksons. Das hält fit, können wir Ihnen sagen!

Ein anderer dieser Grundsätze besagt, im angebotenen Problem liege bereits die Lösung. Deshalb sei das Problem, das Symptom, die Klage, vorsichtig und ganz einfühlsam zu behandeln, damit es sich öffnen, wandeln kann. Genauso wie jedes Wort, jede Haltung, jede Begründung der Klientin Anerkennung verdient, weil wir ja sonst nicht verstehen, welche Großleistung darin steckt an Sorge um das (Über-)Leben der Person vor uns.

Dem Klienten zu erlauben, Schritte aus der Hilflosigkeit zu machen, und dafür meine Arbeit transparent zu gestalten wird also auf Dauer nur gelingen, wenn ich ihm mit Respekt, Akzeptanz und Wertschätzung gegenübertrete. Muss ich deshalb alles gut finden, was er tut und sagt? Sicher nicht. Doch es ist schon viel gewonnen, wenn ich davon ausgehe: Der Klient macht alles, so gut er kann. Und er hat gute Gründe gerade auch für das Verhalten, das mir auf die Nerven geht, mir ungewöhnlich erscheint oder gar abstoßend. Wenn ich denken kann, dass jemand nicht etwa eklig, fordernd, gehässig oder unangenehm ist, weil er mir das Leben schwer machen will, sondern deshalb, weil ich mein Muster der Wahrnehmung auf ihn anwende, ohne zu wissen, was ihn dazu gebracht hat, sich so und nicht anders zu verhalten – dann führt das zunächst einmal dazu, dass meine eigene Anspannung nachlässt. Ich kann dann davon ausgehen, dass er mich nicht persönlich meint, vielleicht gespannt sein auf meine eigenen Entwicklungsmöglichkeiten, kann mich dann auch wieder interessieren: Wo, in welchen Zeiten seines Lebens, an welchem Punkt seiner Zeitlinie, mag dieses Verhalten Sinn gemacht haben? Was hat er für gute Gründe, sich jetzt so zu verhalten? In welcher Situation macht das Sinn und ist vielleicht sogar das bestmögliche Verhalten? Ihn selbst werde ich das vielleicht jetzt noch gar nicht fragen, aber ich könnte ihn auf andere Gedanken bringen: einmal gemeinsam um den Block gehen, zusammen einkaufen oder Fußball spielen. Vielleicht erzählt er mir dann später – wenn er wieder in seinem Ressourcenbereich angekommen ist –, was ihm so auf die Nerven ging.

5.6.2 *Wer will was? Auftragsorientierung*

Woran soll ich mich in der Arbeit orientieren, wenn es nicht darum geht, einen Hilfeplan abzuarbeiten oder ein festgelegtes Beratungsziel auf dem theoretisch dafür vorgesehenen Weg zu erreichen? Soll ich jetzt einfach nur noch nachfragen? Und wenn mir jemand gar nicht antworten kann? Wozu brauche ich all das Wissen, das ich mir angeeignet habe, wenn ich es nicht anwenden soll?

Da ist vielleicht ein Missverständnis entstanden: All Ihr Wissen kann Ihnen helfen, für sich klarer zu werden, woher Ihre eigenen Marotten kommen, was Sie gerne tun, was Sie lieber sein lassen, mit wem Sie besser umgehen können als mit anderen, welche Techniken Sie zur Auswahl haben und wie Sie das Verhalten von Menschen einordnen können. Wir sind Menschen, und das heißt, wir müssen unserer Denker*in Futter geben, damit sie unser Häschen sicher durch das Leben und die Arbeit bringt, mit anderen zusammen, aber auch in gesunder Abgrenzung. Wir alle machen uns Gedanken und bilden Theorien, dabei möchten wir Sie ja auch in diesem Buch begleiten. All diese Gedanken sind dafür da, dass Sie sicherer werden – in Ihrem eigenen Wahrnehmen und Einschätzen, zuallererst der eigenen Person.

Das alles können Sie dann auch Ihrem Gegenüber anbieten. Sie können es hin und her drehen und wenden und versuchen, es anzupreisen, zu erklären und schmackhaft zu machen. So wie das Modell der Verarbeitung und Notfallreaktion. Ob Ihr

Gegenüber es annimmt oder ob er für sich viel besser mit einem psychoanalytischen Konfliktmodell auskommt, das können Sie vorab ja nicht wissen. Sie müssen also fragen, was er*sie will, wie er*sie sich versteht, wo er*sie hinwill. Nicht, damit Sie nachher tun und lassen, was ihm*ihr beliebt. Sondern damit Sie später herausfinden, was Sie gemeinsam tun können und was nicht. Man nennt das im systemischen Denken **Auftragsklärung**.

Was mag Ihr Gegenüber wollen? Dass „es" weggeht. Dass sein Papa sich wieder um ihn kümmert. Sich besser mit den Kindern verstehen. Normal sein. Wieder Freude am Leben haben. Eine berufliche Perspektive finden. Wieder schlafen können. Sich mit den anderen vertragen. Keine Angst mehr haben, wenn er*sie aus dem Haus geht. Verstehen, was passiert ist. Darüber hinwegkommen, dass ... So in etwa sehen viele der Antworten aus, wenn uns denn jemand überhaupt eine gibt, wenn es die Gelegenheit gibt, solch eine Frage zu stellen. Es gibt viele Situationen und Kontexte, wo eine offene Frage danach, was jemand mit der Beziehung zu uns bezweckt, absurd wäre: Ich werde das dreijährige Kind, das wir im Heim aufgenommen haben, nicht danach fragen, was es sich hier erhofft. Ich werde auch die Frau in der Krise, die es geschafft hat, ins Frauenhaus gebracht zu werden, nicht zuallererst danach fragen, worum es gehen soll. Und viele Menschen können erst einmal keine Aussage machen auf die Frage: „Was möchten Sie erreichen durch die Beratung?" Aber ich kann ihnen mit dieser inneren Haltung begegnen: „Was würdest du wohl brauchen, wenn du mit mir reden könntest?" „Was würde Ihnen vielleicht helfen können?" Und damit genau den Menschen meinen, der mir gegenübersitzt, nicht eine Diagnose oder eine Altersgruppe. Wenn jemand nicht mit mir reden kann, muss ich durch Versuch und Irrtum herausfinden, was ihm hilft – auf den Arm nehmen? Eine warme Suppe? Ein bisschen in Ruhe lassen?

Wann immer sich jemand verbal und nonverbal auf mich einstellen kann, geht es darum, dass wir herausfinden, was wir gemeinsam tun wollen und können, was dem verletzten Menschen mir gegenüber ermöglicht, wieder ein Gefühl von Kontrolle zu finden. Was mir hilft, in meinem Tun einen Sinn zu finden, den wir beide gemeinsam überprüfen. Und wenn ich das kleine Kind auch nicht fragen kann, was es mit dem Aufenthalt im Heim verbindet, kann ich es doch fragen, ob es lieber Spaghetti oder eine Pizza haben will. Dann sind die Aufträge eben kleiner und die Momente der Zielbestimmung nicht gleich übergeordnete Hilfeplanziele. Und wenn ich meine Beratungsklientin frage, was ihr gerade guttun könnte, kann ich die Frage vielleicht anschaulich machen, indem ich nachfrage, ob der Stuhl bequem ist oder ob sie lieber noch ein Kissen hätte. Dann formuliert jemand ein Ziel oder einen Wunsch nach Veränderung, der sogar umsetzbar ist. Das macht es gleich viel einfacher, daran zu glauben, dass man auch an anderen Stellen des Lebens etwas bewirken kann. Und das nennt sich auch an diesen kleinen Stellen Selbstwirksamkeit.

5.6.2.1 Andere Aufträge

Wenn es darum geht zu bestimmen, was in der Arbeit mit traumatisierten Kindern, Jugendlichen und Erwachsenen geschieht, sind noch ganz andere Menschen und Institutionen mit im Spiel. Jugendamt, Ehepartner, Kinder, Ausländerbehörde, Heimleitung, der eigene Partner – wer hat welche (geheimen) Aufträge, und was davon setzen wir um? Vielleicht nehmen Sie sich einmal einen Bogen Papier und überlegen in Bezug auf ein Kind, eine Jugendliche, einen Erwachsenen, mit dem Sie arbeiten, wer da alles im Hintergrund steht. Machen Sie eine Liste all der Menschen, die etwas zum Leben dieses Menschen zu sagen haben oder so behandelt werden, und schreiben Sie dazu, was diejenigen wollen könnten. Sie wollen sich nicht beeinflussen lassen? Ist es nicht besser, Sie machen sich klar, welche Ansprüche auch noch eine Rolle spielen? Seien Sie nicht überrascht, wenn die Liste lang und länger wird …

Bei einem Kind in einer stationären Einrichtung haben Sie da beispielsweise die Eltern, vielleicht auch noch Stief- oder Pflegeeltern, Ihre eigene Institution mit ihren Regeln und Vorgaben, Ihre Chefin und Ihre Kolleg*innen, externe Helfer wie Logopäd*innen oder Ergotherapeut*innen. Wenn es ein Schulkind ist, sind da die Lehrer*innen, das Jugendamt und seine Vertreter*innen, eventuell noch die Jugendgerichtshilfe, vielleicht ein Amtsvormund, ein Arzt, eine Psychotherapeutin und dann schließlich das Kind selbst. Und was ist mit Ihnen, haben Sie nicht auch ganz eigene Ideen, was passieren sollte, und Ansprüche an sich selbst?

Wenn es in Ihr Setting, den Kontakt und das Zeitmanagement passt, zeigen Sie doch einmal der Klientin diese Liste und fragen sie, was all die anderen ihrer Meinung wohl zu sagen haben, von ihr und Ihnen wollen? Sie werden dadurch einen völlig neuen Fokus auf die Beziehungen der Menschen um Ihr Gegenüber, die Wertigkeiten und Ziele gewinnen – und erfahren sicher viel über die Regeln für ein Miteinander und Abgrenzung im Bezugssystem.

Und jetzt? Überlegen Sie einmal, welchen dieser Anliegen und Ideen Sie nachkommen müssen. Um Ihren Job oder das Gesicht nicht zu verlieren, um Geldgeber und Kooperationspartner nicht zu verprellen, um sich nicht im Team zu isolieren und die Regeln Ihrer Institution zu befolgen. Weil zum Beispiel in Ihrer Einrichtung viel Wert auf den Kontakt zur Herkunftsfamilie gelegt wird, den das Kind aber gar nicht will. Markieren Sie die Anliegen, die am wichtigsten für Sie sind. Vielleicht stellen Sie fest, dass die Wünsche des Kindes in der Auswahlliste gar nicht mehr auftauchen. Dann wissen Sie immerhin, dass es vorrangig darum geht, den Rahmen abzustecken und sich den Rücken frei zu halten. Sie können in einem solchen Fall mit der Betroffenen an den eigenen Zielen nur so weit arbeiten, wie sie den vorrangigen Anliegen auf Ihrer engeren Liste nicht widersprechen. Sie können sie nach ihren Träumen und Visionen fragen, nach beruflichen und privaten Zukunftsvorstellungen, nach ersten Schritten in diese Richtung. Sie können gemeinsam überlegen, was wirklich aus eigener Kraft erreichbar ist und wo weitere Unterstützung gebraucht wird. Und Sie können dafür die vielfältigen Ideen nutzen, die im systemischen Arbeiten unter dem Begriff der Auftragsklärung zusammengefasst sind (siehe dazu von Schlippe & Schweitzer 2016 und Loth 1998).

Wenn dabei Ziele und Visionen, Interessen und Anliegen herauskommen, die mit dem Hauptziel Ihrer Arbeit nicht übereinstimmen – was tun? Was tun Sie, wenn der Jugendliche so gerne ein Videospiel hätte, das aber in Ihrer Einrichtung nicht geduldet wird? Wenn das Kind nach Hause will, obwohl der Mutter das Sorgerecht entzogen wurde? Die Klientin gerne bei ihrem Mann bleiben will, obwohl er sie immer wieder schlägt und es Ihnen gar nicht recht ist? Ist es nicht gut, überhaupt erst einmal zu merken, wo diese Grenzen verlaufen? Sie können nicht alle Wünsche berücksichtigen, und Sie müssen immer die vorrangig wichtigen Anliegen im Auge behalten, weil Sie sich sonst zusammen mit Ihrem Schützling isolieren. Oder Sie finden eine Lösung genau für diese isolierte Haltung, zum Beispiel im Rahmen einer Supervision oder einer Teambesprechung.

Es hilft meist, von vornherein offen über Einschränkungen im professionellen Kontakt zu sprechen, es sind ja die Gegebenheiten Ihrer Arbeitsstelle. Wenn Sie in der Beratungsstelle nur maximal zehn Stunden zur Verfügung haben, dann ist das so, und die Klientin sollte das wissen. Wenn sie Ihnen daraufhin manche Themen vorenthält, weil sie weiß, dass nur wenig Zeit zur Verfügung steht, dann sorgt sie doch sehr gut für sich! Wenn Sie stattdessen mit vielen Lebensthemen auf einmal kommt, liegt es in Ihrer Verantwortung, darauf hinzuweisen, dass nicht alles hier einen Platz haben wird und es wichtig wäre, ein kleines Ziel zu bestimmen, das in der kurzen Zeit erreicht werden kann. Das kann zum Beispiel sein herauszufinden, wo sie längerfristig mit ihren Themen unterkommen kann. Wenn das Kind den gewalttätigen Vater im Rahmen von gerichtlich festgelegten Besuchsregeln sehen muss, auch wenn es das nicht will, dann kann es hilfreich sein, mit dem Kind zu erarbeiten, wie es sich so gut wie möglich schützen kann. Auch auf die Gefahr hin, dass das Kind enttäuscht von Ihnen ist, weil Sie den unerwünschten Kontakt nicht verhindern. Vielleicht werden Sie eine gute Erinnerung an Abgrenzung sein oder Ehrlichkeit, trotz allem. Wenn ein Klient mit mir an einem Ziel arbeiten möchte, das ich nicht für sinnvoll halte, sollte ich das offen benennen. Wenn es eines ist, das ich nicht mit ihm oder ihr verfolgen will, ist auch hier wichtig, dass ich abgrenze, was in meinem Rahmen und mit mir geht, und einen anderen Ausweg finde. Ein transparentes, offenes Vorgehen gerade auch hinsichtlich der unterschiedlichen Interessen erleichtert die Zusammenarbeit, auch wenn es sie nicht unbedingt harmonischer macht.

Wir sollten möglichst gemeinsam mit dem Klienten abwägen: Wer will was? Was davon ist hier und jetzt möglich, und was bedeutet das für unsere Zusammenarbeit?

Denn was unsere Klient*innen nicht wollen, das werden sie auch nicht annehmen, weshalb auch? Und auch wir sollten nichts tun, was wir für falsch halten. Wenn wir uns dann einig sind, werden die Ziele passgenauer: „Ich möchte wieder allein aus dem Haus gehen können" oder „ruhig bleiben, wenn mein Kind schreit". Dann kann man fragen, was es dazu bräuchte, wann das schon einmal geklappt hat, was da anders war. Und so langsam wieder zu mehr eigener Kontrolle kommen.

5.6.2.2 Wenn jemand keinen Auftrag hat

Es gibt Menschen, denen es gut geht, auch wenn ihre Umwelt Symptome bei ihnen sieht. Menschen, die für andere eine Belastung sind und selbst kein Problem damit haben, dass sie angespannt, aggressiv, übergriffig sind. Zunächst sollten Sie bei einem solchen Klienten abklären: Ist sein Handeln selbst- oder fremdgefährdend? Dann müssen Sie möglicherweise andere juristische oder medizinische Maßnahmen einleiten. Wenn dem nicht so ist, versuchen Sie herauszufinden, ob er wirklich nichts ändern will. Bleibt er auch dann dabei, wenn Sie akzeptierend und offen auf ihn zugehen und seine Beweggründe wirklich verstehen wollen?

Versuchen Sie zu klären, ob es nicht jemanden gibt, der ihm so wichtig ist, dass er sich doch verändern möchte: Fragen Sie danach, wie es seinen Kindern damit geht, seinen Freunden, seiner Frau, seinem Chef, seiner Mutter … Fragen Sie danach, wie er sich in 20 Jahren fühlen wird mit dem, was er tut. Fragen Sie danach, wie der kleine Junge, der er einmal war, es findet, was er jetzt macht oder ein Gott, an den er glaubt, ein Serienheld, den er gut findet … Wenn jemand aus freien Stücken den Kontakt zu Ihnen aufgenommen hat, können Sie sicher davon ausgehen, dass irgendjemand da ist, der ihm wichtig ist, sonst käme er ja nicht.

Wenn auch das nichts an seiner Haltung ändert, können Sie momentan vermutlich nicht viel tun. Die Grundlage eigeninitiierter Veränderung ist, dass jemand ein Problem damit hat, wie er sich fühlt oder verhält. Wenn er kein Problem hat, will er nichts verändern, und Sie sollten damit aufhören, an ihm zu ziehen und zu zerren. Vielleicht trinken Sie einfach gemeinsam einen Tee und reden übers Wetter, den Garten, den er anlegen will oder die neue Kaffeemaschine. Dann tut sich vielleicht doch ein Türchen auf in eine Ihnen sonst verschlossene Welt.

5.6.2.3 Zwangskontexte

Manchmal werden Klient*innen allerdings erst gar nicht gefragt oder der Kontakt zu Ihnen ist Teil eines größeren Zusammenhangs, in dem eben diese Beratung verpflichtend vorgesehen ist. Im systemischen Denken nennen wir das einen **Zwangskontext**, weil der Aufenthalt in der Institution oder die Therapie / Beratung nicht freiwillig geschehen. Das sind oft gesetzlich verordnete Kontexte wie Therapie statt Strafe oder Beratungsverpflichtungen, die an die Gewährung von Geldern gebunden sind. Aber auch der Gang zum Beratungslehrer kann von der Lehrerin auf eine Art vorgeschlagen werden, dass es nicht infrage kommt, diese Möglichkeit auszuschlagen.

Auch wenn Sie selbst eigentlich sehr überzeugt davon sind, dass Ihr Gegenüber hilfsbedürftig ist: Wie würden Sie selbst reagieren, wenn Sie zur Beratung gezwungen wären, wenn andere feststellen würden, dass Sie sich oder andere gefährden, Ihre Kinder nicht angemessen behandeln oder zu viel Alkohol oder Drogen konsumieren? Die Klient*innen ernst zu nehmen kann in solchen Fällen heißen zu überlegen, was sie trotzdem gerade dann brauchen könnten: mehr Geduld, mehr Mut, Dinge auszuprobieren, eine Tasse Tee, eine Entspannungsübung, ihre Ruhe. Und wenn ihr Ziel ist, möglichst schnell nicht mehr zu Ihnen kommen oder in Ihrer Einrichtung sein zu müssen, kann sich auch daraus eine tragfähige Arbeitsbeziehung entwickeln, nach dem Motto: „Wie kann ich Ihnen helfen, mich wieder loszuwerden?“ (Conen & Cecchin 2007)

5.6.2.4 Umgang mit Selbst- und Fremdgefährdung

Es gibt eine deutliche Ausnahme von der Abwägung der Aufträge und der Orientierung an den Wünschen der traumatisierten Klientin. Immer dann, wenn Sie die Vermutung haben, dass die Klientin sich selbst oder andere verletzen, misshandeln oder in irgendeinem anderen Sinne schädigen will, kommt ein neuer Aspekt hinzu, der Ihrem Schutz genauso dient wie dem der Klientin und beachtet werden sollte: die gesetzliche Verpflichtung zur Abwehr von Selbst- und Fremdgefährdung, der wir als psychosozial Tätige allesamt unterliegen. Hier ist geregelt, dass die Zuständigkeit für Fremd- und Selbstgefährdung bei der Polizei und den psychiatrischen Einrichtungen der Regelversorgung liegt. Die Psychiatrie in Ihrer Region zu kennen heißt also auch, dass Sie wissen, wer sich im Ernstfall um Ihren Klienten oder Schützling kümmern wird.

Die Überprüfung der Frage, ob jemand wirklich selbst- oder fremdgefährdend ist, ist nicht Ihre Aufgabe, wenn Sie im pädagogischen, beraterischen oder allgemeintherapeutischen Bereich tätig sind. Sie sind dafür zuständig, mit der Klientin so weit in Kontakt zu gehen und sich dabei so deutlich abgegrenzt zu verhalten, dass Sie herausfinden können, ob Sie weitere Hilfe hinzuziehen müssen. Um sich selbst sicherer zu sein, ist es auch hier extrem wichtig, dass Sie sich in die Profi-Position begeben und sich nicht hineinziehen lassen in traumaassoziierte Dynamiken – Sie können sonst nicht mehr gut einschätzen, was Ihr nächster Schritt sein sollte. Von hier aus ist Ihr erster Schritt, die Klientin selbst zu reorientieren, herauszuholen aus dem

Film, in dem sie gerade festhängt oder das zumindest zu versuchen. Erst wenn Sie wissen, dass die Reorientierung keine Meinungsänderung bei der Klientin bewirkt oder wenn Sie die Klientin nicht ins Hier und Jetzt zurückgeleiten können, können Sie eine klare und für Sie auch begründbare Entscheidung treffen: Die Klientin ist in einem traumaassoziierten Film, der sie zu einer Handlung drängt, die Sie nicht zulassen können. Oder: Die Klientin hat sich im Vollbesitz ihrer Kräfte entschieden, Handlungen zu begehen, die Sie nicht zulassen dürfen. Sie werden also die zuständigen Stellen einschalten. Das tun Sie auch dann, wenn Sie selbst finden, dass Sie das Vorhaben der Klientin gutheißen oder gut verstehen können. Hier sind Sie Vertreterin gesetzlicher Normen, die Ihnen klare Schranken aufzeigen!

Lassen Sie die Klientin gehen, wenn Ihre Einschätzung sicher ist: „*Das kriegen wir schon hin, hier reichen einige Stabilisierungsübungen und das Füllen des Notfallkoffers, die Mobilisierung sozialer Ressourcen und die Information über Notfallnummern. Dann machen wir einen Termin in der nächsten Woche und schauen weiter. Das ist ja nicht das erste Mal, und Sie machen das schon.*“

Wenn Sie sich Ihrer Einschätzung nicht sicher sind, kommen die nachfolgenden Punkte zum Tragen.

- Ziehen Sie Hilfe hinzu. Wenn Sie im Team arbeiten, holen Sie eine Kollegin, informieren Sie Ihre Chefin und setzen dieses Anliegen, das diesmal Ihres ist, auch gegenüber der Klientin durch. Vielleicht merkt sie erst so, dass andere sie ernst nehmen.
- Generell sind für solche Fälle die örtlichen/regionalen Gesundheitsämter oder Psychiatrien zuständig – sie sind zu einer Aufnahme verpflichtet. Alle anderswo angesiedelten Einrichtungen können Sie oder die Klientin abweisen (entscheidend ist der Wohnsitz). Es empfiehlt sich also, die lokalen Einrichtungen kennenzulernen.
- Wenn Sie allein sind, keinen Kollegen und keine Chefin hinzuziehen können, informieren Sie Ihre Klientin über Ihr Vorhaben und rufen Sie das Gesundheitsamt an. Diese Institution ist für die Abklärung solcher Situationen zuständig, und der Sozialpsychiatrische Dienst kommt auch ins Haus. Aber auch alle niedergelassenen Psychiater*innen können eine solche Einschätzung vornehmen. Vielleicht können Sie Ihre Klientin aber auch in einem Gespräch davon überzeugen, dass Sie gemeinsam in die Institutsambulanz der lokalen Psychiatrie fahren und dort mit der Ärztin reden, die Sie vorab schon einmal anrufen können.
- Dokumentieren Sie nach solchen Sitzungen oder Situationen genau, was passiert ist, was Ihnen die Klientin gesagt hat und was Sie ihr geraten haben. Die allermeisten Situationen dieser Art gehen gut aus, und meist wird der Klientin dadurch, dass Sie sie ernst nehmen und Maßnahmen einleiten, bewusster, was sie da vorhat. Die Denker*in kommt wieder ein Stück zum Zuge und ermöglicht die Vorsorge.

- Wenn Sie die Klientin gehen lassen, ohne die Gefährdung abgeklärt zu haben oder ohne eine Abklärung einzuleiten, machen Sie sich der unterlassenen Hilfeleistung schuldig!

5.6.3 Ressourcenorientierung

Es hat sich inzwischen herumgesprochen, dass die Arbeit mit traumatisierten Menschen eine Quelle für Kraft und Energie sein kann. Wie das? Menschen, die Erlebnisse hinter sich haben, die sie nicht gut verarbeiten konnten, haben überlebt und dafür jede Menge Kraft und Strategien entwickeln müssen, denn sonst hätten sie es nicht geschafft. Auch dann, wenn diese Kraft und Energie weder für unsere Klient*innen noch für uns selbst gleich sichtbar sind, können wir davon ausgehen, dass sie da sind – hinter all dem, was uns an offensichtlichem Leid gegenübertritt. Die Ressourcen sind oftmals verschüttet und häufig – aus vielerlei Gründen, die wir in den vorhergehenden Kapiteln beleuchtet haben – durch unser bewusstes Denken nicht so einfach auffindbar.

Ressourcenorientierung ist in diesem Kontext das Stichwort, ein Begriff, der heutzutage jedoch so vielfältig verwendet wird, dass er etwas unscharf geworden ist. Wichtig ist daher, welche Haltung mit diesem Begriff einhergeht. Sie ist es, die den Unterschied macht. Ressourcenorientierung heißt nicht, dass wir eine Erfahrung schönreden, die Probleme auf die leichte Schulter nehmen, die Bedenken nicht mit bedenken. All das hieße, unser Gegenüber nicht ernst zu nehmen.

Ressourcenorientierung heißt, dass wir zuallererst dafür sorgen, dass eine hilfreiche Beziehung entstehen kann. Im Kontakt mit Menschen in Krisen – also dann, wenn sie den Kontakt zum Hier und Jetzt verloren haben oder abzugleiten drohen – bedeutet das, dass wir sie reorientieren und ihnen durch ein Ressourcenbarometer oder andere Anker im Raum ermöglichen, überhaupt erst einmal mit Herz und Hirn, mit Häschen und Denker anwesend zu sein. Die gemeinsame verlässliche Bezugnahme auf ein stabiles Hier und Jetzt ist Grundlage jeder Ressourcenorientierung, wenn wir die Traumatheorie übernehmen, wie wir sie in den vorherigen Kapiteln beschrieben haben. Weil nur hier alle Funktionen unseres Häschen-Denker*in-Zusammenhangs erreichbar sind. Weil nur von hier aus die Ressourcen mobilisierbar sind und die Assoziationen in die Notfallschleifen des unverarbeiteten Geschehens umgangen werden können. Ressourcenorientierung heißt hier also: die Erfahrung der hilfreichen Zusammenarbeit zwischen Denker*in und Häschen im Hier und Jetzt zu ermöglichen.

Ressourcenorientierung heißt, den Fokus auf die Verarbeitungsfähigkeit zu richten, das heißt alles dafür zu tun, dass weitere Dissoziation vermieden wird; dafür zu sorgen, dass traumaassoziierte Symptomatik zunächst in unserem Kontakt und dann im Alltag der Klient*in unnötig wird; dass Schlaf erholsam wird, Konzentration ermöglicht, Spannung reguliert werden kann und Beziehungen sinnvoll gestaltbar werden. Ressourcenorientierung heißt somit, den Fokus darauf zu legen, was eine integrierte Verarbeitung ermöglicht.

Ressourcenorientierung heißt, Hilfestellung bei der Suche nach Tätigkeiten, Selbstbezug, Beziehungen, Werten und Veränderungen zu suchen, die im Körper unseres Gegenübers das Gefühl von Stimmigkeit, Verbindung, Verarbeitung und Wachstum ermöglichen. Es geht also nicht (nur) um ein Sammeln von Verhaltensweisen oder Beziehungen, sondern vor allem darum, für unser Gegenüber spürbar zu machen, wie positive Veränderung sich anfühlt, wie ein gemeinsames Funktionieren von Gefühl, Körperwahrnehmung und kognitiver Einordnung möglich und erfüllend sein kann.

Ressourcenorientierung heißt, uns als Profi oder Nicht-Betroffene (im gegenwärtigen Kontakt) klarzumachen, welche Kraft im Überleben steckt, welche Energien freigesetzt wurden und genutzt werden könnten; heißt, neue Theorien zu bilden und zu suchen, die Entwicklung fördern. Ressourcenorientierung heißt, mich zum Werkzeug der Suche nach Möglichkeiten zu machen, die für den Klienten erreichbar, greifbar, ausbaubar sind. Ressourcenorientierung heißt, dass ich den Menschen mir gegenüber in dem kennenlernen möchte: Was sind seine Fähigkeiten, Kräfte, Energien? Wo kann er soziale Unterstützung finden? Was hat er aus dem gelernt, was schwierig für ihn war? Welche Kraft hat ihm das Vermögen gegeben, da hindurch zu finden, bis hierher? Dafür müssen wir unsere Wahrnehmung schulen, müssen sozusagen einen Scheinwerfer zum Auffinden von im Dunkeln liegenden Ressourcen entwickeln.

Ressourcenorientierung heißt dann auch, die notwendigerweise auftauchenden (aber nicht von uns forcierten) Erinnerungen in welcher Form auch immer vorsichtig in dem neu entstandenen Körper-Geist-Zusammenhang verweben zu helfen. Ressourcenorientierung heißt, Zeit lassen und um Prozesshaftigkeit zu wissen und uns selbst als Vergrößerungsgläser für die Fähigkeiten unseres Gegenübers zu begreifen.

Beispiel, Teil 1:

Eine Frau kommt in die Beratung, mittleres Alter, zerfurchtes Gesicht. Sie beginnt davon zu erzählen, wie schlecht es ihr geht, schaut mich nur hin und wieder an. Das sind kleine Momente, in denen ich das Gefühl habe, dass sie meine Präsenz wahrnimmt. Ganz ehrlich: Sie geht mir schon nach wenigen Minuten auf die Nerven, ich weiß nicht, was sie will, ich will das alles eigentlich gar nicht hören, und ich kann ohnehin mit klagenden Menschen nicht besonders gut umgehen. Das sage ich natürlich nicht, aber ich weiß es von mir, und das ist gut so. Indem ich es mir selber klar mache, verschaffe ich mir wieder etwas mehr Spielraum, diese Frau zu sehen. Ich lerne sie also neu zu betrachten. Von was erzählt sie mir eigentlich? Ich höre alles Mögliche: Sie erzählt von ihrem Mann, mit dem sie es kaum mehr aushält, sie erzählt von den jugendlichen Kindern, die ihr auf dem Kopf herumtanzen, von der Mutter, die vor einem Jahr gestorben ist, von der Freundin, die ihr mit ihrer Midlife-Crisis auf die Nerven geht.

Ich habe keine Ahnung, welcher Aspekt ihr jetzt am wichtigsten ist, aber es erscheint mir so viel und so dringend, dass ich sie nicht gerne jetzt schon eingrenzen würde. Ich nehme also das, was mir am offensichtlichsten erscheint, und sage mit einem tiefen Seufzer: „Oh je, das ist ja ganz schön viel." Sie schaut auf und mir das erste Mal gerade ins Gesicht: „Ja, ich hab einfach keine Kraft mehr. Ich weiß nicht mehr weiter." Nun ist für einen Moment Schweigen. Vielleicht habe ich einen wichtigen Punkt getroffen, anscheinend ging es genau darum: Es ist alles zu viel.

Betrachten wir das nun einen Moment von außen, gerade können wir es uns ja leisten. **Was heißt hier Ressourcenorientierung?** Sicher nicht, alles Belastende einzeln aufzunehmen, um es genauer anzuschauen. Denn was würde passieren, wenn ich das tue? Durch eine noch genauere Betrachtung dessen, was diese Frau im Moment belastet, wird es zunächst noch genauer wahrgenommen, noch größer, und die Welt damit nicht wirklich übersichtlicher oder leichter. Im Moment weiß ich noch nicht, was die Frau will, kann nur von meinen eigenen Theorien ausgehen. Ich könnte die Frau fragen, aber das scheint mir jetzt noch nicht angemessen. Zunächst geht es darum, Kontakt herzustellen. Und das kann ich am besten, indem ich mich als mitfühlender Mensch erweise, der hört, zuhört, der sich aber nicht in all die Einzelheiten hineinbegibt – nur weil es mich interessiert oder mir zu viel wird. Die Nachfrage nach all den belastenden Ereignissen ist also keine Möglichkeit. Nicht hier. Aber was hat die Frau noch gesagt? „Ich habe keine Kraft mehr." Was hat sie da gesagt? Dass sie keine Kraft mehr hat, kann ich verstehen, aber in dem Satz steckt doch noch eine ganz andere Information. Wenn sie jetzt keine Kraft mehr hat, heißt das, sie hatte irgendwann Kraft. Sie hat Kraft selbst erlebt, und dieser Zustand war besser. Vielleicht sehnt sie sich danach, wieder mehr davon zu haben. Vielleicht können wir herausfinden, wie es sich angefühlt hat und was ihr momentan ein ganz klein wenig von dieser Kraft verschaffen kann.

Beispiel, Teil 2:

Ich könnte also nachfragen, ob es darum hier gehen könnte, ob sie wieder mehr Kraft haben möchte. „Ja, natürlich", sagt sie, kaum dass ich die Worte geäußert habe, als sei das selbstverständlich. Jetzt sind wir im Gespräch. Wir haben sogar schon ein Thema. Und nicht nur ein Thema, sondern schon den Anfang einer Orientierung, eine Richtung für unsere Beratung, ein Ziel, eine Aufgabe für mich. Jetzt bin auch ich ganz dabei, bin neugierig, kann sie fragen: Wie war das, als Sie noch Kraft hatten? Wann war das so? Wie hat sich das angefühlt? Ich lasse mir das genau erklären, und die Frau hat Lust dazu, mir das vorzuführen. Vielleicht auch, weil ich Lust dazu habe, das zu sehen, und gleich aufstehe, übertreibe, wie die Frau die Brust nach vorne geholt und die Schultern sich gesenkt haben. Lasse sie noch ein bisschen erzählen, frage, wo genau sie das jetzt spürt, nur so mal als Idee: Wenn das 'ne Farbe hätte und 'ne Form? Wann es manchmal noch so ist, wann es wieder so sein könnte. Was sie dazu bräuchte, wer ihr dabei helfen könnte, was ihr schon ein wenig davon gibt, was für Ideen man sich noch ausdenken könnte – ob wir uns in nächster Zeit damit beschäftigen könnten? Ja, bitte, das möchte sie sehr gerne. Ihre Augen leuchten, wir sind im Kontakt. Sie hat eine Energie, die ich in der ganzen langen Erzählung vorher nirgendwo gesehen habe. Und alles, was wir in nächster Zeit betrachten, wird daran gemessen, ob das Blau in der Brust wieder entsteht.

Was meinen Sie, wo wir gelandet wären, wenn ich nach all den furchtbaren Erfahrungen gefragt hätte? Sicher nicht bei dieser Energie und meiner Neugier, mit denen wir uns jetzt auf die Suche nach stärkenden Erinnerungen und neuen Möglichkeiten machen.

Ressourcenorientierung ist Bewegung im Möglichkeitsraum. Ressourcenorientierung heißt auch, dass wir sammeln, was jemand schon kann, welche Fähigkeiten er hat, welche Möglichkeiten, sich zu entspannen, und all die guten Erinnerungen, die irgendwo unbeachtet herumliegen. Zuallererst – und wir glauben, dass das eine Besonderheit des hypno-systemischen Ansatzes ist – heißt Ressourcenorientierung für uns, dass wir unsere eigene Aufmerksamkeit trainieren, um wahrzunehmen, was die Klient*innen an kraftvollen, stärkenden, hilfreichen Ansätzen selbst formulieren und wie wir diese aufgreifen können.

Ausgangspunkt dieser Form der Ressourcenorientierung ist die Überlegung, dass niemand sich etwas wünschen kann, von dessen Existenz er keine Ahnung hat. Bevor es Computer und Handys gab, haben sich Kinder zum Geburtstag Puppen oder Feuerwehrautos gewünscht. Nicht, weil das für irgendetwas besser oder schlechter gewesen wäre, sondern weil es sie gab. Weil sie das bei anderen gesehen hatten und haben wollten. Solange ich Schnee nur aus dem Fernsehen kenne, ist mir der weiß rieselnde Plastikschaum aus der Spraydose hinreichender Ersatz: Ich kenne nur die Optik von Schnee, und so ist meine Vorstellung mit dem Plastikschaum umgesetzt.

Wenn Sie in einem Zusammenhang arbeiten, den die Klient*innen mehr oder weniger freiwillig aufsuchen, haben Sie also einen sicheren Ausgangspunkt: Die Klient*innen wollen irgendetwas. Das heißt auch, irgendein Teil von ihnen – bewusst oder unbewusst – weiß, was es ist. Und oft verrät sich dieser Teil, indem er Worte einfließen lässt oder Bilder, die veranschaulichen, wohin die Reise gehen könnte. Diese Bilder oder Worte, diese Wünsche wahrzunehmen, dazu braucht es eigentlich nicht so besonders viel. Aber manchmal ist es ein großes Wagnis, genau diesen Schritt zu tun. Wir sollen unsere Aufmerksamkeit nicht mehr auf das richten, was die Klient*innen an Schwierigkeiten und Problemen berichten (das hat man jahrzehntelang von uns gefordert), sondern darauf, was unter all den Problemen und Schwierigkeiten, oft negativ formuliert, an Wünschen sichtbar wird. Das ist vor allem für uns selbst ein großes Wagnis. Wenn wir darauf achten wollen, welche kraftvollen, förderlichen, angenehmen Erinnerungen, Erfahrungen oder Wünsche in der Rede eines Klienten versteckt sind, dann werden uns vielleicht ein paar Probleme oder Schwierigkeiten entgehen.

Ressourcenorientierung heißt also zuallererst, unsere **eigene Wahrnehmung** immer wieder neu daraufhin zu hinterfragen, welche Fähigkeiten oder Kompetenzen im Verhalten oder in der Symptomatik unseres Gegenübers stecken könnten. Ressourcenorientierung heißt, die eigenen moralischen Wertungen, die eigenen Beziehungsannahmen und Regelungsnotwendigkeiten hintanzustellen. Und es heißt anzunehmen, dass mein Gegenüber tut, was er kann, oder – frei nach Milton Erickson, dem Begründer der modernen Hypnotherapie –, dass jede Äußerung meines Gegenüber sein Versuch ist, zu einer guten (Arbeits-)Beziehung beizutragen. Was, wie gesagt, nicht heißt, dass sich das für uns immer auch gut anfühlt.

Ressourcenorientierung kann man sich nicht immer leisten. Wenn der Junge in einer Notaufnahme mit anderen Kindern untergebracht wird, die vor Angst und Schrecken erstarren oder anfangen zu weinen, sobald der Jugendliche aggressiv auftritt, so müssen wir zu allererst die Kleinen – und eventuell auch uns – in Sicherheit bringen. Erst dann können wir uns die Zeit nehmen, das Verhalten des Jugendlichen ressourcenorientiert zu betrachten. Ressourcenorientierung ist eine **Grundhaltung**, die wir im Alltag, im Kontakt mit den Klient*innen ebenso wie im Kontakt mit der eigenen Familie oder den eigenen Verhaltensweisen immer wieder neu üben können und sollten, damit sie zu einer grundlegenden Perspektive auf die Welt wird. D.h. aber auch, dass wir dieser Sichtweise die Möglichkeit geben, uns zu beeinflussen, unsere Urteile zu verändern, unsere Wertungen zu hinterfragen.

Das ist nicht ganz ohne Risiko. Schließlich bilden unsere Werte und Sichtweisen die Sicherheiten, mit denen wir durchs Leben gehen. Wir werden nicht mehr so viel Schuld abladen können, wenn wir auch die Gründe der anderen anerkennen. Wir werden selbst mehr Verantwortung übernehmen wollen, weil sie ja nicht mehr nur beim anderen liegt. Wir haben selbst viel weniger Grund, uns zu ärgern oder miesepetrig zu sein. Und vielleicht geht uns das auch auf die Nerven. Ressourcenorientierung wirkt, so verstanden, nie nur in eine Richtung. Sie wirkt nach innen und nach außen – solange wir selbst uns immer wieder abwerten, kleinmachen oder in unseren Möglichkeiten als eingeschränkt betrachten, werden wir ein Gegenüber, dessen Ressourcen noch sehr verborgen sind, nicht wirklich interessiert und mit Neugier betrachten können.

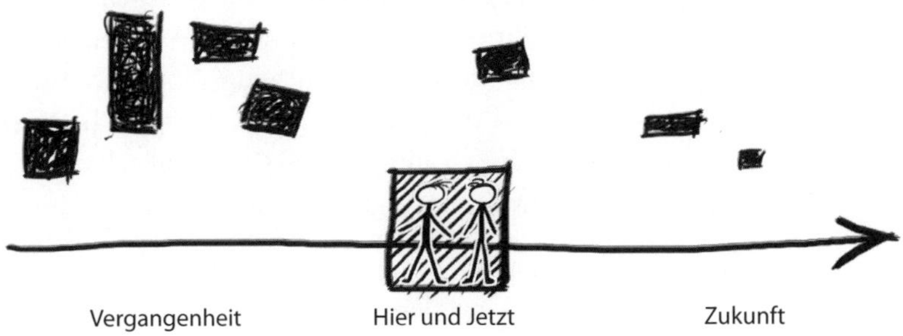

Abbildung 5.6: Für eine ressourcenorientierte Begleitung sollten vor allem die Berater*innen im Hier und Jetzt verankert sein und dadurch auch die Klient*innen (re)orientieren.

5.7 Konsequenz für die Praxis 7: Selbstfürsorge

„Das Mitgefühl lässt sich zusammenfassend als ein gewaltloser, nicht angriffslustiger, nicht aggressiver Geisteszustand definieren. Es ist eine geistige Haltung, die mit einem Sinn für Engagement, Verantwortung und Respekt vor dem anderen einhergeht. In tse-wa, dem tibetischen Wort für Mitgefühl, klingt mit, dass man sich selbst gute Dinge wünscht. Es spricht also nichts dagegen, dass wir damit beginnen, diese Empfindung zu nähren, indem wir uns selbst wünschen, von allem Leiden befreit zu sein. Danach können wir diese Empfindung kultivieren, verstärken und auf die äußere Welt ausdehnen, sodass sie die anderen mit einschließt.“ (Der XIV. Dalai Lama)

Angenommen, Sie wollten beim Lesen dieser Zeilen gut für sich sorgen, worauf müssten Sie achten? Sitzen Sie bequem oder wäre es gut, die Sitzhaltung zu verändern oder sich gleich einen anderen Platz im Raum zu suchen? Ist das Licht ausreichend und angenehm, ist es so warm oder kühl, wie Sie es brauchen? Was noch? Vielleicht eine Pause ab und zu, damit das, was Sie hier lesen, auch bei Ihnen ankommt? Denn die theoretischen Annahmen des ersten Kapitels gelten auch für uns selbst. Um gut verarbeiten zu können, brauchen wir ein mittleres Erregungsniveau, also nicht zu viel und nicht zu wenig Spannung im Ressourcenbereich, Orientierung im Hier und Jetzt, also unsere Aufmerksamkeit da, wo wir sind, und bei dem, was wir tun.

Wenn Sie also wach und halbwegs gelassen sind und mit der Konzentration bei der Sache, dann ist die Wahrscheinlichkeit, dass Sie gut verarbeiten können, was Sie hier lesen, recht hoch. Und bei der Arbeit? Da gilt natürlich dasselbe. Wir sollen die Beziehungen zu den Klient*innen so gestalten, dass sie förderlich sind. Wir sollen gute Ideen entwickeln, passende Angebote machen, gute Fragen stellen und kluge Interventionen entwickeln. Dafür müssen wir vor, während und nach der Arbeit unsere Spannungskurve regulieren und uns im Hier und Jetzt verankern. Immer wieder. Denn wir sind unser eigenes Werkzeug, und das sollten wir gut pflegen. Als Erstes sollte es also uns gut gehen, bevor wir uns um andere kümmern können. Sie erinnern sich vielleicht an die Sicherheitshinweise im Flugzeug: Immer erst die Sauerstoffmaske auf das eigene Gesicht, erst dann die anderen versorgen. Insofern ist es also nicht egoistisch, wenn ich gut auf mich aufpasse. Im Gegenteil, ich erhalte meine Arbeitskraft, damit sie meinen Klient*innen zugutekommen kann.

Na prima, werden Sie vielleicht sagen: Jetzt muss ich auch noch gut gelaunt bei der Arbeit sein. Als wären alle anderen Anforderungen nicht hoch genug! Sie werden sehen: Es macht Spaß, sich um sich selbst zu kümmern. Frei nach dem Motto von Gunther Schmidt: „Wir sind es unseren Klienten schuldig, dass wir es uns gut gehen lassen.“ In diesem Kapitel soll es genau darum gehen: Wie das geht, was ich dabei beachten sollte und was ich allein damit schon für Stabilität und Wohlbefinden meiner Klient*innen tun kann.

5.7.1 Ausgangspunkt: Ich im Hier und Jetzt

Ein wichtiger Aspekt unserer Selbstfürsorge ist, uns in unserem Ressourcenbereich zu verankern und so die Klientin von Anfang an in eine angenehme Grundspannung einzuladen. Damit schützen wir uns selbst vor der Übernahme der hohen oder sehr niedrigen Spannung der Klientin und sorgen von Anfang an dafür, dass wir nicht beide in die Dynamik des Trauma-Vierecks abgleiten.

Das möchten wir an einem Beispiel deutlich machen. Stellen Sie sich vor, Sie gehen ins Fitnessstudio, und da wird eine neue Entspannungsgruppe angeboten. Sie denken: „Ach, warum eigentlich nicht?“ und gehen hin. Die Übungen in der Gruppe sind auch ganz einfach und ansprechend, alles spricht dafür, sich zu entspannen, nur der Gruppenleiter strahlt so eine Unruhe aus, dass Ihr Körper sich weigert, locker zu lassen. Etwas genervt ziehen Sie die Konsequenz Ihres Erlebens: Alles ist prima, aber mit dem Typ da vorne, das geht gar nicht. Sie gehen dort nicht wieder hin.

Ganz klar, für den Erfolg einer Übungsstunde ist nicht nur die Methode wichtig, sondern auch derjenige, der sie anbietet. Wenn wir das Beispiel auf die Arbeit mit unseren Klient*innen übertragen, dann heißt das: Nichts gegen unsere Methoden, aber wenn unsere Spannungskurve zu hoch geht, kommen die besten Methoden gar nicht beim Klienten an. Was ankommt, ist unsere Spannung. Sie ist die Einladung unseres Häschens an das Häschen uns gegenüber und sehr viel stärker als der offizielle Inhalt, den nur die Denker*in wahrnehmen kann.

Wie es dazu kommen könnte, dass Ihre Spannung zu hoch ist? Nichts leichter als das – oft ist das alltägliche Normalität. Vielleicht hatten Sie morgens Streit mit Ihrem Partner. Sagen wir, es ging um irgendeine Kleinigkeit, die immer mal wieder Thema zwischen Ihnen ist. Wie so oft fing alles harmlos an, und der Streit schaukelte sich dann hoch. Dann mussten Sie zur Arbeit, obwohl die Auseinandersetzung noch nicht beigelegt war. Noch total sauer kommen Sie nun in der Einrichtung an. Und Ihre Spannungskurve? Ist erhöht. Die wird vermutlich auch von selbst wieder absinken, aber das braucht seine Zeit. Und bis dahin? Keine Klient*innen sehen? Geht nicht.

Was also tun? Sie brauchen dringend eine Umfokussierung: Weg vom Stress hin zu dem, was sich momentan ganz okay anfühlt. Mit der Aufmerksamkeit ins Hier und Jetzt. – Leichter gesagt als getan. Vielleicht erst mal ans offene Fenster, tief durchatmen, ein bisschen strecken und gähnen, die Füße am Boden spüren, Knie lockern. Woran denken? Vielleicht an den Regenbogen, den Sie letzte Woche auf dem Weg zur Arbeit gesehen haben, der war schön. Diese Farben – und er ging über den ganzen Himmel. Sie hatten extra angehalten, um noch länger hinschauen zu können. Okay, schon besser, die Spannung sinkt. Jetzt noch ein heißer Kaffee und vielleicht noch kurz einen Kollegen abpassen und ein ganz klein wenig plaudern, dann geht es wieder. So oder so ähnlich könnte es gehen. Mehr Anregungen finden Sie unter den Übungen zur Reorientierung in Kapitel 7.

Aber warum ist das eigentlich so, und warum ist es so wichtig, darauf zu achten? Das bisschen Spannung, das wird meine Klient*innen schon nicht gleich umhauen, oder? – Lassen Sie uns das noch mal unter dem Gesichtspunkt der Notfallreaktion betrachten. Wir haben oben ja gesehen, dass die Körper Ihrer traumatisierten und anderweitig nicht gut behandelten Klient*innen sich mit diesem Mechanismus gut auskennen. Sie haben gelernt, bei der leisesten Unstimmigkeit in ihrer Umgebung wieder mit einem der alten Mechanismen zu reagieren. Das Häschen in ihren Klient*innen wartet nur darauf, wieder alle Kraft für Flucht oder Kampf aufzuwenden. Oder sich auch gleich ganz auszuklinken, Immobilisierung heißt das: kein Kontakt mehr, zu sich selbst nicht und auch nicht zu Ihnen. Das passiert leicht, wenn der Körper ohnehin immer auf Gefahr eingestellt ist, und das trifft für die meisten Menschen, mit denen wir arbeiten, ja zu.

Was passiert nun also, wenn beide aufeinandertreffen: das misstrauische Häschen im Klienten und das aufgeregte Häschen in Ihnen? Der Klientenhase wird sofort noch angespannter, denn wenn schon der Berater angespannt ist, scheint es wirklich eine Gefahr zu geben. Vorsicht also! Ihr Häschen fühlt sich in seiner Anspannung durch Ihre höhere Erregung auch bestätigt. Ein Anlass für Entspannung zumindest ist nicht vorhanden. Im günstigsten Fall merken Sie das gleich, atmen aus und schlagen einen kleinen Spaziergang vor, damit Sie beide wieder etwas ruhiger werden. Lenken die Aufmerksamkeit für eine Weile auf den Atem, machen eine kleine improvisierte Körperreise, die sie auch selbst gut wieder ankert. Im ungünstigsten Fall finden Sie ein Thema, an dem sich beide Häschen so verbeißen können, dass die Körperreaktion einen Sinn bekommt: Der Klient ist in Ihren Augen heute besonders uneinsichtig und der Berater in den Augen des Klienten ohnehin eine Null. Und vielleicht schaffen Sie auch noch einen richtigen Streit, der beiden Häschen die Bestätigung gibt, dass sie recht haben und die Welt ein böses Jammertal ist.

Das ist ein bisschen stark? Wir wollen nur veranschaulichen, was passieren kann, wenn Sie nicht darauf achten, Zugang zu all Ihren Ressourcen in Kopf und Bauch zu haben, und stattdessen die Arbeit im angespannten Zustand hinter sich bringen. Auch wenn Sie sich das zehnmal sagen, es wird wenig helfen, solange Sie Ihren Körper nicht wieder in den Ressourcenbereich lenken können: Die Informationen des Häschens sind immer zwingender als die der Denker*in, denn das Häschen ist ja für die Überlebenssicherung da. Und wenn ein anderes Häschen unsicher ist, dann kann das nur ein schlechtes Zeichen sein. Wenn das andere Häschen noch dazu Berater*in, Bezugsbetreuer*in oder Chef ist, wird die Anspannung ja fast zur Pflicht.

Kommen wir also auf Sie zurück, die Sie mit dem Streit im Bauch in die Beratung kommen: Vermutlich wird die Spannung Ihrer selbst etwas kriselnden Klient*innen nun auch erhöht. Ein Kind mag denken, es hätte irgendwas falsch gemacht und Sie wären jetzt böse deswegen. Vielleicht bekommt es auch Angst vor Ihnen oder wird ganz misstrauisch, wenn Ihre Spannung es an die Spannung übergriffiger oder gewalttätiger Erwachsener erinnert. Das kann Ihnen mit Jugendlichen auch passieren, aber die haben meist gelernt, Angst nicht zu zeigen oder sich dann umso betonter cool zu geben. Das Misstrauen wird wachsen, schnell wahrscheinlich und auf beiden Seiten. Können Sie sich ausmalen, wie das weitergehen kann? Auch erwachsene Klient*innen registrieren Ihre Spannung auf der Körperebene, schützen sich vor Ihnen, halten Abstand oder gehen zum Angriff über, um sich zu verteidigen. Das alles ist so nachvollziehbar, dass Sie sich umgekehrt auch fragen können, ob Ihre Spannung nach einem Arbeitstag so hoch ist, weil Sie gerade heute wieder mit dem argwöhnischen Klienten, dem multiplen System oder in der Notaufnahme zu tun hatten.

Und wenn das mit dem Reorientieren nicht so einfach ist? Mancher Stress lässt sich nicht schnell mal wegatmen, und an vielen Arbeitsplätzen ist die Zeitplanung so dicht getaktet, dass hohe Anspannung und Bluthochdruck schon fast zum guten Ton gehören. Dann gehen Sie so offen wie möglich damit um. Sagen Sie den Kolleg*innen, dass Sie schlecht drauf sind, das macht oft schon einen Unterschied. Und warum nicht auch den Klient*innen gegenüber die eigene Spannung benennen? Natürlich ohne die Grenzen innerhalb Ihrer Arbeitsbeziehung zu verletzen und ohne Details aus Ihrem Privatleben in den Mittelpunkt der Aufmerksamkeit zu stellen. Schließlich geht es nicht um Sie. Vielleicht aber doch so viel: *„Ich bin heute ein bisschen genervt, nichts Schlimmes, und vor allem nichts, das mit Ihnen zu tun hat. Ich werde heute einfach ein Ressourcenbarometer einrichten und darauf achten. Sie machen das ja eh.“* Vielleicht ist das ja auch die Chance, mit der Klientin daran zu arbeiten, wie sie ihre eigene Spannung von der ihres Gegenübers unterscheiden kann. Und sie sieht an Ihrem Beispiel, wie man für sich sorgen kann und dass ein solches Eingeständnis nicht schwächer, sondern stärker macht. Vor allem Kindern sollten Sie mitteilen: *„Mir geht es heute nicht so gut, das hat nichts mit dir zu tun. Meinst du, wir können trotzdem was zusammen machen?“* Und weil einmal nicht genug ist, kommen Sie immer mal wieder darauf zurück: *„Siehst du, jetzt ist mir der Turm umgefallen. Wahrscheinlich, weil ich heute so zappelig bin. Du bist nämlich heute viel ruhiger als ich, merkst du das? Ich glaube, jetzt wird es langsam besser bei mir, mir hilft es oft, das einfach mal zu sagen.“* Wir wären sehr gespannt, wie das Kind darauf dann reagiert!

Unsere Selbstfürsorge und Selbstreflexion dienen also unter anderem dazu, die Klient*innen zu schützen, beispielsweise vor unserer überhöhten Spannung. Uns selbst schützen wir dadurch gleich mehrfach: davor, in die Dynamiken zu verfallen, die wir unten noch einmal aufgreifen werden. Davor, Missverständnisse zu produzieren, die wir später mühsam wieder auflösen müssten. Und davor, uns selbst als inkompetent zu erleben.

Ähnliche Beispiele ließen sich für Berater*innen in Unterspannung konstruieren oder für Erzieher*innen, die von der Woche schon am Donnerstag völlig fertig sind. Unsere Erregungskurve und unsere Orientierung wirken direkt auf die Erregung und Orientierung derjenigen, mit denen wir arbeiten. Manchmal wirkt wenig Spannung auf der anderen Seite ebenfalls verlangsamend, und Sie haben das Gefühl, beide Beteiligte sind eigentlich nur körperlich im Raum. In anderen Situationen kann zu wenig Spannung, zu wenig Flexibilität aber auch dazu führen, dass mein Gegenüber sich vor der Unterspannung schützt, indem er*sie aggressiv oder besonders hippelig wird. Unterspannung ist oft eine der gefährlichsten Einladungen an die Häschen, weil sie mit dem Erleben der äußersten Hilflosigkeit verknüpft ist, der letzten Phase der Notfallreaktion: wenn nichts mehr geht.

Ein bisschen Psychohygiene kann da nicht schaden, und zwar so, wie die Körperhygiene auch: täglich, ohne viel Gewese darum zu machen. Wir putzen uns die Zähne, waschen uns, meist sogar hinter den Ohren, rasieren, schminken und schneiden uns die Fingernägel. Genauso einfach sollten wir uns angewöhnen, den Bodenkontakt wahrzunehmen, unseren Atem und uns selber abzufragen, wie sicher wir im Hier und Jetzt verankert sind – ein Ressourcenbarometer einzurichten ist dafür am einfachsten. So könnten wir auch untereinander neue Standards ausprägen, weniger dadurch, dass wir eine neue Anforderung einführen, sondern indem wir bewusster mit uns und anderen umgehen. Mal ehrlich: Würde ein Kollege in einer gemeinsamen Sitzung durch unangenehmen Körpergeruch auffallen, wären wir deutlich irritiert. Ist er jedoch angespannt, bemerken wir das vielleicht nicht einmal. Oder finden es völlig normal. Anhaltende Anspannung im psychosozialen Arbeitsalltag mit Inkompetenz zu assoziieren – wer käme denn darauf?

Was wir aus dem Umgang mit der Hygiene in die Selbstfürsorge mitnehmen könnten, sind zwei Aspekte: die Selbstverständlichkeit des Tuns und die Selbstverständlichkeit, das im sozialen Miteinander herzustellen und dafür zu sorgen, dass es funktioniert. Warum sollte es nicht ebenso selbstverständlich wie Zähneputzen sein, morgens, mittags und abends für ein, zwei Minuten am Fenster zu stehen, Füße, Po oder Hände gut zu verankern und innezuhalten, den Fluss des Atems durch den Körper wahrzunehmen und uns einen Moment lang selbst zu berichten, was wir gerade jetzt wahrnehmen? Vor der Teamsitzung eine Entspannungsübung anzuleiten – reihum am besten. Oder in der Übergabe zu Beginn den Raum zu lüften, das Telefon nach nebenan zu stellen und einmal gemeinsam 5-4-3-2-1 (siehe 7.3) zu machen, eine einfache Außenorientierungsübung, die wir Ihnen weiter unten vorstellen werden. Methoden dafür gibt es in all Ihren beruflichen Hintergründen genug. Denken Sie an Meditation, Gymnastik, Thai-Chi, Ihre Bodyfit- oder Achtsamkeits-App oder schlicht interessiertes, gelassenes Aus-dem-Fenster-Schauen. Wie wäre es, wenn Ihnen sofort auffallen würde, dass Sie heute nicht gut genug für sich gesorgt hätten? Wenn Sie zu viel oder zu wenig Spannung genauso wahrnehmen würden wie einen leeren Magen und wenn die Konsequenz darin bestünde, sofort für Abhilfe zu sorgen: *„Ich muss mich mal eben entspannen gehen, bin gleich zurück. Oder könntet Ihr alle eine kurze Übung gebrauchen? Dann leite ich die an.“* Das würde sicher auch so manche Zigarette ersetzen. Wir könnten auch den angespannten Kollegen einmal ansprechen, vielleicht gar nicht fragen, was los ist, sondern ihm ein Angebot machen: eine gemeinsame Pause, ein Spaziergang vielleicht oder den Igelball als Begleitung während der Besprechung.

5.7.2 Orientierung bieten

Lassen Sie uns den Blick jetzt ein wenig weiter stellen, weg von dem einzelnen Menschen, der Sie sind oder von Ihrem Kollegen. Wir sind ja Gruppenwesen, nicht wirklich als Einzelwesen oder Individuen gedacht. Ohne andere Menschen können wir auch im Erwachsenenalter nicht gut leben, und als Kinder, in unserem In-die-Welt-Wachsen, sind wir unabdingbar auf andere angewiesen. Es macht unser Menschsein aus, dass wir als Traglinge geboren werden und noch lange nicht ohne die uns haltenden Großen auskommen können. In dieser frühen Zeit entwickeln wir uns passgenau in die uns umgebenden Bedingungen. Die Kehrseite der Verletzlichkeit von Kindern ist die Anpassungsfähigkeit, die uns als Art überleben lässt. Und diese Anpassung kann – so früh, wie sie erfolgen muss – nicht dadurch funktionieren, dass wir verstehen, was uns jemand erzählt, sondern muss viel früher und um vieles grundlegender dadurch gelingen, dass wir die Körperrhythmen unserer Bezugspersonen wahrnehmen und aufnehmen, mit und an ihnen wachsen und uns formen. Die Orientierung an anderen Menschen ist zentral für unsere Überlebenssicherung: Zunächst ist einfach wichtig, dass da jemand ist und Schutz gibt. Dann wird zunehmend auch die Art und Weise dieses Schutzes imitiert, um andere in Schutz zu nehmen und für sich selbst zu sorgen.

Ein kleines Kind, das in der Welt etwas entdeckt, was es nicht kennt, hält inne und schaut sich um, wie Mama reagiert (oder die Tante, der große Bruder, die Erzieherin). Ihre Reaktion weist den Weg: Sehen die Erwachsenen entsetzt und erschrocken aus, sollte man sich lieber zurückhalten, umkehren oder auch gleich mal losschreien. Reagieren die Großen gelassen oder gar wach und interessiert, ist es sicher eine gute Idee, sich die neue Sache mal genauer zu betrachten.

Ein Kind, das seiner Erzieherin von einem schlimmen Erlebnis erzählt, wird sehr genau beobachten, wie sie reagiert. Wirkt sie ungläubig? Wird sie wütend? Droht dem Kind eine Bestrafung für seine Offenheit? Fängt sie an zu weinen, wird unruhig, zeigt gar kein Gefühl mehr und wird starr? Sieht sie so aus, als würde sie selber Hilfe brauchen, womöglich sogar von dem Kind? So, als müsse sie geschont werden? Oder gibt es vielleicht das erste Mal im Leben dieses Kindes ein erwachsenes Gegenüber, das ihm glaubt, das mitfühlend reagiert und dennoch erwachsen bleibt, also stabil und ruhig, und das die Gewissheit repräsentiert: Was du erlebt hast, war schlimm, aber es ist vorbei, und wir können etwas tun.

Bei Jugendlichen oder Erwachsenen ist die Orientierungsreaktion oft nicht so deutlich wahrnehmbar wie bei einem Kind. Vielleicht ist es also am besten, dass Sie daran denken, wie Sie selbst mit Situationen umgehen, in denen Sie fremd sind. Sie fahren das erste Mal in ein sehr anderes Land und gehen auf einen Markt – was tun Sie? Sie suchen nach Vorbildern, fragen andere Reisende, lesen den Reiseführer, Sie schauen sich um, wie man sich verhält. Die Frage danach, wie der andere, der Stärkere, derjenige mit mehr Möglichkeiten reagiert, ist entscheidend für das eigene Verhalten.

Im Fall der Klientin heißt das dann – ganz unbewusst und selten ausgesprochen: Wie wird mein Gegenüber reagieren, wenn sie meine Geschichte hört, wenn meine Angst, mein Hass zum Vorschein kommen? Wird sie das aushalten, wird sie mich aushalten? Oder muss sie mich angreifen, etwa indem sie meine Geschichte oder mein Erleben infrage stellt? Muss sie ausweichen und den Kontakt vermeiden, wird es auf einmal schwierig, Termine zu machen? Möchte er über etwas anderes mit mir reden? Wird er ganz rührselig und weinerlich und überschwemmt mich auch noch mit seinen Gefühlen? Oder bleibt er ein stabiles Gegenüber, das meinen Schrecken spürt und dennoch weiter atmet, das meine Angst wahrnimmt und dennoch gelassen bleibt, das meinen Hass aushalten kann und sich nicht gemeint fühlt, das ganz bei sich bleibt, während ich mich aufzulösen drohe? Das mir die Orientierung bietet, die ich brauche, wenn ich in der Welt bestehen will? All das wird nicht in Worten abgefragt. Es fragt der Körper den Körper, die Spannung vermittelt sich ohne direkten Kontakt. Die Augen suchen, die Ohren hören den Ton der Rede, die Atmung findet sich in der des Gegenübers. Alle Antennen sind ausgefahren. So beschreiben wir die nonverbale Kommunikation, und die ist die entscheidende Basis für jeden Kontakt.

Fels in der Brandung sein, das ist für uns das einfachste Bild: stabil zu bleiben im eigenen Hier und Jetzt, den eigenen Ressourcenbereich zu beobachten und zu kontrollieren und von dieser abgegrenzten Position aus die Klientin zu begleiten. Es ist nicht wichtig, Tag und Nacht erreichbar zu sein, aber es ist wichtig, dann erreichbar zu sein, wenn wir da sind. Es ist nicht wichtig, immer gut gelaunt zu sein, aber es ist wichtig zu wissen, mit welcher Laune ich in den Klient*innenkontakt gehe. Ich kann vor der Arbeit die mich belastenden Bilder und Gedanken wegpacken und für mich sorgen. Ich kann auf Pausen achten und mich abgrenzen oder gemeinsam mit den Kolleg*innen daran arbeiten, uns das zu erlauben. Nur dann weiß die Klientin sicher, dass auch sie für sich sorgen darf, dass nicht alles nur Gerede ist. Alles andere ist traumatheoretisch nicht vertretbar. Und noch dazu ein fatales Modell für jemanden, der Orientierung sucht. Denn was würden Sie einer Klientin sagen, die sich in der Unterstützung anderer aufzureiben droht? – Eben.

5.7.3 Täter*in – Opfer – Retter*in – Mitwisser*in

Lassen Sie uns noch einmal genauer betrachten, wie wir mit etwas Selbstfürsorge den Alltag mit unserem Klientel sehr viel verträglicher gestalten. Mal abgesehen vom ganz normalen Stress: Mit der Kontrolle unserer Verankerung im Hier und Jetzt und mit etwas Selbstfürsorge vermeiden wir, in jene Dynamik einzusteigen, die wir in Kapitel 5.5.6 als das Trauma-Viereck beschrieben haben.

Beispiel 1:

Stellen Sie sich vor, Sie arbeiten mit einem Jugendlichen. Er ist halbwegs freundlich zu Ihnen, aber Sie haben das Gefühl, Sie kommen nicht an ihn ran. Er formuliert selbst kein Ziel und kommt Ihnen passiv vor. Sie tun Ihr Bestes, doch es geht nicht voran. Immer wieder weicht der junge Mann aus, ist gar nicht richtig bei der Sache. Als er schon wieder nicht gemacht hat, worum Sie ihn in der letzten Sitzung gebeten haben, reicht es Ihnen. Sie werden richtig sauer, und am liebsten würden Sie ihn nehmen und einmal kräftig durchschütteln.

Solange Sie das nur in Ihrer Fantasie machen, ist es nicht so schlimm – es sei denn, Sie merken es nicht, reflektieren nicht, was da zwischen Ihnen passiert, sondern fühlen sich im Recht und bleiben in der Spannung. Denn vermutlich wird Ihre Spannungskurve in diesem Moment am Rande des Ressourcenbereichs, wenn nicht sogar darüber sein. Wie immer haben Sie jetzt die Möglichkeit, Ihre Spannung zu regulieren. Doch dazu müssten Sie erst einmal merken, dass da etwas schiefgelaufen ist, dass Ihre Verarbeitungskapazität gerade deutlich gelitten hat und Sie zusammen mit dem Jugendlichen einen Film reinszenieren, der in seinem und vielleicht auch in Ihrem Leben und Hintergrund eine Rolle spielt.

In diesem Beispiel scheint es so, als hätten Sie das Angebot der **Täter*innenrolle** dankend angenommen. Vielleicht erscheint die Bezeichnung auf den ersten Blick übertrieben, doch wenn wir den Jugendlichen fragen könnten, würde er vermutlich sagen, dass Sie ihn in diesem Moment sehr an andere Erwachsene erinnern, die nicht mehr ihn sehen, sondern nur noch sich selbst und ihre Empörung, ihre Selbstgerechtigkeit und ihre Sicherheit, schon zu wissen, was für ihn gut sein soll und wie das durchzusetzen ist. Ganz hypothetisch könnte er – wenn er nicht Ihr Klient, sondern ein ausgeglichener, therapierter Junge mit guten sozialen Ressourcen wäre – sehr unterschiedlich reagieren. So hypothetisch könnte er zum Beispiel sagen: „*Herr Müller, das ist ein Verhalten, das ich kenne, und es scheint mir nicht kongruent mit Ihren Erziehungsaufgaben.*“ Da er Ihr Klient ist und noch nicht gelernt hat, sich selbst zu regulieren (und Sie auch nicht das allerbeste Beispiel geben), wird er wahrscheinlich sagen: „*Leck mich!*“ Oder er wird sich unterwerfen, sich ausklinken – er wird auf Sie so reagieren, wie er es in seinem Herkunftskontext gelernt hat. Auch wenn Sie kein

Täter, sondern nur in diese Rolle geraten sind, kann es sein, dass Ihr Gegenüber zum Opfer wird, zumindest in der eigenen Wahrnehmung, die ja entscheidend ist.

Das könnte Ihnen nie passieren? Vielleicht nehmen wir ein anderes Beispiel.

Beispiel 2:

Stellen Sie sich vor, Sie arbeiten mit einem kleinen Jungen, der sehr angespannt und zappelig ist, er macht Sie ganz nervös. Sie würden eigentlich gerne mit ihm an seiner Konzentration arbeiten, aber alles, was Sie vorschlagen oder anfangen, ignoriert er, schmeißt Sachen durch die Gegend, kürzlich hat er sein Zimmer mit Kot beschmiert. Manchmal macht er Ihnen richtiggehend Angst. Sie haben immer weniger Ideen für den Umgang mit ihm, fühlen sich zeitweise geradezu gelähmt. Wenn Sie in der Freizeit an den nächsten Dienst denken, versuchen Sie es manchmal mit: *„Ach, stell dich nicht so an, das ist ein kleiner Junge“* und lenken sich schnell ab. Es hilft aber nicht so richtig.

Hier scheinen Sie zum **Opfer**, vielleicht zu einer hilflosen Helferin geworden zu sein. Aus dieser Hilflosigkeit heraus drohen Sie die Kontrolle über die Situation mit dem Jungen zu verlieren – und das hat Auswirkungen auf Ihr Verhältnis, auf Sie selbst und den Jungen, den Sie betreuen sollen. Vielleicht werden sich seine Unruhe und die Spannung noch erhöhen, weil ihm die Orientierung fehlt, vielleicht wird sich seine Wut gegen Sie richten – wer weiß? Vielleicht werden Sie den Jungen „abgeben“, und Sie haben beide eine Erfahrung wiederholt, die Sie beide für sich kennen: Sie haben wieder einmal versagt, und er hat wieder einmal gespürt, dass man nicht mit ihm klarkommt, dass er ein hoffnungsloser Fall ist.

Und noch ein drittes Beispiel:

Eine junge Frau kommt zu Ihnen in die Beratung und berichtet von einem Übergriff, der sie immer wieder lähmt. Sie ist hilflos, weiß nicht weiter und sieht in Ihnen ihre letzte Chance, mit dem Geschehenen zurechtzukommen. Das alles lässt Sie nicht ungerührt, Sie zeigen Mitgefühl und sind empört. Glücklicherweise sind Sie gut ausgebildet und haben viel Berufserfahrung, so wissen Sie genau, was jetzt zu tun ist. Sie nehmen die Sache in die Hand. Es wäre wohl am besten, sie würde jetzt schnell noch eine Anzeige machen. Dann sollte sie versuchen, bei der Fachberatung einen Termin zu bekommen, und am besten wäre wohl ein Abgrenzungstraining. Das wäre doch gelacht, wenn Sie der Frau nicht wieder auf die Beine helfen könnten.

Hier hört es sich sehr danach an, als hätten Sie hier die Rolle der **Retterin** übernommen. Retter*innen kommen zum Zuge, wenn viel Hilflosigkeit signalisiert wird: ohne Opfer kein*e Retter*in. Es ist ein wichtiger Impuls in unseren Überlebenssystemen, dass Retter*innen auch über eigene Grenzen und Belastbarkeiten hinaus Krisen bewältigen und Notfallsituationen versorgen. Es bleibt aber ein Teil der Notfallsituation, als konsequente Arbeitsplatzbeschreibung taugt diese hohe Spannung nicht. Zumal die Tätigkeit von Retter*innen nicht mehr gefragt ist, wenn die größte Not vorüber ist. Dann braucht es gut orientierte Helfer*innen im Hier und Jetzt. Die Fortschreibung der Retter*innenposition im Alltag verhindert sonst, dass aus dem Opfer ein Mensch mit einer Zukunft wird, die der sich selbst erarbeitet.

Ein letztes Beispiel:

> Die Klientin hat Ihnen schon eine ganze Menge über ihre Geschichte erzählt und darüber, welcher Gewalt sie ausgesetzt war. Sie haben ganz gut daran gearbeitet, dass sie sich immer wieder aus Dissoziationen holen, sich auch bei Schlafproblemen im Hier und Jetzt gut orientieren kann, und haben am Umgang mit ihren Ängsten gearbeitet. Die Entwicklung der Klientin macht Sie zuversichtlich und Sie überlegen schon, ob der Kontakt noch weiter wichtig ist, da fängt sie an, von ganz anderen, sehr eigenartigen Dingen zu erzählen. Sie spricht von Fesseln, von mehreren Männern, die über sie hergefallen sind, von Schreien in der Nacht, von einem toten Kind. Sie wirkt wieder distanziert und gleichzeitig bemüht um Ihr Interesse. Sie überlegen, was das auf einmal soll. Packt sie nun eine Schicht hinter der bisher bearbeiteten aus oder will sie einfach nur bei Ihnen bleiben? Hieße das nicht sekundärer Krankheitsgewinn? Kann das wirklich sein? Bildet sie sich das alles nicht nur ein?

Die Rolle der Mitwisser*in ist oft sehr vertrackt, immer kommt sie mit einem inneren Widerspruch daher, dem Impuls, etwas tun zu müssen, und dem Versuch der Rechtfertigung, doch lieber nichts zu tun, weil das alles a) nicht glaubwürdig ist, b) so nicht sein kann; c) Sie nicht wissen, was zu tun sein könnte, weil d) Sie das selbst zu sehr verwickeln würde oder weil e) das Ihre Fähigkeiten oder Möglichkeiten übersteigt. Es geht beim Mitwissen ja nicht darum, dass Sie mit der Klientin zusammen ein Geheimnis hüten, sondern darum, dass Sie zu wissen meinen, wie die Welt sein muss und ist, und nicht wahrhaben wollen, was auch jenseits Ihres Horizonts passieren kann.

Sie erfahren von etwas, das passiert ist, aber Sie glauben es nicht, können es nicht glauben; es passt nicht in Ihr Weltbild, nicht in Ihren Erfahrungsrahmen. Weil nicht sein kann, was Sie sich nicht vorstellen können, weil das doch ohnehin niemand glaubt, weil man Sie für verrückt erklären wird, weil der Vater doch so freundlich und normal im Kontakt ist … Vermutlich wird die Klientin Ihren Unglauben spüren. Und sie wird sich zurückziehen, so, wie sie das immer getan hat, wenn ihr nicht geglaubt wurde. Und in Zukunft wird sie sich sehr genau überlegen, was sie Ihnen erzählt und was nicht. Vielleicht wird sie aber auch einfach wegbleiben, sich nicht mehr melden. Und Sie mögen ganz froh darüber sein, war eh ein schwieriger Fall.

Sie sehen, die vier Rollen (Täter*in, Opfer, Retter*in, Mitwisser*in) können eine sehr ungünstige, gleichzeitig aber auch sehr zwingende Dynamik in der Beziehung zwischen Ihnen und Ihren Klient*innen entfalten. Oft geschieht das unbemerkt, weil die Positionen nicht nur für die Klient*innen alternativlos scheinen, sondern auch wir immer wieder in ähnliche Positionen geraten, unser Verhalten uns irgendwie auch vertraut ist. Zum einen haben wir die je eigenen Rollenerfahrungen, und zum anderen lassen wir uns auf unser Gegenüber und sein Rollenangebot an uns ein. Beides zusammen bestimmt oft die Erfahrung, dass wir uns im Kontakt mit Menschen eher diejenigen aussuchen, die in unser eigenes Schema passen, uns provozieren oder ergänzen können. Haben Sie sich mal überlegt, warum Sie immer wieder Klient*innen mit ähnlicher Kontaktgestaltung haben? Jede*r von uns hat „Lieblingsrollen": die sorgende Mutter, der Kumpeltyp, die burschikose Schnippische, die Diplomatin, der Wissenschaftler ... Einige davon passen gut ins traumaassoziierte Schema anderer Menschen, sind sozusagen deren Ergänzung. Dann ist es gut, bewusst mit diesen Vorlieben oder auch ungeliebten Rollenschablonen umgehen zu können, sich klarzumachen, was passiert – nur so kann mensch es ändern. Vielleicht fällt Ihnen ja auch eine Klientin ein, bei der Sie in eine der vier Rollen gegangen sind? Welche Einladung in welche Rolle nehmen Sie besonders „gerne" an? In welcher Rolle erkennen Sie sich wieder? Liegt Ihnen die Retterin, die am liebsten noch am Wochenende verfügbar wäre? Ist es eher der Mitwisser, der sich sehr gerne hinter seinen Dienstplan zurückzieht? Oder das Opfer, dem eigentlich alles zu viel ist und das die ganze Welt bedrohlich findet (und zwar fast immer)? Vielleicht distanzieren Sie sich ja aber auch lieber durch die Übernahme der Täter*innenposition? Oft sind es auch Wechselbäder, in denen wir uns wiederfinden, Täter- und Opferposition bieten sich dafür besonders an.

Auch ganze Teams sind gefährdet, eine dieser vier Rollen unreflektiert zu übernehmen oder sie sozusagen unter sich aufzuteilen. Dann kommt es zu Situationen, in denen einige die Klientin verteidigen und deren Bedürftigkeit hervorheben, während die anderen die Klientin und mit ihr auch gleich die zuständige Kollegin angreifen und deren Schwächen und Defizite betonen. Das Ergebnis dieser Dynamik wird oft als „Spaltung" des Teams bezeichnet und die Ursache dafür dann passenderweise der Klientin zugeschoben. So rettet sich das Team, indem es sich in die Opferrolle begibt und gegenüber der Klientin Täter spielt: Auch Diagnosen oder Analysen sind scharfe Schwerter. Manche Teams spielen solche Spiele über Jahre mit wechselnder Besetzung.

Ein anderes Beispiel der Rollenaufteilung im Team: In der Übergabe berichtet eine Kollegin von ihrer Arbeit mit einer Klientin. Je länger sie redet, desto irritierter werden Sie: *„Was erzählt die denn da, und was macht sie mit der Klientin? Das ist doch nicht in Ordnung"*, denken Sie. Aber Sie sagen nichts. Sie haben gute Gründe dafür.

Im Team ist es nicht gern gesehen, Haltung und Arbeit der anderen zu hinterfragen. Vielleicht stehen Sie in dem Ruf, immer etwas zu meckern zu haben und möchten dem entkommen, vielleicht steht die Kollegin auf vertrautem Fuß mit der ebenfalls anwesenden Chefin. Wie auch immer: Sie haben eine Information erhalten, die Sie hinterfragen müssten, und laufen nun Gefahr, in die Rolle des Mitwissers zu geraten, nämlich nichts zu sagen, um „den Frieden nicht zu stören". So verpassen Sie die Chance festzustellen, dass sich im Team die Dynamik der Herkunftsfamilie besagter Klientin wiederholt: Die Mutter wusste, was der Vater der Tochter antat, sagte aber nichts. Werden Sie lieber wegsehen, wenn Sie nun der Klientin auf dem Flur begegnen?

Was aber nun tun? Als Erstes natürlich: tief durchatmen, den Boden unter den Füßen wahrnehmen, ein Ressourcenbarometer einrichten. Da Mitwisserschaft immer das eigene System betrifft und damit auch die eigene Rolle im Team hinterfragt, nutzen Sie dann zur ersten Stabilisierung und Reflexion eine Position von außerhalb: Besprechen Sie die Situation und Ihr Gefühl z. B. mit einem Freund, der auch im stationären Bereich arbeitet. Wenn Sie sich wieder sicherer in Ihrer Profi-Rolle fühlen, nutzen Sie vielleicht die Teamsitzung oder die Supervision für eine Selbstreflexion. Überlegen Sie gemeinsam, welche Rollen da vergeben werden, wie sich die Dynamik in der Herkunftsfamilie der Klientin darin widerspiegeln mag. Schließlich zeichnen sich die Rollen im Leben der traumatisierten Klientin gerade dadurch aus, dass sie nicht reflektiert waren und kein offener Umgang mit ihnen möglich war. Gemeinsam könnten Sie nach besseren Rollen suchen, die Ihnen und Ihrer Klientin mehr Spielräume verschaffen.

5.7.4 Die Profi-Position

Wir möchten Ihnen jetzt gerne eine Rolle nahebringen, die Empathie, Respekt und angemessene Distanz ermöglicht, Offenheit und Klarheit in sich vereinigt und aus der heraus die Klientin zum Zugang zu ihren Ressourcen ermutigt und zu Perspektivenwechseln eingeladen werden kann. Wir nennen sie die „Profi-Position". In der ersten Auflage dieses Buches hieß sie noch „empathische Zeugin", weil es uns genau darum ging: Einerseits Zeugin zu sein, die nicht selbst beteiligt ist, aber präsent zu sein und offen dafür, mit anzusehen und anzuhören, was im Leben der Klient*innen passiert – aus deren Sicht. Empathie meint hier andererseits, dass abgegrenztes Mitgefühl die Zeugenschaft begleiten kann: das Aufnehmen, Beobachten und Einordnen des Gefühls der Betroffenen; den Anker bilden im Hier und Jetzt, nicht mit hineinzuschliddern in die abgrundtiefen Gefühle. Es tut nicht gut, es hilft nicht, in das Trauma einzusteigen. Was hilft, ist jemand, der einen Rahmen schafft, der klar bleibt, der für sich sorgen kann – und ganz nebenbei noch Vorbild ist. Mitleid ist hier fehl am Platz: Ich kann niemals mitleiden, was einer erlitten hat. Auch wenn – und gerade wenn – mir Ähnliches passiert sein mag, es war doch immer anders. „Ich kann Sie gut verstehen" ist eine Anmaßung – „Ich kann es mit Sicherheit nicht nachvollziehen" drückt Wertschätzung für die Einzigartigkeit aus.

Wir sprechen nun von der Profi-Position, weil dieser Begriff zusammenfasst, worum es uns bei der empathischen Zeugin geht: Mitgefühl und Abgrenzung. Wir möchten Ihnen die Rollenbeschreibung gerne näher vorstellen, sodass Sie für sich überlegen können, wie Sie die Profi-Position übernehmen können, wenn Sie das denn wollen.

- Sorgen Sie grundsätzlich dafür, dass Sie selbst gut im Kontakt mit Ihren Füßen am Boden, dem Atem und dem Ressourcenbarometer sind – im Hier und Jetzt sind auch Ihre Ressourcen besser zugänglich. Nehmen Sie sich einen kurzen Moment Zeit, bevor Sie den Raum betreten oder in einen Kontakt gehen, und reorientieren Sie sich. Nehmen Sie eine*n Innere*n Helfer*in mit in die Begegnung.
- Sie befinden sich den Klient*innen gegenüber strukturell in einem Machtverhältnis, auch wenn sich das für Sie ganz anders anfühlt. Die Voraussetzung, mit der Sie beide sich begegnen, ist immer die, dass Sie mehr können, wissen, entscheiden, am längeren Hebel sitzen, nicht so bedürftig sind. Die Klient*innen kommen zu Ihnen oder werden zu Ihnen geschickt, weil sie alleine nicht zurechtkommen, weil sie Hilfe suchen. Dieses Ungleichgewicht in Ihrer Beziehung können Sie nicht auflösen, aber Sie können ihm gerecht werden, indem Sie sich der Verantwortung stellen, die darin liegt.
- Machen Sie sich bewusst, dass Ihre Position allein schon dazu führen kann, dass Ihre Klientin sich in die Opferrolle gedrängt fühlt oder Sie zur Täterin werden.
- Machen Sie sich klar, welche Gefühle der Kontakt mit der Klientin bei Ihnen auslöst, und überprüfen Sie diese auf ihre Angemessenheit. Behalten Sie dabei im Sinn, dass es in Ihrem Arbeitskontakt darum geht, dass Ihre Klientin lernt, sich selbst *wahr*zunehmen, sich kennenzulernen, neue Verhaltensweisen auszuprobieren. Ihre Rolle und Ihr Verhalten haben Grenzen, für deren Wahrung Sie selbst zuständig sind.
- Wenn die Gefühle, egal welche es sind, übermäßig stark werden, fragen Sie sich, in welche Rolle (des Trauma-Vierecks) Sie geraten sind oder welches Ihrer eigenen heiklen Themen hier berührt wurde. Das ermöglicht Ihnen, wieder in die angemessene Distanz zur Klientin zu kommen. Bedenken Sie, dass die Rolle des Täters oft auch mit intensiven erotischen oder sexualisierten Gefühlen verbunden ist. Wenn solche Gefühle bei Ihnen auftauchen, nutzen Sie sie als Möglichkeit, mehr über das Klient*innensystem zu verstehen. Versorgen Sie Ihr eigenes Gefühl gut, bringen Sie es auf Distanz! (Vgl. auch *Gefühle gut versorgen,* 10.3.)

- Aus dieser Distanz heraus und mit einem ressourcenorientierten Blick wird Mitgefühl möglich. Wenn Sie wissen, welche eigenen Themen angesprochen wurden, können Sie auch besser verantwortungsvoll gegenüber der Klientin damit umgehen: „*Ich bin beim letzten Mal gegen Ende sehr schnell geworden, dafür wollte ich mich noch entschuldigen. Das hatte nichts mit Ihnen zu tun, aber es ist mir dadurch verloren gegangen, was Sie von Ihrer Großmutter erzählen wollten. Ist es in Ordnung, das jetzt noch einmal aufzugreifen?*" Ihre Klient*innen haben oft gelernt, dass sie für alles verantwortlich sind, was in ihrem Umfeld passiert. Wenn Sie Ihre eigene Verantwortlichkeit für Ihre Gefühle schulen, können Sie auch den Klient*innen ermöglichen, ihre eigene Wahrnehmung anzuerkennen.
- Wichtig ist gleichzeitig, dass der Inhalt Ihrer Reaktion keinen Platz in der Beratungsbeziehung hat, hier geht es einfach nur darum zu benennen, dass Sie sich nicht konzentrieren konnten, angespannt waren o.Ä., dass das aber nur mit Ihnen, nicht mit der Klientin zu tun hat. (In der dauerhaften Begleitung von Menschen, in der die Beziehung auch Familiencharakter hat, wird sich das mitunter ein wenig anders darstellen, wenn das eigene Beispiel in dosierter Abstufung auch Auseinandersetzungsmöglichkeit und Anleitung für das Kind / die Jugendliche sein kann).
- Wenn Sie merken, dass ein heikles eigenes Thema berührt wurde, ist das sicher eine gute Gelegenheit, sich außerhalb der Arbeitsbeziehungen näher damit zu beschäftigen, um die Gefühle ein andermal klarer getrennt halten zu können. Natürlich auch, damit Ihre Emotionen Ihnen selbst nicht mehr auf die „Füße fallen", sondern Sie sie betrachten können. Probieren Sie doch einmal die Externalisierungsübung, Teilearbeit oder die Versorgung Innerer Kinder (Kapitel 12) für sich selbst aus.
- Wenn Ihr Klient gerade sehr viel Energie in die Sitzung mitbringt, die Sie schwer aushalten, lassen Sie sich etwas mehr Zeit und aktivieren Sie zu Beginn der Stunde Ihre Schutzhülle (s. Kapitel 11.3). Das ermöglicht Ihnen aus der Perspektive einer entspannten Distanz heraus, den Klienten in seinem So-Sein wahrzunehmen, ohne mit in seine Spannung zu gehen. Nehmen Sie das Leid der Betroffenen wahr, ohne selbst leiden zu müssen, und erleichtern Sie dem Klienten so den Ausstieg aus der Opferrolle.
- So wird eine wertschätzende Begleitung möglich, und vor allem können Sie auf dieser Basis gemeinsam herausfinden, was die Klientin eigentlich will, wo sie hinwill und was das Resultat Ihrer Zusammenarbeit sein soll.
- Nehmen Sie sich Zeit für die Reflexion, allein oder mit Kolleg*innen. Was passiert zwischen Ihnen und der Klientin, und wie könnten Sie anders damit umgehen? – Wie können Sie es schaffen, den nötigen Abstand zu wahren? Was hilft dabei, was könnte Sie schon vorher daran erinnern, welche Kollegin könnten Sie ansprechen, wenn Sie merken, dass es nicht klappt? Wen kann ich einmal bitten, das Gespräch zu begleiten? Entscheiden Sie gemeinsam mit Kolleg*innen, denen Sie vertrauen, ob und wann es wichtig ist, eine Klientin abzugeben.

- Sprechen Sie das Verhalten einer Kollegin an, wenn es Sie verunsichert oder Sie das Gefühl haben, dass Grenzen im Kontakt zwischen Profi und Klient überschritten werden. Versuchen Sie zu registrieren, wann Sie in die Rolle der Mitwisserin geraten könnten, die wieder nicht eingreift. Lassen Sie solche Konflikte frühzeitig durch externe Berater*innen supervidieren.
- Machen Sie sich klar, wo Ihre Grenzen sind. Formulieren Sie für sich schriftlich, welche Fähigkeiten, welche Bedürfnisse und welche Grenzen Sie haben. Nehmen Sie ein großes Blatt. Nun schreiben Sie bei allen drei Rubriken dazu, wer dafür zuständig ist. Nehmen Sie sich Zeit, um zu überlegen, wie Sie Ihre Fähigkeiten zur Geltung bringen, Ihren Bedürfnissen einen Platz geben und Ihre Grenzen respektieren lernen.

Hier noch einmal einige Fragen in komprimierter Form, mit denen Sie vielleicht beginnen mögen. Werten Sie nicht, registrieren Sie nur:

- Welche der Positionen des Trauma-Vierecks lädt mich besonders ein?
- In welcher Rolle fühle ich mich am meisten zu Hause? Kenne ich das aus meiner Herkunftsfamilie?
- Wie reagiere ich, wenn jemand vor mir sitzt und weint?
- Wie, wenn er*sie wütend ist?
- Wie verändert sich meine Reaktion, je nachdem ob es sich um ein Kind handelt, eine Jugendliche, eine Erwachsene, und je nachdem, ob es ein Junge oder ein Mädchen, ein Mann oder eine Frau oder eine andere Person ist?
- Was macht mir am ehesten Angst?
- Was erschreckt mich?
- Was erregt mich?
- Was macht mich wütend?
- Woran kann ich merken, dass ich an meine Grenzen komme?
- Wen kann ich als Erstes ansprechen?

Je mehr Sie über sich und Ihre Reaktionen wissen und als Gefühl identifizieren können, desto besser können Sie sich vorbereiten, desto flexibler können Sie reagieren, desto professioneller können Sie Ihre spontanen Gefühle betrachten. So sind Sie schnell wieder in der Profi-Position und können im Hier und Jetzt in hilfreiche Beziehungen gehen. Dann können Sie handeln, vermitteln, erklären und Vorschläge machen, statt nur reflexhaft zu reagieren. Sie können Ihre Kreativität steigern, sich selbst gegenüber gnädig sein, über sich lachen und neue Ideen entwickeln. Sie können Ihren Beruf dazu nutzen zu wachsen, Ihre Ressourcen zu stärken und sie einzusetzen.

Vielleicht könnten Sie einen Team-Tag anregen, an dem es um obige Themen geht? Und zwischendrin gemeinsam essen gehen?

5.7.5 *Kraft tanken*

Sorgen Sie gut für sich, weil Sie sonst in Ihren Alltag mitnehmen könnten, worauf Sie am Arbeitsplatz nicht achten. Das tut weder Ihnen noch den Klient*innen gut und hat Konsequenzen, die wirklich niemand haben will. Burnout und indirekte Traumatisierung heißen die Teufel an der Wand, und darum geht es in diesem Abschnitt. Und natürlich darum, wie Sie auch und gerade am Arbeitsplatz gut für sich sorgen können, um diese Abgründe zu vermeiden.

Burnout

Für den Burnout braucht es eine gute Mischung ungünstiger Bedingungen: Sie sind engagiert und erleben Druck durch Anforderungen von innen und außen. Sie merken oder reflektieren das nicht, bewerten die Situation vielleicht gar als Herausforderung oder unausweichlich – und suchen sich keine Unterstützung. Im Gegenteil, Sie wollen sich nicht reinreden lassen. Wenn dann alles zu viel wird und Sie anfangen, Fehler zu machen, erhöhen Sie den Druck noch ein bisschen: *Hab dich nicht so.* So kommen Sie auch nach Feierabend und im Urlaub nicht mehr zur Ruhe und können sich nicht erholen. Gleichzeitig weisen Sie Kolleg*innen und Klient*innen emotional gleichermaßen zurück: *Die nun schon wieder!* Es ist sowieso schon alles zu viel. Und irgendwann, meist viel zu spät, geht dann gar nichts mehr.

Eine allgemein anerkannte Definition des Begriffs Burnout gibt es nicht. In der Literatur tauchen aber immer wieder drei Bereiche von Belastungen und Symptomen auf, die miteinander im Zusammenhang stehen:

- Sie fühlen sich dauerhaft müde und erschöpft, körperlich und emotional. Sie sind ständig im Stress, schlafen schlecht, kommen nicht mehr zur Ruhe. Sie hatten sich schon daran gewöhnt, dass ein paar freie Tage keinen Unterschied mehr machen, doch inzwischen können Sie sich selbst im Urlaub nicht mehr erholen. Nach zwei Arbeitstagen ist alles wie vorher. Ihre Stimmung verschlechtert sich dauerhaft, es macht alles keinen Spaß mehr, Sie sind genervt.
- Die Klient*innen und zunehmend auch die Kolleg*innen gehen Ihnen auf die Nerven. Sie werden distanziert und gleichgültig. In Gesprächen über Klient*innen werden Sie zynisch. Das überträgt sich auch auf den privaten Bereich, Sie haben keine Zeit und Energie mehr für andere Menschen und Interessen, ziehen sich zurück, fühlen sich schlecht.
- Allmählich können Sie sich auch schlechter konzentrieren, nehmen sich als unzulänglich wahr. Sie strengen sich noch mehr an. Doch das nützt nichts, Sie machen trotzdem Fehler, das macht Ihnen Angst. Ist am Ende alles sinnlos?

Meist fängt es ganz harmlos an. Hohes Engagement trifft auf schlechte Arbeitsbedingungen mit wenig Gestaltungsspielraum und zunehmender Belastung, die sich auch darin ausdrückt, dass immer mehr Arbeit in immer weniger Zeit zu bewältigen ist. Der Stress ist nicht vorübergehend, er wird zum Alltag. Kolleg*innen und Leitung werden meist als wenig hilfreich wahrgenommen. Der Teufelskreis *Anstrengung – fehlende Unterstützung und Wertschätzung – geringes Selbstwirksamkeitserleben – mehr Anstrengung* kann auch ganze Teams betreffen. Im Privaten ist irgendwann kein Ausgleich mehr zu finden, die Verarbeitung ist chronisch überfordert.

Falls das, was wir hier beschrieben haben, bei Ihnen Bilder von Kolleg*innen hochkommen lässt, die so oder so ähnlich reagieren, sprechen Sie sie an. Oft merken die Betroffenen als Letzte, was sich da anbahnt, sodass frühe und wiederholte Hinweise wohlmeinender Kolleg*innen besonders wertvoll sind. Auch das können wir eben nicht gut alleine schaffen. Zumal im Dauerstress als Erstes der gute Denker*in-Häschen-Kontakt verloren geht, also die Möglichkeit zur Selbstreflexion und zur Spannungsregulation im Hier und Jetzt.

Sekundäre oder indirekte Traumatisierung

Während ein Burnout Menschen aus ganz unterschiedlichen Tätigkeitsbereichen trifft, gibt es Symptombilder, die speziell in der Arbeit mit traumatisierten Menschen entstehen. Der Begriff „sekundäre Traumatisierung“ oder „sekundäre Traumastörung“ (manchmal auch „indirekte Traumatisierung“) hat sich als eine Art Überschrift etabliert, unter der verschiedene Begriffe zusammengefasst werden. Immer geht es darum, dass Menschen, die in psychosozialen Berufen mit traumatisierten Klient*innen arbeiten, Symptome entwickeln, ohne selbst einem hoch belastenden Ereignis ausgesetzt gewesen zu sein. Die Symptome der Klient*innen werden übernommen oder mit eigenen Symptomen aus alten, unverarbeiteten Belastungen verknüpft. Wie kann das sein?

Wir haben oben gesehen, dass die Körperspannung und deren emotionale Bewertung in der Kommunikation zwischen den Häschenkörpern weitergegeben werden, ohne dass die Denker*innen miteinbezogen sind (siehe Trauma-Viereck, Kap. 5.5.6). Solange die Denker*in sich die Dynamiken nicht klarmacht und nicht aktiv interveniert, reagiert das Häschen mit der Übernahme der passenden Position. Das löst im Häschenkörper die Spannungssituation (oder Teile davon) aus, die die Klientin kennt.

Darüber hinaus werden zu den Erzählungen unserer Klient*innen Bilder, Töne, Gerüche und andere Körpersensationen in uns aufgerufen. Unser Denker*in-Häschen-System fragt sich bei jedem Aspekt, der uns verbal und nonverbal begegnet: Woher kenne ich das? Wie sieht das aus? Wie kann ich mir das vorstellen? Die Gefahr ist, dass wir vom Modus des Zuhörens in den des Miterlebens wechseln und so zu den Bildern auch die entsprechenden Affekte aufrufen. Empathie mit Traumaerleben ist eine heikle Sache, wenn wir die Mechanismen der Dissoziation nicht kennen und berücksichtigen. Dann verschwinden wir aus dem Hier und Jetzt, und die schützende Distanz geht verloren. Im schlimmsten Fall reagiert unser Körper dann so, wie die Klientin es in der Ursprungssituation getan hat. Oder wir erleben die Opfer-, Täter*innen-, Mitwisser*innen- oder Retter*innenrolle. In der Folge kann es daher vorkommen, dass wir Symptome der Klient*innen „übernehmen" oder sie mit eigenen Symptomen aus alten, unverarbeiteten Erinnerungen verknüpfen. Das können Albträume sein, die Sie eher den Klient*innen zuschreiben würden, Ängste, die denen Ihrer Klient*innen ähneln. Oder die zum Erleben der Klient*innen komplementären Emotionen und Eindrücke. Vielleicht werden Sie misstrauisch und schreckhaft oder erleben plötzlich Momente von Kontrollverlust, werden aggressiv oder ziehen sich zurück. Alle Symptome der Posttraumatischen Belastungsstörung können hier auftreten, ohne dass es in Ihrem alltäglichen Leben oder in Ihrer Vergangenheit entsprechende belastende Ereignisse gab oder gibt.

Die Konfrontation mit nicht integrierten, weil zu belastenden Emotionen durch Zuhören, Helfen oder Miterleben kann an sich schon belastend wirken. Bei etwas Unaufmerksamkeit und fehlenden Ressourcen (siehe auch Burnout) werden eigene unverarbeitete Erinnerungen nur zu leicht aufgerufen. Das ist nicht ganz zu verhindern, es wird uns in der Arbeit des Öfteren passieren. Wichtig ist unser Umgang damit. Es geht darum wahrzunehmen, was passiert, und uns wieder in der Profi-Position zu verankern. Hierbei ist festzuhalten: *Nicht die traumatisierte Klientin traumatisiert mich, sondern die ungeschützte Nähe zu dem, was sie erzählt, was ihr zugestoßen ist oder aktuell mit ihr passiert.* Wenn wir nicht mehr in der Lage sind, die eigene Spannungskurve zu kontrollieren und flexibel zu gestalten, verlieren wir den Bezug zur Realität eines geschützten Hier und Jetzt in unserem Kontakt. Je häufiger das passiert und je unreflektierter diese Entwicklung ist, desto mehr schaden wir nicht nur uns selbst, sondern auch den Klient*innen. Sekundäre Traumatisierung ist kein Ausrutscher, sondern ein Berufsrisiko wie Nackenschmerzen für Bildschirmarbeitende. Sie kann nicht durch Ignoranz vermieden werden, sondern nur durch Wissen, Vorbereitung und Selbstfürsorge.

Nicht von ungefähr besteht die höchste Gefahr von Burnout und sekundärer Traumatisierung bei ehrenamtlichen Helfer*innen. Hier trifft hohes Engagement oft auf einen extrem hohen Anspruch von außen, große Not bei wenig Versorgung und fehlendem finanziellem Ausgleich für die Helfenden. Die Arbeitszeiten sind schlecht geregelt, es sind kaum Techniken für den Selbstschutz vor Überlastung bekannt. Emotionale Nähe und Identifikation wird als Qualitätsmerkmal betrachtet, manchmal gar als Lohn der Arbeit. Eine Distanzierung vom Leid der Versorgten erscheint herzlos – wenn keine Verhaltensalternativen bekannt sind. Manchen Organisationen ist diese Gefahr inzwischen bekannt. Sie begrenzen die Zeit des Einsatzes von Ehrenamtlichen und sorgen vor allem für regelmäßige Supervision.

Wesentlich für eine Verhinderung von Burnout und sekundärer Traumatisierung ist also die Erarbeitung einer Profi-Position im Hier und Jetzt, gesichert mit dem Ressourcenbarometer; auf beides kann immer wieder zurückgegriffen werden (siehe 7.1). Ressourcenorientiertes Arbeiten schützt uns und die Klient*innen, stetige Reorientierung und Spannungsregulation beugen der Dissoziation in Traumadynamiken und eigenen unverarbeiteten Erlebnishintergründen vor.

Ein paar Tipps für die selbstfürsorgliche Haltung im Arbeitsalltag

- Arbeiten Sie mit dem Ressourcenbarometer – dann spüren Sie rechtzeitig, wenn Sie den Kontakt zum Hier und Jetzt zu verlieren drohen. Sorgen Sie jetzt für Reorientierung und so bald wie möglich für Pausen und Erholung. Gehen Sie gemeinsam mit der Klientin spazieren. Machen Sie eine Imaginationsübung, zu der auch Sie Lust haben. Sprechen Sie über angenehme Dinge. Basteln Sie gemeinsam. Sprechen Sie mit Kolleg*innen und in der Supervision über die Arbeitsbedingungen. Wie geht es den anderen damit?
- Überprüfen Sie Ihre Ansprüche an sich und andere: Sind die angemessen? Auch dafür sind das Team und die Supervision wichtig: Was für Ansprüche haben die anderen? Sind meine sehr hoch? Wofür ist das wichtig? Fragen Sie auch einmal nach Einzelsupervision oder leisten Sie sich selbst eine Stunde. Fragen Sie bei einem Fachverband nach, die geben Ihnen gerne Adressen weiter.
- Reflektieren Sie Ihre Glaubenssätze und Lebensmotti. Welche davon tun Ihnen gut, welche wollten Sie schon lange ausrangieren? Hier einige Beispiele: *Indianer kennen keinen Schmerz. Ohne mich läuft der Laden nicht. Nie krieg ich das ordentlich hin. Ich schaff das schon alleine. Was sollen die anderen von mir denken? Ohne Fleiß kein Preis …*
  Suchen Sie sich neue aus – vielleicht insgeheim in einer Übung, die Sie mit der Klientin machen: *Ich bin okay, so, wie ich bin. Alles ist im Fluss. Ich leiste gute Arbeit. Weniger ist mehr. Ich konzentriere mich auf den Moment. Qualität ist wichtiger als Quantität …*
- Suchen Sie sich Unterstützung, auch dann, wenn Sie sie aktuell noch gar nicht brauchen. Menschen in helfenden Berufen meinen oft, selbst keine Hilfe zu brauchen. Überlegen Sie Austauschmodelle mit anderen Institutionen: *„Der Therapeut der Aufnahmestation macht Einzelsupervision für unser Team, und wir beraten die Pflegekräfte – natürlich alles unter Wahrung der Schweigepflicht.“*

Vielleicht das Wichtigste: Fangen Sie an. Wenn das alles zu viel auf einmal ist, überlegen Sie sich einen ersten kleinen Schritt, den Sie **jetzt** machen können und der Ihnen guttut: Jetzt vielleicht einmal das Buch weglegen und eine Runde Radfahren. Wenn das zu viel scheint, dann machen Sie den Schritt kleiner: nur das Buch zumachen. Vielleicht noch aufstehen und das Fenster einmal aufmachen, atmen. Und erst wenn der erste Schritt klappt, dann machen Sie den nächsten. Bitte machen Sie nicht auf dieselbe Art Selbstfürsorge, mit der Sie bisher Ihren Job bis zur Erschöpfung betrieben haben. Das geht irgendwie in die falsche Richtung …

5.7.6 Mir selbst etwas bieten

Selbstfürsorge wird oft mit der Idee verwechselt, sich etwas zu verbieten, zum Beispiel unbezahlte Überstunden, Arbeit am Wochenende oder nach Feierabend. Das Ende vom Lied ist dann meist, dass diese Dinge trotzdem getan werden, dann aber auch noch mit einem schlechten Gewissen. Selbstfürsorge bedeutet aber keine zusätzliche Aufgabe in Zeiten, wo wir wirklich schon genug zu tun haben. Selbstfürsorge ist nichts Zusätzliches, sondern entspricht eher einer Haltung und betrifft die Frage, *wie* ich die Dinge tue, die ich tue.

Zum Beispiel Überstunden:

> Stellen Sie sich vor, Sie müssten Überstunden machen, weil Ihr Kollege krank geworden ist. Sie könnten nun die ganze Zeit über schlechte Laune haben, weil Sie Ihre Aufmerksamkeit auf die blöden Überstunden richten, auf den Kollegen, der ja wohl besser hätte auf sich aufpassen können, auf den Chef, der keine Vertretung einstellt, auf den Träger, der immer nur Geld sparen will, und auf all das, was Sie mit Ihrer Zeit Besseres hätten anfangen können.

Recht hätten Sie. Schade nur, dass Ihre Spannungskurve durch die Konzentration auf solche Überlegungen eher nach oben gehen wird und Ihre Aufmerksamkeit sich vom Hier und Jetzt löst. Sie würden vermutlich sauer, genervt und würden Ihrem Häschen nichts Gutes damit tun. Vielleicht kennen Sie das Gefühl, immer zu kurz zu kommen und für andere geradestehen zu müssen, und können das so richtig intensiv ausgestalten. Wenn Sie nun eine Möglichkeit fänden, das Ganze auf die Spitze zu treiben und in der Dusche oder neben dem Bahngleis einmal laut rauszuschreien, was Sie von dieser Zumutung halten, dann könnten Sie vielleicht neu anfangen, im Hier und Jetzt orientiert die neue Aufgabe angehen. Meist verbieten wir uns aber genau diese Gefühle, machen sie uns gar nicht klar und tragen sie als Spannung durch den Tag. Die potenziellen Auswirkungen auf die Klient*innen und auf Sie selbst haben wir oben schon betrachtet. Aber was könnten Sie stattdessen sonst noch tun?

5.7.6.1 Ressourcenorientiert arbeiten

Selbstfürsorge und Ressourcenorientierung sind zwei Seiten derselben Medaille. Der ressourcenorientierte hypno-systemische Ansatz, wie wir ihn bereits vorgestellt haben, hat nicht nur auf die Klient*innen positive Auswirkungen. Wenn Sie einmal damit begonnen haben, Ihren Aufmerksamkeitsscheinwerfer auf die Ressourcen der Klient*innen zu richten, um Licht in das Dunkel der scheinbaren Defizite zu bringen, verändern sich der Ton und die Atmosphäre der Zusammenarbeit. Manche Kolleg*innen werden sich wundern, warum aus Ihrem Zimmer so oft ein Lachen zu hören ist, wo Sie doch mit so „schwierigen" Klient*innen arbeiten.

Wer alles, was passiert, als hilfreichen Beitrag zur Zusammenarbeit interpretiert, der kann sich jeden Tag darauf freuen, wieder etwas Neues zu entdecken, die Zusammenarbeit weiter zu verbessern und die Klientin bei einem kleinen Schritt nach vorne begleitet zu haben. Das verstärkt natürlich auch die eigene Arbeitszufriedenheit. Die Wahrscheinlichkeit, während der Arbeit im Ressourcenbereich und im Hier und Jetzt der guten Zusammenarbeit zu bleiben, erhöht sich durch die Nutzung des ressourcenorientierten Ansatzes wesentlich. Nicht dass die Arbeit nun gar nicht mehr anstrengend wäre, aber es ist eine andere Art der Anstrengung, eine, die Sie zufrieden nach Hause gehen lässt.

Die Überstunden werden durch die Suche nach Möglichkeiten, nach interessanten Kleinigkeiten und Lücken im Problemerleben nicht zu Freizeit, aber ich kann die Zeit nutzen, statt mich damit zu beschäftigen, dass ich nicht tun möchte, was ich tue. Mit der gesparten Kraft und Energie kann ich vielleicht sogar am richtigen Ort die Fragen danach stellen, wie solche Situationen in Zukunft zu verhindern sind.

5.7.6.2 Den Arbeitsplatz gestalten

Betrachten Sie auch Ihren Arbeitsplatz ressourcenorientiert. Das verständliche Bedürfnis nach Veränderung all dessen, was stört und nicht gut läuft, kann den Blick verengen, sodass wir am Ende nur noch das sehen, was wir nicht gut finden – mit den bekannten Auswirkungen auf unseren Ressourcenbereich. Zur Vorbeugung und auf die Gefahr hin, dass Sie anfangen, Ihren Arbeitsplatz mit anderen Augen als gewohnt zu betrachten: **Womit an Ihrem Arbeitsplatz sind Sie zufrieden**, was soll so bleiben, wie es ist? Machen Sie eine Bestandsaufnahme und tragen Sie alle Vorteile des Hier und Jetzt an Ihrem Arbeitsplatz zusammen. Schauen Sie genau hin und achten Sie auf Kleinigkeiten. Nehmen Sie sich einen Zettel und schreiben Sie das auf, lassen Sie sich mindestens zehn Minuten Zeit. Es wäre auch in Ordnung, gern zu arbeiten! Vielleicht sind Sie überrascht, was da alles zusammenkommt.

Mit dieser Bilanz im Hintergrund könnten **Sie jetzt überlegen, was genau Sie in den nächsten sechs Wochen an Ihrem Arbeitsplatz verändern möchten.** Sie sollten also überlegen, worauf Sie Einfluss haben, was alleine umsetzbar ist und wofür Sie Kolleg*innen mobilisieren müssen: ein Bild mitbringen und aufhängen, ein Schild „Bitte nicht stören!“ an der Tür installieren, eine neue Pflanze anschaffen, eine Wand bunt anstreichen, Ihren Sitzplatz verändern, eine Atemübung nach jeder Besprechung, ein buntes Heft und eine Lieblingstasche für die mobilen Einsätze, Getreidekaffee im Wechsel mit dem koffeinhaltigen, einen Wohlfühlraum für Klient*innen und Personal einrichten ... Was davon machen Sie zuerst? Vielleicht mögen Sie die Überlegung nach Ihrer ersten Bestandsaufnahme auch mit ins Team nehmen.

5.7.6.3 Teamarbeit und Supervision

Betrachten Sie Ihr Team einmal probeweise durch die Ressourcenbrille, auch die Chefin: Was könnten Sie an all den Leuten heute einmal gut finden? Nur so zur Probe! Und wenn es Ihnen Spaß macht herauszufinden, dass der nervige Praktikant eigentlich einen interessanten Kleiderstil hat und die Chefin irgendwie doch fürsorglich sein möchte – auch wenn es ihr nicht so gut gelingt –, dann könnten Sie den Blick durch die Ressourcenbrille auch mal als Vorschlag ins Team einbringen. Meist muss zunächst der Frust seinen Platz haben, eine Klagerunde ist nötig: Was läuft alles nicht so, wie es laufen sollte? Die Runde sollte aber begrenzt sein, für jede*n drei Minuten zum Beispiel. Danach kommt der ressourcenorientierte Blick: Was läuft ganz gut? Was soll so bleiben, wie es ist? Was soll sich bitte überhaupt nicht ändern? Jetzt haben die Veränderungsideen ihren Platz. Vielleicht nehmen Sie sich in jeder Sitzung eine der Fragen vor, die wir oben aufgeworfen haben. Und je nachdem, ob es das Team oder die Einzelnen betrifft, reden Sie gemeinsam darüber oder stellen Sie die Frage nur zum Mitnehmen in den Raum. Falls es um konkrete Änderungen geht, legen Sie fest, wer was bis wann macht und wann das Ergebnis im Team vorgestellt wird, um die Veränderung auch abzusichern. Und ein ganz allgemeiner Tipp auch hier: Schreiben Sie die jeweiligen Anregungen und Ideen für alle sichtbar auf, an einer Tafel oder einem Flipchart. Das erhöht die Konzentration aufs Hier und Jetzt und gibt den Anmerkungen Gewicht. Sie können ja auch hängen bleiben oder an einen Platz an der Wand wechseln.

Wie bei den Veränderungen der Klient*innen gilt auch für Teams, sich letztendlich nur mit erreichbaren Zielen auseinanderzusetzen: Worauf haben wir so viel Einfluss, dass wir für Veränderung sorgen oder sie zumindest initiieren können? Bauen Sie aber zunächst ruhig auch Wolkenkuckucksheime, allzu oft fallen spannende Ideen und Visionen der Schere im eigenen Kopf zum Opfer. Überlegen Sie dann, was ein erster umsetzbarer Schritt in diese Richtung sein kann – sonst machen schöne Vorstellungen nur zusätzlich die Handlungsunfähigkeit deutlich. Schöne Träume sollen ja Kraft geben und Sie nicht neu an Ihre Grenzen stoßen lassen. Wenn eine direkte Annäherung nicht Thema sein kann, so erarbeiten Sie miteinander, welches Gefühl erreicht wäre, würden Sie das Ziel umsetzen (Zielzustand, 11.2). Das sind die beiden Möglichkeiten der Annäherung, die wir vorschlagen: die konkrete Umsetzung oder die Verankerung des Zielgefühls, um die Annäherung über die Häschenkörper-Ebene zu erreichen.

Hilfreich, nicht nur für solche Prozesse, ist fachlich fundierte Supervision, die zu der Reflexion einlädt, die im hektischen Arbeitsalltag oft zu kurz kommt. Nutzen Sie diese Möglichkeiten, so gut Sie können. Holen Sie sich Unterstützung, um im Team eine Atmosphäre zu erzeugen, in der über Misserfolge, Sorgen und unangenehme Begebenheiten ebenso ressourcenorientiert gesprochen werden kann wie über gut gelungene Momente und gute Zusammenarbeit. Suchen Sie sich Supervision, die Ihre Stärken betont und Ihre Fähigkeiten herauskitzelt, Humor in das Miteinander bringt und aufzeigt, wie man sich mit Fragen und Unsicherheiten zeigen kann. Auch hilfreiche Formen des kollegialen Feedbacks können hier entwickelt und erprobt werden: Wie kann ich Kritik so äußern, dass sie auch gehört werden kann? Wie kann ich Hinweise der Kolleg*innen hören, ohne mich angegriffen zu fühlen? Wie wäre es, den Kollegen erst mal zu fragen, warum er etwas tut, bevor ich es kritisiere?

5.7.6.4 Sich um sich selbst kümmern

Zurück zu Ihnen persönlich: Wie können Sie sich gut um sich selbst kümmern? Was können Sie tun bei der Arbeit, in Ihrem Lebensalltag, zu Hause und unterwegs, allein und mit anderen, das Ihnen hilft, das Leben noch angenehmer und kraftvoller zu machen, es noch mehr genießen zu können, wenn Sie wollen? Um diese Frage beantworten zu können, müssten wir uns eigentlich treffen. Wir müssten über Sie sprechen, Ihre Vorlieben, Sehnsüchte, Ziele und Visionen, Ihre Fähigkeiten und Stärken. Und wir müssten dann gemeinsam Ideen für kleine Schritte auf dem Weg entwickeln. So, wie wir alle es mit unseren Klient*innen tun. Tja, das wird wohl nicht gehen an dieser Stelle. Was uns bleibt, ist eine zweitbeste Lösung: Wir geben Ihnen hier einige Empfehlungen, auch ohne Sie zu kennen. Das wird zur Folge haben, dass so manches davon nicht für Sie passt. Vielleicht kommen Sie dann auf Ideen für etwas ganz anderes, das Sie für sich tun können und wollen.

5.7.6.5 Anregungen zur praktischen Selbstfürsorge

Sich einmal täglich selbst loben.

Zum Beispiel: „Ich bin ganz stolz, dass ich das jetzt geschafft habe." Oder: „Heute sehe ich aber gut aus." Falls dann ein „Aber" kommen möchte, dann sagen Sie ihm, dass es später zu seinem Recht kommen kann. Im Moment hätte es leider keinen Platz.

Einmal täglich andere loben.

Zum Beispiel: „Ich finde es prima von dir, dass du ..." Und dann das Gesicht des Gegenübers genießen.

Einmal täglich nachdenken:

- „Was will **ich** jetzt?"
- „Was brauche **ich** jetzt?"
- „Was tut **mir** jetzt gut?"

Einmal täglich innehalten.

Eine Minute die Aufmerksamkeit auf sich selbst richten, um so ein Gefühl für Standpunkt und Entwicklung zu bekommen: **Ich bin jetzt hier.**

Einmal täglich lachen ...

oder sich selbst zulächeln. Stellen Sie sich dazu vor den Spiegel oder nutzen Sie heute einmal jedes Fenster dafür.

Einmal täglich „JA" sagen. Vielleicht zu etwas, das Sie sonst verneint hätten.

Einmal täglich „NEIN" sagen. Vielleicht erst einmal dort, so Sie sonst gar nichts sagen, nur mal so probeweise.

Einmal täglich ohne Umschweife die eigene Meinung äußern.

Zum Beispiel: „Ich bin der Ansicht, dass ..." Oder: „Ich bin da ganz anderer Meinung." Vielleicht aber auch nur: „Ich möchte heute nichts dazu sagen." Wenn Sie sehr ungeübt darin sind, können Sie das auch zunächst ganz leise für sich tun ...

Dreimal wöchentlich je eine halbe Stunde nur für sich selbst eine schöne Atmosphäre schaffen.

Kerzen anmachen, schöne Musik hören, ein Bad nehmen, einen Spaziergang machen, mit viel Zeit eine Suppe kochen ...

Einmal täglich Kontakt zu einem wohlmeinenden anderen Menschen aufnehmen.

Manchmal ist es schön, einfach in ein freundliches Gesicht zu schauen oder eine vertraute Stimme zu hören. Probieren Sie es mal wieder aus. Zum Beispiel bei jemandem, mit dem Sie sonst nur noch chatten.

Veränderungen wahrnehmen und markieren.

Registrieren und feiern Sie Veränderungen, Jahrestage, den Wechsel der Jahreszeiten, weltliche oder religiöse Feste.

Überlegen Sie doch mal:

- Was sind meine Stärken?
- Was mache ich gerne?
- Was kann ich eigentlich, mache es nur nie?
- Was wollte ich immer schon mal tun?

Eine abwechslungsreiche, befriedigende Lebensgestaltung ist immer auch eine, die uns fordert. Ohne diesen als angenehm empfundenen Stress wird uns das Leben auf die Dauer zu langweilig. Suchen Sie sich Anforderungen, aber überfordern Sie sich nicht. Wenn noch nichts für Sie dabei war, dann machen Sie einfach etwas anders als sonst. Wenn es dann besser wird, machen Sie mehr davon, wird es schlechter, lassen Sie es wieder. Und wenn Sie noch viel mehr zum Thema lesen möchten, empfehlen wir Ihnen im Anhang noch einige schöne Bücher, unter anderem eins von uns: *Ausgangspunkt Selbstfürsorge*. Viel Spaß!

5.7.7 Übungen aus diesem Buch, die besonders für die Selbstfürsorge der Pädagog*innen und Berater*innen geeignet sind

Alle Übungen in diesem Buch sind auch für Pädagog*innen und Berater*innen geeignet und nützlich. Grundsätzlich empfehlen wir Ihnen, keine Übung mit Klient*innen zu machen, die Sie nicht an sich selbst ausprobiert und erfahren haben. Warum auch sollten wir nur unseren Klient*innen diese angenehmen Erfahrungen zugutekommen lassen?

Reorientierung – Zurück ins Hier und Jetzt (7.2): Wer ist schon immer so ganz bei der Sache, noch dazu bei der Arbeit? Gut, dass es Methoden dafür gibt, zurück ins Hier und Jetzt zu finden. Eine gute Grundlage, um dann auch die Klientin einzuladen!

Ressourcenbarometer – der kurze Check: Wo stehe ich? (7.1): Das sollte zur ständigen Angewohnheit werden: der Blick auf das eigene Ressourcenbarometer. Öfter kurz mal mit der Aufmerksamkeit auf den Außenkontakt des eigenen Körpers gehen – schon steht die Anzeige wieder im grünen Bereich. Wenn Sie gleichzeitig die Klientin dazu einladen, gewinnen Sie beide.

Schutzhülle – ein dickes Fell ist manchmal Gold wert (11.3): Gibt es bei Ihnen auch diese Tage, an denen Ihnen schnell alles zu viel wird, an denen Sie jeden gut gemeinten Hinweis als unerwünschte Kritik empfinden, Ihre Haut ein bisschen zu dünn ist? An solchen Tagen empfiehlt es sich, einen Schutzmantel überzuziehen, der Sie wärmt und alles Unerwünschte auf Abstand hält. Er kann natürlich auch ganz luftig sein und Ihnen extra Raum zum Atmen geben!

Abstandhalter (10.1): Es gibt Menschen, die möchten wir eigentlich gar nicht treffen. Weil sie zu belastet sind, zu wenig Distanz halten oder Ihnen einfach gerade auf den Geist gehen. Da macht ein Abstandhalter Sinn. So verschwindet die Person hinter einer angenehmen Vorstellung, und Ihr Häschen fühlt sich geschützt, weil Ihre Denker*in sich etwas Schönes ausgedacht hat.

Ressourcenkoffer – immer etwas Kraft im Gepäck (11.6): Nach der Arbeit ist vor der Arbeit, und auch zwischen den verschiedenen Arbeitsschritten bleibt manchmal ein wenig Platz, den Sie für sich nutzen könnten. Aber wie? Nicht immer fällt Ihnen das Richtige ein, wenn Sie es gebrauchen könnten. Ein Notfallkoffer / Ressourcenkoffer gibt Ihnen den Überblick über einige Möglichkeiten, von denen Sie sich eine für hier und jetzt aussuchen können.

Zwischenlager – Wohin mit dem, was gerade stört? (10.2): Störende Gedanken oder innere Bilder sind schnell ausgelöst und gehen uns dann unter Umständen nicht mehr aus dem Kopf. Den brauchen wir aber gerade für die Arbeit. Da macht es Sinn, auf das eigene Zwischenlager zurückzugreifen und alle Gedanken und Bilder, die gerade nicht hierher passen, an einem guten Platz so lange unterzubringen, bis Sie dafür Zeit haben.

Gefühle gut versorgen (10.3): Immer wieder werden im Arbeitsalltag empfindliche Stellen in uns berührt. Die Kollegin trifft einen wunden Punkt oder die Schülerin verhält sich auf eine Art, die Sie bei Ihrer Tochter schon immer zur Weißglut getrieben hat. In der Arbeitssituation ist kein Raum, sich mit dieser Art eigener Betroffenheit zu beschäftigen, aber irgendetwas müssen Sie damit ja tun. Gefühle, die im Hier und Jetzt nicht passen und zu viel sind, können einen guten Platz bekommen und dort versorgt werden – damit sie uns im Alltag nicht mehr überfallen.

Zielzustände – die eigenen Ressourcen pflegen (11.2): Nicht immer fühlen wir uns gut, wir sind schlecht gelaunt oder angespannt. Da könnte so ein angenehmes, gut abrufbares Gefühl doch Wunder wirken. Der Körper hält die angenehmen Gefühle auf Abruf bereit, wir müssen nur unsere Aufmerksamkeit darauf richten. Mit etwas Übung geht das wirklich schnell.

Innere-Kind-Arbeit – Selbstfürsorge – Sorge für wen? (12.3): Manchmal mischen sich Gefühle in einen Arbeitskontakt, die wir dort gar nicht haben wollen. Beim genauen Hinsehen stellt sich heraus, dass ein Gefühl aus längst vergangener Zeit sich in den Arbeitsalltag drängt. Dann bietet es sich an, die Innere-Kind-Arbeit zu nutzen. Denn eine innere Dreijährige hat sicher andere Bedürfnisse als die Beraterin in Ihnen.

Teilearbeit – nutzen Sie Ihr inneres Team (12.2): Probieren Sie die Teilearbeit doch einmal aus, um alle Ihre inneren Positionen im Kontakt mit einer Klientin zu beleuchten. Da kommen ganz unterschiedliche Perspektiven zusammen, und jeder Teil hat etwas zu sagen. Ein schönes Tool zur Selbst-Supervision!

Welche Übung auch immer Sie für sich nutzen möchten: Entscheidend für unsere Arbeit ist, dass die Spannung im Ressourcenbereich bleibt und Denker*in und Häschen Kontakt im Hier und Jetzt haben. Gleiches gilt natürlich für die Klient*innen. Wenn wir im Arbeitsalltag immer wieder dafür sorgen, dass wir selbst gut verankert sind, der Atem fließt und der Bodenkontakt gut wahrnehmbar ist, können wir unsere Klient*innen dabei unterstützen, dass ihnen das auch gelingt.

5.8 Konsequenz für die Praxis 8: Trauma- und krisensensible Standards

5.8.1 *Am Anfang war die Traumatherapie*

Die Traumatherapie war über lange Jahre die einzige anerkannte Form des professionellen Umgangs mit traumatisierten Menschen. Demzufolge entwickelten sich hier die ersten grundlegenden Ideen für den Umgang mit Traumafolgestörungen. Sie bezogen sich lange ausschließlich auf die psychischen Folgen der erlebten Hilflosigkeit und Gewalt, der Fokus richtete sich auf Trauerprozesse, den Umgang mit Angst und Wut als Beziehungsaspekt, die Suche nach neuer Hoffnung und sinnstiftenden Inhalten etc. Das Schaffen sicherer Räume und die Gestaltung von Beziehungen – zu sich selbst wie zu anderen Menschen – standen im Mittelpunkt der Arbeit. Die

Arbeit mit Flashbacks war eher auf Vermeidung oder deren Identifizierung ausgerichtet, und Reorientierung schien nur bei starker Unterspannung angezeigt – ein wenig wie die Riechfläschchen für Frauen der Oberschicht des 18. Jahrhunderts, die wegen der einschnürenden Korsetts im Notfall nicht genug Sauerstoff bekamen.

Es hat sich viel getan seitdem, und dies ist nicht der Ort, das ausführlich zu beschreiben. So viel sei gesagt: In den letzten Jahrzehnten hat sich eine sehr breite, vielfältige, inzwischen weniger dissoziierte Landschaft von traumatherapeutischen Ansätzen entwickelt, die sich zunehmend pragmatisch ergänzen. Zudem haben sich in den letzten 20 Jahren Traumapädagogik und traumazentrierte Fachberatung etabliert, zuletzt erweitert zur traumazentrierten psychosozialen Arbeit. Traumatherapie ist inzwischen nur noch eine Zugangsweise unter anderen und in der alltagspraktischen Versorgung nicht mehr die naheliegendste. Stabilisierung, anfangs als zentraler Teil der Traumatherapie verstanden, ist in unterschiedlichste Lebensbereiche, -alter und -kontexte hinein differenziert worden und wesentliche Aufgabe von traumazentrierter psychosozialer Arbeit in allen Ausformungen.

5.8.2 *Traumapädagogische Standards*

Es war Wilma Weiß, die mit *Philipp sucht sein Ich* (2004) den Startschuss gab für die bis heute zunehmende Etablierung traumapädagogischer Theorie und Praxis. Sie und Kolleg*innen im traumapädagogischen Netzwerk waren die Ersten, die zunächst für die stationäre Arbeit mit Kindern und Jugendlichen eine traumapädagogische Orientierung durch die Formulierung von **traumapädagogischen Standards** etablierten (siehe Lang et al. 2013):

Mit dem Prinzip des **sicheren Orts** wurde das Konzept der Sicherheit aus dem traumatherapeutischen Setting auf das stationäre Setting der Kinder- und Jugendhilfe übertragen. Ins Blickfeld gerieten dabei auch die **institutionellen Bedingungen** wie Mitarbeiter*innenorientierung, die Ausgestaltung der Räumlichkeiten und die Netzwerke der Profis ebenso wie die sozialen Umfelder der Kinder und Jugendlichen.

Das Postulieren von **Spaß und Freude** im traumapädagogischen Arbeiten bricht mit der immer noch praktizierten schwarzen Pädagogik und ihrem vorherrschenden Prinzip in Form von Disziplin, Strenge, Gehorsam und Strafen – inzwischen kommt es im scheinbar neuen Gewand angeblich gewaltfreier Auszeiten auf Treppenabsätzen und in Time-out-Räumen oder in der Medikamentierung herausfordernder Kinder und Jugendlicher daher.

Für jedes in der Gegenwart noch so unverständliche Verhalten eines Kindes / einer Jugendlichen gibt es einen **guten Grund**. Der liegt zunächst in der Vergangenheit, nach dem Motto: Kein Wunder, dass sie*er sich heute so verhält. Zum anderen gibt es einen Grund, aus dem heraus das Kind **jetzt** so handelt. **Wertschätzendes, akzeptierendes Begleiten** öffnet den Weg zur Frage nach der Grundlage unerwünschten / unpassenden Verhaltens, um es für alle versteh- und damit veränderbar zu machen.

Transparenz: Pädagog*innen zeigen ihre wertschätzende Haltung gegenüber den Kindern und Jugendlichen auch dadurch, dass sie ihr eigenes Handeln erklären. Sie beziehen so die Kinder und Jugendlichen mit ein und nehmen sie als Gegenüber ernst, dem die Gründe des eigenen Handelns dargelegt und so hinterfragbar werden.

Partizipation: Die Teilhabe am gemeinsamen Leben soll direkt mit Beginn der Zusammenarbeit anfangen. Ihrem Alter und ihren Fähigkeiten entsprechend sollen die Kinder und Jugendlichen in alle Prozesse des täglichen (Zusammen-)Lebens und der langfristigen Entscheidungen einbezogen werden, ohne sie damit zu überfordern.

Die **traumapädagogischen Standards** sind mittlerweile im Alltag vieler stationärer und ambulanter Einrichtungen zur Richtschnur professionellen Handelns geworden.

5.8.3 Einbezug dissoziationstheoretischer Konzepte

Es mutet im tiefenpsychologisch strukturierten Denken unserer psychosozialen Ausbildungen immer noch ein wenig fremd an, von Dissoziation zu sprechen und die Prinzipien der Säugetierreaktion in Notfällen vorzustellen. Die hierauf beruhende Verarbeitungstheorie von traumatisierenden Erfahrungen ebenso wie von Alltagsbelastungen ist in der psychosozialen Lehre noch ein relativ neuer Baustein. Es dauert ja, bis Lehrbücher umgeschrieben werden und Theorien, die lange gute Arbeit getan haben, nicht nur ergänzt, sondern neu durchdacht werden. Neurophysiologie und -psychologie haben im letzten Jahrzehnt angefangen, die Wahrnehmung zunehmend zu verändern. Wir können inzwischen beschreiben, wie Verarbeitung funktioniert, welche Rolle die Dissoziation bei der Überlebenssicherung spielt und wie Symptomatiken, die bisher als Nebenprodukt der Traumatisierung wahrgenommen wurden, immer mehr in den Fokus rücken.

Die Arbeit an Beziehungen und Werten, Überzeugungen, Vertrauen und Zuversicht macht sich viel leichter, wenn das eigene bizarre posttraumatische Funktionieren verstanden werden kann. Wenn ein Umgang mit Flashbacks, Aggression, Panik und Wahrnehmungsstörungen, Schmerzen und kognitiven Störungen und Gedächtnisverlust – Dissoziationen jeder Art eben – gefunden worden ist, kann die Integration angegangen werden. Solange nicht verstanden ist, weshalb diese Symptome immer wieder den Alltag verunmöglichen, gehen der Kampf, die Energie, die Bewältigungsversuche in die falsche Richtung, nämlich gegen das Symptom. Dabei wäre es so viel sinnvoller, auch hier mit ihm zusammenzuarbeiten.

So sind sehr wirksame und gar nicht so schwierige Konzepte entstanden, die nicht primär die Beziehungen und Werte, sondern die Verarbeitungsfähigkeit an sich fokussieren. Der Umgang mit dissoziativer Symptomatik, also mit den psychisch-physischen Folgen einer nicht funktionierenden integrierten Verarbeitung unter hoher Belastung, erfordert die konsequente Arbeit in und aus einer eindeutigen Hier-und-jetzt-Orientierung. Nur so ist eine erneute Dissoziation durch Überlastung vermeidbar, können neue und alte Ressourcen wahrgenommen und ausgebaut werden. Alles andere Arbeiten kommt danach, ist wichtig, wesentlich und unabdingbar. Zuerst aber bedarf es einer aufmerksamen Verankerung im Hier und Jetzt: Häschen und Denker*in, Säugetierbasis und Großhirn-Philosophin in guter Zusammenarbeit. Nur so gewährleisten wir Verarbeitung.

Die hier formulierten trauma- und krisensensiblen Standards haben sich – in ständiger Rückkopplung mit Weiterbildungsteilnehmer*innen, Kolleg*innen und Klient*innen – in 20 Jahren dissoziationstheoretisch geleiteter Arbeit in Therapie, Beratung, Pädagogik und Supervision herausgebildet. Sie verändern das Vorzeichen Ihrer Arbeit um ein kleines, wichtiges Detail, das wir hier ausbuchstabieren: **Präsenz**. Alles andere bleibt wichtig. Mit dieser Unterfütterung aber sind die *traumapädagogischen* Standards noch einmal so gut und in hilfreicher Weise anzuwenden!

Und natürlich: Die trauma- und krisensensiblen Standards sind uns Grundlage, aber immer auch wieder Zielvorstellung. Wir sind der Überzeugung, dass wir an Herausforderungen wachsen, nicht an Bequemlichkeiten. Denn wir wollen ja unseren Ressourcenbereich erweitern.

Sollten Sie angesichts all der Dinge, die wir hier zusammenfassen, mit Überforderungssymptomen wie Dissoziation, Langeweile, Wut oder Angst reagieren, legen Sie das Buch bitte beiseite und üben Sie sich in Selbstfürsorge.

5.8.4 *Trauma- und krisensensible Standards*[5]

5.8.4.1 Orientierung geben: Als Profi präsent sein

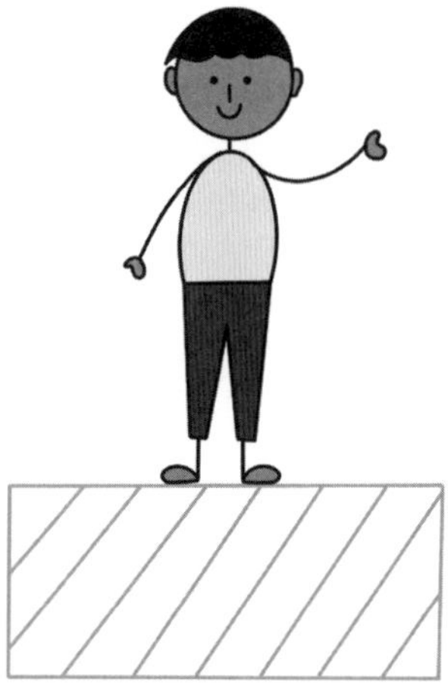

Abbildung 5.7: Profi im Hier und Jetzt

Wesentliche Voraussetzung und erste Intervention jeder psychosozialen Arbeit ist das Herstellen einer möglichst stabilen, sicheren Außenorientierung für uns Profis oder ehrenamtlich Helfenden. Das für uns eindrücklichste Beispiel war ein Video. Es zeigt den Einsatz dreier Helfer auf dem Beiboot eines in dem Moment anderweitig gebundenen Seenotrettungsschiffs. Sie nähern sich einem Schlauchboot mit fliehenden Menschen an Bord und mit einem Leck; Luft tritt aus. Das Beiboot ist viel zu klein, um all diese Menschen zu bergen. Es könnte Panik aufkommen und alle würden ertrinken. Der Moment, den wir Ihnen beschreiben wollen, ist dieser: Drei Helfer sitzen auf dem Außenwulst ihres kleinen Boots, in fünf Metern Abstand zum Schlauchboot. Etwas mehr als eine halbe Stunde lang wiederholt einer von ihnen über Megafon Variationen von: *Es wird alles gut, Hilfe kommt, bleiben Sie ruhig.* Nach einer dreiviertel Stunde kommt das Seenotrettungsschiff und kann die Menschen aufnehmen.

Dieser Helfer hat genau das gezeigt, was wir als Profis im optimalen Fall anbieten können: Präsenz, eine klare Orientierung für die von Lebensgefahr bedrohten Men-

5 Die trauma- und krisensensiblen Standards haben wir erstmals 2021 formuliert in: Hantke & Görges: *Traumasensible Supervision. Begleitung in der Krise.*

schen, die durch den beruhigenden Kontakt zwischen „Säugetieren" die Häschen in ihrer Spannung so weit reguliert, dass die Notfallreaktion ausbleibt.

Nicht immer ist unsere Arbeit so offensichtlich Leben rettend. Eine klare Orientierung im Außen zu geben ist aber dennoch ein grundlegender Bestandteil psychosozialer Arbeit. Es geht darum, dem Häschen der Klient*innen so viel Sicherheit zu geben, dass eine Zusammenarbeit aller Gehirnregionen für sie wieder ohne Angst möglich wird. Dafür müssen wir bei uns selbst anfangen, bei unserer Spannungsregulation und der eigenen Präsenz im Hier und Jetzt.

Wir brauchen also:

1. Grundlegendes **Wissen um Mechanismen von Verarbeitung**, Überlastung, Notfallreaktion und Dissoziation, das wir zunächst auf uns anwenden: die eigene Verankerung der Aufmerksamkeit im Hier und Jetzt zu üben ist die Grundlage für eine ständige Überprüfung der eigenen Verarbeitungsfähigkeit.
2. Wissen darum, dass in (auch individuell erlebten) Krisensituationen die **nonverbale Kommunikation** vorrangig ist.
3. Klarheit darüber, dass ein **Machtgefälle** zwischen uns und den Klient*innen besteht und es in unserer Verantwortung liegt, angemessen damit umzugehen.
4. Die Zielvorstellung, dass die Klient*innen, wo immer möglich, **Kontrolle und Selbstwirksamkeit** erleben und unsere Zusammenarbeit mit gestalten können.
5. Wissen darum, wie wir die **Profi-Position** der integrierten Verarbeitung und der Hier-und-jetzt-Orientierung einnehmen und uns immer wieder dorthin orientieren, wenn wir sie verloren haben.
6. Wissen darum, wie wir lernen, unsere eigene **Spannung immer wieder zu regulieren** und transparent damit umzugehen, wenn uns das einmal nicht gelingt.
7. Die Bereitschaft, **aus eigenen Dynamiken unverarbeiteter Erfahrungen auszusteigen** und uns dafür Unterstützung zu suchen.
8. Die Zielvorstellung, uns **auf der Zeitlinie immer wieder so gut zu orientieren**, dass wir den Überblick über das Hier und Jetzt und die Dynamiken des unverarbeiteten Vergangenen behalten.
9. Die Bereitschaft, aktiv jederzeit – und vor allem auch während der Arbeit – **Selbstfürsorge** zu betreiben.

5.8.4.2 Ins Hier und Jetzt einladen

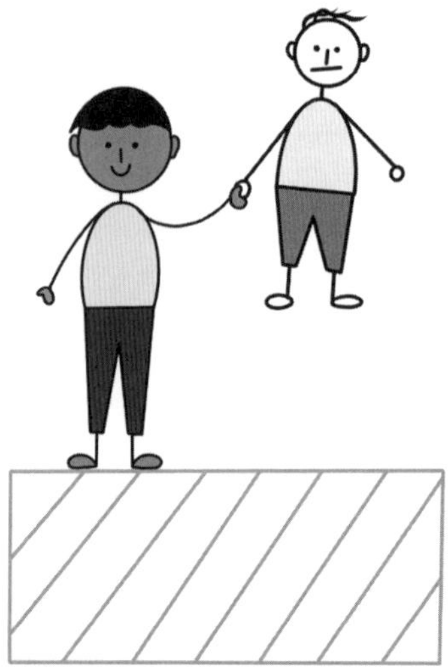

Abbildung 5.8: Der Profi lädt ins Hier und Jetzt ein

Nur im Hier und Jetzt sind Entwicklung und Verarbeitung möglich, können wir dissoziative Prozesse vermeiden. Für eine gemeinsame Arbeit mit Klient*innen erläutern wir die Zusammenhänge und laden immer wieder neu ins gemeinsame Hier und Jetzt ein.

Das geht nur, wenn wir …

1. den **Hier-und-jetzt-Bezug** bei allen Beteiligten immer wieder neu anleiten und während der Zusammenarbeit überprüfbar **aufrechterhalten**.
2. uns und alle anderen **reorientieren**, wann immer der Hier-und-jetzt-Bezug verloren zu gehen droht und die Spannung zu hoch / zu niedrig wird.
3. uns auf die Suche nach **Ressourcenerleben** machen und die Aufmerksamkeit darauf richten, welche Veränderungen dieses Erleben in Körper und Zielvorstellung auslöst.
4. den Klient*innen helfen, zum einen mit den **akuten** Spannungsmomenten, zum anderen aber auch mit **chronisch** zu niedriger oder zu hoher Spannung umzugehen (siehe 5.4.1).

5.8.4.3 Raum und Zeit verfügbar machen – Gedächtnisbildung ermöglichen

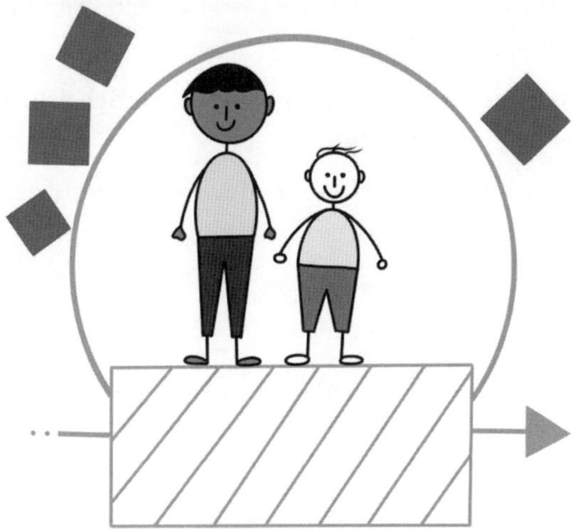

Abbildung 5.9: Profi und Klient*in auf Zeitlinie

Wenn Erlebnisse nicht verarbeitet werden konnten, fehlt ihnen die Einordnung in Raum und Zeit. Krisen und akute Belastungen verstärken diesen Effekt. Die Arbeit im Hier und Jetzt ermöglicht die Einordnung des Erlebten auf dem Zeitstrahl und damit die Reduzierung von Flashbacks. Durch unsere Präsenz und die Reorientierung geben wir dem Gegenüber die Möglichkeit, Dissoziation zu unterbrechen, und ermächtigen infolge die Denker*innen, sich um ihre angespannten oder erschöpften Häschen zu kümmern. **Raum und Zeit werden nur dann verfügbar, wenn ein sicherer Ausgangspunkt geschaffen werden kann,** der oft sehr punktuell oder auch „nur" im inneren Erleben verankert ist.

Schritte dazu sind:

1. Von Beginn an unser Vorgehen und die dahinter liegende **Theorie transparent** zu machen und zu erklären – situationsadäquat und personenbezogen;
2. herauszufinden, was für meine Gegenüber **Sicherheit** bedeutet und wie das herstellbar ist;
3. **andauernde Belastungen** in der Zusammenarbeit zu berücksichtigen;
4. **hilfreiche Gedanken**, Bilder und Imaginationen (als Ersatz für sorgenvolles oder katastrophisierendes Kopfkino) zu nutzen, auszubauen, zu verankern;

5. **unvollständige Berichte**, sich widersprechende Aussagen, inkongruente Gefühlsausdrücke als Teile des Verarbeitungsprozesses zu **akzeptieren**;
6. vor der Absprache von Regeln oder **Partizipationsmöglichkeiten** dafür Sorge zu tragen, dass eine ausreichende Hier-und-jetzt-Orientierung gegeben und damit Denker*in und Häschen an Bord sind;
7. **Regeln und Konsequenzen nur im optimalen Verarbeitungszustand** zu erarbeiten, zu besprechen und einzufordern;
8. alles **Erleben immer wieder auf der Zeitachse einzuordnen**: Ist die Wut von jetzt? Kennst du die von irgendwoher? Wie alt fühlt sich das an? Wie viel Prozent davon brauchst du jetzt?

5.8.4.4 Dissoziation durch Distanzierung ersetzen

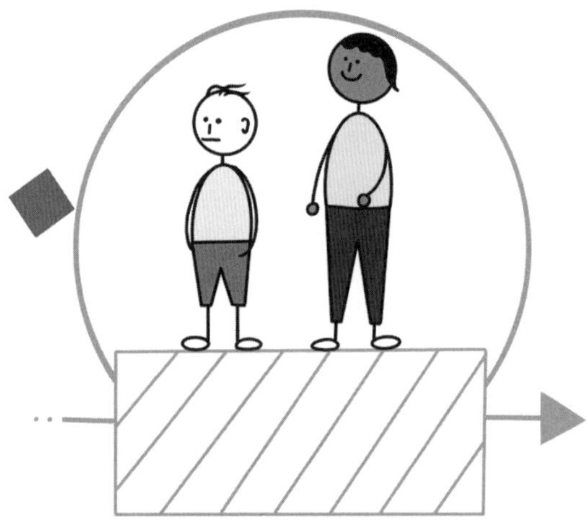

Abbildung 5.10

Durch Dissoziation schützt sich unser Organismus vor Überlastung, es ist eine Art Überspannungsschutz. Ein automatischer Mechanismus, der vor allem durch zu mächtige Gefühle ausgelöst wird. Wenn wir den – oft sehr eingeübten – automatisierten Schutz ersetzen wollen, müssen wir Techniken einführen, die denselben Zweck verfolgen: Gefühle auf Abstand zu halten. Das gelingt mithilfe unterschiedlicher Distanzierungsmöglichkeiten, die weitgehend aus der Hypnotherapie abgeleitet sind (aber von Anfang an die Traumaarbeit begleitet haben). **Der passive Schutzmechanismus muss (zunächst) durch eine aktive Handlung ersetzt werden, um**

Überlastung zu vermeiden und neue Kompetenzen aufzubauen. Wir ersetzen Dissoziation durch Distanzierung.

Möglichkeiten sind:

1. Im **Ressourcenbereich** arbeiten, also Anzeichen von Überlastung durch Reorientierung beantworten;
2. nur mit **positiven Bodenankern** arbeiten (keine negativ besetzten Positionen im Raum in Stuhlarbeit, Aufstellungen etc.);
3. **Distanzierungsübungen** nutzen: Abstandhalter, Zwischenlager, Gefühle gut versorgen, Schutzhülle, Storyboard, Bildschirmarbeit etc.;
4. **Arbeit mit inneren Anteilen**, Nicht-Ichs, DIS: Überblick ermöglichen, Integration nicht forcieren, sondern die Unterschiedlichkeit von Anteilen aufnehmen, Sprachmöglichkeiten dafür anbieten und damit arbeiten (siehe Kapitel 12).

Die trauma- und krisensensiblen Standards zusammengefasst:

1. **Als Profi präsent sein:** Wesentliche Voraussetzung und erste Intervention jeder psychosozialen Arbeit ist das Herstellen einer möglichst stabilen, sicheren Außenorientierung für uns Profis oder ehrenamtlich Helfende.
2. **Ins Hier und Jetzt einladen:** Für eine gemeinsame Arbeit mit Klient*innen erläutern wir die Zusammenhänge und laden immer wieder neu ins gemeinsame Hier und Jetzt ein.
3. **Raum und Zeit verfügbar machen – Gedächtnisbildung ermöglichen:** Die Arbeit im Hier und Jetzt ermöglicht die Einordnung des Erlebten auf dem Zeitstrahl und damit die Reduzierung von Flashbacks.
4. **Dissoziation durch Distanzierung ersetzen:** Der Automatismus der Dissoziation muss durch eine aktive Handlung ersetzt werden, um Überlastung zu vermeiden und neue Kompetenzen aufzubauen.

Teil II

Übungen

6. | Allgemeines zu den Übungen

6.1 Unser Vorhaben

Wenn Sie schon eine Weile mit hoch belasteten Menschen arbeiten und vielleicht sogar die letzten 30 Jahre der Entwicklung in diesem Bereich verfolgt haben, dann können Sie sich sicher noch erinnern: Es ist noch gar nicht so lange her, dass es kaum Stabilisierungsübungen als Vorlage gab und wir uns alles gemeinsam mit den Klient*innen erarbeiten mussten. Heute hat sich die Situation sehr verändert, und es ist glücklicherweise eine Vielzahl an Büchern auf dem Markt, die Anleitungen für Stabilisierung in unterschiedlichen Kontexten und Situationen bereithalten.

Inzwischen ist es eher so: Es gibt sehr viele Übungen, aber keine weiß mehr, wann sie was anwenden soll. Die Angebote stehen relativ unvermittelt nebeneinander, und die allermeisten Anleitungen beziehen sich nur auf Erwachsene. Was aber ist mit den Kindern, Jugendlichen und Menschen, deren kognitive Fähigkeiten andere Vermittlungsmöglichkeiten erfordern? Was kann mensch in der Gruppe anwenden – und warum oder warum nicht? Und was bedeutet es, wenn wir die Übung mit Menschen aus unterschiedlichen Kulturkreisen nutzen wollen?

Wir haben uns mit diesem Buch vorgenommen, Abhilfe zu schaffen. Wir wollen nicht einfach noch mehr Übungen auf den Markt bringen, sondern zeigen Ihnen in den folgenden Kapiteln einige der Übungen, die sich in unserer Arbeit mit traumatisierten Menschen bewährt haben, in neuer und ausführlicherer Form. Wir geben Ihnen eine genaue Anleitung für die Durchführung und erörtern die Anwendbarkeit für unterschiedliche Altersgruppen und sonstige Hintergründe. Es gibt immer Hinweise darauf, wie mit den Übungen gegenüber verschiedenen Zielgruppen umgegangen werden kann. Unter „Anleitung" und „Transkript / Beispiel" beziehen wir uns auf jeweils eine der Gruppen: Kinder, Jugendliche, Erwachsene mit unterschiedlichen kognitiven Ausprägungen, Menschen aus anderen Kulturkreisen. Grundsätzlich sind die Übungen meist in all diesen Zusammenhängen anwendbar. Nur bei den Gruppenanwendungen gibt es Einschränkungen, denn viele Übungen brauchen den Einzelkontakt oder zumindest ein bestimmtes Gruppensetting. Sie finden jedoch bei jeder Übung Hinweise, inwiefern sie gruppengeeignet ist und was Sie tun können, um sie eventuell doch in der Gruppe durchzuführen.

Außerdem werden wir Ihnen einige Übungen vorstellen, die Sie vielleicht noch nicht kennen, die uns aber in der Arbeit mit belasteten Menschen unverzichtbar geworden sind und die von unseren Weiterbildungsteilnehmer*innen immer wieder als wertvoll eingeschätzt werden.

Zu jeder der Übungen bieten wir Ihnen zunächst eine allgemeine Beschreibung und eine kurze Formulierung des Ziels der Übung an. Es folgt die Beantwortung der Fragen nach Orientierung der Klientin, raum-zeitlichen Erfordernissen und hilfreichem Material und danach eine ausführliche Anleitung. Fragen zu auftauchenden Schwierigkeiten werden nach der Anleitung beantwortet, und es werden Besonderheiten im Kontakt mit Kindern, Jugendlichen, Menschen mit kognitiven Besonderheiten und aus anderen kulturellen Kontexten sowie Gruppen beschrieben. Danach folgt in der Regel ein Transkript einer Sitzung oder ein zusätzliches Beispiel. Wo dies nicht der Fall ist, ist die Anleitung sehr ausführlich.

6.2 Unterteilung der Kapitel

Wir haben die Übungen in Rubriken unterteilt, die Ihnen helfen sollen, die verschiedenen Notwendigkeiten besser zu bedienen und aus unterschiedlichen Vorschlägen auswählen zu können. Da wir in dieser überarbeiteten Auflage einen noch stärkeren Schwerpunkt auf den Ausgangspunkt in der Hier-und-jetzt-Orientierung legen wollen und das auch in Form traumasensibler Standards formuliert haben, wurden auch die einzelnen Rubriken ein wenig verändert. Aber immer noch gilt: Suchen Sie sich die Übungen heraus, mit denen Sie selbst gute Erfahrungen gemacht haben oder die Ihnen einfach nur Lust machen, sie selbst einmal auszuprobieren. – Wer sagt denn, dass Sie das nicht gemeinsam mit Ihrer Klientin tun könnten?

Die Kapitel entsprechen der Abfolge des Vorgehens, wie wir sie in den Standards (siehe 5.8) beschrieben haben. Die Übungen veranschaulichen hoffentlich noch einmal, weshalb wir diese Abfolge für so wichtig halten, um eine gute Verarbeitung zu ermöglichen. Es sind die wesentlichen aufeinanderfolgenden Etappen der Stabilisierungsarbeit, die immer wieder neu im Verlauf der Traumaverarbeitung auftauchen und in der Zusammenarbeit oft überprüft werden sollten:

→ Zunächst geht es darum, **als Profi präsent** zu **sein** und sich selbst und das Gegenüber **im Hier und Jetzt zu verankern** und diese Orientierung als Grundlage für die Arbeit aufrechtzuerhalten. Es ist der wesentliche Ausgangspunkt für ein integrierendes, orientierendes und auf transparentes Miteinander ausgelegtes Arbeiten. Dazu etablieren wir ein Maß für den Denker*in-Häschen-Kontakt im Hier und Jetzt und beschreiben, wie Sie sich und die Klientin reorientieren können, falls die Spannungsregulierung aus dem Blick gerät. Die Verankerung im sicheren Hier und Jetzt des Kontakts **beruhigt das Häschen** und gibt damit auch der Denker*in die Möglichkeit, sich wieder als wirksam zu erleben **(Kapitel 7)**.

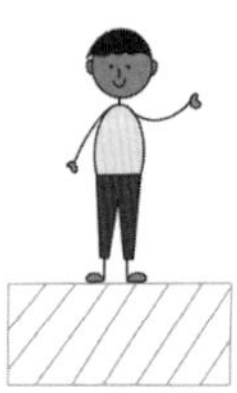

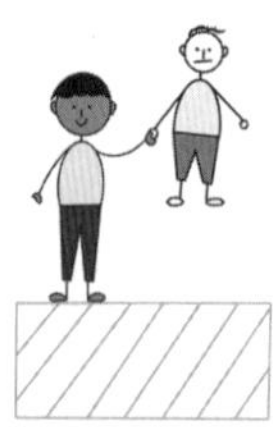

→ Dann geht es um den **Überblick für die Denker*innen** – wir sollten hier die **Modelle** für die Verarbeitung von belastendem Erleben **erklären** (Normalisierungsintervention) und dem bewussten Denken ermöglichen, die eigenen Symptome und Verhaltensweise zu verstehen **(Kapitel 8).**

→ **Raum und Zeit verfügbar** zu **machen** ist ein wesentlicher Schritt, um Gedächtnisbildung im Sinne der bewussten Abrufbarkeit zu ermöglichen – im Gegensatz zum ungewollten Auftauchen unverarbeiteter Fragmente des nicht verarbeiteten Erlebens im Flashback. Dem bewussten Denken zu ermöglichen, ausgehend vom Hier und Jetzt Vergangenheit und Zukunft zu unterscheiden sowie Körpererleben und Gefühle in der Zeit einzuordnen, ist eine wichtige Denker*innenaufgabe **(Kapitel 9).**

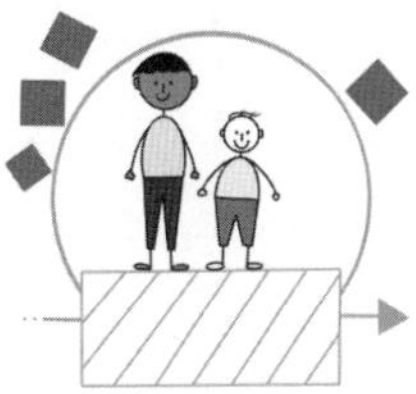

→ Dann geht es darum, den Überlastungsmechanismus der **Dissoziation** zu **ersetzen**, indem wir **distanzieren, was zu viel ist**. Diese Übungen sind mit die wichtigsten, um immer wieder Flashbacks und ungebetene Gefühle zu versorgen. Wir legen sie Ihnen wärmstens ans Herz **(Kapitel 10).**

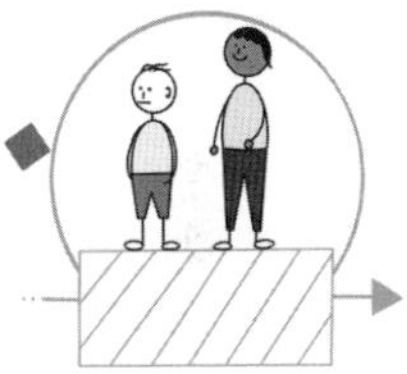

→ Wenn die Verankerung im Hier und Jetzt gelingt, kann der Fokus auf das gerichtet werden, was die Gegenwart größer, farbiger, auffindbarer und sicherer macht und hilft, alle Ressourcen verfügbar zu halten. Wie mensch in der Gegenwart bleiben und es sich gut gehen lassen kann, mit Wohlfühlorten, Zielen, Inneren Helfer*innen, darum geht es im **Kapitel 11: Ressourcenbereich erweitern.**

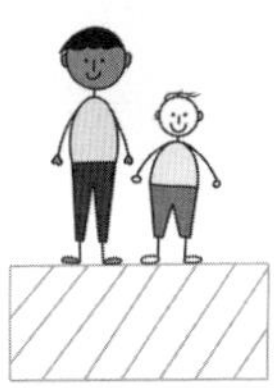

→ Die frühe und konsequente Überforderung von Verarbeitung, aber auch spätere unverdaute Belastungen führen dazu, dass keine Integration stattfindet und sich Gefühle oder auch größere Teile des Erlebens und der Wahrnehmung verselbstständigen, um dann als Symptom oder wichtiger Anteil im Inneren zu wirken. Wir können diese dissoziative Strukturierung in der **Arbeit mit Anteilen** gut nutzen, um mehr über die Bedürfnisse zu erfahren und gute Kontakte zu und zwischen den Teilen herzustellen **(Kapitel 12).**

→ Menschen sind ja aber nicht alleine auf der Welt, und so wollen wir Ihnen im letzten Kapitel ein paar Übungen vorstellen, mit denen Sie **die anderen miteinbeziehen** können, sogar ohne direkt mit ihnen zu arbeiten, denn das würde den Rahmen dieses Buches sprengen. Indem wir die anderen in Herz und Kopf miteinbeziehen und so überprüfen, ob das, was wir entwickeln, auch stimmig ist im Herkunftskontext oder in der Familie **(Kapitel 13).**

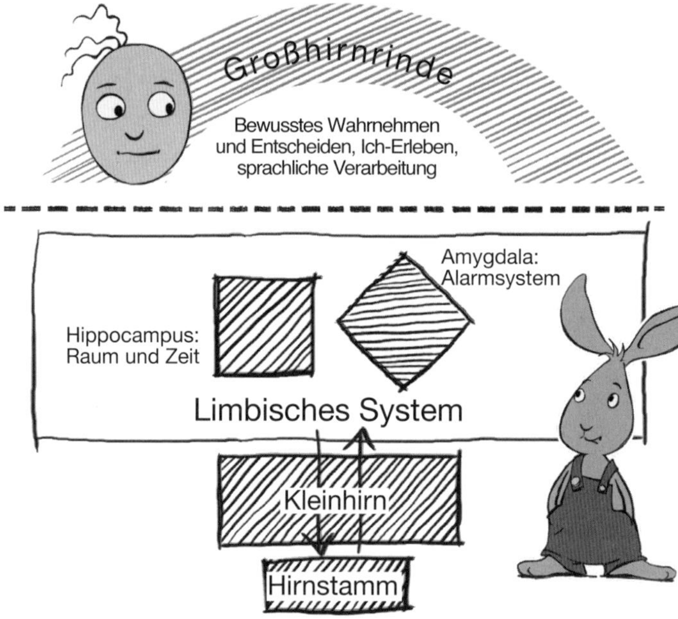

Abbildung 6.1: Stabilisierung heißt, den Kontakt zwischen Denker*in und Häschen im Hier und Jetzt langsam wieder zu ermöglichen.

6.2.1 *Welche Übung soll ich wählen?*

Wenn Sie die Kriterien anwenden, die wir im Theoriekapitel erarbeitet haben, ist die Antwort einfach. Die Auswahl der Übungen bestimmt sich aus der Beantwortung folgender Fragen:

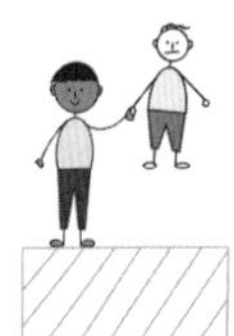

- Bin ich wirklich immer gut im Hier und Jetzt orientiert?
- Ist die Klientin in zu hoher oder zu niedriger Spannung?

→ **Im Hier und Jetzt präsent sein – das Häschen beruhigen (Kapitel 7)**

- Kann die Klientin einordnen, was mit ihrer Verarbeitung, ihrem Denken und Fühlen und dem Gedächtnis passiert?

→ **Überblick für die Denker*in – Modelle erklären (Kapitel 8)**

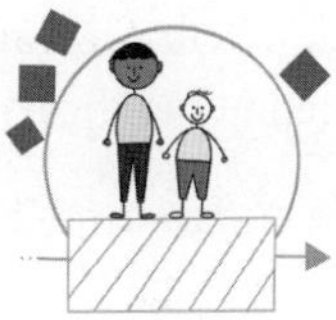

- Weiß die Klientin, in welche Zeit ihre Gefühle und Wahrnehmungen gehören?

→ **Raum und Zeit verfügbar machen – Gedächtnisbildung ermöglichen (Kapitel 9)**

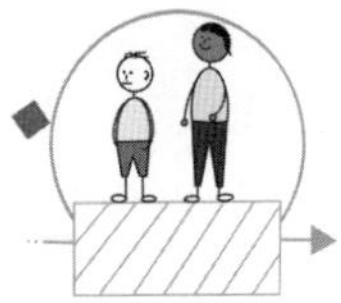

- Ist die Klientin im Hier und Jetzt orientiert, es bräuchte aber Distanz zu ungewollt auftretenden Gefühlen, Gedanken, Szenen oder in Konfrontationen?

→ **Distanzierung statt Dissoziation (Kapitel 10)**

- Die Klientin kann sich gut reorientieren, sie ist aber mit sich uneins, kann sich nicht entscheiden, tut Dinge, die sie „eigentlich" nicht will.

→ **Arbeiten mit Anteilen (Kapitel 12)**

- Die Klientin ist im Hier und Jetzt, sie braucht aber mehr Spielraum.

→ **Den Ressourcenbereich erweitern (Kapitel 11)**

- Was ist, wenn die Klientin im Hier und Jetzt orientiert ist und auch den Kontext betrachten will?

→ **Die anderen einbeziehen (Kapitel 13)**

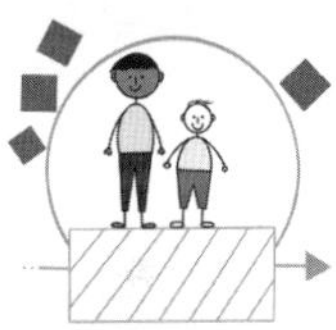

- Müssen Sie für Anträge, Berichte, Gerichtsverfahren, Aufenthaltsgenehmigungen Abläufe und Daten erfragen?

→ **Übungen für die Wahrnehmung von Unterschieden in Zeit und Raum (Storyboard) (Kapitel 9.2 und 9.3)**

6.3 Allgemeine Hinweise zur Arbeit mit den Übungen

*6.3.1 Was die Klient*innen mitbringen*

Erfinden Sie das Rad nicht neu, sondern fragen Sie zunächst, was schon geholfen hat. Auch wenn Sie selbst ganz frisch mit den Symptomen Ihres Gegenübers konfrontiert sind, so hat er*sie sie schon lange und geht damit um – und hat jede Menge Erfahrung, was hilft und was nicht. Dann geht es vor allem darum, herauszufinden, was sich bewährt hat und welche der zuvor selbst angewandten Techniken vielleicht ersetzt werden sollten. Oft müssen wir genau hinhören und trotz der oder gar in den Selbstabwertungen unserer Klient*innen entdecken, wie sie sich helfen und was genau bei diesem einen Menschen wirkt.

Wenn es um Kinder, Erwachsene oder Jugendliche mit anderen kognitiven Anforderungen geht: Fragen Sie auch Eltern, Freund*innen oder Betreuer*innen nach dem, was schon geholfen hat, natürlich nur, soweit der Kontakt möglich und von der Klientin erwünscht ist. Wenn die anderen nicht dabei sein können oder sollen, fragen Sie zirkulär, also folgendermaßen: *„Wenn ich deinen Bruder fragen könnte, ob er mir sagen kann, was du alles kannst oder was dir hilft– was würde der mir sagen?"*

Manche der Techniken, die Ihrem Gegenüber geholfen haben, mögen inzwischen auch zum Problem geworden sein. Aus vielen Selbstberuhigungs- oder Anregungsstrategien werden über die Zeit Süchte. Denn Essen, Selbstverletzung, Stress, Arbeit oder andere Drogen, die entweder von außen zugeführt oder aber im Körper erzeugt werden, helfen, die Spannung innerhalb des Ressourcenbereichs zu regulieren und Stress abzubauen oder die Anspannung hoch genug zu halten, um nicht immer wieder in die Unterspannung zu dissoziieren. Dennoch sollten diese Bewältigungsstrategien erst einmal wahrgenommen und in ihrer Leistung für den Selbsterhalt des Körpers gewürdigt werden. Sie haben Leben ermöglicht. Erst dann können Sie gemeinsam überlegen, wie die gewünschte Wirkung auch auf anderen Wegen erzeugt werden kann. Und damit sind wir dann schon wieder bei den zahlreichen Imaginationen, aber zunächst auch beim Ressourcenbarometer und der Unterscheidung von gestern, heute und morgen.

Ausgangspunkt sollte zu Beginn natürlich immer eine *Ressourcenerhebung* sein, eine Bilanz dessen, was jemand tut und braucht, um seine*ihre allgemeine Verarbeitungsfähigkeit zu erweitern – also das Leben zu meistern (siehe auch 11.4, „Ressourcenorientierte Fragen"):

- Wie schafft er*sie es, im Alltag (halbwegs) zu funktionieren? – Welche Möglichkeiten hat er*sie, sich immer wieder ins Hier und Jetzt zu orientieren, im altersangemessenen Bezug zur Umwelt und seinen*ihren Aufgaben?
- Was tut ihr in Bezug auf ihren Körper gut? – Welche Bewältigungsstrategien hat sie, wie steht es mit Sport, Bewegung und Gesundheit?
- Welche Beziehungen tun ihm gut und, was genau tut in einem konkreten Kontakt so gut?
- Was macht er gerne, was bereitet ihm Freude oder verschafft eine kleine Pause von Leid und Sorgen?
- Welche alltagsentscheidenden Dinge sind geregelt: Finanzen, Aufenthaltsfragen, Versorgung der Kinder, Deutschunterricht, Reparaturen, Opferrechtsfragen, Anträge, Anzeigen …? Das sollten Sie dann aus dem Kontext konkret abfragen, nicht allgemein. Wenn Sie den Fokus auf das setzen, was schon gut klappt, erfahren Sie auch, was noch nötig ist, haben aber schon ein großes Feld an Wertschätzungsmöglichkeit und Verweis auf Kompetenzen.

6.3.2 Wählen Sie zuerst!

Suchen Sie sich aus den hier angebotenen Übungen zuallererst die heraus, die Sie selbst ansprechen, die Sie interessieren, die Sie selbst ausprobieren möchten: Was Ihnen selbst schmeckt, können Sie leichter anderen empfehlen. Das heißt nicht, dass alle das mögen, was Sie sich aussuchen, aber so haben Sie einen Ansatzpunkt. Die unterschiedlichen „Leckereien" werden dann nicht jedem Ihrer Besucher*innen gleich gut munden – Sie werden Unterschiedliches anbieten müssen, denn der eine verträgt keinen Weizen und der nächste keine Milch, die eine mag keinen Zucker und die andere nicht so viel Salz … Mit der Zeit entwickelt sich so Ihre Stabilisierungsküche, und Sie werden immer virtuoser in der Zusammenstellung immer neuer Mischungen.

6.3.3 Weniger ist oft mehr

Wenn Sie ein paar Lieblingsübungen gefunden haben, die Ihnen zusagen – hier, in diesem Buch, auf unseren Websites[6] oder im Selbstfürsorgebuch (Hantke & Görges 2019) oder wo auch immer Sie Übungen finden –, weshalb sollten Sie noch zusätzliche machen? Es genügt oft, sich über lange Zeit auf drei oder vier grundlegende Übungen zu konzentrieren, die sich natürlich auch von Klientin zu Klient unterscheiden können. Oft ist es sehr viel einfacher für unser Gegenüber, sich immer wieder auf die wichtigen Bestandteile einer Übung für bestimmte Arten von Situationen zu konzentrieren, als ständig neue Übungen abrufbar zu halten. Sie erinnern sich: Im Stresszustand haben wir gar nicht mehr so viel Zugang zu unseren Denker*innenfähigkeiten.

In unserer Arbeit haben sich neben der Reorientierung mit dem Ressourcenbarometer, dem Atmen, Aufstehen und im Zimmer-Umhergehen die Erklärung des Verarbeitungsmodells, der Wohlfühlort, der Zielzustand, ein Zwischenlager und die Versorgung der Gefühle sowie die Teile- und Innere-Kind-Arbeit als wesentlich herausgestellt. Die möchten wir Ihnen deshalb besonders ans Herz legen.

6.3.4 Wozu so viele Übungen?

Warum so viele Übungen in diesem Buch versammelt sind, wenn doch weniger mehr ist? Weil nicht nur die Klient*innen, sondern auch wir Anwender*innen unter-

6 ↗ http://www.institut-berlin.de und ↗ http://www.be-here-now.eu

schiedlich sind. Und weil jede*r die eigenen Übungen finden muss. Deshalb schlagen wir vor: Lesen Sie eine Übung und probieren Sie sie zuallererst mit sich selbst aus. Nehmen Sie sich Buntstifte und Papier und finden Sie eine gemütliche Ecke. Oder verkriechen Sie sich in die Hängematte. Spielen Sie die Übungen ganz in Ruhe in Ihrer Fantasie für sich durch. Wenn Sie dabei herausfinden, was Spaß oder Sinn macht (am besten natürlich beides), dann fragen Sie eine Freundin oder Kollegin, ob Sie das mal mit ihr ausprobieren dürfen. Machen Sie eine Gruppenübung in der Übergabe oder mit dem Team. Und sobald Sie auf diese Weise ein wenig Sicherheit gewonnen haben, bieten Sie die Übung einer Klientin oder einem Klienten an – und scheuen Sie sich nicht, Ihre Notizen zurate zu ziehen. Ihre Klient*innen werden eher beeindruckt sein, dass Sie eine neue Übung für sie ausgewählt haben.

6.3.5 Das Hier und Jetzt als Ausgangspunkt

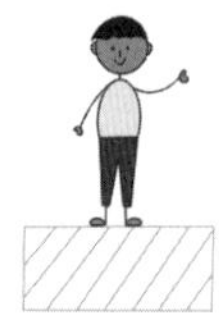

Das scheint so banal und deshalb kaum erwähnenswert: Natürlich arbeiten Sie im Hier und Jetzt, werden Sie sagen. Wo denn sonst? Falls Sie im Theorieteil zu lesen begonnen haben, werden Sie wissen: Wir arbeiten hier mit einem sehr engen Begriff von dem, was Hier und Jetzt bedeutet. Vielleicht ist er am ehesten umrissen mit dem, was in manchen religiösen Praktiken – wie dem Buddhismus – als Gewahrsein oder Achtsamkeit bezeichnet wird: Die Konzentration auf den gemeinsamen Moment jetzt. Das Hier ist damit im Präsenzkontakt notwendigerweise dasselbe – im telefonischen oder digitalen Kontakt sollten wir es achtsam erfragen und auf jeden Fall berücksichtigen.

Was meint es nun, das Hier und Jetzt als Ausgangspunkt zu nehmen? Es meint, die eigene Verankerung des Körpers im Raum zu erfahren, wahrzunehmen, dass mein Atem fließt und meine Füße Bodenkontakt haben, den Unterschied zu spüren, den es macht, dann aufzustehen und oder die Zehen zu bewegen – mit Körper und Geist im realen Raum verankert zu sein. Diesen Moment definieren wir als Hier und Jetzt. Wenn ich zu dieser kleinen Handlung meine Klientin mit einlade, mit ihr durch Gesten oder, wo möglich, durch Worte austausche, wo der Atem sich hinbewegt und wie deutlich die Füße wahrnehmbar sind, teilen wir das Hier und Jetzt, soweit das eben geht. Aus diesem Bezug heraus – zueinander und zu Raum und Zeit – ist definierbar, was in eine andere Zeit gehört. Probieren Sie es aus.

Natürlich beziehen sich die meisten Gespräche dann doch wieder auf Vergangenes, Zukünftiges und auf eine Metaebene der Betrachtung, die nicht nur im Jetzt anzusiedeln ist. Dazu ist Sprache schließlich da, Dinge und Erkenntnisse zu transportieren, die nicht nur jetzt sind, sondern viele andere Ebenen mit einschließen, das ist ja Aufgabe der Denker*in. Die Unterbrechung dieses Gedankenflusses, die Überprüfung – Und wo ist Ihr Atem jetzt? Wie deutlich nehmen Sie die Füße wahr? – bezieht den Körper, unser oft vernachlässigtes Häschen, mit ein.

Die wesentliche Unterscheidung, die Denker*in und Häschen in der Notfallreaktion nicht machen können, ist die Einordnung in damals, heute und morgen, die Koppelung der Hirnfunktionen ist dann ja gekappt. Um das zu lernen, müssen wir einen Bezugspunkt einrichten, der nur das Hier und Jetzt sein kann. Es ist der einzige Zeitpunkt, den wir gemeinsam einordnen können. Deshalb sind einfache Fragen wichtig, zum Beispiel: *„Wenn wir uns mal ans Fenster stellen: Spüren Sie Ihre Füße auf dem Boden? Wo genau unter Ihren Füßen spüren Sie da was? Und sehen Sie den Vogel, der da hinten gerade an seinem Nest baut? Ich gebe Ihnen mal den kleinen Stein hier in die Hand, spüren Sie die harte Kante? Behalten Sie ihn gerne in der Hand, so können Sie sich immer auch ein Stück festhalten oder doch spüren. Funktioniert das?“*

Wenn sich, am einfachsten mithilfe der Skalierung des Ressourcenbarometers, herausstellt, dass die Klientin nicht ausreichend im Hier und Jetzt orientiert ist, sind Reorientierung bzw. Dissoziationsstopps immer das Mittel der Wahl. Denn nur im Hier und Jetzt kommen Sie in Kontakt mit der Klientin, nur im Hier und Jetzt können alle Übungen ihre Wirkung entfalten, nur im Hier und Jetzt kann Stabilisierung vorangebracht und Entwicklung ermöglicht werden. Sie können aber auch einfach so die Aufmerksamkeit auf den Atem, den Stein oder den Boden richten. Das schadet eigentlich nie.

6.3.6 Außenorientierung

Wenn das Wort Imaginationsübung fällt, schließen viele Profis und Klient*innen sofort die Augen. Klar, man kann sich besser konzentrieren, wenn man die Einflüsse von außen abschirmt. Aber es kommt nicht nur zu angenehmen Assoziationen, und deshalb ist gerade im Kontakt mit belasteten Klient*innen Augenschließen oft kontraproduktiv und dissoziationsfördernd.

Die Wahrnehmung nach außen zu richten ist für Menschen mit unverarbeiteten Erinnerungen oft die einzige Möglichkeit, sich gegen ungewollt auftauchende Erlebnis- und Gefühlsfetzen abzugrenzen. Der Weg ins angenehme Innen ist verstellt durch all die Eindrücke, die noch nicht verarbeitet sind und die oft lange Zeit brauchen, um einen Platz zu finden. Imaginationsübungen sollen helfen, diesen Platz zu schaffen. Wir arbeiten deshalb mit offenen Augen und gerne ohne Tamtam und Hypnotalk im Dialog. Auch so können Bilder und Gefühle entstehen, und wir haben gemeinsam mehr Kontrolle darüber, dass es angenehme sind. Zudem sollen all unsere Übungen auch im Alltag anwendbar sein – und möchten Sie während der Hauptverkehrszeit in der Berliner U-Bahn die Augen schließen? Nein? Dann sollten Sie von vornherein auch beim Üben die Augen offen halten.

Suchen Sie für die Einführung der Übung einen Raum, in dem Sie ungestört sind. Ihre Klientin kann später auch in der Gruppe oder in öffentlichen Situationen den einmal etablierten Zielzustand wiederfinden. Sie sollten anfangs für die hier vorgestellten Übungen genug Zeit haben, später, nach Einübung ist sehr viel weniger Zeit erforderlich. Und wenn es schneller geht, haben Sie so noch Zeit für anderes übrig!

Und wenn Sie nicht viel Zeit haben und gerade bei der pädagogischen Arbeit ein Rückzug zu zweit in Ruhe gar nicht möglich ist? Dann überprüfen Sie, was die wesentlichen Elemente der Übung sind, und versuchen Sie, diese im Kontakt mit der Klientin immer wieder zu nutzen, anzusprechen, zu erfragen. Arbeiten Sie stückchenweise, finden Sie immer neue Puzzlesteine, bis das ganze Bild entsteht.

6.3.7 Verlaufscharakter der Übungen

Genauso, wie Sie die Übungen mit jedem Mal ein wenig verändern und in Ihren Kontext und Sprachgebrauch einfügen – und an jede einzelne Klientin, jedes Kind und jeden Jugendlichen anpassen –, genauso gilt: Jede Übung beginnt in der Regel damit, dass Sie erklären, was Sie vorhaben, und endet damit – das ist in jedem Fall wichtig –, dass es der Klientin möglichst besser geht als vorher, sie mit dem, was Sie miteinander getan haben, gut umgehen kann und es sie bestenfalls bereichert hat.

Viele Übungen sind nur dem Anschein nach abgeschlossene Einheiten oder Techniken, mit denen Sie etwas herausfinden möchten. Sie sind eine neue Möglichkeit der Annäherung der Klientin an ihre Wahrnehmung, an ihren Körper, an das, was oder was doch nicht zu ihr gehört. Oder sie dienen der Distanzierung von Belastendem, Vergangenem, von Stress und Triggern. Es ist eine neue Art, das Leben auszutesten, anzufassen. Deshalb sind viele Übungen auch nicht in einer Stunde zu erledigen, sondern werden so etwas wie eine neue Sprache, die Sie immer wieder aufnehmen, mit anderen Vokabeln verbinden, in Alltagskontexten anwenden. Das darf auch Spaß machen.

Und noch ein Hinweis: Die Übungen haben alle Namen, sind in Abschnitte und Abläufe eingeteilt. Das dient oft eher dem Verständnis unter den Profis. Gegenüber den Klient*innen kann es wenig einladend wirken, vom Ressourcenbarometer, dem Zielzustand oder dem Storyboard zu sprechen. Das sind also die Einordnungen für uns Profis. Damit ist für uns klar, in welchem Rahmen wir sie verwenden. Sie möchten von Ihrer Computerfachfrau aber vermutlich auch nicht wissen, wie der Fehler im Dateiverzeichnis wirklich heißt, sondern nur, dass er schnell behoben ist. Sagen Sie also einfach, was Sie vorschlagen und machen möchten: *„Ich würde gerne immer schnell abfragen können, ob Ihr Kopf noch Ihren Körper wahrnimmt, und wenn Sie ‚gut' sagen, kann ich mir nichts darunter vorstellen"* (Ressourcenbarometer). – *„Lassen Sie uns mal rausfinden, wie das wäre, wenn Sie Ihrem Mann sagen könnten, dass Sie den Unterhalt brauchen, okay?"* (Zielzustand) – *„Wir könnten uns mal ganz von ferne die Etappen Ihres Fluchtwegs anschauen, okay? Das brauchen wir für diesen Antrag, und ich mache das mit Ihnen hier am Flipchart, ja?"* (Storyboard) Es geht also beim Ausprobieren auch darum herauszufinden, wofür Sie die Übungen konkret brauchen können, und das auszutesten. – Wenn Sie das dann einfach sagen, sind Sie alle auf dem richtigen Weg.

6.3.8 Aber ich muss doch …! Handlungsbögen und Transparenz

Eine der häufigsten Fragen, die uns begegnen ist: Was soll ich denn tun, wenn die Klientin anders reagiert, wenn sie die Übung nicht mitmachen will oder sagt, dass ihr das nicht hilft? Das sind sehr spannende Fragen: Man könnte nachfragen, gemeinsam überlegen, was angenehmer wäre und was wirklich helfen könnte – weil es vielleicht auch schon in anderen Situationen geholfen hat. Wir haben den Eindruck, dass sich in dieser Frage oft ein mit der Durchführung von Übungen oder Techniken verbundenes generelles Missverständnis ausdrückt. Übungen im psychosozialen Bereich sind keine Rezepte, bei denen man nur eine bestimmte Reihenfolge abarbeiten muss, und schon stimmt das Ergebnis. Oft fängt die Ablehnung schon damit an, dass wir eine *Übung* vorschlagen. Oh je. Auf jeden Fall muss mensch sich da schon mal wappnen, auf etwas gefasst machen, weil man ja nicht weiß, was das wird. Es hilft, wie oben ausgeführt, zunächst den Sinn zu erklären, das, was Sie erreichen wollen. Sie fragen Ihr Kind ja auch nicht, ob es ein Lebensmittel zu sich nehmen will, sondern eher: Lust auf 'ne Pizza?

Außerdem geht es oft darum, die Arbeitsbeziehung überhaupt so zu gestalten, dass jemand auch das Gefühl entwickeln kann, mitzubestimmen, ablehnen zu können. Dass es nicht um ein äußerliches Ziel, sondern darum geht, dass er*sie selbst im Mittelpunkt steht, dass der*die Berater*in wirklich mit im Raum ist.

Es beginnt an vielen kleinen Punkten:

- In der gemeinsamen Entscheidung, was nun passieren soll,
- in der gemeinsamen Auswahl von Übungen,
- in der Wahl des Platzes; in der Nachfrage, ob es in Ordnung ist, so miteinander zu stehen oder zu sitzen, wie Sie es tun, ob die Distanz zu weit oder zu nah ist,

- in der Ermöglichung von Kontrolle über den eigenen Zustand, in der Ermöglichung, ihn wahrzunehmen und zu bemerken, wann er sich durch eigenes Zutun bessert (oder verschlechtert),
- in der Ermutigung zu Nachfragen, Kommentaren, Kritik (selbst dann, wenn daraufhin keine Veränderung möglich sein sollte),
- in der Wahl von Pausen oder Auszeiten.

Aber natürlich geht es auch immer darum, dass Sie selbst als Begleiterin etwas wollen, etwas erreichen wollen oder sollen, eine bestimmte Idee einbringen möchten. Dann sollten Sie damit auch nicht hinter dem Berg halten, sollten klarmachen, was Ihre Aufträge sind (vergleiche 5.6.2, Auftragsklärung), und benennen, was Sie sich vorstellen könnten zu tun. Wenn die Klientin Ihnen dafür ihr Einverständnis gibt – nachdem Sie begreiflich und nachvollziehbar gemacht haben, was Sie vorhaben –, dann können Sie sich auch immer wieder darauf beziehen oder erneut nachfragen, ob sich etwas geändert hat.

Manchmal ist aber auch der eigene Leistungsdruck oder die Unsicherheit, woran Erfolg zu messen wäre, der Motor für ein „Aber ich muss doch …“. Versuchen Sie sich in der Wahrnehmung des Raums, lesen Sie den Abschnitt über Selbstfürsorge noch einmal durch, machen Sie sich ein Musikstück an und erinnern Sie sich daran, dass wesentlich für Stabilität auch das Wohlbefinden der Beraterin ist. Nur so können Sie dem Häschen (in sich und in Ihrem Gegenüber) Sicherheit vermitteln.

6.3.9 Erleichterung der Übung durch Bagatellisierung, Humor, Transparenz und Fragen

Aber was mache ich, wenn die Klientin gar keine Lust auf die Übung hat? Wenn sie immer sagt, dass es nicht klappen kann? Wenn sie einwirft, dass das doch ohnehin nichts taugt und sie schon so oft versucht hat, eine Stabilisierungsübung zu machen, ohne dass es je etwas gebracht hat? Wie wäre es damit: *„Na ja, ich weiß auch nicht genau, ob das für Sie was bringen könnte – ich habe es mal für mich selbst ausprobiert, das fand ich spannend … Aber das muss für Sie ja gar nichts heißen. Vielleicht sagen Sie einfach Bescheid, wenn Sie mal Lust haben, dass wir ausprobieren, was wir anders machen können, damit es diesmal besser hinhaut. Das müssten wir dann aber schon gemeinsam ausprobieren, ich kann ja nicht wirklich wissen, was Ihnen guttut. Ich bin gespannt darauf, sagen Sie einfach Bescheid.“*

6.3.10 Einladung durch Mitarbeit: Machen Sie mit, aber lassen Sie sich selbst aus dem Spiel!

Eine einfache Zwischenform, die in aller Regel unterschätzt wird, ist das eigene Mitmachen. Waren Sie schon mal in einem Fitnessstudio oder Yogakurs? Haben Sie schon mal etwas gebastelt oder jemand hat Ihnen gezeigt, wie mensch häkelt oder Fußball spielt? Die Neugier am Üben und auf das Resultat waren vielleicht ähnlich motivierend wie die Begeisterung des Trainers oder der Tante, die Ihnen gezeigt haben, wie das geht, oder? Warum sollte das bei den Übungen, die wir anleiten, anders sein? Das heißt nun nicht, dass Sie Ihre eigenen Inneren Kinder vorführen sollten, aber wie wäre es mit einem Beispiel aus einem anderen Kontext – wahr oder erfunden? Weshalb sollten Sie nicht als Erste aufstehen, wenn Sie möchten, dass Ihr Gegenüber aus der zusammengesunkenen Haltung aufwacht? Was hindert Sie daran, in Beispielen von sicheren schönen Orten zu schwelgen, die die Fantasie der Klientin anregen, selbst einen passenden zu finden? Wenn Sie Ihre Fantasie spielen lassen, wird die Ihrer Klientin automatisch eingeladen mitzugehen.

Wenn Sie also eine Übung anleiten, machen Sie sie vor: Sie stehen zuerst auf, Sie bewegen zuerst die Hände oder Füße im Raum, beschreiben zuerst, was Sie sehen, spüren, hören.

Geben Sie Ihren Körper und Ihre Präsenz in den Kontakt, aber benennen Sie eigene Empfindungen nur, solange sie im Außen darstellbar und nicht persönlich sind: *„Meine Zehen sind ein wenig kalt, das finde ich gerade ganz angenehm … Au! Jetzt habe ich mir beim dollen Auftreten am Ballen wehgetan“* (siehe 7.1, Orientierung im Hier und Jetzt). Es geht darum, der Klientin ein Beispiel dafür zu geben, wie sie ihre Wahrnehmung strukturieren und sich Raum nehmen kann. Wenn Sie nachfragen, wie es bei ihr aussieht, und Ihre eigenen Wahrnehmungen immer wieder mal als Angebotsstrauß vorschlagen, dann öffnen Sie den Assoziationsraum für neue Wahrnehmungen der Klientin.

6.3.11 Einbezug des Körpers

Sich selbst einzubringen ist ein gutes Stichwort, um noch einmal auf den Einbezug des Körpers bei den Übungen hinzuweisen.

Wenn wir uns die fehlende Integration während und nach unverarbeiteten Belastungen klarmachen, wird deutlich, wie wichtig es ist, den Körper und die Körperwahrnehmung behutsam (!) in die Arbeit mit traumatisierten Menschen einzubeziehen. Wenn wir den Körper in einer leichten, aufmerksam gespannten Weise in unseren

Übungen nutzen, arbeiten wir direkt an der Spannungskurve und am Ressourcenbereich: Wir sorgen dafür, dass Körper und Atmung und damit das Denken und die Wahrnehmung flexibler werden und das Notfallprogramm weniger schnell angeworfen wird.

Das heißt nicht einfach: Nun reden wir nicht mehr nur, sondern machen auch Körperübungen – atmen tief oder machen Yoga, Körpererfahrung oder Kontaktspiele. Nein! Forcierte Bewegungs- und vor allem Körperwahrnehmungsangebote haben oft überwältigenden Charakter, weil sie die Aufmerksamkeit auf Gefühle und Spannungsmuster richten, die noch nicht freigegeben werden sollten. Dissoziation ist ein sehr leicht zu überrumpelnder Mechanismus, ganz im Gegensatz zur Verdrängung, dem anderen Verarbeitungsmodell psychischer Belastungen. Wenn nach einer Stunde Yoga, nach eine Stunde Physiotherapie, Singen oder Massage die Schmerzen überhandnehmen, jemand nicht mehr schlafen kann und psychosomatisch reagiert, war das Angebot zu schnell, zu stark, zu wenig angemessen. Weil dies ein schmaler Grat ist, sollten wir hier vorsichtig dosieren.

Bleiben wir im Bild der Steigung: Es ist wie eine Gratwanderung, die schnell auch zum Absturz führen kann, wenn wir ohne ausreichende Sicherung und zu schnell in die hohen Bereiche mit Steinschlaggefahr gehen. Das passiert leicht, wenn wir zu sehr und zu viel auf einen Körper und sein Erleben fokussieren, der zuallererst als feindliches Terrain, als Feld von Übergriffen erlebt wird und erst langsam lernen muss, dass es etwas anderes zu bemerken gibt als Schmerzen, Verwundungen, Übergriffe, Unkontrollierbarkeit und die Unmöglichkeit zu fliehen oder erfolgreich zu kämpfen. Das hatte mensch ja meist dissoziiert und nicht mehr wahrgenommen. Wenn nun die Aufmerksamkeit zu schnell und zu explizit und gefühlsintensiv auf den Körper und vor allem auf zentrale Bereiche der Verletzungen gerichtet wird, dann kippt die Körperwahrnehmung geradewegs in die Traumaerinnerung, und wir provozieren mit einer gut gemeinten Körperwahrnehmungsübung Angst und Schrecken oder blindes Um-sich-Schlagen, Angriffe oder Selbstverletzungen.

Was also tun? Den Körper selbstverständlicher nehmen, nicht das Feld der intensiven Wahrnehmung öffnen, sondern ganz lapidar und mit viel Humor, vielleicht auch mit etwas Ironie das miteinbeziehen, was ohnehin passiert, aber bisher nicht wahrgenommen wurde. Wir probieren es gleich mal mit Ihnen aus: Wenn Sie jetzt mal auf Ihre Haltung achten, gäbe es da eine Kleinigkeit zu verändern, damit Sie sich noch wohler fühlen? Ach so, die Schultern etwas lockern täte gut jetzt? Na, schon passiert, oder? Und warum sollten wir jetzt noch länger dabeibleiben? Sie haben etwas verändert, Sie haben es gemerkt, es hat geholfen. Dies war eine Lernerfahrung, die Sie Ihrem Körper verschafft haben. Da braucht es kein Beharren, Nachfragen, noch genauer werden: *„Und wie füüühlt sich das nun an? Was genau spüüüren Sie da?“* Reicht doch, wenn es Ihnen gut geht.

Das mag etwas eigentümlich und vielleicht sogar provokant klingen: Es geht nicht immer – und bei gefährdeten, misstrauischen und ausgenutzten Menschen sehr oft überhaupt lange nicht – um eine Intensivierung von Sprache, um ein Vertiefen von Gefühlen, vom Einfühlen. Das mag widersprüchlich klingen: Mensch soll doch das positive Erleben intensivieren. Ja, sobald das Erleben wirklich stattfindet und zugelassen werden kann. Vorher müssen wir dafür sorgen, dass nicht jedes Gefühl, jede Körperempfindung, jede Anspielung auf positive Beziehungen oder Erlebnisse gleich zunichte gemacht werden muss – entweder mehr oder weniger bewusst durch ein Niedermachen, Abwehren, Abwiegeln oder völlig automatisiert über eine Dissoziation ins Nicht-Wissen, Nicht-Wahrnehmen: *„Worüber haben Sie gerade geredet?"*

Da ist es oft viel hilfreicher, die potenziell bedrohlichen positiven Inhalte zunächst spielerisch und humorvoll einzubringen und mit der Unlust, solche Inhalte wahrzunehmen, lächelnd und gemeinsam ironisch umzugehen: *„Man sollte es ja nicht übertreiben mit dem Wohlfühlen. Aber gibt es gerade irgendetwas, so, wie du gerade dastehst, was sich halbwegs okay, irgendwie angenehm oder so anfühlt?"* (siehe 11.2, „Zielzustand")

6.3.12 Die Übung im Körper auffindbar machen – Denker*in und Häschen aktiv koppeln

Welche Übung auch immer Sie anleiten, es entsteht – wenn es Ihnen gemeinsam gelingt – ein Gefühl, ein Zustand, eine Fantasie oder ein Körperempfinden, eine Kompetenz, eine Zuversicht, kurz: eine hilfreiche Veränderung, ein erwünschter Zustand. Diese Veränderung, auch wenn sie in der Imagination ausgelöst wurde, findet letztlich im Körper statt. Probieren Sie es noch einmal aus: Scannen Sie Ihren Körper genau jetzt, merken Sie sich, wie Sie atmen, wie Ihre Muskelgruppen sich anfühlen, wie Sie sitzen etc.

Nun denken Sie einmal für kurze Zeit an ein Erlebnis der letzten Tage, das Sie froh gemacht hat, das Sie hat schmunzeln lassen, das Ihnen das Gefühl Ihrer eigenen Kraft vermittelt hat.

Nehmen Sie die Situation vor Ihrem inneren Auge ein paar Atemzüge lang wahr und machen Sie nun denselben Scan wie vorher. Sie werden feststellen: Ihr Körper kann nicht im alten Zustand verharren, wenn Ihre Gedanken einen anderen Zustand aufrufen. Die Kopplung ist zu stark.

Diese Kopplung mit aller Vorsicht (siehe oben) zum Abschluss jeder Übung zu machen, macht aus einem angenehmen Angebot in der Beratung oder pädagogischen

Arbeit ein Angebot zur Selbstwirksamkeit und Selbstermächtigung. Lassen Sie uns das einmal beleuchten: Wenn wir dabeibleiben, Sie in die angenehme Erinnerung einzuladen, dann aber einfach so weitermachen wie vorher, werden Sie sich nach der Situation aus der Erinnerung sehnen, und die erlebte Realität wird womöglich nur noch unerträglicher. Wenn wir Sie aber nun fragen: *„Okay, denken Sie noch mal an die angenehme Situation von vorhin. Nehmen Sie wahr, was Sie sehen, hören, spüren, vielleicht riechen oder schmecken. Und nun richten Sie Ihre Aufmerksamkeit einmal auf Ihren Körper, jetzt. Ihr Atem hat sich verändert, und die Schultern sind lockerer? Die Stirn fühlt sich glatter an? Im Brustraum ist es freier? Welcher Eindruck ist gerade am stärksten? Der freie Brustraum? Wenn das Gefühl, das Sie dort haben, eine Farbe und eine Form hätte, vielleicht auch eher einen Ton – was wäre das? Ein blauer Ball, sagen Sie? Und wie sehr spüren Sie den gerade, auf einer Skala von 1 bis 10, wenn 1 wäre: gar nicht recht und 10 hieße: sehr optimal? Sie sind auf 8? Okay, dann werde ich Sie bitten, immer mal wieder zu Ihrem blauen Ballgefühl zurückzukommen, während wir hier weiter erzählen.“*

Auf einmal, durch diese kleine Verankerung zwischen Ihrem Körpererleben und der bewussten Wahrnehmung, eigentlich nur durch die Nachfrage, wo die Erinnerung jetzt einen Unterschied macht, wo in Ihrem Körper sie hier und jetzt spürbar wird, haben wir gemeinsam etwas völlig anderes hergestellt: Sie können auf einmal in dieser Situation ein Gefühl aufrechterhalten, das Sie einem völlig anderen Kontext zugeordnet hatten. Sie haben das Gefühl aus der angenehmen Erinnerung transportabel gemacht, weil Sie es auf den zentralen Bereich in Ihrem Körper zurückgeführt haben, in dem diese Erfahrung einen Unterschied macht. Und das haben Sie – wenn Sie mögen – jetzt immer dabei. Es wäre sehr viel umständlicher, schwieriger und oft nicht adäquat, sich immer die gesamte Situation aufzurufen.

Arbeiten Sie also in jedem Fall heraus, was die ein oder zwei wesentlichen Merkmale sind, die das positive, andere, ressourcenstärkende Erleben im Körper Ihres Gegenübers ausmachen. Wir suchen nach der Tür, dem Fenster, der Brücke zum Erleben. Allein die Tatsache, das Erlebnis zu kennen, verschafft uns noch keinen Zugang! Es muss auch nicht der Bauch oder das Herz oder das Rückgrat sein, das da gespürt wird. Manche Menschen müssen mit dem Spüren sehr vorsichtig sein! Manchmal ist es vielleicht mehr Klarheit in den Augen oder das Gefühl einer glatteren Stirn, ein wenig mehr Beweglichkeit in der Hand.

Hinzu kommt: Man kann sich unter Belastung besser an *einen* Eindruck als an mehrere Alternativen erinnern – die kognitiven Suchprozesse sind dann sehr eingeschränkt. Wenn der Eindruck mit Farben oder Tönen, vielleicht auch Geschmack oder Geruch verbunden ist und einen Platz im Körper bekommt, ist er leichter aufrufbar.

Vollziehen Sie den Wechsel der Aufmerksamkeit zwischen dem angenehmen Zustand aus einer Übung oder Erinnerung und dem neutralen Hier und Jetzt mit Zeit zum Wiederfinden des angenehmen Orts oder Zustands mehrere Male hintereinander, orientieren Sie aber immer wieder zurück auf das gute Gefühl im Körper und fragen nach, was beim Wiederaufrufen geholfen hat. Helfen Sie bei Bedarf durch Details, die Sie mitgeschrieben haben – tun Sie das aber nicht standardmäßig, die Klientin soll das ja selbst lernen. Es geht hier um die sichere Handhabung des erwünschten Zustands, nicht um die Konfrontation mit einer Belastung. Die Konfrontation muss nicht in der Beratung stattfinden. Wenn der Zielzustand und die Eingangstür bekannt und erkundet sind, funktioniert das im Alltag auch von selbst. Aber natürlich können Sie den angenehmen Zustand auch verwenden, um von dort aus – mit Abstand – ganz gelassen auf die Problemsituation zu blicken.

6.3.13 Körperkontakt

Eigentlich ergibt es sich aus dem zuvor Geschilderten, sei aber noch einmal benannt, um ja keine Missverständnisse aufkommen zu lassen: Berührungen haben in der Arbeit mit traumatisierten Menschen nur dann etwas zu suchen, wenn sie abgesprochen, respektvoll und vorübergehend sind. Bei jeglicher nonverbalen oder verbalen Abwehr gegen Berührungen sind sie zu unterlassen, und immer dann, wenn es Ihr Bedürfnis ist, jemandem durch eine Berührung zu helfen – lassen Sie es sein. Gehen Sie in Supervision, sortieren Sie Ihre Bedürfnisse und die dahinterstehenden Anliegen.

Im Kontakt mit Kindern stellt sich die Situation ein wenig komplizierter dar. Gerade kleine Kinder brauchen körperliche Nähe, die Regulation der eigenen Befindlichkeit und überbordender Gefühle auch durch jemanden, der sie in den Arm nimmt oder wiegt. Der Körperkontakt zu Kindern sollte deshalb ein wichtiges, vorrangiges und ständig mitlaufendes Thema in Teambesprechungen und Supervisionen sein. Hier gilt es, die je individuellen Bedürfnisse eines Kindes zu klären und die dafür geeignete Bezugsperson zu benennen. Außerdem kann und sollte hier thematisiert werden, wo das eigene Bedürfnis nach körperlicher Nähe einen Bedarf des Kindes aufnimmt und uns Hinweis für Interventionsbedarf sein kann und wo das eigene Bedürfnis nach Schutzgebung Nähe einfordert, wo sie übergriffig wirken könnte. Hier tun eine sehr viel intensivere Absprache und Beobachtung dessen, was für wen nötig und richtig ist, Not. Ein Blick auf die Dynamiken im Trauma-Viereck (siehe 5.5.6) ist hier oft sehr hilfreich.

Im Beratungssetting oder in der Therapie sollten körperliche Kontaktaufnahmen professionelle Distanz signalisieren (Händedruck zur Begrüßung und zum Abschied). Alle Abweichungen sollten sich aus individuellen und einzelnen Situationen ableiten. Wenn mich eine Klientin nach einer langen Therapiezeit zum Abschied fragt, ob sie mich einmal umarmen dürfe, werde ich ihr das im Normalfall nicht verweigern. Ich werde aber keine Regel daraus ableiten. Wenn ich zur Unterstützung oder Bestätigung jemandes Oberarm kurz berühre, ist dies eine seltene Geste, die ich für Momente großer Not oder als Signal nonverbalen Einverständnisses aufbewahre. Wenn es Ihnen nötig scheint, jemandem die Hand zu halten oder den Arm um eine erwachsene Person zu legen, könnten Sie vielleicht einfach einmal alle Anwesenden reorientieren und im Raum auf und ab gehen. Sie wollen ja die erwachsene Kompetenz Ihres Gegenübers stärken und nicht das Kind in Ihrer Klientin bemuttern. Und auch das „Sie" hat in unserer Kultur eine wichtige Funktion bei der Distanzregulierung.

Das ist mit Sicherheit kulturspezifisch, aber nun sind wir einmal Kinder unserer jeweiligen Kulturmischung, wir können unser Handeln ja im Kontext erklären. *„Vielleicht finden Sie es komisch, dass ich hier anscheinend so teilnahmslos sitze, es ist bei uns einfach nicht so üblich und auf der Arbeit auch nicht gern gesehen, wenn man sehr nah an andere herangeht. Ist das für Sie in Ordnung so? Ich möchte das auch gar nicht anders tun, aber ich möchte es Ihnen gern erklären, falls es für Sie komisch ist."*

Es ist an dieser Stelle nämlich nicht damit getan, das Gegenüber entscheiden zu lassen. Viele unserer Klient*innen haben Beziehungsgestaltung im Traumakontext gelernt und „erahnen" unsere geheimen Bedürfnisse. Oder sie sind auf die Opferrolle „festgelegt". Indem Sie von sich aus Würde und mögliche Grenzen des Gegenübers bewahren, geben Sie dem Körper eine Möglichkeit, sich mehr zu entspannen – im anderen Fall erzwingen Sie möglicherweise einen Wechsel in die Rolle des „lieben Kindes". Im Regelfall intensivieren Sie erneut das Muster: „Ich kann mir nicht helfen, sondern muss gerettet werden." Wollen Sie das?

6.3.14 Unterschiedliche Zielgruppen

Ganz allgemein ist es natürlich so, dass Sie eigentlich nur bestimmen können, wie Sie sich selbst verhalten wollen, was Ihr Setting von Ihnen fordert oder Ihnen vorgibt und mit welchem Angebot Sie in den Kontakt gehen. Den wichtigsten Part im Kontakt wird Ihr Gegenüber bestimmen und übernehmen, denn darum geht es ja im professionellen Umgang. Sie werden also für sich bestimmen, dass Sie niemanden anfassen wollen, ohne zu fragen, dann aber doch die weinende Frau in den Armen halten, weil sie viel schneller war und Ihr Häschen entschieden hat, dass dem Wunsch entsprochen wird. Sie werden Tee und Saft für den Mutter-Kind-Kontakt auf den Tisch stellen, dann aber alles auf den Boden stellen, weil die beiden sich erst einmal dort beim Spiel einfinden und Ihre Denker*in entscheidet, dass die Kontaktaufnahme hier ja viel einfacher stattfinden kann. Sie werden mit einer Jugendlichen einen Wohlfühlort einrichten und – etwas erstaunt, aber ressourcenorientiert – den Bungalow, den sich die Großstadtgöre erträumt, mit einer Selbstschussanlage auf dem Dach ausstatten, weil es ja um das Gefühl von Sicherheit und Kontrolle bei Ihrem Gegenüber geht. Sie werden mit Händen und Füßen reden und ganz erstaunt sein, dass Sie mit Ihrer Klientin auf einmal durch den Raum tanzen, weil das mit der Übersetzung so holprig wird und Sie herausarbeiten wollen, wie genau sich die Frau bei Ihrer Hochzeit gefühlt hat. Und Sie räumen nach Jahren endlich Ihre Fotos in Dateibäume, weil Sie mit einem Computernerd ein Zwischenlager eingerichtet haben, wofür er Ihnen zuerst einmal erklären musste, was eine Cloud ist. Will sagen: Wenn Sie Ihr Gegenüber wahrnehmen, dann passen Sie Ihre Sprache an, bewegen sich, fangen an zu malen, klettern auf Stühle und nehmen ganz neue Fähigkeiten aus diesen Kontakten für sich mit. Die Arbeit an Ressourcen und mit der Fantasie macht uns alle reicher.

6.3.15 Achten Sie auf sich selbst und machen Sie das transparent

Bei Auswahl und Gestaltung der Übungen gilt im Grundsatz natürlich auch immer, was wir im Selbstfürsorgekapitel ausgeführt haben: Wenn Sie auf sich selbst achten, sind Sie auch im Außen deutlicher und widerspruchsfreier wahrnehmbar, Ihre Präsenz wird gleichzeitig klarer und weniger fragenumwoben: Die Klientin muss sich nicht auch noch um Sie Gedanken machen.

Sie erinnern sich: Gerade früh traumatisierte Klient*innen und Kinder bzw. Jugendliche, die im Kontakt mit schwer einschätzbaren und unkalkulierbaren Eltern riesige Antennen entwickelt haben, scannen auch Ihre Befindlichkeit mit derselben Aufmerksamkeit. Die Antennen, die als Frühwarnsystem entwickelt wurden, nehmen ihre Arbeit nicht erst auf, wenn etwas Unvorhergesehenes passiert, sondern sind sozusagen Teil ihrer Grundausstattung, die zu schnellen Reaktionen befähigt, sobald die Lage heikel zu werden droht. Sie werden also immer auf Zeichen von Unsicherheit und Irritation überprüft, die im Erleben des Kindes schnell zu Übergriffen und Gereiztheit führen konnten. Die Frage, ob das im Beratungs- oder pädagogischen Setting notwendig ist, stellt sich nicht. Ein gejagter Hase wird nicht deshalb sitzen bleiben, weil Sie ihm sagen, dass nun alles in Ordnung ist. Und aus einem Löwen wird kein Stubenkater, wenn Sie ihn einsperren. Hase und Löwin brauchen Platz und Zeit, um das eigene Verhalten sehr langsam neuen Bedingungen anzupassen.

Sie werden sich also zunächst darauf einstellen müssen und Ihr eigenes Verhalten verändern, damit Hase und Löwe sich entspannen können. Wird das eher passieren, wenn Sie selbst ganz angespannt und unsicher sind? Würden Sie sich auf jemanden einlassen, der selbst nicht so recht weiß, ob die Übung funktioniert?

Machen Sie es sich also einfach! Suchen Sie zunächst Übungen aus, die Sie selbst gerne machen oder ausprobieren wollen, und sagen Sie das ruhig: *„Ich habe gerade eine Übung gefunden, die ich gerne mal machen würde. Und da dachte ich, ich frage Sie mal. Haben Sie Lust?"* Schon entspannt sich das Gegenüber, das Häschen kommt schnuppern, und der Löwe trottet etwas näher. Nicht, weil Sie die Übung „beherrschen", sondern weil Sie überschaubar sind: „Ach so, die will das mal machen. Ach so, die kann das selbst noch nicht und will es ausprobieren. Ach so, die scheint Spaß daran zu haben." Sie sind doch nicht in der Schule, und niemand wird Ihnen Noten geben für eine perfekt durchgezogene Übung. Die einzige Bewertung, die gilt, sind das Lächeln und die Konzentration, vielleicht das Wohlgefühl oder die Erkenntnis aufseiten der Klientin – und bei Ihnen.

Sobald Sie dann einen guten Kontakt aufgebaut haben und Hase und Löwin sich in angemessener Entfernung tummeln, können Sie natürlich auch Ihre eigenen (beraterischen oder pädagogischen) Ziele mit ins Spiel bringen: Sie wollen etwas erklären oder mit dem Kind für das nächste Wochenende mit dem Vater etwas erarbeiten. Dann tun Sie das. Achten Sie darauf, dass Sie immer wieder begründen, warum Sie tun, was Sie tun. Versuchen Sie herauszufinden, wie Sie Ihr Gegenüber einladen können. Aber übernehmen Sie auch Verantwortung, indem Sie Ihre Ideen vertreten und nicht vor lauter Empathie und Rücksichtnahme wieder unsichtbar werden als Gegenüber – oder nur mehr als eines, das mensch überrennen kann oder nicht ernst nehmen muss. Oder als jemand, der sicher irgendetwas mit der Übung verfolgt, was aber nicht einschätzbar ist.

6.3.16 *Zeit lassen*

Übungen haben in der Ausführung oft keinen klar definierten Anfang und in den meisten Fällen auch kein Ende, das als solches feststellbar wäre. Denn das Wohlfühlen der Klientin soll ja kein Endzustand sein, sondern Ausgangspunkt für alle Anforderungen des Alltags und der Entwicklung. Ein Gespräch darüber, wie mensch das gute Gefühl, das durch eine Übung erreicht wurde, in den Alltag mitnehmen und wieder aufrufen kann, könnte also noch am ehesten das „Ende" einer Übung bilden (siehe z. B. 11.2, „Zielzustand" oder 12.3, „Innere-Kind-Arbeit"). Der Anfang ist ganz oft ein *„Haben Sie Lust, mal x auszuprobieren? Das fällt mir gerade ein, und ich denke, das könnte ganz gut passen."* Und dann erklären wir zunächst, was wir vorhaben und was das Ziel ist, was der andere tun und lassen soll oder kann. Und da wir alles immer auch offenlassen und klar wird, dass die Klientin jederzeit entscheiden kann, etwas anderes zu tun, lassen die meisten Menschen sich gerne darauf ein.

Die Dauer einer Übung definiert sich aus den Umständen, unter denen Sie sie vermitteln. Hier spielen also auch die Zeit, die Sie haben, mit rein und die Wichtigkeit, die sie für die Klientin erlangt. Viele Übungen und Erklärungen wiederholen wir sehr oft. Denn es geht ja nicht um Abwechslung oder Entertainment, sondern darum, dass das Ziel, das wir mit der Übung gemeinsam erreichen wollen, immer wieder hergestellt werden kann. Das kann die Erklärung des Ressourcenbereichs sein oder des Auseinanderfallens von Häschen und Denker*in im Stress, um auch die letzte Situation im Alltag noch einmal zu erläutern. Wie lange haben Sie gebraucht, um wirklich wichtige Dinge umzusetzen? Das Zwischenlager oder den Zielzustand werden Sie wohl fast jedes Mal aufrufen, das Ressourcenbarometer sollte so etwas werden wie ein tiefes Ausatmen.

Wenn unser Ziel mit einer Übung erreichbar ist, weshalb sollte man sie dann ändern? Kennen Sie Kinder, die immer wieder dieselbe Geschichte zum Einschlafen hören wollen, auch wenn sie Ihnen längst zu den Ohren herauskommt? Es geht beim Wohlfühlen nicht um die Anhäufung von Eindrücken, sondern um die Vertiefung des Erlebens. Wenn also jemand immer wieder „nur" dieselbe Übung machen will, dann freuen Sie sich: Da hat etwas Wirkung gezeigt. Und wenn es immer wieder eine neue sein soll, fragen Sie einmal nach, was genau da angenehm und wichtig ist? Vielleicht ist es dann gar nicht die Übung, sondern ein gutes Gefühl, versorgt zu werden oder andere für sich denken zu lassen. Wenn Sie das beide wissen, können Sie es besser genießen und genau hinsehen, ob das für eine (ganze) Weile gut so ist oder ob Sie etwas ändern wollen.

Ziel all des Übens, das sei hier noch einmal wiederholt, ist zu lernen, sich selbst zu reorientieren und den eigenen Ressourcenbereich auszubauen. Und wenn das mit einer Übung oder zweien am besten zu erreichen ist, dann müssen Sie die eben immer wieder aufrufen und einüben, sobald neue Situationen auftauchen, die eine Selbstregulation erfordern.

6.3.17 *Besonderheiten in der Arbeit mit Gruppen*

Auch in der Arbeit mit Gruppen von Menschen mit unverarbeiteten Belastungen geht es darum, den Bezug zum Hier und Jetzt durchgehend aufrechtzuerhalten bzw. zu ermöglichen. Das gilt vor allem dann, wenn das unverarbeitete Erleben zur Sprache kommt, weil sonst der Notfallmechanismus wieder in Kraft tritt und keine Integration, sondern schlimmstenfalls eine Retraumatisierung stattfindet.

Im Einzelkontakt ist diese Arbeit erleichtert, weil Sie Blickkontakt halten und immer wieder nach dem Ressourcenbarometer fragen können, weil Sie individuell reorientieren können und mit der Klientin im Austausch sind. Das ist im Gruppensetting nur eingeschränkt der Fall. Wenn Sie mit Gruppen arbeiten, in denen auch Menschen mit Traumafolgen sitzen, können Sie die ganze Gruppe über die Mechanismen aufklären und gemeinsam überlegen, wie mensch damit umgehen kann, wenn jemand (und da werden sich viele wiederfinden) in ein Gefühl rutscht, das eigentlich nicht hierhergehört. Damit ist schon einer der zentralen Punkte für die Gruppenarbeit benannt: unbedingte Transparenz – nicht über das, was jemandem passiert ist, sondern darüber, was das für die Verarbeitung und die Fähigkeit, im Hier und Jetzt zu bleiben, bedeuten kann. Wenn Sie das zu einem zentralen, immer mitlaufenden Thema der Gruppe machen, nutzen Sie die Gruppe in einem sehr unterstützenden und hilfreichen Sinn für die Stabilisierung und Erhöhung der Verarbeitungsmöglichkeit.

Wenn Sie allerdings gewohnt sind, problemorientiert zu arbeiten, haben Sie nach all den theoretischen Ausführungen sicher eine Idee, weshalb es in der Gruppe immer wieder schwierig wird: Klient*innen rutschen weg, haben hinterher erhöhten Selbstverletzungsdruck oder es eskalieren Konflikte innerhalb der Gruppe, die Sie kaum mehr einfangen können. Ein paar wichtige Grundsätze für die Gruppenarbeit mit traumatisierten Menschen – für die sich ein eigenes Buch lohnen würde – sind also:

- Setzen Sie als Gruppenregel, dass Sie Einzelne oder (bevorzugt) die ganze Gruppe immer dann reorientieren werden, wenn Sie den Eindruck haben, dass sie nicht mehr gut im **Hier und Jetzt** sind. Tun Sie das dann auch konsequent und schaffen Sie so eine stabile Hier-und-jetzt-Grundlage für die Gruppenarbeit. (Ihr Eindruck reicht, Reorientierung ist die Sauerstoffmaske, die Sie immer zuerst aufsetzen und dann anderen geben – egal, ob der Sauerstoff dann ausreicht oder nicht).
- Achten Sie in den Übungen immer auf **Außenorientierung**. Keine Übungen mit geschlossenen Augen, im Zweifelsfall im Stehen arbeiten. Die Einladung, in eigene innere Welten abzudriften, wird dadurch weniger stark.
- Nutzen Sie die gemeinsame **Bewegung im Raum** – einfach nebenher, im Durcheinandergehen –, um die Orientierung im Hier und Jetzt stabiler zu halten. Wer sagt denn, dass Gruppen immer sitzen müssen?
- Verabschieden Sie sich vom durchgehenden Gruppenbezug: Mensch kann auch innerhalb der Gruppe gut auf **einzelne Anliegen** eingehen und die Gruppe als Unterstützung und Ideenreservoir mit einbeziehen. Die Über- und Unterspannungen der belasteten Teilnehmer*innen können so besser einbezogen werden. (Die Empfehlungen für Gruppentauglichkeit oder Einzelkontakt am Ende jeder Übung beziehen sich auf den Regelfall der Arbeit an **Gruppenthemen**. Sollten Sie mit Ihren Klient*innen schon ressourcenorientiert und mit Einzelarbeit innerhalb der Gruppe arbeiten, haben Sie natürlich ganz andere Spielräume.)

- Vereinbaren Sie Regelungen für den **Umgang mit Hoch- und Unterspannung** (siehe erster Aufzählungspunkt).
- Arbeiten Sie ganz klar **ressourcenorientiert**. Nutzen Sie die Gruppe als „Kompetenztreibhaus" (Gunther Schmidt) zum Auffinden von Lösungen und Umgangsweisen.
- Arbeiten Sie mit einem fest installierten **Ressourcenbarometer** zu allen Zeitpunkten der Gruppenarbeit – dann behalten Sie den Überblick.
- Achten Sie auf **ressourcenorientierte Sprache**.

Die Gruppe potenziert angenehmes wie unangenehmes Empfinden. Entscheiden Sie, was Ihnen lieber ist.

6.3.18 Übungsanleitungen und der Umgang mit Sprache

Imaginationsübungen sind so etwas wie der Prototyp von Stabilisierung. Was bietet sich auch besser dafür an, neue, angenehmere Erlebnismöglichkeiten zu eröffnen, als eine Reise in die Fantasie?

Zunächst waren das ziemlich genau ausformulierte Übungen, die neue Pfade, Wege, Länder, Wiesen, Gärten etc. entstehen ließen. Mehr und mehr bedient man sich in den letzten Jahren der Möglichkeiten, die Sprache offener zu gestalten, wie sie in der Hypnotherapie Grundlage individueller veränderbarer Interventionen ist. Was es damit auf sich hat und wie Sie Sprache so einsetzen können, dass Ihre Übungsanleitungen noch besser aufgenommen werden können, möchten wir im Folgenden erklären.

6.3.18.1 Passen Sie Ihre Sprache an

Kennen Sie jemanden, der ganz genau so redet wie Sie? Oder jemanden, der genau das versteht, was Sie gemeint haben? Nein, Sie auch nicht? – Wir wünschen uns das ja oft, und die Grundlage dafür, dass wir uns immer wieder missverstehen, liegt eben darin, dass es keine allgemeingültige Definition von Wörtern und schon gar nicht von Verknüpfungen von Wörtern, also von Sätzen gibt. Wenn es noch möglich ist, einigermaßen klar zu sagen, was mit dem Wort „Hund" gemeint ist, und auch jedem klar sein dürfte, dass er gemeint ist, wenn Sie ihn mit „Du" ansprechen, so lässt es doch viele Deutungen zu, wenn Sie sagen: „Du siehst heute aus wie ein Hund."

Am ehesten gibt es eine scheinbare gemeinsame Bedeutungsebene noch mit den Menschen, mit denen zusammen Sie aufgewachsen sind, im Guten wie im Schlechten. Wir wachsen in Sprache hinein und eignen sie uns an. Die allermeisten von uns haben laufen gelernt – und doch tun wir es in einer für jeden Einzelnen so individuellen Art und Weise, dass man meist schon an der Art der Bewegung einen bekannten Menschen wiedererkennen kann. Genauso verhält es sich mit der Sprache: Wir haben jede*r eine sehr eigene Art, sie zu gebrauchen und zu verstehen. Aber da Sprache sehr wesentlich als ein Instrument der Verständigung dient, mit dem wir etwas auch dann betrachten können, wenn wir es gar nicht vor Augen haben, sind hier vielleicht die größten Möglichkeiten gegeben, sich misszuverstehen – oder auch positiv zu beeinflussen, je nachdem.

In den Anfängen der Traumatherapie wurde oft mit vorgefertigten Übungsanleitungen gearbeitet, die dann auch in Gruppen als Anleitung dienten. Viele haben damit gute Erfahrungen gemacht, aber andere sind gerade durch die sehr konkreten Anleitungen in Bereiche der Wahrnehmung geführt worden, die sie an unangenehmes Erleben erinnert, sie getriggert haben. So kann zum Beispiel die klassische Beschreibung einer Treppe, die nach unten führt, die Erinnerung an einen Keller aufrufen, in dem etwas Unangenehmes passiert ist. Oder durch die Suggestion „mein Arm wird schwer" im autogenen Training wird die Lähmungserfahrung in der Notfallreaktion aufgerufen. Die Imagination eines Tresors wird bei jemandem, der einen Banküberfall überlebt hat, ebenso wenig Sicherheitsgefühle auslösen wie die Vorstellung eines Boots, wenn die Flucht auf diesem Weg nur knapp gelang. – Es gibt Tausende von Möglichkeiten der Traumatisierung und deshalb auch mindestens ebenso viele Möglichkeiten, etwas „Falsches" zu sagen. Sollten wir also auf Imaginationsübungen verzichten?

Aber nein! Wir sollten nur darauf achten, dass die Fantasie durch unsere Sprache nicht eingeengt, also auf eine Möglichkeit festgelegt wird, sondern sich weit anfühlt und neue Ideen entstehen lässt. Aber wie geht das?

6.3.18.2 Wohin geht die Aufmerksamkeit?

Probieren Sie zunächst einmal etwas aus. Wohin führt Sie folgender Satz: „Sie erinnern sich sicher an eine unangenehme Situation." – Was passiert? Sie denken an eine unangenehme Situation, und wenn es Ihnen ohnehin gerade schlecht geht, rutschen Sie vielleicht ganz schnell ganz tief in ein schwarzes Loch. Wenn ich nun aber sage: „In jeder unangenehmen Situation gibt es Auswege." Wohin geht jetzt Ihre Aufmerksamkeit? Sie suchen nach Türen, Öffnungen, Wegen, die in eine neue Richtung gehen.

Gunther Schmidt spricht von einem „Aufmerksamkeitsscheinwerfer", den wir in die eine oder andere Richtung verstellen können. Wir nehmen nur das wahr, auf das wir unsere Aufmerksamkeit richten. Es liegt also auch in unserer Verantwortung, welchen Weg die Klient*innen innerlich gehen. Sehr eigentlich ist das der Kern unserer Arbeit: darauf zu achten und dazu einzuladen, dass die bewusste Wahrnehmung in hilfreiche Bahnen gelenkt werden kann.

6.3.18.3 Wohin lenken wir die Aufmerksamkeit?

Sprechen wir über das, was jemand nicht tun soll, dann entsteht noch kein Bild von dem, was sinnvoller wäre. Wenn wir etwas mit Aufmerksamkeit versehen, dann wird es erst einmal größer. Wollen wir das immer? Wenn Sie sich jetzt einmal eine Weile darauf konzentrieren, wo in Ihrem Körper es sich unangenehm anfühlt, wenn Sie so sitzen und lesen … Vielleicht eine leichte Nackenverspannung? Oder etwas zu viel Biegung in der Wirbelsäule? Vielleicht ist der Sitz doch zu hart? – Was passiert, wenn wir Sie so ansprechen? Sie spüren all das vermutlich stärker. Und was passiert, wenn wir Sie im Gegensatz dazu auffordern: „An welcher Stelle können Sie sich noch ein wenig mehr entspannen? Es sich ein kleines bisschen gemütlicher machen? Sich die Lektüre noch angenehmer gestalten?“ Sie verändern wahrscheinlich dieselben Körperbereiche, aber Sie tun es mit einem Ziel, das von Anfang an auf ein angenehmeres Gefühl ausgerichtet ist.

6.3.18.4 Bilder sind wirksam

Dasselbe gilt für die Verneinung von Dingen oder Vorgängen: Was sehen Sie, wenn wir Sie auffordern, sich bitte jetzt *keinen* blauen Elefanten mit gelben Punkten vorzustellen? Es geht Ihnen wie allen anderen auch: Sie müssen sich zunächst den blauen Elefanten mit gelben Punkten vorstellen, um ihn dann zur Seite zu schieben, zu übermalen, auszustreichen oder was auch immer. Unsere bildhafte Vorstellung ist nicht in der Lage, Verneinungen abzubilden. Sie können ja auch nicht *kein* Bild malen, entweder malen Sie oder Sie malen nicht. Der einzige Teil unseres Gehirns, der solch abstrakte Vorstellungen wie Verneinungen verstehen kann, ist ein kleiner Teil unserer Großhirnrinde. Die ist, wie wir gesehen haben, im Notfall ohnehin nicht sonderlich hilfreich. Alle anderen Bereiche (und vor allem auch unsere Alarmzentrale!) reagieren auf die geschaffenen Bilder.

6.3.18.5 Auswahl ermöglicht es, eigene Eindrücke auszumachen

Einer der entscheidendsten Punkte, den Sie in Übungsanleitungen, vor allem bei Imaginationsübungen, berücksichtigen sollten, ist also: Stellen Sie sich selbst zu-

nächst mögliche angenehme Bilder zu Ihrem Thema vor und benennen Sie diese. Lassen Sie Ihrer Fantasie freien Lauf und stellen Sie ruhig eine ganze Auswahl Vorstellungen zur Verfügung. So kann der Aufmerksamkeitsscheinwerfer Ihrer Klientin besser auswählen und eigene Assoziationen entstehen lassen. Denn je mehr Auswahl Sie anbieten, desto eher wird Ihre Klientin zu eigener Fantasietätigkeit angeregt. Probieren Sie das mal aus:
Möglichkeit 1: Stellen Sie sich doch mal einen schönen Sommertag vor.
Möglichkeit 2: Stellen Sie sich doch mal einen schönen Sommertag vor – vielleicht am Strand, im Schatten unter einer Palme – oder im Garten, mit einem spannenden Buch oder beim Werkeln mit den Pflanzen. – Vielleicht gehen Sie aber auch lieber in den Bergen wandern – oder fahren mit dem Rad an einem See entlang … oder was auch immer für Sie eine angenehme Vorstellung ist …

Was finden Sie anregender? Was hat Sie mehr eingeengt?

Häufig wird die Sprache genutzt, um Lebenserfahrungen zu generalisieren, und Differenzierungsmöglichkeiten werden dadurch zuerst einmal übersehen oder schwieriger. Mensch orientiert sich zum Beispiel an dem, was mensch eigentlich vermeiden will:

- Fall nicht hin!
- Bitte vergiss nicht …!
- Denken Sie bitte nicht …
- Wir dürfen uns nur nicht vorstellen, dass es wieder schief geht.
- Stell dich nicht so dumm an!

Kennen Sie das? Von sich und Ihren Klient*innen? Was meinen Sie, könnten die Auswirkungen sein? Wir haben alle unsere eigenen Erfahrungen mit fehlerorientierter Sprache, und können ein Lied davon singen, wie lange sich solche Sätze halten: „*Sie hat eben zwei linke Hände … Hätte ich doch nie Kinder gekriegt … Du kannst aber auch nie stillsitzen …*“ – Vielleicht haben Sie Lust, sich mal einen Moment Zeit zu nehmen und zu überlegen, was Ihre Altlasten sind? Alternativen wären zum Beispiel:

- Du kannst aber toll balancieren.
- Denk bitte dran, …
- Ich möchte damit sagen, …
- Wenn alles gut läuft, wie wäre das dann genau?
- Das kriegst du schon hin!

Was hätte alles aus uns werden können, wenn wir (nur) solche Sätze gehört hätten!? Gehören Sie zu den Glücklichen? Dann erzählen Sie mal, was genau Ihnen geholfen hat. Und versuchen Sie, das auf die Anleitung von Übungen (und auf den ganz normalen Alltag) zu übertragen.

6.3.18.6 Sprache ist die Verbindung von Wörtern durch Grammatik

Grammatik ist nicht nur etwas, womit man die meisten von uns in der Schule gequält hat, sondern eigentlich so etwas wie Muskeln und Sehnen der Sprache: Das, was die Wörter und Sätze miteinander verbindet. Davon, welchen Muskel ich gebrauche, hängt ab, wohin mein Arm sich ausstreckt, welchen Ausdruck mein Gesicht aufsetzt. Die Grammatik bindet Satzteile aneinander und hat dieselbe Funktion: Sie ordnet die Richtung meines Denkens, des Gedankengangs, bestimmt, wohin ich denke und welchen Zusammenhang ich annehme.

Es gibt grammatikalische Wendungen, die anzeigen, dass ich davon ausgehe, dass etwas passieren wird:

- Ich bin gespannt, ob / wie / was / wann / welche …
- Ich freue mich darauf, dass …
- Ich gehe davon aus, dass …
- Ich warte darauf, dass …
- Ich bin sicher, dass …

Wenn ich solche Formulierungen anwende, erzeuge ich auch in meinem Gegenüber (der ja mit dieser Grammatik vertraut ist) dieselbe Spannung, eine gerichtete Aufmerksamkeit, sozusagen einen Fokus, einen Brennpunkt der Neugierde:

- Ich bin gespannt, was du jetzt wieder falsch machst!

Oder:

- Ich bin gespannt, wie du das löst!

Oder:

- Ich bin sicher, dass du das wieder vergeigst!
- Ich bin sicher, dass du das hinkriegst!

Merken Sie Unterschiede?

6.3.18.7 Ursachen und Wirkungen

In der Grammatik wird auch deutlich, wie unsere Kultur Zusammenhänge bildet und Ursache und Wirkung miteinander verknüpft. Und so sehr wir auch versuchen, eine andere Sichtweise auf unsere Welt auszuprobieren, so deutlich sind wir doch unserer Sprache und ihren Möglichkeiten verpflichtet.

- **Weil** mein Mann mich missachtet, kann ich meine Kinder nicht versorgen.
- **Seit** ich diese Krankheit habe, kann ich mich zu nichts mehr aufraffen.
- **Bei** der Kindheit ist das ja kein Wunder.
- **Bedingt** durch die Tatsache, dass ich alleinerziehend bin, finde ich keine Stelle.
- **Infolge** all der Erfahrungen, die ich mit Ärzten gemacht habe, traue ich mich überhaupt nicht mehr.

Fällt Ihnen etwas auf? Auch unsere Sprache (nicht nur unser Hippocampus) stellt die Verknüpfungen über zeitliche Verbindungen (Gleichzeitigkeit oder zeitliche Ordnung) her.

Wir können die Zusammenhangsbildungen der Sprache nicht vermeiden, aber wir können sie positiv nutzen:

- **Je** lockerer Sie die Übungen angehen, **desto** einfacher werden sie Ihnen gelingen.
- **Weil** mensch immer etwas falsch machen kann, können Sie eigentlich gleich von vornherein entspannt sein.
- **Wenn** Sie sich klarmachen, **wie viele** Ressourcen jemand hat, kann eigentlich nichts schiefgehen.

Es gibt sehr viele unterschiedliche Möglichkeiten, mit der Sprache kreativ umzugehen, und allein durch die Art, wie wir Dinge formulieren, können wir eher die Möglichkeiten betonen. An dieser Stelle können wir nur Ihr Interesse wecken, einmal genauer hinzuhören – bei anderen und sich selber.

Vielleicht haben Sie auch Lust, **Generalisierungen** einmal anders zu nutzen:

- *Menschen finden Lösungen auf unterschiedlichen Wegen* (aber sie finden Lösungen).
- *Kannst du mir helfen herauszufinden, wie man mit so einer Situation umgehen kann?* (Botschaft: Man kann damit umgehen.)
- *Ich weiß nicht genau, wie Sie sich einen sicheren Ort vorstellen* (aber ich bin sicher, dass Sie sich einen vorstellen können).
- *Wo in Ihrem Körper gibt es eine kleine Stelle, die sich nicht ganz so blöde anfühlt?* (Botschaft: Es gibt eine.)
- *Wann war das schon einmal anders? Woher kennen Sie das und wie stellen Sie sich das gute Gefühl vor?* (Denn wenn Sie es haben wollen, müssen Sie eine Vorstellung haben, sonst wären Sie ja zufrieden mit dem, was jetzt ist.)
- *Es besteht jederzeit die Möglichkeit, eine neue Erfahrung zu machen.*
- *Ich bin sicher, du findest einen Weg.* (Lass uns gemeinsam suchen.)

6.3.19 *Winzige Anleitung für die Formulierung von Übungen*

Beginnen Sie die Übung im Konjunktiv, der **Möglichkeitsform.** („Wie würde sich das anfühlen, was wäre das für ein Gefühl?“) Wenn Sie den Eindruck haben, der Klient steigt in das Gefühl ein und erlebt es jetzt, dann gehen Sie zur **Gegenwartsform** über. („Wo im Körper spüren Sie es am ehesten, wo ist es eher schwer oder leicht?“)

Es ist **nicht** wichtig, **alle Fragen abzuhaken**, und Sie können andere hinzufügen. Bauen Sie die Punkte aus, an denen das Gefühl am stärksten ist. **Fragen Sie!**

Bleiben Sie bei Wiederholungen des Zustands immer **in den Worten des Klienten**, formulieren Sie nicht um. Genauso, wie eine bestimmte Farbe, eine Körperhaltung oder ein Klang zu dem Gefühl gehören, ist es die spezifische Art der Beschreibung, die einen Zugang ermöglicht. Auch wenn es sich anders „schöner“, „besser“, „griffiger“ anhören mag, wichtig ist das nicht. (Es sei denn, die Klientin findet Ihren Vorschlag treffender.) Wir empfehlen Ihnen deshalb, während dieser Übungen Zettel und Stift bereitzuhalten, auch wenn Sie sich üblicherweise bei der Arbeit keine Notizen machen. Oder kann Ihre Denker*in die Formulierungen der Klientin genau behalten, um sie dann später wörtlich wiederholen zu können?

Beobachten Sie genau Mimik und Körperhaltung der Klientin, auch die Atmung. Sie sind Ihnen (neben der Aussage der Klientin) das wichtigste Indiz, ob der Zustand gefunden ist. Und gehen Sie selbst mit, versuchen Sie, Ihren Körper zu lockern, trauen Sie sich ruhig, die **innere** Distanz aufzugeben. Oder können Sie sich entspannen, wenn Ihr Gegenüber stocksteif dasitzt und keine Gefühlsregung zeigt?

Fragen Sie die Klientin am Ende, ob sie Ihre **Notizen** mit den Formulierungen haben möchte, um sich zu Hause besser an alles erinnern zu können. Und denken Sie immer daran: Sie sind nur ein Ein-Stück-Weg-Begleiter, das Leben wird auch nachher weitergehen.

7. Im Hier und Jetzt präsent sein – das Häschen beruhigen

In diesem Kapitel geht es darum, wie Sie sich selbst immer wieder im Hier und Jetzt orientieren und präsent sein können als Gegenüber. Und wie Sie Ihr Gegenüber in diesen Kontakt einladen, um miteinander herauszufinden, wo es hingehen soll und wie Häschen und Denker*in gut zusammenarbeiten können.

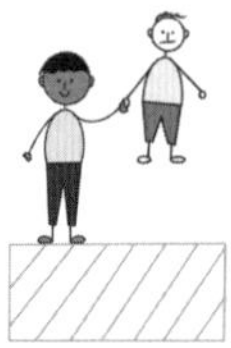

Vorab also: Nehmen Sie Ihren Atem wahr, so, wie er gerade fließt. Er verändert sich durch Ihre Wahrnehmung ohnehin.

Gefahrensicherung

Dies ist kein Buch über Krisenintervention nach akuten Traumatisierungen, Literatur dafür empfehlen wir Ihnen am Ende (ab Seite 607). Die Situation im Aufbrechen von Erinnerungen und im Flashback kann aber durchaus mit einer akuten Krisensituation verglichen werden. Deshalb möchten wir Ihnen die Grundzüge von Krisenintervention hier kurz zusammenfassen – sie bestätigen das, was wir über die Notwendigkeit eines sicheren Hier und Jetzt oben geschrieben haben.

Wenn wir es mit einem Schadensereignis, einem Notfall oder mit Übergriffen zu tun haben, die zum Beispiel bei einem Aufenthalt in der Herkunftsfamilie akut aufgetreten sind, sind erste Schritte der Sicherung notwendig. Die Klientin sollte …

- vom Gefahrenort bzw. vom Täter weg an einen sicheren Ort gebracht und nicht allein gelassen werden.
- körperlich versorgt werden: Wärme, Getränke, etc.
- gegebenenfalls körperlich untersucht werden. Beachten Sie, dass Menschen in dissoziativen Zuständen oft keinen Schmerz empfinden und eigene Verletzungen daher nicht unbedingt bemerken.
- soweit möglich informiert werden über das, was geschehen ist, über eventuelle Verletzungen und das, was Sie jetzt tun werden. *„Es ist vorbei“* und: *„Sie sind in Sicherheit“* sind dabei die wichtigsten Informationen, die Sie geben können.
- über das Geschehene reden können, wenn sie das möchte. Stellen Sie Fragen zum Vorher und Nachher, zu unverfänglichen, nicht traumatischen Situationen, um Beruhigung zu ermöglichen. Wenn die Klientin nicht reden will, sagen Sie ihr, wen sie ansprechen kann, wenn sich das Bedürfnis ändert.

- unterstützt werden, wenn sie den Impuls zeigt, strukturierende Handlungen (Anrufe, Papiere-Zusammenstellen, Informieren von Angehörigen etc.) anzugehen.
- sich bewegen können, wenn sie das möchte. Zittern / Schütteln und starke Gefühlsäußerungen können erwünschte Reaktionen des Körpers sein, die es erleichtern, die in der überlastenden Situation mobilisierte, aber blockierte Energie loszuwerden.

Eine Reorientierung zurück ins Hier und Jetzt ist bei jeder Form von Dissoziation der Klientin angezeigt. Wie das gehen kann, welche Übungen Ihnen selbst und der Klientin helfen, aus dem roten Kästchen (siehe Einleger am Ende des Buches) auszusteigen und wieder Kontakt zum Boden des Hier und Jetzt zu finden, zeigen wir Ihnen in diesem Abschnitt. Wir könnten die Übungen als kleine Kriseninterventionen bezeichnen – oft verhindern sie bei klarer Anwendung auch, dass schwierige Situationen entstehen. Rechtzeitig genutzt, können sie die Klientin im Hier und Jetzt halten und Spannungsregulation ermöglichen. Die Übungen bieten eine Vielzahl kleiner Möglichkeiten – mehr braucht es gar nicht, um zu reorientieren –, die für unterschiedliche Situationen oder Klient*innen gedacht sind: Dissoziationsstopps oder Reorientierungsübungen werden Sie genannt.

Zuvor machen wir Sie mit dem Ressourcenbarometer vertraut, dem einfachen Check dafür, ob der aktuelle Denker*innen-Häschen-Kontakt im Hier und Jetzt ausreichend ist oder Sie sich bzw. Ihre Klientin reorientieren sollten. Danach erläutern wir Ihnen eine Übung, die Yvonne Dolan in die Traumaarbeit eingeführt hat: 5-4-3-2-1. Zunächst geht es ja darum, den Weg in die gemeinsame Gegenwart immer wieder zurückzufinden. Dann erst kann die Arbeit weitergehen.

7.1 Ressourcenbarometer

Machen Sie es sich einfach. Statt immer wieder zu merken, dass Sie nun doch abgedriftet sind, statt alle paar Minuten neu festzustellen, wie ein altes Gefühl Oberhand gewinnen will – richten Sie einen einfachen Check ein, eine innere App, die Ihnen signalisiert, wenn Sie den Außenkontakt verlieren. Gehen Sie mit der Zeit und überprüfen Sie nicht nur regelmäßig die Anzahl Ihrer Freunde bei Facebook oder die Ihrer grauen Haare im Spiegel, sondern checken Sie auch die Verfügbarkeit all Ihrer integrativen Funktionen, überprüfen Sie den Kontakt zwischen Denker*in und Häschen im Hier und Jetzt.

Dann bringen Sie es Ihren Klient*innen bei. Wenn jemand aufgebracht ist, hat es keinen Sinn, über etwas Wichtiges mit ihm zu reden. Er wird kaum zuhören können, denn der Zugriff auf die Problemlösungsressourcen braucht einen ausgeglichenen Spannungszustand im Ressourcenbereich.

Wir verarbeiten Informationen dann am besten, wenn sich unsere Spannungskurve flexibel in unserem Ressourcenbereich bewegt. Die meisten unserer Klient*innen haben keine Idee davon, welche Unterschiede im Grad der Spannung oder Entspannung in ihrem Körper möglich wären. Ihre Aufmerksamkeit ist darauf trainiert, Extreme der Übererregung oder ein tiefes Abgleiten in die Unterspannung wahrzunehmen, nicht aber den Mittelbereich. Oft nehmen sie den Körper gar nicht oder nur dann wahr, wenn er vollständig überanstrengt in der Anspannung oder im Schmerz ist. Oder wenn die Loslösung vom Körper droht und dringend Gegenmaßnahmen ergriffen werden müssen – Selbstverletzungen zum Beispiel.

Vor allem im Kontakt mit den belastenden Erinnerungen, Symptomen und Alltagsthemen, die in Beratung, Therapie und pädagogischem Setting besprochen werden, ist es sehr leicht, die Probleme von heute mit denen von damals zu verwechseln und in die alte Haltung und Anspannung zu rutschen, ohne es zu merken. Dann reden und planen wir weiter, obwohl der Zugriff auf all die Fähigkeiten, die in einem ausgeglichenen Zustand vorhanden wären, gar nicht mehr gelingen kann. Gerade hier brauchen wir eine gute Orientierung dafür, ob der Klient (und wir!) noch alle Fähigkeiten, die er bis heute erworben hat, nutzen kann. Eine Art Seismograf für die Hier-und-jetzt-Orientierung, ein Barometer für den Ressourcenzustand.

Ein Barometer muss etwas messen. Wie aber messen wir den riesigen Berg vorhandener Ressourcen, vor allem dann, wenn wir sie gerade nicht nutzen können? Wie bei jedem anderen Messinstrument brauchen wir etwas, das uns den Zustand dessen, was wir eigentlich messen wollen, vermittelt. Was könnte uns anzeigen, ob jemand sich in seinem höchst eigenen Ressourcenbereich befindet oder nicht? Sehen wir das von außen? Manche Menschen kommen schon mit einem hochroten Gesicht in die Beratung, können sich aber durchaus noch konzentrieren. Andere sehen ganz „normal" aus und sind gut im Kontakt – und dann stellt sich heraus, dass sie keinen klaren Gedanken fassen können. Woran können wir schnell und unkompliziert erkennen, ob jemand im „Vollbesitz seiner geistigen Fähigkeiten" und gleichzeitig im Kontakt mit Körper und Außenwelt ist? Wie können wir das einfach abfragen und miteinander vereinbaren?

Oft wissen alle Beteiligten auch im Allgemeinen darum, dass es wichtig ist, in der Gegenwart zu arbeiten und Regressionen, Flashbacks, das Abgleiten in andere Zustände zu vermeiden. Dann wird die Beschäftigung mit Themen desselben Tages oder aus der letzten Zeit zum Anhaltspunkt für Gegenwartsorientierung genommen. Aber genau das ist ja eines der wesentlichen Probleme, die den Alltag von Menschen belasten, denen die Verarbeitung noch nicht gelingen konnte: Sie antworten mit unverdauten Emotionen auf Alltagsanforderungen. Wir brauchen also eine sekundengenaue Unterscheidungsmöglichkeit, eine Echtzeitmessung, die nur jetzt, in diesem Moment und hier, in dem geteilten Raum erfolgen kann. Das kann dann auch ein Videochat oder ein Telefongespräch sein, auch hier gibt es einen Kontakt in diesem Moment, den wir gemeinsam beurteilen können. Es geht also nicht nur um die Unterscheidung von Vergangenheit und Zukunft, sondern auch um die zwischen Gegenwart und Hier und Jetzt, dem einen Moment, den wir jetzt miteinander teilen. Hier gilt es einzuschätzen, wie die Zusammenarbeit aller integrativen Funktionen funktioniert, wie gut Häschen und Denker*in verbunden sind.

Wir haben dafür das Ressourcenbarometer gebastelt. Gunther Schmidt hat die Ressourcenskala ins hypnosystemische Denken eingeführt. Und wir haben irgendwann herausgefunden: **Der Austausch über den wahrgenommenen Außenkontakt des Körpers ist ein wunderbares Barometer dafür, dass Wahrnehmung, Sprache, Abstraktionsvermögen, Körpererleben, Zeit- und Raumwahrnehmung und soziales Miteinander aktiviert sind, unsere Integrationswerkzeuge also optimal funktionieren.** Inzwischen vergehen keine zehn Minuten Beratung, Weiterbildung oder Supervision mehr ohne dieses begleitende Werkzeug. Sie werden gleich sehen warum.

7.1.1 Wann, warum und wie? – Rahmenbedingungen der Übung

Situationen, in denen die Übung hilft

- Um Ihre gemeinsame Konzentration und Wachheit zu erhöhen und gemeinsam zu überprüfen;
- um sicherzugehen, dass Sie wirklich beide gut mit Denker*in und Häschen im Hier und Jetzt sind.
- Sie sind selbst müde und unkonzentriert.
- Sie haben ein „komisches" Gefühl im Kontakt mit Ihrer Klientin.
- Die Leiterin der Stabilisierungsgruppe braucht ein Maß für die Frage, ob alle genügend „da" / im Hier und Jetzt sind, um weiterarbeiten zu können.
- Immer dann, wenn Sie einen einfachen wiedererreichbaren Anker für die Hier-und-jetzt-Orientierung gebrauchen können.
- Sie wollen die Kontrolle an die Klientin übergeben.
- Also eigentlich immer!

Ziel der Übung

Das Ressourcenbarometer dient dem Check des Denker*in-Häschen-Kontakts aller Beteiligten im Hier und Jetzt und zudem der Reorientierung. Es ist transportabel und immer erreichbar.

Kompetenzaufbau – in welchen Bereichen?

- Hier-und-jetzt-Orientierung
- Selbstregulationsfähigkeit
- Selbstfürsorge
- Kontrollerleben
- Soziales Miteinander im Austausch

Raum-/Zeitorientierung der Klientin

Die Klientin soll für die erste Einführung des Ressourcenbarometers so weit im Hier und Jetzt orientiert sein, dass sie Ihre Fragen noch versteht. Die Aufmerksamkeit ist bei der gemeinsamen Arbeit, die Spannungskurve im Ressourcenbereich. Am einfachsten gelingt die Übung im Stehen.

Wenn das Ressourcenbarometer eingeübt ist, kann es auch im Erregungszustand wiedergefunden werden, ansonsten ist eine vorherige (kurze) Reorientierung notwendig.

Anforderungen

Raum: Sorgen Sie zu Beginn der Arbeit mit dem Ressourcenbarometer einen Moment lang für eine ungestörte Arbeitsatmosphäre. Je öfter Sie damit arbeiten, desto selbstverständlicher wird die Klientin die Hier-und-jetzt-Skala auch in anderen Situationen und unter anderen Bedingungen nutzen können.

Zeit: Nehmen Sie sich zu Beginn ein paar Minuten Zeit, vor allem für die Erklärung und Demonstration der Möglichkeiten. Danach brauchen Sie jedes Mal weniger Zeit, bis die Klientin auf ein Stichwort hin ihre Hier-und-jetzt-Skala im Blick hat.

Material: Keins, für die Arbeit mit Gruppen empfiehlt sich ein großes gebasteltes Barometer oder eine Skala, für die Arbeit mit Kindern ebenso, vielleicht hier mit Smileys s. u.

7.1.2 Anleitung

Fangen Sie damit an, selbst aufzustehen und Ihre Klientin dazu aufzufordern, das für einen Moment auch zu tun:

„Es kommt Ihnen vielleicht ein bisschen komisch vor, aber ich will Ihnen erst mal erklären, wie ich hier arbeite, und das machen wir am besten im Stehen – Sie können sich natürlich nachher auch wieder hinsetzen, wenn Sie möchten. Oder Sie bleiben erst noch sitzen, wenn Ihnen das unangenehm ist, ich stehe aber schon mal auf.

Unseren Körper haben wir ja immer dabei, und irgendwie sind die meisten Probleme auch damit verbunden, also sollten wir uns von vornherein darum kümmern, dass der Körper immer im Boot ist. (Wenn jemand nicht stehen kann oder das sehr unangenehm findet, schlagen Sie eine Körperhaltung vor, die ihn oder sie am wachsten, aufmerksamsten macht: Betten Sie ihn auf oder geben Sie Igelbälle in die Hand, öffnen Sie das Fenster oder stellen Sie einen angenehmen Duft zur Verfügung.)

Okay, und jetzt nehmen Sie doch mal Ihre Füße auf dem Boden wahr (oder was an Außenkontakt sonst eben zur Verfügung steht), so, wie Sie die gerade bewegen: Wo spüren Sie den Außenkontakt am deutlichsten? Also, wenn ich so ein bisschen auf den Ballen wippe, dann spüre ich rechts die Rille von den Dielen, da nehme ich meinen Fuß am deutlichsten wahr. Wie ist es bei Ihnen? Der kleine linke Zeh stößt an die Teppichkante? Und jetzt kommt noch eine komische Frage: Wenn Sie das jetzt so wahrnehmen, wie deutlich nehmen Sie das wahr? Also nicht gut oder angenehm, sondern wie klar konturiert, deutlich eben? Sagen wir mal: Auf einer Skala von 1 bis 10, wenn 1 heißt, Sie spüren das so grade eben, und 10 der Punkt wäre, an dem Ihnen das klar vor Augen steht oder Sie es ganz besonders deutlich wahrnehmen – wo stehen Sie gerade? Das schwankt natürlich immer wieder, und wenn Sie den Zeh jetzt bewegen, wird es vermutlich mehr, weil da noch zusätzlich etwas in Ihrem Fuß passiert und Ihre Wahrnehmung deshalb gefordert ist. Aber gerade jetzt, wo würden Sie sich einordnen? Auf 7 oder 8, sagen Sie? Und wenn Sie den Zeh jetzt ganz aufmerksam noch einmal bewegen, wird es mehr oder weniger? Jetzt sind Sie auf 9?

Okay, machen Sie einfach mal weiter, schauen Sie gerne zwischendrin raus oder nehmen etwas anderes wahr und kehren dann immer mal wieder zu Ihrem Zeh zurück. Falls Sie sich anders hinstellen mögen, tun Sie das natürlich, dann wählen Sie einfach eine neue Stelle – am besten immer die, wo Sie den deutlichsten Außenkontakt spüren. Jetzt, wo Sie sich an der Tür anlehnen, ist es vielleicht die Außenseite Ihres Arms? Und ich erkläre Ihnen mal, wozu ich das mache.

Es ist ein ganz einfacher Trick, den wir hier nutzen. Wenn wir gut arbeiten wollen, wenn Sie gute Lösungen finden, mit Ihren Problemen umgehen oder einfach nur gut mit allem klarkommen wollen, was Sie so beschäftigt, dann ist eins wichtig: Wir müssen unseren ganzen Organismus mitnehmen. Wir sollten alle Tassen im Schrank und alle Sinne beisammenhaben. Denn Verarbeitung ist ja anstrengend, das braucht viele Reserven und jede Menge Energie, das kennen Sie. Wenn wir nun nebenher auch noch unbequem sitzen oder müde werden oder uns nicht konzentrieren können, weil irgendetwas anderes in die Quere kommt, dann machen wir es unserer Verarbeitung nicht leicht, sondern bürden ihr nur noch mehr auf. Das ist das eine: Wir sollten dafür sorgen, dass wir uns die Zeit, die wir zusammen sind, so angenehm wie möglich machen. Wenn Sie also aufstehen möchten, tun Sie das. Wenn Sie jetzt lieber sitzen, setzen Sie sich hin. Sie haben ja auch mit dem Po auf dem Stuhl oder den Füßen am Boden oder den Händen auf den Lehnen einen Außenkontakt.

*Aber Sie haben vielleicht gemerkt, dass im Stehen oder aufrechten Sitzen mehr Aufmerksamkeit entsteht, Sie sich wacher fühlen. Das kommt daher, dass Ihr Körper im bequemen Sitzen die Information erhält: Entspann dich, hier ist nichts los. Vielleicht sogar: Schlaf ein. Wenn Sie stehen, ist die Info eher: Na, mal sehen, was hier passiert, da bin ich mal gespannt. Also: Ihr Körper signalisiert Aufmerksamkeit. Das passiert auch völlig unabhängig von dem, was wir denken und miteinander überlegen. Unsere Körperfunktionen sind ja sehr viel älter und basieren auf der Erfahrung aller Säugetiere vor uns. Wir nennen diesen alten, intuitiven, schnell reagierenden Teil das Häschen in uns. Den holen wir ganz einfach ins Boot, indem wir unsere Haltung verändern. Durch Stehen oder Aufsetzen, frische Luft oder einen Geruch, etwas Ungewohntes, aber Angenehmes in der Hand sagen wir dem Häschen: Aufgepasst, hier tut sich was. Normalerweise kümmern wir uns immer nur um die Denker*in, was die macht, brauche ich Ihnen vermutlich kaum zu erklären: Sie denkt und plant und nimmt sich Sachen vor. Sie nimmt aber auch wahr, spricht und entscheidet sich immer wieder neu.*

*Oft überfordern wir die Denker*in und übersehen die vielen kleinen Entscheidungen, die sie tagsüber trifft. Und vor allem übersehen wir in aller Regel, dass sie nie allein ist. Denn da sind immer auch der Körper und die alten Funktionen des Häschens, Langeweile, Angst, Wut, Rückzug, Schmerzen, Schwere. Schon mal gehört? Mal recht besehen, sind die ganz oft ja das Problem, oder? Und unsere Denker*in möchte etwas anderes entscheiden, kommt aber nicht dagegen an.*

*Beide ziehen nicht an einem Strang, weil jeder der beiden Teile etwas anderes will: Das Häschen möchte sich verkriechen, während die Denker*in doch gerne etwas sagen möchte. Das Häschen ist nur müde, obwohl die Denkerin sich vorgenommen hat, den Plan heute auf jeden Fall durchzuziehen. Das Häschen regt sich darüber furchtbar auf und verkrampft sich, wird wütend oder unruhig, obwohl die Denker*in sich vorgenommen hatte, heute mal ganz ruhig zu bleiben.*

*Was also fehlt? Die Zusammenarbeit, genau. Ein guter Draht zwischen den beiden. Und wenn Sie jetzt noch einmal eben die Aufmerksamkeit auf diesen Außenkontakt richten, jetzt ist es der Ellbogen am Türrahmen? Wie deutlich nehmen Sie das wahr? Sie sind auf 8? Genau in diesem Moment stellen Sie den Zusammenhang her, den Kontakt zwischen Häschen und Denker*in. Ihr Häschen kann ja selber gar nicht bewusst wahrnehmen, das ist Sache der Denker*in. Und die wahrnehmende Großhirnrinde schaut sich das an und meldet: Ich nehme das wahr, ganz klar und deutlich. Und wenn es nicht mehr so deutlich ist, werde ich das merken, und dann stellst du, Häschen, dich woanders hin, und ich bin mit dabei. Okay?*

*So passiert zweierlei: Das Säugetier in Ihnen entspannt sich, und die Denker*in kann immer wieder überprüfen, ob alle Systeme auch gut funktionieren. Sie sorgt dafür, dass es dem Körper gut geht, und hält die Aufmerksamkeit in genau diesem Moment. Und diese Zusammenarbeit brauchen wir für unsere Arbeit.*

*So, jetzt haben Sie eine Zahl auf der Skala, aber was heißt das nun? Ist Ihre Aufmerksamkeit fürs Hier und Jetzt gerade ausreichend? Reicht eine 3 oder sollte es schon eine 7 sein? Das kommt drauf an. Auf die Situation, in der Sie sich gerade befinden, auf Ihre Ansprüche und die Erwartungen an unsere Zusammenarbeit. Und darauf, was Ihr Normalzustand, also der Vergleichswert ist. Wir müssen nicht den ganzen Tag gut im Kontakt mit uns selbst und mit der Welt sein. Morgens beim Frühstück würde eine 2 auf der Skala meist völlig ausreichen, um nicht aus Versehen Salz statt Zucker in den Kaffee zu schütten. Wie ist es denn jetzt gerade? Reicht Ihr gemessener Denker*in-Häschen-Kontakt aus für unsere Zusammenarbeit? Sollte der Wert auf der Skala lieber etwas höher liegen oder haben Sie noch Spielraum nach unten? Wo ist die Grenze, unter welche Zahl sollten Sie hier auf keinen Fall rutschen? Und wenn das doch passiert? Na, dann atmen Sie kurz durch, schauen aus dem Fenster, trinken einen Schluck Wasser, und wir finden gemeinsam raus, was Sie jeweils brauchen, damit Ihr Skalenwert weiter nach oben geht.*

*Ich werde Sie also immer mal wieder unterbrechen – und mich auch. Oder es fühlt sich erst mal so an, als würde ich unterbrechen. Eigentlich werde ich einfach nur nachfragen, ob noch alle mit im Boot sind: Ob mein Körper und Ihrer noch gut mitarbeiten können und unsere Denker*innen sie nicht längst abgehängt haben. Und wenn wir beide wieder gut im Hier und Jetzt sind, dann reden wir weiter über das, was Sie beschäftigt.*

Mit der Zeit wird es vermutlich so sein, dass ich nur noch frage: Wo sind Sie gerade? Und schon richten Sie die Aufmerksamkeit nach außen und nennen mir eine Zahl. Zu Anfang unseres Treffens frage ich Sie nach einem guten Außenkontakt, und Sie bewegen sich, wann immer das für Sie richtig ist. So bleiben Körper und Geist im Kontakt, und es ist Ihnen möglich, auf alles zuzugreifen, was Sie können; auf alles, *was Sie einmal gelernt haben, wir nennen das Ihren Ressourcenbereich. Gemeinsam können Häschen und Denker*in alle Schätze in Ihrem Inneren heben, alleine kommt die Denker*in nicht weit, und auch dem Häschen ist nicht gut geholfen, wenn niemand da ist, der sich darum kümmert, dass es ihm wirklich gut geht.*"

Wir richten dieses Maß für Verknüpfung mit dem gegenwärtigen Moment nicht nur manchmal, sondern immer ein. Im ersten Kontakt braucht es ein klein wenig mehr Zeit. Wenn Sie aber einmal erklärt haben, wozu das gut ist, können Sie diese Erläuterung immer wieder aufgreifen und das Ressourcenbarometer wieder einführen: „*Ah, Moment mal, nur kurz als Nachfrage: Wo haben Sie einen guten Außenkontakt? Der linke Arm auf der Lehne? Und wie deutlich nehmen Sie den Kontakt gerade wahr, auf einer Skala von 1 bis 10? Okay, 8 klingt gut, reicht das für Sie?*"

Wenn Sie sich diese kleine Verankerung zu Anfang immer wieder machen, brauchen Sie bald nur noch fragen: „*Mal kurz zur Klärung: Wo sind Sie auf der Skala? Und Ihr Minimumwert? Aha, vielleicht stehen wir besser mal auf!*"

Eine viel kürzere Version:

Sie können das alles natürlich auch nacheinander erklären. Erst einmal nur den Außenkontakt herstellen und überprüfen lassen, was das für Auswirkungen hat. *Ich frage Sie jetzt mal was Komisches, das mache ich immer, und Sie werden gleich sehen, wozu das gut ist. Wenn Sie mal kurz nachschauen, wo Sie einen guten Kontakt nach außen haben, wo wäre das? Der Po auf dem Stuhl? Und wenn ich Sie jetzt frage, wie deutlich Sie das auf Ihrem inneren Monitor sehen können, wenn 1 heißt: gar nicht, ganz verschwommen, und 10: ganz deutlich, hell und klar? Sind Sie auf 4? Jetzt tun Sie mir bitte mal den Gefallen und stehen mit auf, und wir machen das mal mit den Füßen, wo sind Sie da gerade? Wie deutlich nehmen Sie die wahr, wenn wir hier durch das Zimmer gehen? 8? Fühlen Sie sich auch ein bisschen wacher? Konzentrierter jetzt? Ich werde Sie das immer mal wieder fragen, damit ich weiß, ob Sie sich noch ganz konzentrieren und mitarbeiten können – wir vergessen sonst oft, dass der Körper auch ein bisschen Bewegung und Aufmerksamkeit braucht. Und man kann einfach besser Probleme bearbeiten, wenn man gut da ist, mit allen Teilen, Kopf und Körper. Ist das okay? Kann ich das immer mal machen? Und immer ein Stück mehr erklären, wozu das gut ist? Prima.* Erklären, warum Sie das machen. Und dann ein andermal oder später, an einer Stelle, wo es passt, Häschen und Denker*in und die Notfallreaktion einführen (siehe Kapitel 8).

Der Ablauf kurz:

- Außenkontakt des Körpers benennen, durch Bewegung o. Ä. intensivieren, Deutlichkeit skalieren lassen
- Konzentration, Wachheit, Gefühl, im Raum abfragen, um zu erläutern, wozu das gut ist
- Zu Anfang Körper-Geist-Kontakt, Häschen-Denker*in mit einführen

Später sind nur noch zwei Fragen nötig:

- Wo haben Sie den besten Außenkontakt?
- Wo sind Sie auf der Skala?

7.1.2.1 Wozu das Ganze?

Wir haben es oben in der Anleitung erläutert: Gerade im Gespräch über Schwierigkeiten, Spannungsmomente im Alltag oder traumaassoziierte Inhalte ist der Zusammenhang zwischen Säugetierfunktionen und Großhirnrinde gefährdet, möchte das limbische System schnell auf Notfall umschalten. Wenn wir im Kontakt keine gute Verankerung im Hier und Jetzt gewährleisten, trägt oft noch das Setting (Sitzen, Konzentration auf Probleme, räumliche Enge) dazu bei, die Kontaktaufnahme zu erschweren.

Wir könnten nun immerzu Außenorientierungen einführen und zwischendurch nach dem Blick aus dem Fenster fragen oder miteinander spazieren gehen. Auch dadurch würde die auf Belastung orientierte Situation unterbrochen und eine Verknüpfung ins gemeinsame Hier und Jetzt hergestellt. Es wäre jedoch noch keine bewusste Aufmerksamkeit auf den Körper gelenkt, wir hätten also kein Instrument an die Hand gegeben, mit dem sich jemand auch selbst in seiner*ihrer Verarbeitungsfähigkeit einschätzen kann.

Mit dem Ressourcenbarometer tun wir das, und zusätzlich haben wir ein Maß für den Grad der Verbindung zwischen den verschiedenen Funktionsebenen bei unserem Gegenüber (und bei uns selbst).

Das Ressourcenbarometer aktiviert gleichzeitig …

- die Außenorientierung *(Wo haben Sie einen guten Außenkontakt?)* und die Raumwahrnehmung.
- die innere Repräsentation einer Körperstelle im Außenkontakt *(Wie deutlich nehmen Sie das wahr?)*.
- das abstrakte Denken *(Auf einer Skala von 1 bis 10, wenn 1 heißt … und 10 heißt …)*.
- die sprachliche Verarbeitung (durch verbale Abfrage).
- die zeitliche Orientierung im Vergleich *(Wie deutlich nehmen Sie das **jetzt** wahr?)*.
- das soziale Miteinander (durch die Mitteilung, das gemeinsame Aufstehen, die gemeinsame Suche nach einem guten Außenkontakt, durch den Austausch).

Wenn es in schwierigen Gesprächen eingesetzt wird, aktiviert es außerdem …

- die Selbstfürsorge *(Wie viel soll auf jeden Fall erhalten bleiben?)*.

Wenn wir nun über irgendein Thema reden, das ja meist auch mit alten Netzwerken, Traumaerleben oder Schwierigkeiten verknüpft ist, verselbstständigen sich oft die kognitiven Funktionen in der gemeinsamen Denker*innenbetrachtung, der (Säugetier-)Körper aber bleibt im dissoziierten, ruhiggestellten oder angespannten Zustand meist unbeachtet, bis es zu spät ist. Wenn Sie das Ressourcenbarometer für sich und jede*n Klient*in eingerichtet haben, können Sie zwischendrin immer wieder kurz überprüfen, ob und wie die Zusammenarbeit noch funktioniert.

Jedes Mal, wenn Sie Ihr Gegenüber wieder auf den Skalenwert orientieren, kommt sie oder er wieder ganz mit der Aufmerksamkeit zurück ins Hier und Jetzt. Bei jedem dieser kognitiven Wechsel werden Netzwerke aus dem Vergangenen und dem Heute verknüpft. Bei jedem Mal wird die Fähigkeit Ihrer Klientin, sich schnell aus dem Alten zu reorientieren, gestärkt, werden Erfahrungen und Gefühle integriert. Das unverarbeitete Erleben (oder ein Alltagserleben, das die alten Gefühle aktiviert/getriggert hat) wird Schritt für Schritt mit dem Hier und Jetzt verbunden. Und weil Sie bald nur noch Stichwortgeberin sind und die Klientin selbst wissen wird, was zu tun ist, etablieren Sie parallel ein mächtiges Instrument zur Förderung der Selbstregulationsfähigkeit auf der Grundlage einer ganz einfachen Unterscheidung zwischen damals und heute.

Deshalb heißt diese Skala, die Außenorientierung, Körperwahrnehmung, sozialen Kontakt und abstraktes Denken umfasst, *Ressourcenbarometer:* Wenn Häschen und Denker*in optimal zusammenarbeiten, dann kann ich meine Aufmerksamkeit auch auf alles andere richten, was ich weiß, gelernt habe – oder fühle. Dann kann ich mich bewusst entscheiden, mich zu schützen, indem ich Dinge nicht anspreche oder nicht in den Kontakt gehe, wütend bin oder etwas herausfinden möchte. Ich kann dann entscheiden: „Das ist das Wesentliche", und zwar im Vollbesitz meiner Kräfte, mit allen Ressourcen, die mir potenziell zugänglich sind. Mit dem Ressourcenbarometer kann ich überprüfen, ob ich den vollen Zugriff auf meine Kompetenzen habe. Ich habe ein Instrument, um mir im Bruchteil einer Sekunde klarzumachen, ob ich etwas ändern muss, um optimal da zu sein.

7.1.3 Welche Schwierigkeiten können auftauchen, und wie kann ich damit umgehen?

Muss ich denn Zahlen für die Skala nehmen?

Nein, natürlich nicht. Sie können auch einfach einen Strich auf den Tisch malen und rechts davon als hoch, links als niedrig festlegen, und der Klient zeigt mit einem Steinchen an, welchen Wert seine Hier-und-jetzt-Skala gerade aufweist. Es hat sich andererseits gezeigt, dass die meisten Klient*innen mit den einfachen Zahlenwerten gut umgehen können. Vor allem, wenn Sie erklären, dass es dabei eben auch um das Überprüfen der Abstraktion und das Vergleichen geht, lassen sich fast alle darauf ein. Für uns als Profis erleichtern sie die Orientierung, denn Zahlen definieren Unterschiede differenzierter als „gut", „besser", „schlecht" … und die Bedeutung der Werte bleibt ja in jedem Fall subjektiv.

Meine Klientin findet das mit der Skala blöd.

Sie werden lachen, manche unserer Klient*innen auch. Und doch nutzen sie sie immer wieder, weil sie den Sinn verstehen und merken, dass es ihnen hilft, ihre Hier-und-jetzt-Orientierung auf einfache Weise zu messen und sich wieder zu reorientieren. Auch wir selbst waren von dieser Skala nicht immer begeistert – aber sie erleichtert die Arbeit ungemein, und die Verantwortung liegt nun auf beiden Seiten. Fragen Sie nach (auch sich selbst), ob Sie es einfach mal für zwei, drei Wochen mit den Skalenwerten probieren dürfen, danach entscheiden Sie neu.

Soll mein Klient denn gar nicht mehr einfach von sich erzählen können?

Wenn das für Sie beide in Ordnung ist und es Sie Ihren Zielen näher bringt – natürlich! Unsere Erfahrung ist, dass viele Klient*innen sich von sich aus gegen das Erzählen entscheiden, wenn sie merken, dass das nicht von ihnen verlangt wird. Und wenn es ums Gehörtwerden geht, dann macht das nur im Hier und Jetzt Sinn.

Nutzen Sie die Skala als Unterbrechung der Erzählung, und falls Sie den Sinn der Unterbrechungen vergessen haben: Es geht um die Verbindung der unterschiedlichen Erfahrensbereiche, denn wir haben es ja mit dissoziativen Strukturierungen zu tun. Unser Fokus liegt aber nicht auf dem Erzählen allein, sondern auf dem Verarbeiten, und das gelingt besser, wenn ein sicheres Hier und Jetzt da ist, in das hineinverwoben werden kann.

Eigentlich könnte ich doch zumindest für mich ein Ressourcenbarometer immer nebenher laufen lassen, denn manchmal rutsche ich so sehr in die Erzählungen mit hinein.

Eine super Idee. Wenn Sie sich zum Beispiel immer mal klarmachen, ob Sie Ihre Füße gerade noch am Boden spüren oder ob der Skalenwert schon so weit gesunken ist, dass Sie dringend nachbessern sollten, dann stehen Sie vielleicht mal auf und schlagen einen gemeinsamen Spaziergang vor. Und wenn Sie dann neben dem Gespräch immer auf die Blätter zeigen oder den Verkehr kommentieren, tun Sie auch einiges für die Verknüpfung der unangenehmen erzählten Inhalte mit anderen Wahrnehmungen im Hier und Jetzt.

7.1.4 Wie geht es danach weiter? Was sind mögliche Auswirkungen?

Wir empfehlen, das Barometer in jeder Begegnung neu abzufragen und immer wieder zwischendrin. Manchmal bleibt es dieselbe Stelle außen am Körper, manchmal wechselt sie. Fragen Sie deshalb auf jeden Fall, es geht ja um das Jetzt und nicht um etwas Normiertes. Wenn Sie das immer wieder machen, wird es ein kleiner Nebenschauplatz, der Sie beide sicher im Hier und Jetzt verankert und Ihnen immer wieder eine Orientierung für die Stabilität der Klientin verschafft.

Wahrscheinlich brauchen Sie die Klientin dann gar nicht mehr darauf hinzuweisen, dass sie das einmal zu Hause versuchen könnte – aber schaden kann der Hinweis auch dann nicht, wenn sie es schon von sich aus tut.

7.1.5 Besonderheiten im Kontakt

7.1.5.1 Kinder

Die Wahrnehmungsfähigkeit von Kindern ist eine wunderbare Basis für die Arbeit mit dem Ressourcenbarometer. Sehr oft eignen sich die Füße als Außenkontakt zu Beginn am besten, weil sie durch den Bodenkontakt die einfachste Orientierung im Raum bieten, wenn mensch aufstehen und stampfen darf. Bei dieser Übung setzen wir keine zusätzlichen Materialien ein, auch Kinder sollen ja lernen, ihren eigenen

Körper im Hier und Jetzt verankert wahrzunehmen und seine Bedürfnisse kennenzulernen. Überlegen Sie gemeinsam, was das Kind tun kann, wenn der Smiley nicht mehr lächelt (siehe auch 11.6.2.1, „Notfallkoffer"). Verwenden Sie für Skalierungen bildhafte Symbole, z. B. Smileys oder halten Sie Ihre Hände in drei unterschiedlichen Entfernungen: „Merkst du die Zehen an der Teppichkante so doll, oder so, oder so?" Zahlen sind für kleine Kinder zu abstrakt.

Informieren Sie nach Möglichkeit andere Bezugs- und Betreuungspersonen darüber, dass Sie diese Übung gemacht haben und worum es dabei geht, und bringen Sie sie ihnen auch bei. Soziale Kontakte werden so viel einfacher, wenn alle Beteiligten im Hier und Jetzt sind.

7.1.5.2 Jugendliche

In der Arbeit mit Jugendlichen ist es meist wichtig, nicht zu viel drum herum zu reden. Führen Sie das Ressourcenbarometer nicht als Übung ein, sondern erklären Sie, worum es geht, und dass Sie die auch immer wieder für sich und mit anderen machen. Leiten Sie konkreter an, nehmen Sie den Außenkontakt, den Sie sehen: *Du zappelst ja immer auf dem Stuhl rum, sitzt du nicht so gerne? Wir können uns auch hinstellen, oder sag mir doch mal, wenn du da mit dem Fuß zappelst: Spürst du die Ferse auf dem Boden? Jetzt mal 'ne blöde Frage: Kriegst du die deutlicher mit, wenn du zappelst oder wenn du mal ganz kurz stillhältst? Wenn du zappelst? Okay, wenn du das mal einordnen sollst, auf 'ner Skala von 1 bis 10, wie deutlich ist das jetzt grade mit Zappeln? 7 oder 8? Und wenn du stillhältst? 3 oder 4? Na prima, dass du das mit dem Zappeln machst. Du kannst dich vermutlich besser konzentrieren so, oder? Woher ich das weiß? Wenn du den Außenkontakt da mitkriegst und das auch noch in Zahlen einordnen kannst und du das ziemlich deutlich stellen kannst, dann müssen dein Kopf, die Leitungen von deinen Füßen nach oben und auch noch dein Zahlen- und Sprechhirn funktionieren. Ist so. Ich frag dich einfach immer mal wieder, okay? Und du kannst es ja in der Schule oder der Gruppe auch mal probieren. Klar kannst du mich auch fragen.* Sie werden sehen, Ihr Kandidat wird ganz interessiert sein, dass er selbst überprüfen kann, wie konzentriert er in den Tag geht.

7.1.5.3 Kognitiv anders strukturierte Menschen

Gehen Sie so vor wie oben auch: Nehmen Sie wahr, wo ein guter Außenkontakt Ihrer Klientin hergestellt ist. Benennen Sie den und suchen Sie sich eine konkrete Skala, am Einfachsten nehmen Sie die Hände auseinander für „gut spüren" und ganz zusammen für „ganz wenig spüren". Üben Sie die Unterschiede mit viel Bewegung ein, das ist meist auch die am einfachsten selbst zu leistende Reorientierung. Sie können gerne im Stehen arbeiten und für den Unterschied im Raum herumstampfen oder -tanzen. Oder Sie trampeln im Sitzen auf den Boden. Die Unterschiede werden hier größer sein müssen, um wahrnehmbar zu sein.

7.1.5.4 Gruppen

Das Ressourcenbarometer ist ein wunderbares Gruppeninstrument. Um in der Gruppe die Verankerung des Ressourcenbarometers in einem sicheren Hier und Jetzt zu erleichtern, ist Bewegung im Raum hilfreich. Wichtig ist das eigene Beispiel. Stehen Sie selbst als Erste auf und bewegen sich auf unterschiedliche Arten und Weisen durch den Raum, sodass auch andere sich eingeladen fühlen, es Ihnen gleichzutun. Respektieren Sie, wenn jemand gerne sitzen bleiben möchte, achten Sie in diesen Fällen nur darauf, dass die Betreffenden im Hier und jetzt orientiert sind. Sprechen Sie sie kurz an, nehmen Sie Blickkontakt auf, lassen Sie sich eine kurze Rückmeldung geben. Dann können solche Gruppenmitglieder ein willkommenes Beispiel dafür sein, dass es nicht darum geht, alles zu tun, was Sie sagen, sondern dass jede*r auf sich selbst aufpassen und für sich selbst die passende Lösung finden kann. Sie können trotzdem immer mal wieder einladen. Oder Sie lassen die Person einfach sitzen und konzentrieren sich auf den Rest der Gruppe.

Lassen Sie sich die momentanen Skalenwerte sagen, indem Sie die Gruppenmitglieder reihum einfach nach den Zahlenwerten befragen. Wenn bei einzelnen die Skalenwerte sehr niedrig sind oder nicht dem eigenen Minimumwert entsprechen, reorientieren Sie die ganze Gruppe. Vereinbaren Sie, dass Sie während der Gruppensitzung immer wieder nach den Skalenwerten fragen werden.

Es ist ein sehr einfaches und sehr effektives Mittel, die Konzentration der Gruppe im Hier und Jetzt zu halten und Abweichungen schnell begegnen zu können. Außerdem bietet sich die Abfragesituation als immer wieder eingeführte kurze Unterbrechung und Reorientierung an.

7.1.5.5 Andere Kulturkreise

Wir haben noch niemanden erlebt, für den oder die diese Übung nicht fremd wäre. Es geht hier ja um ein Maß, das mensch normalerweise nicht erhebt, also um eine sehr ungewohnte Frage. Wir möchten Sie ermuntern, dass Sie die Übung, so wie sie ist, allen Klient*innen erst einmal vorschlagen und sie erproben lassen. Was Sie dann gemeinsam ändern wollen, kann auch im Nachhinein noch einfließen. Wichtig ist hier aber auch, dass Ihr Bedürfnis nach Überprüfbarkeit Ihres gemeinsamen Handelns einen Platz hat.

Wenn eine Zahlenskala als unangenehm empfunden wird, suchen Sie nach für die Klientin naheliegenden Maßeinheiten. Ist die Skala lediglich ungewohnt, erklären Sie sie einfach.

7.1.6 Transkript

Die 16-jährige Tanja lebt seit einigen Monaten in der Jugendwohngemeinschaft. Sie war über Jahre sexueller Gewalt von ihrem Stiefvater ausgesetzt und verletzt sich immer wieder selbst, wenn sie zu viel Stress hat. Lisa ist die Sozialarbeiterin, die Tanja betreut. Tanja kommt genervt aus der Schule, Lisa trifft sie auf dem Flur.

LISA: Hey, Tanja, wie geht's?
TANJA (in ruppigem Ton): Alles okay.
L: Wow, welche Laus ist dir denn über die Leber gelaufen?
T: Ach Mann, lass mich doch, ich hab jetzt keinen Bock.
L: Nun mal langsam. Ich werde dich jetzt nicht in Ruhe lassen, wenn ich das Gefühl hab, du ziehst dich nur weiter runter. Erst mal will ich wissen, dass du halbwegs okay bist, Ritzen ist jetzt nicht.
T: Nee, mach ich schon nicht.
L: Magst du einen Tee?
T: Okay, ich geb auf. Rooibush-Vanille.
L: Willst du erzählen oder soll ich's dir in langen Popeln aus der Nase ziehen?
T (muss lachen): Das war einfach so ein Scheißtag heute.
L: Was ist passiert?
T: Ach, es ist immer dasselbe, dieser Mathelehrer …
L: … erinnert dich an deinen Stiefvater.
T: Und dann schleicht der immer so um mich rum, richtig eklig ist das. Und bevor du anfängsT: Ja, ich kann die beiden unterscheiden, ja, ich hab mich reorientiert, hab mich gekniffen und mit dem Gummi geflitscht. Aber ich war so genervt – hört das denn nie auf? Ich kann einfach nicht mehr (fängt an zu weinen).
L: Hier, dein Tee. Trink erst mal einen Schluck.
T: Ach Manno.
L: Weißt du, bevor wir jetzt weiterreden, hab ich eine Bitte. Wenn ich frage, sagst du immer, du bist okay. Heute war es ja eindeutig, dass das nicht stimmt, aber manchmal weiß ich das einfach nicht. Ich kann schließlich nicht in dich reinschauen. Und wir beide wissen, dass du manchmal in so blöde Zustände reinrutscht. Und auch wenn wir dann reden, weiß ich manchmal nicht, tut dir das jetzt gut oder macht es das nur noch schlimmer. Ich fänd es gut, wir würden ein Ressourcenbarometer für dich einrichten, das anzeigt, ob du gut im Hier und Jetzt bist oder nicht. Wie wär das?
T: Was willst du machen?
L: Einen Hier-und-jetzt-Check einrichten. Dafür, ob dein Häschen und die Denkerin zusammenarbeiten.
T: Wie soll das denn gehen?
L: Ganz einfach. Jetzt, so wie du dasitzt, wo außen an deinem Körper merkst du den Stuhl oder den Fußboden am dollsten?

T: Das muss doch wohl nicht sein, oder?

L: Eine kleine Stelle reicht, der rechte große Zeh auf den kalten Fliesen oder die linke Pobacke auf dem unbequemen Stuhl …

T: Am dollsten?

L: Ja?

T: Na gut, die rechte Ferse.

L: Kannst du das beschreiben, was du da merkst? Ist das Druck oder Kälte?

T: Nee, das ist eben nicht so scheiß weich wie der Teppich oben, ist fest und hart.

L: Fest und hart.

L: Wenn wir eine Skala von 1 bis 10 nehmen, und 1 heißt, du nimmst deine rechte Ferse fast gar nicht wahr und 10 heißt, du nimmst sie ganz klar und deutlich wahr, wo bist du jetzt gerade? Das ist bestimmt jeden Moment anders, aber wo bist du *jetzt?*

T: 7.

L: Bei 7. Und wie hoch sollte der Wert mindestens sein, damit du weißt, du kriegst genug mit von deinem Körper und der Welt, bist genug im Hier und Jetzt?

T: Na, 4 wär schon ganz gut.

L: 4 wär gut. Ist es okay, wenn wir auf Nummer sicher gehen und 5 sagen? Ich frag dich zwischendrin immer mal, wie deutlich du den harten, festen Boden spürst, okay? Sodass wir sicher sein können, dass du gut genug im Hier und Jetzt bist, wenn wir reden?

T: Kannst du machen, ja.

L: Gut, und wenn du mal bis auf 5 oder 4 rutschen solltest und merkst das, bevor ich dich frage, dann sag doch einfach Bescheid. Denn dann sollten wir erst mal dafür sorgen, dass du auf der Skala wieder höher kommst. Dann wär es Zeit, mal wieder aufzustehen und ein bisschen durch den Raum zu hüpfen. In Ordnung? Du kannst aber auch einfach selbst aufstehen, dann geht das schneller.

T: Ja gut.

L: So, jetzt lass uns doch mal schauen, wie du mit dem Mathelehrer gut umgehen kannst. Und wo bist du auf der Skala?

7.2 Reorientierung / Dissoziationsstopps

Manchmal sind wir ganz „da“ und mit unserer Aufmerksamkeit und all unseren Sinnen mit dem beschäftigt, was wir gerade tun. Manchmal hören wir jemandem zu, denken nebenbei jedoch an ganz andere Dinge, und manchmal träumen wir uns regelrecht weg. Wenn uns dann jemand anspricht, gibt es eine kurze Irritation: „Wo bin ich noch mal? Ach ja.“ Wir können also nicht immer davon ausgehen, dass jemand, der sich mit uns in einem Raum befindet, immer auch ganz „da“ ist.

Wenn wir bewusst oder nicht bewusst mit Erlebnissen beschäftigt sind, die wir noch nicht verarbeitet haben, rutscht die Wahrnehmung schnell in eine andere Zeit oder einen anderen Gefühlszustand: in die Angst zum Beispiel, in Anspannung oder Aggression, oder sie driftet einfach weg. Die Spannung steigt oder fällt tief ab. Diese Abweichung von einem Zustand, in dem Häschen und Denker*in gut zusammenarbeiten, kann sich auf ganz unterschiedliche Art und Weise zeigen. Jemand kann sich vielleicht kaum konzentrieren oder schaltet immer wieder ab, bricht plötzlich in

Tränen aus oder ist unruhig und nervös. Mancher kann Ruhe nicht aushalten, stört die anderen oder kommt mit der Anspannung nur klar, indem er sich oder anderen wehtut.

Wenn die Klientin nicht ausreichend im Hier und Jetzt orientiert ist, wenn ihr Skalenwert auf dem Ressourcenbarometer zu gering ist, wenn ihre Spannung und Erregung den Ressourcenbereich verlassen, dann müssen wir sie erst einmal zurückholen oder sie dabei unterstützen, dies selbst zu tun. Solange wir da sind, können wir unserem Gegenüber dabei helfen, den Weg ins Hier und Jetzt zurückzufinden. Für die übrige Zeit und auf Dauer braucht sie*er Möglichkeiten, das Wegrutschen in ungewünschte Zustände auf möglichst einfache, alltagstaugliche und effektive Art und Weise zu unterbrechen. Dann können mit der Zeit auch Selbstverletzung, selbstschädigendes oder Suchtverhalten und Gewalt gegenüber anderen überflüssig werden.

Und was ist mit uns? Wie wir im Selbstfürsorgekapitel (5.6) gesehen haben, ist nicht davon auszugehen, dass wir selber immer so ganz im Hier und Jetzt orientiert sind. Bevor ich also meine Klientin reorientiere, hole ich mich erst einmal selbst zurück. Alle Übungen, die Sie in diesem Kapitel finden, können Sie auch dazu nutzen, Ihr eigenes „Körpertier" zu beruhigen. Das ist umso wichtiger, je mehr Sie es bei Klient*innen mit Formen der Dissoziation zu tun haben, die Sie selbst als fremd oder gar bedrohlich empfinden. Denn wenn Ihnen ein vor Zorn bebender kräftiger Jugendlicher gegenübersteht, ist es nicht so einfach, ruhig und gelassen die eigenen Reaktionsmöglichkeiten abzuwägen und eine passende Reorientierung anzubieten. Da ist es zunächst einmal nötig, selbst sicher im Hier und Jetzt verankert zu sein.

Wir brauchen also Möglichkeiten, uns selbst und unsere Klient*innen mit wenig Aufwand bei Bedarf wieder zu reorientieren, sie und uns gut in der Gegenwart zu verankern, um dann abschätzen zu können, welche nächsten Schritte wichtig sind. Wir benutzen in den folgenden Übungen die Begriffe **Reorientierung** und **Dissoziationsstopp** parallel; beide bezeichnen sie das Handwerkszeug, mit dem jemand wieder in seinen Ressourcenbereich und in die Orientierung im Hier und Jetzt zurückgeholt werden kann.

Dissoziationsstopps dienen dazu, die Klient*innen wieder stärker oder ganz zurück in das gemeinsame Hier und Jetzt der Zusammenarbeit bzw. in seinen Ressourcenbereich zu bringen oder ihnen eine eigene Reorientierung zu ermöglichen.

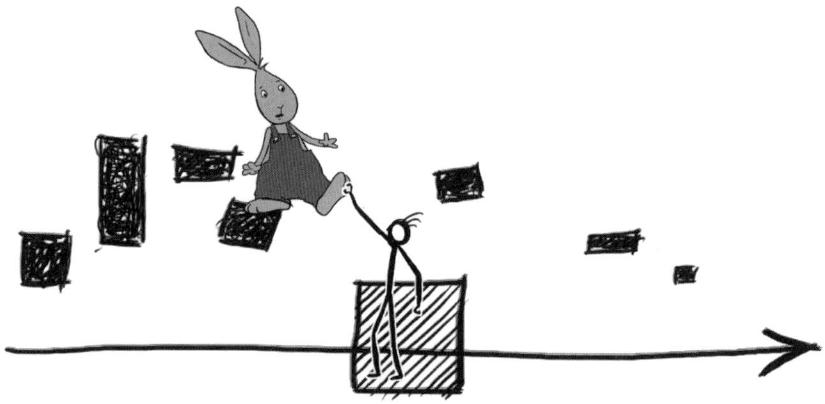

Abbildung 7.1: Oft fühlt sich Reorientierung durch die Beraterin zunächst so an, als zöge mensch die Klientin aus dem traumatischen Wiedererleben (dem roten Viereck, siehe Einleger). Das ist nötig, braucht Energie, Kraft und eigene Standfestigkeit.

7.2.1 Wann, warum und wie? Rahmenbedingungen der Übung

Situationen, in denen die Übung hilft

- In der Einrichtung hat es Streit gegeben. Zwei Jugendliche sind aneinandergeraten, stehen sich jetzt vor Wut bebend gegenüber, und die Situation droht zu eskalieren.
- Sie kommen in den Speisesaal und finden ein Kind vor, das ins Leere starrt und auf Ansprache nicht reagiert.
- Die Klientin ist in Tränen ausgebrochen und kann sich nicht wieder beruhigen.
- Ihr Gegenüber scheint plötzlich deutlich desorientiert, Sie haben keinen Kontakt mehr, fühlen sich selbst nicht mehr wohl.
- Die Jugendliche hat massiven Druck, sich zu schneiden, wenn am Wochenende die anderen zu ihren Eltern fahren und sie fast allein in der Einrichtung zurückbleibt.
- Ein Klient fragt, was er tun kann, wenn er aus seinen Albträumen aufwacht und dann mit Herzrasen daliegt und sich nicht wieder beruhigen und folglich auch nicht wieder einschlafen kann. An Tagen, die auf solche Nächte folgen, kann er sich oft kaum beherrschen, die Kinder nicht zu schlagen.
- Die Klientin weiß nicht, was sie machen soll, wenn sie allein zu Hause ihre innere Leere so sehr spürt und dann das Gefühl hat, allmählich in einen dunklen Tunnel hineingesogen zu werden.

Die Übung hilft jeder Mitarbeiterin und jedem Klienten, der ab und zu oder immer wieder „nicht ganz da" ist, der plötzlich von Wut, Angst oder Trauer überschwemmt wird, der eine plötzliche Unruhe nicht kontrollieren kann, wild um sich schlägt, dessen Aufmerksamkeit manchmal wegdriftet, der plötzlich ganz müde wird oder von Körpersensationen wie Schmerzen oder Übelkeit gequält wird, ohne dass es einen ärztlichen Befund dafür gibt. Immer dann also, wenn eine Dissoziation in Unter- oder Überspannung nicht mehr kontrollierbar ist.

Ziel der Übung

Ziel der Übung ist es, die Betroffenen wieder ins Hier und Jetzt bzw. in ihren Ressourcenbereich zu bringen, sodass sie in der Lage sind, sich zu orientieren und Entscheidungen zu treffen. Selbst- und Fremdverletzungen sollen vermieden werden. Die Klientin soll dazu befähigt werden, wieder aus dem Hier und Jetzt heraus zu handeln bzw. zu entscheiden und sich und ihre Handlungen von hier aus neu zu bewerten.

Wenn die Klientin reorientiert ist, sich also wieder im gemeinsamen Hier und Jetzt befindet, besprechen Sie in jedem Fall, was gerade bei der Reorientierung geholfen hat. Es geht dabei nicht um ein Erfragen des Warum der Dissoziation, sondern ausschließlich um eine Orientierung dafür, wie sie im Hier und Jetzt bleiben kann. Etablieren Sie das Ressourcenbarometer und entwickeln Sie Strategien für den Umgang mit weiteren Situationen. Die Aufmerksamkeit geht dabei immer zu der Frage, woran die Klientin merken kann, ob sie noch im Ressourcenbereich ist, und was sie tun kann, um dort zu bleiben. Es können dann auch Reorientierungsübungen besprochen werden, die die Klientin für sich anwenden kann, wenn sie allein oder ohne Unterstützung durch eine Beraterin ist. Für diese Gespräche ist eine stabile Orientierung der Klientin im Hier und Jetzt Voraussetzung.

Anwendungsvarianten

Es gibt unendliche viele Möglichkeiten der Reorientierung. Unten finden Sie eine Auswahl, und wir empfehlen Ihnen, sich einige wenige davon herauszusuchen, die Ihnen und Ihrem Stil entsprechen und die Ihrem Arbeitskontext angemessen sind. Gemeinsam ist allen Techniken, dass sie mit wenig Aufwand gezielt einen anderen als den momentanen Zustand herstellen sollen. Dazu ist es immer notwendig, die Aufmerksamkeit auf einen anderen Punkt zu konzentrieren, was meist in einer direktiven Weise oder durch einen starken Reiz passiert.

Wir unterscheiden zwischen …

- von außen reorientierenden Techniken, die Sie im Gegenüber mit Ihrer Klientin etc. anwenden können („Dissoziationsstopps im Kontakt“) und
- Übungen, die Schüler*innen, Bewohner*innen oder Klient*innen allein für sich selbst nutzen können („Dissoziationsstopps zum Mitgeben / Lernen“).

Raum- / Zeitorientierung der Klientin

Bei Anwendung von Dissoziationsstopp-Übungen durch Lehrer*innen, Erzieherin*innen oder Berater*innen befindet sich die Klientin in einem dissoziierten Zustand oder droht dahin abzugleiten.

Für die Eigenanwendung ist ein ausreichender Hier-und-jetzt-Bezug die Voraussetzung (sonst kann mensch die Übung ja nicht anwenden, weil mensch sich nicht mehr daran erinnert).

Kompetenzaufbau – in welchen Bereichen?

- Orientierung im Hier und Jetzt
- Erkennen von Abweichungen in der Hier-und-jetzt-Orientierung und Möglichkeiten, sie wiederherzustellen (Ressourcenbarometer, 7.1)
- Selbstfürsorge
- Affektregulation
- Spannungsregulation

Anforderungen

Raum und Setting: Reorientierung ist in jedem Raum und prinzipiell in jedem Setting möglich – und nötig. Oft hilft es, zusammen mit der Klientin aufzustehen (siehe Anleitung). Die Übung ist in der Profi-Anwendung in der Regel ungeplant; in der Eigenanwendung für den Klienten kann sie in jedem Setting vorbesprochen werden, sollte aber immer die Umgebung der Klientin miteinbeziehen.

Zeit: Im Idealfall und bei geübter Wahrnehmung geht Reorientierung schnell. Es kommt darauf an, so früh wie möglich damit zu beginnen; jedes Warten verlängert die notwendige Intervention. Die Übung ist beendet, wenn die Klientin wieder sicher im Hier und Jetzt angekommen ist und das auch selbst so wahrnehmen kann. Wenn jemand gewohnt ist, immer wieder abzudriften, kann es auch sein, dass Sie die meiste Zeit erst einmal damit verbringen, Ihr Gegenüber zurückzuholen, immer wieder, und eine Situation zu schaffen, die für beide gut erträglich und einladend ist. Es kann gut sein, dass Ihre Klient*in im Alltag sehr gut funktioniert, aber bei Ihnen immer wieder in alte Gefühle und Haltungen abtaucht. Vielleicht tun Sie ein halbes Jahr nichts anderes, als regelmäßig miteinander spazieren zu gehen und die Aufmerksamkeit ins Hier und Jetzt zu bringen. Das ist wertvolle Zeit, die Voraussetzung für ein Ankommen. Treffen Sie immer dann, wenn das möglich ist, Absprachen über Ihr Vorgehen. Erklären Sie, weshalb Sie tun, was Sie tun. Erläutern Sie, wie Sie Verarbeitung verstehen (siehe Teil I).

Probieren Sie aus, was geht und was guttut. Und lassen Sie sich Zeit. Innere Zeit bemisst sich nicht nach Stunden, ein ruhiger Atem ersetzt hier den Minutenzeiger. Nutzen Sie, was Ihnen im Moment zur Verfügung steht. Nicht mehr und nicht weniger. Bei massiven dissoziativen Zuständen (in Über- und Unterspannung) kann die Intervention durchaus auch einmal eine halbe Stunde oder mehr Zeit beanspruchen (Körperdissoziationen, Schmerzen). In jedem Fall ist dann für die Präsenz helfender Personen und / oder vorherige Absprachen über das Vorgehen zu sorgen, wenn bereits längere dissoziative Zustände vorbekannt sind. Aber keine Sorge: In der Regel sind ein paar Sekunden oder Minuten bereits gut wirksam. Wenn Sie sich angewöhnen, von vornherein und ohne Not mit dem Ressourcenbarometer zu arbeiten, verhindern Sie durch die permanente Hier-und-jetzt-Orientierung stärkere Dissoziationen. Seit wir das selbst so handhaben, benötigen wir nur sehr vereinzelt Reorientierungen, die über Aufstehen und Durch-den-Raum-Gehen hinausgehen.

Material: Hilfsmittel, die eine Reorientierung bei den meisten Menschen erleichtern, sind zum Beispiel: Haushaltsgummis, Igelbälle, Steine mit spitzen Kanten, Riechfläschchen. Sie ermitteln am besten mit den Klient*innen entlang der unten aufgeführten Kriterien, welche Hilfsmittel Sie brauchen oder die Klient*in für sich aussuchen kann.

Für eine Reorientierung im Kontakt genügen meist Ihre eigene Präsenz, Bewegung, ein offenes Fenster, ein Glas Wasser oder Tee und / oder andere Gegenstände im Raum.

7.2.2 Anleitung

Zuallererst …

Wenn sich im Kontakt mit einem Jugendlichen, Erwachsenen, Kind herausstellt, dass er / es oft mit der Aufmerksamkeit in andere Bereiche abrutscht, sprechen Sie diese Thematik an und tun Sie dies so, wie Sie auch Vorlieben beim Essen oder Schwierigkeiten im Beruf ansprechen würden: „Bist du noch da oder woanders? Ist es okay so oder sollen wir was anders machen?“ Es ist eine allgegenwärtige Problematik, die sich aus der Nichtverarbeitung von belastenden Ereignissen erklärt, und sie sollte als Normalität mit aufgenommen und behandelt werden. Schon damit tun Sie den ersten

Schritt in Richtung Entspannung: Ihr Gegenüber muss sich nun nicht mehr ständig bemühen, diese Symptomatik zu vermeiden oder zu verheimlichen – dadurch sinken die Anspannung und die Wahrscheinlichkeit von Dissoziationen, dem Herausfallen aus dem Hier und Jetzt und Auseinanderfallen der unterschiedlichen Funktionen in unserem Körper. Noch dazu können Sie nun einfacher damit umgehen.

„Das ist völlig normal, wir machen das alle. Wir können uns ja nicht immer konzentrieren, und schwieriger ist es vor allem dann, wenn innerlich noch andere Sachen zu verarbeiten sind. Die meisten Menschen finden es schwierig, sich nach dem Essen zu konzentrieren, da ist unser Körper, das Häschen in uns, noch mit der Verdauung beschäftigt, und es ist kaum Energie fürs Zuhören da. Hört sich komisch an? Kennst du das nicht? Oder wenn einem etwas wehtut. Oder mensch an etwas denken muss, das einen sehr beschäftigt. Fallen dir noch Beispiele ein?"

Binden Sie Ihr Gegenüber in die Überlegung mit ein, Dissoziation oder Wegdriften, aber auch plötzliche Anspannung und der Verlust des kühlen Kopfes als alltägliches Phänomen zu betrachten, das für Menschen mit nicht verarbeiteten überwältigenden Gefühlen einfach nur sehr viel ausgeprägter und anstrengender ist. *„Je mehr dich etwas beschäftigt, desto schwerer ist es, die Denker*in im Boot zu behalten. Was dann noch an Gedanken da ist, kreist immerzu in denselben Schleifen. Aber richtig entscheiden kann mensch sich dann oft nicht, oder die Aufmerksamkeit auf etwas anderes lenken. Die Gefühle und das Gedankenkreisen, vielleicht auch Leere, Wut oder Angst halten einen dann komplett gefangen. Aber es gibt eine gute Möglichkeit, auszusteigen: Wenn mensch den Körper ein bisschen in Bewegung bringt und sich auf irgendetwas hier im Raum konzentriert, dann klappt es oft, den Sog zu unterbrechen. Probier doch mal mit aus, komm, wir gehen mal durch den Raum und erzählen uns gegenseitig, was wir sehen, hören und merken. Ich fange immer mit irgendwas an, und du sagst dann, was du gerade siehst, hörst oder merkst. Okay?"*

Sie müssen das nun erst einmal tun, um hinterher den Unterschied besprechen zu können. Vorher geht das nicht, weil die Denker*in ja schon nicht mehr an Bord ist.

„Okay, jetzt bleib mal mit stehen und beweg die Füße noch ein bisschen hin und her. Welchen Punkt spürst du am deutlichsten? Die rechte Außenkante? Okay, und auf der Skala: Wo bist du da? – Ist jetzt irgendetwas anders als vorher?"

Sie können jetzt, im neuen Kontakt mit dem Hier und Jetzt besprechen, wann es Sinn macht, das Abdriften zu unterbrechen, und was es dafür brauchen könnte, gemeinsam einen Koffer an Skills, also Übungen zu erarbeiten, auf den die Klientin außerhalb Ihrer Zusammenarbeit zurückgreifen kann. Aber gehen Sie nicht zu schnell vor, es kann sein, dass es ein paar Schleifen der Reorientierung braucht, bevor der Fokus wieder auf etwas anderes gerichtet werden kann.

7.2.3 Woran erkenne ich Dissoziationen?

Erkennen Sie, wenn jemand wegdriftet? Nicht mehr ganz da ist? Sich so anspannt, dass Sie das Gefühl haben, das hat nichts mit Ihnen zu tun oder Sie sind nur ein Ersatz-Gegenüber? Das ist nichts anderes als eine Dissoziation, ein Unterbrechen des Hier-und-jetzt-Bezugs und damit auch ein Auseinanderfallen der integrierten Körperfunktionen Ihres Gegenübers. Er oder sie ist nicht mehr in Hochform, nicht im Lot oder in unserer Sprechweise: Er*sie hat den Ressourcenbereich verlassen, in dem er*sie entscheiden kann, womit er*sie sich beschäftigt, der Körper gut reguliert ist und Sie beide gut im Kontakt sind.

Gleichzeitig verändern sich Prozesse im Erleben, die mensch in der Hypnoseforschung als Trancephänomene bezeichnet. Sie geben uns auch ohne Apparaturen Auskunft über den Bewusstseinszustand, in dem wir oder unser Gegenüber uns befinden. Sie erlauben so eine einfachere (Selbst-)Kontrolle und Veränderung. Es handelt sich dabei um eine veränderte Wahrnehmung von:

- Zeit,
- Raum,
- Körper und
- Gegenüber.

Und es kommt zu Veränderungen im

- Gesichtsfeld und dem
- Altersempfinden.

Manchmal kommen unwillkürliche, nicht steuerbare Bewegungen hinzu, und Sie nehmen anders Bezug auf Ihre Umwelt, koppeln sich ab oder intensivieren den Kontakt zum Außen- oder Innenerleben. Sie kennen Teile dieser Bewusstseinsveränderungen vielleicht aus Drogen- oder Alkoholkonsum, vielleicht auch aus dem Erleben eines intensiven Zusammenseins mit einem anderen Menschen. Trancephänomene deuten immer darauf hin, dass sich etwas in der Verbindung zwischen Säugetierkörper und Denker*innenfunktionen verändert hat. Mehr noch: Mithilfe dieser alten Parameter, die noch eine Weile in der Psychopathologie gebräuchlich waren, können wir bestimmen, ob sich der Bewusstseinszustand verändert hat oder ihn selbst verändern.

Wir unterscheiden zwei Richtungen der Dissoziation: Die fehlende Balance, wenn die Spannung nach oben geht, und jene, wenn die Spannung zu sehr absackt, also den Ressourcenbereich in Richtung Unterspannung verlässt.

Hohe Spannung wird von unserem eigenen Körper meist als bedrohlich empfunden, wir reagieren deshalb schneller und oft auch so, als wären wir gemeint. Diese

Reaktion ist für unser eigenes Häschen der Schutz, um schnell die eigene Sicherheit gewährleisten zu können. Für den Umgang damit ist es deshalb sehr wichtig, sich klarzumachen: Es handelt sich um ein Geschehen, das mit unverarbeiteten Situationen der Klientin zu tun hat und nicht uns als Gegenüber meint. Wir sollten uns klarmachen, wie diese Symptome entstehen (siehe Teil I), und dann gut verankert bleiben.

Bei einem Abdriften in die Unterspannung werden wir oft selbst müde oder fangen an, uns zu langweilen oder etwa an den Einkauf zu denken – unsere Häschen tunen sich auf das Spannungsgeschehen im anderen Körper ein. Oft wandern die Augen des Klienten in eine bestimmte Richtung oder sie beginnen zu defokussieren, sich auf einen unscharfen Blick einzustellen. Stehen Sie dann einfach gleich präventiv auf und verändern die eigene Position – schon dadurch steigert sich die Aufmerksamkeit des Klienten. Stehen Sie auf und öffnen Sie das Fenster, oder laden Sie zu einem Plausch im Stehen ein. Warten Sie nicht. Für die Grundlagen der Unterscheidung von Über- und Unterspannungszuständen lesen Sie bitte im Theorieteil nach, dort finden Sie auch eine Erklärung der Definitionen von Dissoziation.

Für den Umgang mit Dissoziationen und für die Reorientierungsarbeit ist es unumgänglich, sich klarzumachen: Es handelt sich um ein Geschehen, das mit unverarbeiteten Situationen der Klientin zu tun hat und nicht primär mit uns selbst als Gegenüber. Hier geht es also um ein klares Wissen um die Entstehung solcher Symptome und natürlich um Selbstfürsorge: gut verankert zu bleiben und darauf zu achten, dass eine akute Gefährdung ausgeschlossen wird.

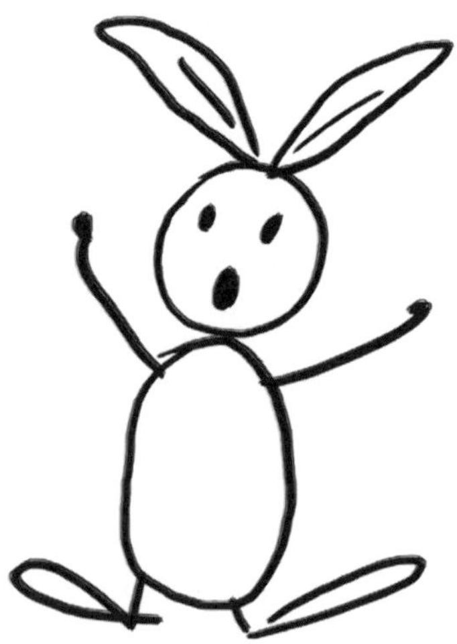

Abbildung 7.2: Erklären sie die Dissoziation in die Überspannung ruhig auch mit einer Zeichnung!

Dissoziation in die Hochspannung erkennen wir meist ganz gut, weil hohe Erregungszustände von unserem eigenen Körper als bedrohlich empfunden werden und wir deshalb schneller darauf reagieren. Wichtig ist es daher, unsere Wahrnehmung für die Unterspannungsdissoziationen bei unseren Klient*innen und uns selbst (!) zu schulen. Für die konkrete Unterscheidung von Konzentration und Dissoziation (in Richtung Unterspannung) hilft es oft, seine Wahrnehmung für die Fokussierung von Augen zu schärfen: Manchmal lässt sich beginnende Dissoziation hier ablesen. Die Augen des Klienten wandern in eine bestimmte Richtung oder sie beginnen zu defokussieren, sich auf einen unscharfen Blick umzustellen. Es kann auch sein, dass der Klient nur noch auf einen bestimmten Punkt starrt, die Augen rollt oder die Augäpfel nach oben bewegt. Manchmal ist der Übergang in einen anderen Persönlichkeits- / Bewusstseinszustand durch schnelle Wimpernbewegungen gekennzeichnet. Wenn Ihre Klientin öfter auch in der Sitzung dissoziiert, lohnt es sich, nach einem solchen Muster in den Augenbewegungen zu suchen und gemeinsam mit ihr daran zu arbeiten, wie sie an dieser Stelle wieder ins Hier und Jetzt umfokussieren kann. Generell hilft es in der Arbeit mit Menschen, die oft Richtung Unterspannung dissoziieren, im Stehen zu arbeiten, gemeinsam spazieren zu gehen oder begleitend Igelbälle zu benutzen – in der Hand oder unter dem Fuß.

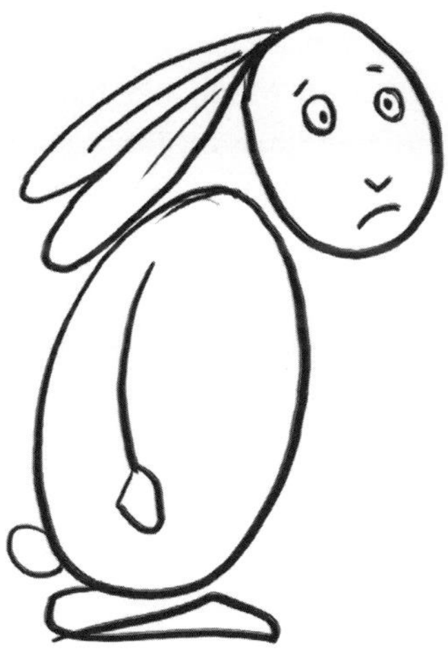

Abbildung 7.3: Ob die Klientin sich wiedererkennt?

Exkurs: Selbstschutz geht vor

Menschen, die in Hochspannung dissoziieren, können anderen Menschen gefährlich werden, weil die Spannung ein Ventil braucht, weil sie sich schnell angegriffen fühlen und sich dann körperlich verteidigen und natürlich, weil sie ihr Gegenüber dann nicht mehr als freundlichen Menschen wahrnehmen, der auf ihrer Seite steht. Vielleicht sehen sie stattdessen jemand ganz anderen. Daher ist in solchen Fällen die Eigensicherung und die der anderen Klient*innen / Bewohner*innen / Kinder immer der erste Schritt. Sorgen Sie für deren Sicherheit. Holen Sie möglichst Hilfe – die Anwesenheit einer zweiten Person beruhigt auch Sie. Halten Sie Abstand – Nähe oder eine Bewegung auf den angespannten Menschen zu überschreitet womöglich den Sicherheitsraum und wird als Angriff interpretiert. Stellen Sie sich möglichst nicht zwischen einen wütenden oder ängstlichen Menschen und die Tür. Dies könnte suggerieren, der andere habe keine Möglichkeit zu flüchten, und diese Vorstellung kann die Spannung noch erhöhen. Sorgen Sie aber dafür, dass Sie einen Fluchtweg haben. Im Zweifelsfall verlassen Sie den Raum, um sich zu schützen.

Angst ist ein schlechter Ratgeber. Spätestens wenn Sie Angst bekommen, verändern Sie die Situation, versuchen Sie sich selbst zu reorientieren und die Situation aus der Profi-Position einzuschätzen. Holen Sie sich Unterstützung, verlassen Sie die Situation. Wenn es im Moment keine Hilfe in Ihrer Institution oder Einrichtung gibt, dann zögern Sie nicht, die Polizei zu holen, die für den Umgang mit Gewalt ausgebildet – und zuständig! – ist. Schätzen Sie Ihre Möglichkeiten zur Reorientierung des Betroffenen realistisch ein. Im Zweifelsfall muss die Situation erst einmal beendet werden. Anschließend ist eine Bearbeitung wichtig, wozu in jedem Fall die Dokumentation der Situation, eine Nachbesprechung mit allen Betroffenen und Supervision / Intervision gehören sollten.

7.2.4 Dissoziationsstopps

Im Folgenden möchten wir Ihnen eine Liste unterschiedlicher Möglichkeiten für Unterbrechungen beginnender Dissoziationen vorschlagen, die Ihnen helfen sollen, gemeinsam im Kontakt zu bleiben bzw. den verloren gegangenen Kontakt wieder herzustellen. Auch dann, wenn Sie doch einmal zu lange gewartet oder vergessen haben, das Ressourcenbarometer einzurichten.

Alle Dissoziationsstopps haben etwas gemeinsam: Sie stören, unterbrechen, verhindern, wirken unbequem, manchmal sogar lästig. Das muss auch so sein, geht es doch um eine Umorientierung und die Unterbrechung von Mustern, sogenannten *Dissoziationsmustern.* Dissoziationsstopps wirken durch Intensität, direktive Anleitung und situative Unangemessenheit (wie in Fragen nach dem Wetterbericht) oder durch unbedingte Orientierung in die Gegenwart wie im Aufrufen des aktuellen Alters und dessen Verankerung (s.u.).

Dissoziationsstopps im Kontakt: Im Kontakt mit einer dissoziierenden Klientin hört sich eine solche Unterbrechung nicht weich und einladend, sondern durchaus klar und direktiv an. Der Ton Ihrer Stimme sollte klar und orientierend, aber nicht scharf oder übergriffig sein. „Okay, jetzt stehen Sie mal auf! *(Und Sie tun das mit Schwung als Erste.)* So, und jetzt ein bisschen durch den Raum stampfen, kommen Sie …“ *(Sie machen es einfach vor!)*

Es geht hier nicht um eine Bitte, sondern Sie **wollen**, dass Ihre Klientin im Raum und bei Ihnen bleibt. Sie wollen sie daran hindern, dass sie abdriftet. Nicht, weil Sie ihr Ihren Willen überhelfen wollen, sondern weil Sie wissen, dass Ihr Gegenüber in diesem Moment den Bereich des freien Willens verlässt, dass das Häschen mit den alten Erfahrungshintergründen übernimmt. Durch die Reorientierung stellen Sie eine Situation her, in der die Klientin wieder entscheiden kann. Und das kann sie erst, nachdem sie reorientiert ist. Und wir versichern Ihnen gerne, dass es uns in 20 Jahren Reorientierung noch nie passiert ist, dass jemand im Nachhinein gesagt hat, wir hätten ihn bitte weiter abdriften lassen sollen.

Um jemanden im Moment der Übernahme durch das Häschen wieder ins Hier und Jetzt zu holen, braucht es einen direkten und starken Reiz. Das geht mit einer klaren, kräftigen Stimme, einfachen Sätzen und eindeutigen Aufforderungen, ohne jedoch konfrontativ zu werden. Wichtig ist in jedem Fall, selbst gut im Hier und Jetzt orientiert zu bleiben. Sorgen Sie also für eine gute eigene Orientierung in Raum und Zeit, für die angemessene Spannung oder Entspannung, für Ihre eigene Erdung, achten Sie auf Ihre Atmung. Sie werden mit einiger Übung lernen, das parallel zur Reorientierung Ihrer Klientin zu tun.

Wesentlich ist die frühe Einrichtung des Ressourcenbarometers, Sie können aber auch einfach eine Erdungsübung oder eine andere Ihnen geläufige Außenorientierung nutzen. Lassen Sie immer wieder skalieren, wie deutlich die Verbindung zum Außen wahrgenommen wird.

Dissoziationsstopps zum Mitgeben / Lernen: Wenn Sie Übungen mitgeben wollen für Situationen, in denen die Klientin im Alltag wegrutscht oder in aggressive oder ängstliche Anspannung geht, ist der wichtigste Punkt die Erreichbarkeit. Was nützt die beste Übung, wenn sie Ihrer Klientin nicht mehr einfällt, weil sie schon auf 180 ist oder keine Energie mehr da ist, um überhaupt daran zu denken?

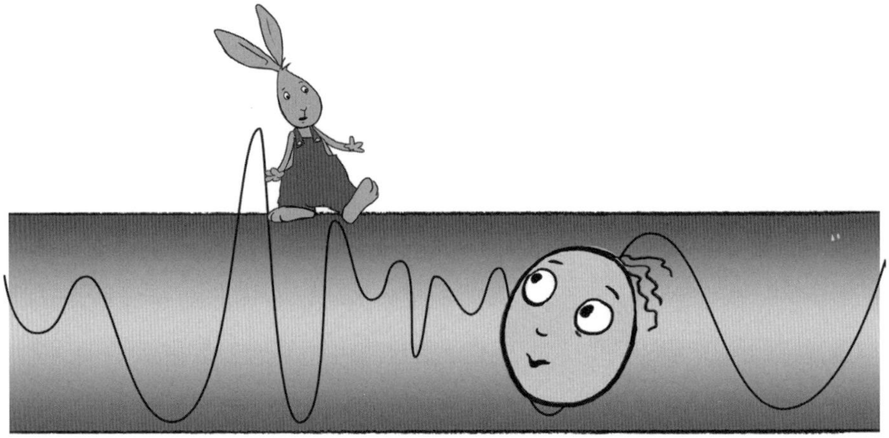

Abbildung 7.4: Das Häschen wird in den Ressourcenbereich geholt.

Die Dissoziationstopps müssen also einfach, schnell erreichbar und durch die Klientin alleine anwendbar sein. Es ist unrealistisch, im Notfall noch etwas besorgen zu müssen – oder sich noch an etwas erinnern zu sollen. Häufig sind die Speicher der Großhirnrinde dann mindestens ebenso weit entfernt wie die Therapeutin. Was gebraucht wird, muss hier und jetzt zur Verfügung stehen.

Um sich selbst reorientieren zu können, muss die Spannung der Klientin noch im Ressourcenbereich sein, weil sonst die Denker*in keinen Zugriff mehr hat und die Häschen sich nicht selbst reorientieren können. Es macht daher Sinn, mit allen Klient*innen zu üben, woran sie erkennen können, dass ihre Spannung jetzt gerade deutlich steigt oder sinkt. Das ist dann der Moment für die Reorientierung, so kommt sie rechtzeitig. *„Bevor Sie so abdriften, wie Sie es beschreiben, was ist da das Letzte, woran Sie sich erinnern können? Und davor?"* Je früher Spannungsveränderungen und beginnende Dissoziationen bemerkt werden, desto mehr Zeit und vor allem Denker*innenkapazität steht für die Dissoziationsstopps zur Verfügung.

Klären Sie, in welchen Situationen die Klientin eine Reorientierungsübung braucht: zu Hause, bei der Arbeit, in der Bahn? Die Ansprüche an die Übung werden jeweils andere sein, ob ich allein bin oder mich in der Öffentlichkeit bewege. Am Arbeitsplatz etwa ist es noch wichtiger, weder durch Dissoziationen noch durch befremdliche Techniken aufzufallen. Sie werden die Übungen also auch dem Umfeld anpassen müssen, in dem sie gebraucht werden. Es ist einfacher, im Gespräch mit dem Chef abwechselnd mit den großen Zehen zu wippen, als eine Aufsteh- und Atemübung zu machen.

Überlegen Sie gemeinsam, was bisher geholfen hat. Was hat die Klientin schon ausprobiert, wie schafft sie es, nicht immer wegzudriften? Auf welchem Wahrnehmungskanal reagiert sie besonders sensibel: Braucht Sie eher etwas zum Hören, zum Anschauen, zum Riechen? Was kann sie überhaupt nicht ertragen? Wie stark sollen die Reize sein, und was genau ist angemessen? Für den einen ist Hip-Hop das, was für die andere Schostakowitsch oder ein Hörbuch sein mag.

Manche Klientinnen*innen dissoziieren nur, wenn sie alleine sind, und nur selten, wenn andere mit dabei sind. Fragen Sie also Ihre Klientin (solange sie im Ressourcenbereich ist!!), ob sie manchmal innerlich wegrutscht, ihren Körper nicht mehr wahrnimmt, kein Schmerzempfinden hat, ob es Lücken im Zeitablauf gibt oder die Zeit manchmal gar nicht oder rasend schnell zu vergehen scheint. Fragen Sie, ob sie manchmal „ausrastet", von Wut oder Hass überschwemmt wird. Ob sie auch Albträume hat, wenn sie wach ist, ob sie das Grauen, das sie erlebt hat, manchmal innerlich wiederzuerleben scheint. Und wenn das der Fall ist, dann erarbeiten Sie mit ihr frühzeitig verschiedene Möglichkeiten, sich zu reorientieren – auch um Selbstverletzungen, die der Reorientierung dienen, überflüssig zu machen.

Achten Sie darauf, dass die Reize, die gesetzt werden, nicht zu unangenehm sind und dass Trigger ausgeschlossen werden. Und laden Sie die Klientin ein, das Besprochene regelmäßig zu üben, auszuprobieren, zu beurteilen. Nur Geübtes ist im Notfall schnell zugänglich.

7.2.4.1 Notfallkoffer

Packen Sie mit der Klientin gemeinsam einen Notfallkoffer (siehe 11.6). Den werden Sie immer wieder öffnen, überprüfen und aussortieren müssen. Übrig bleiben oft ein, zwei Techniken und eine Liste von Tätigkeiten, die helfen, Zeit zu überbrücken.

Zunächst kommt in den Koffer (bzw. auf eine entsprechende Liste) alles, was in Notsituationen hilft, eine Dissoziation abzuwenden oder zu vermindern. Klient*innen, die in Kliniken ein Skills-Training nach Marsha Linehan gemacht haben, erarbeiten oft eine solche Notfall-Liste. Auch hier ist die Frage wichtig, wo diese Liste aufbewahrt wird, sodass sie im Notfall wirklich da ist, wo sie gebraucht wird.

7.2.4.2 Atmen

Der Atem ist die wichtigste Instanz für die Aufrechterhaltung des Lebens, weil er das Nötigste, das Wesentlichste in den Körper einführt: den Sauerstoff und somit den Austausch mit allen uns umgebenden Systemen. Wie atmet Ihre Klientin? Lenken

Sie – am Besten im Stehen – die Aufmerksamkeit der Klientin auf die eigene Atmung. Einfach nur Wahrnehmen. Und vielleicht ein wenig langsamer werden. 1-2-3-4 Ausatmen, 1-2-3-4 Einatmen. Tun Sie hier nicht zu viel zu schnell, passen Sie sich Ihrer Klientin an, suchen Sie einfache Übungen, die speziell ihr guttun. Es geht hier nur um eine Verankerung im Hier und Jetzt.

Was tun im Kontakt? Als Erstes atme ich also selber einmal tief durch, bevor ich meine Klientin auffordere: *„Atmen Sie doch ein paarmal tief durch."* Wenn Sie die Übung verstärken wollen, gibt es folgende Möglichkeit: Legen Sie zunächst selbst eine Hand auf Ihren Bauch und eine auf die Brust und sagen dabei: *„Legen Sie doch bitte eine Hand auf den Bauch und eine auf die Brust. Und jetzt versuchen Sie, mit Ihrem Atem beide Hände zu bewegen."* Zum einen laden Sie die Klientin damit zur Nachahmung ein, und zum anderen kann es auch Ihnen nicht schaden, ein paarmal tief durchzuatmen. Die Verstärkung durch die Hände auf Bauch und Brust ist auch für Kinder und kognitiv beeinträchtigte Menschen besonders hilfreich, da sie konkret und auf unterschiedlichen Wahrnehmungskanälen (ich sehe und ich spüre die Bewegung) wahrnehmen können, worum es geht. Achten Sie vor allem auch auf die Ausatmung und verstärken Sie diese durch eigenes lautes Ausatmen. Oft wirkt diese Übung sehr schnell, denn bewusste Atmung ist unsere Verbindung ins Hier und Jetzt. Versuchen Sie einmal, Ihre Gedanken abschweifen zu lassen, während Sie darauf achten, tief zu atmen. Achten Sie darauf, nicht mehr zu tun, als Ihrem Gegenüber behagt. Forcieren Sie nichts.

Auch in der **Überspannung**, in der Erregung verändert sich unser Atem. Er kann dann auch tief sein, doch das ist nicht der ruhige tiefe Atem, von dem eben die Rede war. Er wird eher schnell und hört sich an wie ein Blasebalg. Oder er wird flach und ganz hektisch und klingt dann wie ein Hecheln. Die Wahrscheinlichkeit, dass auch mein Atem hektischer wird, wenn mein Klient so erregt atmet, ist groß. Vielleicht halte auch ich reflexartig die Luft an, um mich dem Überatmen zu entziehen.

Ich achte erst einmal auf mich und mein betontes Ausatmen. Sodann bitte ich die Klientin: *„Atmen Sie doch mal bitte tiiief aus."* (Und ich mache es deutlich mit:) *„Atmen Sie bitte nur kurz ein und ganz lange und tief aus. Ich mache das jetzt mal mit, bis Ihr Atem sich wieder entspannt."* Und dann atmen Sie laut und deutlich mit einem verkürzten Einatmen und einem verlängerten Ausatmen. Die Verlängerung des Ausatmens beruhigt den Atemrhythmus und wirkt ausgleichend. Sie verhindern damit auch, dass Ihre Klientin hyperventiliert, also aus dem Hecheln nicht mehr rauskommt. Auch in diesem Fall nutzen Sie den Atem für eine Einladung ins Hier und Jetzt, die durch das gemeinsame Atmen natürlich noch wesentlich deutlicher wird.

Zum Mitgeben: Oft wird dem Gegenüber durch Ihr Beispiel und das gemeinsame Benennen und Beachten des Atmens schnell klar, wie zentral – und einfach – die Rolle des Atems ist. Sie können die Erinnerung daran verankern, also einfacher auffindbar machen, wenn Sie für die „gute" Atmung ein Bild finden lassen, eine Struktur, eine Farbe (vergl. 11.2, Zielzustand), die für die Klientin stimmig ist.

Die einfachste reorientierende Atemübung ist: „*Achten Sie darauf, dass Sie immer mal wieder ganz bewusst einen tiefen Atemzug nehmen. Gewöhnen Sie sich daran, das regelmäßig zu tun und unabhängig davon, wie Sie gerade atmen. Wenn Sie feststellen, dass Ihr Atem gerade sehr flach ist, dann tun Sie es erst recht. Und legen Sie dabei ruhig mal eine Hand auf die Brust und eine auf den Bauch. Und wenn die Hände sich dann gar nicht bewegen, dann wird es höchste Zeit für ein paar tiefe Atemzüge. Das kann mensch auch in der Öffentlichkeit tun. Kommen Sie, wir probieren es gleich mal aus.*"

Und für die Klienten, die eher in einen beschleunigten Atemrhythmus gehen: „*Achten Sie darauf, dass Sie immer mal wieder ganz bewusst das Ausatmen betonen. Gewöhnen Sie sich daran, das regelmäßig zu tun und unabhängig davon, wie Sie gerade atmen. Wenn Sie feststellen, dass Ihr Atem gerade sehr schnell ist, dann tun Sie es erst recht. Machen Sie das Ausatmen länger als das Einatmen. Das kann mensch auch in der Öffentlichkeit tun, kommen Sie, wir probieren es gleich mal aus.*"

Je nachdem, um welchen Ausgangszustand es sich handelt und was der Klientin angenehm war, helfen natürlich auch die alten Hausregeln:

- Zwanzigmal ein- und ausatmen, bevor mensch etwas tut.
- Langsam und lange ausatmen.
- Nach dem Ausatmen eine kleine Pause machen usw.

Besonders für uns Helfer*innen ist es wichtig, tief auszuatmen, bevor wir …

- das nächste Gespräch führen,
- ans Telefon gehen,
- uns am Streitgespräch im Team beteiligen,
- auf die als beleidigend empfundene Äußerung der Klientin reagieren,
- …

7.2.4.3 Erdung

Unter „Erdung“ versteht mensch in der psychosozialen Arbeit Übungen, die den Körper dazu bringen, wieder auf „den Boden der Tatsachen“ zurückzukommen. Gemeint ist: Bodenkontakt herstellen. Und das, so viel sei vorab verraten, ist eigentlich immer ganz gut. Wir nutzen das, wie Sie weiter oben schon gesehen haben, vor allem auch beim Ressourcenbarometer. Sie erinnern sich? Wo haben Sie einen guten Außenkontakt? Wie deutlich nehmen Sie den gerade wahr? Auf einer Skala von 1 bis 10, wenn 1 meint: fast gar nicht, und 10: klar und deutlich? Reicht das? Sonst bewegen Sie sich doch einfach ein wenig und atmen tief durch.

Durch den Kontakt zum Boden passiert Unterschiedliches: In der Regel muss mensch erst einmal die Aufmerksamkeit in die Füße schicken, weil sie vorher anderswo war. Am besten geht das im Stehen. Die Klientin spürt Grenzen und Gewicht ihres Körpers und den Boden als etwas Äußerliches, Haltbares, Reales. In der Dissoziation geht dieses Gespür ja verloren, die Aufmerksamkeit geht vom Körper weg. Erstaunlicherweise scheint das ebenfalls „ansteckend“ zu wirken, denn oft verlieren auch die Erzieher*innen und Berater*innen das Gefühl für den eigenen Körper, wenn es ihren Klient*innen so geht.

Was tun im Kontakt?
Wenn Sie das Gefühl haben, Sie oder Ihr Gegenüber könnten wegrutschen, sich verlieren, aus dem gemeinsamen Kontakt verschwinden, dann stehen Sie am besten auf – gerne zügig und unvermittelt, aber nicht so, dass sich der Klient erschrickt. Dann bitten Sie den Klienten: „*So, stehen Sie doch bitte mal auf, ja, so ist's gut … Merken Sie jetzt den Boden unter Ihren Füßen?*“ Gehen Sie eine Weile, bewegen Sie die Füße deutlich, rollen Sie auf den Füßen von vorne nach hinten, hüpfen Sie, stampfen Sie auf – tun Sie das, wonach Ihnen ist, aber tun und benennen Sie es! „*Merken Sie das? Wo merken Sie das? Wo unter den Füßen merken Sie den Druck am stärksten?*“ Und während Sie selbst sich im Raum bewegen und die Veränderungen unter Ihren Füßen wahrnehmen: „*Machen Sie mal ein paar Schritte. Wie verändert sich der Druck unter den Füßen, während Sie gehen? Und nun erzählen Sie mir mal, was Sie sehen. Ich fange damit an: Ich sehe da drüben die Pflanze, die bräuchte mal Wasser. Was sehen Sie? … Nehmen Sie doch mal den Ball hier in die Hand* (Sie geben ihn dem Klienten). – *Ist das okay? Wie fühlt der sich an? Weich oder hart, rau oder glatt?*“ Fragen Sie Ihren Klienten, was er an den Füßen, vielleicht noch an den Händen spürt. Gehen Sie im Zweifelsfall nicht so sehr ins Körpergefühl, das veranlasst viele Menschen mit Übergriffserfahrungen eher zu erneuter Dissoziation. Lassen Sie sich Dinge beschreiben, bewegen Sie sich im Raum, die Bewegung allein verändert bereits die Wahrnehmung. Setzen Sie ruhig kräftige Impulse, fragen Sie erst hinterher jeweils, ob das okay war; zuerst fordern Sie auf.

Auch wenn Ihre Klientin selbst nicht aufstehen kann oder ihr das schwerfällt, tun Sie es gerne selbst, und benennen Sie das: *„Ich weiß, dass Sie nicht aufstehen können, aber wenn ich aufstehe, kann Ihr Kopf das nachvollziehen. Sie sehen, wie ich herumhample, mich bewege, und werden dadurch schon ein bisschen wacher, oder?“*

Sie können sich dann ja auch wieder setzen (fragen Sie vielleicht nach, was Ihrem Gegenüber besser hilft, hierzubleiben), achten Sie auf Ihre Aufrichtung, sorgen Sie durch eigenen Bodenkontakt für Wachheit und Aufmerksamkeit.

Beenden können Sie die Übung, indem Sie den Klienten z. B. bitten, den eigenen Körper mit flachen Händen abzuklopfen, die Arme, Schultern, den Oberkörper und die Beine. Laden Sie dazu ein, so stark zu klopfen, wie es nötig ist, damit der Klient das Klopfen spüren kann. Tun Sie das aber nur, wenn es für den Klienten in Ordnung ist, sich selbst zu berühren. Im Zweifelsfall orientieren Sie einfach nur auf den Bodenkontakt der Füße.

Aufstehen, Fenster auf und kraftvoll durch den Raum gehen, Aufmerksamkeit auf die Füße – hilft fast immer.

Zum Mitgeben: Besprechen Sie mit der Klientin, wann es in ihrem Alltag helfen könnte, sich durch Aufstehen zu reorientieren, und wie sie das machen kann. Sie könnte sich beim Begleiten der Hausaufgaben ihrer Kinder ans offene Fenster stellen. Sie könnte das Gespräch mit der Partnerin bei einem Spaziergang führen. Er könnte das Staubsaugen zu einem Reorientierungsgang nutzen oder beim Gespräch mit der Chefin die Füße in den Schuhen leicht abwechselnd belasten.

Fast immer geht: Aufstehen, Fenster auf und kraftvoll durch den Raum gehen, Aufmerksamkeit auf die Füße und sich selbst, am besten laut erzählen, was genau mensch sieht.

7.2.4.4 Bewegung

Wenn wir uns bewegen, nutzen wir die Atmung genauso wie den Bodenkontakt und haben dadurch viele Möglichkeiten, uns neu zu orientieren. Denn durch die Bewegung verändern wir ständig auch unsere Perspektive im Raum und erlauben unserer Aufmerksamkeit, sich neu zu justieren. Wir verhindern das Verharren in einer Position und somit auch meist die Dissoziation.

Wenn Sie das Gefühl haben, Sie oder der Klient verlassen das gemeinsame Hier und Jetzt, dann …

- **verändern Sie Ihre Körperhaltung,**
- strecken Sie sich und **ballen Sie die Hände zu Fäusten** und lassen sie wieder entspannen und sagen an den Klienten gerichtet: *„Strecken Sie doch mal kräftig die Arme nach oben und atmen Sie dabei tief ein. Ich mach das einfach mal mit. Beim Lockerlassen atmen Sie wieder aus. Und jetzt ballen Sie ein paarmal Ihre Fäuste und lassen sie wieder locker. Merken Sie den Unterschied?"*
- Fordern Sie die Klientin auf, aufzustehen und **sich im Raum zu bewegen** (natürlich nicht, ohne das selbst zu tun): *„Stehen Sie doch mal auf und gehen Sie ein bisschen spazieren hier im Raum. Beugen Sie die Knie mal ein wenig mehr bei jedem Schritt, ja genau, gehen Sie ein wenig in die Knie bei jedem Schritt. Und jetzt nehmen Sie die Arme dazu und machen kräftige Bewegungen mit den Armen."* Alles, wozu Sie die Klientin auffordern, tun Sie auch selbst. Sie reorientieren sich gemeinsam, und vermutlich werden Sie beide tiefer atmen und Grenzen und Gewicht Ihrer Körper stärker wahrnehmen.
- Machen Sie – gerade mit Kindern, aber warum nicht auch mit Erwachsenen? – **Bewegungsspiele**. Das bringt Sie auf ganz andere Gedanken: **Braingym-Übungen**, die mit Überkreuzungen der Arme und Beine arbeiten und meist etwas kompliziert sind, sind sehr effektiv.
- Denken Sie an Tanzen, Klatschspiele, den Einsatz von Wackelbrettern, Trampolinen, Videotrainings oder Spielen / Wii-Videospielen oder gehen Sie einfach nur spazieren, legen Sie kleine Laufstrecken ein, lassen Sie die Kinder in der Klasse (oder die Kolleg*innen im Team) alle halbe Stunde einmal aufstehen und sich dreimal um die eigene Achse drehen. Legen Sie doch kurz das Buch weg und schreiben Sie zehn Bewegungsmuster / Spiele / Fortbewegungsarten auf, die Ihnen gerade eben für Ihre Arbeit einfallen.

Zum Mitgeben: Finden Sie mit der Klientin die Arten von Bewegung, die ihre Dissoziationsmuster am ehesten unterbrechen können: *„Wenn Sie einfach aufstehen und mit großen Schritten durch den Raum gehen, könnte das helfen, wenn Sie merken, es geht wieder los. Kommen Sie, wir probieren das mal." … „Und wenn Sie aus den großen Schritten lauter Trippelschritte machen, ganz schnell – wie ist das?"* Wenn die Klientin Sport treibt oder sich sonst regelmäßig bewegt, dann prüfen Sie gemeinsam, ob sich diese Art der Bewegung zur Reorientierung eignet, was sie wann nutzen kann und vielleicht zu anderen Zeiten besser lassen sollte.

Wenn Sie schon einen guten Kontakt haben, können Sie auch alle möglichen Übungen einführen, die Kraft brauchen und potenziell wehtun:

- Ihre Klientin soll sich mit dem Rücken an die Wand lehnen und gleichzeitig tief in die Knie gehen – sie hält sich also nur durch den Rücken an der Wand aufrecht. Bald fangen die Oberschenkel aufgrund der starken Belastung an zu zittern und tun weh.
- Sie können mit der Klientin auch besprechen – und das gemeinsam ausprobieren –, ob sie in manchen Situationen Liegestütze oder Ähnliches machen könnte – das übt auch Berater*innenarme ungemein.

Etablieren oder besprechen Sie, wie das Häschen der Klientin sich gerne bewegen würde – so reduzieren Sie die Daueranspannung, und der Körper kommt nicht so schnell in die triggerempfindlichen Randbereiche; vor allem Ausdauersport, aber auch fernöstliche (Kampf-)Sportarten, die einen Wechsel aus Spannung und Entspannung gewährleisten und stark regelgebunden sind, haben sich hier bewährt (so auch Tai-Chi, Chigong etc.), ebenso traumasensitives (!) Yoga. Warum nicht eine Probestunde Ballett für den Jungen mit einer ADHS-Diagnose? Nur wenn er dazu Lust hat, natürlich. Der regelmäßige Besuch des Fitnesscenters kann den Kontakt mit dem eigenen Körper auf andere Art ermöglichen und auch neue Bekanntschaften fördern. Beachten Sie die persönlichen Vorlieben und sorgen Sie dafür, dass Trainingspausen mit anderen ausgleichenden Tätigkeiten gefüllt werden. Wenn jemand regelmäßig trainiert, braucht er*sie auch im Urlaub körperlichen Ausgleich, sonst wird er*sie unleidlich und angespannt.

7.2.4.5 Berührungsreize, Geruch und Geschmack

Im Kontakt: Manchmal ist Aufstehen oder Bewegung als Reorientierung nicht möglich – weil jemand bettlägerig ist oder schon so weit weg, dass der Einladungsimpuls nicht mehr reicht, zum Beispiel. Hier können Berührungsreize helfen: Das können **Haushaltsgummibänder** sein, **Steine** mit einer etwas spitzeren Stelle, **Igelbälle**, ein besonders geformtes Stück Holz, eine klare kalte **Skulptur**, ein Stück **Eis** oder ein Coolpack, das immer im Kühlschrank liegt. Sich mit dem Gummiband zu „flitschen", den Stein oder den Igelball kräftig zu drücken oder sich ohne Schuhe auf den Igelball zu stellen, erzeugt einen Reiz, der das Häschen zu Aufmerksamkeit zwingt: Aufmerksamkeit, die ins Hier und Jetzt orientiert ist. Auch Menschen, die sich selbst verletzen, nutzen den Schmerz als Reorientierung.

Halten Sie also entsprechende Gegenstände bereit, die die Klientin anfassen und beschreiben kann. Auch ein paar Fläschchen mit unterschiedlichen Duftnoten können helfen. Suchen Sie starke oder frische Gerüche aus, nutzen Sie – nach Absprache! – auch gerne Duftsprays zur Reorientierung. Legen Sie Pfefferminzbonbons oder Kaugummis mit einem Chilikern bereit. Sprechen Sie den Einsatz all dieser Mittel aber ab, solange die Klientin noch gut orientiert ist. Geruchs- und Geschmacksreize treffen das Nervensystem sehr unvermittelt – und Sie wissen ja nicht, welche Reize zu Triggern werden könnten.

Zum Mitgeben: Solche Reize auf den unterschiedlichen Sinneskanälen eignen sich auch gut zur Selbsthilfe und benötigen kaum Voraussetzungen. Ein Gummiband um den Unterarm kann gut unter dem Shirt verschwinden, ist aber im Notfall zur Hand, um sich damit zu „flitschen". Auch ohne Gummiband kann die Klientin sich kneifen – immer noch besser, als sich zu schneiden. In Hand- und Hosentaschen haben kleine Steine mit einer spitzen Stelle Platz, Igelbälle (gibt es übrigens auch aus Holz oder Metall, falls die Gummivariante nicht fest genug ist), Faszienringe für Finger oder Unterarm oder andere „reizende" Gegenstände. Vielleicht steht am Arbeitsplatz ein Regal aus Stahl mit harten Kanten, die mensch drücken kann und die gleichzeitig kühl sind und genutzt werden können, um sich im Hier und Jetzt zu verankern? Solche harten Stellen finden sich auch draußen, gerade Kinder sind gut darin, sie aufzuspüren. Überlegen Sie gemeinsam mit der Klientin, was schon geholfen hat und auf den alltäglichen Wegen zur Verfügung steht.

Zu Hause erweitern sich die Möglichkeiten: Eis oder Coolpacks helfen oft, kaltes Wasser, eine Selbstmassage mit einer Bürste oder einem rauen Handschuh wirken reorientierend. Essig, Ammoniak oder Kampfer senden starke Reize an unsere Geruchsnerven aus. Auch unsere Geschmacksnerven sind empfindlich. Wenn wir Pfefferkörner oder Gewürznelken kauen oder einen kräftigen Biss in eine Chilischote oder Zitrone tun, ist die Wahrscheinlichkeit groß, dass diese Reize alle Aufmerksamkeit auf sich ziehen und uns zurück ins Hier und Jetzt führen. Kinder lieben Kaugummis mit scharfen oder sauren Flüssigkeiten oder Kernen darin, Salmiakbonbons oder starke Frischmacher mit Pfefferminz helfen oft auch. Es sind oft die kalten, harten, abgrenzenden Reize, die reorientieren. Manchmal sind es aber auch das weiche Fellstück in der Handtasche oder der Seidenschal um den Hals, die einem – einfach durchs Anfassen – über die Runden helfen.

Wenn jemand am ehesten etwas zur Beruhigung oder als „Nachnährung" braucht, dann kann es auch hilfreich sein, sich einen Babybrei zu machen, sich mit einem Fläschchen in die Hängematte zu legen oder am Daumen zu nuckeln. – Es sollte vorher aber auf jeden Fall geklärt sein, dass diese Maßnahme als beruhigend erlebt wird und nicht primär die Sehnsucht nach etwas aktiviert, was mensch nicht bekommen hat (siehe auch 12.3, Innere-Kind-Arbeit).

7.2.4.6 Sehen und Hören im Hier und Jetzt

Im Kontakt: Das Sehen orientiert uns sehr deutlich nach außen, und es hat den Vorteil, dass Sie die Orientierung auch deutlich mitverfolgen können. Wenn Sie also gemeinsam am Fenster stehen, könnten Sie sagen: *„Ist das da drüben ein Eichelhäher in dem Baum?"* Oder: *„Ich sage Ihnen jetzt, was ich sehe, und danach sagen Sie mir, was Sie gerade sehen, okay? Damit wir beide wieder hier sind. Also ich sehe da drüben im Baum einen Ast mit frischen Blättern, links unten. Was sehen Sie gerade?"*

Manchmal lässt sich eine beginnende Dissoziation an den Augen der Klientin ablesen. Sie wandern dann in eine bestimmte Richtung oder beginnen zu defokussieren, sich auf einen unscharfen Blick einzustellen. Oder die Klientin starrt nur noch auf einen Punkt. Wenn Ihre Klientin öfter in der gleichen Weise dissoziiert, erleichtern Sie ihr das Hierbleiben durch mehr Bewegung und richten Sie die Aufmerksamkeit betont nach außen, indem Sie zum Beispiel nach den visuellen, akustischen oder haptischen Eindrücken fragen.

Wenn Sie vorher aufstehen, atmen, Füße wahrnehmen (lassen), klappt die Außenorientierung besser *(Ressourcenbarometer).*

Im Kontakt ist Ihre Stimme der wesentliche Eindruck auf akustischer Ebene – halten Sie sie neutral, klar, eher bestimmt, aber entspannt. Stellen Sie sich vor, Sie stünden vor einer Gruppe Kinder und müssten ein Spiel erklären, während alle noch herumzappeln. Akustische Reize sind aber auch Ihre Füße, die Sie als Beispiel auf den Boden setzen, oder der Ball, den Sie von einer in die andere Hand werfen, um die Aufmerksamkeit der Klientin auf sich zu ziehen. Verzichten Sie auf unabgesprochene akustische Reize von außen, sie erschrecken schnell und bewirken so das Gegenteil.

Sie können auch die Übung 5-4-3-2-1 einsetzen (siehe 7.3). Als Dissoziationsstopp ist es jedoch meist einfacher, die Klientin jeweils ein bis zwei Dinge sagen zu lassen, die sie sehen, hören und an der Körperoberfläche spüren kann. Diese Übung kann auch gut mit Bewegung im Raum kombiniert werden und wird dadurch noch wirksamer.

Oder Sie sagen: *„Wir spielen jetzt mal ‚Ich sehe was, was du nicht siehst', aber ganz einfach. Also: Ich sehe hier den blauen Kalender. Sehen Sie den auch? Ja? Dann sind Sie dran."* Das darf dann nicht schwierig zu erraten sein, es geht hier um die Aufmerksamkeitsorientierung.

Zum Mitgeben: Die Ausrichtung der Aufmerksamkeit auf das, was im Hier und Jetzt zu sehen und zu hören ist, funktioniert, wenn die Klientin allein ist, aber auch in der Öffentlichkeit. Allein zu Hause kann die Klientin laut zu sich sagen, was sie sieht und hört; damit verstärkt sich der Effekt noch. Üben Sie mit der Klientin 5-4-3-2-1 (siehe 7.3).

Machen Sie mit der Klientin aus, dass sie (falls 5-4-3-2-1 ihr zu komplex scheint für den Ernstfall) sich einfach beschreibt, was sie im Raum wahrnimmt. Und zwar laut und in vollständigen Sätzen – das verhindert ein Abdriften, weil die Denker*in mit eingeschaltet werden muss. Diese Übung sollte mit Bewegung im Raum kombiniert werden, sie wird dadurch noch wirksamer.

Falls eine gleichzeitige Bewegung im Raum nicht möglich ist, versuchen Sie es mit einem aufrechten Sitz oder Stand.

Haben Sie mit der Klientin ein Muster in den Augenbewegungen gefunden, das sie zeigt, wenn sie dissoziiert, können Sie erarbeiten, wie sie dieses Muster selbst unterbrechen kann. Sie kann zum Beispiel mit den Augen den Raum erkunden, statt auf eine Stelle zu starren. Oder einzelne Gegenstände direkt betrachten statt zu defokussieren, also ins Leere zu blicken.

Achten Sie darauf, dass die Klientin Dinge betrachtet, die sich oberhalb der Blickachse befinden – negative Erinnerungen sind in der Regel eher mit einem Senken des Kopfes verbunden.

> Versuchen Sie doch einmal, mit gesenktem Kopf durch den Raum zu gehen und dabei an etwas Schönes zu denken. Das ist fast genauso schwierig, wie bewusst die Decke anzuschauen, auf den Atem zu achten und dabei zu grübeln. In dem Comic-Strip von Charles M. Schulz *Depression nach Charlie Brown* wird das sehr deutlich.[7] Dort wird erklärt, was wir tun müssen, um etwas von unserer Niedergeschlagenheit zu haben: „Das Verkehrteste, was du tun kannst, ist aufrecht und mit erhobenem Kopf dazustehen, weil du dich dann sofort besser fühlst."

Hören: Laute, schrille oder dissonante Klänge können individuell gezielt für eine Reorientierung eingesetzt werden. Ein Wecker versucht morgens schließlich auch, einen reorientierenden Effekt beim Schläfer zu erzielen. Sie müssen mit dem Kind oder Klienten durchgesprochen werden, weil sie sehr unterschiedlich wirken: Während die einen schon von leiser Musik aufwachen, brauchen die anderen einen stärkeren Reiz, der wieder andere erschrecken würde. Finden Sie also zum Beispiel mit dem Jugendlichen heraus, was für ein Ton oder ein Musikstück sie oder ihn wieder ins Hier und Jetzt holen würde: *„Kannst du das mal auf dein Handy laden oder auf den Player? Und zwar so, dass du zum Abspielen möglichst nur einmal wischen musst?"*

---

7 ↗ http://www.6bplus.com/wordpress/wp-content/uploads/2017/06/peanuts_deprimiert.gif (letzter Aufruf 09.05.2022).

Musik kann gut in beide Richtungen des Ausgleichs der Spannungskurve eingesetzt werden: Während manche Musikstücke beruhigen, helfen andere, den Ausweg aus dem Wegdriften oder dem Selbstverletzungsdruck zu finden. Bei verschiedenen Jugendlichen sind es verschiedene Stücke – finden Sie gemeinsam heraus, welche wofür passen. Dann gibt es vielleicht ein Gute-Laune-Stück, ein Ich-lass-mich-nicht-unterkriegen-Lied und einen Ich-bin-zwar-total-sauer-aber-ich-schlag-mich-nicht-Song.

Selber Musik zu machen ist eine ziemlich optimale Art der Reorientierung: Mensch setzt sich dabei in Bewegung, verursacht beruhigende Schwingungen (das kann sich für uns auch ziemlich unruhig anhören), braucht Konzentration und nutzt den Rhythmus. Dazu muss mensch nicht Klavier spielen können oder ein Instrument dabeihaben. Singen kann mensch nicht nur in der Dusche, und beatboxen (ungewöhnliche rhythmische Geräusche durch das Zusammenspiel von Lippen, Zähnen und Zunge erzeugen) kann mensch überall, außer im Unterricht.

Ein individuelles Erarbeiten ist wichtig: Was die eine in eine unangenehme Trance versetzt, ist für den anderen die beste Beruhigung.

7.2.4.7 Musterunterbrechungen jeder Art

Sie haben gesehen, dass Dissoziationsstopps immer etwas damit zu tun haben, dass ein gerade stattfindender Ablauf unterbrochen wird, um etwas ganz anderes zu tun, das womöglich gar nicht in den Kontext passt. Kleinigkeiten, die Sie ganz früh ansetzen, wenn Sie den Verdacht haben, dass Sie den Kontakt verlieren, sind meist am wirksamsten. Sie tun etwas anderes, und dadurch wird die Aufmerksamkeit ins Hier und Jetzt gelenkt.

Es geht also oft auch um Ablenkungen, etwa indem Sie etwas völlig anderes ansprechen. Ihr Gegenüber ist zum Beispiel sehr angespannt und Sie wissen, dass der Wutausbruch nicht mehr weit ist. Sie aber fragen: *„Sag mal, ich suche die Bilder von dem Sportfest. Hast du eine Ahnung, wo die sind?“*

Andere Möglichkeiten, die immer auch physiologisch wirken, sind:

- Etwas **trinken** bzw. der Klientin etwas zu trinken anbieten,
- aufstehen und das **Fenster öffnen**,
- gemeinsam mit der Klientin **Kaffee holen** gehen,

- einen **Spaziergang machen**:
  Für manche Klient*innen ist es keine gute Idee, längere Zeit auf einem Stuhl zu sitzen und den Körper damit „stillzulegen". Für sie ist es oft hilfreich, sich nicht nur ab und an mal bewegen zu können, sondern während des gesamten Gesprächs unterwegs zu sein. Und vielleicht macht Ihnen selbst das auch mehr Spaß. Spaziergänge sind übrigens auch in Beratungsräumen, auf Fluren oder in Speisesälen möglich.

- **Musik** anmachen:
  Besonders rhythmische Musik lädt dazu ein, mit dem Körper und der Aufmerksamkeit ins Hier und Jetzt zu kommen. Erkundigen Sie sich nach der Lieblingsmusik oder nach einem Ressourcensong. Manchmal bringt aber auch gerade eine Musik, die nicht gemocht wird, die Aufmerksamkeit schnell wieder ins Hier und Jetzt. Fordern Sie die Klientin auf, diese Musik auf ihr Handy oder einen MP3-Player o.Ä. zu laden und immer dabeizuhaben.

- **Irritieren:**
  Stellen Sie sich vor, es stehen sich zwei Kontrahenten angespannt gegenüber. Ein Erzieher mit einem gefüllten Fladenbrot in der Hand kommt herein, beißt einmal herzhaft in sein Brot, schaut sich um und fragt mit vollem Mund: *„Was ist denn hier los?"* Die Wahrscheinlichkeit, dass die Spannung zumindest für einen Moment raus ist, ist relativ hoch. Und diesen Moment gilt es dann natürlich zu nutzen, in diesem Beispiel etwa, um einen der Kontrahenten nach draußen zu bitten.

- Die Klientin zum **Rauchen** einladen:
  Rauchen wirkt bei vielen Jugendlichen und Erwachsenen so deeskalierend, dass es Einrichtungen gibt, in denen auch die nichtrauchenden Mitarbeiter*innen immer Zigaretten bei sich haben, um sie gegebenenfalls anbieten zu können. Zudem werden so soziale Muster genutzt: Wenn mir als Raucher*in eine Zigarette angeboten wird, ist der Griff danach fast schon mechanisch, selbst wenn ich gerade angespannt oder wütend bin. Und eine Zigarette zusammen zu rauchen scheint eine gewisse Gemeinsamkeit zu demonstrieren (es muss ja nicht gleich eine Friedenspfeife sein). So gesehen kann es manchmal Sinn machen, die gesundheitsschädigende Wirkung für eine Reorientierung in Kauf zu nehmen.

- Verlängern Sie die Liste gerne mit weiteren Ideen für hilfreiche Ablenkungen!

→

> **Es geht nicht darum, *viel* zu tun, sondern dafür zu sorgen, dass die Aufmerksamkeit wieder einen (attraktiven) Anhaltspunkt im Hier und Jetzt findet.**

7.2.4.8 Die Denker*in ansprechen – kognitive Reorientierung

Anker für das aktuelle Alter einrichten
Ankern Sie vorab die Fähigkeiten der Denker*in durch einen kleinen Kunstgriff: Genauso wie die unverarbeiteten Inhalte durch Assoziationen in die Vergangenheit aufgerufen werden, können Sie das gegenwärtige Alter dadurch ankern, dass Sie Assoziationen in die Vergangenheit weitgehend unterbinden. Fragen Sie nach dem offiziellen Alter der Klientin und überlegen Sie, welche Alltagsassoziation sie in der letzten Zeit neu hinzugewonnen hat, die keinerlei Zusammenhang zu vorhergehendem Erleben hat. Es geht darum, z. B. den Erwerb eines Gegenstands oder die Beschäftigung mit einem Thema aufzurufen, eine Assoziation zu etablieren, die möglichst eindeutig neu ist.

„Was steht denn in deinem Ausweis? Also wie alt bist du offiziell? 16? Okay, und was gab es in letzter Zeit, was du vorher noch nicht kanntest und was auch keinen Bezug zu irgendeiner Zeit vorher hat? Du bist ja erst seit sechs Wochen hier. Also gibt es in der Zeit irgendwas, was du vorher noch nicht hattest … Der Haarschnitt? So einen hattest du noch nie? Wie würdest du den nennen? Gib mir mal ein Wort dafür … Cool? Also der coole Haarschnitt? … Du stehst jetzt auch ganz anders da, ich seh dich lächeln. Cooler Haarschnitt gehört zu 16? … Und jetzt geht deine Atmung in den Bauch, und du stehst ganz gut verankert, ja? … Wo bist du auf der Skala für deine Füße am Boden? …“

Ziel ist, einen aktuellen Bezugspunkt für das jetzige Alter zu finden und eine Dissoziation in ältere Zustände / Altersstufen, eine zeitliche Regression zu vermeiden. Durch die Nennung des aktuellen Alters und einen neutralen oder positiv besetzten Anker können wir einen sehr schnellen Dissoziationsstopp setzen, der unbedingt auch auf das Blatt der Ressourcendusche (siehe 11.7) und in den Ressourcenrahmen für die weitere Arbeit gehört.

Im Kontakt: Wenn der Klient Sie noch hören kann und die Verbindung zu seinem bewussten Denken noch nicht zu stark beeinträchtigt ist, können Sie auf der Ebene von logischem Denken und Sprache intervenieren. Fragen Sie nie nach dem Verhalten, das Sie beenden möchten, Sie machen es dadurch nur schlimmer. Die nachfolgenden Fragen mögen absurd klingen, aber es geht nicht um Stimmigkeit, sondern um Unterbrechung.

- *„Wie spät ist es eigentlich?“* – Fragen Sie den Klienten, wo er sich befindet, bzw. sagen Sie es ihm. Sprechen Sie ihn mit seinem Namen an oder fragen Sie nach seinem Namen oder dem seiner Frau / seines Mannes / seiner Kinder. Fragen Sie ihn nach Uhrzeit, Datum und Jahreszeit und lassen Sie ihn überprüfen, ob er sicher ist, bzw. woran er das jeweils feststellen kann. Fragen Sie ihn, wer Sie sind und was Sie beide hier gerade tun.

- **Gezieltes Ansprechen der erwachsenen Person:** *„Hallo Herr (Nachname), sagen Sie mal …"* – Greifen Sie darauf zurück, indem Sie im Abgleiten des Klienten gezielt die erwachsene Person ansprechen.
- **Das aktuelle Alter aufrufen:** Auch das ist eine Technik, die hervorragend reorientiert, wenn Sie nachfragen, sobald Sie merken, dass die Klientin in eine „alte" Gefühlslage rutscht, „klein wird". *„Moment mal, Carla, Sie sind 45 und haben seit Neuestem ein Rennrad! Das ist rot, oder? Willkommen zurück."*
- **Alltagsbezogene Fragen:** *„Haben Sie heute eigentlich den Wetterbericht gehört? Ich wollte noch joggen …"* – *„Sag mal, haben wir eigentlich noch Schokolade oder kommst du nachher mit einkaufen?"* – *„Ich kann mich nicht mehr erinnern, aber ist jetzt eigentlich diese oder nächste Woche Landtagswahl?"*

Manche Kolleg*innen schwören auf absurde Bemerkungen oder Aufgaben. Aber passen Sie auf, dass das Kind sich nicht auf den Arm genommen fühlt. Einem Jugendlichen in einem Beratungsgespräch eine Rechenaufgabe zu geben wird vermutlich etwas auslösen, es könnte aber auch Irritation oder Empörung sein. Auch Rätsel können eine solche Wirkung haben. Die Frage nach tagespolitischen Ereignissen kann ebenfalls irritierend genug sein. Oder die schnelle Frage, ob die Klientin die graue Katze da eben gesehen hat. Aber erklären Sie im Nachhinein auf jeden Fall, was Sie da getan haben und warum. Und entschuldigen Sie sich bitte gegebenenfalls.

Zum Mitgeben: Wenn Sie mit Ihren Klient*innen schon gemeinsam arbeiten und die alltagskompetente Ebene des Erlebens herausarbeiten können, macht es Sinn, auch hieraus Reorientierungsmöglichkeiten zu erstellen. Wenn Sie beide wissen, wodurch sich die erwachsene oder jugendliche gegenwartsbezogene Person identifizieren lässt, halten Sie das fest und überlegen Sie gemeinsam, was Ihr Gegenüber an diesen Jetzt-Zustand erinnern kann. Oft sind das Tätigkeiten oder Erfahrungen, in denen Menschen selbst Verantwortung übernehmen, und angenehme Erlebnisse, die erst in der letzten Zeit stattgefunden und keinen Bezug zu früheren Zeiten haben:
„Ich bin 43 Jahre alt und habe einen 20-jährigen Sohn."
„Ich bin 32, Lehrerin und unterrichte kleine Kinder."
„Ich bin 16 und schon lange kein Kind mehr, ich habe gerade ein Matheseminar angefangen, das mir viel Spaß macht."

Hilfreich sind auch Sätze, die die erwachsene / älteste Identität durch die Benennung von Werten und Überzeugungen unterstützen:
„Das Leben ist ein langer ruhiger Fluss, und ich bin in Sicherheit."
„Ich hab's überlebt, und das ist vorbei. Und alle anderen können mich mal."
„Ich kann meine Füße spüren und mich selbst anlächeln – doch, das kann ich."

Klären Sie, ob Ihr Gegenüber diese Sätze aufschreiben will und wo der Klient den Zettel aufbewahrt oder aufhängt, sodass er ihn immer oder bei Bedarf sehen kann.

Bilder und Fotos: Fragen Sie nach Bildern, die reorientieren können. Sie wundern sich vielleicht, das unter den kognitiven Reorientierungen zu finden – aber um Bilder wirklich wahrnehmen zu können (nicht von ihnen überfallen zu werden), müssen wir unsere Denker*in aktivieren. (Deshalb ist es auch so schwierig, komplexere Übungen abzurufen, wenn wir aufgeregt sind oder abdriften – wir schaffen es nicht mehr, die Denker*in dazu zu bringen, das schöne Bild zu suchen.) Es sollten also Bilder sein, die mensch nur noch aus der Tasche ziehen muss oder sich auf den Schreibtisch stellen kann: Bilder von nahen Menschen, zum Beispiel von den eigenen Kindern. Oder auch von Orten mit besonderer Bedeutung: ein schönes Strandbild, eine selbst gemalte Sonne, die Kopie aus einem Buch, das einem wichtig war.

Lassen Sie sich die Bilder zeigen und schauen Sie sie gemeinsam an – aber nur, wenn deutlich ist, dass die Klientin das gut findet –, um den Effekt eventuell noch zu verstärken. Fotos kann die Klientin immer bei sich tragen, um sich hin und wieder mit einem Blick darauf im Hier und Jetzt zu verorten. Sie kann sie aber auch abfotografieren und als Bildschirmschoner oder Displayhintergrund einrichten.

7.2.4.9 Wegpacken

Im Kontakt:

- Wenn die Dissoziation noch nicht weit fortgeschritten ist und Sie mit der Klientin zuvor schon einmal ein **Zwischenlager** für belastendes Material eingerichtet haben (siehe Übung „Zwischenlager", 10.2), kann es jetzt genutzt werden: „*Das, was da jetzt ist, packen Sie das in Ihre graue Kiste unter der Birke. Bringen Sie es jetzt dorthin, legen Sie es dort ab, drehen Sie sich um und kommen Sie zurück.*" Danach ist es gut, noch etwas für den Körper anzubieten, also Atem, Erdung, Bewegung.
- Dasselbe gilt für das Versorgen eines Gefühls, für das schon einmal ein guter Ort gefunden wurde (siehe 10.3). Überlegen Sie gemeinsam, was das Gefühl brauchen würde, um dort wieder bleiben zu können. Auch Innere Kinder wollen auf ähnliche Weise manchmal gesehen werden, bevor sie sich wieder an die für sie ausgedachten Sicheren Orte für Innere Kinder (siehe 12.3) begeben können.

Zum Mitgeben:

- **Zwischenlager** sollen natürlich auch zu Hause immer erreichbar sein. Es empfiehlt sich, öfter mal zu üben, ob mensch den Weg auch findet und alles sicher dort ist. Dafür genügt es, der Klientin im Kontakt manchmal ein wenig Zeit zu lassen und einfach zu sagen: „*Okay, und die Reste packen Sie jetzt mal weg, geht das? Finden Sie den Weg noch? Lassen Sie sich ruhig Zeit ... Braucht es noch etwas?*“ Und schon können Sie nachbessern. Es ist wie ein neues Zimmer; mit dem muss mensch auch erst einmal vertraut werden. Die Klientin kann die Übung dann zu Hause nutzen, um das belastende Material wegzupacken, das eine Dissoziation auszulösen droht.
- Auch Gefühle und Innere Kinder können zu Hause gut versorgt werden, wenn Sie das ein- oder zweimal gemeinsam im Kontakt geübt haben.

Ihre eigenen Assoziationen sind wichtig, um Dinge genauer zu machen und zu hinterfragen – „richtig“ sind aber immer die Assoziationen der Klientin.

7.2.4.10 Körperkontakt

Im Kontakt: Der Kontakt zum eigenen oder zum Körper anderer ist bei den Folgen nicht verarbeiteter Belastung im Allgemeinen ein heikler Punkt. Sehr oft haben die Erfahrungen mit Übergriffen zu tun, und Abgrenzung ist nicht selten ein Problem und muss erst neu gelernt oder bewertet werden. Deshalb ist es – gerade zu Reorientierungszwecken – nicht ratsam, körperlichen Kontakt aufzunehmen. Ein wenig anders gestaltet sich das bei sehr kleinen Kindern, aber auch hier gibt uns das Körperverhalten Aufschluss darüber, ob eine Berührung guttut oder eher gewohnte Übergriffigkeit wiederholt.

Um festzustellen, ob unsere Annäherung auf Häschenebene erwünscht ist, sollten wir genügend Abstand haben. Wir können dann beim Näherkommen feststellen, ob der Körper sich anspannt. Tut er das, können wir einfach weiter präsent sein und das auch kundtun, aber wir bleiben auf Abstand. „*Ich bin da, und ich bleibe auch hier. Ich komme nicht in dein Zimmer, weil ich mir nicht sicher bin, ob das gut ist. Ich will dir aber auch nicht den Ausgang versperren, deshalb setze ich mich mit den Sachen, die ich noch machen muss, einfach hier in den Flur, du kannst mich dann immer sehen oder rufen. Und ich sage auch ab und zu was, damit du weißt, dass ich noch da bin.*“

Vielleicht können Sie auch Musik anmachen, von der Sie wissen, dass Ihr Gegenüber die mag. Fragen Sie aber trotzdem nach, ob das okay ist: „*Ich mache jetzt mal deine Playlist an. Wenn du das doof findest, mach einfach kurz Krach oder so. Wenn ich das richtige Stück gefunden habe, höre ich das daran, dass bei dir alles ruhig bleibt. Aber du kannst es mir natürlich auch einfach sagen.*“

Wenn Sie zu den Menschen, mit denen Sie arbeiten, keinen täglichen Kontakt haben, liegt diese Annäherung meist ohnehin nicht nahe. Vermeiden Sie dann direkten Körperkontakt, sagen Sie aber auch hier weshalb, wenn Sie sich unsicher sind. *„Ich bleibe jetzt mal auf Abstand, aber Sie können sich gerne ein Kissen nehmen oder sich in die Decke wickeln, die ich neben Sie lege. Ich werde Sie auf jeden Fall nicht anfassen, nur damit Sie das wissen.“*

Zum Mitgeben: Sich fest in ein Tuch oder eine **schwere Decke** einzuwickeln kann ebenso angenehm sein wie das Wiegen im engen Halt der **Hängematte** oder dem Schaukelstuhl.

Erarbeiten Sie gemeinsam die Möglichkeit,

- sich bewusst **angenehme Kleidung** anziehen,
- ein **Bad** zu nehmen oder zu duschen, sich zu waschen oder einzucremen, vielleicht aber auch extra nicht die Haare zu waschen und den Schlafanzug anzubehalten – je nachdem, was der gewünschte Impuls ist,
- mit dem **Igelball** die Körpergrenzen abzufahren,
- sich auf den kalten Boden im Bad zu legen,
- mit einem **Gymnastikband** zu arbeiten,
- herauszufinden, wie es gelingen kann, sich eine Weile so wenig wie möglich zu berühren. Man würde das im systemischen Denken eine paradoxe Intervention nennen. Es ist hier aber als ausdrückliche Erlaubnis gemeint: Die Erlaubnis, einmal ganz explizit keinen Körperkontakt aufnehmen zu müssen, kann erleichternd sein. Oft werden Körpererfahrung und Körperkontakt immer noch als Credo in der Bearbeitung von belastenden Erfahrungen behandelt. Und sind doch oft so gar nicht erwünscht oder hilfreich.

In stationären Einrichtungen sollten Bereiche entstehen, in denen **Platz** ist, sich zurückzuziehen und auch einmal gefahrlos die Aggressionen loszulassen. Große Flure mit Ecken voller Kletter-, Turn- und Boxgelegenheiten eignen sich ebenso gut wie Gärten oder Innenhöfe. Achten Sie nach Möglichkeit darauf, dass der Raum ein Fluchtort sein kann, nicht zu einem Gefängnis wird. Hängen Sie Reifen an Ketten und Hängematten in Kletterbäume – und schaffen Sie Raum für Höhlen und Verstecke. Überlegen Sie, was im Alltag Ihrer Klientin als Rückzugsort dienen kann, ob sie die Möglichkeit hat, eine Hängematte aufzuhängen oder sich eine Tasche mit Kuschelhasen so umzuhängen, dass es niemand merkt. Nutzen Sie Flure für Sitzecken und Krabbelgänge. Suchen Sie nach inneren und äußeren Rückzugs- und Bewegungsorten.

7.2.5 Wie geht es danach weiter? – Was sind mögliche Auswirkungen?

Wenn die Klientin wieder ganz im Hier und Jetzt angekommen ist, besprechen Sie, was da gerade passiert ist: Halten Sie fest, was besonders gut geholfen hat. Überlegen Sie gemeinsam, was davon in anderen Situationen guttun kann und was Sie lieber anders machen sollten. Finden Sie mit der Klientin heraus, wie sie jederzeit merken kann, ob sie noch im Ressourcenbereich ist (Ressourcenbarometer), und was sie tun kann, um ihn wieder zu erreichen. Erarbeiten Sie Dissoziationsstopps zum Mitgeben.

> **Fragen Sie nach, was Sie beim nächsten Mal anders machen sollten und was die Klientin sich für den Alltag merken kann.**

Wenn die Klientin selbst ein Wegdriften, ein Ausrasten oder eine Panikanwandlung stoppen konnte, lassen Sie sich ausführlich beschreiben, wie sie das geschafft hat. Woran hat sie gemerkt, dass es nötig war und was hat sie dann genau getan? Sie können beide daraus lernen, wie aufwendig das war, und wie viel Kraft dazu gehört, die Zusammenarbeit zwischen Häschen und Denker*in wiederherzustellen.

Laden Sie die Klientin ein, die gemeinsam erarbeiteten Schritte auch dann immer wieder zu erproben, wenn sie gerade nicht in einen dissoziativen Zustand abzurutschen droht. Gehirn und Körper sind für Wiederholungen dankbar.

7.2.6 Umgang mit möglichen Schwierigkeiten

Bei Reorientierungen im Kontakt:
Gerade im Kontakt mit dissoziierenden, wegrutschenden oder aggressiven Menschen begegnen uns immer wieder viele Unsicherheiten aufseiten der Profis. Wir sind es oft eher gewohnt, verbal in den Kontakt zu gehen, und fühlen uns selbst nicht wohl, wenn ein Austausch auf Augenhöhe nicht mehr möglich scheint. Vor allem haben wir gelernt, immer die Zustimmung der*des anderen einzuholen und nicht direktiv vorzugehen, was im Kontakt mit Häschen aber oft anders gestaltet oder zeitlich geordnet werden muss. Deshalb wollen wir im Folgenden ein paar Einwände und Fragen aufnehmen, die uns häufig begegnen:

Ich bekomme Angst, dass ich etwas falsch mache.

Machen Sie sich klar, dass die Klientin diese Zustände kennt – sie sind nur für Sie selbst neu! Und die Klientin hat schon viele davon überlebt und ist da irgendwie wieder herausgekommen. Geben Sie sich selbst auch diese Zeit zum Lernen. Je mehr Sie auf sich selbst achten, je klarer Sie sich selbst erden und bewusst atmen, desto einfacher gelingt die Reorientierung. Fragen Sie die Klientin hinterher, was geholfen hat, *bewegen Sie sich,* folgen Sie Ihren Impulsen (solange Sie nicht in die Dynamiken der Klientin einsteigen). Bleiben Sie in der Profi-Position!

Es dauert so lange! Ich kann doch nicht die ganze Zeit mit Reorientierung verbringen!

Ein Beispiel: Sie arbeiten im stationären Kontext, und ein Kind wandert immer wieder ab, braucht lange Zeit, aber Sie bemerken kleine Veränderungen, und dem Kind geht es auch schon besser. Aber es ist immer noch krankgeschrieben und wird dieses Schuljahr womöglich nicht schaffen, und Sie haben das Gefühl, es müsste doch jetzt langsam vorbei sein.

Manchmal dauert es eben länger. Solange Sie das Gefühl haben, es treten Besserungen ein, das Kind merkt, dass Sie im Raum und nicht bedrohlich sind, bleiben Sie einfach dabei. Lassen Sie sich immer wieder Zeit. Versuchen Sie es mit Bewegung, versuchen Sie es mit einem Wahrnehmungsspiel. Beobachten Sie, in welche Richtung das Kind schaut, und beschreiben Sie ihm, was Sie dort sehen. Fangen Sie an, mit etwas in seinem Gesichtsfeld zu spielen, ruhig, damit es sich nicht erschreckt. Beschreiben Sie immerzu, was Sie tun. Sagen Sie ihm Bescheid, wenn Sie rausgehen müssen, sagen Sie ihm, wer als Ersatz kommt und wie lange das dauern wird. Wann und ob Sie danach wieder da sein werden. Geben Sie den Kolleg*innen Bescheid. Machen Sie eine Lieblingsmusik an. Fangen Sie neben dem Kind an zu malen – etwas Schönes. Oder auf einem Xylophon zu spielen. Machen Sie sich immer wieder klar: Da ist etwas ziemlich schiefgelaufen, bevor das Kind zu Ihnen kam. Nun ist es, als müsse es neu sprechen lernen. Es braucht eine Weile, eine neue Sprache zu lernen. Danach geht es aber dann oft sehr schnell. Lassen Sie sich beiden diese Zeit, es wird später umso leichter!

Wir erleben das auch bei erwachsenen Klient*innen und in kürzeren Kontakten: Menschen, die immer wieder wegrutschen, die aggressiv werden, bei denen Sie das Gefühl haben, nie an die „eigentlichen" Themen zu kommen, weil Sie immer nur wieder reorientieren müssen. Diese Menschen sind lange aussortiert worden, als nicht therapiefähig, nicht ansprechbar. Das ist auch in gewisser Weise richtig, wenn wir Therapie und Ansprechbarkeit als Denker*innenaktivität definieren. Durch die Dissoziationstheorie sind wir schlauer geworden und wissen, dass es erst einmal darum geht, Häschen und Denker*in wieder in einen Raum einzuladen, Bedingungen zu schaffen, die ermöglichen, dass die Denker*in arbeiten kann. Das kann manchmal Jahre dauern, in denen sich scheinbar immer nur ganz wenig verändert. Aber auf einmal ist es da, der Boden hält. Und danach ist alles ganz einfach. Wir sind mit der neuen Traumaverarbeitungstheorie auch an einem neuen Punkt in der psychosozialen Arbeit. Wir lernen den ganzen Menschen in den Blick zu nehmen. Und wenn jemand immer wieder gute Gründe hatte wegzudriften, innerlich zu verschwinden oder im Gefühl festzustecken, dass er*sie sich wehren muss, dann braucht es Zeit, das Häschen in ihm*ihr von etwas anderem zu überzeugen.

Der Junge nervt alle, und wenn er mich dann noch anpflaumt – wie soll ich da ruhig bleiben? Was denken denn die anderen Kinder, wenn ich mir das gefallen lasse?

Verständlich, ja, und wir denken, die meisten kennen diese Situation und mögen nicht mit Ihnen tauschen. Wenn wir einmal so tun, als hätten Sie einen Moment Zeit in dieser Situation, dann lassen Sie uns betrachten, welche Möglichkeiten Sie haben. Zunächst wäre es vielleicht hilfreich, Sie könnten sich für eine Sekunde klarmachen, was Sie tun sollten, um Ihren eigenen Zustand optimaler zu gestalten (sich selbst zu reorientieren): Ausatmen wäre eine gute Möglichkeit, und vielleicht eine Position einzunehmen, in der Sie sich wohler fühlen (falls das noch nicht der Fall ist). Nehmen Sie Kontakt zu Ihren Füßen auf, doch, die sind noch da und dienen Ihnen gerne als Anker im Hier und Jetzt. Wie deutlich nehmen Sie die wahr? Könnten Sie einen Atemzug bewusst tun? Einfach nur wahrnehmen? Nun haben Sie die Möglichkeit, sich in der nächsten Sekunde einmal klarzumachen, wo Ihr Gegenüber sich gerade auf der Spannungskurve befindet. Und vielleicht noch miteinbeziehen, weshalb es ihm so schwerfällt, sich zu kontrollieren. Dann fällt Ihnen vielleicht auch wieder ein, dass gerade bei diesem Jungen die Einladung in die Opfer-Position für Sie besonders stark ist – das hatten Sie in der Supervision besprochen (siehe Selbstfürsorge).

Okay, nun haben Sie schon ganz viel Arbeit mit Ihrer Wahrnehmung und Ihrem Verstand getan, und Ihr Körper sollte sich etwas entspannt haben. Fällt Ihnen jetzt wieder ein, was besonders gut half, um genau diesen Jungen aus seinem Film zu holen? Erinnern Sie sich, was Sie besprochen hatten? Auf jeden Fall wissen Sie jetzt wieder, dass er im aufgeregten Zustand ohnehin nichts versteht (und Sie nichts wirklich gut erklären können). Und nichts – außer Ihrer Sicherheit und der der Kinder – ist so wichtig, dass es nicht ein kleines bisschen Zeit hätte (weil es dann ohnehin besser geht).

Meine Klientin erzählt, dass alles nichts hilft, sobald sie zu Hause ist.

Natürlich ist es im gewohnten Umfeld oft schwieriger, Neues umzusetzen. Andererseits sind unsere Klient*innen oft nicht daran gewöhnt, kleine Veränderungen auch in eine positive Richtung wahrzunehmen. Und wir haben häufig nicht gelernt, diese „Kleinigkeiten" ernst zu nehmen, sind auf die großen Veränderungen gepolt: dass da jemand doch endlich eine Wohnung braucht, sich von der*dem Partner*in trennen muss oder aufhören soll, sich ständig wieder selbst zu verletzen. Dissoziatives Verhalten ist lange geübt und hilft bei der Bewältigung von Alltagsbelastungen, es ist auch nicht einfach zu vermeiden, sondern muss langsam durch alternatives Verhalten ersetzt werden.

Wie in allen wesentlichen Fragen ist der erste Schritt der wichtigste. Wenn wir den gehen können, dann sind wir in Bewegung. Wie groß der erste Schritt ist, ist sehr viel weniger wichtig. Wir müssen nur lernen, ihn wahrzunehmen. Und ihn immer wieder zu tun, um dann vielleicht noch einen zweiten anzuhängen. Deshalb sind wir oft Detailforscher*innen: Fragen Sie genau nach. Fragen Sie nicht nach dem, was nicht geklappt hat, sondern danach, wie sie beim letzten Mal aus dem Loch gekommen ist. Schauen Sie sich genau an, was dabei geholfen hat. Ihre Klientin erzählt zum Beispiel, dass es langsam besser ging, nachdem sie gefrühstückt hatte. *„Wie sind Sie denn vom Bett bis in die Küche gekommen? Wie haben Sie es geschafft aufzustehen? Haben Sie sich dann ein Glas Wasser eingegossen oder einen Kaffee gekocht? Haben Sie dafür immer alles im Haus? Und den Abwasch schaffen Sie auch? Es hört sich vielleicht ein bisschen komisch an, dass ich so nachfrage, aber ich kenne viele Leute, die überhaupt nicht aus dem Bett kommen, was ja in der Situation auch nur verständlich ist. Und mich interessiert das einfach, wie Sie es überhaupt schaffen, an solchen Tagen bis hierher zu kommen!"* Suchen Sie nach den kleinen Lücken in der Zeit, die die Klientin nicht wahrnimmt, in denen sie sich aber sehr wohl selbst geholfen hat. Das kann manchmal ganz schön anstrengend sein, weil es uns selbst so neu ist – aber es kann auch richtig Spaß machen herauszufinden, aus wie vielen kleinen Siegen der Alltag besteht.

Wir sind sehr sicher, dass Sie etwas finden, was die Klientin getan hat, um sich aus dem Sumpf zu ziehen. Suchen Sie gemeinsam. Und dann freuen Sie sich an dem, was Sie gefunden haben und was der Klientin erlaubt hat weiterzumachen, weiterzuleben. Fragen Sie so lange nach und an neuen Strategien herum, bis Sie ein Gefühl dafür haben, was genau bei Ihrem Gegenüber wirkt. Vielleicht ist es einfach nur, dass ein Wasserglas am Bett steht. Oder ein Blumenbild am Fenster. Das Zähneputzen oder ein kleiner Zettel am Spiegel, auf dem *Guten Morgen!* steht. Wer sagt denn, dass Reorientierung kompliziert sein muss? Sie soll einfach und knapp sein. Das einzig Schwierige ist, genau das zu finden, was dieser einzigartigen Klientin hilft.

7.2.7 Besonderheiten im Kontakt

7.2.7.1 Kinder

Gehen Sie im Kontakt mit Kindern auf deren Ebene. Das meint zum einen die Sprache und Übersicht, aber auch ganz konkret die Sitzposition. Lassen Sie sich von Bezugspersonen erzählen, um welche Situationen es geht. Fragen Sie aber auch das Kind danach, nur handhaben Sie das ressourcenorientiert: *„Heute war es in der Schule ganz okay, oder? Du lachst ja noch, was war denn heute anders? Wie konntest du dich besser konzentrieren? Ihr seid viel herumgerannt und habt immer wieder gemeinsam die Zahlen wiederholt? Als Spiel? Was hältst du davon, wenn ich mal mit der Lehrerin rede, ob wir ihr nicht ein paar von unseren Schäfchenübungen* (siehe Croos-Müller 2011) *zeigen?“*

Wenn solche Situationen vorher besprochen wurden, können Sie frühzeitig dafür sorgen, dass der Zustand verhindert wird oder das Kind lernt, langsam auch selbst zu merken, wann es etwas ändern muss – etwa durch Trampeln, sich Musik aufzulegen oder sich in einen ruhigen Bereich zurückzuziehen. Was für alle Menschen gilt, die reorientiert werden sollen, gilt für Kinder besonders: Seien Sie klar, einfach und eindeutig. Und finden Sie heraus, was genau *diesem* Kind hilft. Erarbeiten Sie Anker (Erinnerungen an gute Situationen) auch durch Malen und Collagen, laminieren Sie Bilder. Basteln Sie Anhänger und andere Symbole für die Schultasche …

In stationären Einrichtungen sollte es selbstverständlich sein, in Höhlen und Verstecken regelmäßig nachzusehen, ob ein Kind, das sich versteckt, eine Reorientierung braucht, das versteht sich ja von selbst. Vielleicht braucht es aber nur eine zusätzliche Decke oder eine Nuckelflasche zum Einkuscheln. Time-in (mehr Kontakt zu hilfreichen Menschen) hilft in jedem Fall mehr als Time-out (allein in einen Raum zur angeblichen Beruhigung, was oft nur zu Verlustangst und Spannungsaufbau führt). Tiere und Sportangebote, die die Erregung nach unten in den Ressourcenbereich regulieren, helfen bei der dauerhaften Reduktion von Anspannung (siehe Kapitel 5.4.1). Beziehen Sie nach Möglichkeiten alle Betreuer*innen / Erzieher*innen / Eltern in diese Überlegungen ein.

Zum Mitgeben: Auch wenn Sie Kindern Reorientierungsmöglichkeiten mitgeben möchten, sollten Sie die Kinder selbst, aber auch die Eltern, die Erzieher*innen oder Betreuer*innen nach dissoziativen Zuständen und vor allem danach fragen, was sie gut und aktiv im Hier und Jetzt hält. Fragen Sie danach, was bisher geholfen hat, und vor allem, ob das Kind es schon einmal geschafft hat, *alleine* wieder aus solch einem Zustand herauszukommen – und wie. Auch das rechtzeitige Um-Hilfe-bei-einem-Erwachsenen-Bitten gehört dazu. Lassen Sie sich das genau erklären und sparen Sie nicht mit Lob. Üben Sie gemeinsam mit dem Kind, was es tun kann, um sich zu reorientieren oder sich Hilfe zu holen. Suchen Sie nach möglichst einfachen Mitteln, zum Beispiel Trampeln, den Raum verlassen, Singen, auf das Trampolin gehen. Finden Sie gemeinsam Gegenstände, die eine Reorientierung erleichtern (z. B. ein bestimmtes Kuscheltier, das auch Innerer Helfer ist). Erzählen Sie den anderen Beteiligten von Ihren Strategien oder noch besser: Lassen Sie das Kind erzählen, was es tun will und was Sie gemeinsam ausprobiert haben. Malen oder basteln Sie mit dem Kind etwas, was es an die Art der Reorientierung erinnern kann, zum Beispiel ein Symbol für das Singen oder Trampeln. Finden Sie ein Tattoo oder einen Aufkleber, das oder der an die Aktivität erinnert.

Kinder lernen nur mithilfe der Erwachsenen, sich bewusst in Zeit und Raum zu orientieren und ihre Spannung zu regulieren, haben aber deutliche Impulse, die Körperspannung zu regulieren. Oft sind die Spannungsregulierungsmechanismen von uns nicht erwünscht oder wir haben damit Probleme, weil sie uns sozial oder gesundheitlich als nicht angemessen scheinen. Das ist zum Beispiel bei Selbstbefriedigung oder Essen, aber auch Anhänglichkeit, Auseinandersetzungen etc. oft der Fall. Wichtig ist, dass wir herausfinden lernen, welche Körperspannung wann damit reguliert werden soll, und ggf. andere Mittel vorschlagen (siehe auch 5.4.1). Wenn das Kind zum Erzieher kommt, wenn es merkt, dass der Tiger in ihm unruhig wird, dann ist das eine große Leistung.

7.2.7.2 Jugendliche

Wenn Jugendliche dissoziieren, geht es oft um die Themen Selbstverletzung auf der einen und Wut und Aggression auf der anderen Seite. In beiden Fällen ist es wichtig, möglichst früh zu erkennen, was passiert. Die Jugendlichen verletzen sich ja meist nicht, wenn ein Betreuer dabei ist, doch sie können von gemeinsam erarbeiteten Strategien und dem modellhaften Umgang mit ihren Dissoziationen im Kontakt profitieren. Führen Sie das Ressourcenbarometer ein, das Sie immer wieder abfragen können, und erklären Sie natürlich auch, weshalb Sie das tun. Jugendliche arbeiten oft gut und gerne mit dem Ressourcenbarometer an der eigenen Spannungsregulation. Wichtig sind ein guter Einstieg und sehr individuell angepasstes Arbeiten damit, ein Beispiel haben wir oben eingebaut. Überlegen Sie gemeinsam, was der Jugendliche, aber auch was Sie im Notfall tun können, Jugendliche haben ja eine sehr genaue Selbstwahrnehmung. Wichtig ist auch hier der Fokus auf die Ressourcen und die Nachfrage nach dem, was sonst schon hilft oder helfen könnte, ein Andocken an Sprache und Lebenswelt der jungen Menschen, Zurückhaltung von uns aus. Nennen Sie einen Notfallkoffer nicht Notfallkoffer, sondern überlegen Sie, was helfen könnte, zum Beispiel gemeinsam erarbeitete Reorientierungsstrategien wie: auf keinen Fall anfassen, „Baseball“ sagen, an einen Film oder Urlaub erinnern, an die Kompetenzen, die jemand im Kontakt mit dem kleinen Bruder zeigt …

Zum Mitgeben: Sprechen Sie mit den Jugendlichen über Dissoziation, über Selbstverletzung, Spannung und Wut. Erklären Sie die Mechanismen als Teil oder Folge der Notfallreaktion, als eine Theorie, die vielleicht hilft. Werten Sie nicht *(„Du darfst dich nicht selbst verletzen“)*, sondern versuchen Sie eher, eine „technisch-interessierte“ Weise zu finden, über das zu reden, was passiert und was hilft: *„Was ist gut, wenn du dich schneidest, wobei hilft dir das? Könnten wir mal überlegen, was vielleicht denselben Effekt hat, ohne dass du dich verletzen musst?“* Fragen Sie die Jugendliche nach ersten Anzeichen dafür, dass sie angenehme Zustände verlässt. Wie kann sie möglichst früh erkennen, was passiert? Erarbeiten Sie vor allem das Ressourcenbarometer, das den Jugendlichen eine Orientierung im grünen Bereich des Hier und Jetzt ermöglicht. Betonen Sie die Kontrolle, die die Jugendliche im Hier und Jetzt gewinnt. Ziehen Sie auch ein Nachnährprogramm in Betracht, denn viele überspannte Jugendliche sind einfach auch schlecht versorgte Kinder gewesen.

Achten Sie darauf, dass die Jugendlichen die Übungen so machen können, dass es sozial angemessen ist: Rausgehen ist manchmal besser als eine Atemübung, ein Wippen auf den Füßen lässt sich in den Kontakt mit den Peers einbauen. Ein Igelball ist sicher nicht so cool wie ein Stachelarmband, und ein reorientierender Song lässt sich vermutlich am besten auf dem Handy installieren.

Suchen Sie nach Möglichkeiten, die in die Gruppenkontexte passen – Beziehungen zu Gleichaltrigen sind immer vorrangig. Auch wenn Sie eine Distanzierung aus bestimmten Gruppenzusammenhängen wünschen, geht es an dieser Stelle zunächst um Reorientierung. Erst, wenn jemand nicht mehr gefährdet ist, sich selbst oder andere zu verletzen, kann er neue Beziehungen aufnehmen oder überlegen, was ihm eigentlich wichtig ist. Und beachten Sie auch, um wessen Wunsch es jeweils geht.

7.2.7.3 Kognitiv anders strukturierte Menschen

Auch hier fragen Sie den Betroffenen, aber auch die Betreuer oder Eltern, wann und in welcher Form dissoziative Zustände auftreten. Wenn Sie sich austauschen, können Sie gegenseitig von Ihren Erfahrungen mit hilfreichen Reorientierungsmethoden profitieren. Auch kognitiv weniger flexible Menschen brauchen Ihre Klarheit, Einfachheit und Eindeutigkeit, wenn es um die Unterstützung einer Reorientierung geht.

Je nach kognitiver Bedingung bedienen Sie sich der Vorschläge für Kinder und Jugendliche. Erarbeiten Sie Anker (Erinnerungen an gute Situationen) auch durch Malen und Collagen, laminieren Sie Bilder. Hier gilt es kreativ zu sein, die eigene Fantasie zu aktivieren und vor allem mit analogen, anschaulichen Mitteln zu arbeiten. Statt etwas nur mündlich zu erklären können Sie es spielen, in Szene setzen, malen, Töne finden, Tier sein oder Fotos und Postkarten nutzen. Auch die bunte Welt des Internets stellt uns hier viele Möglichkeiten zur Verfügung. Nehmen Sie es als Lernprozess: Es ist noch keine Meister*in vom Himmel gefallen.

Zum Mitgeben: Lassen Sie die Klient*innen das Vorgehen, das Sie gemeinsam erarbeitet haben, in Ihrer Anwesenheit erproben. So können Missverständnisse und Unsicherheiten erkannt und besprochen werden. Erarbeiten Sie gemeinsam Erinnerungsanker, die die Klien*tinnen einstecken, sich umhängen, in der Tasche haben können.

Weniger ist oft mehr – Hauptsache, es hilft in der Zielsituation.

7.2.7.4 Gruppen

Gerade in der Gruppenarbeit ist es wichtig, Teilnehmende, die wegrutschen, sich nicht mehr konzentrieren können oder getriggert werden, zu reorientieren. Dabei ist es sinnvoll, so schnell wie möglich einzugreifen und sofort wieder in den Ressourcenbereich zurück zu orientieren. Gerade in der Arbeit mit Gruppen ist es unabdingbar, ressourcenorientiert vorzugehen und zu Beginn jeder Gruppe für alle ein Ressourcenbarometer zu erarbeiten, auf das alle selbst achten und das Sie immer wieder erfragen können.

Im Zweifelsfall machen Sie mit der gesamten Gruppe schnell eine Bewegungsübung, unterbrechen Sie, machen Sie die Fenster auf oder bieten eine Rhythmusübung an. Es kann nicht schaden und macht sogar Spaß, wenn alle für eine Weile ihren Atem überprüfen, ihn anregen oder beruhigen oder sich im Raum bewegen und herumtrampeln. Wenn alle wieder deutlich im Hier und Jetzt sind, nutzen Sie die Gelegenheit und erklären noch einmal die Spannungskurve und wofür es so wichtig ist, auf das Ressourcenbarometer zu achten. Oder Sie fragen einfach nach, ob jetzt alle wieder wacher sind. Das wird in 99 Prozent der Fälle so sein.

Planen Sie die Gruppenstunden und die Übungen, die Sie in der Gruppe anbieten, so, dass auch immer reorientierende Elemente dabei sind. Keine Gruppenstunde ohne Bewegung, Rhythmus und Abwechslung!

Für die Eigenarbeit: Lassen Sie die Gruppe auch mal eine Stunde alleine machen, vielleicht machen Sie das turnusmäßig. Dafür üben Sie zu Beginn gemeinsam, das Ressourcenbarometer einzurichten, auf das sich alle immer wieder aufmerksam machen können. – Wir machen das in Gruppen mit traumatisierten Klient*innen zur Regel. Sie werden sehen, wie schnell diese Technik des Dissoziationsstopps in die Gruppenkultur aufgenommen wird. Die Mitglieder werden sich ungefragt gegenseitig erinnern: *„Und wo bist du gerade auf der Skala? Was kannst du tun, damit das mehr wird?“*

7.2.7.5 Andere Kulturkreise

Für die Arbeit mit Menschen aus anderen Kulturkreisen ist es wichtig, eine gemeinsame Sprache zu finden. Nicht nur die Worte, sondern die über sie vermittelten Bedeutungen und die Botschaften sind entscheidend. Welche Bedeutung hat das Hier und Jetzt, haben Dissoziationen, Trancen, Über- und Untererregung im Kulturkreis, aus dem mein Klient kommt? Gibt es Worte dafür? Ist die Idee, ganz im Hier und Jetzt zu sein, positiv besetzt? Welche Wege sind kulturell vorgegeben, um jemanden ins Hier und Jetzt zu holen? Welche Körperübung ist angenehm, welche eher unangenehm besetzt und sollte vermieden werden? In manchen Kulturen sind z. B. heftiges Weinen, Klagen und auch Körpereinsatz Teil eines Austauschs über unangenehmes Erleben, in viel stärkerem Ausmaß, als es für „uns“ angenehm ist. Bei einem anderen Menschen wieder haben wir vielleicht das Gefühl, er zeige sich unberührt, weil er nicht weint oder weiterhin lächelt. Fragen Sie nach, sagen Sie auch, dass Sie so dumm fragen müssen, weil Sie es eben nicht anders kennen. – Die Klientin wird sich in der Regel freuen, dass unsere Kultur nicht einfach als Leitlinie vorausgesetzt wird.

Probieren Sie aber jenseits dessen einfach aus, was Sie auch mit anderen Menschen tun würden: *„Wenn Sie sich mal mit mir zusammen hinstellen und ein bisschen trampeln, werden Sie dann wacher? Können Sie die Füße auf dem Boden spüren? Wie dolle? Auf einer Skala von 1 bis 10, wenn 1 heißt …“*

Wir können die eigene Idee auch einfach einbringen und ausprobieren, wie sie ankommt. Wir sind ja flexibel, oder? Gerade bei Körpersymptomen wie dem Wegdriften oder Nebel im Kopf, Wut etc. können Sie ja auch einfach fragen, ob jemand das so in Ordnung findet oder ändern will. Und wenn die Änderung erwünscht ist, suchen Sie eben gemeinsam nach Möglichkeiten. Das mögen andere als die gewohnten sein – wie gut, dann lernen Sie dazu!

Zum Mitgeben: Sie können die je individuellen Reorientierungsmöglichkeiten zum Beispiel mit einem Lösungsportrait (siehe 13.1) erarbeiten: *„Wenn ich die X, Y und Z (wichtigsten Leute in Ihrem Leben) fragen würde, was würden sie Ihnen empfehlen zu tun?“* Überlegen Sie dann noch einmal miteinander, wo gute Aufbewahrungsorte für die Symbole oder Listen wären.

7.2.8 Transkripte/Beispiele

7.2.8.1 Dissoziationsstopp im Kontakt

Hannah kommt zur zweiten Beratungssitzung. Sie ist 16, und die Eltern machen sich Sorgen, weil sie sich immer wieder mit einer Rasierklinge in den Arm schneidet. In der ersten Sitzung hatte die Beraterin das Verarbeitungsmodell erklärt und Hannah war sehr interessiert. Heute reden sie über die Symptome, unter denen Hannah leidet; die Jugendliche hatte damit angefangen, wollte das gerne loswerden. Gerade geht es um ihr Verhältnis zu ihrem Körper, als die Beraterin plötzlich das Gefühl hat, dass etwas nicht stimmt. Sie atmet tief durch, orientiert sich selbst kurz im Raum und schaut dann Hannah an; die sieht ins Leere.

BERATERIN: Hannah?
HANNAH: (reagiert nicht)
B (mit klarer Stimme): Hoppla, da sind Sie weggerutscht. – Stehen Sie jetzt bitte mal auf (steht selbst auf). (In der ersten Sitzung hatte die Beraterin gefragt, ob sie Sie oder du sagen soll, und Hannah hatte sich für das Sie entschieden.)
H: (Schaut die Beraterin an und dabei ein wenig durch sie hindurch.)
B: Hannah, kommen Sie, aufstehen! Ich mach Ihnen das mal vor. Das hilft, damit Sie wieder in Gang kommen und hierbleiben können. Füße auf dem Boden hilft (tritt fest auf), und jetzt Sie: auf! (Macht eine deutliche schwungvolle Armbewegung, weit genug weg, aber so, dass Hannah sie wahrnehmen kann.)
H: (Scheint ein wenig irritiert, bewegt sich aber immer noch nicht vom Stuhl.)
B: Okay, das geht noch nicht so ganz von selbst. Ich fasse Sie jetzt am Ellenbogen an, und wir gehen zum Fenster, ein bisschen Luft kann nicht schaden. Ich bin mir nicht sicher, ob Sie das mögen, aber jetzt möchte ich Sie erst mal da rausholen. – Na, geht doch! (Hannah steht, und die Beraterin lässt sie sofort los, bleibt aber an ihrer Seite präsent. Sie lässt ihr Raum, begleitet aber mit Energie, öffnet das Fenster.)
H: (steht und ist sehr viel orientierter, schaut in Richtung Fenster, scheint wacher)
B: Okay, und jetzt bitte atmen, da muss ja wieder Luft rein. Und vor allem ausatmen. (Macht es vor, wie nebenher, nimmt es immer wieder auf.)
H: (Atmet, taucht langsam auf, stockt dann immer wieder.)
B (lacht, lässt die Arme schlenkern, zieht die Schultern hoch und lässt sie fallen): Ein bisschen bewegen hilft, damit der Atem seinen Weg gut findet. Und ausatmen!
H: (Macht immer mehr mit beim Atmen, auch wenn sie keine Armbewegungen macht.)
B: Na, wieder da!? So, und jetzt laufen wir mal ein bisschen durch den Raum: Spüren Sie Ihre Füße? Treten Sie ruhig mal ein bisschen fester auf. Welcher Fuß ist deutlicher spürbar? Ist einer wärmer? Ist vielleicht ein bisschen komisch, was wir hier machen, aber Sie sollen ja erst mal wieder ganz hier sein. Spüren Sie Ihre Ballen? Bei mir ist der linke wärmer, komisch. Und bei Ihnen?
H: Bei mir sind beide gleich.
B: Und wenn Sie sich auf die Zehenspitzen stellen? Können Sie das auf beiden Füßen gleich gut? Geht noch nicht? Fallen Sie nicht um (lacht und hält sie ein bisschen). Aber wenn Sie jetzt mal mit dem einen Fuß den Teppichrand abtasten und den dann vergleichen mit dem anderen Fuß auf dem Holz – gibt es da Unterschiede?
H (ist inzwischen wieder deutlich besser im Raum, macht aber noch einen verlangsamten Eindruck): Der Fuß auf dem Teppich fühlt sich vorne wärmer an als der auf dem Holz.
B: Okay, dann erzählen wir uns doch mal ein wenig, was wir hier im Raum sehen, okay? Ich fang mal an: Da ist der alte Untersetzer auf dem Bord, den muss ich mal wegräumen. Was sehen Sie?
H (mit leiser Stimme): Da ist die Tafel.

B: Ja genau, was noch?
H: Und der Tisch.
B: Wie sieht der denn genau aus, was sehen Sie?
H: Der hat einen goldenen Rand und ist schwarz mit Streifen drin …
B: Okay, und ich höre auch noch was: Da sind Autos auf der Straße. Hören Sie auch was?
H: (bleibt stehen)
B: Bewegen Sie sich ruhig weiter dabei und sagen Sie mir, was Sie hören.
H: (bewegt sich wieder im Raum): Ich höre meine Schritte.
B: Okay, die höre ich auch – aber meine sind lauter.
H: Und ein Auto draußen, das vorbeifährt.
B: Was noch?
H: Die Uhr tickt.
B: Okay, gut, ich mach mal das Fenster wieder zu, ist ja doch ein bisschen laut hier an der Kreuzung.
H: Außerdem ist es kalt.
B: Wo merken Sie das denn am meisten?
H: An den Armen. Ich kann ja auch die Jacke anziehen. (Sie hat nun eine kräftigere, klarere Stimme.)
B: Na, dann können wir uns ja auch wieder hinsetzen, wir können aber auch gerne im Stehen weiterreden – mensch muss dafür nicht sitzen.
H (setzt sich wieder hin): Entschuldigen Sie, jetzt weiß ich gar nicht mehr, wo wir waren.
B: Dann stehen wir vielleicht besser noch mal auf (tut das) und gehen beim Reden ein bisschen hin und her. Ich habe Ihnen ja beim letzten Mal erklärt, wie das mit der Zusammenarbeit im Körper ist. Und noch rutscht Ihr Häschen zu schnell weg.
H (geht mit B durch den Raum): Wo waren wir denn? Das ist doch völlig bescheuert. Tut mir leid.
B: Sie brauchen sich doch nicht zu entschuldigen, ich sollte mich besser bedanken: Danke, dass Sie mir gezeigt haben, dass das anscheinend zu viel war, worüber wir vorhin geredet haben. Da hat ein Teil von Ihnen einfach dafür gesorgt, dass Sie das nicht mehr hören müssen. Das ist doch sehr klug von ihm. Erinnern Sie sich an das Modell vom letzten Mal? Ich erkläre Ihnen das jetzt noch mal, ich glaube, ich habe es noch auf dem Flipchart (sucht und erklärt das alles noch mal kurz). Sie haben einfach wieder so eine Dissoziationsbarriere eingezogen, damit Sie nicht überlastet werden.
H: Aber alleine wäre ich da gar nicht mehr rausgekommen. Das hätte 'ne ganze Zeit gedauert, bis ich aufgewacht wäre.
B: Aha, da nimmt sich Ihr Körper also normalerweise 'ne Auszeit. Und jetzt ging es schneller. Was hat denn geholfen, können Sie das jetzt schon sagen?
H: Als Sie mir hochgeholfen haben, das hab ich dann gemacht. Vorher hab ich Sie nicht gehört. Ich war so weit weg …
B (unterbricht sie): Ja, und deshalb reden wir jetzt auch nicht darüber, sondern schauen uns mal an, was Ihnen hilft, sich zu orientieren. Erst noch mal ein bisschen rumlaufen, okay? (Beide laufen durch den Raum, B erzählt von ihren Füßen und fragt nach:) Ich finde, wir könnten zur Sicherheit einfach im Stehen und Laufen arbeiten, Sie haben ja gesehen, Ihr Körper geht in die Unterspannung, wenn es zu viel wird. Wenn Sie also rumlaufen, muss ein Stück mehr Spannung im Körper sein, Sie können also nicht so schnell wegrutschen. Und vorhin: Mein Anfassen war okay? Ich mache das sonst ja nicht ohne Absprache, aber ich kannte Sie noch nicht, und wir hatten noch nicht darüber reden können. Dann könnte ich das wieder tun?
H: Ja, so von der Seite, das fand ich ganz okay, von vorne wäre blöd gewesen.
B: Also von der Seite. Von links bin ich gekommen, wäre das auch rechts okay gewesen?
H: Weiß nicht …
B: Dann lassen Sie uns das mal ausprobieren (geht auf die rechte Seite). Wie ist das?
H: Nee, nicht so gut.

B: Okay, dann noch mal Füße. (Sie gehen durch den Raum und bleiben vor dem Fenster stehen.) Und das Trampeln, das scheint auch geholfen zu haben.

H (nickt)

B: Spüren Sie jetzt Ihre Füße? Okay, ich frage Sie immer mal wieder zwischendrin, dann können wir gut dafür sorgen, dass Sie hierbleiben. Sollen wir einfach mal sammeln, was helfen kann, um gut im Hier und Jetzt zu bleiben?

H: Aber dann kann ich Ihnen gar nicht mehr erzählen, was ich Ihnen eigentlich erzählen wollte, dann ist ja gar keine Zeit mehr.

B: Da haben Sie recht, das müssen wir dann ein andermal machen, oder immer wieder ein bisschen und nicht alles auf einmal. Aber was glauben Sie, ist für Sie grade sinnvoller: Alles zu erzählen und immer wieder wegzurutschen oder erst einmal zu überlegen, wie Sie gut dableiben können, damit Sie dann nicht mehr so viel wegrutschen müssen?

H: Aber was kann man denn da machen? Ich kann doch nicht immerzu aufstehen, in der Schule zum Beispiel.

B: Stimmt, wir müssten also andere Sachen finden. Da gibt es ja ganz viele Möglichkeiten: Eine Jugendliche, die ich kenne, hat jetzt immer so Flitschgummis um den Arm und lässt sich die auf die Haut flitschen, wenn es losgeht. Innen am Handgelenk, wo es so empfindlich ist. Eine andere hat immer Pfefferkörner dabei, auf die sie beißt. Eine hat jetzt eine Zitrone in der Tasche zum Reinbeißen. Hat sie noch nie gemacht, aber allein die Zitrone dabei haben hilft. Oder ein Igelball in der Tasche, ein Stein im Schuh ... Wir müssen schauen, was bei Ihnen hilft und was Sie auch allein tun können, was praktisch genug ist. Vielleicht auch eine Mischung oder mehrere Sachen, lassen Sie uns mal schauen. Und dafür nehmen wir uns Zeit, ja? Denn wenn Sie dableiben können, können Sie hinterher viel besser erzählen oder überlegen oder wozu Sie dann Lust haben.

7.2.8.2 Dissoziationsstopps zum Mitgeben

Markus ist neun Jahre alt und lebt seit einigen Monaten im Heim. Eigentlich ist er ein ruhiger Junge, nur alle paar Tage scheint sich seine Spannung plötzlich zu erhöhen. Er wird dann unruhig und angespannt, streift durch das Haus und scheint Streit zu suchen. Er rempelt andere Kinder an und macht auch vor älteren nicht halt. Die Mitarbeiter*innen haben den Eindruck, er lege es dann darauf an, sich zu prügeln oder auch verprügelt zu werden. Ist das passiert, ist auch die Spannung weg, und Markus zieht sich wieder zurück. Die zuständige Erzieherin setzt sich mit ihm zusammen.

ERZIEHERIN: Sag mal, Markus, uns fällt auf, dass du alle paar Tage so angespannt bist und dann durchs Haus läufst, und dann gibt es Ärger. Weißt du, was ich meine?

MARKUS: Hmm.

E: Wir haben ja schon ein paar Mal über Häschen und Denker*in gesprochen, erinnerst du dich?

M: Klar, macht ihr ja ständig.

E: Wenn du so durchs Haus läufst und nicht weißt, wohin mit dir, ist dein Körperhäschen dann ganz angespannt?

M: Kann schon sein.

E: Und wenn es dann eine Prügelei gegeben hat, dann ist das Häschen erst mal wieder ruhig, oder?

M: Ja, stimmt.

E: Aber macht das Spaß so? Dass du dich immer erst anlegen musst, damit du dann eine einfängst und dich wieder besser fühlst?

M: Quatsch, das ist total blöde. Ich wäre viel lieber gleich nicht so drauf. Aber die anderen sind ja auch total daneben.

E: Das können wir uns dann noch mal anschauen. Aber jetzt lass uns doch mal überlegen, was du tun kannst, um nicht so sauer zu werden, oder?

M: Warum soll ich das jetzt? Sollen die doch!

E: Klar, die auch. Aber es wäre doch besser, wenn du selbst auch entscheiden könntest, ob du wirklich Streit willst, oder? Stell dir mal vor, du wärst total cool, wenn dich jemand anmacht. Und könntest die auflaufen lassen.

M (lacht kurz auf): Das wär geil, ja. Sorry, das wäre gut, ja.

E: Dann lass uns mal rausfinden, wie das gehen kann. Woran merkst du denn, dass das Häschen anfängt, unruhig zu werden?

M: Weiß nicht.

E (wartet ab)

M: Mein Herz klopft dann ganz doll.

E: Und dann?

M: Na, dann muss ich los und mich bewegen.

E: Das Häschen braucht also zuerst mal Bewegung. Schlaues Häschen. Oder ist es eher ein Löwe?

M: Ne, da noch nicht. Erst mal muss nur was passieren. Zuerst fühlt es sich eher an wie ein Tiger, der raus will. Aber wenn er nicht raus kann, dann sucht er sich andere, mit denen er sich streiten kann.

E: Wenn dein Tiger dann raus will, wo will er denn eigentlich hin? Wo könntest du dich denn noch bewegen? Könntest du um den Block laufen? Oder auf dem Trampolin?

M: Ne, da ist ja keiner. Es muss schon jemand da sein.

E: Okay, also könntest du es einem von uns Erzieher*innen sagen, und dann überlegen wir uns was?

M: Ihr habt ja nie Zeit. Das ist ja auch immer, wenn ihr Essen macht oder Hausaufgaben mit einem der anderen.

E: Verstehe, du bräuchtest also Bewegung, aber es muss auch jemand wissen, dass das jetzt ansteht. Oder dabei sein. Wenn niemand dabei sein kann, würde das reichen, dass wir es wissen und hinterher nachfragen?

M: Weiß nicht ... ich glaub nicht.

E: Gut, wir sind aber oft allein beim Essen und beim Hausaufgabenmachen. Was meinst du: Sollten wir mal probieren, wie es sich für dich anfühlt, wenn wir alle zusammen vor dem Essen und vor den Hausaufgaben ein Bewegungsspiel machen? Nach der Schule und vor dem Essen für alle Wii und zwischen Mittagsruhe und Hausaufgaben eine Runde Fußball oder Trampolin oder so? Die Idee gefällt mir richtig gut! Aber war ja für dich gedacht. Wie hört sich das an?

M (strahlt ein bisschen): Hört sich gut an!

E: Aber es sollen ja alle mitmachen, und ich denke, die anderen haben auch Bock auf ein bisschen mehr Unterbrechung nach der Schule und vor den Hausaufgaben. Weißt du was? Wir könnten im Kinderteam morgen überlegen, was wir in den Zeiten alles machen können. Dann machen wir gemeinsam eine Liste, und alle Erzieher*innen können sich aussuchen, was sie am liebsten machen, wenn sie arbeiten. Und wir sprechen einmal die Woche drüber, wie dein Häschen das findet. Okay?

M (freut sich sichtlich, sagt aber nichts mehr. Auf dem Nachhauseweg meint er): Können wir auch mal Balgen spielen? Mit Regeln und so?

7.3 Die 5-4-3-2-1-Übung

Manchmal sind wir ganz da. Wir nehmen deutlich wahr, was um uns herum geschieht, sehen, hören, spüren und riechen unsere Umgebung. Unsere Aufmerksamkeit ist ganz im Hier und Jetzt. manchmal genügt dafür ein kleiner Reiz, ein angenehmer Duft, eine schöne Farbe – und der Streit von heute Morgen erscheint mit einem Mal gar nicht mehr so dramatisch, und all die Dinge, die heute noch zu erledigen sind, verlieren ihren Schrecken.

Doch manchmal bleiben wir im Grübeln stecken, können nicht recht loslassen, sind angespannt oder schlecht drauf. Unverarbeitete Erinnerungen sind meist hartnäckiger und stören unsere Aufmerksamkeit für das Leben in der Gegenwart. Unsere Aufmerksamkeitsspanne ist begrenzt, und wenn etwas mit Macht an die Tür unserer Wahrnehmung klopft, können wir uns dem kaum entziehen.

Diese Übung, frei nach Yvonne Dolan (2009), erinnert an das Kinderspiel „Ich sehe was, was du nicht siehst". Sie ist aber komplexer und strukturierter und unterbricht deshalb noch besser unser Gedankenkarussell. Die Übung ist für den Alltag so wertvoll, weil sie nicht viel Zeit erfordert und unsere Aufmerksamkeit schnell und nachhaltig ins Hier und Jetzt zurückbringt. Sie können sie auch als Entspannungsübung nutzen, aber Vorsicht: Manche Menschen entspannen sich dabei so sehr, dass sie einschlafen.

7.3.1 Wann, warum und wie? – Rahmenbedingungen der Übung

Situationen, in denen die Übung hilft

- Nach einem Gespräch über belastende Erinnerungen spuken diese weiter im Kopf herum und lassen sich nicht verscheuchen.
- Der Klient gerät in einen Flashback und kann dies auch so wahrnehmen.
- Der Jugendliche kann nicht einschlafen, ihn quälen immer wiederkehrende Gedanken, die sich in seinem Kopf zu drehen scheinen.
- Die Klientin hatte vor einem Jahr eine Panikattacke. Nun hat sie Angst, dass ihr das wieder passieren könnte.
- Die Klientin erscheint in der Beratungssitzung unruhig und nicht bei der Sache, ohne dass sich eine konkrete Ursache dafür benennen lässt.
- Die Beraterin braucht bei akuten Flashbacks, Panikattacken oder dissoziativen Zuständen ihrer Klient*innen während der Beratung ein effektives Mittel zur Intervention.

Egal, ob wir pädagogisch tätig sind oder Beratung anbieten: Eine einfache Methode, um die eigene Aufmerksamkeit wieder zurück ins Hier und Jetzt zu bringen, können all unsere Klient*innen brauchen.

Ziel der Übung

- Orientierung im Hier und Jetzt
- Regulierung der Spannungskurve
- Heraustreten aus Zwangsgedanken, Angst etc.
- Reorientierung nach Albträumen,
- Einschlafhilfe
- Beruhigung vor angstbesetzten Situationen

Die Reorientierung der Aufmerksamkeit ins Hier und Jetzt verschafft der Klientin Momente der Ruhe und ermöglicht die konzentrierte Arbeit an anderen Themen. Kontrollierte Entspannung wird angeregt und die Möglichkeit geschaffen, sich neu zu orientieren: Womit möchte ich mich jetzt beschäftigen? Die Klientin bekommt dadurch Kontrolle zurück, Hilflosigkeit und Opfergefühle werden reduziert. Beginnende Dissoziationen können gestoppt und der Ressourcenbereich ausgebaut werden.

Raum-/Zeitorientierung der Klientin

Bei erhöhter Spannung sollte zunächst reorientiert und ein Ressourcenbarometer eingerichtet werden. Dann kann die Übung mit Anleitung gut durchgeführt werden.

In Unterspannung gilt dasselbe, danach orientiert sich die Klientin wieder nach außen, die Spannung wird erhöht. Wenn die Klientin im zweiten Durchgang die eigene Stimme nutzt und hört, wird die Verbindung zur Großhirnrinde aktiviert.

Für ein bewusstes Kennenlernen der Übung empfiehlt sich ein Zeitpunkt, an dem die Klientin gut im Hier und Jetzt orientiert ist. Ein ruhiges Einüben aus einem mittleren Erregungsniveau ist günstig für die erste selbstständige Nutzung durch die Klientin.

Kompetenzaufbau – in welchen Bereichen?

- Verankerung im Hier und Jetzt in Belastungsmomenten
- Kontrollerfahrung in Spannungsregulation
- Selbstberuhigung

Anforderungen

Raum und Setting: Suchen Sie für die Einführung der Übung einen Raum, in dem Sie ungestört sind. Üblicherweise führen wir die Übung im Sitzen durch, sie funktioniert aber auch wunderbar bei einem Spaziergang. Im Liegen lädt sie eher zum Einschlafen ein. Später kann Ihre Klientin die Übung in jeder denkbaren Situation nutzen, selbst wenn andere Menschen anwesend sind. Nur wenn sie aktiv am Straßenverkehr teilnimmt oder eine Maschine bedient, sollte sie diese Übung nicht ausführen.

Zeit: Nehmen Sie sich zum Einüben ca. 15–20 Minuten Zeit. Zu Hause sollte sich die Klientin für das Einüben 5–10 Minuten Zeit nehmen. Die konkrete Durchführung dauert dann nur einige Minuten.

Material: kein Material erforderlich

7.3.2 *Anleitung*

7.3.2.1 Variante 1: Zur Beruhigung

Erklären Sie der Klientin zunächst die Übung. Setzen Sie sich dafür so hin, dass Sie nicht direkt im Blick der Klientin sitzen, denn in der Übung geht es unter anderem ums Sehen und es würde die Klientin vermutlich irritieren, Sie direkt vor Augen zu haben. Oft erscheint eine Sitzposition nebeneinander hilfreich: „*Ich habe Ihnen ja beim letzten Mal von der Übung erzählt, die Ihnen helfen soll, wieder gut bei sich anzukommen und zu entspannen. Ich würde Ihnen jetzt die Übung gerne zeigen, und dafür setze ich mich neben Sie, weil es in der Übung auch ums Sehen geht und ich Ihnen nicht im Blick sitzen möchte.*“

Laden Sie die Klientin ein, schon während Ihrer Beschreibung die Übung mitzumachen: „*Ich erkläre Ihnen jetzt die Übung erst einmal, und dabei können Sie gerne schon ein wenig mitmachen. Das erleichtert das Verstehen.*“

Regen Sie die Klientin dazu an, sich bequem hinzusetzen, und sorgen Sie auch bei sich selbst für eine bequeme Haltung: „*Setzen Sie sich so hin, wie es für Sie angenehm ist, Sie können auch gerne während der Übung Ihre Sitzposition verändern. So, jetzt suchen Sie sich einen Punkt in Ihrer Blickrichtung, ein wenig oberhalb Ihrer Blickachse, auf dem Sie Ihre Augen während der Übung ruhen lassen können.*“ (Ein Punkt oberhalb der Blickachse wird gewählt, um die Aufmerksamkeit zur Orientierung nach außen zu ermuntern.)

Demonstrieren Sie der Klientin schon vor der Übung, wie weit das Gesichtsfeld reicht, indem Sie beide Hände seitlich von Ihrem Kopf bewegen und die Klientin auffordern, das auch mal zu probieren: *„Sie sehen, auch wenn Sie die Augen auf einem Punkt ruhen lassen, der vor Ihnen liegt, können Sie ca. 180 Grad weit in die Runde sehen. Das ist übrigens ein Kennzeichen dafür, dass Sie gut im Hier und Jetzt sind. Wenn Sie jetzt einen Punkt gefunden haben, auf dem Ihre Augen ruhen, dann werden Sie merken, dass Sie ganz viele Dinge im Raum sehen können, nicht nur Ihren Ruhepunkt."*

Nun erklären Sie Schritt für Schritt den Ablauf der Übung:

„Bei der Übung geht es jetzt darum, zunächst fünf Dinge zu benennen, die Sie jetzt gerade, in diesem Moment ***sehen****, z. B.: ‚Ich sehe meinen Punkt, ich sehe das Bild an der Wand, ich sehe das Fenster, ich sehe die Lampe, ich sehe meinen Punkt.' Danach sagen Sie sich laut oder leise fünf Geräusche, die Sie gerade jetzt, in diesem Moment* ***hören****, also z. B.: ‚Ich höre ein Auto draußen vorbeifahren, ich höre die Uhr ticken, ich höre ein Rascheln, ich höre Musik irgendwo, ich höre ein Auto vorbeifahren.' Dann benennen Sie fünfmal etwas, was Sie außen am Körper* ***merken****, z. B.: ‚Ich merke meinen Rücken an der Stuhllehne, ich merke meine Füße auf dem Boden, ich merke meine Hand auf dem Oberschenkel, ich merke meinen Rücken an der Stuhllehne, ich merke meine Füße auf dem Boden.'*

Also fünfmal, was Sie sehen, fünfmal, was Sie hören, und fünfmal, was Sie an Ihren Außenkanten mitkriegen (Sie können auch spüren sagen, das ist nicht ganz so intensiv wie fühlen, ein Wort, das wir gerne vermeiden. Das Wort fühlen ist zu sehr mit allen möglichen Körpergefühlen verbunden, die wir hier gar nicht auslösen wollen.)

Dann fangen Sie wieder beim Sehen an und sagen sich jetzt ***viermal****, was Sie* ***sehen****,* ***viermal****, was Sie* ***hören****, und* ***viermal****, was Sie im* ***Außenkontakt spüren****. Danach alles dreimal, dann zweimal und dann einmal. Immer nacheinander sehen, hören und merken. Und wenn Sie mögen und Ihnen die Übung guttut, dann können Sie sie so oft hintereinander machen, wie Sie wollen."*

Betonen Sie, dass die Klientin ihr Tempo selbst bestimmen kann: *„Sie können selbst bestimmen, wie schnell Sie die Übung machen, ob Sie im Verlauf der Übung das Tempo verändern oder ob Sie etwa Ihren Atemrhythmus als Maß nehmen."*

Nehmen Sie **häufig auftauchende Fragen** vorweg: *„Es ist ganz okay, wenn Sie sich mal verzählen; halten Sie sich aber zunächst an die Reihenfolge. Es ist auch vollkommen in Ordnung, wenn Sie mal die Reihenfolge verwechseln. Wenn Sie etwas zwischendrin stört, benennen Sie es einfach. Und wenn Sie dasselbe öfter wahrnehmen, sagen Sie das einfach hintereinander. Es können sich gerne Dinge wiederholen."*

Fragen Sie jetzt nach, ob die Klientin alles verstanden hat oder ob es noch Unklarheiten gibt. Wenn alles klar ist, dann gibt es unterschiedliche Varianten, um zu beginnen:

1. Sie machen das Ganze einmal vor und lassen die Klientin einfach wahrnehmen, was Sie tun. Oder sie kann schon leise für sich mitmachen. Erst dann bitten Sie die Klientin, Schritt 2 zu tun.
2. Sie bitten die Klientin, die Übung laut für sich in ihrem Tempo zu machen, während Sie leise für sich mitmachen. Dies dient dazu, eventuelle Missverständnisse deutlich zu machen und der Klientin zugleich eine erste Erfahrung mit der Übung noch in der Sitzung zu ermöglichen: *„So, wenn alles klar ist, möchte ich Sie bitten, die Übung jetzt einmal laut für sich zu machen, und ich mache leise für mich mit. Dadurch merken wir gleich, ob wir noch Fragen klären sollten.“*
   Wenn die Klientin die Übung beendet hat, fragen Sie nach der Wirkung und nach eventuellen Unklarheiten. Ermuntern Sie zum Abschluss die Klientin, die Übung in den nächsten Tagen ein- bis dreimal täglich für sich zu machen, zum Einüben vielleicht immer morgens und abends, dann möglichst in unterschiedlichen Situationen oder zu unterschiedlichen Tageszeiten, um die Auswirkungen der Übung für sich zu erforschen. Fragen Sie in der nächsten Sitzung nach den Erfahrungen, die die Klientin gemacht hat.
3. Erklären Sie die Übung zunächst und üben Sie sie dann ein, indem Sie laut sagen:
   - *„Ich sehe …“* (Sie warten und geben der Klientin Zeit einzufügen, was sie sieht.) *„Ich sehe …, ich sehe …, ich sehe …, ich sehe …“*
   - *„Ich höre …“* (fünfmal)
   - *„Ich merke/spüre an meinen Außenkanten …“* (fünfmal) usw.

Bauen Sie immer mal kleine Fehler bei der Zählung oder der verwendeten Modalität mit ein, vergessen Sie mal eine Aufzählung oder benennen Sie Dinge doppelt – das macht es für die Klientin leichter, mit eigenen „Fehlern“ umzugehen.

7.3.2.2 Variante 2: Reorientierung durch Umkehr – als 1-2-3-4-5-Übung

Zur Krisenintervention bei Flashbacks finden manche Klienten die umgekehrte Reihenfolge leichter, um mit der Wahrnehmung schneller wieder nach außen zu kommen. Sie beginnen dann mit **einmal sehen, einmal hören, einmal Außenkontakt spüren.** Und fahren danach fort mit zweimal, dreimal, viermal, fünfmal sehen, hören, Außenkontakt spüren. Laden Sie Ihre Klientin ein auszuprobieren, welche Variante ihr angenehmer ist.

(Auch diese Variante kann selbstverständlich zum Einschlafen etc. genutzt werden, wenn es der Klientin so lieber ist.)

7.3.2.3 Variante 3: Nutzung zur Reorientierung durch die Beraterin

Bei akuten Flashbacks, Panikattacken oder dissoziativen Zuständen Ihrer Klient*innen während der Beratung ist es zum Teil nötig und sinnvoll, dass die Beraterin eine Klientin aktiv reorientiert (siehe auch Kapitel 7.2, „Reorientierung").

Fordern Sie in diesem Fall Ihre Klientin mit lauter und deutlicher Stimme dazu auf, aufzustehen (stehen Sie dabei selbst auch auf) und Ihnen laut zu sagen, was sie im Raum sieht und hört: *„Okay, jetzt stehen wir mal auf. Und jetzt schauen wir uns hier mal um, ich sage Ihnen, was ich sehe, und Sie sagen dann, was Sie sehen. Ich sehe hier einen blauen Klecks in dem Bild. Was sehen Sie? Hier ist noch ein roter Klecks, der sieht komisch aus. Was sehen Sie? Ich spüre meine Füße auf dem Boden. Was kriegen Sie an den Füßen mit? Trampeln Sie doch mal etwas fester. Und sagen Sie mir bitte ganze Sätze, dann kann auch Ihre Denker*in sich wieder einschalten."*

In diesem Fall macht die Beraterin vor, was zu tun ist. Sie tut das deutlich und präsent. Die Aufforderungen und eigenen Beispiele richten sich einfach nach dem, was gerade in den Aufmerksamkeitsfokus der Beraterin rutscht. Es kommt an dieser Stelle nicht auf die Häufigkeit an. Die Übung hat hier eher die Struktur eines „Ich sehe was, was du nicht siehst".

Die Ausrichtung der Aufmerksamkeit auf das Hier und Jetzt des eigenen Körpers im Raum hilft meist rasch, Flashbacks, Panikattacken oder dissoziative Zustände zu beenden. Wenn dies geschehen ist, besprechen Sie mit Ihrer Klientin ausführlich, was geholfen hat, aus dem Zustand wieder rauszukommen. Etablieren Sie ein Ressourcenbarometer (siehe 7.1) und überlegen Sie gemeinsam, wie Sie in Zukunft mit solchen Situationen umgehen wollen. Was kann die Klientin beim nächsten Mal selbst tun?

7.3.2.4 Variante 4: Anwendung der Übung beim Spazierengehen und anderen (neutral oder positiv erlebten) Aktivitäten

Wenn Ihre Klientin die Übung als angenehm erlebt und schon öfter ausprobiert hat, dann laden Sie sie ein, 5-4-3-2-1 auch mal bei Alltagsaktivitäten wie Abwaschen, Spazierengehen oder Aufräumen auszuprobieren. Wichtig ist, dass es Aktivitäten sind, die neutral oder positiv erlebt werden. Meist wird durch den Einsatz der Übung in solchen Kontexten die Gegenwarts- und Außenorientierung gestärkt, und es gelingt der Klientin, mehr und intensiver wahrzunehmen. Im Grunde genommen handelt es sich dann um eine Übung der Achtsamkeit auf den gegenwärtigen Moment. Da die Orientierung im Verlauf der Übung jedoch immer nur auf einen bestimmten Aspekt des gegenwärtigen Moments geht und alle anderen außer Acht lässt, sollte die

Übung nicht gemacht werden, wenn gerade eine fließende Aufmerksamkeit auf alle äußeren Aspekte gleichzeitig vonnöten ist, zum Beispiel im Straßenverkehr oder bei der Bedienung von Maschinen.

7.3.3 Wie geht es danach weiter?

Wenn das Ziel erreicht ist, kann die Übung beendet und zu anderen Dingen übergegangen werden: Wenn ich eingeschlafen bin, schlafe ich. Wenn ich reorientiert bin, kann ich mich wieder um die Dinge kümmern, die ich eigentlich tun wollte. Wenn ich es geschafft habe, mich durch die Übung aus der Angst zu holen, kann ich stolz auf mich sein (und z. B. der Beraterin eine Mail schreiben) etc.

7.3.4 Umgang mit möglichen Schwierigkeiten

Hinterher ist es dann wieder wie vorher.

Manchmal berichten Klient*innen, die Übung lasse sich gut durchführen, aber bald würden sie wieder in den vorherigen Gedankenstrudel geraten. In solchen Situationen ist es meist hilfreich, die Übung mit der Übung „Zwischenlager“ (10.2) zu kombinieren. Belastendes kann dann zunächst weggepackt werden. Wenn danach die Reorientierung schwerfällt, ist 5-4-3-2-1 hilfreich. Umgekehrt kann das, was nach der 5-4-3-2-1-Übung noch belastet, anschließend weggepackt werden.

Darüber hinaus ist es sinnvoll, mit der Klientin ein Ressourcenbarometer (siehe 7.1) zu erarbeiten, auf das sie immer wieder nach erfolgreicher Reorientierung zurückkommen kann.

Ich habe noch nicht ganz verstanden, wie die Übung nun wirkt.

Die Wirkung der Übung ist sehr davon abhängig, in welchem Ausgangszustand die Klientin ist: Ist sie sehr angespannt, wird sie die Übung vielleicht im Gehen machen, und hinterher ist sie wieder so weit, dass sie sich mit den Kindern unterhalten kann. Eine andere Frau nutzt sie vor allem zum Einschlafen, damit die Gedanken an den Tag sich ausschalten lassen. Und ein Klient nutzt die 5-4-3-2-1-Übung am liebsten nach dem Frühstück: „*Ich setzte mich dann an den Schreibtisch, mache die Übung und bin dann genau im richtigen Arbeitsmodus. Ich schalte meinen Computer an, und los geht es.*“ Im Allgemeinen senkt die Übung die aktuell vorhandene Spannung und wirkt dadurch sehr unterschiedlich, abhängig vom Ausgangszustand. Probieren Sie einmal aus, wann die Übung für Sie selbst am passendsten ist.

Ich kann mich so schwer auf das Zählen konzentrieren – das nervt!

Vielleicht ist die Übung deshalb genau für Sie richtig. Es gibt ja eine ganze Menge Entspannungsübungen, die viel einfacher sind. Aber genau die Struktur von Zählen und Wechsel der Wahrnehmungsebenen gibt der Denker*in das Futter, das sie braucht, um nicht gleich wieder in die Angst oder Zwangsgedanken abzurutschen. Genau dann, wenn es zunächst als schwierig erlebt wird, die Übung zu machen, erweist sie sich oft als besonders hilfreich. (Oder Sie machen einfach eine andere Übung.)

Wie soll ich dann nachts, wenn es dunkel ist, sagen, was ich sehe?

Eine häufig auftauchende Frage, wenn die Übung als Einschlafhilfe genutzt werden soll. Bitten Sie die Klientin, die Augen zuzumachen und Ihnen zu sagen, was sie im Augeninneren sieht (z. B. ein graues Licht oder farbige Punkte). Ermuntern Sie sie, diese Eindrücke zu benennen und sich dabei gerne zu wiederholen, denn es geht nur um die Benennung dessen, was gesehen wird, nicht um Abwechslung oder Vollständigkeit. Falls sie bei der Übung zunächst lieber die Augen offenhält, kann sie sich sagen: *„Ich sehe das dunkle Zimmer"* oder: *„Ich sehe das fahle Licht der Laterne an der Wand"* – oder was auch immer sie wahrnimmt.

Meine Klientin hat immerzu Schmerzen. Ich kann sie das doch nicht benennen lassen!

In der Übung wird ganz bewusst das Wort *merken/mitkriegen* oder eventuell auch *spüren* gewählt. Es geht nicht um ein intensives In-sich-hinein-Fühlen, sondern nur um die Benennung dessen, was mensch an seinen Außengrenzen merkt: auf dem Stuhl, der Unterlage, an den Ellbogen oder an der Nase, auf der die Brille sitzt. Das sollten Sie auch immer dazusagen. Wenn es trotzdem nicht so angenehm scheint, dann lassen Sie diesen Kanal einfach weg und beschränken sich auf Sehen und Hören. Das gilt natürlich auch bei Schwierigkeiten mit einer der beiden anderen Wahrnehmungsmodalitäten.

7.3.5 Besonderheiten im Kontakt

7.3.5.1 Kinder

Machen Sie die Übung nur mit Kindern, für die diese Mischung aus Zählen und Wahrnehmen ohne Überforderung machbar ist. Ansonsten variieren Sie: Nehmen Sie zum Beispiel weniger Zahlen oder lassen Sie die Kinder herumlaufen und laut sagen, was sie sehen und was sie hören. Erklären Sie ihnen, dass sie das machen können, wenn sie sich mal nicht gut konzentrieren können oder Angst haben. Entwerfen

Sie als Einschlafübung mit einem Kind eine passgenaue Variante. Oder greifen Sie einfach auf „Ich sehe was, was du nicht siehst“ zurück. Allerdings funktioniert das eher zur Reorientierung, zum Einschlafen ist vielleicht eine Gute-Nacht-Geschichte besser.

Informieren Sie nach Möglichkeit andere Bezugs- und Betreuungspersonen darüber, dass Sie diese Übung gemacht haben und worum es dabei geht.

7.3.5.2 Jugendliche

Für Jugendliche mag es peinlich sein, in Ihrer Anwesenheit bei der Übung laut zu sprechen. Vielleicht schlagen Sie dann vor, dass Sie die Übung laut machen und die Jugendliche leise für sich, sodass Sie hinterher offene Fragen klären können.

7.3.5.3 Kognitiv anders strukturierte Menschen

Variieren Sie die Übung so, dass die Mischung aus Zählen und Wahrnehmen nicht überfordernd ist. Reduzieren Sie die Anzahl. Entwerfen Sie mit der Klientin andere Varianten. Üben Sie zum Beispiel, dass die Klientin im Falle von Orientierungsverlust bestimmte Dinge in ihrer Handtasche suchen muss, die sie dann betrachtet und sich selbst beschreibt. Vielleicht können Sie das auch gleich mit einer bunten Collage einer Notfallliste (siehe 11.6, „Notfallkoffer“) verbinden, die die Klientin laminiert in der Tasche stecken hat.

7.3.5.4 Gruppen

In der Gruppe können Sie oder eine Teilnehmerin die Übung laut machen, während alle anderen leise mitmachen. Alternativ können alle zusammen die Übung leise für sich machen. Betonen Sie, dass jede*r unterschiedlich viel Zeit brauchen wird und Ihr eigenes Tempo so vielleicht für viele nicht passt. Dass alle das dann einfach so machen können, wie es sich gut anfühlt, weniger oder mehr Wahrnehmungen zu beschreiben z. B. Beenden Sie selbst die Übung mit dem Hinweis, dass jede*r in seinem*ihrem Tempo zurückkommt mit der Aufmerksamkeit und alle noch ruhig sind, solange das andauert. Nehmen Sie sich Zeit, um Fragen und Missverständnisse zu klären. Geben Sie nach Möglichkeit Gelegenheit, manches im Einzelkontakt nachzufragen. Fragen Sie in der nächsten Gruppensitzung nach den Erfahrungen und laden Sie zum Austausch ein.

7.3.5.5 Andere Kulturkreise

Fragen Sie nach, ob die Klientin eine Variante von „Ich sehe was, was du nicht siehst" kennt. Erklären Sie, dass die Übung ähnlich funktioniert, und machen Sie sie mit der Einladung zum Mitmachen vor. Fragen Sie noch ein bisschen öfter nach, ob es okay ist, das mal gemeinsam oder im Wechsel zu machen. Warum sollte das nicht genauso gehen?

7.3.6 Beispiele

7.3.6.1 Einschlafen

Frau M. kann nachts immer nicht wieder einschlafen, wenn sie einen Albtraum hatte, was in der letzten Zeit aus gut erklärlichen Gründen häufiger vorkommt. Nachdem sie das Licht angemacht hat, schaut sie sich die Karte (aus der Übung „Duale Wahrnehmung", 9.2.2) an, die sie unter dem Kopfkissen liegen hat, holt sich ein Glas Wasser und schreibt auf, was sie geträumt hat. Vor allem notiert sie, worin sich die aktuelle Situation vom letzten Mal unterscheidet. Das macht sie manchmal nur ganz schnell, sie schreibt aber auf jeden Fall dazu, dass es vorbei ist. Dann denkt sie an etwas Schönes, an den Stuhl, den sie sich neu gekauft hat oder den letzten Urlaub, und macht irgendwann das Licht wieder aus. Sie hat aber eine kleine Lampe in der Steckdose, die immer etwas Licht gibt. Das ist auch für die 5-4-3-2-1-Übung, die sie dann zum Wiedereinschlafen macht, ganz gut. So kann sie zunächst die Augen noch offen halten und macht sie erst bei einem zweiten Durchlauf zu.

7.3.6.2 Panik

Nadja hat immer wieder Panik, wenn sie alleine auf die Straße geht oder hat zumindest Angst davor. Vor allem, wenn ein Bus vorbeikommt, muss sie immer sehr auf sich aufpassen, und so hat sie sich angewöhnt, entlang der großen Straße immer alles genau zu benennen, was sie am Straßenrand sieht: „Ich sehe die alte Mülltonne und ich sehe die Birke, die gerade ausgeschlagen hat, und ich sehe, dass da Krokusse unter der Birke stehen …" Sie bleibt dann meist beim Sehen, aber wenn sie selbst im Bus sitzt, übt sie alle anderen Kanäle / Eindrücke auch noch – einfach so zum Spaß.

8. Überblick für die Denker*in: Modelle erklären

Reduziert mensch die Traumareaktion nur auf den Säugetierkörper, also das Häschen, und die Beschreibung eines erhöhten oder zu sehr abgesenkten Spannungszustands, fehlt die andere Hälfte dessen, was den Menschen ausmacht. Und deshalb ist es so wichtig – und es hilft so sehr –, gleich, nachdem die Reorientierung erfolgt ist, der Denker*in auch eine neue Orientierung dafür zu geben, wie sie das Geschehen einordnen soll.

Sobald unser Gegenüber im Hier und Jetzt angekommen, also einfach nur wieder im Raum und in der Zeit orientiert ist und das Ressourcenbarometer funktioniert, können und sollten wir erklären, wie mensch die Folgen unverarbeiteter Belastungen in der Traumatheorie beschreibt, was da passiert und wie die Symptome zu verstehen sind. Vor allem deshalb, weil das zunächst entlastet – das eigene Erleben wird verständlich, und auch die Unfähigkeit, etwas daran zu ändern, ist nicht mehr so bedrohlich, wenn ich mir zusammenreimen kann, woher das kommt. Gleichzeitig können wir mit der Schilderung der Mechanismen, wie mensch sie heute begreift, endlich auch eine Möglichkeit an die Hand geben, mit den unangenehmen eigenen Verhaltensweisen und Geschehnissen im und am eigenen Körper umzugehen.

Das Modell der Verarbeitung zu vermitteln, aufzuzeigen, warum die unverarbeiteten belastenden Erinnerungen so anders funktionieren und sich so anders anfühlen, den Ressourcenbereich zu beschreiben – das sind Informationen an die Großhirnrinde, mit denen sie den ausgeflippten Körper verstehen und besser ertragen kann. Das ist die Vorbedingung dafür, dass eine neue Annäherung stattfinden kann. Wir sollten sie niemandem vorenthalten und ebenso wie die Reorientierung zur Grundlage unserer Arbeit machen.

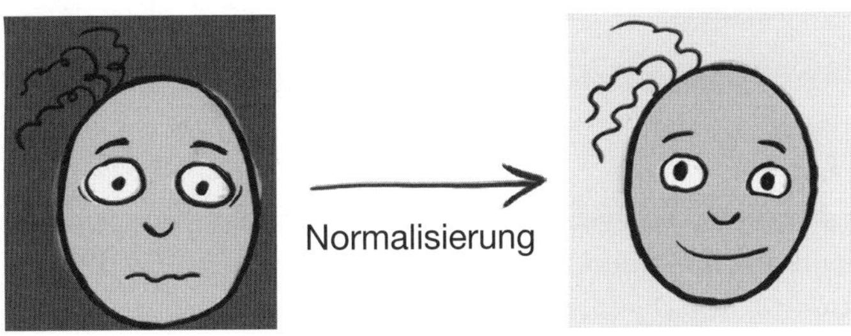

Abbildung 8.1: Wenn die Denker*in sich erklären kann, was passiert, kann sie besser lernen, mit dem Häschen umzugehen.

8.1 Notfallreaktion, Spannungskurve und Zeitlinie – die Normalisierungsintervention

Wenn mir etwas passiert oder ich etwas an mir wahrnehme, das mir fremd ist, versuche ich herauszufinden, was der Hintergrund ist; versuche ich, die Beobachtungen einzuordnen. Ich durchforste das Internet oder frage Freunde. Wenn es um posttraumatische Aspekte geht, um nicht verarbeitete Erfahrungen, ist der eigene Erklärungsversuch oft mühsam. Die Informationen zu Diagnosen helfen dem Verständnis meist nicht weiter, treffen nicht das subjektive Erleben. Mit der Normalisierungsintervention können Sie die Klientin unterstützen, das Geschehene einzuordnen.

Menschen mit nicht verarbeiteten Belastungen im Hintergrund haben Symptome, die sie meist nicht zuordnen können. Manche haben das Gefühl, verrückt zu werden, sie verstehen sich selbst nicht mehr. Für den Einbezug der Denker*in ist es wichtig, den Klient*innen die Grundzüge der Nichtverarbeitung traumatischen Erlebens ebenso darzustellen wie mögliche Symptome und Möglichkeiten der Verarbeitung. Es wird in der Literatur oft Normalisierung oder Normalisierungsintervention genannt, weil damit ausgesagt wird, dass die eigenartigen Symptome nicht ungewöhnlich sind.

In unseren Weiterbildungen und im Kontakt mit Klient*innen hat sich als Erläuterung der Verarbeitung von belastenden Erfahrungen die Darstellung von Notfallreaktion, Zeitlinie und Ressourcenbereich bewährt – wir haben sie in Teil I bereits erklärt (und Sie finden die entsprechenden Grafiken zusätzlich in Farbe auf dem Einleger am Ende des Buchs). Die Normalisierung dient dazu, die Klientin durch Aufklärung über die posttraumatischen Symptome und deren Zustandekommen, über die Notfallreaktion, die Zeitlinie und den Ressourcenbereich zu beruhigen und ihr Zuversicht für die Zusammenarbeit zu vermitteln. Zudem werden die wesentlichen Elemente des theoretischen Modells, welches die Basis der Zusammenarbeit darstellt, erläutert. Darauf kann und sollte mensch immer wieder Bezug nehmen. Denn da die Verarbeitung gerade sehr mühsam ist, wird auch diese Information nicht so schnell verankert.

Wir wenden die Erklärung der Notfallmechanismen nicht nur an, wenn eine Traumafolgestörung diagnostiziert wurde. Die Diagnosen treffen nur auf einen kleinen Teil der Menschen zu, die mit den Folgen von nicht verarbeiteten Ereignissen zu tun haben, weil Diagnosen nicht einzelne Symptome beschreiben, sondern einen bestimmten Verlauf, eine angenommene Dauer und das gleichzeitige Vorliegen unterschiedlicher Symptome. Diese Diagnosen ändern sich im Lauf der Zeit immer wieder und sind vor allem für die Kommunikation der Ärzt*innen und Psychotherapeut*innen untereinander und mit den finanzierenden Hilfesystemen wichtig. Die einzelnen

Symptome verändern sich im Lauf der Zeit weniger, und auch jemand, der „nur" seit einem halben Jahr nicht schlafen kann oder „nur" immerzu irgendwo Schmerzen hat, kann von dem Modell profitieren. Denn alle Symptome wirken sich auf die Energie und die Spannung eines Menschen aus. Und die Spannung wirkt sich auf die Verarbeitungsfähigkeit aus. **Wir können die Erklärung wirklich überall dort ansetzen, wo wir Menschen begegnen, die von Verhaltensweisen oder Wahrnehmungen berichten, die in der jeweiligen Situation nicht zu passen scheinen, sich zusammenhangslos anfühlen, sie beeinträchtigen oder verunsichern. Denn wir sprechen hier von einem allgemeinen Modell der Verarbeitung beim Menschen, das im Notfall besondere Auswirkungen hat.** Durch ein Wissen um Spannungsregulierung und Notfallmechanismen wächst die Kontrollerfahrung und verringert sich die Hilflosigkeit: „Ich verstehe, was da bei mir passiert, ich kann es einordnen, so macht es Sinn." Und natürlich, das sei hier sicherheitshalber noch einmal erwähnt, lassen Sie alle Symptome, bei denen Sie einen medizinischen Zusammenhang vermuten können, auch ärztlich abklären.

Diese Erklärung des Verarbeitungsmodells ermöglicht Ihnen auch ein gemeinsam kontrolliertes Arbeiten, da alles, was Sie tun, wieder auf das Spannungsregulierungsmodell zurückgeführt werden kann und damit für Sie beide nachvollziehbar und sinnvoll wird. So müssen Sie auch nicht allein die Verantwortung für das tragen, was als Nächstes zu tun ist. Die Klientin kann von vornherein kontrollieren und beeinflussen, was geschieht, sie kann Einwände erheben und sich überzeugen – oder Sie überzeugen. Da Traumatisierung auch immer eine Erfahrung von Hilflosigkeit und Kontrollverlust ist, stellen Sie so sicher, dass die Klientin mit Ihnen eine andere Erfahrung machen kann. Sie kann nachvollziehen, was Sie tun, und hat so die größtmögliche Kontrolle über den Prozess der Beratung bzw. der pädagogischen Zusammenarbeit. Anstelle überwältigender Erfahrungen in der Traumatisierung steht nachvollziehbares Handeln im Mittelpunkt.

Eigentlich können so ziemlich alle Menschen davon profitieren, sich klarzumachen, dass wir im Notfall dissoziieren, dass unsere Verarbeitung dann anders läuft und dass das Folgen hat. Es ist ein Mechanismus, der lange nicht beschrieben wurde, weil wir nur das Verdrängungsmodell von Freud und seinen Nachfolger*innen genutzt haben. Damit können wir aber nicht erklären, woher die Symptome der fehlenden Verarbeitung kommen.

Ganz besonders eignet sich die Erklärung natürlich dann, wenn Sie bemerken, dass jemand in Ihrem beruflichen Umfeld nicht mehr so recht bei sich ist, die Spannung überschießt, jemand sich aggressiv verhält oder Angst zeigt, sich zurückzieht, vielleicht gar nicht mehr sichtbar ist. Es ist nicht wichtig, dann zu wissen, ob da ein belastender Hintergrund vorliegt und welcher es sein könnte. Es reicht festzustellen, dass jemand nicht mehr auf seine Ressourcen zurückgreifen, ein Organismus nicht mehr optimal funktionieren kann. Das passiert uns allen immer wieder, und das Modell hilft uns allen auch, unsere Verarbeitungsfähigkeit zu erhöhen.

8.1.1 Wann, warum und wie? – Rahmenbedingungen der Übung

Situationen, in denen die Übung hilft

- Der Jugendliche rastet immer wieder aus, wenn er mit dem neuen Lehrer zu tun hat.
- Das Mädchen reagiert auf jede neue Situation mit stärkerem Druck, sich zu schneiden oder selbst zu verletzen.
- Das Kind hat immerzu Angst, dass der Mama etwas passieren könnte.
- Jemand verspürt immer wieder den Drang, das eigene Kind zu schlagen, und auch wenn er*sie sich zusammenreißen kann, so belastet das doch sehr.
- Jeder Mensch, bei dem posttraumatische Symptome auftreten oder der sich mit solchen Symptomen an uns Fachleute wendet, sollte durch eine Normalisierung aufgeklärt werden.
- Wer desorientiert oder dissoziiert ist, kann nach einer Reorientierung immer Hinweise und Erklärungen zur Entstehung der Symptomatik gebrauchen.
- Auch Eltern, Betreuer, Kolleg*innen und andere beteiligte Helfer*innen sind dankbar, wenn ihnen jemand in verständlicher Art und Weise erklärt, wie Verarbeitung funktioniert.

Ziel der Übung

Ziele der Normalisierungsintervention sind die Reduktion von Spannung und Unruhe bei der Klientin und ihre Stabilisierung in einer Gegenwart, indem es wieder Hoffnung auf Besserung gibt. Die Denker*in erhält eine Erklärung für das eigenartige Verhalten und beginnt langsam einzuordnen. Die Klientin kann sich dann selbst betrachten und die eigenen Reaktionen verstehen, sich langsam eine Metaebene erarbeiten. Das ist Voraussetzung dafür, dass sie auf Dauer lernt, an ihrer Spannungsregulation zu arbeiten, für eine gute Zusammenarbeit zwischen Denker*in und Häschen zu sorgen. Bitte warten Sie mit der Erklärung, bis die Klientin ganz im Hier und Jetzt ist. Im Notfallmodus ist jede Erklärung, noch dazu die eines neuen Sachverhalts, unverständlich und wird vielleicht als Angriff empfunden.

Gewöhnen Sie sich ruhig an, immer wieder Elemente der Verarbeitungstheorie in Gespräche mit Klient*innen, Schüler*innen, Supervisand*innen, Angehörigen und

Kolleg*innen einfließen zu lassen. „*Oh je, da hab ich mich wieder stressen lassen, so kann ich mich ja gar nicht konzentrieren. Ist es okay, wenn wir erst mal eine Atemübung machen? – Wenn ich euch jetzt frage, wo ihr die Füße habt und ob ihr die am Boden wahrnehmt, wie deutlich ihr sie spürt auf der Skala von 1 bis 10 ... und ihr das auch noch mitmacht, dann holt ihr damit alle Funktionen an Bord, wisst ihr? Häschen wahrgenommen, Denker*in checkt, alle beieinander ...*“

Raum-/Zeitorientierung der Klientin

Bevor Sie anfangen zu erzählen, sollte die Klientin gut im Hier und Jetzt orientiert sein. Sie können wie oben angesprochen aber auch die Reorientierung als Ausgangspunkt für die Erklärung nehmen. Im Gesprächsverlauf trägt die Normalisierung weiter zur Stabilisierung des Hier und Jetzt bei.

Kompetenzaufbau – in welchen Bereichen?

- Verständnis für eigenes Verhalten, eigene Reaktionen und Symptome
- Die Denker*in kommt ins Spiel – die Großhirnrinde verarbeitet
- Stärkung der Distanzierungsfähigkeit vom unverarbeiteten Erleben bei gleichzeitiger Akzeptanz und erhöhter Toleranz gegenüber dem Erleben
- Erleichterung der Einordnung
- Wiedergewinnung von Kontrolle
- Stärkung der Hier-und-jetzt-Orientierung und der Fähigkeit zur Spannungsregulation

Anforderungen

Raum und Setting: Normalisierung ist in jedem Setting und in jedem Raum, sozusagen bei jeder Gelegenheit, sinnvoll und hilfreich. Gewöhnen Sie sich ruhig an, immer wieder Elemente der Normalisierung in Gespräche mit Klient*innen, Schüler*innen, Supervisand*innen, Angehörigen, Kolleg*innen etc. einfließen zu lassen.

Zeit: Für eine erste Einführung werden Sie sich in der Regel etwas Zeit nehmen. Ca. 15–20 Minuten reichen für einen Überblick aus, danach sollten Sie immer wieder Details aufgreifen. Es hat sich bewährt, die Mechanismen über die Zeit hinweg immer wieder auch in ähnlichen Worten und Bildern zu erläutern, damit sich das Modell verankert und Sie darauf Bezug nehmen können. Wenn Ihr Setting die Einplanung einer längeren Einheit nicht vorsieht, können Sie aber auch symptomorientiert bei diversen Gelegenheiten Teile der Erklärung einfließen lassen.

In jedem Fall gilt: Auch zwischen Tür und Angel kann ein „Ja, das ist zwar nicht schön, aber ganz normal" große Erleichterung bringen.

Material: Zeichnen Sie die wesentlichen Elemente von Notfallreaktion, Zeitlinie und Ressourcenbereich für die Klientin an eine Tafel/ein Flipchart oder auf ein Blatt Papier. Die Betrachtung dieser Aufzeichnungen ermöglicht schon eine erste Distanzierung, und die Klientin kann das Papier oder Flipchart-Blatt mitnehmen oder fotografieren.
Wenn Sie mit Kindern, mit kognitiv anders strukturierten Menschen oder mit Klient*innen sprechen, deren Sprache Sie nicht beherrschen, so lohnt es sich, zu den Bildern Material bereitzuhalten, mit dem die Aspekte der Normalisierungsintervention veranschaulicht und gespielt werden können, z. B. Stofftiere (Häschen) oder Ampeln für die Umschaltung in die Notfallreaktion, Elektromodelle für die Darstellung der Hochspannung etc.

8.1.2 *Anleitung*

8.1.2.1 Einführung

Vorab noch einmal: Es geht nicht darum, dass Sie alles auf einmal erklären, das ist viel zu viel. Im Folgenden werden wir die einzelnen Punkte erst einmal ausführlich aufgreifen – vor allem, um sie Ihnen so an die Hand zu geben, wie Sie das für Ihren Alltag brauchen. Sie treffen die Auswahl und kürzen, wo auch immer Ihnen das wichtig erscheint. Sie können ein andermal einen anderen Aspekt aufgreifen. Sie können es dabei belassen zu sagen: *„Mein Kopf passt manchmal nicht so gut auf meinen Körper auf. Und der macht Sachen, die ich gar nicht will. Kennen Sie das?"*

Oder Sie erklären alles auf einmal, weil jemand ganz interessiert nachfragt und es ganz genau wissen will. Geben Sie dann gerne auch Hinweise auf die Materialien und Erklärungen auf unserer Homepage. Die von uns angegebene Reihenfolge ist ein Vorschlag. Probieren Sie für sich aus, was sich stimmig anfühlt. Noch besser ist es, wenn sich im Gespräch mit der Klientin ein Ansatzpunkt für die Darstellung des Modells ergibt. Beispielsweise wenn die Klientin berichtet, immer so angespannt zu sein. Oft bietet sich es dann an, mit dem Ressourcenbereich oder der Spannungskurve zu beginnen. Wir sprechen im Allgemeinen nicht von Traumatisierung, schon gar nicht von den Erfahrungen der Klient*innen, sondern benennen allenfalls kurz das berichtete Symptom, um die Erklärung einzuführen. Es ist viel hilfreicher, wenn Sie ganz neutral von diesen Mechanismen erzählen und die Belastungen im Hintergrund auch nur als „Das, was da passiert ist", „Das, was Sie nicht verarbeitet haben" benennen. Noch einfacher ist es, wenn Sie das Modell vollständig ohne Bezug zur Klientin erklären: „Die Idee in dem Modell ist, …", „Dann passiert das und das …"

Das Wort *Trauma* brauchen Sie für die gesamte Erklärung nicht, sprechen Sie einfach von **nicht verarbeiteter Belastung.** So kann die Denker*in weiter distanziert zuhören und erst einmal einordnen – denn darum geht es ja.

Jeder Anfang ist anders. Manche der folgenden Informationen eignen sich gut, um sie einfach einfließen zu lassen, für andere sollten Sie sich ein wenig mehr Zeit nehmen. Machen Sie sich klar, dass Sie wahrscheinlich selbst auch einige Zeit gebraucht haben, um sich das Modell zu verdeutlichen, und dass es einer Klientin nicht anders gehen kann. Erzählen Sie immer wieder mal hier und da ein bisschen und probieren Sie unterschiedliche Versionen, damit die Erklärung auch zu Ihrer Erklärung werden kann und nicht wie ein Buch daherkommt.

Wir finden es wichtig, auf Dauer alle drei Bestandteile der Erklärung zu nutzen: das Modell der Notfallreaktion, die Zeitlinie und die Spannungskurve mit dem Ressourcenbereich. Damit können die Reaktion auf Trigger, die fehlende Einordnung im Erleben sowie Anspannung und Entspannung beschrieben werden.

Beginnen Sie z. B. mit einer Einladung: *„Ich würde Ihnen gern das Modell erläutern, das die Basis für unsere Arbeit ist. Es kann Ihnen eine Idee geben, wie die Symptome, unter denen Sie zur Zeit leiden, entstanden sind und wo wir in der Beratung ansetzen. Soll ich?"* Sagen Sie am besten gleich dazu, dass es nicht darum geht, über die alten Geschichten zu reden, so halten Sie die Spannungskurve im Ressourcenbereich. *„Wir werden gar nicht über die alten Sachen reden, nur darüber, wie man sich erklärt, warum das jetzt gerade immer wieder auftaucht, und was man da machen kann."* Wenn Ihr Gegenüber Ihnen zustimmt, beginnen Sie mit der Erklärung der Verarbeitung unter günstigen Bedingungen und schließen dann die Verarbeitung von Belastungserfahrungen an.

Nutzen Sie zum Einstieg am besten etwas, das jede*r kennt: *„Sie kennen das vielleicht: Man hat den ganzen Tag schon Stress, und dann stehen Sie im Laden und kommen partout nicht mehr drauf, was Sie noch einkaufen wollten – Sie haben sich das nicht aufgeschrieben, weil es so offensichtlich war, und nun ist es weg! Kennt jeder, oder? Das ist ein bisschen so, als würde Ihr Kopf einfach abgeschaltet oder als würde das Denken in dem Moment gar nicht richtig funktionieren, stimmt's?"* Achten Sie auf das *„Ja"* oder das Kopfnicken, das Sie als Bestätigung bekommen, es wird Ihnen jetzt und im Verlauf der Normalisierung zeigen, ob die Klientin noch dabei ist oder ob sie abzuschalten droht.

8.1.2.2 Aufbau des Gehirns und Integration

„Ich will einmal versuchen zu erklären, wie Verarbeitung eigentlich funktionieren soll, wie das sozusagen im Idealfall gedacht ist. Man kann sagen, dass wir Menschen ein Bausatz aus verschiedenen Entwicklungsstufen im Tierreich sind: Der älteste Teil unseres Gehirns ist ganz unten, direkt über dem Rückgrat, der ***Hirnstamm****. Er ist dafür zuständig, alle grundlegenden Funktionen unseres Körpers zu regeln: die Atmung, den Herzschlag, die Temperatur, den Stoffwechsel, den Schlaf …“* Und natürlich macht es Sinn, dass Sie das Gesagte verdeutlichen, indem Sie Ihre Hand an den entsprechenden Teil Ihres Kopfes legen und das alles am besten auch noch einfach und übersichtlich aufmalen. *„Darüber befindet sich die Koordinierung von Bewegungen im Innen und Außen im* ***Kleinhirn****. Wenn Sie das nicht hätten, könnten Sie sich nicht aufrecht halten und würden mit dem Löffel den Mund nicht treffen. Als Nächstes kommt die Schaltzentrale für Gefühle (das* ***limbische System****), das liegt gut geschützt in der Mitte unseres Gehirns. Je nachdem, wie da die Schaltung läuft, fühlen Sie sich wohl, haben Sie Angst, sind Sie sauer oder können sich beruhigen, wenn Sie mit jemandem in Kontakt sind, den Sie angenehm finden. Hier wird nämlich auch gesteuert, was alle Säugetiere ausmacht: das soziale Miteinander, durch das jemand beruhigt wird oder lernen kann. Ganz obendrüber ist der größte und jüngste Teil unseres Gehirns, die* ***Großhirnrinde****. Da passiert jede Menge, vor allem all das, was uns als Menschen besonders macht: die Möglichkeit, über uns selbst nachzudenken, uns selbst zu betrachten, zu sprechen, zu verstehen und sogar gegen unsere eigenen Interessen eingreifen zu können, wenn wir irgendetwas ändern möchten. Diese Fähigkeit, uns selbst zu betrachten, über uns und unsere Geschichte nachzudenken, darüber, was wir am Tag oder im letzten Jahr getan haben und was das bedeutet – das ist für uns eine sehr wichtige Tätigkeit. Wir entwickeln das im Miteinander der Menschen in unserer Kultur, in unserem Bezugsfeld. Sie wissen ja, wie unterschiedlich Menschen mit der Zeit umgehen oder mit dem, was sie richtig finden oder falsch, was sie erreichen wollen und so weiter. Und oft ist es so, dass bei etwas, was wir wollen oder uns als Ziel gesetzt haben, der Körper und die Gefühle etwas völlig anderes sagen. Kennen Sie das? Sie wollen keinen Zucker mehr essen, da stehen aber die Gummibärchen … Sie wollen eigentlich auch noch ein bisschen arbeiten, aber da läuft die Serie … Sie wissen, dass die Straße völlig sicher ist, aber gegen die Angst kommen Sie nicht an …* ***Man könnte fast sagen, wir bestehen aus zwei Teilen, dem Säugetierteil in uns und auf der anderen Seite dem Kopf, nur dass die Säugetierteile ja auch im Kopf gesteuert werden. Es gibt ein Modell, da nennen sie das Säugetier das Häschen und den denkenden Teil vom Kopf, also die Großhirnrinde, die Denker*in. Das Häschen kann schnell und sicher reagieren, wenn etwas passiert, und es kann auch andere beruhigen oder aufregen. Die Denker*in kann entscheiden und überlegen, denken und planen, aber das geht alles ziemlich langsam. Im Ernstfall ist das Häschen immer schneller.“***

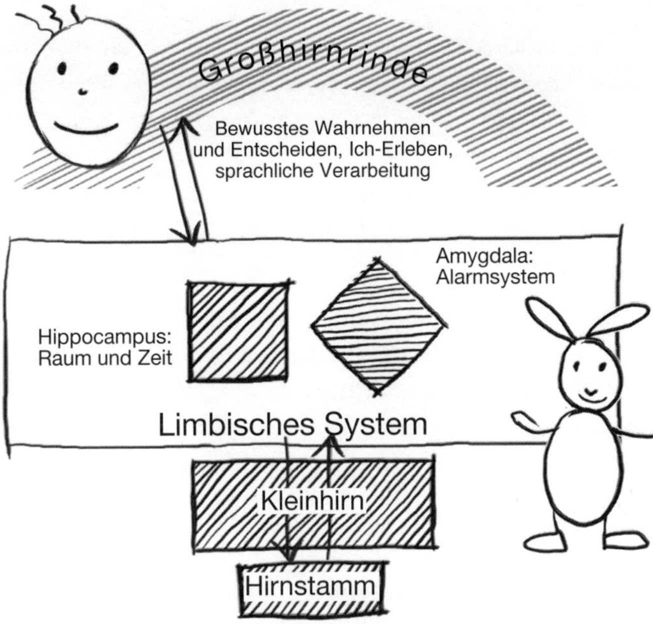

Abbildung 8.2: „Malen Sie auf ein Flipchart oder ein großes Blatt Papier Hirnstamm, Kleinhirn, limbisches System und Großhirnrinde übereinander und dann neben Hirnstamm, Kleinhirn und limbisches System ein Häschen und die Denker*in neben die Großhirnrinde."

Dann können Sie weiter erklären: „*Wenn alles ruhig ist und wir ganz entspannt unserem Tagwerk nachgehen, spielen oder uns amüsieren können, dann arbeiten Denker*in und Häschen gut zusammen. Dann kann unser bewusstes Denken sich um den Körper und die Gefühle kümmern, dafür versorgen, wenn etwas gebraucht wird oder auch mal vertrösten, wenn es nicht schnell genug gehen kann. Das Häschen ist in der Regel schneller als die Denker*in, weil es einfach reagieren kann. Aber dafür hat die Denker*in die besseren Ideen und kann planen, was das Häschen zu schätzen weiß. Wenn es Ihnen schlecht geht, dann überlegt die Denker*in sich, was sie mit dem Häschen zusammen unternehmen kann, damit es Ihnen wieder besser geht. Dafür hätte das Häschen weder Geduld noch Übersicht genug. Aber es kann durch ein gutes oder schlechtes Gefühl, durch mehr oder weniger Anspannung, schnelleren oder ruhigeren Herzschlag usw. der Denker*in zeigen, dass sie jetzt etwas ändern sollte oder dass alles gut ist.*

*Sie kennen aber auch Situationen, in denen die beiden nicht so gut zusammenarbeiten: Das Häschen möchte zum Beispiel gerne jetzt noch eine Tafel Schokolade essen, ganz dringend und auf jeden Fall. Die Denker*in weiß aber, dass Sie sich hinterher nicht gut fühlen werden, oder sie hat einfach Angst um Ihre Zähne und möchte anfangen zu verhandeln: Nein. Doch, sagt das Häschen. Nur einen Riegel, sagt die Denker*in.*

*Na gut, sagt das Häschen, aber die Denker*in weiß eigentlich schon, dass es nicht gut gehen wird. Und wirklich schaut sie schließlich dabei zu, wie mindestens die halbe Schokolade im Bauch verschwindet, und kann erst eingreifen, wenn das Häschen ganz zufrieden ist. Sie sehen – und Sie wissen es ja selbst: Die beiden haben es nicht immer leicht miteinander.“*

8.1.2.3 Notfallreaktion

Nun erklären Sie, was passiert, wenn ein Notfall eintritt: *„Was den Körper und seine Versorgung angeht, so hat das Häschen einfach den schnelleren Zugriff. Alles, was mit Überleben oder Sicherheit zu tun hat, ist nicht auf der Denker*innenebene geregelt, weil das viel zu lange dauern würde und es sich bewährt hat, auf ganz alte und sehr gut eingespielte Mechanismen zurückzugreifen. Aber lassen Sie uns das genauer ansehen.*

*Wenn Gefahr droht und wir im Notfall ganz schnell reagieren müssen, um unsere Haut zu retten, macht die Trennung zwischen Denker*in und Häschen doppelt Sinn: Für solche Fälle hat das Häschen sehr lange trainiert, das ist im Tierreich wunderbar geregelt. Für die Überlebenssicherung im Notfall gibt es wichtige Verhaltensweisen, die sich – lange vor den Menschen – so gut bewährt haben, dass sie immer noch vollautomatisch funktionieren, ohne jedes Zutun: Flucht oder Schutz suchen, Kampf, Lähmung und Totstellen. Das Häschen kann das ganz alleine, sehr schnell und effizient, ganz ohne Zutun der Denker*in. Der Bewegungsapparat und alle wichtigen Grundfunktionen des Körpers gehorchen ihm ja, sind Teil des Säugetiererbes. Und im limbischen System sitzt die Schaltzentrale für das ganz schnelle Reagieren, in das die Denker*in nicht einbezogen wird. Dort sitzt aber auch die Schaltung für die Beruhigung durch andere. Wenn also jemand da ist, der ganz sicher und ohne Angst ist, kann das Häschen sich wieder beruhigen. Wenn niemand da ist oder alle anderen auch völlig aufgelöst sind, wird blitzschnell in die Notfallreaktion geschaltet.*

*Und das ist wichtig, denn das Häschen kann viel schneller auf Gefahren reagieren als die sorgfältige Denker*in. Die müsste erst alle Faktoren abwägen und käme erst nach reiflicher Überlegung zu einem Entschluss. Im Notfall ist das aber nicht nur ungeeignet, sondern richtiggehend gefährlich, weil es viel zu langsam ist. Und dann wäre es womöglich schon zu spät. Weil das Häschen in uns also weiß, dass die Denker*in nicht so gerne die Kontrolle abgibt, schaltet es sie im Notfall einfach ab. Das ist nicht schön, aber sicherer. Im Notfall geht es nicht ums Denken und Einordnen, sondern ums Überleben. Einordnen können wir später.*

*So kann im Notfall schnell gehandelt werden: Der Körper wird in Sicherheit gebracht oder es werden alle Kräfte zur Verteidigung mobilisiert. Die Denker*in muss abgehängt, dissoziiert werden, sonst könnte das nicht funktionieren.*

*Eigentlich ist das also ganz gut geregelt. Nur die Denker*in kann nicht mehr eingreifen, sondern muss hinnehmen, was passiert. Sie beobachtet oft noch, bekommt was mit, kann aber nichts tun. Oft kann sie sich noch erinnern und nimmt ganz genau wahr, was passiert, kann aber nicht eingreifen. Manchmal ist auch diese Erinnerung nicht da, und das hängt von vielen Faktoren ab. Beides fühlt sich aber nicht gut an.*

Der Säugetierkörper entscheidet situationsangemessen ganz alleine, ob es sicherer ist zu kämpfen, zu fliehen, zu erstarren oder sich totzustellen. Das geht ganz ohne Nachdenken und blitzschnell. Wenn unser Häschen also das Gefühl hat, es könnte gefährlich werden, dann schaltet sich das automatische Notfallprogramm ein, ob wir wollen oder nicht. Objektiv und im Nachhinein betrachtet muss dafür keine Gefahr vorliegen.

Merke: Das Automatische dieses Vorgangs kann gar nicht oft genug betont werden. Der denkende und wahrnehmende Teil des Menschen, der sonst für Entscheidungen zuständig ist, hat in der Notfallreaktion keinen Zugriff auf die Steuerung des Körpers. Machen Sie sich und der Klientin klar, dass die Dissoziation, die Trennung zwischen Denker*in und Häschen, immer ein Teil der Notfallreaktion ist, in Flucht und Kampf genau wie in der Lähmung oder im Totstellen.

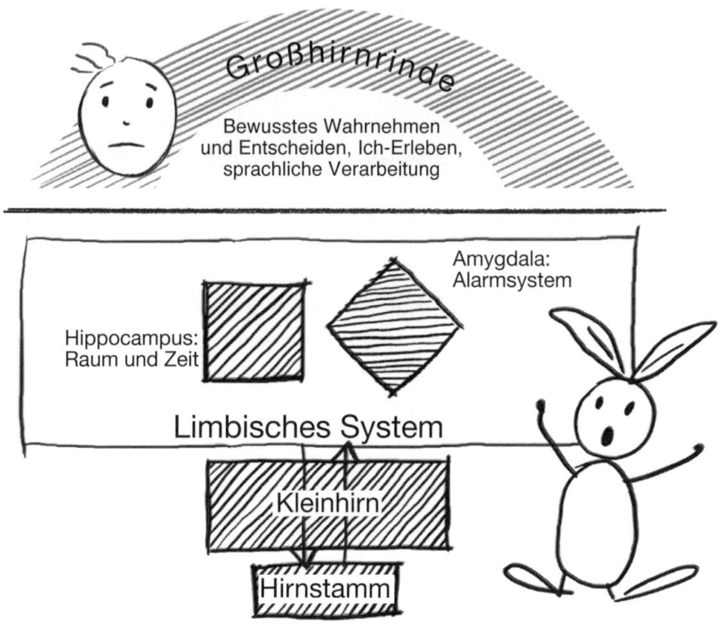

Abbildung 8.3: Der denkende und wahrnehmende Teil des Menschen, der sonst für Entscheidungen zuständig ist, hat in der Notfallreaktion keinen Zugriff auf die Steuerung des Körpers. Machen Sie sich und der Klientin klar, dass die Dissoziation, die Trennung zwischen Denker*in und Häschen, immer ein Teil der Notfallreaktion ist, in Flucht und Kampf genau wie in der Lähmung oder im Totstellen.

Was im Körper passiert

Wenn Sie die folgende körperliche Symptomatik erläutern, tun Sie das nur bei völliger Hier-und-jetzt-Orientierung, denn Sie rufen viel Gefühl und Körpersymptomatik auf. Erzählen Sie nur den Teil, um den es geht, und reorientieren Sie zwischendurch immer wieder. Manchmal hilft es auch, wenn Sie selbst die Symptomatik mit Übertreibungen veranschaulichen. Merke: Es geht hier nicht um Empathie, nicht um ein Mitschwingen. Das wäre an dieser Stelle völlig fehl am Platz. Es geht um Verständnis, und dafür darf sich die Denker*in auch gerne durch Verfremdung distanzieren.

„*Wenn das limbische System auf Notfall umgeschaltet hat, passiert Folgendes: Das Herz schlägt heftiger, die Atmung wird kurz und schnell, Darm und Blase werden oft entleert, damit dieser Ballast nicht auch noch stört. Manchmal muss man dann ganz schnell aufs Klo (oder macht sogar in die Hose).*" Diese Information kann für Kinder, die mit Einnässen und Einkoten reagieren, sehr erleichternd sein. „*Alle Energie, die man mobilisieren kann, soll zur Verfügung stehen, um zu fliehen oder sich wehren zu können, je nachdem. Wenn beides nicht geht oder das Kind noch so klein ist, dass es noch gar nicht fliehen oder kämpfen kann, dann geht zuerst nur Schreien. Wenn auch das nicht hilft und die Gefahr zu übermächtig wird, kann es sein, dass man sich nicht mehr bewegen kann, obwohl man denkt, man müsste das doch können. Manchmal ist innerlich trotz allem alles angespannt, aber die Informationsleitungen nach außen, in Arme und Beine, sind abgeschnitten worden. Das tut der Körper extra, damit man sich in Situationen, die nicht mehr zu gewinnen sind, nicht wehrt. Menschen fallen dann auch manchmal in Ohnmacht, vor allem Kinder, die ja ohnehin nicht kräftig sind, sind einfach nicht mehr da, nicht ansprechbar, es sieht dann aus, als wären sie weit weg. In so einem Zustand fühlt man nichts mehr, die Nervenleitungen zur Großhirnrinde sind unterbrochen. Das macht ja auch Sinn, wenn man dann Schmerzen hat oder verletzt wird. Nur erlebt der Körper die Schmerzen ja trotzdem, und hinterher melden sie sich irgendwann, ohne dass man oft weiß, woher sie stammen könnten. In der Situation selbst beobachtet die Denker*in oft wie von Ferne, was passiert, und schaut sich das von oben an, ohne aber irgendetwas ändern zu können. Der Wille reicht nicht mehr bis in die Muskeln, die Verbindung ist gekappt, man nennt das auch Totstellreflex. Aber auch wenn man dann ausrastet oder der ganze Körper sich vor Zittern schüttelt, hilft kein Wille, das zu ändern. Es muss sich erst der Körper wieder beruhigen können.*

*Oft denkt mensch, dass jemand, der herumschreit oder sich verteidigt, der herumrennt oder einen anderen anbrüllt oder sogar angreift, doch wissen müsste, was er tut. Manchmal nimmt die Denker*in das auch noch wahr, aber sie kann genauso wenig eingreifen wie in den Fällen, wo das Häschen schon in sich zusammengefallen ist und sich tot stellt, nur noch gelähmt ist, kaum mehr atmet oder schon gar nichts mehr mit-*

*bekommt. Das alles gehört mit zum Notfallprogramm. Deshalb kann man mit jemandem, der sich wehrt oder vor Angst ganz panisch ist, nicht reden oder argumentieren. Da muss erst das Notfallprogramm ausgeschaltet werde und das Häschen wieder zur Ruhe kommen. Dann kann auch die Denker*in wieder eingreifen.“*

Sie werden all das nicht auf einmal erzählen, nehmen Sie sich gern heraus, was immer für Sie passt. Die Quintessenz ist: *„Das heißt, bei Gefahr wird die Verbindung zum bewussten Denken schlechter oder ganz unterbrochen. Wir reagieren automatisch mit Kampf oder Flucht, und wenn das nicht hilft, erstarren wir oder die Spannung wird komplett abgeschaltet. All das bekommen wir oft gar nicht richtig mit und können selbst dann, wenn wir es mitbekommen, nicht anders handeln. Ein Automatismus übernimmt die Entscheidung über unser Verhalten während einer Notsituation. Und erst im Nachhinein können wir alles langsam wieder zusammenführen.“*

8.1.2.4 Wiederaufnahme des Kontakts zwischen Denker*in und Häschen – unwillkürliches Wiedererleben

Jetzt ist es langsam angezeigt, die Folgen zu benennen. Die Klientin kennt sie ohnehin, kann sie jetzt aber hoffentlich besser einordnen. Weil in der belastenden Situation nicht alle Verarbeitungsebenen unseres Körpers verschaltet waren, blieben große Teile unverarbeitet, im Körper abgespeichert ohne Bezug zu den Ordnungssystemen unserer Großhirnrinde, ohne zeit- / räumliche Einordnung, die nur in der Zusammenarbeit zwischen limbischem System und Großhirnrinde vollzogen werden kann. So sind wir nach solch unvollständiger Verarbeitung immer wieder damit konfrontiert, dass plötzlich und völlig ungeplant Fragmente aus dem nicht verarbeiteten Erleben auftauchen, auch wenn man das weder will noch verkraften kann. Es wird ein Gutteil dessen sein, was Sie in Ihrer Zusammenarbeit beschäftigen wird.

*„Hinterher ist die Denker*in irgendwann wieder da, oft völlig durcheinander. Vielleicht weiß sie gar nicht genau, was passiert ist. Oder sie hat alles mitbekommen und konnte nichts tun. Vermutlich ist alles durcheinander, wann war was und wer war woran beteiligt? Und da sind diese ständig und ungefragt auftauchenden Fetzen von Filmen, Gefühlen, Gedanken, Selbstvorwürfen. So langsam entsteht wieder etwas wie Normalität, die Tage ordnen sich, die Nächte sind oft schlaflos. Und manchmal macht man sich auch noch Vorwürfe: ‚Warum habe ich das nicht getan, warum aber jenes, und warum habe ich mich nicht gewehrt oder dort nicht eingegriffen…‘ Es ist für die Denker*in ganz wichtig zu begreifen, dass sie nichts tun konnte, weil alles, was passiert ist, so passiert ist, wie der Säugetierkörper das entschieden hat. Mit wenig Vorerfahrung in schrecklichen Situationen will der dann einfach weglaufen, oder er versucht zu kämpfen, bevor er in sich zusammenfällt, gelähmt ist, weil kein Entkommen mehr möglich ist. Mit Trai-*

*ning ist es möglich, im Notfall Programme aufzurufen. Das tun z. B. Beschäftigte im Rettungsdienst, Soldat*innen oder Polizeikräfte; bei ihnen sind sie in Fleisch und Blut übergegangen. Durch das Training ist der Ressourcenbereich breiter, der Kontakt zwischen Denker*in und Häschen durch Handlungsmöglichkeiten erweitert. Dann tritt die Notfallreaktion mit Fluchtimpuls und Lähmung später ein. Aber irgendwann ist auch hier der Punkt erreicht, an dem die Befehlsverbindungen von Großhirnrinde an den Häschenkörper gekappt werden: Da ist kein Eingriff mehr möglich.*

*So macht sich die Denker*in also Gedanken und gibt sich selbst die Schuld, macht sich Sorgen und versteht nicht viel. Was sie zusätzlich verwirrt, sind viele kleine, durcheinandergewürfelte Bilder, Filmsequenzen, Geräusche, Gerüche, Informationen, Gefühle, Schmerzen und Ängste, die völlig planlos auftauchen und nicht gesteuert werden können. Das kennt die Denker*in nicht, das macht ihr Angst. Dabei ist es doch nur so, dass das Häschen sie nun wieder mit einbeziehen und ihr alles erzählen möchte. Das macht es, indem es Bilder schickt oder Gerüche oder Geräusche, alles wild durcheinander, weil es ja nicht gut denken kann. Die Denker*in weiß dann oft nicht mehr, wohin mit all dem, was da auftaucht. Sie versteht das Häschen kaum. Das, was es erzählt, macht ihr Angst, und sie ist sehr überfordert von den Eindrücken, die ihr da vorgespielt werden. Sie kann sich nicht konzentrieren und schaltet wieder ab. Dann fühlt das Häschen sich wieder allein und macht einfach das, was es vorher gelernt hat, immer wieder."*

Sie können das natürlich auch neutraler und rationaler formulieren, indem Sie das Häschen jeweils durch den Säugetierkörper und die Denker*in durch die Großhirnrinde ersetzen. Inhaltlich ändert sich dadurch nichts: Die verschiedenen Funktionsebenen werden im Notfall getrennt, um eine schnelle Sicherung des Überlebens durch die stark automatisierten Notfallfunktionen zu garantieren. Die Großhirnrinde muss in Zusammenarbeit mit dem limbischen System nachholend die nicht integrierten Erlebensbruchstücke integrieren. Alles, was dem Körper geschehen ist, was der Verstand aber nicht hat verarbeiten können, braucht Zeit und zeigt sich in unzusammenhängender Symptomatik, die einen zur Verzweiflung treiben kann.

8.1.2.5 Was nicht erfolgt ist: Die Einordnung in die Zeit

„Sie kennen das vielleicht, manchmal trauen sich Leute das gar nicht zu erzählen: Die Fetzen, die da auftauchen, die versprengten Stücke von Gefühlen, Schmerzen, Bildern und anderen Eindrücken, die Wut im Kontakt mit manchen Menschen, der Hass auf sich selbst – das sieht irgendwie aus wie Erinnerungen, funktioniert aber ganz anders. Es fühlt sich nicht an wie eine Erinnerung, sondern als würde man aus dem Nichts auf einmal in den einen oder anderen Film gezerrt oder in ein Erleben eingetaucht. Es fühlt sich an, als wäre es jetzt, der ganze Körper ist beteiligt, und selbst wenn Sie noch

wissen, dass Sie parallel hier in Sicherheit sind, passiert auf einer anderen Ebene dieses Erleben. Total spooky, total daneben und sehr bedrohlich.

Normalerweise sind Erinnerungen so, dass Sie ganz klar wissen: ‚Das habe ich im letzten Urlaub erlebt oder das Gefühl hatte ich zum ersten Mal, als ich die Schule abgeschlossen habe.' Die Eindrücke, die jetzt auf einmal auftauchen, sind eher so wie Schlaglichter, wie ein Stück Film, das auf einmal abgespielt wird oder ein Herzrasen, eine Leere, plötzliche Panik oder was auch immer. Und das ist einfach so da, ohne dass Sie wüssten weshalb. Sie können meist nicht einordnen, wohin das gehören soll, es ist alles so plötzlich und unterbricht alles andere, was Sie gerade getan haben. Sie wissen oft auch gar nicht, warum das gerade anfängt, haben das Gefühl, das überhaupt nicht beeinflussen zu können. Manchmal ist es eine Unmenge an unverdaulichen Bruchstücken, und Sie können sich weder dafür noch dagegen entscheiden.

Soll ich Ihnen mal erklären, wie das zustande kommt? Sehen Sie, hier im limbischen System ist zum einen die Amygdala, die ist dafür zuständig, den ganzen Körper in den Alarmzustand umzuschalten, wenn es nötig ist – unsere Alarmzentrale sozusagen. Eng damit verknüpft ist aber auch der Hippocampus, der hat eine ganz andere Funktion. Er ordnet zu, um welche Zeit und an welchem Ort Geschehnisse passiert sind. Das macht er im Kontakt mit der Großhirnrinde. Durch diese Zusammenarbeit werden im Schlaf, im Urlaub, wenn Sie Zeit haben, die Dinge, die Sie erlebt haben, katalogisiert, nach Tag und Ort eingeordnet und miteinander verknüpft. Aber wie Sie sehen, ist genau das während der Notfallreaktion nicht passiert. Alles, was Sie erlebt haben, ist irgendwo in Ihrem Körper gespeichert und wird vom Hippocampus immer wieder der Großhirnrinde vorgespielt, immer wenn da mal eine Lücke in der Verarbeitung zu sein scheint. Deshalb funktioniert man auch halbwegs okay, solange die Belastung anhält, und es wird immer erst schlimmer mit den Symptomen, wenn mal Pause ist. Oder hinterher.

*Wenn Sie nun nicht wissen, wieso das so passiert – nämlich damit es eingeordnet werden kann –, erschrickt die Denker*in immer wieder neu, weil es sich anfühlt, als würden Sie alles noch mal durchmachen, als hörte das nie auf – weil es noch nicht eingeordnet worden ist. Also bricht das Häschen wieder den Kontakt ab, weil es denkt, das ist ein Notfall – und so weiter. Es ist also wichtig, dass Sie sich ab jetzt klarmachen, dass die Fetzen, die da auftauchen, einfach nur ein Versuch Ihres Gehirns sind, das Erleben ganz zu verarbeiten. Sie müssen gar nichts weiter tun, sondern sich immer wieder klarmachen, dass es vorbeigeht und auf Dauer auch weniger wird. Dann beruhigt sich Ihr Häschen, und Sie müssen nicht jedes Mal wieder die Notfallbarriere zwischen beiden Funktionen einziehen. So können die Erlebnisse dann miteinander verknüpft werden. Schön ist das nicht, und wenn etwas nicht von selbst aufhört, schauen wir gemeinsam mal, was Sie noch machen können. Aber es ist ganz wichtig, dass Sie sich* *klarmachen: Das Beste ist, das wie ein Wetterleuchten wahrzunehmen. Das Gewitter ist vorbei. Und Ihr Gehirn ist dabei zu integrieren.*“

8.1.2.6 Zeitlinie

Sie haben bereits erklärt, dass in der Zeit der Traumatisierung, also während der Zeit, in der das Geschehen nicht zusammenhängend verarbeitet werden kann, etwas fehlt, was wir sonst für selbstverständlich halten, nämlich die Markierung des Geschehenen als Vergangenheit. Wir malen an dieser Stelle gerne eine Zeitlinie auf, um darzustellen, was das für das Erleben und die Arbeit mit der Symptomatik bedeutet.

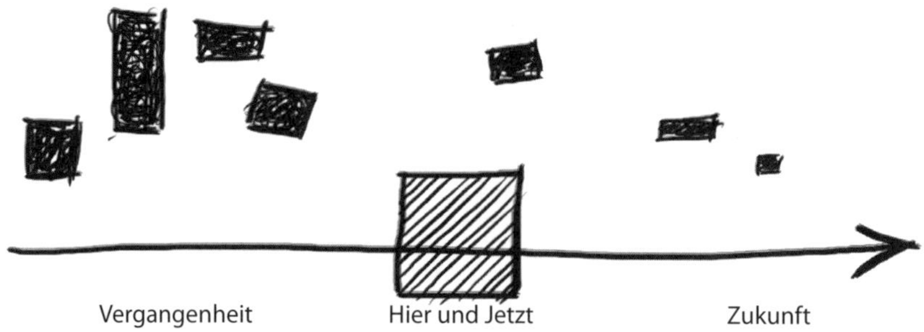

Abbildung 8.4: Wenn wir etwas verarbeiten konnten, findet es einen Platz in unserer Vergangenheit. Von unseren Wünschen wissen wir, dass sie in die Zukunft gehören. Unverarbeitete Belastungen fühlen sich zeitlos an.

Sie könnten also erklären: „*Normalerweise ordnen Sie alles, was Sie erleben und gut verarbeitet haben, auf einer Zeitlinie ein und nennen es Ihr Leben. Niemand kann das jemals komplett sagen, zum Beispiel haben wir in den ersten Jahren noch nicht so ausgebildete Strukturen in Hippocampus und Großhirnrinde, dass wir zusammenhängende Erinnerungen bilden könnten. Aber wir versuchen immer wieder, aus all dem, was auftaucht, einen Teil unserer Geschichte zu machen, indem wir überlegen, wie sich das einfügt und in welchen Zusammenhang wir das am besten stellen, wie wir uns das erklären. Das passiert übrigens auf bewusster wie auf unbewusster Ebene, aber das meiste davon – auch das, was wir nicht bewusst wahrnehmen – findet in der Großhirnrinde statt. Wichtig dafür ist die Zusammenarbeit mit dem Hippocampus.*

Da wir aber in der Notfallreaktion genau diesen Zusammenhang nicht mehr haben, fühlen sich die noch nicht verarbeiteten Eindrücke an wie neu und sind oft gar nicht zeitlich eingeordnet. Dann tauchen zusammenhanglos Bilder auf, aber die Gefühle, die das Häschen dabei hatte, sind nicht aufzufinden. Oder es gibt nur Gefühle, die Sie nicht einordnen können oder es gibt Gerüche, aber keine Bilder, oder es gibt Körpergefühle, aber keine Gedanken. Alles ist durcheinander und nicht gut miteinander verknüpft – und Sie können auch nicht entscheiden, wann das auftaucht oder wegbleibt, Sie haben das Gefühl, dass das einfach so passiert.

*Manchmal schaffen Denker*in und Häschen es, nach und nach alles Notwendige ganz in Ruhe auszutauschen. Aber manchmal brauchen sie dafür Unterstützung von außen. Und in der Arbeit ist es dann unsere Aufgabe, dafür zu sorgen, dass erst mal Ruhe entsteht und die Informationen vom Häschen an das bewusste Wahrnehmen der Denker*in möglichst fein dosiert werden. Damit Sie sich nicht zu sehr erschrecken und die Verbindung nicht wieder unterbrochen wird. Außerdem werden wir uns damit beschäftigen, immer wieder einzuordnen, wohin etwas gehört, damit die Erinnerungen sich auch wirklich wie Erinnerungen anfühlen und nicht immer wieder wie neue Alarmsignale.*“ (Vgl. Kap. 9, „Raum und Zeit verfügbar machen – Gedächtnisbildung ermöglichen“)

8.1.2.7 Der Ressourcenbereich und seine Ausformungen

Sie haben nun den Bogen von der gewünschten Verarbeitung über die veränderte und unzureichende Speicherung in der Notfallreaktion zu den Symptomen und Zeitwahrnehmungsstörungen geschlagen, die das Resultat der Nichtverarbeitung sind.

Vielleicht hat es schon zu etwas Erleichterung bei Ihrem Gegenüber geführt, als Sie beschrieben haben, dass sie oder er nichts dafürkann, wenn die Kontrolle verloren geht. Aber was folgt daraus? Und was kann mensch dagegen machen? Jetzt geht es darum aufzuzeigen, wo der Ansatzpunkt für die gemeinsame Arbeit ist.

„Nun lassen Sie uns mal gemeinsam betrachten, was Sie außer dem Verstehen machen können, damit die Verarbeitung wieder anders und besser läuft und Sie nicht so darunter leiden müssen, was Ihr Körper und Gehirn mit Ihnen anstellen.

Was passiert denn als Erstes in Ihrem Körper, wenn das Häschen den Alarm auslöst? Die Spannung steigt an, der Herzschlag beschleunigt sich, die Muskeln sind zur Arbeit bereit, weil man die Energie braucht, um sich zu wehren oder ganz schnell Schutz zu suchen. Wenn alles gut läuft und das Häschen sich verstecken konnte, wenn die Gefahr vorüber ist und nichts Schlimmes passiert ist, reguliert sich die Spannung wieder nach unten. Genau so geht es Ihnen, wenn Sie ganz schnell zum Bus rennen und dann noch eine Weile mit klopfendem Herzen auf dem Platz sitzen. Das sind die normalen Spannungsbögen.“ (Sie zeichnen am besten eine grüne schwingende Kurve auf ein Blatt oder das Flipchart.) *„Und es ist gut, wenn wir die auch nutzen können, dann bleiben* *wir flexibel und können ebenso gut anspannen wie entspannen. Die Spannungskurve, also die Ausformung unserer verschiedenen Körperrhythmen, verändert sich ständig, damit passen wir uns der Umwelt an. Mal haben wir Kraft und Energie, dann sind wir sehr aufgeregt, dann werden wir wieder eher schläfrig, je nachdem, was so ansteht und was wir machen. Und wenn wir uns erschrecken, dann geht die Spannung kurz nach oben und sackt dann wieder ab.*

*In der Notfallreaktion geht die Spannung über den Bereich hinaus, in dem wir noch regulieren können, in dem wir alles machen können, wozu wir Lust haben und was nötig ist. Uns flexibel einstellen können, uns anspannen und entspannen können, wie es uns gefällt. Diesen Bereich nennen wir Ressourcenbereich, unseren grünen Bereich sozusagen. Bis hierher kann die Spannung steigen und wieder zurück reguliert werden. Steigt die Spannung weiter an, wird die Denker*in abgekoppelt und alle Energie für Flucht oder Kampf bereitgestellt. Wenn man nicht fliehen oder erfolgreich kämpfen kann, kann die Energie nicht abgeführt werden, und der Körper schaltet vollautomatisch um in die Bewegungsunfähigkeit. Hier haben wir keinen bewussten Zugriff mehr, sind also außerhalb unseres Ressourcenbereichs.*

*Jeder hat seinen eigenen Ressourcenbereich, der ist bei manchen ganz ausgedehnt, bei manchen eher eng. Wenn Sie gelernt haben, für Entspannung zu sorgen, aber auch gerne mal schnell Fahrrad fahren, sich auspowern und dann wieder in Ruhe spazieren gehen, ist Ihre Spannungskurve flexibel und schwingungsfähig. Sie kann gut vom einen in den anderen Rhythmus wechseln. Wenn jemand aber aus einer Familie kommt, wo er immer schnell auf Gefahren reagieren musste, dann hat er vielleicht nicht gelernt, mit Spannung umzugehen. Weil niemand da war, der ihm geholfen hätte, damit klarzukommen. Er wird einen eher engen Ressourcenbereich haben. Aber bei beiden ist es so, dass die Notfallreaktion immer dazu führt, dass der Ressourcenbereich verlassen wird. Denn im Ressourcenbereich kann die Denker*in ja mitreden, im Notfall hat sie da nichts zu suchen.*

*Wenn Ihr Häschen nun schon einmal oder sogar öfter mit einer Notfallreaktion hat reagieren müssen, dann ist es vorsichtig und misstrauisch geworden. Alles, was auf eine Wiederholung der Situation hindeutet, führt sofort dazu, dass die Denker*in abgekoppelt wird und das Häschen in den Startlöchern sitzt. ‚Besser ist besser‘, sagt es sich, ‚so etwas passiert mir nicht noch einmal.‘ Worauf es reagiert, das bekommen Sie meist gar nicht mit. Das wäre ja eine Denker*innenaktion, und die ist ja abgehängt. Das Häschen reagiert auf alles, was mit der ursprünglichen nicht verarbeiteten Situation zu tun hat. Alle Außenreize, aber auch die Reaktionen Ihres Körpers sind ja gespeichert. Sie können sich also vorstellen, dass es sehr viele Hinweise gibt. Wenn Sie versuchen wollten, sie alle aufzufinden und sich darauf vorzubereiten, dann hätten Sie wirklich viel zu tun.*

Wir gehen deshalb andersherum vor. Weil Sie nicht so einfach alles vermeiden können, was den Körper an das alte Erleben erinnert, müssen Sie Ihren Ressourcenbereich erweitern. Wenn Sie mehr Möglichkeiten haben zu verarbeiten, wirken die Trigger auch nicht so schnell. Wenn Sie halbwegs ausgeglichen und mit all Ihren Ressourcen in Kontakt sind, können Ihnen Trigger weniger anhaben. Sie kennen das: Wenn Sie ausgeschlafen haben oder ein paar Tage nicht so viele Anforderungen auf Sie eingeprasselt sind, können Sie auch wieder entspannter an andere Aufgaben gehen, sind Sie weniger schnell genervt etc. So ist das auch mit den nicht integrierten Erinnerungsfetzen oder Wut, Ungeduld und Angst in Beziehungen. Wenn es Ihnen besser geht, sind Sie ruhiger und können mehr gestalten. Es geht also darum, wie Sie es sich immer ein Stück besser gehen lassen können, um so Ihren Ressourcenbereich zu erweitern. Die Integration findet dann – langsam und sicher auch nicht ganz mühelos – von alleine statt.“

8.1.2.9 Den Ressourcenbereich erweitern

*„Um also wieder Kontrolle über Ihren Körper zu gewinnen und Häschen und Denker*in den Kontakt auch im Stress zu ermöglichen, müssen wir daran arbeiten, dass Sie Ihren Ressourcenbereich ausdehnen, den Bereich, in dem die Zusammenarbeit klappt. Dazu müssen wir erst einmal herausfinden, wie Sie Ihren grünen Bereich immer wieder auffinden. Wir brauchen eine Möglichkeit, wie wir darüber reden können und ich so auch weiß, ob ich das Richtige mit Ihnen veranstalte. Wir können gemeinsam überlegen, wie Sie merken können, dass Ihre Spannung im grünen Bereich ist und wie Sie sie dort halten können. Was Sie tun können, wenn die Spannung zu sehr steigt oder fällt. Das ist auch in der Beratung wichtig, damit Denker*in und Häschen beide etwas von dem haben, was wir hier machen. Und wenn Sie mit der Spannung im Ressourcenbereich bleiben, kann er sich sogar weiten.“*

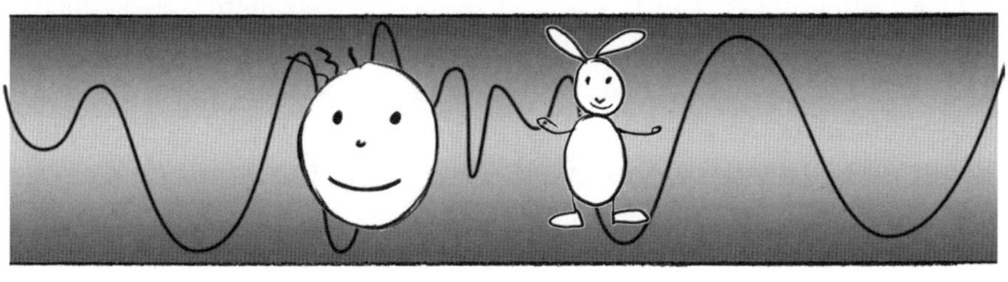

Abbildung 8.5: Ressourcenbereich

8.1.2.10 Das Hier und Jetzt stärken

Die einzige sichere Möglichkeit, den Ressourcenbereich Ihrer Klientin wahrzunehmen, gemeinsam zu überprüfen und zu verändern, haben Sie genau hier und jetzt. Alles andere ist Erinnerung oder Zukunft. Und da unsere Klient*innen, wie oben gesehen, oft nicht mehr unterscheiden können, was wirklich jetzt stattfindet und was Vergangenheit ist, ist es an Ihnen, dafür zu sorgen, dass sowohl Sie selbst als auch Ihre Klient*innen möglichst gut im Hier und Jetzt verankert sind bzw. sich und die Klient*innen immer wieder zu reorientieren. Eine recht einfache Methode zur Reorientierung und zum Check des Hier-und-jetzt-Kontakts ist das Ressourcenbarometer (siehe 7.1).

Noch einmal die Begründung:

Die Notfallreaktion führt dazu, dass die Einordnung in die gewohnte, meist lineare Zeitwahrnehmung nicht gelingt. Das geht damit einher, dass der Ressourcenbereich verlassen und die integrierte Verarbeitung zum Zwecke des Überlebens abgestellt wird. Notfallreaktion, Spannung und fehlende Einordnung sind drei Facetten derselben überlebenssichernden Reaktion. Jede Beschäftigung mit einem der drei Aspekte beeinflusst die anderen. Es geht also darum, die Spannung zu regulieren, auf diese Weise Häschen und Denker*in im Kontakt zu halten und so die Basis dafür zu schaffen, dass die Erlebensfragmente eingeordnet werden können.

8.1.3 *Wie geht es nach der Erklärung weiter? Was sind mögliche Auswirkungen?*

Fragen Sie beim nächsten Treffen nach, nutzen Sie die Metaphern von Häschen und Denker*in auch weiterhin im Kontakt. Ordnen Sie alle Arbeitsschritte und alles Erleben der Klientin immer wieder im Modell ein. Malen Sie alle drei Modellbestandteile auf, wenn sich ein inhaltlicher Bezug dazu ergibt. Die Denker*in erhält so immer wieder neu die Möglichkeit, das Häschen zu verstehen, und kann einen Schritt zu mehr Kontrolle und Zusammenarbeit wagen. Oft ist es nötig, das Modell über längere Zeit wiederholt zu erläutern, weil immer wieder die Ressourcen der Denker*in nicht mehr erreichbar sind und neu stabilisiert werden sollten. Außerdem ist die Denkweise relativ neu, und wir lernen erst noch, die Körperreaktion im Notfallmodus in unser alltägliches Denken einzubeziehen. Es hilft mitunter, sich vorzustellen, wir würden parallel eine neue Sprache lernen, da braucht es auch oft Wiederholungen, um die Grammatik wirklich immer umzusetzen.

Was sollte ich noch mit auf den Weg geben?

Laden Sie die Klientin ein, ihr Erleben selbst mithilfe des Modells einzuordnen. Zum einen, um dessen Stimmigkeit zu überprüfen, zum anderen, um immer wieder Erleichterung zu ermöglichen: *„Ach so, das ist jetzt wieder was Altes. Kein Wunder, dass ich mich gerade so schlecht fühle."*

8.1.4 Welche Schwierigkeiten können auftauchen, und wie kann ich damit umgehen?

Meine Klientin ist noch nicht stabil genug, dass wir über ihre Traumatisierung sprechen können. Wie kann ich dann die Erklärung des Modells anbringen?

Die Erklärung der Modelle ist ja genau dafür gedacht, Ihrer Klientin bei der Stabilisierung zu helfen. Dafür ist es wichtig, dass Sie beide gut im Hier und Jetzt orientiert sind. Üben Sie vielleicht mal mit Freund*innen oder Ihrem Partner, erklären Sie auch Ihren Kindern, was sie da bei sich selbst beobachten. Die eigene Sicherheit macht im Kontakt mit verunsicherten Menschen einen zentralen Unterschied. Sagen Sie der Klientin einfach, Sie möchten ihr ein Modell für die Verarbeitung von Menschen erklären, und bleiben Sie mit den Beispielen im Alltagsbereich. Auch ein herunterfallender Wasserkocher löst die Notfallreaktion kurz aus.

Muss meine Klientin denn das alles wissen?

Nur dann, wenn Sie selbst das Gefühl haben, dass Ihnen die Informationen im Theorieteil mehr Klarheit und Sicherheit verschafft haben. Was wir hoffen! Der Verstand steht oft hilflos vor den Symptomen des Körpers, weil die Folgen von unverarbeiteten Belastungen in unserem gesellschaftlichen Wissen erst langsam einen Platz finden. Alles, was mensch bisher unter fehlender Verarbeitung versteht, hat eher mit dem Verdrängungsmodell zu tun – und das funktioniert ganz anders und erklärt die Symptombildung nach Traumatisierung nicht. Im Kontakt mit den Klient*innen geht es darum, das Wesentliche deutlich zu machen und die Informationen zu reduzieren und aufzuarbeiten: Die Notfallreaktion mit der Unterbrechung von bewusstem Zugang und Verarbeitungsmöglichkeit, der Ressourcenbereich mit seinen Grenzen zu Über- und Unterspannung und die Zeitlinie mit der fehlenden Einordnung des Erlebten. Ihre Klientin muss das nur wissen, wenn es hilft. Aber um das herauszufinden, sollten Sie es unbedingt ausprobieren!

8.1.5 Besonderheiten im Kontakt

8.1.5.1 Kinder

Im Kontakt mit Kindern ist es besonders wichtig, klar und anschaulich zu bleiben und die Informationen gut zu dosieren, kleinere Häppchen sind allemal günstiger. Vor allem geht es darum, Bilder und Metaphern zu finden, zu spielen und in Frage und Antwort ein Modell zu entwickeln, mit dem die Kinder etwas anfangen können und das stützend und beruhigend wirkt. Wichtig erscheinen uns folgende Informationen:

- Ich reagiere bei Gefahr anders. Ich kann dann nicht mehr denken und tue Dinge, die ich sonst nicht tun würde. Manchmal fühle ich mich hinterher komisch, bin durcheinander.
- Es gibt in meinem Körper einen Schalter zwischen der langsamen Denker*in und meinem ganz schnellen und schlauen Körper. Der schaltet dann auf Flucht, Kampf oder Verkriechen, manchmal kann ich mich dann auch gar nicht mehr bewegen, damit ich mir nicht wehtun kann. Das fühlt sich überhaupt nicht gut an, hilft mir aber, zu überleben.
- Wenn ich es schaffe zu fliehen oder zu kämpfen, geht es mir hinterher meistens besser. Wenn mein Körperhäschen entschieden hat, dass ich stillhalten muss, dauert das oft ein bisschen länger. Es war auf jeden Fall die richtige Entscheidung, denn ich habe überlebt.
- Manchmal denkt meine Denker*in hinterher, dass ich das hätte anders machen sollen. Das kann sie aber nur denken, weil ich durch die Reaktion von meinem Häschen überlebt habe. Vielleicht hätte ich auch mit einer anderen Reaktion überlebt. Aber sicher wäre meine Denker*in zu langsam gewesen, um das zu entscheiden. Das ist bei allen Menschen so, deshalb sind wir alle Häschen, wenn Gefahr droht. (Nur manche Menschen, Erwachsene oft, haben schon gelernt, mit viel Gefahr umzugehen, die können dann noch eine Weile länger denken.)
- Wenn mein Kopf später noch durcheinander ist oder ich nicht schlafen kann und mir immer mal wieder blöde Sachen einfallen, dann liegt das daran, dass Häschen und Denker*in nicht gleichzeitig da waren, weil ja nur das Häschen reagiert hat. Jetzt schaut sich die Denker*in immer wieder irgendwelche Erlebnisse an, die das Häschen ihr zeigt. Das ist jetzt so, nicht schön, aber irgendwann müssen die sich ja austauschen. Und das geht auch vorbei und wird besser, wenn sie beide wissen, was passiert ist.
- Ich soll drauf achten, dass ich mich genug bewege, mich auspowere oder laufen gehe, Fußball spiele oder auf dem Trampolin springe, wenn ich angespannt bin. Meine Betreuerin spricht jetzt auch mit dem Lehrer, damit der zwischen den Übungen Abklatschspiele oder Atemübungen mit uns macht und wir in der Pause ein Fangspiel machen können. Bewegung ist wichtig, damit mein Häschen sich wieder entspannen kann.

Das Häschen als Bild für das körperlich-emotionale Erleben ist für viele Kinder hilfreich, was durch entsprechende Figuren oder Kuscheltiere noch verstärkt werden kann. Es ist dann auch einfacher, sich darum zu kümmern, dass das Häschen wieder ruhig wird.

8.1.5.2 Jugendliche

Jugendliche reagieren besonders sensibel darauf, als Gegenüber ernst genommen zu werden. Die Informationen, die mit dieser Normalisierung gegeben werden, dienen hier also nicht nur zur Beruhigung und Stabilisierung, sondern können auch zur Etablierung einer vertrauensvollen Arbeitsbeziehung beitragen, indem wir den Jugendlichen die Informationen vermitteln, die wir selbst haben. Lassen Sie die Jugendlichen auch das Internet durchforsten oder verleihen Sie Ihre Bücher – jede intellektuelle Beschäftigung mit dem Thema ist eine Möglichkeit der Annäherung an das eigene Erleben und den Ressourcenbereich, ohne zu sehr und zu schnell in die Gefühle abzutauchen.

8.1.5.3 Kognitiv anders strukturierte Menschen

Damit die Informationen, die wir geben, beruhigend wirken können, müssen sie gut dosiert und anschaulich sein, und dies gilt insbesondere in der Arbeit mit kognitiv anders strukturierten Menschen. Stellen Sie sich auf die Sprache und Ihrer beider Verarbeitungskapazität ein und scheuen Sie sich nicht, plakative Beispiele zu geben. Fragen Sie, wie das, was Sie erklären, verstanden wurde. Entwickeln Sie gemeinsam neue Bilder, die den Kern treffen: das Auseinanderdriften der Funktionen unter Stress und das Auseinanderfallen im Notfall und wie man dafür sorgen kann, dass Häschen und Denker*in wieder gut in Kontakt kommen. Verbinden Sie die allgemeinen Überlegungen nach Möglichkeit immer mit Beispielen aus dem Alltag Ihres Gegenübers. Nutzen Sie die Kernaussagen, wie bei der Arbeit mit Kindern ausgeführt. Beziehen Sie andere Bezugspersonen mit ein, sodass die Informationen von den unterschiedlichen Beteiligten wiederholt werden können[8].

8 In der Literaturliste finden Sie als Unterstützung die Broschüre vom Frauenhaus Trier: *Was ist los mit mir? – Stress und Trauma erklärt in leichter Sprache.*

8.1.5.4 Gruppen

Die Normalisierung eignet sich hervorragend für die Arbeit mit (Stabilisierungs-) Gruppen. Achten Sie insbesondere auf die Anschaulichkeit der Darstellung und auf ein langsames Arbeitstempo. Orientieren Sie sich dabei an denjenigen, die die meiste Unterstützung benötigen. Lassen Sie genügend Raum für Fragen und Anmerkungen. Kommen Sie im Verlauf einer fortlaufenden Gruppe immer wieder auf die Themen der Normalisierung zurück und erläutern Sie sie an unterschiedlichen Beispielen. Überlegen Sie gemeinsam, wie Sie in der Gruppe sicherstellen können, dass alle im Hier und Jetzt sind und den Ressourcenbereich für sich erleben können. Sprechen Sie in diesem Zusammenhang auch über Reorientierung (siehe 7.2). Führen Sie das Ressourcenbarometer ein und nutzen Sie es als Standard.

8.1.5.5 Andere Kulturkreise

Im interkulturellen Kontext macht es Sinn, sich zuerst ein wenig darüber zu unterhalten, wie Menschen ihre Körper und die Eingriffsmöglichkeit der Denker*in verstehen. Suchen Sie nach Bildern in der Herkunftskultur Ihrer Klient*innen, die dem des ängstlichen oder in Panik um sich beißenden Häschens entsprechen. Vielleicht haben Sie bald einen Sack voll mit Kuscheltieren, Gegenständen und Geschichten. Vielleicht können Sie – statt Denker*in und Häschen zu bemühen – dann die Vernunft und den Körper benennen oder Sie arbeiten mit den Bildern, die von Ihrem Gegenüber benannt werden: Programmierer und Hardware, Professor*in und Löwe oder einfach Kopf und Bauch. Das Auseinanderfallen der Funktionen kennt wirklich jede*r, sie können zunächst ja damit beginnen, eine Situation aufzurufen, die das veranschaulicht. Wählen Sie aber nichts aus dem Hintergrund Ihrer Klient*innen, sondern nutzen Sie die gemeinsame Situation: „Es passiert jetzt gar nichts, das nur mal vorab. Aber wenn jetzt hier die Glühbirne platzen würde, was würden Sie tun und in Ihrem Körper beobachten?“ Und schon haben Sie eine Grundlage für Ihr Gespräch.

8.1.6 Beispiele: Erklärungen für Kinder

Häschen und Denker*in

Kennst du das? Manchmal bist du ganz durcheinander, kriegst Bauchschmerzen oder Angst und brauchst dann dringend jemanden, der dich tröstet. Oder du isst etwas, kickst gegen eine Wand (Stressverhalten benennen) … Und manchmal bist du ganz vernünftig und überlegst dir, was du machen willst, und kriegst das dann auch hin. Und wunderst dich darüber, dass du sonst manchmal so durcheinander bist. Stimmt's? Man könnte ja sagen, das sind wie zwei Teile von uns, und der eine, finde ich, ist wie ein Häschen, das nicht viel versteht, aber ganz lieb und kuschelig sein kann. Aber auch doll Angst haben oder mit den Läufen zutreten kann, wenn es sich wehrt. Hast du das schon mal gesehen? Dein Kopf, das ist die Denker*in, klar, oder? Braucht die einen anderen Namen? Ist das mit dem Häschen okay oder willst du lieber ein anderes Tier sein?

Also könnte man sagen, du hast ein Häschen und eine Denker*in, ich übrigens auch. Das ist nämlich bei allen so. Das denkt man immer nicht als Kind, da denkt man meistens, dass die Erwachsenen alles mit dem Kopf machen, aber das stimmt nicht. Hast du ein Beispiel? Ich erzähle dir sonst eins von mir: Ich mag wahnsinnig gerne Gummibärchen. Aber ich weiß auch, dass ich nicht so viele davon essen soll, weil der Zucker und all das Zeug da drin nicht gut ist für meinen Körper. Aber wenn dann da 'ne Schale Gummibärchen steht, kann ich es kaum aushalten, nicht immer wieder welche davon zu essen. Manchmal bis sie leer ist. Hättest du nicht gedacht? Kannst ja mal deine große Schwester fragen oder deinen Lehrer, die kennen da auch alle Beispiele!

Das Häschen, das ist ganz dicht dran an unseren Gefühlen. Das ist glücklich oder traurig, ist ganz ruhig oder hat Angst, ist gelangweilt oder wütend, je nachdem. Vor allem ist es kaum aufzuhalten, wenn es etwas fühlt oder will, dann will es das ganz unbedingt. Und die Denker*in, die kann total gut denken. Die kann Rechenaufgaben lösen und sich an Sachen von letzter Woche erinnern und über das Häschen nachdenken. Und reden, das kann sie auch. Sie kann sich Sachen ausdenken und planen und das Häschen beruhigen, wenn sie mag. Die beiden sind gute Freunde, das Häschen und die Denker*in, deshalb sehen sie sich oft und unternehmen viel zusammen.

Wenn alles okay ist, dann spielt das Häschen mit der Denker*in, oder es ruht sich aus und schläft, oder es hoppelt einfach ein bisschen rum. Dann sind wir ganz ruhig oder ein kleines bisschen aufgeregt, beim Spielen zum Beispiel. Manchmal passiert aber was Blödes oder jemand ist gemein zu uns. Dann ist das Häschen auf einmal ganz ängstlich, dann will es weglaufen und es versteckt sich. Oder? Erzähl mal, wie das bei dir ist. Vielleicht ist es auch wütend, dann beißt es um sich, und man darf ihm nicht zu nahe kommen. Wenn es ängstlich oder wütend ist, dann schlägt das Herz ganz doll. Wenn das Häschen zu ängstlich oder zu wütend ist, hat die Denker*in keine Chance mehr, die kann dann vielleicht noch sehen, dass das doof ist, was du machst, aber dann entscheidet das Häschen. Dann kann man gar nicht mehr klar denken, manchmal weiß die Denker*in hinterher gar nicht mehr, was genau passiert ist. Wie ist das bei dir? Wenn das so ist, ist das wirklich blöd, und die Denker*in fragt sich dann immer, was denn war. Das Häschen, also der Körper und das Gefühl, hilft dann auch nicht richtig, da sind dann manchmal nur Schmerzen oder Gerüche oder Bilder oder so. Kennst du das? Und wenn einen dann noch andere fragen, die Eltern oder Erzieher oder so, dann wird es noch blöder, weil dann weiß man gar nicht, was man sagen soll.

Erinnerung

Wenn Häschen und Denker*in gute Freunde sind, dann erleben sie viele Sachen, und die Denker*in kann sich all das auch merken und anderen erzählen. Wenn das Häschen ängstlich ist oder wütend oder ganz schläfrig, dann will es alles bestimmen und ist auch eigentlich meistens stärker. Dann kommt die Denker*in gar nicht richtig durch und bekommt nicht mit, wie es dem Häschen geht, oder schaut nur zu und kann gar nichts machen. Und dann kann man sich hinterher gar nicht gut an alles erinnern. Dann ist die Erinnerung wie ein Spielzeug, das du irgendwo hingelegt hast, und du findest es nicht mehr. Du weißt genau, dass es da ist, aber irgendwie ist es trotzdem weg.

Wenn irgendwas richtig Blödes passiert ist, wenn einem jemand wehgetan hat und man kann es niemandem erzählen oder es glaubt niemand, oder man hat was gemacht, womit man sich richtig doof fühlt, oder es ist was passiert, wo man richtig Angst hatte, dann ist hinterher vielleicht gar nicht mehr so viel davon da. Oder alles ist durcheinander. Wenn einem so was passiert, das fühlt sich ganz schön komisch an. Die Denker*in denkt dann, mit dir stimmt irgendwas nicht. Und das Häschen ist gestresst oder hat Angst, ohne zu wissen weshalb. Kennst du das? Musst du nicht erzählen, kannst aber auch. Dann achten wir drauf, dass es nicht zu viel wird. Manchmal ist man dann komplett durcheinander und kann gar nicht mehr richtig denken, oder es fallen einem Sachen ein oder man denkt, man ist ganz woanders. Ist nicht immer so, kann aber passieren. Und wenn das so ist, dann sollte man nur wissen, dass das ganz normal ist und wieder alles in Ordnung kommt.

Rechtzeitig gegensteuern

Wenn das Häschen so aufgeregt oder schläfrig ist und der Denker gar nicht alles mitbekommt, dann fühlen sich beide blöd. Hast du ’ne Ahnung, was man machen könnte, wenn das Häschen aufgeregt ist? Rumrennen? Oder Rad fahren? Vielleicht nicht so gut, weil man da ja auch aufpassen muss. Also lieber die Treppen rauf, und runterrennen? Trampolin? Oder ’ne Runde in die Hängematte oder einfach auf den Spielplatz? Tanzen ist auch gut, klar!

Und wenn dir lauter blöde Sachen durch den Kopf gehen, die du nicht so gut ausstellen kannst, was hilft dir dann? Dann stellst du dir den Bach von zu Hause vor? Oder machst das Handy an? Was macht dich ruhiger? Oder ein Hörbuch, was hörst du denn dann? Kannst du schon lesen?

Hast du 'ne Idee, wie du mitkriegen kannst, ob du vielleicht mal raus und rennen musst? Oder machst du das von selbst? Was würde denn deine Mutter sagen, was hilft? Oder dein Betreuer?

Einkoten / Einnässen

Wenn das Häschen wieder Angst kriegt und niemand da ist, oder ganz sauer wird, dann schlägt das Herz heftiger, man atmet dann ganz kurz und schnell, weil man ja eigentlich ganz viel Kraft braucht. Damit man alle Kraft hat, darf auch nicht so viel im Körper sein, dann macht der Körper was ganz Komisches: Er kackt auf einmal oder pinkelt, einfach nur damit er nicht so viel mitschleppen muss. So komisch ist das mit dem Häschen! Das ist auch so, wenn man gar nicht wegrennen konnte, weil man noch so klein war oder das verboten war, auf einmal findet man die Kacke im Bett oder den Urin, und fühlt sich total blöd. Aber auch das ist einfach so was von den anderen Säugetieren, mit denen wir ja verwandt sind. Wir finden das total doof, aber es funktioniert automatisch so.

Das passiert auch erwachsenen Menschen, echt! Du kannst ja mal rumfragen, ob jemand sich schon mal beinah oder vielleicht sogar echt ein bisschen in die Hose gemacht hat, wenn er es nicht mehr ausgehalten hat und vor allem, wenn er es ganz eilig oder Angst hatte oder gestresst war. Bei Stress wird die Kacke oft schon mal dünner, damit sie dann schneller rauskann. Witziges Thema, oder? Ist aber eigentlich ganz spannend. Musst du mal rumfragen und mal untersuchen.

Was man dann machen kann? Einfach alles andersrum: Man sollte dann darauf achten, dass es einem gut geht, dass man keine Angst hat und an nichts Blödes erinnert wird. Dafür brauchen wir dann die Denker*innen, da können wir auch mal zusammen überlegen, wann es besser ist: Wenn nachts Licht an ist? Oder wenn Papa nicht da ist? Im Urlaub ist es schlimmer? Und wenn dir jemand abends was vorliest? …

Totstellreflex – Lähmung, Ohnmacht und depressives Verhalten

Manchmal, wenn man nicht wegkonnte, dann wird man selbst ganz traurig und müde, und kann sich kaum aufrappeln, etwas zu tun. Das Häschen hat sich dann vielleicht irgendwann tot gestellt, war ganz gelähmt – hast du das schon mal bei einem Vogel gesehen, der gegen eine Fensterscheibe geknallt ist? Da sterben viele auch, aber wenn sie Glück haben, liegen sie erst mal wie erschlagen da, und plötzlich rappeln sie sich wieder auf. Das machen unsere Häschenkörper auch: Manchmal liegen sie wie erschlagen rum, und dann hilft es nicht so sehr, daran herumzuzerren, sondern es ist vor allem wichtig zu wissen, dass sie irgendwann auch wieder aufstehen. Wenn sie sich sicher genug fühlen und sich wirklich trauen nämlich.

Ressourcenbereich

Wenn wir uns darum kümmern, dass das Häschen keine Angst hat und es sich gut gehen lässt und die Denker*in sich keine Sorgen mehr machen muss, dann können sich beide entspannen und miteinander überlegen, was ihnen guttut. Sollen wir uns darum kümmern? Denn wenn's dir gut geht, ist es sowieso am besten, und du kannst mit allen Sachen besser umgehen!

9. Raum und Zeit verfügbar machen – Gedächtnisbildung ermöglichen

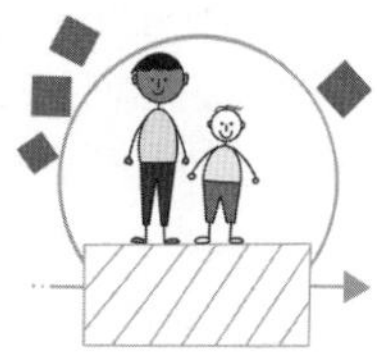

Wenn die Reorientierung gelungen ist und auch die Großhirnrinde wieder einen Anhaltspunkt hat, was da passiert ist, können Häschen und Denker*in ein wenig sicherer sein. Flashbacks haben aber ein gemeinsames Kennzeichen: Es ist nie so ganz klar, wo sie hingehören. Den Puzzleteilen aus der nicht verarbeiteten Situation fehlt die Anleitung fürs Einsortieren. Wo der Überblick fehlt, sind Einzelteile oft nicht unterzubringen. Für die Erinnerung heißt das: Zeit und Ort sind nicht notiert, und der Zusammenhang im großen Bild der Traumatisierung ist nicht genauer angegeben. Wir haben schon beschrieben, dass die Ursache dafür die fehlende Zusammenarbeit zwischen Säugetierstruktur und der Großhirnrinde im Notfallgeschehen ist. Genauer: Der Hippocampus konnte seine Etikettierung nicht vornehmen, da er das nur in Abgleich mit der Denker*in so zustande bringt, dass die auch etwas damit anfangen kann.

Wie soll man sich das aber vorstellen? Fliegen nun immer wieder irgendwelche Puzzleteilchen durch die Wahrnehmung der betroffenen Menschen, Gefühle kommen und gehen, und Schmerzen tauchen mal hier und mal dort auf? Ja, genau so ist das. Oft bleibt der Körper dann an einzelnen Teilen hängen, an denen, die scheinbar einen Sinn ergeben oder auch im momentanen Erleben erst mal einen sinnvollen Platz finden. So häuft sich nie entladene Aggression dort, wo es heute Anlässe gibt, mit Wut zu reagieren. Oder die Ohnmacht stellt sich vorrangig dort ein, wo auch der neue Kontext keine eigene Handlungsmöglichkeit bietet. Dann verstärkt das jetzige Erleben die Traumareaktion, und das macht die Integration nicht leichter.

Was die Erinnerungsfetzen oder -filme – oft in Endlosschleife – angeht, so sind die Auslöser auch hier häufig Alltagssequenzen oder kleine, vielleicht gut gemeinte Nachfragen. Wir haben oben erzählt, wie das funktioniert. Bei manchen überschatten sie den Alltag, bei anderen vertreiben sie in den Nächten den Schlaf.

Konzentrationsstörungen und das Gefühl, keinen klaren oder gradlinigen Gedanken fassen zu können, Schmerzen, das Empfinden, neben sich zu stehen oder die eigenen Kinder nur sehr entfernt zu sehen, nicht mehr richtig teilzuhaben oder, im Gegenteil, hautlos sehr nah an allem dran zu sein – das sind Wahrnehmungssprengsel, die sehr allgemein vorhanden und doch selten nur berichtet werden. Will man doch nicht für völlig verrückt erklärt werden.

Je nachdem, wie lange die nicht verarbeitete Belastung her ist, wie sicher die Umgebung, wie groß die Ressourcen aller Art und die Unterstützung, desto intensiver oder weniger offensichtlich tauchen die Symptome auf. Das variiert auch bei den einzelnen Personen sehr, je nach Belastung oder Einbindung, Erschöpfung oder positiver Aussicht. Oft macht sich immer wieder ein Symptom, ein Thema, eine Art der Wahrnehmung bemerkbar, wechselt vielleicht mit zwei, drei anderen, umfasst aber nicht alles, was da schon war oder noch auftauchen kann. Immer hängt es davon ab, wie viel gerade verarbeitet werden kann, wie der Ressourcenbereich aufgestellt ist. Ein Mehr an Symptomen ist dabei nicht immer ein schlechtes Zeichen: Wenn die Bedingungen sich zum Guten verändert haben, ist es sogar oft ein Anzeichen für einen neuen Anlauf der Verarbeitung.

Vor erneuter Überforderung des Häschen-Denker*in-Systems muss man sich aber schützen. Und eine sehr wichtige und immer wieder viel zu gering geachtete Arbeit ist dabei die Unterstützung der Zusammenarbeit des Hippocampus mit der Großhirnrinde, die Unterstützung der Gedächtnisbildung.

Das wird zunächst oft missverstanden: So muss ich also doch fragen, was alles passiert ist? Nein. **Es geht nicht darum zu erfragen, was passiert ist. Das würde Material aufrufen, das die Verarbeitung vielleicht erneut überfordert. Es geht vielmehr darum zu erfragen, wohin etwas gehört, das ohnehin da ist: Gefühle, Gedanken, Konzentrationsstörungen, Neben-sich-Stehen …** Es geht darum, das einzuordnen, was den Alltag stört.

Lassen Sie uns das betrachten: Es taucht also ein Puzzleteil auf. Nun würden wir gemeinhin forschen und nachfragen: Wo gehört das hin? Was gehört dazu? Vielleicht die Borte eines Sommerkleids oder ein Stück vom Innenstoff einer Uniform? Wo könnte es noch hingehören, in welchen Teil des Bildes? – Und schon haben Sie das gesamte potenziell traumatisierende Material wieder aufgerufen. Zu dem einen Puzzleteil gesellen sich noch andere, die jene Situation plastischer machen und – zack!, Schalter umgelegt, das Häschen macht sich in Panik wieder auf, die Denker*in ist abgehängt und der Haufen Material nicht kleiner, sondern eher größer geworden. Zumindest liegt das jetzt auch noch im Hier und Jetzt herum, und keiner ist mehr da, der es aufräumen könnte.

Im Alltag testen wir oft eine ganz andere Variante: Wir legen einfach weg, was uns nicht passt, um mit dem weiterzumachen, was ansteht. Das gelingt mal mehr, mal weniger. Je mehr daran hängt, je wichtiger das Puzzleteilchen ist und je mehr es denen ähnelt, die ich alltäglich brauche – etwa Hilflosigkeit, Angst oder Wut –, desto stärker und vehementer drängt es sich auf, braucht einen Platz. Und es wird als Platzhalter genutzt für Gefühle, die viel kleiner wären, wenn die nicht platzierten Puzzleteile einen Ort hätten, wo man sie hinsortieren könnte. So suchen sich die größeren und kleineren nicht verarbeiteten Teile auf die Dauer oft einen Platz im Hier und Jetzt und wüten weiter, wo sie doch eigentlich gar nicht hierhin gehören. Vor allem bei Gefühlen ist das so: Ein Stück Wut? Wo könnte das mal hin? Ach, da ist doch die Tochter, die schon wieder die Hausaufgaben nicht geschafft hat. Ein bisschen Angst? Die hab ich immer dabei, wenn ich das Haus verlasse und es dunkel wird. Wir nutzen deshalb seit Langem eine große Schachtel, die wir auf der Zeitlinie in der Vergangenheit platzieren. Da kommen unbesehen alle Teile hinein, die sich als zu groß, zu stark, zu unklar und zu überwältigend darstellen. Ein Zwischenlager für noch nicht verarbeitbares Puzzlematerial, auf dem nur steht: Von gestern. Vorbei. Vergangenheit.

Bei jedem Puzzleteil, das sich in den Weg legt, überlegen Sie also erst mal nur: Alt oder aus der Gegenwart? Mehr nicht. Erst mal nur Aussortieren, immer wieder: Von heute oder von damals? Das Alte kommt dann in den roten Vergangenheitskasten. Der muss erst mal bestückt werden, es muss erkennbarer werden, dass das funktioniert, dass die Teile da immer wieder reingelegt werden können und sie auf Dauer da drinbleiben. Dass das Hier und Jetzt den alten Kram nicht braucht. Mehr nicht.

Wenn es nun um ein Gefühl geht, das Ihr Gegenüber auch im Hier und Jetzt braucht, ein bisschen Wut z. B., dann überlegen Sie bei dem Puzzleteil, ob es ein Duplikat ist oder Sie nur ein Stückchen davon im Hier und Jetzt brauchen, den Rest aber ins Damals sortieren können. Die Frage wäre dann: Wie viel Prozent davon brauchen Sie heute? Wie viel sind von damals?

Wenn Sie zu den Menschen gehören, denen das Aufräumen schwerfällt, bei denen immer wieder etwas liegen bleibt, werden Sie schnell verstehen, wie wertvoll diese Vorsortierung ist. Sie haben erst einmal Raum, sich zu entfalten, anzukommen, Dinge auszuprobieren. Der Kasten kann dann ein andermal versorgt werden, das ist eine andere Arbeit. Das Bild im Überblick entsteht oftmals erst im Lauf der Zeit und manchmal ganz von selbst, weil die Gegenwart an Kontur gewinnt. Zunächst geht es darum, sich Raum dafür zu schaffen. Ein Hier und Jetzt, das frei ist von Vergangenheit oder doch einen Zielort hat für alles, was vorbei ist: die rote Kiste ganz da hinten.

Was Sie da tun, hat auf der Ebenen der Verarbeitungsfunktionen enorme Auswirkungen: Im Krisenmodus gibt es nur das Hier und Jetzt, denn mehr ist auch nicht wichtig. Fürs Weiterleben braucht es Zukunft und damit eine Ablage für die Vergangenheit. Oft ist das echte Kleinarbeit: Wie viel von diesem Puzzlestück brauche ich als Ergänzung für heute, weil mir sonst etwas fehlt? Wie viel lege ich in den Kasten, auf dem *Vergangenheit* steht? Welcher Teil meiner Angst ist heute noch begründet, und welcher kann weg? Was braucht es auf dem Weg dorthin? Vielleicht doch besser einen guten Ort für das Gefühl (siehe 10.3)?

So langsam kann dann getrennt werden: Das eine Stück gehört in jene alte Schachtel, der andere Teil dorthin. Da mag es dann wichtig sein, einmal genauer hinzusehen. Vor allem aber auf das, was jetzt zu tun ist. Wichtig ist, das Hier und Jetzt herauszuarbeiten. Für diesen Abgleich können drei Übungen sorgen: *Duale Wahrnehmung* (9.2.2), *Flashbackkontrolle in Beziehungen* (9.2.3) und die Unterscheidung zwischen *Original und Fälschung* (9.2.4). Alle drei helfen, Überlappungen im Erleben auseinanderzuhalten, wobei die ersten beiden Übungen eher dann taugen, wenn es um die Unterscheidung von Situationen geht. *Original und Fälschung* eignet sich da, wo andere Menschen verkannt oder verwechselt werden – wenn der Lehrer zum Abbild des Vaters wird oder die eigene Frau an die schlagende Mutter erinnert. Alle drei Übungen sind zum Mitgeben gedacht, die Vorbereitung sollte in einer Zweiersitzung erarbeitet werden.

Wenn es ausnahmsweise wirklich wichtig ist, mit jemandem die Abschnitte einer Belastungsreise durchzugehen, kann dies mit dem *Storyboard* (9.3) erarbeitet werden, das wir Ihnen ganz am Ende dieses Abschnitts vorstellen. Wundern Sie sich nicht, wenn wir Ihnen diese voraussetzungsreiche Übung schon so „früh" im Buch nahebringen. Sie gehört inhaltlich hierher, und alle anderen Methoden, auf denen das Storyboard aufbaut und die in der Anleitung benannt werden, finden Sie später im Buch.

9.1 Erarbeitung der Zeitlinie

Traumatisierung unterbricht die integrierte Verarbeitung. Dem Gedächtnis fehlen Informationen zum Einordnen von wiederauftauchenden Gefühlen und Erlebensfetzen. So verläuft mensch sich in der Zeit. – *„Da ist ein Gefühl, das zwingt mich zum Handeln. Angst überfällt mich. Ich könnte jemanden schlagen."* Oder: *„Ich kann überhaupt nichts mehr, bin weg, vegetiere. Aber passt das Gefühl hierher? Gehört es ins Hier und Jetzt?"*

Die Einordnung unseres Erlebens in Zeit und Raum ist eine der wichtigen Tätigkeiten im Zusammenspiel zwischen Hippocampus und Großhirnrinde. Sie ermöglicht uns eine ständige Orientierung: Was ist jetzt? Und was gehört in eine andere Zeit? Wohin genau? Das ist im nicht eingeordneten überwältigenden Erleben verloren gegangen. Wenn früh die Zusammenarbeit zwischen Häschen und Denker*in nicht gut aufgebaut werden konnte, hat das Gedächtnis auch strukturell Löcher: Vergangenheit, Gegenwart und Zukunft „auf die Reihe zu kriegen" ist dann nicht so einfach, die Konzentration leidet, und unwillkürliches Wiedererleben, sogenannte Flashbacks, auch das Aufleben lassen der nicht verarbeiteten Emotionen in Beziehungen (emotionale Flashbacks) werden Teil des Alltags.

Wenn Gefühle aus der Vergangenheit auftauchen, wird die Ursache oft in der Gegenwart verortet: *Weil der so schaut, bin ich sauer. Weil die das tun, habe ich Angst. Weil alles so schlimm ist, kann ich nicht mehr.* Weil diese Gefühle sich ganz frisch, ganz zwingend, ganz drängend anfühlen, muss es doch auch jetzt einen Grund dafür geben. Das Häschen will *jetzt* fliehen, kämpfen oder sich verkriechen. Oft scheint das auch ganz angemessen. Aber Zweifel bleiben doch, vor allem an der Intensität der Reaktion. Wiederauftauchende Gefühle sind durch Auslösereize getriggert, aber sie haben nichts mit dem Auslösereiz zu tun. Weil sich das Gefühl aber so frisch anfühlt, so zwingend, gehört es vielleicht doch hierher?

Wir führen deshalb in der Arbeit immer auch die Zeitlinie ein. Es ist einfach nur ein Pfeil mit ein paar Kästchen, auf dem wir Vergangenheit, Gegenwart und Zukunft einordnen können und so auch gemeinsam klären, wohin ein Gefühl oder eine Erinnerung eigentlich gehören. Und dass sie ihren Platz nur deshalb noch nicht gefunden haben, weil im überwältigenden Erleben die Verbindung zwischen Großhirnrinde und Säugetierfunktionen gekappt wird und diese Trennung immer wieder eintritt, wenn Überlastung droht.

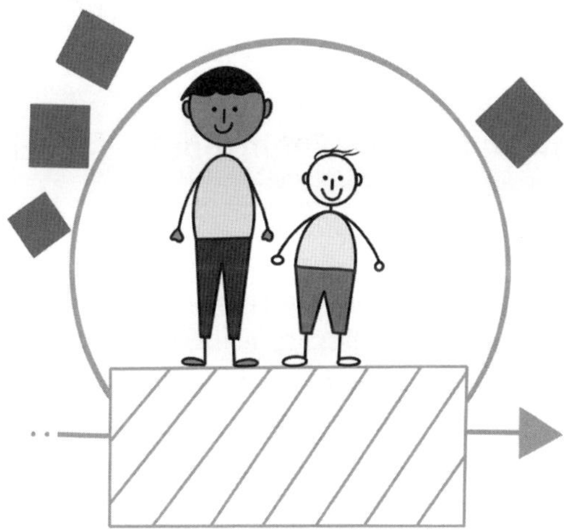

Abbildung 9.1: Raum und Zeit ermöglichen – Gedächtnisbildung ermöglichen

Wenn die Orientierung auf der Zeitlinie gelingt, ist der Teufelskreis unterbrochen, da die Erfahrung eingeordnet und damit auf Dauer auch integriert werden kann. Der Hippocampus ist im Kontakt mit der Großhirnrinde, Denker*in und Häschen sind im Ressourcenbereich. Die kognitive Zuordnung hilft, die Spannungskurve zu regulieren: „*Wenn dieses Gefühl von damals ist, dann ist es jetzt wohl fehl am Platz. Was kann ich also jetzt tun? Was kann ich tun, um mit dem Gefühl umzugehen?*“

Dabei geht es nicht darum, ein Ereignis, das noch nicht verarbeitet ist, genauer zu ergründen. Es geht darum, Hier und Jetzt vom Damals zu trennen. Das heißt, ein Gefühl dafür zu entwickeln, ob man sich selbst mit Denken und Fühlen, Denker*in und Häschen im Hier und Jetzt befindet oder in einem alten Zustand. Das kann unterschieden werden, sobald der Außenkontakt in der Gegenwart benannt werden kann. Dafür ist das Ressourcenbarometer da. Von hier aus lässt sich benennen, ob etwas in die Vergangenheit gehört oder Angst vor etwas ist, das noch gar nicht stattgefunden hat. Erst wenn die Verortung hier und heute gelingt, ist diese Unterscheidung stabil.

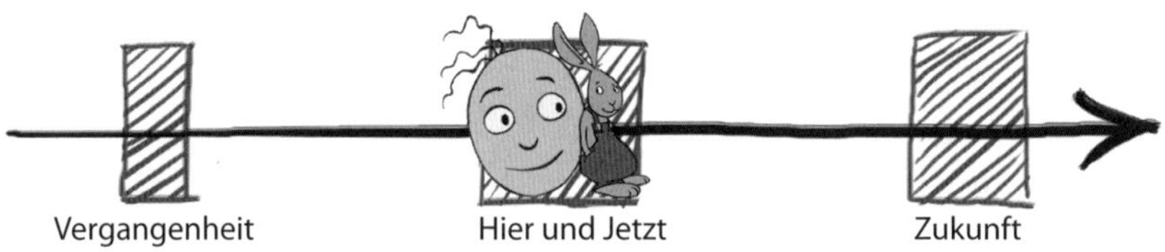

Abbildung 9.2: Arbeit an der Zeitlinie zur Unterstützung der Gedächtnisbildung

9.1.1 Wann, warum und wie? – Rahmenbedingungen der Übung

Situationen, in denen die Übung hilft

- „Ich muss mir Sorgen machen, sonst passiert etwas und ich bin nicht vorbereitet."
- Wenn Clara zur Gynäkologin muss, brechen ihr manchmal fast die Beine weg.
- Frau M. hat sich an ein paar üble Dinge in ihrer Kindheit erinnert. Nun ist sie ganz depressiv und hat das Gefühl, es geht nicht mehr weiter. Der Beraterin geht es bald ähnlich.
- Jochen kann sich vor Wut kaum halten, wenn er Ungerechtigkeit erlebt. Er wird dann richtig ungerecht.
- Klara rastet manchmal aus heiterem Himmel aus und macht den Kleinen in der Gruppe Angst.
- Frau K. traut sich nicht mehr aus dem Haus, seit der Mann im Erdgeschoss eingezogen ist.
- Laila kann sich nichts merken. Das wird immer ganz schlimm, wenn der Vater zu Besuch war.
- Herr Z. kann sich gar nicht vorstellen, was mal sein soll. Er steckt immerzu in einer Erinnerung fest.

Ziel der Übung

Ziel ist es, dass die Klientin im eigenen Erleben Vergangenheit, Gegenwart und Zukunft unterscheiden kann. Was gehört in welche Zeit, welcher Eindruck, welches Gefühl, welche Art der Wahrnehmung und welche Stimmungen etc. gehören zur Gegenwart, welche in andere Zeiten? So kann die Klientin die eigenen Symptome einordnen und wird handlungsfähig im Hier und Jetzt. Durch die Einordnung der Erlebensfragmente wird der Hippocampus in seiner Vernetzung mit der Großhirnrinde geschult. Das Gedächtnistraining bewirkt eine erleichterte Einordnung wieder auftauchender Erinnerungen, eine sichere Verankerung im Hier und Jetzt und eine verbesserte Planungsfähigkeit.

Raum- / Zeitorientierung der Klientin

Die Klientin muss im Hier und Jetzt orientiert sein, um eine Unterscheidung zu treffen. Nutzen Sie unbedingt das Ressourcenbarometer und reorientieren Sie häufig. Wenn die Klientin gelernt hat, mit dem Zeitstrahl umzugehen, kann allein die Frage: „Wo gehört das hin?" ihr klarmachen, dass ein schon einmal einsortiertes Gefühl in eine andere Zeit gehört, sie aber jetzt erwachsen ist.

Kompetenzaufbau – in welchen Bereichen?

- Ordnung der Zeitachse
- Gedächtnisentwicklung
- Selbstregulation
- Unterscheidung zwischen damals und heute
- Kontrolle von Flashbacks

Anforderungen

Raum und Setting: Die Übung ist in jedem Setting durchführbar. Für eine Einführung oder konzentrierte Arbeit an einem Problem empfiehlt sich die Arbeit am Flipchart.

Zeit: Mensch sollte sich für die Einführung der Fragestellung ein wenig Zeit nehmen, ansonsten lässt sich die Übung an jede Alltagssituation anschließen. Zu Anfang sind 15–20 Minuten zu veranschlagen. Nachfolgend richtet sich die Zeit nach dem Umfang dessen, was jeweils einzuordnen ist, und nach der Selbstregulationsfähigkeit bzw. der Fähigkeit der Profis zur Reorientierung.

Es bietet sich an, die Übung im Zusammenhang mit der Normalisierungsintervention am Beispiel einzuführen und später wieder aufzugreifen.

Material: Es empfiehlt sich in den meisten Fällen eine grafische Veranschaulichung am Flipchart, an der Tafel oder auf einem Blatt Papier, um einen Pfeil und die Position im Hier und Jetzt einzuzeichnen. Auch ein langer Strich (imaginiert oder gemalt) auf dem Boden oder im Sand tut seine Dienste. Bitte vermeiden Sie aber, dass die Klientin sich auf einen Punkt in der Vergangenheit stellt, das kann schnell unangenehme Gefühle oder Dissoziation auslösen.

9.1.2 *Anleitung: Erarbeiten der Zeitlinie*

9.1.2.1 Im Hier und Jetzt verankern

Zunächst geht es darum, einen sicheren Bezugspunkt herzustellen. Sie werden also dafür sorgen, dass die Klientin gut im Hier und Jetzt orientiert ist und auch beschreiben kann, woran sie das merkt. Am besten richten Sie ein Ressourcenbarometer ein; das ist Ausgangspunkt und Orientierung für den Ressourcenbereich im Hier und Jetzt. Von hier aus kann die Einordnung erfolgen.

Wenn Sie Flipchart oder Zeichenblock zur Hand haben, nutzen Sie das. Auch für eine nachfolgende Übersicht und eine immer wieder neue Einordnung ist eine visuelle Gedächtnisstütze hilfreich. Zeichnen Sie die Zeitlinie wie gehabt und markieren Sie zunächst die Gegenwart mit einem von einer dicken grünen Linie umrandeten Kasten, der ruhig groß sein darf. Vergangenheit und Zukunft sollen eindeutig davon zu unterscheiden sein, und deshalb muss die Gegenwart als stark und groß abgegrenzt werden.

Wir verwenden hier mit Absicht nicht die Worte „Hier und Jetzt", denn für diese Markierung ist ihr „Zuständigkeitsbereich" zu klein. Das Hier und Jetzt Ihres Zusammenseins ist ein Kern innerhalb der Gegenwartsmarkierung, wenn Sie so wollen. Hier geht es aber um die Zeit um diesen Kern herum – wenn sie denn positiver als die vergangenen Erfahrungen ist. Das kann z. B. die Postkarte oder das Bild an der Wand sein, dass eine Frau in der Unterkunft für sich aufhängt. Oder eine Decke, die sie dabeihat, eine Haarspange oder der neue Schal. Auch wenn die Gesamtsituation nicht hinreichend gut ist, lässt sich so eine gute Orientierung in der besseren Gegenwart finden.

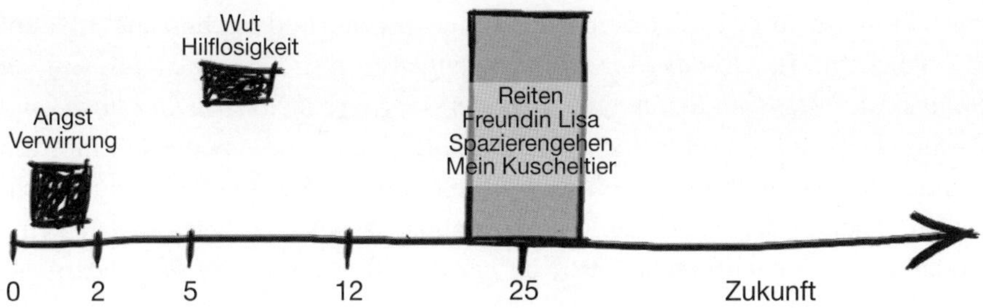

Abbildung 9.3: Beim Ordnen der Zeitlinie ist es zunächst wichtig, eine positive Orientierung in der Gegenwart zu finden.

Sammeln Sie an dieser Stelle, was die Klientin über den Moment hinaus auch im Alltag in der Gegenwart verankert: die schöne Postkarte von der Freundin, das Foto vom Blumenstrauß auf dem Handydisplay, die aufrechte Haltung, der neu gekaufte Löffel, die Monatskarte für die Öffentlichen …

9.1.2.2 Ressourcen der Gegenwart sammeln

Schreiben Sie in den grün markierten Bereich der Gegenwart, was die Klientin gut kann, was sie gerne tut, was sie an ihre Fähigkeiten heute erinnert. Das mag der tägliche Morgenspaziergang sein oder das Kuscheln mit der Katze, das Violinspiel oder das Skateboard-Fahren. Überlegen Sie gemeinsam mit der Klientin, welche Begriffe und Bezeichnungen sie schnell und gut daran erinnern, dass sie Kompetenzen hat. Schreiben Sie alle Ressourcen der Gegenwart auf, Sie können auch Kärtchen dafür nehmen und die dann der Klientin mitgeben. Lassen Sie sich hier auch Zeit oder kehren Sie wieder an diesen Punkt zurück. Vielleicht hat jemand Lust, Gegenstände für diese Tätigkeiten mitzubringen und Ihnen zu zeigen, aus Zeitschriften Bilder zu sammeln oder aufzumalen, was ihr*ihm guttut?

9.1.2.3 Benennen und einsortieren

Sie fragen nun danach, welches Symptom eigentlich eingeordnet werden soll. *„Ein blödes Gefühl im Hals? Soll ich das so hinschreiben oder heißt das anders?“* Es geht um eine Benennung, eine Identifizierung, weiter nichts. Wenn das Gefühl schon benannt werden kann, gut. Wenn nicht, reicht auch eine Bezeichnung wie „das Halsgefühl“. Die Denker*in braucht die Möglichkeit der Einordnung, aber das Häschen soll nicht aufgescheucht werden. Achten Sie also auf das Ressourcenbarometer. Und geben Sie diesem Punkt nicht so viel Zeit. Die Benennung dient nur dazu, dem Gefühl den richtigen Platz zu geben.

Fragen Sie dann einfach, ob das in die Gegenwart gehört oder schon aus einer anderen Zeit bekannt ist. *„Ist das ganz neu oder kennen Sie das? Sie kennen das? Gut, dann kommt es auf jeden Fall in den großen Kasten Vergangenheit. Also hier links von der Gegenwart. Wohin ungefähr, haben Sie eine Idee?“* Durch die neutrale Einordnung kann die Denker*in ohne Gefühlsüberschwemmung den ersten Einordnungsschritt machen. Später, oder wenn die Klientin stabiler ist und Sie sich genauer kennen, können Sie auch nachfragen: *„Passt zu der Situation im letzten Jahr, oder?“* Aber wirklich erst dann.

Hier geht es zunächst darum, zu sortieren. Und das geht am besten, wenn man sich die Teile nicht genauer anschaut. Kennen Sie das, wenn Sie beim Aufräumen an einem Gegenstand hängen bleiben und dann die ganze Wohnung noch schlimmer aussieht als vorher?

Sie fragen also danach, ob das Gefühl in die Gegenwart gehört und wo es einen Platz in der Vergangenheit haben könnte, wo es hinzupassen scheint, wenn der Gegenwartsbezug verneint wird. Es geht hier nicht um eine exakte, sichere oder verbriefte Zuordnung, sondern um den ersten Eindruck, den gefühlten Zusammenhang.

9.1.2.4 Markieren von vergangenen Ereignissen

Wenn Sie ungefähr wissen, wo das hingehört, schreiben Sie das **Gefühl** etc. **über** den Abschnitt auf dem Zeitstrahl. Wir übernehmen die Einteilungen aus den Vorgaben der Klientin. Das können Jahreszahlen, aber auch individuell bezeichnete Abschnitte sein. Wir machen unsererseits nur grobe Zuordnungen und nehmen Details nur dann auf, wenn sie spontan von den Klient*innen kommen. Wir wollen nicht, dass die Klient*innen in die Suche einsteigen, sondern dass das Gefühl aus dem Hier und Jetzt geräumt wird. Es geht, das ist zentral, um die Möglichkeit, das Hier und Jetzt entspannter und freier wahrnehmen zu können. Um dann mit Denker*in und Häschen neue eigene Entscheidungen zu treffen, die nicht von alten Affekten diktiert werden. **Auf** der Zeitlinie bitte nur **Lebensalter oder Jahreszahlen**, keine negativen Ereignisse oder Gefühle eintragen.

9.1.2.5 Versorgen des alten Gefühls

Manchmal ist es genug, das alte Gefühl einfach aussortiert zu haben. Sie merken das daran, dass sich Ihr Gegenüber wieder erwachsener, stärker, verankerter zeigt, die Überprüfung des Ressourcenbarometers ganz einfach wird. Wenn es nach dem Aufbrechen von Erinnerungen oder nach akuter Traumatisierung erst einmal um Stabilität geht, lassen Sie es dabei. Auch wenn Sie keine Zeit haben, weiter darauf einzugehen, gehen Sie hier nicht weiter. Das Hauptziel, die Gegenwart wieder deutlicher spürbar zu machen und die Gefühle, Gedanken, Erinnerungsfetzen in Schach zu halten, ist geglückt.

Wenn Sie mehr Zeit haben und die Klientin danach fragt und stabil genug ist, überlegen Sie gemeinsam, was am besten mit dem alten Gefühl oder den Gedanken etc. passieren soll. Sollte das Gefühl gut versorgt werden (siehe Übung „Gefühle gut versorgen", 10.3), bis die aktuelle Situation bewältigt wurde? Braucht ein Inneres Kind einen sicheren Ort (siehe 12.3)? Kann die Klientin selbst sich schon um das Kind kümmern? Welche Art der Versorgung ist in der momentanen Situation angebracht? Reicht es, kurz gemeinsam über die alten Gefühle (immer mit Bezug zum Hier und Jetzt) zu reden, einen Moment zu trauern, um sich dann den Aufgaben der Gegenwart zu stellen?

Wäre es gut, für die Bilder, Filmfetzen, Gedanken ein Zwischenlager (siehe 10.2) einzurichten und die Erinnerungen dort gut zu verstauen?

Denken Sie immer daran: Weniger ist meist mehr, wenn es darum geht, mit belastendem Material umzugehen. Hauptsache sicher. Für ein Zwischenlager, einen Ort für Gefühle, die Versorgung eines Inneren Kindes oder ein Gespräch über das Gefühl sollten Sie viel Zeit einplanen, da Sie nicht wissen, was im Drüber-Reden entsteht und aufgerufen wird. Sie sollten sich selbst sicher sein, und auch eine Beziehung zu den Menschen aufgebaut haben.

9.1.2.6 Aufteilen der Gefühle: Wie viel in die Vergangenheit, wie viel für jetzt?

Auch in der Gegenwart der Klientin, in Familie, Heim oder Wohngruppe gibt es Konflikte, auf die mensch mit Gefühlen reagiert und reagieren muss. Wenn die alten Gefühle versorgt sind, ergibt sich oft ganz von selbst eine Antwort darauf, was in der Gegenwart als Reaktion angebracht wäre. Wenn die Gefühle in Vergangenheit und Gegenwart ähnlich sind, fragen Sie: *„Wie viel Prozent von dem Gefühl gehören in die alte und wie viel brauchen Sie noch in der aktuellen Situation?"* Überlegen Sie gemeinsam, wie das gewertet werden könnte und was sich als Konsequenz daraus für das Handeln heute ergibt.

Manchmal haben Klient*innen das Gefühl, wir wollten ihnen absprechen, genau jetzt wütend zu sein. Verständlich, klar. Erklären Sie dann noch einmal, dass es nur darum geht, auseinanderzuhalten, was genau wohin gehört, um dann richtig damit umgehen zu können. Denn wenn die alte Wut immer noch keinen Platz hat, kann sie jetzt auch nicht gut beruhigt werden. Und manchmal, auch das passiert, verschwindet die Wut auf einmal. Dann kann man vielleicht anders mit dem Problem umgehen. Natürlich gibt es auch aktuelle Wut, jede Menge. Auch für Angst und Hilflosigkeit gilt das. Aber es fühlt sich einfach anders an. Frischer, weniger ausgenudelt, weniger schablonenhaft. Man fühlt sich selbst weniger dem Gefühl ausgeliefert. Mal ausprobieren, ob Sie den Unterschied spüren?

9.1.2.7 Ordnen der Geschichte

Wenn Sie etwas mehr Zeit haben oder / und die Klientin noch mehr zu sortieren hat, komplettieren Sie die Zeitlinie. Diese Arbeit empfiehlt sich öfter bei frühen Traumatisierungen (die aber manchmal auch den Hintergrund von akutem Belastungserleben bilden). Geben Sie den unterschiedlichen Gefühlen und Erlebensfragmenten einen Platz in den verschiedenen Altersstufen der Klientin. Wir bevorzugen es, die Klientin aus dem Abstand betrachten und einordnen zu lassen, während wir selbst am Flipchart arbeiten und jeden Schritt mit ihr abstimmen. Dazu gehören dann natürlich auch positive Gefühle und Erlebnisse.

Erfragen Sie, wann das Gefühl oder die Idee, der Gedanke oder die Gewohnheit zum ersten Mal aufgetaucht ist, und tragen Sie das dort auf jeden Fall auch ein. Oft wird so deutlich, dass Erlebensfragmente schon ganz alt sind und sich immer wiederholten. Das ist aus der Notfallreaktion heraus auch sehr verständlich: Alte Gefühle werden immer wieder getriggert, und so überlagern erste Erfahrungen auch das Erleben bei viel späteren Ereignissen.

9.1.2.8 Wohin mit dem Blatt?

Überlegen Sie gemeinsam, ob das Blatt nun besser im Beratungszimmer bleibt oder Ihr Gegenüber es mitnehmen möchte, um zu Hause immer wieder ordnen zu können, was wohin gehört. Ein Kriterium sollte sein, ob es dem Klienten gelingt, sich immer wieder auf das Ressourcenbarometer zu konzentrieren oder auf andere Art sicherzustellen, dass er im Hier und Jetzt bleibt. Es kann aber auch mitgenommen und eingepackt werden, vielleicht in eine Tüte oder eine schöne Schachtel, dann wird es – als eine Art Zwischenlager – auf die Seite gepackt.

Achten Sie darauf, dass nicht nur ein Foto davon gemacht wird, das dann irgendwo in der Galerie herumfliegt und plötzlich zu Unzeiten geöffnet wird. Wenn es ein Handy sein soll, dann achten Sie auf datenschutzkonforme Unterbringung, ein bisschen Selbstfürsorge ist auch hier angezeigt.

9.1.2.9 Wie geht es danach weiter?

Der Einbezug der Übung in den Verlauf der gemeinsamen Arbeit ermöglicht ein Ordnen der Geschichte, einen Aufbau von Gedächtnisstruktur. Es bietet sich an, das immer dann wieder aufzunehmen, wenn unverdaute Gefühle die Alltagsbewältigung blockieren. Es geht in aller Regel nicht darum, eine generelle Aufräumaktion daraus machen – es sei denn, die Klientin regt das an.

Sie komplettieren so auf Dauer gemeinsam die Zeitlinie. Geben Sie den unterschiedlichen Gefühlen und Erlebensfragmenten einen Platz in den verschiedenen Altersstufen der Klientin. Oft ist das ursprüngliche Blatt Papier dann natürlich nicht mehr vorhanden. Nehmen Sie einfach ein neues und unterscheiden Sie die Gegenwart von Vergangenheit und Zukunft. Denn darum geht es.

9.1.3 *Welche Schwierigkeiten können auftauchen, und wie kann ich damit umgehen?*

Meine Klientin rutscht immer wieder in das alte Gefühl.

Reorientieren Sie, nehmen Sie mehr Abstand zu der Aufzeichnung, konzentrieren Sie sich gemeinsam auf das Hier und Jetzt, arbeiten Sie im Stehen. Es geht zuallererst darum, dass Ihre Klientin einen sicheren Ausgangspunkt findet. Erst dann kann eine Einordnung gelingen. Vielleicht beim nächsten Mal oder in einem halben Jahr. Machen Sie einfach etwas anderes, erarbeiten Sie neue Ressourcen in der Gegenwart, damit die deutlicher wird.

Der Jugendliche akzeptiert nicht, dass es ein altes Gefühl ist. Er hat das Gefühl, jetzt sauer sein zu müssen.

Wenn wir uns ansehen, was das Modell der Notfallreaktion beschreibt, wäre das doch nur verständlich, oder? Vielleicht sollten Sie erst einmal eine Runde um den Block laufen oder Kickboxen und dann noch einmal über die Situation reden. Kann es sein, dass Sie selbst mit in die Anspannung gegangen sind? Vielleicht überlegen Sie erst einmal gemeinsam, was in der aktuellen Situation getan werden kann. Wenn sich der Jugendliche ernst genommen fühlt, passt Ihre Idee vielleicht ein andermal? Ganz generell gilt nämlich: Wenn jemand unsere Übungen oder Fragen nicht mag, müssen wir es einfach noch einmal anders versuchen. Oder einfach ablassen von der Idee und etwas anderes tun. Die Sache mit dem Widerstand kommt aus einer anderen Theorie, wenn wir von der Dissoziation im Notfall ausgehen, gibt es immer einen guten Grund, unseren Ideen nicht zu folgen.

Meine Klientin kann das eigentlich ganz gut unterscheiden, aber in letzter Zeit hat sie trotzdem immer Angst zu Hause.

Überlegen Sie gemeinsam, wie wahrscheinlich es ist, dass gerade eine der Befürchtungen der Klientin eintritt. Wenn der Prozentsatz hoch ist, überprüfen Sie, ob nicht etwas im Alltag neu geregelt werden muss: eine andere Einbruchsicherung, Beleuchtung für das Fahrrad, ein Handy für die Tochter auf dem Heimweg etc.

Ich finde die Übung gut, aber ich bin immer unterwegs und habe nicht so viel Zeit.

Nutzen Sie einfach die Grundprinzipien: Ressourcenbarometer (z. B. Füße am Boden spüren), fragen, um was es geht, nachfragen, ob es in die Gegenwart gehört oder schon aus einer anderen Zeit bekannt ist, sortieren und überlegen, was nun im Alltag geschehen soll. Das geht auch unterwegs und ganz ohne Hilfsmittel.

*Ich arbeite in der Notaufnahme, meine Klient*innen haben ganz frische Traumatisierungen. – Kann ich das auch machen?*

Wenn die die Übung nutzen: Unterteilen Sie die Zeitlinie einfach in **„Jetzt“** und **„Das ist vorbei“**. Achten Sie auf die Verankerung im Hier und Jetzt und stellen Sie gemeinsam immer wieder den kleinen, aber wichtigen Unterschied zwischen jetzt und gestern her. Auch wenn es sich um andauernde Bedrohungen handelt, ist das Jetzt Ihres gemeinsamen Kontakts anders und sicher. Helfen Sie Ihren Klient*innen, das wahrzunehmen.

Möglich ist aber, dass die Denker*innen noch nicht wieder an Bord sind, weil die Häschen noch völlig verschreckt sind. Dann seien Sie einfach nett und versorgend, bringen Sie noch einen Tee und signalisieren Sie, dass Sie ansprechbar sind. Auch dafür, dass der Treppensturz vielleicht doch ein Übergriff des Partners war … „*Sie glauben gar nicht, wie oft wir hier Gewalt erleben, und die Leute denken, sie dürften das nicht sagen …*“ Fragen Sie direkt nach, wenn Ihnen daraufhin Interesse entgegengebracht wird. Legen oder hängen Sie Infomaterial in den Toilettenraum[9].

9 Wenn Sie Anregungen brauchen, wie Sie in der Notaufnahme am besten mit Gewaltverdacht umgehen können, informieren Sie sich zum Beispiel bei einer Stelle wie S.I.G.N.A.L. e. V. (↗ https://www.signal-intervention.de).

9.1.4 Besonderheiten im Kontakt

9.1.4.1 Kinder

Zeichnen Sie (oder lassen Sie das Kind zeichnen) die Zeitlinie mit dem großen, kräftigen Feld für die Gegenwart. Lassen Sie das Kind in die Gegenwart Dinge und Personen malen, die dort hingehören und angenehm sind. Wenn Sie die Zeit zur Vorbereitung haben, machen Sie aus der Gegenwart eine bunte Collage aus Bildern, Fotos, Ausschnitten aus Magazinen oder Ausdrucken aus dem Internet …

Lassen Sie es auf ein anderes Blatt die betreffenden Gefühle oder Gedanken malen oder kritzeln, vielleicht schon schreiben. Achten Sie aber darauf, dass Sie im Gespräch bleiben und das Kind gut orientiert ist. Überlegen Sie gemeinsam, wo die Schnipsel hingehören. Dann kleben Sie sie dorthin und richten Sie die Aufmerksamkeit des Kindes auf den Abstand zwischen dem Vergangenen und der Gegenwart. Überlegen Sie auch, was es in der Zwischenzeit für angenehme Erlebnisse gab, die Sie dann auf grüne Zettel schreiben (malen lassen) und aufkleben.

Sie können das alles auch auf dem Boden oder im Raum durch einen Platz und Symbole für Damals und einen Bereich für Heute darstellen. Legen Sie eine dicke Markierung zwischen Heute und Damals. Arbeiten Sie immer vom Heute aus und lassen Sie das Kind sich nur auf die mit Ressourcen gefüllte Gegenwart stellen. Von dort aus kann es nach vorne schauen, alles andere liegt hinter ihm. Noch einmal: **Nie in die Vergangenheit und vor allem nicht in unangenehme Assoziationen stellen lassen!**

9.1.4.2 Jugendliche

Die Anwendung ist sehr ähnlich der mit Erwachsenen, zusätzlich können Sie z. B. grafische Programme auf dem Rechner installieren. Es gibt auch Timeline-Programme zur grafischen Veranschaulichung. Eine individuelle Ausarbeitung kann sinnvoller sein, weil damit eine eigene Auseinandersetzung mit der Einordnungsmöglichkeit unterstützt wird. Wichtig ist auf jeden Fall, dass die Jugendliche Lust hat, das mit Ihnen zu erarbeiten.

9.1.4.3 Kognitiv anspruchsvollere Menschen

Konkrete Anwendungsmöglichkeiten eignen sich gut (siehe Kinder). Sie können für die Gefühle Icons aussuchen oder Gefühlskarten kopieren (selber malen).

9.1.4.4 Gruppen

In Gruppen kann die Zeitlinie ein wichtiges Hilfsmittel sein, um immer wieder eine Einordnung des Erlebens zu ermöglichen. Das kann sich auf Einzelerleben oder Gruppenkonflikte beziehen. Als Teil der Normalisierungsintervention bereits eingeführt, kann die Zeitlinie immer wieder auf Tafel oder Flipchart gezeichnet werden, um sie als Hilfsmittel zur Trennung des Gegenwärtigen vom Vergangenen zu nutzen und auch für Einzelprozesse einzuüben. In Gruppenräumen kann gut eine Zeitlinie neben einer Skala für das Ressourcenbarometer dick an die Wand gemalt werden. Allerdings sollten dort keine Einträge vorgenommen werden oder nur so, dass sie jederzeit abgenommen und verändert werden können. Das fett-grüne Symbol für die Gegenwart sollte aber nicht fehlen.

9.1.4.5 Andere Kulturkreise

Klären Sie die Bedeutung von Zeit und zeitlicher Einordnung von Geschehnissen in der Herkunftskultur Ihres Klienten. Erkundigen Sie sich nach Synonymen für Hier und Jetzt bzw. Gegenwart und erfragen Sie den Umgang mit Zeit und zeitlicher Einordnung. Falls Sie mit der Zeitlinie arbeiten, erfragen Sie, in welche Richtung sie zeigen soll (wenn die Schrift von rechts nach links läuft, ändert sich eventuell auch die Zeitvorstellung entsprechend). Erstellen Sie gemeinsam eine angemessene Veranschaulichung und ordnen Sie erst dann die konkreten Gefühle ein. Auch dann, wenn Sie gemeinsam eine völlig andere Darstellung von Zeit gefunden haben, erläutern Sie, wie das in unserem westlichen Denken gehandhabt wird. So können interessante Gespräche und damit auch Relativierungen entstehen und Missverständnisse aufgeklärt werden.

9.1.5 *Beispiel / Transkript*

9.1.5.1 Beispiel

Die Klientin, Frau P., kommt regelmäßig in die Beratung wegen aktueller Probleme. Unverarbeitete Erfahrungen spielen im Hintergrund eine Rolle. Der Berater hatte ihr in einem der ersten Gespräche das Verarbeitungsmodell erklärt und auf ein Blatt Papier die Zeitlinie mit der dicken grünen Gegenwart und mit den roten Kästchen in der Vergangenheit gezeichnet. Die Klientin bat darum, dieses Blatt mitnehmen zu können. In einer der nächsten Sitzungen erzählt die Klientin nebenbei von regelmäßigen Albträumen. Der Berater fragt nach, wie die Klientin es schafft, nach solchen Träumen wieder einzuschlafen. Sie erzählt: *„Sie haben mir doch neulich diese*

Zeichnung gemacht. Jedes Mal, wenn ich aus einem Albtraum aufwache, mache ich das Licht an und schaue auf die Zeichnung, die auf meinem Nachttisch liegt. Ich überlege dann, ob das ins Jetzt gehört, was ich gerade für ein Gefühl habe bzw. was für ein Gefühl ich im Traum hatte oder wohin auf dem Zeitstrahl das gehört. Ich merke dann immer, dass das gar nicht im Hier und Jetzt ist, sondern in der Vergangenheit. Dann bin ich beruhigt, mache das Licht aus und kann wieder einschlafen."

9.1.5.2 Transkript

Lisa (12) regt sich in der Gruppe immer wieder sehr auf, wenn eines der kleineren Kinder nach ihrem Dafürhalten schlecht behandelt wird. Meist sind das Situationen, in denen Herr O. Dienst hat. In der letzten Woche ist sie in einer solchen Situation fast handgreiflich geworden und danach weinend zusammengebrochen. Ihre Lieblingserzieherin schaut sich gemeinsam mit Lisa ein paar Tage später die Situation an:

ERZIEHERIN: Komm, lass uns jetzt mal über Dienstag reden, ich will mal rauskriegen, was da eigentlich passiert ist und wie wir damit umgehen können.

LISA: Herr O. hat Jakob ganz blöd angemacht, und dann bin ich sauer geworden. Ich finde, der ist oft total doof zu den Kleinen und das kann ich nicht leiden.

E: Das hört sich eigentlich ganz nett und fürsorglich an, aber irgendwas passt da für meine Begriffe nicht. Wenn du das Verhalten von Herrn O. blöde findest, könntest du ja einfach mal in Ruhe mit ihm reden, oder? So hat das nichts anderes gebracht, als dass es hinterher allen schlecht ging. Der Jakob hat sich erschreckt, Herr O. wusste nicht mehr so recht, was er machen konnte, und du bist zusammengebrochen.

L: Ja, aber ...

E: Lass uns mal sortieren, wo diese ganzen Gefühle hingehören könnten, ja? Aber erst mal: Spürst du deine Füße noch? Okay, sind sie auf dem Boden? Wäre es gut, dich hinzustellen? Dann mach mal. Und wenn du jetzt einordnest, wo du auf der Skala bist – du weißt ja: 1 meint, dass du die Füße gar nicht richtig am Boden wahrnimmst, und 10: du hast sie optimal im Blick und Gefühl – wo bist du jetzt? 7? Prima. Dann achte darauf, dass das so bleibt, und ich frage immer mal nach. Kennst du ja.
So, ich nehm mal einen Bogen Papier hier auf dem Flipchart. Und zeichne die Zeitlinie. Heute bist du zwölf, bald 13, das mach ich mal hier in die Mitte. Sag mir erst mal, was da alles gut ist, was dich ganz deutlich immer daran erinnert, dass du hier in der Gruppe eigentlich sicher bist.

L: Meine Füße am Boden, die sind inzwischen sogar auf 8. Dann mein Zimmer, das ich mit Lore teile, das ist nett. Mein Schlafhase von Mama, kann ich den auch nehmen? Klar, ist ja jetzt auch da. Dann spiel ich gerne Badminton, und die Ferien am See waren klasse, was ich am meisten erinnere ist das Platschen, wenn ich vom Steg ins Wasser gesprungen bin ...

E (schreibt alles mit Grün über den Strich, der kurz vor der 13 steht): So. Jetzt haben wir das. Ich mach noch einen dicken grünen Rahmen drum, dann kannst du's besser sehen. Jetzt achte mal auf deine Füße, wo bist du auf der Skala? 8? Prima. Lass mal ein bisschen Aufmerksamkeit bei den Füßen und sag mir, was das für ein Gefühl war am Dienstag.

L: Wut war das, ich war stinkwütend. Und dann hatte ich das Gefühl, dass ich gar nichts machen kann.

E: Wo bist du auf der Skala?

L: Geht schon, bin noch auf 7. Ist ja jetzt vorbei.

E: Super. Dann lass uns doch mal überlegen, woher du das Gefühl kennst. Das ist ja nicht erst am Dienstag entstanden, oder?
L: Ne, das hatte ich immer, wenn mein Vater nach Hause kam und meine Schwester zur Seite geschubst hat, um sich dann mit meiner Mutter zu streiten. Scheiße ... (wirkt etwas verwirrt).
E: Beweg mal deine Füße. Komm (steht auch auf), lass uns mal ein paar Schritte gehen. Sind die Füße wieder da? Spürst du sie?
L: Ja, ist schon okay, bin wieder bei 6.
E: Konzentrier dich mal darauf und schau, ob du nicht noch auf 7 kommst, wenn du sie ein wenig bewegst. Besser? Prima ... (wartet noch einen Moment). Wie alt warst du damals?
L: Da war ich sechs, grade in der Schule, als das anfing.
E: Achte auf deine Füße am Boden, ja? Ich schreib das inzwischen mal auf (macht einen andersfarbigen Strich weiter links auf der Skala und schreibt „6“ darunter, obendrüber schreibt sie in Rot „Wut, Hilflosigkeit“). Stimmt das so?
L: (nickt)
E: Okay, dann lass uns mal ein Stück weiter weg gehen und das noch mal anschauen: Das war also ein altes Gefühl am Dienstag. Irgendwas hat dich erinnert, vielleicht hat Herr O. was an sich, was das Häschen in dir an den Vater erinnert. Ist jetzt aber nicht weiter wichtig. Wie geht es deinen Füßen?
L: Geht so, bin auf 5.
E: Okay, was machst du, um wieder weiter hoch zu kommen?
L (läuft herum): Ich laufe rum. Und ich kann ja mal auf das Platschen da im See schauen. (Lacht kurz, wendet sich dann der Erzieherin zu.) Aber Herr O. war trotzdem gemein zu Jakob.
E: Dann lass uns mal überlegen, was genau du da gemein fandst und wie du mit ihm darüber reden kannst, okay? Und wenn das alte Gefühl wieder auftaucht, packen wir es immer wieder da hinten auf deine Zeitlinie, okay?

9.2 Übungen zur Unterscheidung von Jetzt und Damals

Vielleicht kennen Sie das auch: Sie sitzen im Zug und sind ganz in die Lektüre des Krimis versunken. Da stupst Sie jemand an, Sie fahren erschreckt auf und müssen ganz fix sortieren: Wo bin ich? Nein, das ist nicht der Mörder, sondern nur der Zugbegleiter. Es ist auch nicht der Orientexpress, sondern der ICE nach Berlin, und wir befinden uns im 21. Jahrhundert, nicht Anfang des 20.

Das schaffen Sie meist ganz schnell, dann müssen Sie darüber lächeln. Genau das ist es aber, was vielen Menschen mit unverarbeiteten Belastungen im Alltag immer wieder Probleme bereitet: Sie haben ein Gefühl, von dem sie sicher sind, dass es jetzt eine wichtige Bedeutung hat. Sie erkennen jemanden als bedrohliche Person. Sie haben das dringende Bedürfnis, wegzulaufen oder zuzuschlagen. Der ganze Körper wird mit Adrenalin geflutet, weil der Zahnarzt den Bohrer zu schnell ansetzt. Das Häschen hat Todesangst, weil jemand plötzlich die Tür aufmacht.

Und doch wissen sie noch in einem kleinen Bereich ihrer Großhirnrinde: „*Es ist alles ganz in Ordnung. Hier kann mir nichts passieren. Es ist ja gar niemand da, der mir Böses antun könnte. Das hier ist mein Arbeitsplatz. Das ist nur mein Sohn.*“ Der Körper reagiert, und die Reorientierung und Beruhigung kann dauern. Deshalb ist es wichtig, den Trigger am besten gleich abzumildern, die Ereignisse vorab schon einmal auseinanderzuhalten, wenn das Wiedererleben mit bestimmten Personen oder Kontexten zu tun hat und immer wieder auftritt. Und in den folgenden Übungen geht es darum, Betroffenen dafür eine Struktur zu bieten.

Der wesentliche Punkt für die Kontrolle von Flashbacks oder eine schnellere Reorientierung aus dem unwillkürlichen Auftauchen alter Gefühle, Erinnerungsfetzen und Beziehungsideen ist herauszufinden, um was es geht, und dann die Unterscheidung zwischen dem Damals und dem Hier und Jetzt strukturiert zu ermöglichen.

9.2.1 *Wann, warum und wie? – Rahmenbedingungen für die Übungen*

Situationen, in denen die Übung hilft

- Die Klientin beschreibt Auseinandersetzungen mit ihrer Tochter, in denen sie gegen ihren Willen beinahe zuschlägt.
- Im Kontakt mit dem Chef sieht der Klient immer wieder den schlagenden Vater vor sich.
- Die Klientin erlebt regelmäßig Schmerzen wie nach dem Unfall vor fünf Jahren, ohne dass die Ärzte ein körperliches Problem finden können.
- Immer dann, wenn sich Flashbacks in ähnlichen Situationen wiederholen oder schon bekannt ist, womit das Wiedereintauchen in die Vergangenheit zu tun hat; wenn triggerassoziiertes Verhalten im Kontakt mit anderen Personen vorkommt, hat sich die Übung sehr bewährt.

Ziel der Übungen

- Einordnung auf der Zeitlinie
- Unterscheidung Jetzt und Damals
- Spannungsregulierung
- Verhinderung des Auslösens der Notfallreaktion

Anwendungsvarianten

Im Folgenden sollen drei Übungen beschrieben werden, die für unterschiedliche Situationen nützlich sind:

1. Duale Wahrnehmung (nach Babette Rothschild)
2. Flashbackkontrolle in Beziehungen
3. Original und Fälschung (nach R. J. Loewenstein)

Raum-/Zeitorientierung der Klientin

Die Klientin muss zur Erarbeitung der Unterschiede im Kontakt mit dem Profi im Hier und Jetzt orientiert sein, es empfiehlt sich, ein Ressourcenbarometer zur Überprüfung einzurichten. Die Hier-und-jetzt-Orientierung muss für die Dauer der Übung aufrechterhalten werden, sonst ist die Erarbeitung nicht möglich.

Wenn die Klientin die Übung dann in der vorstrukturierten Form zu Hause nutzt, dient die Mitschrift/Karte/Stichwort (s.u.) als Anker für eine Hier-und-jetzt-Orientierung, die Übung soll also immer dann angewandt werden, wenn die Klientin droht, in ein Gefühl zu verschwinden. Der Einsatz muss folglich immer wieder angeregt und nachgebessert werden.

Kompetenzaufbau – in welchen Bereichen?

- Aufbau der Zeitachse
- Reorientierung
- Flashbackkontrolle

Anforderungen

Raum und Setting: Führen Sie die Übungen zunächst mit der Klientin in einem ruhigen Raum durch. Später kann und soll die Klientin sie auch in ihrem Alltag nutzen. Die Übungen können im Sitzen, sehr gut aber auch im Stehen durchgeführt werden. Da ein Spüren des eigenen Körpers bzw. des Bodens unter den Füßen die Reorientierung erleichtert, lassen Sie die Klientin ruhig auch zwischendurch aufstehen und oder im Raum umhergehen. Nutzen Sie in jedem Fall das Ressourcenbarometer zur Überprüfung.

Zeit: Rechnen Sie fürs Erklären und Einüben am Anfang ca. ½ bis 1 Stunde, lassen Sie danach aber auch noch Zeit für Reorientierung und Überlegungen zur Übertragung in den Alltag. Je komplexer die Dynamik, desto eher braucht es hier mehr Zeit. Wenn Beziehungsdynamiken involviert sind, betrachten Sie die Arbeit als eine neue Einheit, die auch gut mehrere Begegnungen umfassen kann, bevor es zu einer strukturierten Unterscheidung kommt. Im Alltag kann die Klientin die Übung dann wesentlich schneller durchführen, die dient dann ja „nur" noch zur Erinnerung.

Material: Es ist nicht unbedingt mehr Material nötig als ein Platzhalter für Damals und einer für Heute (etwa in Form von Steinen auf dem Tisch). Eine Tafel oder ein Flipchart und Mal- und Bastelmaterial erleichtern die Strukturierung und Unterschiedsbildung. Für die Arbeit mit Kindern und kognitiv anders strukturierten Menschen verwenden Sie unbedingt solche konkreten Orientierungspunkte, auch in der Arbeit mit Menschen aus anderen kulturellen Zusammenhängen kann die Arbeit mit Symbolen für die Klarheit der Unterscheidung hilfreich sein.
Für die Kontrolle von Flashbacks durch duale Wahrnehmung nutzen Sie Papier und Stifte, die Klientin kann die Übung dann zu Hause noch ausgestalten. Wenn jemand gerne malt oder Sie selbst das Mittel gerne einsetzen, nutzen Sie auch für Original und Fälschung Papier und Farben Ihrer Wahl.

9.2.2 Übung 1: Duale Wahrnehmung[10]

Wenn die Klientin in den Flashback zu geraten droht oder sie gerade aus einem Flashback reorientiert ist, orientieren Sie die Klientin zunächst wieder im Raum, damit Sie eine gemeinsame stabile Ausgangssituation haben (siehe 7.2, „Dissoziationsstopps"): *„Stehen Sie doch mal bitte auf, damit Sie mir nicht wegrutschen."* *„Wie wär's mit ein bisschen Atmen am Fenster? Lassen Sie uns doch mal hingehen."*

Dann lassen Sie sie ihren Skalenwert auf dem **Ressourcenbarometer** finden (siehe 7.1). Reden Sie deutlich und klar und achten Sie selbst auf den Kontakt zu Ihren Füßen und Ihrem Atem. Stellen Sie Ihrem Gegenüber ganz konkrete Fragen und bitten Sie sie, laut und in ganzen Sätzen zu antworten. Dies dient der weiteren Reorientierung; die Klientin hört und spürt ihre eigene Stimme als Resonanz im Körper.

9.2.2.1 Benennen

Sobald die Klientin wieder ganz reorientiert ist, überlegen Sie gemeinsam: *„Geben Sie dem, was da gerade aufgetaucht ist, mal einen Namen"* (nicht länger darüber sprechen, nur benennen lassen). Machen Sie auch gerne Vorschläge, damit die Suche nicht dazu führt, dass die Klientin wieder in das alte Gefühl rutscht.

10 Sehr frei nach Rothschild (2002), für die Beziehungsvariante sind ausschließlich wir verantwortlich.

9.2.2.2 Wohin gehört das?

Als Nächstes wird eine kognitive Verbindung hergestellt zum ursprünglichen Kontext, in dem das Gefühl und das Körpererleben entstanden sind und berechtigt waren: *„Kennen Sie das irgendwoher?“* (nur Benennung, keine Einzelheiten) Wieder geht es nicht darum, in das alte und altbekannte Gefühl einzutauchen, sondern mithilfe des bewussten Denkens eine Draufschau zu ermöglichen. Deshalb interessieren wir uns nicht für Einzelheiten oder genaue Beschreibungen, sondern nur für Überschriften: *„Oh, ja, das kenne ich schon lange. Aber vor allem aus der Zeit mit meiner Oma.“ – „Wie alt waren Sie damals?“ – „Na, das fing an mit vier“.*

9.2.2.3 Noch einmal: Was ist jetzt?

Noch bevor jemand in die Erinnerung einsteigt, schalten Sie wieder um: *„Okay, heute ist aber … der wievielte? Und welches Jahr? Und keine Oma weit und breit, sondern Sie sind hier in der Beratungsstelle. Woran können Sie das feststellen?“* Die letzte Frage ist besonders wichtig. Menschen, die belastende Erfahrungen nicht verarbeiten konnten, brauchen eindeutige Unterscheidungsmerkmale zwischen der unverarbeiteten Situation in der Vergangenheit und dem Hier und Jetzt, denn wie wir gesehen haben, geht im Flashback das Gefühl für diesen Unterschied verloren. Die Klientin könnte den Unterschied folgendermaßen beschreiben: *„Na, Sie sehen mich ganz nett an, und ich weiß auch, dass ich gleich wieder gehen kann. Außerdem ist es bei Ihnen viel heller.“*

9.2.2.4 Das Gefühl ist eine Erinnerung

Wenn der Unterschied jetzt für die Klientin ganz deutlich geworden ist, kommen Sie zur letzten Frage: *„Was ist also mit der Situation, an die Sie das Gefühl erinnert hat? Wohin gehört die?“* Wenn die Klientin auf die letzte Frage mit Überzeugung sagen kann, dass die Situation vorbei ist, dass es eine Erinnerung ist, dann können Sie hier schon aufhören. Ist sie sich nicht wirklich sicher, dann sammeln Sie gemeinsam weitere Anhaltspunkte für die Unterscheidung des Hier und Heute von der belastenden Ursprungssituation.

Beginnen Sie in jedem Fall mit der Orientierung im Hier und Jetzt und benennen Sie Unterschiede immer von der heutigen Situation aus: *„Hier ist es warm und hell, und hier gibt es einen Wasserspender und schöne bunte Tassen.“* (Nicht: *„Zu Hause war es dunkel, kalt, und wir hatten nur so öde Tassen.“*) **Durch den Aufmerksamkeitsfokus im Hier und Jetzt verstärken Sie die Wahrnehmung dessen, was guttut.** Und Sie ersparen der Klientin und sich viele Reorientierungen aus dem unangenehmen Gefühl, in das es sie eher zieht, wenn Sie die vergangene Situation beleuchten.

9.2.2.5 Für die Eigenanwendung, zum Mitgeben

Um der Klientin zu ermöglichen, die Übung auch ohne Sie durchzuführen, braucht sie ein klar strukturiertes anschauliches Hilfsmittel. Denn sie ist ja nahe am Flashback und braucht ein Geländer, an dem entlang sie sich wieder sicher ins Hier und Jetzt hangeln kann. Die Denker*in ist im Flashback und kurz vorher nicht mehr oder nicht ungehindert zugänglich. Die Klientin braucht also eine Struktur, die kein neues Nachdenken erfordert.

Es hat sich bewährt, für immer wieder auftauchende Situationen eine klare Wahrnehmungsanleitung auszuarbeiten und aufzuschreiben. Sie können die Karte, die Sie so erstellt haben, auch laminieren, und die Klientin kann sie in die Brieftasche stecken oder auf dem Nachttisch platzieren, je nachdem, wo sie am ehesten mit der Verwirrung zwischen Damals und heute zu kämpfen hat.

Ich bin hier ____________________ (zu Hause, auf dem Weg zur Arbeit, in Ingolstadt …)

und wir haben das Jahr ____________

Da ist ein altes Gefühl aufgetaucht, nämlich ______________________________ ,

das gehört ins Jahr ____________

Das ist eine Erinnerung, was damals war, ist vorbei!

Hier sind ______________________________ (meine Kinder nebenan, der Baum im Garten, die ulkigen Kerzenständer, die mir meine Freundin zum 45. geschenkt hat …)

Ich weiß, dass ich heute ____________ alt bin. Es ist alles nur eine Erinnerung.

Erarbeiten Sie die exakten Worte zusammen mit der Klientin. Besprechen Sie ausführlich, woran die Klientin außerhalb der Beratungssituation merken kann, dass sie im Hier und Jetzt ist und das alte Gefühl nur eine Erinnerung ist, die so übermächtig scheint, weil sie aus einer Notfallreaktion stammt.

9.2.3 *Übung 2: Flashbackkontrolle in Beziehungen*

Für den Fall, dass die Klientin im Kontakt mit anderen Menschen in Beziehungs-Flashbacks gerät – es tauchen also auf einmal Gefühle auf, die dem, was zwischen den beiden passiert, nicht entsprechen, zu stark oder immer zu gleich sind –, macht es Sinn, zunächst noch mehr Zeit für die Erklärung von Traumadynamiken,

Trauma-Viereck und eventuell einem Rückgriff auf die Notfallreaktion einzuplanen. Im Abschluss der Sequenz können Sie den Text für die Reorientierung variieren. Vor allem Kinder können bei traumatisierten Menschen oft starke Gefühle auslösen, weil sie an die eigenen Erfahrungen erinnern – natürlich meist auf nicht bewusster Ebene.

- Eine Frau hat sexualisierte Gefühle gegenüber der dreijährigen Tochter, will das nicht, kann es aber nicht verhindern. Sie setzt diese Gefühle nicht in Handlungen um, sie belasten sie aber sehr.
- Ein Mann widersteht nur schwer dem Impuls, seinen alten Vater zu schlagen, wenn er ihm von seinem Schicksal vorjammert.
- Ein Paar stellt fest, dass im Streit immer wieder dieselben Dynamiken entstehen und eigentlich alte Situationen aufgerufen werden.

Anleitung

Stellen Sie die oben genannten Fragen in Bezug auf die Beziehungssituation, überlegen Sie zusammen, wo die Reaktion gepasst hätte, wer im eigenen Leben so gehandelt hat. *„Wenn Sie sich immer wieder so verhalten, macht es Sinn, einmal zu überlegen, wo in Ihrem Leben Sie so ein Verhalten beobachtet oder selbst erlebt haben, damit es jetzt immer wieder aufgerufen werden kann. Haben Sie eine Idee?"*

Denken Sie dabei an die Dynamiken im Trauma-Viereck, lesen Sie das gerne noch einmal im Theorieteil nach (Kap. 5.5.6). Denn wenn z. B. die sexualisierten Impulse gegenüber dem eigenen Kind nicht ins eigene Handeln eingeordnet werden können, kann es gut sein, dass jemand in die Position der Täter*in von damals schlüpft, nun, da ein anderes Kind da ist, nämlich das eigene. *„Oft schlüpfen wir auch in die Rolle von erwachsenen Personen, die uns, als wir Kinder waren, wehgetan haben. Wir übernehmen dann sozusagen die Rolle, die unserer aktuellen Größe und Situation eher entspricht. Vor allem dann, wenn in der Situation auch ein Kind (oder kindliche Anteile von anderen Menschen) eine Rolle spielt und die Spannung steigt. Ich könnte Ihnen das mal schildern oder ausdrucken, was dazu in einem Buch steht, das ich vor einer Weile gelesen habe. Und dann unterhalten wir uns beim nächsten Mal darüber?"*

Erst wenn die Klientin gut im Hier und Jetzt mit Ihnen zusammen überlegen kann, ist auch Platz für ein detaillierteres Kennenlernen der Auslösesituation: Was für Anzeichen könnten darauf hinweisen, dass das aktuelle Gefühl seinen Ursprung nicht im Hier und Jetzt hat, sondern in einer traumatischen Situation in der Vergangenheit? Sind es ganz bestimmte Gefühle oder ist es eher die Art oder die Intensität des Gefühls, die ein Hinweis darauf sein könnten? Ist es eine bestimmte Körpersensation oder eher das Fehlen jeglichen Körpergefühls? Wenn Sie etwas gefunden haben, dann fragen Sie Ihre Klientin, was die ersten Anzeichen sind, die sie bemerken könnte. *„Sie haben jetzt mehrfach festgestellt, dass diese unbändige Wut, die Ihre*

Tochter manchmal in Ihnen auslöst, in eine andere Zeit gehört, nämlich als Sie selbst so alt waren wie Ihre Tochter jetzt und Sie der Gewalt Ihres Vaters hilflos ausgeliefert waren. Woran können Sie diese ganz bestimmte alte Wut schon im Ansatz erkennen, was merken Sie als Erstes? Und davor?" Unterstützen Sie Ihre Klientin dabei, diese Flashbacks schon im Ansatz zu erkennen und dann sofort Gegenmaßnahmen ergreifen zu können.

Um einen angemesseneren Umgang zu Kindern, Partner*innen oder Eltern zu finden, ist es von entscheidender Bedeutung, die gefühlsbeladenen Erinnerungen und Handlungsimpulse als solche zu identifizieren, sie zuzuordnen und als Teil einer Dynamik zu verstehen, für die nun neu Verantwortung übernommen werden kann. „*Ich rutsche da in eine alte Situation, die durch den Stress bei mir und den Zeitdruck / die Trennungsangst / den Kontrollversuch … ausgelöst wird. Nur übernehme ich jetzt die Täter*innenposition, weil die des Kindes schon besetzt ist. Aber das ist alles kalter Kaffee und hat nichts mit meinem Kind zu tun. Ich muss nur meine Spannung wieder regulieren und mich reorientieren. Vielleicht spiele ich am besten mal mit allen Treppenstürmen: wer am schnellsten dreimal hoch und runter gerannt ist. Dann sind wir alle ausgepowert, und die Situation ist eine andere.*"

Ein Textvorschlag, den Sie entsprechend ändern sollten, wäre folgender. Gehen Sie ihn in Ruhe mit der Klientin durch und geben Sie ihr den Text mit:

Dies ist das Jahr ____________ und ich bin in Sicherheit ________________________

Ich komme gerade mit x (meinem Kind, meiner Partnerin, mein Chef …) nicht zurecht. Ich bin total ______________________, irgendwie aber auch ____________________

Das Gefühl gehört ins Jahr ____________, und der Stress in dieser Situation löst das aus.

Damals war ______________________ derjenige, der (geschrien / geschlagen / mir wehgetan) ______________________ hat.

Jetzt übernehme ich die Position, das will ich nicht.

Ich kann ________________________ tun (die Treppen rauf und runter rennen / tanzen / mein Stichwort sagen / auf Toilette gehen / Kopfstand machen…), um meine Spannung zu regulieren. Dabei kann ich mich erinnern, dass x (mein Kind, meine Partnerin, mein Chef …) ganz anders aussieht, nämlich ____________________

Im Übrigen bin ich __________ Jahre alt und seine Mutter / die Freundin / die Angestellte …

Die alte Situation ist vorbei, niemand tut mir hier weh. Und ich tue auch niemandem weh. Das ist alles nur Erinnerung.

Besprechen Sie mit der Klientin, was sie ganz konkret tun kann, wenn sie eine kurze Unterbrechung im Kontakt braucht, um sich auf die Übung zu konzentrieren. Sinnvoll sind – wie oben angeführt – oft einfach Bewegungsübungen, die gerne überraschenden Charakter haben dürfen. Wenn die Klientin das Treppenstürmen vorschlägt, wird das Kind vielleicht erst einmal konsterniert sein, im schlimmsten Fall aber einfach keine Lust haben mitzumachen. Wenn der Klient im Streit mit dem Partner zur Stereoanlage geht und Tanzmusik auflegt oder die Laufschuhe anzieht, um erst einmal eine Runde zu drehen, wird die schöne Aufregung unterbrochen. Das wird sich zunächst vielleicht unangenehm, fast störend anfühlen – sicher nicht auf Anhieb gut, denn mensch unterbricht ja ein eingeübtes und vollendet funktionierendes Ritual. Erst hinterher werden die Möglichkeiten klar, die entstehen, wenn alle Beteiligten die Chance hatten, aus den Spannungskurven auszusteigen.

Manchmal gibt es aber auch Geschwister oder eine Nachbarin, die sich kurz um ein kleines Kind kümmern können, bis die Klientin wieder sicher im Hier und Jetzt ist. Notieren Sie auch diese Möglichkeiten auf der Karte. Schreiben Sie auf die Rückseite der Reorientierungskarte dick und in Farbe auf, was die beste Unterbrechung sein kann. Spielen Sie die Situation in Gedanken durch – und überprüfen Sie beim nächsten Treffen, ob es geklappt hat.

Auslösesituationen zu erkennen und Übergänge in den Flashback zu vermeiden ist *sehr* viel schwieriger, als sich an angenehmen Zuständen im Hier und Jetzt zu orientieren und diese zu verankern.

Welche Situationen auch immer dazu führen, dass unsere Klient*innen getriggert werden, es ist immer abhängig von der Grundspannung, in der sie sich befinden, ob die Trigger greifen. Erarbeiten Sie also vorrangig – gerade in Gefährdungssituationen – eine Möglichkeit für eine generelle Spannungsabfuhr. Tägliche Joggingrunden zu etablieren ist wichtiger, als die Auslösesituationen vermeiden zu lernen.

In Bezug auf beide Varianten der Übung macht es Sinn, mit der Klientin zu überlegen, wie sie ihre **Grundspannung** senken kann und so dafür sorgt, dass sie nicht so schnell an die Reaktionsgrenze für die Notfallreaktion (und die Trigger für ihre Erinnerungen) kommt. Sie kennen das selbst: Wenn Sie insgesamt erholt sind, können Sie auch mit vier Kindern gleichzeitig spielen und nebenher den Badumbau planen, wenn Sie aber urlaubsreif und genervt sind, kann schon ein Kind eine echte Herausforderung sein.

9.2.4 *Übung 3: Original und Fälschung*[11]

Nicht nur Gefühle und Körperempfindungen spiegeln unseren Klient*innen im Flashback eine andere Wirklichkeit vor. Klient*innen verkennen regelmäßig auch andere Menschen, das heißt sie verwechseln Personen in der Gegenwart mit Personen aus ihrer Vergangenheit, meist ist ihnen dies allerdings nicht bewusst. Das kann zu großen Problemen in zwischenmenschlichen Kontakten führen. Vor allem deshalb, weil die Verwechslung für den Klienten nicht ersichtlich ist: Sein Häschen reagiert (ganz physio-logisch) auf eine alte Erfahrung, die Denker*in aber meint in der Regel, sie reagiere auf die aktuell vorhandene Person, und interpretiert die Körperreaktion als adäquat im aktuellen Zusammenhang.

Auch Verkennungssituationen, genauso wie ein verzerrtes Erleben des Raums oder der eigenen Person, können wir als Erinnerungsfetzen begreifen, die einfach noch nicht den Marker „Das ist vorbei“ erhalten haben.

In solchen Fällen können Sie Ihren Klient*innen zu der folgenden Übung einladen.

9.2.4.1 Das Bild der Person aus dem Heute

Anleitung

Gehen Sie zunächst wie oben vor: Reorientieren Sie sich und die Person, mit der Sie arbeiten, etablieren Sie zur Überprüfung dabei das Ressourcenbarometer im Verlauf der Übung. Arbeiten Sie gerne im Stehen oder in Bewegung im Raum, überprüfen Sie den Hier-und-jetzt-Bezug, vor allem zu Anfang und bei Nachfragen zu den Gesichtern aus der Vergangenheit.

Fragen Sie zunächst nach dem Gesicht der Person in der Gegenwart, mit der der Klient die besagte Schwierigkeit hat. Lassen Sie sich den Menschen X bzw. sein Gesicht ausführlich und genau beschreiben. Mit ein bisschen Zeichentalent oder etwas Mut können Sie sich auch als Phantombildzeichner*in betätigen – oder Sie lassen Ihren Klienten ans Flipchart. Dann laden Sie den Klienten ein, in der Vorstellung oder auf dem Papier einen Rahmen um das Gesicht dieses Menschen zu ziehen, mit dem er im Moment – vermutlich aus Verkennungszusammenhängen heraus – Probleme hat. Den kann der Klient nun gestalten, in der Fantasie oder in der Realität. *„Stellen Sie sich jetzt noch mal das Gesicht von X vor, Sie haben mir ja gerade die Brille beschrie-*

11 Frei nach einer Idee von Loewenstein (2006).

ben und die abgeknabberten Haare … Und nun machen Sie in Ihrer Fantasie einen Rahmen um das Bild des Gesichts. Was für ein Rahmen würde passen? Wie groß sollte er sein? Aus welchem Material sollte er bestehen? Welche Farbe passt gut? Möchten Sie den Rahmen verzieren? Wie genau? Was noch?" Lassen Sie dem Klienten Zeit und ermuntern Sie ihn, sich die Alternativen in der Gestaltung des Rahmens genau vorzustellen. Je detaillierter der Rahmen ausgemalt wird, desto wirksamer wird im Nachhinein die Abgrenzung ausfallen.

9.2.4.2 Das Bild der Person aus der Vergangenheit

Fragen Sie den Klienten dann, mit welcher Person aus seiner Vergangenheit er sein aktuelles Gegenüber vermutlich verwechselt. „*Stellen Sie sich nun das Gesicht dieser Person aus Ihrer Vergangenheit vor. Das brauchen Sie nicht so genau zu machen, vielleicht auch eher ein wenig wie eine Karikatur. Fassen Sie auch dieses Gesicht mit einem einfachen, aber dicken Rahmen ein.*"

9.4.4.3 Nebeneinanderstellen der Bilder

Bitten Sie den Klienten dann, das alte Bild auf die linke und das heutige Bild auf die rechte Seite zu stellen. Bei Menschen, deren Schrift in einer anderen Richtung als die unsere verläuft, fragen Sie lieber erst einmal nach, wo sie sich Vergangenheit und Zukunft vorstellen, und positionieren die Bilder entsprechend. Das linke Bild sollte nicht ausgefeilt sein und im Notfall auch verschwommen. Der Rahmen aber soll dick und nach Belieben des Klienten so gestaltet sein, dass das Bild auch im Rahmen bleibt. Daneben steht das differenziertere, heutige Bild.

Lassen Sie nun den Klienten die Unterschiede zwischen den beiden Bildern genau herausarbeiten und achten Sie auf eine permanente Orientierung im Hier und Jetzt, indem Sie immer wieder das vorher installierte Ressourcenbarometer abfragen: „*Welche Unterschiede können Sie sehen? Achten Sie bitte gerade auf markante Kleinigkeiten. Und noch mal eben: Wo sind Ihre Füße? Wie deutlich nehmen Sie sie wahr?*" Lassen Sie sich vor allem die Besonderheiten des Gesichts der aktuellen Person beschreiben. Klären Sie, woran genau der Klient erkennen kann, dass er es mit der Person in der Gegenwart zu tun hat und nicht mit der Person aus seiner Vergangenheit. Auf diese Art werden die Möglichkeiten des Klienten gestärkt, die beiden Bilder für sich klar zu unterscheiden.

Variieren Sie die Übung, wenn das Gesicht aus der Vergangenheit stark triggert. Reorientieren Sie sofort, arbeiten Sie, wenn möglich, im Stehen weiter und lassen Sie nur das Bild aus der Gegenwart fantasieren oder malen. Nun arbeiten Sie – statt der

Unterschiede – die Besonderheiten dieses aktuellen Bildes heraus: der Pickel auf der Nase, das weiche Kinn, die eigentlich ganz netten Augen …

9.4.4.4 Wie geht es danach weiter? Was sind mögliche Auswirkungen?

Diese Übungen können gut wiederholt durchgeführt werden. Das emotionale Erleben ist gerade im Flashback so stark, dass es oft mehr als eine einmalige Klarstellung braucht, um das Hier und Jetzt wieder in den Fokus der Aufmerksamkeit zu rücken. Oft ist aber mit einer einmaligen differenzierten Betrachtung schon ein deutlicher Effekt verbunden.

Was sollte ich noch mit auf den Weg geben?
Es empfiehlt sich, den Klienten einzuladen, die Übung auch dann einmal zu betrachten, wenn kein Bedarf besteht, und sie in akuten Situationen öfter zu wiederholen, um den Effekt zu verstärken. Wenn das Bild wirklich gemalt wurde, lassen Sie Ihren Klienten ein Foto von der heutigen Person mit Rahmen machen, das gut in der Gegenwart orientieren kann.

Variante: Wenn Sie die Bilder in der Beratung zunächst imaginativ erarbeitet oder auf dem Flipchart oder einem Block gestaltet haben, dann können Sie auch einüben (z. B. mit sich selbst als Gegenüber), wie der Klient sich im Gespräch einen Rahmen um das Gesicht der Person vorstellen kann, mit der er gerade zu tun hat. So wird die Vorstellung auf positive Art und Weise verstärkt.

9.2.5 *Welche Schwierigkeiten können auftauchen, und wie kann ich damit umgehen?*

Meine Klientin mag sich den Mann nicht vorstellen, der sie damals vergewaltigt hat – ich kann das auch verstehen. Kann ich die Übung dann nicht machen?

Doch, Sie können einfach nur die aktuelle Person genauer betrachten, dann werden die Besonderheiten der aktuellen Situation auf ungefährliche Art und Weise klar.

Es gibt so viele verschiedene Situationen, in denen meine Klientin in einen alten Gefühlszustand rutscht, das können wir gar nicht alles aufschreiben.

Da haben Sie recht, da bräuchte die Klientin einen Zettelkasten, den sie immer mitnehmen müsste. Vielleicht versuchen Sie es besser mit der Ordnung der Zeitlinie (siehe 9.1) und machen auf jeden Fall oft die Arbeit mit dem Ressourcenbarometer mit ihr, damit sie allgemeiner lernen kann, alte von heutigen Zuständen zu unterscheiden. Und erarbeiten Sie im Hier und Jetzt doch mal gemeinsam, wodurch sich das Heute vom Damals unterscheidet. Woran erkennt sie ganz klar, dass sie nicht mehr drei, sondern 17 ist? Vielleicht hilft ein Stichwort aus ihrem Lieblingsleistungskurs besser als alle Bilder und Beschreibungen.

Ich habe den Eindruck, mein Klient weiß gar nicht so genau, ob er wirklich aufhören will auszurasten. Manchmal bin ich mir nicht ganz sicher, ob er die Kinder oder die Frau nicht doch schlägt.

Solche Situationen zwischen Moral, Hilfestellung und eigener Angst verunsichern oft. Wenn Sie mit dem Klienten arbeiten, haben Sie ihm sicher schon einmal die Notfallreaktion erklärt. Daher weiß er – und Sie können ihn auch noch einmal darauf hinweisen und das Schema erneut erklären –, dass Sie wissen, wie schwer es ist, in dem Moment die Kontrolle zu behalten. Sie haben ihm ja auch erklärt, dass das eigentlich nicht geht, da die Großhirnrinde ein gutes Stück weit ausgeschaltet ist. So weit, so gut – oder schlecht in dem Fall.

Nun kommt der nächste Schritt: Die Notfallreaktion zu verstehen entbindet einen nicht von der Übernahme von Verantwortung. Sonst könnten wir uns die ganze Arbeit gleich sparen, wenn sich nichts ändern ließe. Sie können also die frohe Botschaft verkünden, dass er nun eigentlich nur noch lernen muss, wie er seine Spannungskurve regulieren kann. (Dafür gibt es etliche Übungen in diesem Buch.) Und natürlich muss er auch Verantwortung übernehmen, bevor er das gelernt hat. Dafür sollten Sie überlegen, wie er aus dem Kontakt geht, welches Hilfetelefon er anrufen kann, welche Tätertherapie für ihn möglich wäre.

Sie sollten Ihren Klienten auch wirklich direkt fragen, ob er das eigentlich verändern will. Und ob er vielleicht Angst hat, dass er keinen Weg finden könnte, und ihm dann Ihre Hilfe anbieten. Die könnte zunächst darin bestehen, dass Sie gemeinsam erarbeiten, was er tun kann, wenn er die Spannung wachsen fühlt: regelmäßig joggen, dreimal um den Block rennen, mit einem Freund telefonieren, in den Keller an den Sandsack oder auf den Crosstrainer gehen. Wen er anrufen kann, um in der Zwischenzeit die Kinder versorgt zu sehen, usw. Und Sie werden an dieser Stelle keine Ausflüchte zulassen – hier ist keine Zeit, auf Therapieerfolge zu warten. Sie werden ihm auf jeden Fall erklären, dass Sie das Jugendamt informieren werden, wenn Sie unsicher sind, ob er zusätzliche Hilfe braucht. Die Sicherheit von Schutzbefohlenen und anderen Menschen geht in jedem Fall vor.

Falls Sie selbst anfangen, das mögliche Verhalten zu entschuldigen oder zu relativieren, lesen Sie noch einmal das Kapitel zum Trauma-Viereck und überprüfen Sie, ob die Mitwisser*innenposition Sie eingeladen hat. Suchen Sie sich bei Bedarf Hilfe und Unterstützung für sich selbst!

Jan kann die Ebenen sonst ganz gut trennen, aber wenn es um seinen Vater geht, ist das so schwer, weil der ja weiterhin existiert, also nicht wirklich in der Vergangenheit ist.

Das ist eine schöne Frage. Sie könnten doch einfach mal zusammen mit Jan überlegen, was den Vater, vor dem er Angst hatte (und wo die Angst ja auch berechtigt war), von demjenigen unterscheidet, den er inzwischen sieht. In welchen Aspekten hat er sich verändert? Wohnt er woanders? Wie kann mensch das malen, dass er jetzt netter ist? Oder sieht er ihn nur im begleiteten Umgang? – Dann könnte die begleitende Person mit ins Bild.

So können Sie also auch bei ein und derselben Person ein Bild in die Vergangenheit und eins in die Gegenwart einordnen. Und plötzlich sind das zwei ganz unterschiedliche Situationen, und Jan kann anders reagieren.

9.2.6 Besonderheiten im Kontakt

9.2.6.1 Kinder

Kinder brauchen es konkret. Verbinden Sie in der Arbeit mit Kindern die wesentlichen Aspekte der beiden Übungen mit der Zeitlinie (siehe auch 9.1, „Erarbeitung der Zeitlinie“):

Zeichnen Sie (oder lassen Sie das Kind zeichnen) die Zeitlinie mit der großen, kräftigen Gegenwart in Grün. Lassen Sie das Kind ins Gegenwartsfeld Dinge und Personen malen, die dort eindeutig hingehören und *die es mag.*

Lassen Sie es auf ein anderes Blatt die momentan auftauchenden Gefühle malen oder formen und überlegen Sie dann gemeinsam, wo die eigentlich hingehören. Dann legen Sie sie dorthin und richten Sie die Aufmerksamkeit des Kindes auf den Abstand zwischen dem Vergangenen und der Gegenwart. Überlegen Sie auch, was in der Zwischenzeit alles (Angenehmes) geschehen ist im Leben des Kindes.

Lassen Sie aktuelle Personen zeichnen, die das Kind manchmal verkennt, oder lassen Sie das Kind Fotos mitbringen (möglichst solche, auf denen es herummalen und die es einkleben darf). Das Kind kann dann die Zeichnung oder das Foto in das Feld der Gegenwart kleben und mit einem ganz besonderen Rahmen versehen. Anschließend lassen Sie das Kind ein Bild oder eher eine Skizze von dem Menschen aus der Vergangenheit zeichnen, mit dem es die aktuelle Person verwechselt. Das alte Bild kann auf die entsprechende Stelle auf der Zeitlinie geklebt und mit einem einfachen Rahmen versehen werden. Zur Sicherheit kann die Person dann auch übermalt oder mit einem Papier überklebt werden, das erhöht die Kontrollerfahrung deutlich. Besprechen Sie mit dem Kind, was es gerne möchte, das kann natürlich auch heißen, dass die bedrohliche Person entfernt wird und nicht auf dem Bild zu sehen sein soll. Das Bild könnte dann in das Zwischenlager gelegt werden. Achten Sie darauf, dass Sie mit dem Kind zum Abschluss immer noch einmal über die Person und das Geschehen in der Gegenwart sprechen, um die Aufmerksamkeit ins Hier und Jetzt einzuladen.

Informieren Sie Angehörige und / oder Betreuer*innen über diese Übungen und was Sie mit dem Kind daraus gemacht haben. Erwachsene können dann das Kind auf die Bilder, den Rahmen um das aktuelle Bild oder auch auf das Hier und Jetzt ansprechen, insbesondere wenn im Kontakt unklare Situationen entstehen oder das Kind gerade in einen Flashback gerät.

9.2.6.2 Jugendliche

Für Jugendliche ist Orientierung im Alltag ohnehin eine tägliche Herausforderung. In Bezug auf die massiven Veränderungen im körperlichen und emotionalen Erleben fragen sie sich, was wo hingehört, was jetzt und was ihres ist. Wer sie eigentlich selbst sind oder wem dieser groteske Körper gehört, der sich da in Windeseile entwickelt. Ein Interesse an der leichteren Einordnung von Fühlen und Erleben können wir daher voraussetzen. Je nachdem, welche Rolle Sie im Leben der Jugendlichen spielen, ist das Reden über solche Themen mit einem Erwachsenen aber meist nicht so einfach oder erwünscht. Machen Sie daher Angebote, laden Sie ein, machen Sie neugierig, erklären Sie die Übungen in einer angemessenen Sprache, aber bestehen Sie nicht darauf, dass sie in Ihrer Gegenwart ausprobiert werden. Computerzeichnungen und das Arbeiten mit Grafikprogrammen können hier sehr gut funktionieren. Und wenn sich jemand darauf einlässt, dann setzen Sie Ihren eigenen inneren Fokus auf das Unterscheiden, nicht auf das Ausloten der Situationen und Gefühlszustände – das ist für ein Unterscheiden gar nicht wichtig.

9.2.6.3 Kognitiv anders strukturierte Menschen

Kognitiv anders strukturierte Menschen profitieren, ebenso wie Kinder, von konkreter und bildhafter Arbeit. Daher kann auch mit ihnen die oben beschriebene Vorgehensweise hilfreich sein: Das Zeichnen der Zeitachse, das besondere Kennzeichnen des Hier und Jetzt und die bildhafte Einordnung von Gefühlen und Menschen im

Hier und Jetzt oder in der Vergangenheit. Ein großer Bogen Papier mit der Zeitachse darauf im eigenen Zimmer und Symbole für Gefühle und Körperempfindungen, für Menschen und Situationen in der Gegenwart können dazu einladen, spielerisch die Einordnung des eigenen Erlebens immer wieder zu überprüfen, allein und mit Unterstützung von anderen. Achten Sie aber bei allen im Raum befindlichen Zeitachsen darauf, dass die Person sich selbst immer nur an Wohlfühlpunkten oder in einer angenehmen Gegenwartssituation auf die Achse stellt. Bitte lassen Sie niemals jemanden in vergangene unangenehme Erfahrungen gehen, das käme bei einem Wissen um die Dissoziationstheorie einem schweren Kunstfehler gleich.

9.2.6.4 Gruppen

Alle hier angeführten Übungen bergen viele Möglichkeiten, in ein unangenehmes Damals abzutauchen, und sollten in der Gruppe eher nicht angewandt werden, weil sie auch in der Einzelarbeit innerhalb der Gruppe viel Triggerpotenzial bergen.

9.2.6.5 Andere Kulturkreise

Die Übung mit der dualen Wahrnehmung wird im Kontakt verdeutlichen, welche Probleme es in der Verständigung gibt. Überlegen Sie, welche Begrifflichkeit für die Klientin eine Unterscheidung der Situationen erlaubt, diskutieren Sie das durch und lassen Sie die Übung letztlich in der für die Klientin gefühlsnahsten Sprache aufschreiben: Das Geschriebene soll auch dann noch greifen, wenn die Klientin in alte Gefühle rutscht. Dafür ist meist die im Kindesalter erlernte Sprache hilfreich. Manche entscheiden sich aber auch bewusst für die später erlernte Sprache, da das den Bezug zum Hier und Jetzt erleichtert. Bei Menschen, die nicht gut lesen können, greifen Sie auf die Techniken zurück, die wir für Kinder beschrieben haben.

9.3 Storyboard

Wenn uns innere Bilder oder Gedanken quälen, ist es nicht so leicht, den Abstand zu gewinnen, den wir brauchen, um wieder klar denken zu können. Wenn Sie im Kino in der ersten Reihe sitzen oder sich einen Film in 3D anschauen, werden Sie in die Handlung, in die Bilder mit hineingesogen, und nicht immer ist das angenehm. Manchmal wünscht mensch sich dann die Distanz, die Bilder auf der Leinwand aus der letzten Reihe betrachten zu können. Traumatisierte Menschen werden oft von inneren Bildern und Filmsequenzen gequält, die sie weder angeschaltet haben noch einfach stoppen können. Das Storyboard bietet die Möglichkeit, Distanz zum Film einzunehmen, ihn in die bestehende Erinnerungsstruktur einzuordnen und dem Gedächtnis durch eine Ordnung der Szenen auf die Sprünge zu helfen.

Für die Arbeit mit dem Storyboard müssen einige Voraussetzungen erfüllt sein. Unter anderem sollte die Klientin bereits ein Zwischenlager (10.2), einen Wohlfühlort (11.1) und eine Innere Helferin (11.5) haben. Erst mit diesen Ressourcen wird die Arbeit mit dem Storyboard sicher und sinnvoll.

9.3.1 Wann, warum und wie? – Rahmenbedingungen der Übung

Situationen, in denen die Übung hilft

- Der Jugendliche hat regelmäßig Flashbacks und sieht dann die Szene vor sich, wie die Angreifer auf ihn zugekommen sind, um ihn zusammenzuschlagen.
- Der Klient soll vor Gericht aussagen und wird dort den Tathergang schildern müssen. Er hat Angst, weil bisher jede Erinnerung zu Panik und nächtlichen Albträumen geführt hat.
- Die junge Frau fragt sich, wie sie die Begutachtung im Rahmen ihres Antrags auf Opferentschädigung überstehen soll.
- Der jugendliche Geflüchtete muss für seinen Asylantrag die Fluchtgründe genau schildern.
- Die Frau hat immerzu Fantasien von drohenden Katastrophen und möchte das endlich stoppen.

Ziel der Übung

- Erhöhung der Kontrollfähigkeit
- Verstärktes Selbstwirksamkeitserleben
- Relativierung der Gedanken und Bilder als „Film“, Erleben der Veränderungsmöglichkeit
- Erarbeitung einer Zeitlinie, einer Chronologie und einer Unterstützung der Denker*innenaktivität
- Indem die Denker*in die Möglichkeit der Einordnung ohne Überflutung erhält, kann teilweise integriert werden

Eine der wesentlichen Auswirkungen von Traumatisierung und nicht verarbeiteten emotional belastenden Erinnerungen ist die fehlende raum-zeitliche Einordnung. Die Arbeit mit dem Storyboard ist eine komplexe Zeitlinienarbeit anhand eines belastenden Erlebnisses. Die Inhalte des Erlebens werden sehr distanziert mit Überschriften versehen (als plane man einen Film und dessen Ablauf), um so eine erste grobe Übersicht über den chronologischen Hergang zu bekommen. Wichtig ist die permanente Reorientierung. Gelingt die Verankerung im Hier und Jetzt und gleichzeitig die Unterteilung des Erlebten in Szenen und Überschriften, erreicht man eine leichte Verfremdung und gleichzeitig eine deutlich höhere Stufe der Verarbeitung. Diesbezüglich ist damit oft schon ein wesentlicher Schritt getan. Das heißt aber auch, dass die Arbeit rundum durch Stabilisierungstechniken und Reorientierung gesichert werden muss.

Wenn Sie sehr klar und durchgängig ins Hier und Jetzt orientieren und bewusst neutral formulieren, also nicht ins Gefühl gehen, können damit auch Daten erhoben oder Verläufe von Geschehnissen rekonstruiert werden, ohne zu überfluten.

Ganz allgemein wird die Überflutungsgefahr durch Flashbacks aus dem Geschehen langfristig minimiert, kurzfristig kann es aber auch zu Schlafstörungen, Albträumen oder vermehrter Symptomatik kommen. Das sollte mit den Klient*innen besprochen werden.

Raum- / Zeitorientierung der Klientin

Die Klientin muss durchweg und sehr explizit im Hier und Jetzt orientiert sein, dazu dienen der Einsatz vom Ressourcenbarometer und die Ressourcendusche (s. u.)

Wichtig sind ein vorab schon guter Kontakt, eine generelle Stabilität der Person oder die eigene Kompetenz und Möglichkeit, auch im weiteren Verlauf zu stabilisieren. Die Arbeit ist belastend und triggert Erinnerungen. Sorgen Sie für eine durchgehende Reorientierung, arbeiten Sie mit dem Ressourcenbarometer. Versichern Sie sich vorab, dass ein Zwischenlager o. Ä. erreichbar ist, Innere Kinder gesichert sind und im Alltag genug Platz für Nacharbeit ist. Vermerken Sie die Inneren Helfer*innen, Zwischenlager und Wohlfühlorte sichtbar auf dem Blatt, auf dem auch das Storyboard erstellt wird.

Kompetenzaufbau – in welchen Bereichen?

- Erhöhtes Erleben von Selbstwirksamkeit
- Flashback-Kontrolle, Veränderbarkeit von Traumaerleben
- Selbstberuhigung
- Distanzierung
- Affektregulation
- Gedächtnisaufbau

Anforderungen

Raum: Es braucht auf jeden Fall einen sicheren Raum ohne Störungen für diese Übung. Er sollte außerdem nicht zu klein oder / und mit Fenstern versehen sein, die ihn u. U. größer wirken lassen. Die Übung ist nicht dafür gedacht, von der Klientin alleine durchgeführt zu werden.

Zeit: Nehmen Sie sich anderthalb Stunden Zeit. Wenn Sie die am Ende nicht brauchen, können Sie für sich und die Klient*innen angenehme Übungen durchführen oder die Zeit anderweitig nutzen. Es ist aber in jedem Fall gut, nicht unter Zeitdruck zu sein oder / und die Spannung bei Ihrem Gegenüber zu erhöhen. Sorgen Sie auch dafür, dass die Klientin nach der Übung eine Weile keinen Anforderungen ausgesetzt ist und die Übung nachwirken lassen kann. Gehen Sie unbedingt davon aus, dass Sie mindestens eine zusätzliche Sitzung mit der Klientin haben werden, eher mehr.

Material: Optimal ist ein Flipchart oder eine Tafel bzw. Moderationswand, in einiger Entfernung aufgestellt und wegdrehbar. Möglich, aber weniger sinnvoll ist ein großes Blatt Papier, mindestens DIN A3 (Sie können auch mehrere Blätter aneinanderkleben und auf einen Tisch legen). Außerdem benötigen Sie dicke Filz- / Malstifte oder Marker, wenn möglich in drei Farben (wir nehmen gerne auf jeden Fall Grün und Rot und lassen die Klientin die dritte Farbe auswählen).

9.3.2 *Anleitung*

Erklären Sie zunächst, was Sie vorhaben. Tun Sie das schon bei einem vorherigen Treffen, damit die Klientin sich nach der Übung auch genug Zeit nimmt. „*Ich würde beim nächsten Mal gerne eine Übung mit Ihnen machen, bei der es darum geht, Situationen so zu fassen zu kriegen, dass sie die anschauen können, ohne wieder zu sehr in unangenehme Gefühle zu gehen. Wir könnten dann auch die Situation mit dem Hund im Park so anzuschauen und verpacken, dass Sie sich dann wieder trauen können, mal ins Grüne zu gehen. So, aber erstmal: Wo sind Ihre Füße? Wie deutlich nehmen Sie den Bodenkontakt grade auf der Skala wahr? Lassen Sie uns mal aufstehen, ans Fenster gehen, ja: atmen … Okay, jetzt schauen wir mal, wie Sie gut wieder hier ankommen. Und beim nächsten Mal zeige ich Ihnen das erstmal mit einer blöden, aber nicht so belastenden Situation, einem kleinen Streit zum Beispiel oder einer nicht so angenehmen Situation beim Einkaufen, okay? Ich verspreche Ihnen, dass Sie immer bei mir im Raum bleiben und wir jederzeit aufhören, wenn Sie nicht mehr wollen, aber auch, wenn ich finde, dass es ausreicht, ja? Wichtig wäre nur, dass wir uns ein bisschen mehr Zeit nehmen als sonst. Vielleicht brauchen wir die gar nicht, aber besser ist es ja, sich* *nicht unter Druck zu setzen, oder? Und hinterher sollten Sie ein bisschen Zeit haben, dann wirklich spazieren zu gehen oder ein Eis zu essen oder worauf auch immer Sie Lust haben."*

Im Termin für die Storyboard-Arbeit: *„So, beim letzten Mal haben wir ja gesagt, wir machen heute mal die Arbeit mit dem Storyboard, so heißt das nämlich. Ist das noch okay? Ja? Und Sie haben auch genug Zeit mitgebracht? Okay, die Übung ist dafür da, mal im Abstand einen Überblick über das Ereignis hinzukriegen, aber so, dass Sie noch gut hier bei mir bleiben können. Sie sehen ja, ich kann das Flipchart immer auch wegdrehen, wenn Sie das nicht mehr sehen wollen, oder mich davorstellen* (kurz demonstrieren) *oder es umklappen* (kurz demonstrieren). *Und wir hören jederzeit auf oder stellen uns erst mal ans Fenster oder trinken Tee, das ist alles ganz egal, Hauptsache, es geht Ihnen gut. In Ordnung? Ich habe schon mal ein paar Kästchen auf das Papier gemalt, das werden dann die Szenen, also die Abschnitte von der Geschichte. Und vorne und am Schluss sehen Sie dick grün umrandete Kästchen. Das werden die Anker für Ihre Denker*in, da kommt ein angenehmer Moment vorher und einer von nachher rein."*

Malen Sie spätestens jetzt auf ein Blatt einen „Filmstreifen", um zu verdeutlichen, worum es geht: die Einteilung des Erlebens in Szenen, die jeweils eine Überschrift bekommen. Sie können es wie im Beispiel auch vorher machen.

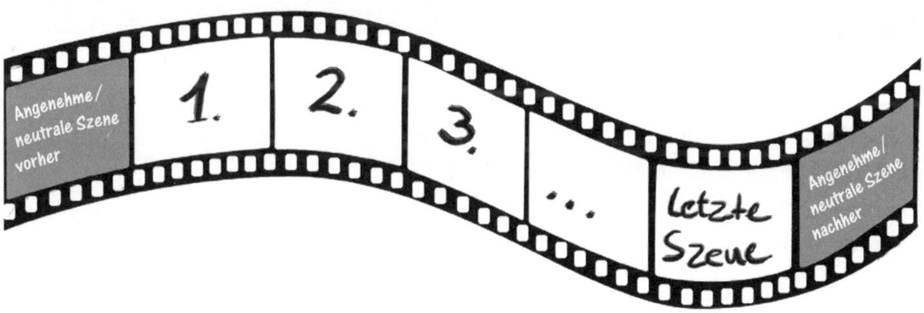

Abbildung 9.4: Die Einteilung in Szenen mit angenehmem Vor- und Abspann hilft bei der zeitlichen Einordnung

Markieren Sie das Anfangs- und Endfeld jeweils grün, um zu signalisieren, dass vor und nach dem Ereignis andere, angenehmere Situationen schon gespeichert sind. Das kann erst einmal ohne Erklärung geschehen. Sie kennen die genaue Anzahl der Szenen zwischen „vorher" und „nachher" nicht, aber das ist auch nicht wichtig, lassen Sie einfach genug Platz. Wichtig ist eine grüne Abschlussszene.

Installieren Sie das **Ressourcenbarometer** als Abgleich für die Hier-und-jetzt-Orientierung. *„Jetzt sorgen wir erst mal dafür, dass Sie auch immer gut hierbleiben können. Wollen Sie gerne im Stehen arbeiten? Wir stehen ja beide noch, und ich finde, das ist oft auch ganz gut bei so einer Übung. Sie können von Ihrem Platz aus ja auch auf den Baum neben dem Flipchart hinter dem Fenster schauen, oder? Die Blätter sind noch ganz frisch, sehen Sie? Und wo haben Sie einen guten Außenkontakt? Füße? Die bieten sich im Stehen meistens an. Wir können aber auch den Igelball nehmen, den Sie sich grade schon gegriffen haben. Sie sorgen für sich, sehr schön. Lieber die Füße? Okay. Wie deutlich nehmen Sie die gerade wahr, auf der Skala von 1 bis 10, wenn 1 wäre: gar nicht, und 10 ganz deutlich?"*

Ressourcenanker auf dem Storyboard: *„Lassen Sie uns jetzt erst noch mal aufrufen, welche Anker Sie haben, die Sie an schöne Dinge und Ihre Kraft erinnern. Geben Sie mir doch mal das Stichwort für Ihr Zwischenlager, war das nicht ein Kelch? Nein, ein Panzerglas? Okay, dann schreibe ich das hier oben hin, damit Sie es immer sehen* (und Sie schreiben das direkt über die Kästchen Zwischenlager „Panzerglas"). *Kann ich die kleine Hexe als Ihre Innere Helferin mit aufschreiben? Und welchen Wohlfühlort nehmen Sie? Sie haben ja mehrere: das Kino? Okay. Dann schreibe ich, mehr für mich, noch dazu, dass Sie die Füße fürs Ressourcenbarometer ausgewählt haben. Welchen Wert würden Sie noch okay finden? 6? Kommt auch mit drauf. Ist sonst noch etwas wichtig, was mit aufs Papier soll heute? Ihre Tante Edda? Hat die Sie immer unterstützt? Kommt auch mit drauf."*

Auswahl und Benennen des Ereignisses: Besprechen Sie dann mit der Klientin, welche unangenehme Situation sie sich anschauen möchte. *„Wir nehmen beim ersten Mal etwas, was nur ein bisschen unangenehm ist. Den Streit mit Ihrer Freundin letzte Woche? Gut. Was würden Sie der Situation für einen Titel geben? Streit mit Elise, okay."* Die Benennung mit einer Überschrift ist schon eine erste Distanzierung: Man muss zusammenfassen und die Denker*in einschalten, weil sie einen Titel für die Erinnerung des Häschens finden soll.

Positiven Vor- und Abspann bestimmen: Zunächst einmal braucht es einen Rahmen, denn es gab immer ein besseres Vorher und ein neutrales Nachher, so furchtbar das Erleben auch war. Ob das nun direkt vorher oder vor drei Jahren war, ist nicht so wichtig – Hauptsache, es gibt einen zeitlichen Rahmen für das Ereignis und damit eine klare Begrenzung und die Markierung: „Das ist vorbei!" Das kann im Extremfall auch die Situation sein, in der Sie sich mit der Klientin treffen, in diesem Moment sollte die Situation auf jeden Fall als positiv empfunden werden. Ist das noch nicht möglich, wenden Sie eine andere Übung an!

Lassen Sie sich die beiden angenehmen **Szenen vorher und nachher genau beschreiben**, erfragen Sie die unterschiedlichen Sinneseindrücke und verdichten die Szene zu einem Bild. Schreiben Sie jeweils einen Titel und an dieser Stelle, bei den grünen Szenen, gerne auch Details in die Kästchen. Notieren Sie Stichworte: Farben, Orte, Gefühle, die guttun. *„Erinnern Sie eine Szene vor dem Streit? Das kann eine komplett andere Geschichte sein – wichtig ist, dass Ihre Denker*in und Ihr Häschen wissen, dass das auf jeden Fall davor war. Sie waren auf jeden Fall am Tag vorher in Hamburg? Nicht ganz sicher, ob es zwei Tage vorher war? Das ist egal, erinnern Sie denn eine besonders nette Situation? Als Sie die Elbphilharmonie von Weitem gesehen haben und die Sonne sich auf der Oberfläche gespiegelt hat? Was soll ich als Überschrift schreiben: Elbphilharmonie? Okay, gerne. Dann beschreiben Sie doch mal, was Sie da gesehen, gehört, gespürt haben. War das sonst noch jemand, von wo kam die Sonne? Ein paar nette Details schreibe ich auch mit auf, dann können Sie sich später besser dran erinnern."* Dasselbe tun Sie dann auch mit dem Bild danach.

Erstellen des Storyboards: Sagen Sie der Klientin, dass Sie nun den Gesamtfilm in Szenen zerlegen werden, um einen Überblick zu schaffen und dem Gedächtnis wieder eine Struktur zu geben. Warum das für den Hippocampus und die Zusammenarbeit mit der Großhirnrinde wichtig ist, haben Sie vorher mit dem Modell erklärt. *„So, wir zerlegen jetzt mal die ganze Situation wie einen Film in verschiedene Szenen oder Einstellungen. Und ich brauche von Ihnen hier nur die Überschriften für die Szenen, genauer schauen wir uns die nicht an. Es geht nur darum, dass Sie einordnen, ob das eine sehr unangenehme Szene war, dann trage ich die Überschrift in Rot ein. Wenn die Szene okay oder sogar angenehm war, schreibe ich sie in Grün, und wenn sie neutral oder ohne irgendeine Bewertung war, dann nehmen wir noch eine andere Farbe, Blau zum Beispiel. Lieber Orange? Okay, hab ich auch.*

Ich werde Sie also immer fragen, was dann kommt, und wenn das etwas durcheinander ist, macht das nichts. Wir nehmen immer die Szene, die Ihnen zuerst einfällt. Wir können ja am Flipchart ordnen. Ich frage Sie nach der Überschrift und danach, in welcher Farbe das aufgeschrieben werden soll. Und zwischendurch testen wir immer wieder, ob Sie noch gut Ihre Füße am Boden wahrnehmen können."

Lassen Sie sich nun sagen, welches die **schlimmste Szene** ist (ohne Inhaltsangabe, nur die Überschrift, Beschreibung sehr kurz halten und **sofort reorientieren**), damit Sie nicht überraschend damit konfrontiert werden. Achten Sie hier auf die komplette Reorientierung, bevor Sie weitermachen. Es kommt nicht darauf an, die Übung vollständig zu machen, sondern reorientiert zu bleiben! Nur das ermöglicht das Gefühl von Kontrolle. *„So, es geht ja um den Streit mit Elise, wir haben Ihr Panzerglas, Tante Edda und die kleine Hexe, und wo sind Sie mit Ihren Füßen am Boden? Auf 8, prima. Wenn Sie mir schon mal kurz sagen würden, was die schlimmste Szene war, nur ganz kurz? Als Sie sie angeschrien haben? Okay, wo sind die Füße? Einmal ein bisschen durch den Raum? Wohin geht der Atem? Gut, Sie sind wieder auf 7 mit den Füßen,* *dann schauen wir doch mal, was eine gute Überschrift wäre: Schreien vielleicht? Ich schreie sie an, okay. In Rot, oder? Ja. Und wo ungefähr kommt das hin? So ziemlich in die Mitte. Ich schreibe jetzt mal, und Sie gehen ein wenig durch den Raum. Besser? Brauchen Sie was zu trinken? Eine Pause? Alles gut so? Okay, dann weiter.*" Wenn Sie merken, dass die schlimmste Szene nicht so einfach stehen bleiben kann während der Arbeit, kleben Sie ein Post-it darüber oder hängen eine bunte Karte davor, z. B. eine rote Moderationskarte, die Sie abgeschnitten haben. Bei besonders heftigen Szenen können Sie fragen, ob Sie die Überschrift erst einmal abkürzen dürfen, in unserem Beispiel etwa „S." für Schreien. Es macht einen Unterschied, ob ein Begriff ständig zu sehen ist und somit als Trigger wirkt. Überlegen und überprüfen Sie das gemeinsam mit der Klientin. „Es geht schon" ist eine Aussage, bei der Sie zu mehr Selbstfürsorge anhalten sollten, also lieber die vorsichtige Variante wählen. Es geht ja nicht ums Ertragen, sondern um Meistern, Kontrollieren-Können und darum, selbst zu entscheiden.

Sammeln Sie die Szenen. Sie müssen nicht chronologisch vorgehen, sondern fragen einfach, was der Klientin einfällt oder wie das alles angefangen hat. Erfragen Sie jeweils den Platz im Film, die Überschrift und die Farbe für den Eintrag. Achten Sie bei der Suche nach Überschriften für die Szenen immer auf die Atmung und den Bodenkontakt der Klientin.

Es geht nicht primär um Vollständigkeit, sondern um eine vorsichtige Integration und vor allem um **Distanzierung**. Es passiert viel auf der anderen Seite, versuchen Sie das wahrzunehmen, ohne selbst in den Film zu rutschen. Lassen Sie sich bei „größeren" Themen gerne auch mehrere Sitzungen Zeit und rollen Sie das Storyboard bis zum nächsten Mal zusammen. Sagen Sie der Klientin, wo Sie es ablegen oder besprechen Sie gut, was die Klientin damit macht, falls sie es mitnehmen will.

Wenn die Belastung wächst oder einfach mal eine Pause vonnöten ist, beenden Sie die Sequenz bitte immer mit einem Umschalten auf die Anfangs- oder Endszene, hören Sie nicht mitten im Drama auf. *„Hui, das war jetzt aber schon 'ne ganze Menge. Wie wär's mit einem kleinen Schwenk zur Elbphilharmonie? Sie erinnern: das Glitzern der Sonne auf dem Gold, die kleinen Schäfchenwolken, das Schokoeis in der Hand … Okay, und jetzt noch mal die Füße am Boden. Die sind bei 7? Prima. Brauchen Sie 'ne Pause?"*

Gehen Sie auch für den Abschluss der Sitzung auf eine der rahmenden Szenen, am besten (wenn das gut geht) auf die Szene im besseren Danach. Lassen Sie sich noch einmal beschreiben, was da war und wie es der Klientin ging, lassen Sie die Szene entstehen.

Packen Sie alles, was aufseiten der Klientin noch auftauchen könnte, schon einmal vorab ins Zwischenlager. Das kann der ganze Film „Streit mit Elise" sein, den Sie wegpacken, aber auch einfach alles, „was noch herumschwirrt".

Abschluss

- Reorientieren Sie sich und die Klientin nach der Arbeit. Fragen Sie nach dem, was heute noch ansteht, erzählen Sie von alltäglichen, nicht anstrengenden Dingen. Achten Sie darauf, dass die Klientin nach Abschluss der Sitzung nicht gleich Auto fährt oder andere verantwortliche Dinge tut, schlagen Sie ihr vor, erst einmal um den Block zu gehen, einen Kaffee zu trinken, laufen zu gehen …
- Alternativ zum Flipchart können Sie auch mit Karteikarten arbeiten und für Vor- und Abspann und jede Szene eine Karte beschriften. Wir bevorzugen das Flipchart, um mehr Ruhe in die Arbeit zu bringen und die Beliebigkeit des Umhängens der Karten nicht aufkommen zu lassen. Es geht ja um eine innere Ordnung. Falls Sie mit Karten arbeiten, hängen Sie die Szenen aber etwas entfernt auf, achten Sie auf Abstand und vermeiden Sie häufiges Umhängen oder den Eindruck der Beliebigkeit!
- Das Hin und Her zwischen Flipchart und Reorientierung ist beabsichtigt: Jedes Ein- und Aussteigen bewirkt eine Verknüpfung von Traumainhalt und Hier und Jetzt – und damit eine Reduzierung der Dissoziation!

9.3.3 Storyboard – der Ablauf kurz zusammengefasst

1. Etablierung des **Ressourcenbarometers**, Festlegen eines minimalen Werts, der nicht unterschritten werden soll, Verabreden, dass immer unterbrochen werden kann.
2. Benennen einer belastenden Situation, „Filmtitel" benennen und als Überschrift eintragen.
3. Eintragen von Stichworten für Zwischenlager, Innerer Helferin, Wohlfühlort und Außenorientierung auf vorbereitetem Flipchart (mit Eintrag von Kästchen und grünem Anfang / Abschluss).
4. Benennen einer **sicheren Szene vor und nach** dem belastenden Ereignis: genau beschreiben lassen, in grüne Kästchen eintragen mit Titel und Details.
5. Frage nach Überschrift für schlimmste Szene, an ungefährer Stelle eintragen, eventuell nur Abkürzung oder Verdecken der Beschriftung, um Trigger zu vermeiden.

6. Immer wieder zwischendrin **Ressourcenbarometer** abfragen; die Wechsel erlauben eine Verknüpfung der Inhalte mit dem Hier und Jetzt, viele Wechsel innerhalb der ersten fünf Minuten stellen eine stabile Grundlage her!
7. Einteilen des Films in **Szenen** (im Sinne eines Drehbuchs), Benennung der Szenenüberschriften, Nachfrage nach Farbe (Rot = belastend, Grün = angenehm, andere Farbe = neutral).
8. Bei Veränderung der Atmung, schlechteren Werten auf Ressourcenbarometer: **Stopp** und Reorientierung auf das Ressourcenbarometer bis zur erwünschten Skalierung.
9. Zum **Abschluss, auch bei Abbruch**: sichere Szene danach (wahlweise davor) betrachten.
10. Flipchart wegpacken, inneren Film und Reste ins Zwischenlager legen.
11. Sichere **Reorientierung** im Hier und Jetzt durch Alltagsfragen wie z. B.: Was haben Sie heute noch vor? Etc. (Lassen Sie sich hierfür *mindestens* eine viertel Stunde Zeit.)

9.3.4 Wie geht es danach weiter, was sind mögliche Auswirkungen?

Bitte beachten Sie: Wenn Klient*innen vor Gericht aussagen müssen, ist es nicht förderlich, dort einen zu ruhigen und entspannten Eindruck zu machen. Das Gericht bekommt dann unter Umständen den Eindruck, es sei nicht so schlimm gewesen, was da geschildert wird. Besprechen Sie dieses Dilemma mit der Klientin und beraten Sie sich mit Kolleg*innen und Anwält*innen, die Erfahrung mit der Begleitung von Klient*innen in den jeweiligen Verfahren bzw. mit den jeweiligen Beamt*innen haben. Hilfreich sind hier andere Distanzierungs- und Schutztechniken wie die Einrichtung einer Schutzhülle (11.3), das Nutzen von Abstandhaltern (10.1) und das Mitgeben von reorientierenden Gegenständen (7.2).

9.3.5 Welche Schwierigkeiten können auftauchen, und wie kann ich damit umgehen?

Der Klient zeigt ganz schnell Körpersymptomatik, fängt an zu schwitzen, hat Angst oder ist sehr angespannt.

Drehen Sie das Flipchart weg oder klappen Sie die Seite um, fragen Sie nicht nach, sondern handeln Sie wie sonst auch bei Dissoziationsstopps, klar und entschieden. Reorientieren Sie den Klienten zunächst im Raum, lenken Sie die Aufmerksamkeit auf etwas anderes, stellen Sie Bodenkontakt her etc. Üben Sie das Storyboard vorab auf jeden Fall mit einem nur leicht nervigen Ereignis. Sie können dann langsam steigern, wenn der Klient das möchte. Falls die Technik zu belastend bleibt, nutzen Sie lieber Abstandhalter oder Schutzhüllen.

Meine Klientin hat keine Bilder. Wie kann ich die Technik anwenden?

Ziemlich viele Menschen, oft auch früh traumatisierte, haben nicht zuallererst Bilder, wenn sie sich erinnern, sondern akustische oder gefühlsmäßige, manchmal auch körperliche Eindrücke. Auch die können Sie ja in Sequenzen einteilen. Es ist schließlich kein „wirkliches" Filmmaterial, das jemand ins Storyboard bannt. Und Sie werden staunen, wie gut das selbst mit Gefühlen und anderen Körpererinnerungen geht.

Das ist doch wirklich ziemlich umständlich, nur um mir mal erzählen zu lassen, wie das mit dem Streit war.

Da haben Sie vielleicht recht – aber das Vorgehen wird sehr schnell generalisiert, Menschen übertragen die Idee der Distanzierung und kognitiven Betrachtung bald auf andere Situationen. Und wenn Sie einen Teil von all den Sicherheitsvorkehrungen nicht brauchen sollten, lassen Sie ihn einfach weg. Es macht aber Sinn, wenn Sie den Gebrauch auch alltäglich üben. Bei schwierigeren Themen geht Ihnen die selbstverständliche Reorientierung dann leichter von der Hand.

Aber ich will mir doch das Traumamaterial gar nicht ansehen – ich bin doch keine Therapeutin.

Auch wieder richtig – und wenn Sie nie in die Verlegenheit kommen, dass Ihnen die Klientin unbedingt etwas erzählen will, was passiert ist oder der Jugendliche sich wieder furchtbar aufregt, sobald er aus der Schule erzählt, dann brauchen Sie die Übung überhaupt nicht. Es geht aber primär nicht darum, dass jemand sich mit dem Alten auseinandersetzen soll, sondern um (gar nicht so seltene) Fälle, in denen jemand Ihnen etwas erzählen will oder Sie für irgendetwas Fakten aus dem Vergangenen sammeln müssen. Immer, wenn mensch beim Erzählen von belastenden Fakten im Ressourcenbereich bleibt, findet auch Verarbeitung statt. Das ist ein schöner Nebeneffekt.

Meine Klientin kann sich aber an die Sachen aus ihrer Vergangenheit gar nicht erinnern. Wie können wir uns das dann anschauen?

Wenn Ihre Klientin sich nicht erinnern kann, hat das eine Vielzahl meist sehr guter Gründe, und die Frage ist, warum Sie das ändern wollen. Manchmal wollen Klient*innen wissen, was denn eigentlich „wirklich" war in ihrer Kindheit. Unserer Erfahrung nach kommt die Erinnerung dann von selbst, wenn der Mensch so weit ist, sie verarbeiten zu können. Mit einigen traumatherapeutischen Methoden kann mensch diesen Prozess intensivieren, aber das ist nicht Thema dieses Buches – und da sollte mensch auch Vorsicht walten lassen.

Wenn ich zwischendrin immer wieder unterbreche, kommt doch gar kein richtiger Zusammenhang der Erzählung zustande. Wäre das nicht wichtig?

Ziel der Arbeit mit dem Storyboard ist ja, dass zunächst die Dissoziation ersetzt wird, also eine emotionale Distanz willentlich eingezogen wird. So kann die Denker*in sich mit dem Material beschäftigen und ganz distanziert nach Überschriften suchen. Plötzlich nimmt dann das Häschen wieder Kontakt auf, und Sie reorientieren. Es geht um Reorientierung und Verarbeitung im Hier und Jetzt. Und dafür brauchen wir die Verknüpfung der alten Geschichte mit dem neuen Erleben hier, an vielen kleinen Ecken und Kanten.

9.3.6 *Besonderheiten im Kontakt*

9.3.6.1 Kinder

Kinder finden den Gedanken der Szenen erst einmal komisch, die kognitive Distanz fehlt ja genauso wie die Erfahrung mit der Analyse von Filmmaterial. Wenn Sie aber fragen, wie man das aufführen könnte oder welche Szenen das im Puppentheater wären, wie das wäre, wenn ihre Lieblingsfiguren der Fernsehserie das nachspielen würden, können sich Kinder gut auf die Verfremdung einstellen. Wir würden dann auch nicht mit Flipchart, sondern vielleicht mit Bildern für die verschiedenen Szenen arbeiten, wobei es an der Stelle wichtig ist, nicht zu ausführlich zu werden und damit zu sehr in das Erleben einzutauchen. Sie erinnern sich: Es geht nie um Perfektion, sondern um die kognitive Verfremdung, um die emotionale Distanz. Wenn Ihnen das Kind erzählt, wie Maus und Elefant erleben, was ihm passiert ist, ist schon viel geholfen. Machen Sie lieber weniger als mehr und achten Sie sehr auf das Ressourcenbarometer und vor allem auf ein Kompetenzerleben (siehe 11.2, „Zielzustand"). Nehmen Sie sich viel Zeit zum Wegpacken, achten Sie immer auf einen guten Schluss, legen Sie eine Skala mit Smileys aus.

9.3.6.2 Jugendliche

Jugendliche haben in der Regel viel Erfahrung mit jeder Art von Filmchen und Filmschnitt, die für die Übung nutzbar gemacht werden können. Sie können gut so arbeiten, wie Sie es auch mit Erwachsenen tun; achten Sie darauf, dass sprachlich nicht zusätzlich emotional aufgeladen wird. Nutzen Sie auch andere Bearbeitungsmethoden, wie zum Beispiel die Darstellung der einmal aufgenommenen Szenen durch Fotos von Objekten oder Straßenszenen, die symbolisieren, was passiert ist. Es geht dabei immer um Distanz, Kontrollerleben und Verknüpfung unterschiedlicher Ebenen des Erlebens.

9.3.6.3 Kognitiv anders strukturierte Menschen

Wenn Sie sehr auf die Struktur und eine einfache Benennung achten, können Sie auch hier gut mit dem Storyboard arbeiten: Suchen Sie nach Überschriften, Eindrücken, Bildern, die die einzelnen Szenen beschreiben können. Bleiben Sie knapp, reorientieren Sie z. B. auch mithilfe des Sehens und Hörens in Ihrem Raum. Legen Sie die einzelnen Szenen als Karten aus. Wenn die Belastung steigt, stecken Sie sie hintereinander und nehmen die angenehme Start- oder Schlussszene nach vorne.

9.3.6.4 Gruppen

Für Gruppen empfehlen wir die Arbeit im Allgemeinen nicht, weil die Reorientierung aller Teilnehmenden schwieriger wird. Sie können die Idee allgemein einführen oder auf diese Weise ein gemeinsames Erleben betrachten, das eher aus dem neutralen Bereich kommt – ausprobieren sollten Sie die Übung dann im Einzelkontakt.

Für Supervisionsgruppen und die Arbeit mit einem gemeinsam zu verarbeitenden Erlebnis haben wir an anderer Stelle eine Vorgehensweise beschrieben (siehe Hantke & Görges 2021).

9.3.6.5 Andere Kulturkreise

Auch hier ist die Arbeit mit dem Storyboard in einer digitalisierten Welt meist sehr einfach einzuführen. Die Idee von Filmen und davon, wie sie entstehen, ist überall vorhanden. Sollte doch eine Fremdheit bestehen oder werden Filme zu sehr als Teil des eigenen Erlebens empfunden und sind deshalb kaum abstrahierbar, nehmen Sie das Theater als Metapher. Auch hier teilen Sie in Szenen ein, lassen diese kurz benennen und erleben gemeinsam mit Ihrem Gegenüber, wie sehr die Distanzierung Erleichterung verschafft und eine Draufsicht ermöglicht.

10. | Distanzierung statt Dissoziation

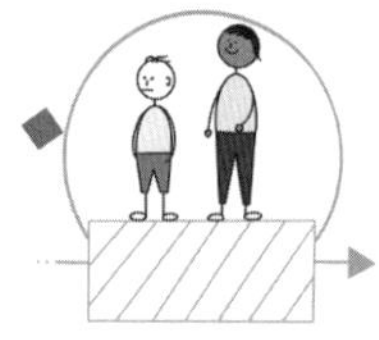

Weil es eine wesentliche Grundlage unserer Arbeit mit belasteten Menschen ist, haben wir bereits im Theorieteil des Öfteren erwähnt: Dissoziation hat die Funktion, das zu distanzieren, was die Verarbeitung überlasten und das Funktionieren im Überlebensmodus der Notfallreaktion verlangsamen oder gefährden würde. Dissoziation in die Über- oder Unterspannung, also in der Mobilisierung oder Immobilisierung des Körpers ist Teil der Notfallreaktion, ein wunderbarer Mechanismus, der uns Kraft und Energie für die vollautomatische Reaktion verleiht, aber Folgen hat: Alles, was da wesentlich passiert ist, haben wir nicht recht verarbeitet. Hätten wir nach belastenden Erlebnissen Zeit, Unterstützung und Halt, ausreichend Versorgung und ökonomische Mittel für die Verarbeitung, so gäbe es vermutlich sehr wenige andauernde und chronifizierte Traumafolgestörungen. Da in der Regel aber eins zum anderen kommt oder einfach der Alltag wieder alle Kraft für seine Bewältigung benötigt, bleiben das Erleben, die Gefühle, die Verluste versprengt. Der Häschen-Denker*in-Kontakt ist weiterhin durch Misstrauen und Unvollständigkeit, Triggerneigung, Gedächtnislücken und Flashbacks gekennzeichnet, und die Abwehr dieser eigenartigen Organisation des Erlebens und Bewusstseins verschlingt alle Energie, die noch zur Verfügung steht. So wird Dissoziation zum Standardinstrument des Umgangs mit Überlastung.

Nun können wir nicht einfach hingehen und sagen: „Okay, Sie wissen ja nun, wie das funktioniert. Jetzt können wir das alles einfach wieder zusammenführen, erzählen Sie doch mal." Tun wir das ungeschützt, und erzählt jemand auf andere Art, als er oder sie das für sich gut zurechtsortiert hat, werden zum Beispiel Details abgerufen, die die eigene Erzählung aus guten Gründen auslässt oder Gefühle erfragt, die im Bewusstsein noch nichts zu suchen haben. Dann passiert im Inneren des Menschen dasselbe wie in der Auslösesituation: Alles ist zu viel, der Organismus schützt sich hoffentlich durch die Notfallreaktion, und die Verarbeitung ist kein Stück weiter.

Um – gut verankert im Hier und Jetzt, im angenehmen Bezug zu Helfenden und mit Zeit für den Kontakt – mit den Symptomen von Flashbacks wie Angst, starken Gefühlen oder Erinnerungsfetzen umzugehen, um schließlich auch langsam Stücke des Erlebens überhaupt nur selbst betrachten, sprich angemessen und ohne überbordende Angst erinnern zu können, brauchen wir einen Ersatz für die sonst oft automatisch eintretende Dissoziation. Wir brauchen statt der Vollautomatik bewusst und willentlich eingeführte Distanzierungen. Wir erhöhen das Kontrollerleben ungemein, wenn das Gehirn nicht einfach nur verrücktspielt und uns zur Unzeit mit

Erinnerungsfetzen aus Körpererleben oder anderen Kanälen überschüttet, sondern wenn wir steuern können, wann wir etwas betrachten wollen und wie. Wenn wir Instrumente an der Hand haben, die wir einsetzen können, um Störendes immer besser zur Seite zu schieben und es ein andermal wieder aufrufen zu können.

Dazu gehört auch, dass wir uns im Alltag vor Triggern schützen können, die genau jene Prozesse immer wieder auslösen. Nun sind Trigger dadurch definiert, dass sie irgendein Teil aus der Erinnerung sein können. Das macht es unheimlich schwer, wenn nicht unmöglich, sie zu isolieren. In manchen Situationen wissen wir aber, dass wir ein dickes Fell brauchen (das werden Sie mit der „Schutzhülle" noch kennenlernen, siehe 11.3). Manchmal helfen auch einfache Verfremdungen oder Verschönerungen der Umgebung, um sie triggerärmer und selbstbestimmter erleben zu können. Das stellen wir gleich mit den Abstandhaltern vor. Danach folgt eine Übung, die für alle Kontakte mit belasteten Menschen immer und unbedingt wichtig ist: das Zwischenlager – ein Platz, wo abgelegt werden kann, was zu belastend ist. Weil sich Zwischenlager für Gefühle nicht so gut eignen, stellen wir Ihnen hier neu eine Übung vor, in der es darum geht, Gefühle gut zu versorgen, damit sie sich gewertschätzt fühlen und von weiterer Belästigung absehen.

Sie haben in der Zeitlinienarbeit schon das Storyboard kennengelernt. Hier ergänzen wir die Herangehensweise um die Übung der Screen- oder Bildschirmarbeit. Das ist eine sehr umfängliche Arbeit mit belastendem Material, die es ermöglicht, die eigene Geschichte im Abstand zu betrachten. Letzteres ist der wichtigste Aspekt dieser Übung, weshalb Sie sie auch im Abschnitt zu Abstandhaltern finden.

10.1 Abstandhalter

Wir alle achten auf Distanz, setzen Grenzen und möchten, dass sie respektiert und eingehalten werden. Je nach kulturellem Hintergrund sind die Bedürfnisse da ganz unterschiedlich. Die gute Freundin nehmen wir zur Begrüßung in den Arm, dem Nachbarn nicken wir vielleicht nur freundlich zu. Manchmal kommt uns jemand oder etwas zu nah, ist ein Kontakt unangenehm, eine Situation schwer auszuhalten. Nicht immer können wir dann selbst bestimmen, den Raum verlassen und den Abstand, den wir brauchen, wieder herstellen. Menschen, die Belastungen nicht verarbeiten konnten, sind zum Teil empfindsamer gegenüber unangenehmen Eindrücken oder nicht eingehaltenen Distanzen.

In manchen Situationen, denen wir nicht ausweichen können, wäre es gut, eine Art Abstandhalter dabeizuhaben. Er soll Distanz schaffen, den Zwischenraum zwischen uns und anderen mit Angenehmem füllen und uns so entlasten.

10.1.1 Wann, warum und wie? – Rahmenbedingungen der Übung

Situationen, in denen die Übung hilft

- Der Kollege kann der Chefin beim Mitarbeiter*innengespräch kaum ins Gesicht sehen, so peinlich ist ihm der Vorfall aus der letzten Woche.
- Die junge Frau muss vor Gericht aussagen, und der Täter wird auch anwesend sein.
- Die Jugendliche findet den Raum, in dem das Hilfeplangespräch beim Jugendamt stattfinden soll, ganz bedrückend.
- Der junge Mann hat Angst vor den Blicken der anderen bei der Asylanhörung.
- Immer dann, wenn mehr Abstand zu Dingen und Menschen gefragt ist, die wir nicht vermeiden können, macht ein maßgeschneiderter Abstandhalter Sinn.

Ziel der Übung

Das Einfügen eines imaginierten gegenständlichen oder lebendigen Hilfsmittels zwischen einem selbst und anderen bzw. dem Raum schafft Erleichterung. Ziel ist die Stabilisierung im Hier und Jetzt und die Sicherung eines mittleren Erregungsniveaus. Die Klientin lernt, für sich zu sorgen, den Raum anders wahrzunehmen und so mit belastenden Situationen umzugehen. Sie gewinnt mehr Kontrolle und Selbstwirksamkeit, Hilflosigkeit, Angst und Opfergefühle werden reduziert.

Raum-/Zeitorientierung der Klientin

Die Klientin soll im Hier und Jetzt orientiert sein, die Aufmerksamkeit ist bei der gemeinsamen Arbeit, die Spannungskurve im Ressourcenbereich.

Wenn der Abstandhalter eingeübt ist, kann er auch bei steigender Erregung genutzt werden.

Anforderungen

Raum: Suchen Sie für die Einführung der Übung einen Raum, in dem Sie ungestört sind und wo Bewegung möglich ist. Ihre Klientin kann ihren Abstandhalter später an jedem beliebigen Ort nutzen.

Zeit: Nehmen Sie sich zu Beginn ca. 15 Minuten Zeit. Nach Einübung ist sehr viel weniger Zeit erforderlich.

Material: Wenn Sie mit Menschen arbeiten, deren Kontexte Sie nicht kennen oder selbst erleben, überlegen Sie vorher, welche Gegenstände, Tiere oder Figuren möglicherweise negativ besetzt sein könnten (ein Monster im Raum beispielsweise lenkt vielleicht ab, bringt aber nicht jedes Kind in die eigene Stärke).

10.1.2 Anleitung

Machen Sie zunächst deutlich, worum es geht. *„Sie haben erzählt, dass Sie zu dieser Begutachtung müssen und dass der Gutachter Ihnen so unsympathisch ist. Den kennen Sie ja schon vom letzten Mal. Ich überlege gerade, ob es nicht etwas geben könnte, was Sie zwischen sich und den Mann bringen, damit Sie ihn nicht mehr so gut sehen oder er nicht so sehr auf Sie einwirken kann. Vielleicht ein Vorhang oder ein paar Schmetterlinge, ein bunter Hüpfball – irgendetwas, das als Abstandhalter dient und Ihre Aufmerksamkeit ein wenig ablenkt. Wäre das was für Sie?"* Wenn die Klientin interessiert ist, probieren Sie miteinander aus, was diese Funktion erfüllen und in die Situation passen könnte. *„Es sollte etwas sein, das Sie ablenkt, aber nichts auslöst, was nicht in die Situation passt. Wenn Sie also laut lachen müssten, dann ist das vielleicht für die Situation nicht so passend. Was brauchen Sie denn für ein Gefühl? Eher Teilnahmslosigkeit? Probieren Sie doch mal aus, was fällt Ihnen dazu ein? Ein Vorhang? Ein kleiner Tischspringbrunnen? Ein Elefant? Den eher nicht? Was meinen Sie, wie würden Sie den Raum zwischen ihm und Ihnen füllen wollen?"*

Für die „Füllung" bieten sich an:

Lebendiges und Bewegliches
- Bunte Schmetterlinge, ein Elefant, ein galoppierendes Einhorn, eine schwebende Fee …
- Gegenstände
- Ein buntes Kirchenfenster, ein Bücherregal mit Lücken zum Durchschauen, eine Skulptur, eine Panzerglasscheibe …

Etwas, das Spannung abtransportieren kann
- Ein Wasserfall, ein Bach, ein kleines Feuer, ein leichter Wind …

Wenn die Klientin sich für eine Möglichkeit entschieden hat, üben Sie mit ihr, sich den Gegenstand / das Tier / den Fluss hier und jetzt vorzustellen. *„Dann stellen Sie sich die gelben Schmetterlinge doch mal vor. Wie viele sind das denn? Immer nur einzelne oder ist das ganze Bild voll davon?"* Wenn das funktioniert, probieren Sie den Abstandhalter vor einem neutralen anderen Ausblick oder Bild aus, zum Beispiel beim Blick auf die Wand oder aus dem Fenster. Stellen Sie sich selbst nun auf die

„andere Seite", probieren Sie, ob das Bild zwischen Ihnen zu halten ist. *„Wenn Sie mich jetzt anschauen, dann stellen Sie sich doch bitte gleichzeitig die gelben Schmetterlinge zwischen uns vor. So, dass Sie mich dahinter nur noch so schemenhaft wahrnehmen. Wie ist das?"* Lassen Sie die Klientin ausprobieren und ihre Erfahrungen beschreiben.

Jetzt nehmen Sie wieder die Wand oder den Ausblick als Hintergrund und lassen hinter den Schmetterlingen ein neutrales Straßen- oder Alltagsbild einspielen, vielleicht sehen Sie auch wirklich Alltag vor dem Fenster. Wenn das funktioniert, lassen Sie das unangenehme Bild dahinter installieren.

„So, jetzt versuchen wir es mal mit dem Gutachter, okay? Nein, erst schauen Sie doch bitte, dass Sie die gelben Schmetterlinge wieder im Bild haben. Geht das? Sehr schön. Und dann lassen Sie dahinter das Bild von dem Gutachter auftauchen, erst mal nur ganz klein und weit weg. Wie ist das?" Lassen Sie der Klientin Zeit und stellen Sie sicher, dass ein Schritt funktioniert, bevor Sie zum nächsten übergehen. Unterbrechen Sie und machen Sie etwas anderes, wenn Angst aufkommt oder die Spannung aus anderen Gründen steigt. Sie können auch ein andermal weitermachen. Und die Klientin wird es auch für sich alleine ausprobieren.

Wenn alles problemlos funktioniert sagen Sie zum Beispiel: *„Wenn die gelben Schmetterlinge sicher da sind, dann können Sie sich jetzt vorstellen, Sie wären in dem Zimmer des Gutachters, und er sitzt da vor Ihnen. Anders als beim letzten Mal haben Sie aber jetzt die gelben Schmetterlinge dabei und dazwischen. Geht das? Erzählen Sie mal."* Lassen Sie sich von der Klientin berichten, wie die Übung funktioniert, bessern Sie gegebenenfalls nach, wo es nötig ist.

Variante: Den anderen verfremden

Eine Variante der Übung ist es, sich das menschliche Gegenüber ganz anders vorzustellen, als er*sie in Wirklichkeit aussieht. Wenn die Erzieherin sich den Vater ihres Bezugskinds im Sommerkleid mit Badeschläppchen vorstellt, erscheint er ihr vermutlich nicht mehr so bedrohlich wie sonst. Möglich sind z. B.:

Körperliche Verfremdungen: bunte Haare, Glatze, langer Bart, Spaghetti-Arme, ein Rüssel, veränderte Kleidung oder Merkmale (Warzen, leuchtend strahlende Augen …)

Übermalungen oder Verzerrungen: imaginierte Übermalung des Gesichts, Wackelbild der gesamten Person, verschwimmende Umrisse, Verkleinerung der Person (so groß wie eine Puppe, eine Streichholzschachtel …)

Veränderungen der Stimme: der Ton kann höher oder tiefer, langsamer oder schneller gestellt werden (Mickymaus, Quietscheente, salbungsvoll, piepsig …)

Was immer der Klientin hilft, ist erlaubt. Stellen Sie nur sicher, dass die Reaktion sozial angemessen ist. Wenn die besagte Erzieherin laut loslachen muss, wenn sie den Vater sieht, mag das nicht ganz passend sein und ihr auch nicht zu einer ressourcenorientierteren Betrachtung verhelfen.

Brillenträger*innen kann manchmal auch helfen, die Brille einfach abzusetzen und das Gegenüber dann nur noch schemenhaft wahrzunehmen. Alternativ können sie sich vorstellen, sie hätten eine getönte Brille auf, etwa mit rosafarbenen Gläsern.

Machen Sie Vorschläge, die Fantasie Ihres Gegenübers wird Möglichkeiten finden.

Veränderungen der Umgebung

Statt sich auf Abstandhalter oder die Veränderung von Details des Gegenübers zu beschränken, kann auch der gesamte Kontext verändert werden. Warum nicht einfach meinen Lieblingsstrand mit in die Teamsitzung nehmen, in der ich heute eine Übung vorstellen will? Vor allem Jugendliche sind schnell bereit und in der Lage, den Szenenumbau zu bewerkstelligen.

10.1.3 *Wie es danach weitergeht*

Dies ist eine der Methoden, die umso besser wirken, je öfter sie geübt wurden. Ermuntern Sie Ihre Klientin, den Abstandhalter in allen möglichen Lebenssituationen auszuprobieren und eventuell nachzubessern. Fragen Sie in jedem Fall beim nächsten Kontakt nach und verändern Sie gemeinsam mit der Klientin die Bilder so lange, bis sie gut wirken.

10.1.4 *Besonderheiten im Kontakt*

10.1.4.1 Kinder

Kinder finden die Idee, ihr Gegenüber zu verfremden, meistens ziemlich spannend, und haben wenig Probleme, sich etwas auszudenken. Überlegen Sie gemeinsam, wo wirklich die Person verfremdet (und dadurch nicht mehr ernst genommen) werden soll und wo es passender ist, sich einen Elefanten im Zimmer vorzustellen. Vielleicht ist es ohnehin besser, zu einem schwierigen Termin die Inneren Helfer*innen (siehe 11.5) mitzunehmen und sie ganz leibhaftig im Zimmer zu postieren.

Lassen Sie die Abstandhalter gerne auch malen oder basteln, informieren Sie eventuell andere Bezugs- und Betreuungspersonen darüber, dass Sie diese Übung gemacht haben und worum es dabei geht.

10.1.4.2 Jugendliche

Jugendliche können in der Regel ohnehin mehr Abstand gebrauchen, als ihnen in der von Erwachsenen definierten Welt meist zugestanden wird. Verfremdungen werden hier gern genommen, überlegen Sie immer gemeinsam, wie deutlich die innere Distanzierung auch außen wirksam sein soll. Entspannend ist hier oft die Einführung ganzer Szenarien, ein Umbau der gesamten Umgebung sozusagen. Warum sollte die bedrohliche Begegnung nicht im Setting des aktuellen Computerspiels stattfinden, wenn alle Konsequenzen gemeinsam besprochen wurden? Manchmal hat aber schon der Lieblingssong im Ohr (ohne wirkliche Stöpsel!) die gleiche Wirkung.

10.1.4.3 Kognitiv anders strukturierte Menschen

Arbeiten Sie so konkret wie möglich. Lassen Sie die Klientin ausprobieren, was den eigenen Blick verändert. Machen Sie einzelne Vorschläge, reduzieren Sie schnell auf das, was am ehesten ankommt. Nehmen Sie imaginativ Menschen oder Gegenstände, die es wirklich gibt, mit in die Situation. *„Du hast doch den großen Bären bei dir im Zimmer. Kannst du dir vorstellen, dass der hier ist? Und vielleicht da auf der Erde zwischen mir und dir sitzt? Braucht der noch was, damit er da sitzen bleibt?“* Reduzieren Sie die Anzahl der Szenerien und Übungen, bleiben Sie lieber immer mal wieder kurz bei einer Situation, die Sie wiederholen.

10.1.4.4 Gruppen

Erklären Sie den Sinn und Zweck der Übung in der Gruppe ausführlich und ermuntern Sie alle, die jeweils passenden Abstandhalter für sich zu finden. Lassen Sie die Teilnehmer*innen sich darüber austauschen, was für die Einzelnen passend scheint. Lassen Sie die Gruppenmitglieder sich gegenüber in zwei Reihen aufstellen und die Abstandhalter ausprobieren, wechseln Sie dann auch die Personen und besprechen Sie die unterschiedlichen Wirkungen. Selbstverständlich teilen nur diejenigen ihre Ideen und inneren Bilder, die das möchten. Fragen Sie, in welchen Situationen ein solches Bild / eine solche Verfremdung hilfreich sein könnte. Machen Sie deutlich, dass die Übung in jedem Fall erlaubt ist und dass in unserer Gesellschaft manchen Autoritätspersonen eher zu viel Respekt entgegengebracht wird. Betonen Sie, dass ein Abstandhalter sich nicht gegen jemanden richtet, sondern der Klientin mehr Möglichkeiten und mehr Kontrolle über die Situation schafft. Überlegen Sie aber auch, welche Abstufung es geben könnte, falls jemand sich ungehörig oder geringschätzig dabei vorkommt. Zum Beispiel könnte dem Gegenüber ein nettes kleines Vögelchen auf der Schulter sitzen – also etwas eher Angenehmes. Geben Sie nach Möglichkeit Gelegenheit, manches auch im Einzelkontakt zu klären.

10.1.4.5 Andere Kulturkreise

Fragen Sie nach der Bedeutung von Nähe, Distanz und Grenzen im Erleben der Klientin, bevor Sie mit der Übung beginnen. Erfragen Sie, wie in ihrem Herkunftskontext damit umgegangen wird und welche Bilder ihr dazu einfallen. Betonen Sie, dass Respekt für das Gegenüber und ein Abstandhalter gut miteinander harmonieren. Suchen Sie Bilder, die beides beinhalten und gegebenenfalls eher den Respekt unterstreichen und trotzdem mehr Spielraum ermöglichen. Ein Gegenüber könnte eine goldene Umrandung erfahren, einen leuchtenden Schein oder auf einem Thron sitzen. Sobald Sie erfragt haben, dass sie als eindeutig positiv erlebt werden, nutzen Sie die Bilder Ihrer Klient*innen, auch wenn sie Ihnen fremd oder nicht nachvollziehbar erscheinen. Das gilt auch für Gewaltfantasien, konzentrieren Sie sich dann eher auf die Auswirkung bei Ihrer Klientin: Wie geht es ihr, wenn sie mit ihrem Gegenüber so verfährt? Wie kann sie die angenehme Wirkung sonst noch herstellen?

10.2 Zwischenlager

Die bittere Medizin stellen wir ganz oben in den Schrank, damit die Kinder nicht drankommen. Das scharfe Messer braucht einen sicheren Platz. Ätzende Reinigungsmittel werden weggeschlossen. Nicht alles, was zu unserem Leben gehört, möchten wir immer bei uns haben. Manches kann gefährlich werden, bevor wir es wieder benötigen.

Unverarbeitete Erinnerungen tauchen überfallartig dann auf, wenn wir sie am wenigsten brauchen. Unser Gehirn hat sie nicht sicher abgelegt, weil die Verarbeitung nicht abgeschlossen ist. Wenn sie auftauchen, fühlen sie sich deshalb immer wieder neu an, wie aktuelles Erleben. Unser Gehirn braucht noch Zeit, um sie ins „Damals"-Fach einzuordnen.

Wir brauchen also ein **Zwischenlager**, das sicher ist, aber auch wieder geöffnet werden kann, um Belastendes dort abzulegen und gegebenenfalls zurückzuholen, etwa um es endgültig einzuordnen. Unangenehme und den Alltag störende Gedanken oder Bilder können dort sicher untergebracht werden, solange die Klientin von den Erinnerungen noch überschwemmt wird – oder weil die Bearbeitung anderswo stattfinden soll. In der Literatur finden Sie häufig die Bezeichnung „Tresorübung". Wir suchen uns Begriffe aus den Lebenswelten der Klient*innen aus, wenn wir die Übung vorstellen. Wichtig ist, dass dieser Ort die Funktion erfüllt, eine sichere Lagerstätte zu sein, auf die nur die Klientin Zugriff hat. Es soll aber auch kein Endlager sein, denn die Erfahrung ist ja noch nicht verarbeitet, soll vielleicht noch einmal angesehen werden und ist auf jeden Fall ein Teil des Erlebens der Person, der wir einen rücksichtsvollen Umgang mit der eigenen Geschichte nahebringen wollen.

10.2.1 *Wann, warum und wie? – Rahmenbedingungen der Übung*

Situationen, in denen die Übung hilft

- Die Klientin kann nicht einschlafen, weil ihr belastende Gedanken und / oder Bilder im Kopf rumgehen.
- Wenn Sie über belastende Erfahrungen gesprochen haben und dafür sorgen wollen, dass Ihr Gegenüber ohne weiter darum kreisende Gedanken und Gefühle wieder in den Alltag gehen kann.
- Wenn Sie ein Thema oder – für den Fall, dass Sie therapeutisch arbeiten – eine Exposition nicht zu Ende führen können und das belastende Material bis zur nächsten Sitzung weggepackt werden soll. *(„Was wollen Sie heute nicht mit nach Hause nehmen?")*
- In einer Woche ist der Jahrestag der Beerdigung des gewalttätigen Vaters, und die Bilder von damals tauchen wieder auf.

In jedem Beratungs- oder Therapiesetting sollte möglichst bald ein Ort für unerwünschte Erinnerungen eingerichtet werden, und auch jeder pädagogische Alltag braucht eine solche Möglichkeit. Die Einrichtung sollte also schon vor dem konkreten Anwendungsfall erfolgen!

Ziel der Übung

Es gilt, ein Zwischenlager für bedrohliches Material zu finden, das der Klientin Momente der Ruhe verschafft und die konzentrierte Arbeit an anderen Themen im Alltag oder einfach auch nur erholsamen Schlaf ermöglicht. Wenn die Klientin sich mit dem abgelegten Material beschäftigen will oder es in der Beratung zum Thema wird, kann sie das Zwischenlager öffnen und den Inhalt hervorholen. Die Klientin bekommt dadurch Kontrolle, Hilflosigkeit und Opfergefühle werden reduziert. Ziel ist die Erhöhung der Schwingungsfähigkeit, die Stabilisierung im Hier und Jetzt und die Sicherung des Ressourcenbereichs.

Raum- / Zeitorientierung der Klientin

Die Klientin sollte für die Einrichtung des Zwischenlagers im Hier und Jetzt orientiert sein, die Aufmerksamkeit ist bei der gemeinsamen Arbeit, die Spannungskurve im mittleren Bereich.

Es ist relativ schwierig, das Zwischenlager im Erregungszustand „zu bestücken". Wenn Sie es für die Selbstfürsorge der Klientin außerhalb des Kontakts einrichten, üben Sie vorab eine gute Verankerung im Hier und Jetzt.

Anforderungen

Raum: Suchen Sie für die Einführung der Übung einen Raum, in dem Sie ungestört sind. Gehen Sie gemeinsam spazieren oder stellen Sie sich an ein Fenster, um so die Aufmerksamkeit weg vom alltäglichen Trubel zu lenken. Später kann Ihre Klientin auch in der U-Bahn oder im Bus Material in ihr Zwischenlager bringen.

Zeit: Nehmen Sie sich zu Beginn ca. 20 Minuten Zeit, nach Einübung ist sehr viel weniger Zeit erforderlich.

Material: Halten Sie für Kinder und für kognitiv anders strukturierte Menschen Mal- und / oder Bastelmaterial bereit. Lassen Sie die gebastelten oder gemalten Zwischenlager dann auch fotografieren und suchen Sie einen guten Platz auf dem Handy o. Ä.

10.2.2 *Anleitung*

Der Ort

Erklären Sie zunächst, worum es überhaupt geht: *„Ich könnte Ihnen zeigen, wie Sie einen Ort einrichten, wo Sie Bilder und Gedanken hinbringen können, die Sie gerade nicht im Kopf haben möchten. Das kann auch vor dem Einschlafen helfen oder wenn Sie aus einem Gespräch mit mir nach Hause gehen. Die Sachen sollen Sie ja im Alltag nicht mehr so belasten. Haben Sie Lust dazu? Der Platz müsste weit genug weg sein von Ihrem Alltag. Dafür ist es vielleicht gut, wenn er nur in Ihrer Fantasie existiert."*

Helfen Sie Ihrer Klientin, sich ein Zwischenlager vorzustellen: *„Haben Sie eine Idee, was das für ein Ort sein könnte?“*

Sie können mehrere Beispiele geben, damit die Klientin sich orientieren kann: *„Es könnte zum Beispiel eine Höhle sein oder ein Dachsbau, eine Insel im Meer oder ein Vogelnest mit einem hakenbewehrten Greifer – oder eine doppelt geschützte Datei auf einem supergeschützten Extra-Server? Das sind natürlich nur Vorschläge, vielleicht fällt Ihnen etwas ganz anderes ein?“* Nutzen Sie im Weiteren die Begriffe, die die Klientin gewählt hat.

Wenn die Klientin einen Ort gefunden hat, der weit genug weg ist, lassen Sie sich das Zwischenlager konkret beschreiben: *„Was stellen Sie sich genau vor? Wie sieht es von außen aus, wie von innen? Was braucht es, um Ihre Erinnerungen dort sicher unterzubringen?“* Machen Sie gerne immer wieder Vorschläge, möglichst mehrere und als eigene Ideen, damit die Abgrenzung leichtfällt.

Laden Sie die Klientin ein, sich genaue Vorstellungen über den Zugang und eventuelle Sicherheitsvorkehrungen zu machen: *„Wie kommen Sie hinein, gibt es eine Tür oder ein Tor? Ist ein Schlüssel oder ein Kennwort nötig? Und wie genau legen Sie das Material dort ab? Schließen Sie danach die Tür wieder (ab)? Könnte da auch jemand anders drankommen? Ich fände es besser, wenn nur Sie Zugang hätten, es soll ja nichts verloren gehen. Soll jemand das Material schützen und dafür sorgen, dass nur Sie Zutritt haben? Wer könnte das sein, ein Tier, ein Wächter, ein Zauberer? Ist das sicher genug?“* Nehmen Sie Ihre eigene Vorstellung als Maßstab, erst wenn Sie selbst ein klares Bild von dem haben, was die Klientin sich vorstellt, geben Sie sich zufrieden. Ringen Sie um Details, aber lassen Sie los, sobald die Klientin Ihnen signalisiert, dass sie einen Raum eingerichtet hat. Machen Sie deutlich, dass die Gedanken und Bilder so untergebracht werden sollten, dass sie zurückholbar sind *(„Wer weiß, wozu Sie die noch brauchen können“).*

Die Verpackung

Klären Sie, in welcher Form das Material verpackt und aufbewahrt werden soll: *„Wie sind denn die Gedanken und Bilder verpackt, sind es Fotos? Videobänder? Dateien auf einem Stick? Mehrere oder einer? Nehmen Sie die einfach so in die Hand oder kommen die in eine Schachtel, einen Koffer, eine Tüte? Ist die schwer oder leicht, aus welchem Material? Abgeschlossen oder mit Klebeband umwickelt? Oder ist es einfach nur eine dunkle Wolke? Ist das auch alles wasserfest, damit es nicht beim nächsten Regen oder Erdrutsch weggespült wird?“*

Das Transportmittel

Achten Sie auf den Hin- und vor allem den Rückweg: „*Wie kommen Sie jetzt von hier an Ihren Ort? Mit dem Fahrrad, per Zauberkraft, mit einer Rakete? Mit dem Taxi, dem ICE, Ihrem fliegenden Teppich? Und wenn Sie sich umgedreht haben, nachdem die Tür verschlossen ist, wie kommen Sie dann wieder zurück? Lassen Sie sich Zeit beim Rückweg, legen Sie den ganzen Weg zurück, damit sorgen Sie ja für den nötigen Abstand.*“

Wenn alles zur Zufriedenheit der Klientin geklärt ist, gehen Sie die ganze Übung einmal mit ihr durch. Lassen Sie sich jeden Schritt beschreiben und achten Sie darauf, dass die Klientin Ihnen jeweils sagt, wo sie ist und was sie tut: „*Ich schlage vor, wir gehen das jetzt einmal zusammen durch, und Sie sagen mir jeweils, wo Sie sind und was Sie tun, in Ordnung? Sie sind jetzt hier im Raum, und was bringen Sie weg?*“ „*Wie genau?*“ „*Und dann?*“ „*Haben Sie alles gut verpackt? Ist das Schutztier (falls es eines gibt) gut platziert? Muss noch etwas auf den Platz, damit nicht jeder sehen kann, was da liegt?*“

Nachdem die Klientin das Material deponiert hat, achten Sie auf den Rückweg: „*Wenn Sie jetzt ein paar Schritte von dem Ort weggehen – fehlt noch was? Schauen Sie genau hin und bessern Sie nach. Jetzt gehen Sie vielleicht noch ein Stück weiter, so, dass Sie den Ort grade noch erahnen können. – Sollte da noch etwas ergänzt oder geändert werden? Dann drehen Sie sich um, und dann?*“

Begleiten Sie die Klientin, bis sie wieder bei Ihnen angekommen ist (Start und Ziel sind immer der aktuelle Aufenthaltsort), und stellen Sie sicher, dass sie wieder gut im Hier und Jetzt orientiert ist.

Fragen Sie nach: „*Haben Sie nun schon alles untergebracht, was Sie ablegen wollen?*“ Wenn das nicht der Fall ist, fordern Sie die Klientin dazu auf, den Rest auch einzupacken und das Zwischenlager noch mal aufzusuchen, und lassen sich dabei beschreiben, was sie tut.

Nehmen Sie die Befürchtungen und die Skepsis der Klient*innen Ihrerseits gleich mit auf, indem Sie von sich aus sagen: „*Manchmal taucht später noch ein Teil der Erinnerung auf oder man hat eine Kleinigkeit vergessen. Deshalb ist es wichtig, dass Sie sich gerade zu Anfang ein wenig Zeit nehmen, in solchen Fällen immer wieder zum Zwischenlager zu gehen und alles in Ruhe wegzupacken. Vergessen Sie den Rückweg nicht. Dann geht es beim nächsten Mal schon schneller.*“

Überlegen Sie zum Ende noch einmal gemeinsam, mit welchem Stichwort Sie nach dem Ort fragen oder die Klientin dazu auffordern können, Sachen dorthin zu bringen. Es soll ein kurzes Wort sein, das aber treffsicher ist: *Tiefseegraben* oder *Uranus* reicht durchaus.

Achten Sie darauf, dass die Klientin nach Abschluss auf jeden Fall wieder gut im Hier und Jetzt orientiert ist (Ressourcenbarometer!), und unterhalten Sie sich über Alltägliches, um sicherzustellen, dass die Alltagsorientierung wieder hergestellt ist. Nehmen Sie sich hierfür Zeit.

Variation 1:

Spielen Sie mit der Reihenfolge von Verpackung des Materials und Ausmalen des Zwischenlagers. Wir machen das mal so, wie hier beschrieben, mal lassen wir zuerst das Material verpacken. Das entscheidet sich ein wenig nach den jeweiligen Klient*innen, aber auch nach der „Gefährlichkeit" und Aktualität des Materials. Je offener es daliegt, desto schneller verpacken wir und suchen erst danach nach einem Ort, der als Zwischenlager dienen kann.

Variation 2: Aufs Display und dann ins Zwischenlager

Die Nutzung von Monitoren ist ein Teil unseres Alltags geworden. Deshalb können wir gut darauf zurückgreifen, um Displays auf dem Weg ins Zwischenlager zu nutzen. Wichtig ist hierbei, dass wir direktiver vorgehen als in der oben beschriebenen Technik, weil es hier um eine Reorientierungstechnik, nicht so sehr um eine vorbereitete Zwischenlagerlösung geht.

„Okay, ich sehe schon, Sie sind wieder in die Bilder reingerutscht. (Nicken) *Stellen Sie sich doch mal da drüben an der Wand* (Beraterin zeigt an die entfernteste Wand oder Ecke) *einen ganz kleinen Bildschirm vor, so wie im Handy oder auf einem ganz alten Tablet. Geht das? Ja? Okay, und nun beamen Sie die Bilder oder den Film mal da rüber, rein in den Monitor.* (Etwas Zeit lassen, aber die Spannung halten) *Okay, drin?* (Nicken) *So, und jetzt schalten Sie ab. Ausmachen!* (Die Beraterin wendet sich wieder der Klientin zu, der Bildschirm bleibt hinter ihrem Rücken.) *Besser?"* Und jetzt kann der Rest noch dorthin „gebeamt" und das Material – wie oben beschrieben – auf einen Datenträger gespeichert und in das Zwischenlager gepackt werden. Wenn Sie noch keines mit Ihrer Klientin eingerichtet haben, tun Sie das spätestens jetzt!

10.2.3 Welche Schwierigkeiten können auftauchen, und wie kann ich damit umgehen?

Muss die Klientin das Päckchen selbst wegbringen?

Um das Gefühl von Kontrolle entstehen zu lassen, ist es wichtig, dass die Klientin sich selbst darum kümmert.

Darf die Klientin auch Gefühle wegpacken oder Teile von sich selbst?

Für einen guten Umgang mit belastenden Gefühlen empfehlen wir die Übung „Gefühle gut versorgen“ (siehe 10.3). Selbstanteile sollten grundsätzlich an einen sicheren Ort gebracht werden, der für diesen Selbstanteil angenehm ist (siehe 12.3.2.3, „Erste Hilfe für Innere Kinder“).

Meine Klientin mag nicht erzählen, was sie wegpackt und wohin.

Das ist auch gar nicht wichtig, wertschätzen Sie einfach, wie gut sie für sich sorgt. Denn die Beschreibung des belastenden Materials bringt den Fokus ja erneut dahin und verstärkt die Stressreaktion. Manche Menschen mögen auch den Ort nicht beschreiben, weil er nicht mehr sicher scheint, wenn Sie ihn kennen. Sorgen Sie dann durch Nachfragen einfach dafür, dass alle Bestandteile bedacht sind: Weg, Ort, Verpackung, Sicherheit, Rückweg. Sie müssen nicht wissen, wo der Ort ist und wie er aussieht, aber die Klientin soll das Gefühl der Sicherheit entwickeln können.

Meine Klientin will nicht alles an denselben Ort bringen. Ist das in Ordnung? Kann sie sich denn dann noch an alle Orte erinnern?

Der Sinn und Zweck des Zwischenlagers ist ja, die Belastungen auf Abstand zu bringen und dafür zu sorgen, dass keine Gefahr von ihnen ausgeht. Manche Klient*innen haben das Gefühl, dass zu viel an einem Ort schon wieder bedrohlich sein könnte oder sie brauchen für verschiedene Arten von Bildern oder Sicherheitsstufen verschiedene Orte. Was daran sollte falsch sein? Und wenn sie sich nicht mehr erinnern sollte, wo der letzte war, ist es mit der Gefahr des Materials vielleicht nicht so weit her – auf jeden Fall ist es uns noch nie untergekommen, dass belastendes Material nicht wieder zur Verfügung steht, wenn es denn verarbeitet werden soll!

Ist es denn gut, das einfach wegzuschieben?

Die Möglichkeit zum Wegpacken belastender Bilder und Gedanken ist oft die Voraussetzung, um sich im Hier und Jetzt mit manchen Fragen überhaupt beschäftigen zu können. Sie erinnern sich an die Beschreibungen im Theorieteil? Lassen Sie sich und der Klientin Zeit und beziehen Sie Skepsis und Vorbehalte mit ein.

10.2.4 *Wie geht es danach weiter? Was sind mögliche Auswirkungen?*

Fordern Sie Ihre Klient*innen auf, die Übung immer wieder für sich zu nutzen, und laden Sie sie auch zur gemeinsamen Wiederholung ein. Die inneren Bilder gewinnen an Klarheit, die Übung wird dadurch schneller einsetzbar und wirkt dann auch in belasteten Situationen, in denen nicht so viel Zeit und Aufmerksamkeit zur Verfügung stehen.

10.2.5 *Besonderheiten im Kontakt*

10.2.5.1 Kinder

Arbeiten Sie mit den Kindern ausführlich an der Sicherheit des Orts, installieren Sie Helfer (Zauberer, Feen, sprechende Vögel, Gestalten aus Comics, Filmen etc.), die die Kinder unterstützen und die sicherstellen können, dass niemand anders an diesen Ort kommt und dass die abgelegten Sachen gut beschützt sind. Sorgen Sie dafür, dass es genaue Vorstellungen vom Weg zurück vom Zwischenlager gibt, lassen Sie sich die Verkehrsmittel beschreiben. Wenn das Kind sich in der Beschreibung verliert oder allzu viel Durcheinander dabei entstehen lässt, lassen Sie das Zwischenlager malen oder basteln und achten Sie darauf, dass die Zeichnungen und die gebastelten Ablageorte anschließend einen guten Platz bekommen. Informieren Sie nur nach Absprache andere Bezugs- und Betreuungspersonen darüber, und vereinbaren Sie mit dem Kind ein Stichwort, das Sie weitergeben können, ohne die gesamte Ausgestaltung preiszugeben – falls das Kind das nicht möchte.

Manchmal ist es sinnvoll, der Fantasie auf die Sprünge zu helfen oder die Übung einfach abzukürzen. Sorgenpüppchen oder Sorgenfresser kümmern sich dann um die belastenden Gedanken. Oder Sie nehmen eine Schachtel und bestücken Sie mit dem Kind zusammen mit Symbolen der belastenden Bilder und Gedanken oder mit beschriebenen oder bemalten Zetteln. Überlegen Sie gemeinsam, wo die Schachtel hingestellt werden soll, damit sie erreichbar ist, aber nicht ständig in Reich- oder Sichtweite.

Allgemein gilt für uns immer: Alles Gegenständliche kann verloren gehen, zerstört werden oder man muss sich darum sorgen. Die Fantasie ist auf jeden Fall sicherer!

10.2.5.2 Jugendliche

Stellen Sie sich in Ihren Vorschlägen und Einladungen auf die Lebenswelt Ihrer Klient*innen ein. Achten Sie auf ihre Sprache, koppeln Sie an die Sprache der jugendlichen Klientin an und benutzen Sie deren Worte, wenn Sie zur Vertiefung der Übung wiederholen, was sie Ihnen erzählt. Wenn z. B. eine externe Festplatte gebraucht wird, wird das Bild einer Felshöhle nicht hilfreich sein. Aber ein doppelt gesicherter Zugangscode für den Sicherheitsbereich des Chaos Computer Clubs schon eher. Betonen Sie, dass die Übung dabei hilft, Kontrolle zu gewinnen und sich jeweils zu entscheiden, woran mensch denken will und woran nicht.

10.2.5.3 Kognitiv anders strukturierte Menschen

Arbeiten Sie so konkret wie möglich, lassen Sie malen oder basteln und nutzen Sie Beispiele aus der Lebenswelt der Klient*innen. Beziehen Sie Eltern, Betreuer*innen etc. mit ein, wenn die Klientin das gut findet, überlegen Sie aber auch hier (wie bei den Kindern) genau, welche Information andere erhalten sollen und was man lieber für sich behalten sollte. Auch hier kann Abgrenzung und Kontrollbefähigung geübt werden. Für andere reicht ja in jedem Fall das Stichwort.

10.2.5.4 Gruppen

Üben Sie vorher und mit Ihnen vertrauten Gruppen offene Formulierungen, die unterschiedliche Kanäle ansprechen (vgl. auch 6.3.18, „Übungsanleitungen und der Umgang mit Sprache“). Nehmen Sie sich Zeit, um Fragen und Missverständnisse zu klären. Unterbrechen Sie auch bei einer Gruppenanleitung immer noch einmal und fragen Sie nach dem Auffinden des Orts, dem Einpacken des Materials und dem Wegpacken am Ort nach: *„Ist das jetzt vollständig? Ist es jetzt bei allen eingepackt? Wo fehlt noch was?“* Formulieren Sie die Nachbesserungsfragen allgemein und lassen sich nur das erzählen, was jemand auch von selbst angibt. Formulieren Sie eine allgemeine Anleitung für das Zurückkommen *(„Womit auch immer Sie jetzt zurückkommen, mit dem Zug, einem Fahrrad, einer Rakete, auf dem Rücken eines Einhorns oder was auch immer …“)*, und reorientieren Sie die gesamte Gruppe durch Aufstehen,

Umhergehen, Atmen. Fragen Sie erst jetzt nach, ob die Erfahrung bei allen gut gelaufen ist, ob noch etwas fehlt, und geben Sie die allgemeinen Hinweise zu auftauchenden Resten und orientieren Sie auf eine Alltagsfrage bzw. -Gegebenheit … Geben Sie nach Möglichkeit Gelegenheit, manches noch mal im Einzelkontakt nachzufragen.

10.2.5.5 Andere Kulturkreise

Fragen Sie nach, ob Ihre Klientin irgendwelche Möglichkeiten kennt, Bilder und Gedanken wegzupacken, was ihr bisher geholfen hat oder welcher Platz gut sein könnte, um die Bilder und Gedanken zur Seite zu legen. In manchen Kulturen sind Bilder von Endlagern, also einem endgültigen Ablegen von Belastungen verankert. Beispielsweise wird etwas an einer Weggabelung vergraben oder mit einer Kerze, einem Blatt etc. einem fließenden Gewässer übergeben. Fragen Sie nach, ob so etwas existiert, und nutzen Sie das Bild, auch wenn es der Idee des Zwischenlagers nicht ganz entspricht. Es geht ja nicht um ein Konzept, sondern um die Distanzierung der Belastung für die Klientin. Suchen Sie einfach gemeinsam mit der Klientin nach passenden Bildern. Wenn die Verständigung schwierig ist, greifen Sie zu Malblock und Pinsel oder Stift oder basteln Sie gemeinsam – dafür braucht es nicht so viele Worte.

10.3 Gefühle gut versorgen

Diese Übung ist aus der hypnotherapeutischen Idee vom Haus der Gefühle abgeleitet und hat für die Versorgung von belastenden Emotionen dieselbe Funktion wie das Zwischenlager für Gedanken, Bilder und Filmsequenzen.

Emotionale Flashbacks und Gefühle, die den Alltag bestimmen, sind oft eine der größten Belastungen bei einer Neuorientierung. Die Angst, die im Hier und Jetzt gerade ganz unangemessen ist, die fürchterliche Wut, die bodenlose Enttäuschung, die tiefe Depression: Sie tauchen meist völlig ungebeten auf, beherrschen den Alltag und verhindern die Versorgung von Schutzbefohlenen, das eigene Wohlgefühl und den Kontakt zu eigenen Ressourcen. Es sind Gefühle aus einer anderen Zeit, die in der Gegenwart nichts zu suchen haben, sich aber über das Erleben stülpen, weil sie noch nicht gut verarbeitet wurden.

Wenn es sich um Bilder, Gedanken, Erinnerungsfetzen, -filme oder Tonspuren handelt, können die Eindrücke gut in einem Zwischenlager abgelegt werden, wie oben beschrieben. Bei Gefühlen macht es jedoch mehr Sinn, einen guten Platz zu finden, an dem Ihre Klientin sie versorgen kann.

10.3.1 *Wann, warum und wie? – Rahmenbedingungen der Übung*

Situationen, in denen die Übung hilft

- Herr L. wird von Eifersucht überwältigt, sobald seine Frau das Haus verlässt. Er weiß, wie unsinnig das ist, das Gefühl bleibt aber und wird eher stärker.
- Für Frau P. wird jede Meinungsverschiedenheit zum Anlass maßloser Wut, von der sie sich kaum wieder befreien kann.
- Der Weg aus der Einrichtung in die Schule ist für Lara so angstbesetzt, dass sie jeden Tag fragt, ob sie nicht jemand fahren kann.
- Alle Situationen, in denen Gefühle auftauchen, die da (zumindest in dem Umfang oder der Art nach) nicht hingehören.

Ziel der Übung

Gut versorgte Gefühle überfallen die Klientin nicht mehr im Hier und Jetzt. Sie erhöht ihr Kontrollerleben und gewinnt Energie für eine gute Hier-und-jetzt-Orientierung und den Ressourcenausbau. Ziel ist die Erhöhung des Selbstwirksamkeitserlebens, die Stabilisierung im Hier und Jetzt und die Sicherung des Ressourcenbereichs.

Raum-/Zeitorientierung der Klientin

Die Klientin soll für die Versorgung der Gefühle im Hier und Jetzt orientiert sein. Die Aufmerksamkeit ist bei der gemeinsamen Arbeit, die Spannungskurve im Ressourcenbereich.

Anforderungen

Raum: Suchen Sie für die Einführung der Übung einen Raum, in dem Sie ungestört sind, gehen Sie spazieren oder setzen Sie sich auf eine Parkbank, es braucht auf jeden Fall Privatsphäre für diese manchmal nicht sehr leichte Übung. Später kann Ihre Klientin auch in anderen Lebenssituationen ihre Gefühle gut versorgen.

Zeit: Nehmen Sie sich zu Beginn eine halbe Stunde Zeit, und sorgen Sie dafür, dass die Klientin auch nach der Übung eine Weile für sich sein und die Übung nachwirken lassen kann. Nach der Einübung ist weniger Zeit erforderlich.

Material: Halten Sie für Kinder und kognitiv anders strukturierte Menschen Mal- und/oder Bastelmaterial bereit, vielleicht auch Handpuppen, denen Sie Gefühle zuweisen können, oder Ton, aus dem Gefühlsmonster oder andere Stellvertreter*innen gebastelt werden können. Mit viel Zeit und Kreativität eignet sich hier auch Bastelmaterial für (Hand-)Puppen jeder Art.

10.3.2 Anleitung

Erklären Sie zunächst, worum es überhaupt geht: *„Ich möchte Ihnen eine Übung vorschlagen, bei der es darum geht, Ihre Angst …* (das belastende Gefühl) *ein wenig auf Abstand zu bringen, damit sie nicht immer so nah bei Ihnen ist. Wir könnten einen Ort finden, an dem sie gut versorgt ist, damit sie da auch bleibt und Sie nicht mehr ständig überfällt."*

In aller Regel braucht es zu Anfang ein wenig Werbung für diese Übung, denn Sie haben vor, ein Gefühl, dass die Klientin nicht sehr gerne mag, gut zu versorgen. *„Wozu das denn? Wenn ich das doch lieber los hätte? Könnten wir es nicht auf den Mond schießen?"* Gute Frage, oder? Sie werden sie sich selbst wohl auch schon gestellt haben.

Die Antwort ist einfach: *„Es ist ja ein Teil von Ihnen, dieses Gefühl. Zu irgendetwas war es mal nütze, und irgendetwas möchte es Ihnen auch jetzt noch sagen. Vielleicht brauchen Sie es sogar manchmal. Nur ist es ziemlich aufdringlich, und wenn es so daherkommt, schaltet Ihre Denker*in wieder ab, und Sie sitzen fest in diesem Gefühl. Wer will das schon. Also lieber weg damit? Aber für irgendetwas ist das Gefühl ja noch wichtig. Und es wegzuschieben funktioniert auf Dauer nicht, oder? Also lassen Sie uns lieber so etwas wie ein Freigehege für das Gefühl einrichten, einen Platz finden, wo es so sicher aufgehoben ist, dass es Ihnen nicht ungebeten zu nahe kommen kann. Aber Sie kennen dieses Gefühl: Es ist mächtig. Also wäre es doch gut, wenn es sich an dem Ort, den Sie aussuchen, auch so richtig wohlfühlen würde. So wohl, dass es gar nicht auf die Idee kommt, Sie zu belästigen. Wenn Sie das hingekriegt haben, können Sie – und sollten Sie auch – ab und zu hingehen, vielleicht sogar mit Verabredung und mal nachsehen, was es vielleicht noch braucht oder Ihnen erzählen will. Mal ausprobieren?"*

Wenn die Klientin sich auf einen Versuch einlässt, kann es losgehen.

„Überlegen Sie mal: Wenn das Gefühl, das Sie gerade quält, eine Gestalt hätte, wie sähe die aus? Wäre es ein Mensch oder ein Tier, vielleicht ein Fabelwesen? Eine Figur aus einem Film, Ihrer Lieblingsserie, einem Computerspiel oder einem Buch? Wie genau sähe die Figur aus? Hat sie einen Namen?"

Nehmen Sie sich für diesen Schritt Zeit, fragen Sie nach, welches Wesen, welche Form, was auch immer das sein könnte. Wichtig ist uns an der Stelle, dass es ein lebendiges Wesen ist, denn das macht vieles meist leichter: Es kann sich verändern, Kontakt aufnehmen, mit anderen Lebewesen spielen etc. Wenn Ihr Klient darauf beharrt, dass es ein Stein ist, lassen Sie es natürlich dabei. Aber vielleicht hat der ja Augen? Oder kann sich verändern? Wenn nicht, lassen Sie sich überraschen …

Um Missverständnissen vorzubeugen: Wenn es beispielsweise um Angst geht und die Klientin stellt sich einen Schimpansen als Gestalt vor, dann hat der Schimpanse keine Angst, er ist die Angst. Von nun an sprechen Sie nicht mehr von dem Gefühl, um das es eigentlich geht, sondern nur noch von der Gestalt. „*Nun überlegen Sie einmal, an welchem Ort dieses Wesen* (setzen Sie hier den konkreten Namen oder die Bezeichnung ein, die die Klientin gewählt hat) *sich wohlfühlen würde. Das kann ein Schuppen in Ihrem Garten sein oder eine Höhle an dem Ferienort, wo Sie letztes Jahr waren. Es kann eigentlich alles sein, es gibt nur zwei Bedingungen. Bringen Sie das Wesen an einen Ort, wo Sie sich nicht ständig selbst aufhalten. Sie brauchen ja erst mal Distanz. Und: Das Wesen muss sich dort wohlfühlen.*"

„*Wozu das denn?*", wird Ihre Klientin vielleicht fragen. „*Ganz einfach: damit es dort auch gerne bleibt. Es soll ja eine ganze Weile dortbleiben. Und deshalb sollte es ihm dort auch gut gehen. Und Sie sollten überlegen, was es dort noch brauchen kann. Das ist ja einfach und kostengünstig einzurichten in Ihrer Fantasie.*" Eine besonders ausgeklügelte Rutsche für den kleinen Gnom? Mit Wasserunterspülung in Wunschtemperatur? Kein Problem. Wildlachsschnitzel an Fenchelspinatauflauf mit blauen Tomaten für die Zicke? Dazu ein Sonnenuntergang und Weißwein aus der Bourgogne in handgeschliffenen Gläsern? Oder besser Spinnenbein, Kröten und eine angemessene Mengen Ratten für die kleine Hexe, die Sie im Keller untergebracht haben? Haben Sie auch an Schlafmöglichkeiten, Spiele, Musik, Internet, Smartphone, vielleicht sogar Begleitung gedacht? Lassen Sie hier andere Fabelwesen wählen, Artgenoss*innen oder was auch immer in die Fantasiewelt passt, aber niemanden aus dem menschlichen Umfeld der Klientin.

Wenn das Wesen sich an dem Ort, den die Klientin eingerichtet hat, so wohlfühlt, dass es dort gar nicht mehr wegwill, ist das Ziel der Übung erreicht. „*Fragen Sie doch den Schimpansen mal, ob noch etwas fehlt. Nein?*" Vereinbaren Sie aber sicherheitshalber noch, wie das Wesen sich bei der Klientin melden darf, falls sie doch nicht an alles gedacht hat und z. B. der Hexenkessel unauffindbar ist. Vielleicht macht Ihre Klientin auch einen verbindlichen ersten Termin mit dem Wesen aus. Und dann geht sie in ihrer Fantasie dorthin und sieht nach, was sich verändert hat. Sie wird erstaunt sein!

„*So, dann lassen Sie den Schimpansen mal in Ruhe seinen Platz genießen und kommen Sie zurück, hierher zu mir.*" Auch hier macht es Sinn, sich ähnlich wie beim Zwischenlager für den Weg zurück und die Reorientierung ins Hier und Jetzt Zeit zu nehmen. „*Überprüfen Sie doch mal eben Ihren Außenkontakt mit dem Ressourcenbarometer. Wo stehen Sie denn gerade auf der Skala?*"

10.3.3 Welche Schwierigkeiten können auftauchen, und wie kann ich damit umgehen?

Und wenn es nicht klappt?

Überlegen Sie gegen Ende der Übung, was die Klientin tun kann, wenn die Gestalt / das Gefühl wieder in ihrem Lebensbereich auftaucht – eigentlich geht es dann nur darum herauszufinden, was die Figur noch braucht, um wieder gut an Ihrem Ort zu sein. *„Wenn die Maus wieder ungefragt in Ihren Räumen auftauchen sollte, haben wir vielleicht etwas vergessen. Fragen Sie sie dann, was los ist und welche Nachbesserung sie braucht. Und dann erledigen Sie das in Ihrer Vorstellung.“*

Meine Klientin möchte das Wesen nicht versorgen.

Manchmal ist die Figur, die aus dem Gefühl geworden ist, so ekelerregend oder gefährlich, dass eine „eigenhändige“ Versorgung noch nicht infrage kommt. Überlegen Sie dann gemeinsam, ob es nicht Innere Helfer*innen oder Maschinen geben kann, die ferngesteuert diese Aufgaben übernehmen (auch in dieser Überlegung kümmert die Klientin sich ja schon um das Gefühl). Wenn Sie im weiteren Verlauf Ihres Kontakts immer mal nachfragen, ob X noch gut versorgt ist, wird sich die Versorgungslage auf Dauer sicher ändern.

Was, wenn die Klientin das Wesen nicht mehr sehen will, das Wesen die Klientin aber sehr wohl?

Meinungsverschiedenheiten gehören zum Leben. Sehen Sie sich als Mediatorin, die in Ruhe die unterschiedlichen Interessen benennt, ohne eigene Vorlieben einzubringen. Bieten Sie eine „Probezeit“ an: *„Wie wäre es, den Vorschlag der Elfe einmal für eine Woche gemeinsam zu testen und sich dann noch einmal zusammenzusetzen und zu schauen, wie es war?“*

10.3.4 Wie geht es danach weiter? Was sind mögliche Auswirkungen?

Laden Sie Ihre Klient*innen ein, die Versorgung des Wesens und den Kontakt im Auge zu behalten und gegebenenfalls nachzubessern. Manchmal stellt sich im Nachhinein heraus, dass die Bedürfnisse nach Kontakt doch unterschiedlicher sind, als zunächst gedacht. Bessern Sie mit der Klientin in Ruhe nach, bis das Ganze sich für das Wesen und für die Klientin stimmig anfühlt. Falls sich weitere Gefühle melden, die gern einen guten Platz mit so guter Versorgung hätten – die Klientin weiß ja jetzt, wie es geht. Oft sind es dann ganz andere Plätze, die gefunden werden müssen, und eine Begleitung ist sicher noch einmal gut.

10.3.5 *Besonderheiten im Kontakt*

10.3.5.1 Kinder

Lassen Sie Kinder das Wesen, den Platz und die Gestalt am guten Ort malen, zeichnen oder formen. Überlegen Sie gemeinsam einen guten, aber nicht öffentlich zugänglichen oder für das Kind immer sichtbaren Platz für das Bild. Das Kind soll sich aber immer vergewissern können, dass das Wesen noch an seinem Platz ist. Vielleicht wird es das Bild auch weitermalen, überformen, andere Wesen aus Ton ergänzen, was hilft, hilft.

Informieren Sie eventuell und nach Absprache andere Bezugs- und Betreuungspersonen darüber, dass Sie diese Übung gemacht haben und worum es dabei geht.

10.3.5.2 Jugendliche

Überlegen Sie gemeinsam, wo in der Lebenswelt der Jugendlichen das Gefühl Platz hätte: Welcher Level des Computerspiels käme infrage, welcher versteckte Hashtag und welche Community würden ihm gefallen? Aber schlagen Sie hier auch Bilder aus der Kultur und den Kinderbüchern der Jugendlichen vor, Gefühle sind auch in ihrer Bedeutung tief verankert und manchmal nicht mit digitalen Medien einzufangen.

10.3.5.3 Kognitiv anders strukturierte Menschen

Arbeiten Sie ähnlich wie in dem Absatz zu Kindern, nutzen Sie auch hier die Abstandhalter und den Rückweg für eine Ergründung der Möglichkeiten von Kontrollfähigkeit und Abgrenzung. Beziehen Sie Eltern, Betreuer*innen etc. ein, wenn das gewünscht wird, achten Sie aber auch hier auf Privatsphäre. Fragen Sie nach, welchen Begriff Sie weitergeben dürfen. Oder wählen Sie gemeinsam ein Symbol, das als Anker für die Unterbringung des Gefühls dient, wenn jemand nicht möchte, dass Stichworte weitergegeben werden.

10.3.5.4 Gruppen

Wir erläutern die Übung zunächst an einem eigenen Beispiel, das eher lustig und nicht so aufgeladen ist, zum Beispiel das der o.g. Hexe. Dann laden wir dazu ein, dass jemand aus der Gruppe mit unserer Hilfe ein Gefühl gut versorgt, und erklären, dass er*sie auch nicht benennen muss, um welches Gefühl es sich handelt, hinterher aber alle wissen, was für eine Figur er gewählt hat und wo sie untergebracht ist. In Gruppen, wo die Einzelnen gut miteinander vertraut sind, ist das in der Regel kein Problem. Mit dem Menschen arbeiten wir dann wie oben beschrieben und fragen danach, ob jemand nebenbei auch für ein eigenes Gefühl einen guten Platz gefunden hat und was es gegebenenfalls noch bräuchte, um die Unterbringung vollständig zu machen. Aus der Übung ergeben sich i.d.R. nachfolgend Einzelgespräche. Eine sorgfältige Reorientierung gegen Ende der Stunde ist nötig, es bietet sich auch das Wiederaufrufen einer Schutzhülle oder eines Zielzustands an, wenn diese schon erarbeitet wurden.

10.3.5.5 Andere Kulturkreise

Nutzen Sie die Bilder Ihrer Klient*innen, auch wenn sie Ihnen fremd oder nicht nachvollziehbar erscheinen. Fragen Sie nach, ob es für die Klientin angemessen erscheint, sich eine Gestalt für ihr Gefühl vorzustellen. Erläutern Sie in Ruhe den Zweck der Übung und fragen Sie nach, was sie sich sonst noch vorstellen könnte, welche Möglichkeiten es gäbe, das Gefühl auf Abstand zu bringen, und seien Sie gespannt auf die Lösungen: Wichtig sind in jedem Fall die Entfernung und die veränderte Spannung bei der Klientin.

11. Den Ressourcenbereich erweitern

Hier sind sie nun alle: Die Übungen, die Sie wahrscheinlich erwarten, wenn Sie an Stabilisierungsübungen denken. Die meisten von ihnen sind das, was wir klassisch als Imaginationsübungen bezeichnen – wobei ja eigentlich alle Übungen damit arbeiten, dass wir unsere Klient*innen auffordern ihre Aufmerksamkeit auf ein bestimmtes Erleben zu richten.

Der wesentliche Unterschied zwischen den Übungen, die wir in den vorhergehenden Kapiteln vorgestellt haben, und den nun folgenden ist der: Die Denker*in muss für die Anwendung der hier beschriebenen Übungen einen guten Platz im und mit dem Häschenkörper wiedergefunden haben. Denn Imagination kann nur da aktiv und beliebig gesteuert werden, wo die Zusammenarbeit zwischen Denker*in und Häschen optimal (in diesem Moment) funktioniert. Ist die Denker*in noch unsicher, ob sie sich auf das Häschen einlassen kann, werden die unverarbeiteten Erinnerungen und damit das unangenehme Körpererleben in den Vordergrund treten.

Dieser Mechanismus ist in den letzten 20 Jahren innerhalb der Traumaarbeit immer deutlicher geworden, und es wurde damit auch klarer, dass angenehme Imaginationen in Krisen nicht so einfach auffindbar sind. Deshalb sind diese Übungen ein wenig nach „hinten gerutscht", was sie aber keineswegs weniger wichtig macht. Die vorher aufgeführten Übungen sichern in vielen Fällen, dass die Zusammenarbeit zwischen Denker*in und Hase dauerhaft gut funktionieren kann: Nur dadurch, dass die überflutenden Erinnerungen in geeigneten Zwischenlagern untergebracht sind, die belastenden Gefühle gut versorgt werden und die Orientierung in der Zeit gelingt, lassen sie den beiden die nötige Ruhe für die Nutzung ihrer Ressourcen. Und alles, was danach kommt, hilft ganz wesentlich beim Ausbau des Ressourcenbereichs und bei einer neuen und anderen Bezugnahme auf das eigene Erleben: sicherer, abgegrenzter, mit mehr Ruhe und immer mit einem Plan B, der auch machbar und erreichbar ist.

Der „Sichere Ort" ist auch ein Klassiker der Arbeit mit hoch belasteten Menschen, aber wo Sicherheit ein zu herausfordernder oder die Fantasie einschränkender Begriff ist, kann ein Wohlfühlort diese Funktion oft besser erfüllen. Das Kompetenzerleben im Zielzustand erfüllt eine ähnliche Funktion, wenn Ihr Klient oder der Jugendliche, mit dem Sie gerade arbeiten, eher in der Bewegung seine Ruhe findet als in der Imagination eines Orts.

Ein kleiner, aber dafür mobiler sicherer Ort ist die „Schutzhülle" (oder der Schutzmantel) – sie hat schon vielen Menschen die Abgrenzung erleichtert.

„Vorbilder und Innere Helfer*innen" kann mensch nicht genug haben, aber manchmal ist ein starker Freund im Inneren ein Ersatz für ganze Cliquen. Jede*r kann wählen.

Wenn Sie dann so langsam lernen, immer mehr ressourcenorientierte Fragen in Ihren Alltag einzubauen, verändert sich mit Sicherheit die Stimmung – und die Arbeit mit traumatisierten Menschen wird auf einmal zum Quell guter Ideen, von Kraft und Energie. Ein „Notfallkoffer" füllt sich dann wie von allein.

Zum Schluss dieses Kapitels kann dann jede*r selbst zum Stift greifen, wenn es darum geht, auch die Denker*innenleistung „Schreiben" zur Stabilisierung zu nutzen.

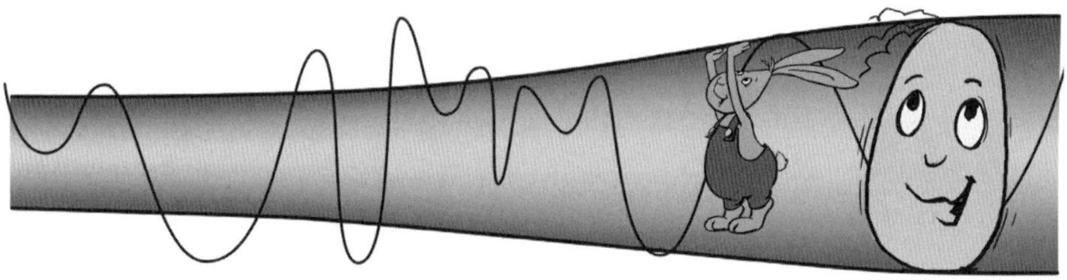

Abbildung 11.1: Wenn Denker*in und Häschen im Ressourcenbereich sind, helfen Imaginationsübungen, diesen auszudehnen

11.1 Wohlfühlort

Jeder Ort, jeder Platz hinterlässt in uns ein anderes Gefühl. Manche Orte bleiben uns in guter Erinnerung, weil wir uns dort wohlgefühlt haben, selbst wenn wir manchmal gar nicht sagen können, warum eigentlich. Vielleicht war es das Licht, vielleicht der Duft, die Töne und Geräusche, die Farben oder die spezielle Mischung von all dem. Die Erinnerung daran ist meist sehr angenehm und erlaubt uns, auszuspannen von den Anforderungen des Alltags, um zur Ruhe zu kommen, um für uns zu sein.

Wir wissen, dass die aktive Erinnerung unser Erleben nicht eindeutig abbildet, sondern immer wieder überarbeitet und verändert. In Bezug auf solche guten Orte lässt sich das nutzen, denn nicht immer steht ein realer Ort zur Verfügung, um Erinnerung und Fantasien in positiver Weise anzuregen. Und so kann man sich mithilfe der Fantasie gute Orte schaffen, selbst wenn man dort nie gewesen ist. Fast alle haben wir die Fähigkeit, uns angenehme Orte vorzustellen – schöner, als jeder reale Ort es sein könnte.

Wir brauchen also eine Übung, die einen solchen Ort für Wohlbefinden und Sicherheit erst einrichten hilft – ganz individuell – und dann dafür sorgen kann, ihn jederzeit zu erreichen. Dafür muss es ein Ort in unserer Fantasie sein, denn nur die Orte in unserer Vorstellung können wir wirklich immer erreichen und so angenehm und sicher gestalten, wie wir das wünschen.

Darum geht es beim Wohlfühlort.

Wir vermeiden den Begriff *sicherer Ort* in der Benennung gegenüber den Klient*innen aus verschiedenen Gründen. Zum einen war dies eine der ersten Übungen in der Traumatherapie, und viele Klient*innen haben in den psychiatrischen Krankenhäusern nicht immer gute Erfahrungen mit dieser Übung gemacht. Das liegt unserer Meinung nach auch daran – das ist der zweite Grund –, dass der Begriff *sicher,* so gut er auch gemeint sein mag, sofort das *Unsichere* vieler Lebensumstände mit aufruft, denen Menschen ausgeliefert waren. Sicherheit wird so zu einem absoluten Konzept, zum Teil in der traumatherapeutischen Argumentation, zum Teil vielleicht auch nur in den Köpfen der Klient*innen, und ist – wie jedes absolute Konstrukt – zum Scheitern verurteilt, wenn Unsicherheit oder Verunsicherung auftritt. Ein Wohlfühlort ist nicht so aufgeladen und kann doch trotzdem auch sehr sicher sein.

11.1.1 Wann, warum und wie? – Rahmenbedingungen der Übung

Situationen, in denen die Übung hilft

- Frau B. ist oft angespannt. Sie treibt dann Sport, das hilft ein wenig, aber sie möchte mehr loslassen können, ohne sich dabei so anzustrengen.
- Der Jugendliche leidet darunter, in der Wohngruppe zu wenige Rückzugsmöglichkeiten zu haben, wo er ganz für sich ist und die anderen nicht hört.
- Die kleine Ana träumt manchmal vom Garten ihrer Oma, den sie nach der Flucht nicht mehr erreichen kann.
- Herr H. ist mit seiner Wohnsituation unzufrieden, kann sich aber keinen Umzug leisten. Er fragt sich, was er tun kann, um sich in der Wohnung etwas wohler zu fühlen.
- Für alle Menschen, die immer wieder ängstlich, unruhig oder angespannt sind, ist die Übung hilfreich. Und oft ist sie ein Ersatz für angenehme und sichere Orte in der Realität, zum Auftanken, um dann daran zu arbeiten, auch im Außen sicher zu sein.

Ziel der Übung

Ein innerer Wohlfühlort soll in der Fantasie eingerichtet werden, sodass er mit einiger Übung leicht und schnell aufgesucht werden kann. Anspannung und Unruhe werden reduziert, und ein angenehmes, sicheres Wohlgefühl kann sich im Hier und Jetzt einstellen. Selbstregulierung und Selbstfürsorge sind hier das Ziel.

Raum-/Zeitorientierung der Klientin

Zur Einübung des Wohlfühlorts sollte die Klientin gut im Hier und Jetzt orientiert sein. Wenn der Wohlfühlort etabliert ist und die Klientin ihn öfter aufsucht, kann sie sich auch in Situationen von leichter Erregung und Anspannung dorthin begeben. Wichtig ist die körperliche Verankerung, mit der geht es schneller.

Kompetenzaufbau – in welchen Bereichen?

- Spannungsregulation
- Selbstfürsorge
- Selbstwirksamkeitserleben

Anforderungen

Raum und Setting: Suchen Sie für die Einführung der Übung einen Raum aus, in dem Sie ungestört sind. Die Übung wird meist im Sitzen durchgeführt, es kann jedoch entlastend sein, sich beim Üben im Raum zu bewegen. Der Körper wird dann dazu eingeladen, präsent zu bleiben, und die Klientin bleibt in einer leichten Alltagsspannung, was für viele Klient*innen mit unverarbeiteten Belastungen gut ist, um Dissoziation zu vermeiden. Dafür kann es Sinn machen, einen etwas größeren Raum zu wählen. Oder auch spazieren zu gehen.
Achten Sie auf die Außenorientierung, führen Sie die Übung, wenn möglich, mit geöffneten Augen (Klient*in **und** Anleitende*r) durch, gerne auch mit Bewegung im Raum. Je alltäglicher das Setting ist, desto einfacher ist es, den Platz auch zu Hause oder unterwegs wieder aufrufen zu können.

Zeit: Für die Einführung der Übung benötigen Sie ca. 30 Minuten. Ziel ist, durch regelmäßiges Üben zu erreichen, dass die Klientin innerhalb von Sekunden an ihrem Wohlfühlort ankommen kann. Planen Sie für den Übergang in den Alltag und die Reorientierung noch einmal eine Viertelstunde ein.

Material: Halten Sie Zettel und Stift bereit, um die Worte der Klientin, mit denen sie den Wohlfühlort beschreibt, zu notieren. Im Verlauf der Übung kann es wichtig

sein, dass Sie genau die Wortwahl der Klientin wiederholen können. Wenn Sie spazieren gehen, wiederholen Sie die Worte einfach manchmal, dann bleiben sie hängen, bis Sie wieder im Zimmer sind, um sie aufzuschreiben.
Manchmal macht es Sinn, Mal- und Bastelmaterial bereitzuhalten, um der Klientin zu ermöglichen, den Ort zu zeichnen, zu malen oder zu gestalten. Für Kinder und kognitiv durchlässiger strukturierte Menschen ist diese Möglichkeit besonders hilfreich.

11.1.2 *Anleitung*

11.1.2.1 Einführung

Erklären Sie Ihrer Klientin, worum es in der Übung geht: *„Sie haben mir erzählt, dass Sie oft genervt und unruhig sind und nicht so recht wissen, wohin mit sich. Ich würde Sie gerne dabei unterstützen, einen Ort zu finden, an dem Sie sich so wohlfühlen, dass Sie ein bisschen zur Ruhe kommen können. Wie wäre das? Okay, vielleicht passt das Wort wohlfühlen nicht so gut. Wie würden Sie es nennen, wenn Sie nicht so genervt sind, ruhiger, klarer, wenn Sie irgendwo ein bisschen sein und bleiben können? ... Es kann ein realer Ort sein, den Sie kennen, weil Sie schon einmal dort waren, es kann aber auch ein frei erfundener imaginierter Ort sein oder eine Landschaft in Ihrem Inneren. Hauptsache, Sie fühlen sich da, wie würden Sie sagen – okay? ... Gut, Hauptsache, Sie fühlen sich da okay. ... Also, wenn Sie sich so einen Ort jetzt vorstellen, was kommt Ihnen da in den Sinn?“*

11.1.2.2 Den Ort bestimmen

Stellen Sie, ergänzend zu dem, was die Klientin von sich aus erzählt, Fragen, um den Ort genauer zu machen. Lassen Sie sich alles ausführlich beschreiben und machen Sie sich Notizen, um später die Worte der Klientin wiederholen zu können:

- *„Ist es drinnen oder draußen?“*
- *„Um was für einen Raum / was für eine Landschaft handelt es sich?“*
- *„Ist es dort schön warm oder angenehm kühl?“*
- *„Was sehen Sie dort an Farben?“*
- *„Was sehen Sie dort an Gegenständen / Pflanzen / Tieren?“*

Was kann die Klientin an ihrem Wohlfühlort ...

- hören,
- riechen,
- auf der Haut spüren,
- schmecken?

„Was hätten Sie zusätzlich noch gerne dort? Kuscheldecken, Bücher, schöne Dinge, Essen, Trinken, Tiere, was noch?" Lassen Sie auch Ihrer Fantasie in den Nachfragen freien Lauf. Nichts an dem Wohlfühlort muss realistisch sein, alles kann ganz nach der Fantasie der Klientin gestaltet werden: *„Sie können den Ort so gestalten, wie es für Sie gut ist. Sie können die Baumstämme rot anmalen oder ein Sofa in die Ecke des Raumes stellen, aus dem Blütenblätter sprießen, Hauptsache, für Sie ist das gut so."*

11.1.2.3 Den Ort spüren

Wichtig ist nur, dass die Klientin ihren Wohlfühlort so beschreibt, dass sie sich sozusagen während der Beschreibung an diesen Ort begibt, dass sie ihn sieht, hört, riecht etc. Erkennen können Sie das unter anderem an Veränderungen in der Stimme, im Blick, im Atem und in der Körperhaltung der Klientin. Eine Klientin, die sich an ihren Wohlfühlort begibt, wird vermutlich eine ruhigere Stimme bekommen, der Blick wird sich immer wieder in die Ferne richten, der Atem wird tiefer werden und der Körper sich ein wenig entspannen. Achten Sie vor allem auf den Atem und die Stimme der Klientin, um rechtzeitig zu merken, wenn sich Störendes einschleicht oder die Klientin zu dissoziieren droht und erst mal eine Reorientierung braucht (*„Kommen Sie doch für einen Moment mit Ihrer Aufmerksamkeit hierher in unseren Arbeitsraum zurück. Was sehen Sie hier jetzt in diesem Raum für Gegenstände? Sagen Sie es mir bitte"*). Arbeiten Sie mit offenen Augen oder im Gehen, um das Ankommen am Wohlfühlort leichter zu ermöglichen und das Abrutschen in tiefe Gräben zu umgehen.

11.1.2.4 Für Schutz nach außen sorgen

Sobald sich Ihre Klientin an dem Wohlfühlort eingerichtet hat, können Sie nachfragen, was es für eine Art der Begrenzung nach außen braucht, die dafür sorgt, dass die Klientin auch ungestört bleibt. Manchmal ist die Begrenzung eine der ersten Maßnahmen, damit überhaupt ein gutes Gefühl entstehen kann. Entscheiden Sie das zusammen mit Ihrer Klientin, sie weiß das ja am besten. Immer dann, wenn Sie selbst ein unsicheres Gefühl haben, sollten Sie das auch äußern, aber eher als Frage: *„Hm, ist das jetzt auch wirklich ausreichend sicher? Man könnte ja mal vorsorglich noch einen Zaun drum machen? Probieren Sie es doch einfach mal aus."*

Ein Zaun oder eine Einfassung kann ganz unterschiedlich gestaltet sein – alles, was der Klientin hilft, ist in Ordnung. Es kann also einerseits ein natürliches oder selbst gebautes Hindernis wie ein Zaun oder ein Gebirge sein oder ein unsichtbarer Schutzschirm über der gesamten Szene, den nur die Klientin passieren kann. Oft sind auch hilfreiche Wesen gut geeignet, solche Orte zu bewachen: Denken Sie etwa an Kobolde, Pokemons, Pippi Langstrumpf, Anna und Elsa oder wie sie alle heißen. Alles, was das Sicherheits- und Wohlgefühl der Klientin erhöht, ist erwünscht!

Früh traumatisierte Klient*innen haben oft nicht lernen können, gut für ihre eigene Sicherheit zu sorgen. In diesen Fällen sind Sie und Ihre Unterstützung gefragt, um gemeinsam eine angemessene Absicherung zu installieren. Auch Kinder und junge Jugendliche brauchen erwachsene Hilfe, damit der Ort ein sicherer Wohlfühlort werden kann.

11.1.2.5 Helfer*innen statt Menschen

Meist ist es besser, auf andere reale Menschen am Wohlfühlort zu verzichten, da Menschen sich verändern können und die Wohlfühlorte dann unter Umständen auch anders werden als geplant: „*Klar können Sie Ihre beste Freundin mitnehmen. Aber hatten Sie beide schon mal Streit? Mal angenommen, es gäbe so einen Streit und Sie bräuchten dann Ihren Platz und die Freundin wäre auch da? Nicht so gut, oder? Wie wäre es mit einem Schutztier? Als Innere Helfer*in, also einen Menschen, den Sie sich ausdenken oder einfach ein Kuscheltier? Sie können auch heimlich etwas mitnehmen, ohne es mir zu sagen. Vielleicht macht das die Sache einfacher.*“

11.1.2.6 Genießen und Körpergefühl auffinden

Laden Sie die Klientin ein, sich zu erlauben, die angenehmen Gefühle zu genießen: „*Und wie ist das jetzt an dem Platz, den Sie sich eingerichtet haben? Okay? Dann ist es ja so, wie Sie das wollten, oder? Wenn Sie möchten, kann ich Ihnen auch vorlesen, wie Sie den Platz beschrieben haben, damit Sie alles noch mal auffrischen können. Nicht nötig? Gut, bleiben Sie einfach ein wenig dort und nehmen Sie wahr, wie das ist. Erzählen Sie auch gerne, wenn Sie möchten.*“

11.1.2.7 Im Körper verankern

„*Und spüren Sie mal nach: Wo im Körper ist dieses angenehme Gefühl? In den Schultern? Wenn dieses Gefühl in den Schultern eine Farbe hätte, welche wäre das? Ein helles Blau?*“

11.1.2.8 Selbstaussage

Wenn der gute Platz eingenommen wurde und Ihr Gegenüber sich dort auch sicher befindet: „*Und wenn Sie jetzt an Ihrem Lieblingsplatz sind und das alles wahrnehmen* (greifen Sie die zentralen Worte, die die Klientin für die Beschreibung genutzt hat, immer noch einmal auf), *was Sie da um sich haben, was für ein Satz drückt am besten aus, wie es Ihnen geht? Wie sind Sie dort? Wie sehen Sie sich und die Welt? Ist das so etwas wie: Ich bin okay, oder: Von hier aus kann ich euch begegnen? Ich kann das oder Ihr könnt mich alle mal?! Was wäre es bei Ihnen? Gibt es so einen Satz, der zu Ihnen an diesem Ort passt?*“

11.1.2.9 Wiedereinstieg

„*Ich würde Sie jetzt gerne da einmal wegholen* (Klientin kommt schon zurück). *Ah prima, aber ich würde mit Ihnen gerne ausprobieren, wie Sie da auch wieder hinkommen, damit Sie das auch für andere Situation nutzen können. Okay? Dann stellen Sie sich bitte nur ganz kurz eine andere Situation aus der letzten Zeit vor, irgendetwas Neutrales erst mal, danke, das reicht schon.*“ Sie sehen ja sofort, ob die Klientin sich innerlich schon an einen anderen Ort begeben hat, sonst können Sie natürlich auch nachfragen.

Jetzt laden Sie die Klientin ein, wieder an den Lieblingsort zurückzugehen. „*Und jetzt gehen Sie innerlich wieder an Ihren Lieblingsplatz. Geht das? ...*“ Wenn die Klientin nickt, lassen Sie sie ruhig alleine einsteigen. Wenn Sie merken, dass sie Unterstützung braucht oder sie auf Nachfrage das bestätigt, benennen Sie einige der Worte, die die Klientin für die Beschreibung genutzt hatte. Intensivieren Sie durch Nachfragen oder Aufrufen der Schlüsselworte das gute Gefühl. Lassen Sie sich hierfür Zeit.

11.1.2.10 Einstiegstor / Anker

Hören Sie genau hin, was die Klientin beim Wiederaufsuchen des Lieblingsplatzes erzählt, und fragen Sie dann nach der Reorientierung auf Ihr gemeinsames Hier und Jetzt nach, welches der erste Eindruck war, den sie aufgerufen hat. Sie sagt zum Beispiel: „*Ich kann die Orangen riechen, und dann sehe ich die Bank, den blauen Himmel ... – Ah, der Duft der Orangen, ist das der erste Eindruck? Oder muss es eher heißen: ‚die Orangen riechen‘? Oder ‚die Bank‘?*“ – Lassen Sie der Klientin den Raum, das innerlich zu testen: „*Nein, ich glaube, doch die Orangen. Der Duft der Orangen.*“ – „*Probieren wir es noch einmal aus? Lassen Sie uns dann noch einmal die neutrale Situation aus der letzten Woche aufrufen und überprüfen, was der Einstieg ist: Jetzt gehen Sie noch mal an Ihren Lieblingsplatz und achten darauf, was Ihnen hilft, dort einzusteigen und gut anzukommen. Der frische Orangengeruch? Beschreiben Sie mal!"* Manchmal sind es auch zwei Eindrücke hintereinander. Achten Sie auf die Worte der Klientin bei der Beschreibung des Wiederaufrufens. Lassen Sie sich Zeit, gemeinsam den Einstieg zu finden, an ihm hängt der ganze Ort als Assoziationskette. Wenn Sie den Einstieg gefunden haben, probieren Sie das nach einer Weile auch noch einmal mit einer anderen, vielleicht leicht anstrengenden Situation aus, um den Einstieg zu üben.

Überprüfen des Einstiegstors / Ankers

„Okay, dann stellen Sie sich doch mal eben für eine Sekunde oder so eine Situation aus der letzten Woche vor, die ein bisschen nervig, nicht so ganz leicht war. Der Kindergeburtstag? Okay. Jetzt aber schnell zurück an Ihren Lieblingsort, probieren Sie es erst mal selber mit dem Duft der Orangen … Geht das?" Helfen Sie nur weiter, wenn Sie merken, dass die Klientin den Ort noch nicht wieder aufrufen kann, lassen Sie sie nicht zappeln, aber erzählen Sie auch nur so viel wie nötig. Je mehr und schneller die Klientin die inneren Netzwerke selbst aufruft (wenn das einfach geht), desto unabhängiger wird das Erleben von Ihnen.

Fragen Sie nach einer neuerlichen Reorientierung nach, was nun letztlich der Einstieg war: *„Ah, okay, Sie sind schon wieder hier. Füße am Boden? Alles klar …? Was war denn nun der stärkste Eindruck am Anfang? Es waren eindeutig die Orangen? Und die Bank gleich hinterher. Dann wissen Sie das. Der Duft der Orangen und die Bank – und schon lächeln Sie wieder. Sollen wir es noch einmal mit einer blöderen Situation ausprobieren oder sparen wir uns das für nächste Woche, und Sie gönnen sich den Lieblingsort einfach mal immer wieder, bis wir uns sehen? Gut, so machen wir das."*

11.1.2.11. Einen Namen für den Ort finden

„Aber vielleicht geben Sie mir zuerst noch einen Namen für den Ort, eine Überschrift, die ich nutzen kann." Wenn Sie erst an dieser Stelle nach einem Namen fragen, wird der schnell da sein, weil die Assoziationskette ja komplett aufgerufen und präsent war. Und falls kein Name auftaucht, ist es auch nicht schlimm, dann konstruieren Sie zusammen einen. Hier aber ist es klar: *„Omas Garten"*, strahlt die Klientin.

11.1.3 *Wie geht es danach weiter? Was sind mögliche Auswirkungen?*

Fragen Sie in der nächsten Sitzung/beim nächsten Treffen nach, ob die Klientin manchmal an ihren Wohlfühlort geht und wann es ihr leichtfällt. Immer dann, wenn die Klientin von schwierigen Situationen spricht oder Sie das Gefühl haben, ein guter Ort würde Erleichterung schaffen, fragen Sie nach: *„Wäre das eine Gelegenheit, an Ihren Lieblingsort zu gehen? Wissen Sie noch, wo der ist?"* Benennen Sie von sich aus nur in Ausnahmefällen den Ort mit der Überschrift der Klientin oder mit den Attributen, die für sie mit dem Ort verknüpft sind. Vielleicht können Sie miteinander besprechen, welche Teile davon Sie ansprechen dürfen, vielleicht die blauen Schultern? Es ist eine sehr vertrauensvolle Übung, die Ihre Klientin da mit Ihnen gemacht hat, und Sie möchten sicher auch nicht, dass intime Details, die Sie einer Ärztin oder Ihrer Therapeutin genannt haben, einfach so wieder von ihr verwendet werden. Achtsamkeit und Wertschätzung sind hier wichtig.

Was sollte ich noch mit auf den Weg geben?

Überlegen Sie gemeinsam, wann und wo es sinnvoll wäre, im Alltag den Ort aufzusuchen, wann das geht und wie es klappen kann. Nicht überall ist es angebracht, den ganzen Ort aufzurufen, außerdem braucht es dafür schon ein kleines bisschen Zeit und das Gefühl von ein wenig Schutz. Vielleicht passt in diesen Situationen eher die Körperhaltung oder – wie oben – das „blaue Gefühl" der Schultern.

Und natürlich kann die Klientin alles immer auch verändern, es ist ja ihr Ort und ihr Gefühl. Wohlfühlorte können den aktuellen Bedürfnissen angepasst werden oder, wenn der Ort so erhalten bleiben soll: Es können neue Orte für andere Bedarfslagen gefunden werden.

Die Übung kann auch Anlass sein, gemeinsam zu überlegen, was sich die Klientin in der realen Gegenwart, beispielsweise in ihrer Wohnung/ihrem Zimmer, für Wohlfühlorte und angenehme Plätze schaffen kann.

11.1.4 *Welche Schwierigkeiten können auftauchen, und wie kann ich damit umgehen?*

Meine Klientin möchte mir nicht von ihrem Wohlfühlort erzählen.

Manchmal ist es für Klient*innen wichtig, gerade angenehme Gefühle und Vorstellungen für sich zu behalten und mit niemandem zu teilen. Unter Umständen steht im Hintergrund die Erfahrung, dass ihr das weggenommen wird, was sie anderen zeigt. Lassen Sie die Klientin in diesem Fall die Übung nach ihren Bedürfnissen machen und unterstützen Sie sie darin, sich von Ihnen abzugrenzen. Das ist vielleicht der erste Schritt in die Richtung, sich auch im Alltag von anderen abgrenzen zu lernen. Besprechen Sie, wie Sie sicher sein können, dass die Klientin wirklich einen Wohlfühlort gefunden hat und dass es ihr dort gut geht. Entwickeln Sie gemeinsam Kriterien, an denen Sie das von außen bemerken können. Sagen Sie der Klientin ganz klar, wenn Sie etwas von ihr brauchen. Auch Ihre Sicherheit ist wichtig. Arbeiten Sie zur Sicherheit im Stehen und/oder reorientieren Sie immer wieder.

Meine Klientin will die Augen schließen.

Dasselbe (s. o.) gilt, wenn Ihre Klientin die Augen schließen will, um besser an ihrem Ort anzukommen. Erklären Sie, weshalb Sie es wichtig fänden, später auch mit offenen Augen noch einmal an den Ort zu gehen, aber beharren Sie nicht darauf. Worauf Sie allerdings immer beharren sollten, ist die Möglichkeit der Reorientierung, denn sonst können Sie Ihr Handeln und dessen Auswirkungen ja nicht mehr kontrollieren.

Meine Klientin möchte an ihrem Wohlfühlort nicht allein sein.

Vor allem für Kinder ist die Vorstellung, allein zu sein, oft nicht angenehm. Bevor Sie sich in Argumentationen verwickeln, schlagen Sie einfach Innere Helfer*innen, nette und starke Tiere oder Gestalten aus dem Lieblingsbuch des Kindes vor. Lassen Sie die Klientin aber in jedem Fall ihren Ort so einrichten, wie sie es möchte, also gegebenenfalls auch mit anderen Menschen. Fragen Sie in den folgenden Sitzungen nach, ob sich der Wohlfühlort in dieser Form bewährt hat. Vielleicht kann die Klientin leichter darauf verzichten, andere Menschen an ihren Wohlfühlort mitzunehmen, wenn Sie sie nicht dazu drängen.

Meine Klientin hat einen Lieblingsort, den es nicht mehr gibt.

Oft sind die Orte, die jemand gerne aufruft, vergangene Orte, Orte der Sehnsucht, Orte, die zwischenzeitlich zerstört sind oder in einem anderen Land liegen. Dennoch sind es wichtige Eindrücke, Imaginationen oder Erinnerungen, die den Körper in einen angenehmen Zustand versetzen und die wir nutzen sollten. Überlegen Sie an dieser Stelle zunächst, wie Sie selbst mit Erinnerungen umgehen: Können Sie sie nutzen, auch wenn Verlust damit verknüpft ist? Wenn für Sie selbst die Unsicherheit überwiegt, suchen Sie mit der Klientin einfach zunächst einen anderen Ort, etwas, das sie aus einem Film, dem Internet oder aus einem Lieblingsbuch kennt, und vermeiden Sie den Erinnerungsort.

Wenn Sie selbst gute Erfahrungen damit gemacht haben, vergangene intensive Momente und Orte für sich als Ressource zu nutzen, dann lassen Sie auch die Klientin an dieser Möglichkeit teilhaben. Sie können ihr etwa sagen: „*Da können Sie nicht mehr hin, aber es ist eine starke Erinnerung in Ihrem Körper. Und Ihr Häschen weiß, dass es sich da auch in der Erinnerung immer wieder entspannen kann. Der Ort ist sozusagen ganz Ihrer geworden, der ist ganz in Ihrem Körper, Sie haben ihn mitgenommen, stimmt's? Mögen Sie mir einmal beschreiben, wie es da ist? Nicht, wie es war, sondern wie es ist, wenn Sie jetzt daran denken, Ihrem Häschen erlauben, dort wieder hinzugehen. Jetzt sitzen Sie schon auf der Bank und riechen den Staub nach der Ernte? Ganz heiß ist es und doch ein bisschen Schatten von der Hauswand neben Ihnen? … Wenn Sie jetzt mal nachschauen, wo in Ihrem Körper dieser Eindruck am stärksten ist, was stellen Sie fest? Ihr Atem fühlt sich ganz kratzig an, aber Ihre Poren sind ganz weit, und Ihre Haut fühlt sich weich an? Was ist am stärksten – die weiche Haut? Jetzt kommen Sie mal wieder ganz hierher zurück, bewegen Sie die Füße, ja, so … Alles gut? Ein bisschen weinen muss auch sein, ist gut. Jetzt noch mal die Füße spüren, und stehen Sie mal mit mir auf! Sollen wir mal ausprobieren, welches der Gefühle oder welchen der Eindrücke Sie gut aufrufen können, um die weiche Haut wieder zu spüren?*“

Oft ist gerade dann, wenn wir ein angenehmes Erleben aus einer verloren geglaubten Zeit retten können, das Gefühl von Kontrolle am verblüffendsten. Man merkt nicht nur, dass es vorbei ist, sondern auch, dass man es erlebt und somit im Körper gespeichert hat. Das Gefühl ist abrufbar und wiederaufrufbar. Und keiner kann es wegnehmen.

Wenn Sie selbst dieses Gefühl für sich jedoch (noch) nicht kennen oder wenn die Klientin noch nicht stabil in der neuen Gegenwart angekommen ist, sollten Sie die Übung auf keinen Fall auf diese Weise durchführen,

11.1.5 Besonderheiten im Kontakt

11.1.5.1 Kinder

Lassen Sie Kinder den Wohlfühlort aufmalen. Meist ist es gut, gleich so anzufangen, Kinder „verlaufen sich“ in der Sprache oft noch und werden dann unkonzentriert. Das gilt vor allem für kleinere Kinder. Fragen Sie nach, welche Inneren Helfer, Kuscheltiere, Feen und Zauberer mit an den Wohlfühlort genommen werden sollten. Achten Sie auch bei den Bildern darauf, dass die Sicherheitsvorkehrungen nicht zu kurz kommen, auch (selbst gemalte) Rahmen um das Bild herum sind hilfreich. Sprechen Sie mit dem Kind ab, was davon Sie Eltern oder Erzieher*innen erzählen dürfen, damit sie das Kind an den Lieblingsort erinnern können. Überlegen Sie sich gemeinsam einen guten Platz für das Bild, manchmal ist es völlig in Ordnung, es über das Bett zu hängen, manchmal ist es besser, das Bild zu verstecken, ein Behältnis dafür zu finden oder es unters Kopfkissen zu legen.

Vielleicht kann sich das Kind mit Ihrer Hilfe in seinem Zimmer einen Wohlfühlort einrichten. Ein kleines Zelt mit Kissen und Decken zum Einkuscheln und Zurückziehen könnte solch ein Platz sein. Achten Sie in diesem Fall darauf, dass die Gegenstände auch wirklich beim Kind bleiben können, sonst greifen Sie lieber zum Malen. Sie können als Vorbeugung fürs Verlorengehen auch innere Bilder vom Wohlfühlort knipsen, ganz konkret innere Fotos anregen und damit spielen, ob das Kind die wieder aufrufen kann.

11.1.5.2 Jugendliche

Für Jugendliche mag der Begriff „Wohlfühlort“ manchmal unpassend sein. Überhaupt geht es ja nicht um die Überschrift der Übung. Wie wäre es mit einem Platz zum Chillen? Zum Ausruhen? Ein Ort, wo es dir gut geht? Erklären Sie der Jugendlichen, worum es bei der Übung geht, und lassen Sie sie einen eigenen, passenden Namen für den Ort erfinden. Manchmal kollidieren die Wünsche der Jugendlichen, cool zu sein, mit gleichzeitig vorhandenen Bedürfnissen nach Wärme und Geborgenheit. Beachten Sie das vor allem bei der Formulierung Ihrer Nachfragen. Fragen Sie die Jugendliche, wozu der Ort gut sein sollte, und betonen Sie, dass ja niemand außer ihr weiß, wo sie da hingeht, dass sie den also ausgestalten kann, wie sie will.

Nicht nur an dieser Stelle kann der Hinweis auf Ihre eigene Schweigepflicht oder Ihre Versicherung, diese Details für sich zu behalten, hilfreich sein. Das müssen Sie dann natürlich auch gegenüber den Teamkolleg*innen einhalten – oder eben vorher absprechen, was Sie weitergeben dürfen. Die Zusage gegenüber der Klientin geht vor. Falls Sie gegenüber dem Team Mitteilungspflichten eingegangen sind (z. B.: *„Wir schreiben solche Sachen immer in die Dokumentation“*), sollten Sie das vor einer solchen Übung erläutern, sonst verraten Sie Ihr Gegenüber aufs Neue. Vielleicht ist das auch ein Anlass für ein Teamgespräch über das Thema Vertraulichkeit, Vertrauen und Sicherheit in der Arbeit mit traumatisierten Klient*innen. Vielleicht kann ein Stichwort in der Doku oder der Übergabe bei persönlichen Mitteilungen reichen?

11.1.5.3 Kognitiv anspruchsvollere Menschen

Suchen Sie mit kognitiv anders strukturierten Menschen nach den passenden Bildern für einen Wohlfühlort und lassen Sie die Bilder malen oder auch basteln. Sorgen Sie dafür, dass die Vorstellung konkret bleibt und für die Klientin ohne Hilfe wieder auffindbar ist. Stellen Sie einfache und eher wenige Fragen.

11.1.5.4 Gruppen

Ein Wohlfühlort lässt sich gut in der Gruppenarbeit entwerfen, auch wenn Sie dabei nicht alle individuellen Vorstellungen abfragen können. Um die Gruppe bei dieser Arbeit im Hier und Jetzt zu halten, lassen Sie alle, die das können, ruhig aufstehen und sich auch nach Bedarf im Raum bewegen. Das trägt auch dazu bei, dass die Atmosphäre nicht zu „heilig" wird, die Augen offen bleiben und die Aufmerksamkeit hier bei der Arbeit bleibt. Falls jemand sitzen bleibt, nehmen Sie hin und wieder Blick- und Sprachkontakt auf und vergewissern Sie sich, dass derjenige noch „da" ist. Respektieren Sie, dass nicht jede*r in der Gruppe von seinem*ihrem Wohlfühlort berichten möchte, und lassen Sie sich dennoch auch zwischendurch immer mal wieder kurze Rückmeldungen geben. Halten Sie den Kontakt. Ein Beispiel für eine Gruppenanleitung der Übung finden Sie unten.

11.1.5.5 Andere Kulturkreise

Arbeiten Sie mit Menschen aus anderen Kulturen hier genauso, lassen Sie sich aber von den Orten nicht erschrecken, bleiben Sie offen und fragen Sie nur nach den Rahmenbedingungen, wenn die Ausgestaltung Ihnen fremd ist: Ist der Ort gerade sicher? Ist er geschützt? Was ist zu hören, zu sehen, zu riechen, zu spüren, zu schmecken? Welche positiven Sätze gibt es? … Manchmal ist es wichtiger als für uns vereinzelte Mitteleuropäer*innen, dass andere Menschen mit an dem Ort sind. Machen Sie dann klar, dass die Verfügungsgewalt immer bei der Klientin bleibt und sie die Besetzung jederzeit ändern kann. Fragen Sie in der nächsten Sitzung nach. Und wundern Sie sich nicht, wenn ein innerer Lieblingsort mit Selbstschussanlagen gesichert wird oder Raketenabwehrsysteme eingebaut werden – das ist vor allem bei Computerspiel-Nerds naheliegend. Auch das ist eine für die meisten Sozialmenschen fremde Kultur, deren Regeln wir erfragen können.

11.1.6 Beispiel: Gruppenarbeit

In der zweiten Sitzung der Stabilisierungsgruppe führt die Gruppenleiterin den inneren Lieblingsort ein: *„Heute geht es darum, einen Fantasieort zu finden, an dem Sie sich wohlfühlen, wo Sie sicher und geborgen sind. Das kann ein wirklicher Ort sein, den Sie kennen oder von dem Sie gehört haben, es kann auch ein Ort sein, der nur in Ihrer Fantasie existiert und den es in der Form vielleicht auch gar nicht wirklich geben könnte. Wichtig ist nur, dass Sie sich an diesem Ort wohlfühlen und dass er vollkommen sicher ist. Ich werde ihn Wohlfühlort nennen, aber Sie können einen ganz anderen Namen dafür finden.*

Wie immer, wenn wir mit Vorstellungen arbeiten, entscheiden Sie selbst, ob Sie die Augen schließen oder offen lassen. Wenn Sie sie offen lassen, finden Sie den Ort hinterher oft leichter wieder, weil Sie sonst ja auch nicht mit geschlossenen Augen durch die Gegend laufen. Sie können dabei gerne aufstehen (steht selber auf) *und sich hinstellen oder ein wenig im Raum herumgehen, ich selbst werde das auch tun. Wenn man sich bewegt, während man den Ort einrichtet, erinnert man sich nachher auch schneller, wenn man unterwegs ist. Außerdem hat es den Vorteil, dass Sie dann Ihren Körper besser spüren und so leichter im Hier und Jetzt bleiben können* (ein Teil der Gruppe steht auf). *Wenn Sie sitzen bleiben, dann werde ich von Zeit zu Zeit bei Ihnen vorbeikommen und Sie kurz direkt ansprechen, um mich zu vergewissern, dass Sie noch an einem guten Ort sind. Und wenn irgendetwas zu viel für Sie wird, dann geben Sie Bescheid oder heben Sie die Hand, das haben wir ja abgemacht.*

Also, wenn Sie sich einen Ort vorstellen, an dem Sie sich richtig wohlfühlen, was für ein Ort ist das dann? Meine Fragen werden für die einen zu schnell und für die anderen zu langsam sein, Sie können sich Ihren Wohlfühlort also in Ihrer ganz eigenen Zeit suchen, vielleicht sind Sie ja schon längst dort angekommen. Ich werde alle möglichen Vorschläge machen, die Sie aber einfach ignorieren, wenn sie nicht passen.

Sie können auch erst mal überlegen, welches Ihr Wohlfühlort sein könnte: Ist es ein Ort, an dem Sie einmal in den Ferien waren oder haben Sie das mal im Fernsehen gesehen oder ist es einfach eine schöne Wiese oder ein Platz auf einem kleinen netten Stern irgendwo in der zweiten Galaxie? – Egal wo, Hauptsache, Sie fühlen sich wohl. Es soll dort alles so sein, wie Sie es am liebsten haben: Sonne, Regen, Schnee, Kälte, Wärme, Bäume, Wüste, Strand oder Garten, was auch immer gut für Sie passt. Und es ist alles dort, was Sie brauchen, oder Sie holen es sich dann dorthin. Ist Ihr Wohlfühlort drinnen, ein Raum oder Haus oder eine Höhle? Oder ist er eher draußen, auf dem Feld oder auf einer Lichtung oder am Meer? Schauen Sie sich einmal um: Was sehen Sie dort? Was für ein Raum oder was für eine Landschaft ist das? (Pause) *Wenn es ein Raum ist, wie ist er eingerichtet, was für Möbel oder Gegenstände gibt es dort? Ist er groß oder klein, schön hell oder angenehm dunkel? Wenn es eine Landschaft ist, wie ist sie beschaffen? Was für Pflanzen und Tiere gibt es dort, ist es schön hell oder angenehm dunkel an Ihrem Wohlfühlort? Oder irgendetwas anderes?* (Pause, während der die Leiterin eine Teilnehmerin anspricht, die mit geschlossenen Augen dasitzt und sie auf die Ansprache hin kurz anschaut und ihr zunickt, die Leiterin nickt zurück.) *Was immer Sie sehen an Ihrem Ort, es ist angenehm und tut Ihnen gut, Sie fühlen sich sicher und geborgen, es ist ganz Ihr Ort. Was auch immer Sie noch brauchen, holen Sie sich dazu oder es ist auf einmal einfach da, Sie pflanzen vielleicht hier und da noch ein paar Bäume, die ganz schnell wachsen oder holen sich andere Sachen, die Ihnen guttun – was auch immer Sie brauchen, um sich dort wirklich gut zu fühlen.*

Was sehen Sie, wenn Sie sich umschauen, was für Farben gibt es, was für Licht und Schatten? Ist es schön warm oder angenehm kühl an Ihrem Ort oder noch ganz anders? (Pause, während der die Leiterin immer wieder kurz Augenkontakt mit einzelnen Teilnehmer*innen aufnimmt.) *Was hören Sie an Ihrem Ort, Töne oder Geräusche, Musik oder Vogelgezwitscher oder etwas ganz anderes? Und vielleicht ist es auch ganz ruhig, oder manchmal so und manchmal so* (Pause). *Und vielleicht liegen Düfte oder Gerüche in der Luft, die Ihnen angenehm sind? Oder Sie spüren einen ganz besonders leckeren Geschmack auf der Zunge oder im Gaumen* (Pause)? *Spüren Sie die Wärme oder Kühle auf der Haut? Sonne oder Wind? Wo fühlt sich Ihr Körper besonders angenehm an? Liegen Sie oder stehen Sie? Sitzen Sie oder strecken Sie sich? Fahren Sie vielleicht Fahrrad oder Kanu?*

Und was könnten Sie noch an diesem Ort oder Platz gebrauchen, damit Sie sich dort noch wohler fühlen können? Eine gute Fee, ein Kuscheltier, eine Puppe, einen guten Geist, Ihren Hund oder noch etwas ganz anderes? Eine Farbe oder ein Bild oder was immer Sie gebrauchen können … Und wenn Sie das gefunden haben, dann sehen Sie sich einmal um: Welche Abgrenzung hat Ihr Wohlfühlort, wie weit geht er und wie ist er geschützt, oder welche Art von Schutz möchten Sie noch einführen? Einen Wassergraben, einen Zaun, Wachen, einen Greifvogel oder eine imaginäre Wand, die nur Sie sehen und durch die nur Sie gehen können? (An dieser Stelle wird eine Teilnehmerin unruhig. Die Leiterin geht zu ihr, spricht sie kurz an, lädt sie ein, aufzustehen, rumzugehen und die Übung zu unterbrechen, sich zu reorientieren.)

Wenn es ein Wort geben könnte, das für diesen Wohlfühlort steht, das ihn bezeichnet oder zu ihm passt, was ist das für ein Wort? Nehmen Sie einfach das erste, das Ihnen eingefallen ist. Und wenn es ein Symbol gäbe, das Sie an diesen Ort erinnern kann, auch wenn Sie gerade ganz woanders sind, was könnte das sein? Vielleicht etwas Kleines, dass Sie immer bei sich tragen können, sodass Sie immer erinnert werden …? Vielleicht taucht auch noch ein Satz auf, den Sie mit diesem Ort verbinden können, ein Satz, der sagt, wie es Ihnen geht, wie Sie sich da fühlen. So etwas wie: ‚Ich bin vollkommen okay so, wie ich bin. Ich schaffe das. Ich bin einfach nur ich.' Oder irgendetwas anderes, was Ihnen Kraft gibt. (Pause. Sie können an dieser Stelle auch einfach die einzelnen Teilnehmenden fragen, ob sie Ihnen erzählen mögen, was der Satz ist. Das hängt von der Vertrautheit der Teilnehmenden ab.) *Nehmen Sie sich noch einen Moment Zeit, um zu genießen, dass Sie an diesem Ort sein können, jetzt und wann immer Sie wollen. Sehen Sie, was Sie sehen, spüren Sie, was Sie spüren, hören Sie, was Sie hören, und schmecken und riechen Sie das Angenehme an diesem Ort. Sehen Sie noch einmal das Symbol und sprechen Sie innerlich den Satz …*

Wenn Sie jetzt mal so Ihren Körper scannen: Wo spüren Sie das gute Gefühl am besten? Und wenn dieses Gefühl an der Stelle im Körper eine Farbe hätte …?

Und je öfter Sie an diesen Wohlfühlort gehen, desto einfacher wird es für Sie sein. Je öfter Sie diesen Ort aufsuchen, desto leichter wird es, ihn zu finden, wenn Sie ihn brauchen. Und bevor Sie sich jetzt von Ihrem Ort verabschieden, nehmen Sie wahr, was Ihnen helfen wird, ihn immer wiederzufinden, wenn Sie dorthin gehen möchten, welcher Eindruck Sie leiten wird. Ist es das Bild oder ein Teil davon, der Ton, der Duft, der Geschmack, das Gefühl auf der Haut, Ihr Innerer Helfer, das Wort, das für den Ort steht, oder ist es etwas ganz anderes? (Pause)

Wenn Sie sich jetzt verabschieden, dann wissen Sie, dass Sie gleich nachher oder morgen Ihren Wohlfühlort wiederfinden können, jeden Tag, immer wieder. Und dann kommen Sie allmählich mit der Aufmerksamkeit wieder ganz hier in den Raum, spüren Sie den Stuhl, auf dem Sie sitzen oder den Boden unter den Füßen, bewegen Sie sich ein wenig, räkeln oder strecken Sie sich, öffnen Sie die Augen, falls sie geschlossen waren, und schauen sich um, nehmen Sie Augenkontakt mit den anderen auf, ja genau, sehr schön. Checken Sie mal das Ressourcenbarometer. Wo sind Sie auf der Skala? Bei wem ist der Wert zu niedrig gerade? Alle über dem eigenen Minimum? Sehr schön, okay.

(Kurze Pause) *Und, mag jemand was erzählen, wie war die Übung für Sie? Lassen Sie uns sehen, ob alle gut angekommen sind.*“

Es werden alle aufgefordert, eine kleine Rückmeldung zu geben. Daran erkennen Sie – und das können Sie ja auch sagen –, ob alle im grünen Bereich sind. Sie fragen natürlich auch das Ressourcenbarometer ab. Und falls es komische Erlebnisse gab oder etwas noch nicht stimmt, bessern Sie gemeinsam nach.

11.2 Zielzustand

Wir alle sind in unserem Alltag immer wieder Situationen ausgesetzt, in denen wir uns schlecht fühlen, die wir aber nicht vermeiden können. Das Gespräch beim Chef, die Teamsitzung mit den nervigen Kolleg*innen, die Auseinandersetzungen im Alltag mit Partnern und Kindern. Auch wenn wir manchmal am liebsten den Chef ersetzen, die Kolleg*innen in die Wüste schicken und Partner sowie Kinder aussperren würden – das geht ja nicht. Wäre es dann nicht gut, wenn wir für solche Situationen ein angenehmes Gefühl dabeihätten?

Dieses Gefühl sollte auf jeden Fall transportabel sein, flexibel einsetzbar und immer wieder leicht aufzufinden. Es soll ein angenehmer Zielzustand sein, der sich hervorzaubern lässt, auch und gerade dann, wenn ich an den Gegebenheiten im Moment nichts ändern kann. Denn warum sollte ich es mir auch noch schlecht gehen lassen, wenn schon die Umstände nicht optimal sind? Wir könnten auch ganz einfach sagen: Wir suchen uns erst einmal das Gefühl, das wir gerne hätten, machen das unabhängig von der Situation und rufen es auf, wann immer wir wollen. Im besten Fall verändert sich dann sogar die Situation. Oder wir haben die Kraft und Energie, sie zu verändern.

11.2.1 *Wann, warum und wie? – Rahmenbedingungen der Übung*

Situationen, in denen die Übung hilft

- Das Mädchen ist verunsichert, wenn mehr als zwei andere Menschen mit ihr im Raum sind.
- Die Jugendliche hat eine wichtige Prüfung. Der Inhalt ist eigentlich kein Problem für sie, doch wie kann sie in der Situation ruhig bleiben, um sich dann noch zu erinnern?
- Die junge Frau kommt in der Werkstatt für Menschen mit Behinderung mit den anderen gut zurecht. Doch schon der Versuch, sich auf ihre Arbeit an einem Werkstück zu konzentrieren, macht sie furchtbar aufgeregt, sodass ihr ständig Fehler unterlaufen.
- Sie möchten gerne im Team einmal ruhig bleiben, obwohl Sie die langwierige Prozedur von Woche zu Woche mehr nervt.

Ziel der Übung

Es geht darum, gemeinsam herauszufinden, wie es sich anfühlt, wenn die Klientin sich kompetent fühlt, wenn die Prüfung nur eine Herausforderung ist, der Kontakt mit dem Chef gut funktioniert und die Abgrenzung vom Partner in Verbundenheit gelingt. Es geht darum herauszufinden, was das gewünschte Gefühl für eine Situation sein soll. Das Gefühl ist natürlich auch immer eine Körpererfahrung und damit eine Körperhaltung, auch die kommt mit in den Fokus. Sobald dieses (Körper-)Gefühl gefunden ist, machen wir es kompakt und handhabbar. Die Klientin kann dann die neue Kompetenz in belastende Situationen mitnehmen und sich damit selbst den Rücken stärken.

Kompetenzaufbau – in welchen Bereichen?

- Kontrollerfahrung
- Selbstregulation
- Reduktion von Hilflosigkeit
- Selbstwirksamkeitserfahrung
- Selbstbestimmtes Beziehungserleben

Raum- / Zeitorientierung der Klientin

Die Klientin soll für die Erarbeitung des Zielzustands im Hier und Jetzt orientiert sein, die Aufmerksamkeit ist bei der gemeinsamen Arbeit, die Spannungskurve im Ressourcenbereich. Wenn der Zielzustand eingeübt ist, kann er auch im leichten Erregungszustand wiedergefunden werden.

Anforderungen

Raum: Suchen Sie für die Einführung der Übung einen Raum, in dem Sie ungestört sind. Ihre Klientin kann später auch in der Gruppe oder in öffentlichen Situationen den einmal etablierten Zielzustand wiederfinden.

Zeit: Nehmen Sie sich zu Beginn ca. 30 bis 40 Minuten Zeit; nach Einübung ist zum Wiederauffinden des Zielzustands sehr viel weniger Zeit erforderlich. Das sollte dann nebenher gehen.

Material: Sorgen Sie für die Arbeit mit Kindern und Menschen mit kognitiven Besonderheiten für Platz. Sie können hier die Zielzustände besser durch Körperhaltungen und -veränderungen erarbeiten, die Sie miteinander ausprobieren sollten.
Wir empfehlen Ihnen, während dieser Übung Zettel und Stift bereitzulegen, auch wenn Sie sich üblicherweise bei der Arbeit keine Notizen machen. Es wird später darum gehen, die exakten Worte des Klienten zu wiederholen – und z. B. können wir uns nicht immer jedes Wort merken, das der Klient zur Beschreibung seines Gefühls nutzt. Aber es macht einen großen Unterschied, ob ich *Busch* oder *Strauch* sage, wenn damit ganz bestimmte Ideen und Bilder verbunden sind.
Es geht nicht darum, dass Sie nun jedes Wort mitschreiben. Nutzen Sie die Übung, um die wenigen wichtigen Worte herauszufischen, bei denen Sie eine Veränderung bei der Klientin erleben. Wenn das auf Anhieb nicht hinhaut, ist das nicht so schlimm, da Sie den Zielzustand ja öfter hintereinander einüben und so selbst merken, was die eigentlich wichtigen Wörter sind. Viel hilft nicht viel. Das stimmt hier auf jeden Fall.

11.2.2 Anleitung

11.2.2.1 Erfragen eines gewünschten Gefühls

Ausgangssituation1 – Problemschilderung: Wenn die Klientin – wie üblicherweise erwartet – ihr Problem schildert, können Sie Fragen stellen, die nach dem erwünschten Zustand, also nach dem Zielzustand suchen: *„Wenn Sie eine Idee davon hätten, wie es sein sollte, was würden Sie sich wünschen?"* Denn Sie können davon ausgehen, dass jemand nur dann unzufrieden mit einer Situation / einem Gefühl ist, wenn sie*er einen anderen Zustand kennt oder ihn sich zumindest vorstellen kann. Woher sollte sonst der Vergleich kommen? Wenn Ihnen die Zielvorstellung der Klientin unwahrscheinlich vorkommt, ist das an dieser Stelle kein Hinderungsgrund. Es geht ja um ein Gefühl, und dafür ist es manchmal auch ganz schön, ganz unrealistisch sein zu dürfen, um das positive Gefühl überhaupt zu finden. Wenn also, sagen wir beim Gefühl von Ausgrenzung angesichts ihrer beschränkten finanziellen Mittel, eine Klientin sagt: *„Ich hätte gerne einen Sechser im Lotto"*, dann bleiben Sie einfach dabei, überraschen sie und fragen: *„Und wie würde sich das dann anfühlen? Was wäre dann? Wie würde es Ihnen dann gehen?"* Lassen Sie sich das erst einmal beschreiben, und dann sehen wir unten weiter. (Und nur damit hier kein Missverständnis entsteht: Natürlich sollen Sie auch an realen Möglichkeiten einer Veränderung der ökonomischen Situation arbeiten. Es bleiben aber trotzdem oft die Gefühle aus der Diskriminierungserfahrung ein Hindernis.)

Ausgangssituation 2 – Zielfindung: Oft geht es darum, erst einmal ein Ziel für die gemeinsame Arbeit zu finden. Vielleicht wäre es dafür ganz gut, zu den rein verstandesmäßigen Aussagen wie: *„Ich möchte gerne anders mit meinen Kindern umgehen können"* noch ein Gefühl zu haben, das dann so etwas wie Richtschnur und Zielgefühl gleichzeitig sein kann. Sie könnten also sagen: *„Mich würde interessieren, was Sie in unserer Zusammenarbeit erreichen möchten. Sie haben mir geschildert, wie schlecht es Ihnen zur Zeit geht. Wie soll es Ihnen gehen, wenn unsere Arbeit hier erfolgreich war? Was wird dann besser sein, was anders, was wird bleiben? Was tun Sie dann, wie sehen Sie die anderen? Und wie fühlt es sich dann an? Ich würde das gerne jetzt gleich mit Ihnen herausfinden, damit wir im Lauf der Zeit immer wieder überprüfen können, ob wir auf dem richtigen Weg sind und ob ein wenig mehr von dem Gefühl entstanden ist."*

Wichtig ist an dieser Stelle, dass Sie auf eine positive Formulierung des Gefühls achten. *„Nicht so traurig"* kann vieles heißen. Will der andere fröhlicher, zufriedener, ausgelassener, freudiger, interessierter oder etwas ganz anderes sein? Sie merken, wenn man nur darüber nachdenkt, ist es sehr schwierig herauszufinden, wie ein Gefühl genau sein soll, man verliert sich dann viel eher in Definitionen. Denn Denken und Sprechen ist ja vor allem Denker*innenarbeit, für Gefühle aber ist das Häschen zuständig. Deshalb ist es wichtig, das Gefühl erst einmal entstehen zu lassen. Was hilft dabei am ehesten? Die Vorstellung der Situation, genau. Also lassen Sie Ihr Gegenüber erst einmal in die **erwünschte** Situation schlüpfen, und dann fragen Sie, wie sich das anfühlt. Das geht viel, viel leichter!

„Stellen Sie sich einmal vor, wir sind am Ende der Beratung. Sie gehen hier raus und haben alles erreicht, was Sie erreichen wollten – wie ist das dann? Was tun Sie, was sehen Sie, was gehen Sie an? Was nehmen Sie mit, und wie gehen Sie hier raus? Wie fühlt sich das an?“ Lassen Sie für die Beantwortung der Fragen Zeit, das Bild muss ja erst einmal entstehen. Die meisten Menschen kommen mit einem klaren Bild dessen, was nicht mehr sein soll, in den Kontakt mit Profis, haben aber keine genaue Ahnung davon, was stattdessen da sein soll. Oft erlauben sie sich das auch deshalb nicht, weil sie nicht wissen, was überhaupt möglich ist. Dann zu erleben, dass das Gefühl schon entstehen darf, obwohl doch noch so viel zu tun ist, wird oft als sehr ermutigend erlebt.

Wenn die Antwort also nicht so einfach ist, fragen Sie nach Ausnahmen: *„War es denn schon jemals ein bisschen so, wie Sie es haben wollen, gab es mal Ausnahmen? Wie genau war das? Wie hat sich das angefühlt?“*

Sie können auch nach anderen fragen, die die gewünschte Erfahrung schon gemacht haben: *„Kennen Sie jemanden, dem es so geht, wie Sie das gerne hätten? Wenn Sie sich den vorstellen, wie mag der sich fühlen? Und wie ist das?“*

Fragen Sie auf unterschiedliche Arten, bis Sie selbst ein klares Bild von dem Gefühl haben. Wir werden niemals genau das spüren, was die Klientin spürt, uns vorstellen, was sie vor Augen hat. Aber wir haben selbst Vorstellungskraft und Körpergefühl. Was bei uns entsteht, können wir zurückgeben als Frage: *„Ich stelle mir das grade vor wie … Meinen Sie das?“* Ihre Vorstellung ist dann eine Möglichkeit für die Klientin, die eigene Imagination noch nachzuschärfen, genauer zu beobachten und zu versprachlichen.

Ausgangssituation 3 – Zielzustand für eine bestimmte Situation: Es besteht auch die Möglichkeit, einen Zielzustand für eine ganz bestimmte Situation zu suchen. Dies kann eine Situation sein, die die Klientin öfter erlebt, aber natürlich können auch einmalige Ereignisse auf diese Weise gut vorbereitet werden: eine Prüfung oder ein Gespräch mit der Chefin, die regelmäßige Teamsitzung oder die Fahrt mit der U-Bahn.

Etablieren Sie zuallererst das Ressourcenbarometer, immerhin geht es an die Bewältigung einer Problemsituation. Arbeiten Sie dann weiter wie oben beschrieben. Es geht zwar hier um eine konkrete Situation, doch die Herangehensweise ist die gleiche. Die Klientin wird darin bestärkt, jetzt ein Gefühl zu entwickeln, welches sie in der benannten Situation gerne haben würde und das sie dorthin mitnehmen kann.

11.2.2.2 Das Gefühl im Körper beschreiben lassen und verankern

Sobald die Klientin ein gutes Gefühl benennt, fragen Sie weiter nach, z. B.: *„Wie würden Sie das nennen? Ist das Freude? Stolz? Einfach nur ein weiches Gefühl?“* Und, wichtig: ***„Wo im Körper spüren Sie das?“*** Gerne können das linke Knie, das rechte Ohrläppchen oder die Nasenwurzel genannt werden. Das sind zumindest unsere Vorschläge, um die Gefühlsnachfrage zu entschärfen. Es geht schließlich darum, das spüren zu dürfen. Wenn wir die Vorschläge lapidar halten, steigen die Klient*innen eher lachend in die Beschreibung auch an zentralen Stellen ein. Machen Sie auch Vorschläge für Formen, Farben, Substanzen, Strukturen, mit denen mensch so ein Gefühl vielleicht beschreiben könnte: *„Ist das eher angenehm schwer oder total leicht? Wenn das Gefühl eine Form hätte, wäre es eher rund oder eckig? Oder wolkig oder noch ganz anders?“*

Mögliche Fragen erkunden

- Gewicht
- Ort im Körper
- Form
- Konsistenz
- Ränder / Grenzen: „Hat es scharfe Ränder oder schwimmende oder eher gar keine?“
- Farbe: „Angenommen, das Gefühl hätte eine Farbe, welche wäre das dann am ehesten?“
- Temperatur: „Und ist dies blaue, wolkige Gefühl eher angenehm warm oder schön kühl oder noch ganz anders?“

Fragen Sie, welches Bild, welcher Klang, welcher Geruch, welcher Geschmack zum Zielzustand passt. Verändert sich durch das Gefühl die Atmung: *„Atmen Sie dabei eher in den Bauch oder eher in die Brust? Ist der Atem eher tief oder flach?“*

All dies sind Möglichkeiten, es ist kein Katalog, den Sie abarbeiten sollten. Sobald das Gefühl so entstanden ist, dass Sie sich etwas vorstellen, das Gefühl selbst meinen spüren zu können, geben Sie Ihren Eindruck zurück, fragen Sie nach, ob der Eindruck stimmt, lassen Sie sich korrigieren. So ringen Sie gemeinsam um die Entstehung dieses Gefühls, die Fragen sind nur eine Orientierung. Es geht um die Intensität des Erlebens, nicht um die Vervollständigung von Eindrücken.

Körperhaltung

Wenn das Gefühl entstanden ist und im Körper beschrieben, rufen Sie aber bitte noch die Körperhaltung ab. Beobachten Sie, wie sich der Körper Ihres Gegenübers verändert hat, und geben Sie den Eindruck zurück. *„Also von hier aus sieht es so aus, als säßen Sie viel aufrechter, wenn Sie die Gelassenheit, die Sie für die Situation gefunden haben, so beschreiben. Stimmt das?“* Und Sie vollziehen die neue Körperhaltung nach: *„Aufrechter, und die Schultern sind aber entspannter, oder? Fühlt sich der Kopf auch anders an?“*

Achten Sie auch auf Gesten, die der Klient macht, und weisen Sie ihn darauf hin bzw. fragen Sie: *„Und diese Geste mit der Hand eben, gehört die auch dazu?“* Falls es den Impuls gibt, aufzustehen oder sich im Raum zu bewegen, laden Sie den Klienten ausdrücklich dazu ein. Bewegung erleichtert an sich schon die Reorientierung und kann den Weg zum Zielzustand wesentlich verkürzen. Sie betont zudem das Spielerische, macht die Lage weniger ernst.

Selbstüberzeugung

Fragen Sie nun, wie schon beim Wohlfühlort, welches Wort, welcher Satz dem Klienten zu sich selbst in seinem Zielzustand einfällt. *„Ich bin toll. Ich bin wertvoll. Ich kann es schaffen. Was ist es für Sie?“*

Lassen Sie ihm Zeit. Diese Fragen sind für die meisten Menschen ziemlich ungewohnt, und so brauchen sie Zeit, sich darauf einzustellen und ihre Aufmerksamkeit auszurichten. Notieren Sie sich die Schlüsselwörter aus den Antworten des Klienten, sodass Sie in der Lage sind, seine Beschreibungen in seinen Worten zu wiederholen. Es macht Sinn, vor jeder neuen Frage alles noch einmal zu benennen, was Sie sich notiert haben. Das hilft dem Klienten, sich in dieser ungewohnten Übungsform zurechtzufinden. *„Dieses angenehm schwere, blaue Gefühl im Schulterbereich, ist das eher warm oder kalt?“* Fragen Sie nach, ob das Wiederholen gewünscht ist, manche Menschen mögen es nicht, die eigenen Aussagen immer noch einmal aus einem anderen Mund zu hören. In der Regel sind Wiederholungen für die Klient*innen hilfreich und für die Berater*innen ungewohnt. Achten Sie darauf, immer mehrere unterschiedliche Beispiele zu geben und eine offene Möglichkeit mit einzuschließen (*„vielleicht, oder ganz anders …“*), sodass der Klient nicht versucht ist, Ihnen zu Liebe eines Ihrer Beispiele zu übernehmen.

11.2.2.3 Eine Skala einrichten

Nachdem das Gefühl jetzt beschrieben wurde, soll ein Maß gefunden werden, mit dem die Intensität des Erlebens im Hier und Jetzt benannt werden kann: *„Auf einer Skala von 1 bis 10, wenn 1 heißt, Sie spüren das fast gar nicht, und 10 heißt, es ist voll da, wo auf der Skala sind Sie jetzt gerade?“* Wenn der Klient seine Gefühlsintensität jetzt auf die Skala überträgt, sind prinzipiell alle Zahlen von 1 bis 10 möglich. Wenn Sie dem Erleben Zeit gegeben haben und die Erfahrung spürbar ist, wird der Wert meist über 5 liegen. – Wichtig ist nur, dass der Klient einen Unterschied spürt und sich als Gestalter dieses Gefühls erleben kann.[12]

11.2.2.4 Subjektive Einschätzung des Skalenwerts

Im nächsten Schritt geht es um die Bewertung der genannten Zahl: *„Wenn Sie jetzt bei 5 liegen, ist das in Ordnung so?“* Falls sich an dieser Stelle zeigt, dass der Wert auf der Skala nicht so hoch ist, wie ihn der Klient gerne hätte, dann überlegen Sie gemeinsam, wie Sie das Gefühl verstärken können: *„Was können Sie tun, um auf der Skala noch höher zu klettern? Soll ich Ihnen noch mal vorlesen, wie Sie mir das Gefühl beschrieben haben? Sie könnten es mir einfach noch mal mit mehr Zeit beschreiben. Vielleicht wollen Sie aus dem Fenster schauen oder sich hinstellen?“* Seien Sie jedoch nicht zu ehrgeizig. Vielleicht ist der Klient noch nicht an seinem Ziel angelangt, aber dennoch ist es eine tolle Leistung, bis auf die 2 gekommen zu sein.

11.2.2.5 Ein- und Aussteigen üben

Wenn das Gefühl gut und stabil präsent ist – für den Moment –, dann spielen Sie ein wenig damit. Die Klientin soll ja lernen, wie sie es selbst wieder herstellen kann. Im nächsten Schritt geht es also darum, in das Gefühl ein- und aussteigen zu lernen. Damit es wie ein Mantel immer bereitliegen kann, wenn es kälter wird. Es ist also wichtig, das zu üben, solange es noch nicht nötig ist, am besten noch im Kontakt mit Ihnen. *„Ich würde mit Ihnen gerne ein bisschen mit dem Gefühl experimentieren, damit Sie es auch selbst einfach wieder herstellen können, okay?“*

Richten Sie die Aufmerksamkeit einen Moment ins Außen, laufen Sie einfach kurz im Raum herum oder beschreiben sich gegenseitig einen Gegenstand. *„Wenn Sie sich jetzt einfach mal hier umschauen, woran bleibt Ihr Blick hängen? Die Vase? Die ist*

---

12 Die Unterscheidung dieser Skala zu der im Ressourcenbarometer sei noch einmal benannt. Die Zahlen sind die gleichen. Die Fragen unterscheiden sich nach dem, was abgefragt, also „gemessen“ wird. Hier ist es die Intensität des Erlebens, beim Ressourcenbarometer die Deutlichkeit / Klarheit der Wahrnehmung, in einem anderen Fall vielleicht auch die Stärke der Wut etc.

ziemlich hässlich, oder? Und wenn Sie jetzt wieder zurückorientieren auf Ihr gutes Gefühl, wo sind Sie genau jetzt auf der Skala? Es ist nicht mehr ganz so stark? Ah ja, und was können Sie tun, um es wieder intensiver zu machen?"

Wenn der Klient wieder auf dem ursprünglich erreichten Skalenwert angekommen ist, fragen Sie nach, wie es ihm geht und wie er es geschafft hat, wieder da hinzukommen. Je genauer Sie dieses Umschalten erforschen, desto genauer wissen Sie, welcher Eingangsreiz für den Klienten entscheidend ist: das Bild, der Klang, das Gefühl, die innere oder äußere Haltung ... Je genauer Sie das herausfinden, desto passgenauer können Sie einen Anker einrichten. Gehen Sie dafür genau wie beim Wohlfühlzustand vor.

Vielleicht braucht der Klient zusätzlich ein Symbol, einen kleinen Gegenstand, den er in der fraglichen Situation bei sich tragen kann und der ihn an das gefundene Gefühl erinnert (ein Stein, eine Feder, ein Bild auf dem Smartphone-Display). Das kann auch ein kleiner Schmuckstein aus einer Schale auf Ihrem Tisch sein, den Sie ihm mitgeben.

Tun Sie hier nicht zu viel: Wenn ein Eingangsanker gefunden ist, belassen Sie es dabei. Mensch kann sich im Krisenzustand besser an **einen** Eindruck als an mehrere Alternativen erinnern – die kognitiven Suchprozesse sind dann sehr eingeschränkt.

Wenn Sie selbst und / oder der Klient gerne mit Symbolen arbeiten, fragen Sie danach und verankern das Symbol in einer neuen Ein- / Ausstiegsrunde oder beim nächsten Mal. Sie lassen den Klienten das Symbol dafür einfach in Hand oder Hosentasche fühlen, während Sie den Zielzustand noch einmal aufrufen.

Spielen Sie mit den Wechseln, fragen Sie nach, ob Sie den Klienten immer mal wieder auf das gute Gefühl aufmerksam machen dürfen, ob Sie einfach mal anfragen dürfen, wie es damit aussieht. Und genießen Sie gemeinsam mit ihm, wenn sich dann sofort die Haltung, die Atmung und der Gesichtsausdruck verändern ...

Erprobung des Zielzustands

Wenn Sie herausgefunden haben, was dem Klienten hilft, sich wieder in den Zielzustand zu versetzen, dann bitten Sie ihn in der nächsten Runde, an eine leicht belastende Situation aus den letzten Tagen zu denken (bitte keine Katastrophen!). Fragen Sie hier nicht nach, sondern reorientieren Sie sofort auf den höheren Punkt auf der Skala: *„Okay, und jetzt gleich zurück."* Helfen Sie bei Bedarf durch ein Vorsagen einiger positiver Gefühlsbeschreibungen – tun Sie das aber nicht standardmäßig, der Klient soll es schließlich selbst lernen. Erforschen Sie gemeinsam, welches Stichwort oder welche Erinnerung hilfreich war. Wenn Sie jetzt noch einmal umschalten, bitten Sie den Klienten schon vorab, sich auf dieses Stichwort/die Erinnerung zu konzentrieren. Spätestens hier wird deutlich, ob ein anderer Teil der Erinnerung besser funktioniert.

Machen Sie das in aller Ruhe einige Male. Sie werden erstaunt sein, wie schnell Ihr Klient das auch im Alltag anwendet und umsetzt. Außerdem haben Sie beide jetzt ein Instrument, mit dem Sie jederzeit feststellen können, ob Sie noch auf dem richtigen Weg sind. Denn wenn das Zielgefühl in Ihrer gemeinsamen Arbeit nicht mehr auftauchen würde, wäre das doch ein schlechtes Zeichen, oder?

11.2.2.6 Variante: Kompetenzerleben

Von Gunther Schmidt haben wir eine Variante der Übung gelernt, die wir „Kompetenzerleben" nennen. Sie eignet sich gut für die Ausgangssituation 3, „Zielzustand für eine bestimmte Situation".

Wenn Sie die Übung eingeführt haben und wissen, um welche Situation es geht, dann stehen Sie auf und bitten Sie Ihre Klientin, das ebenfalls zu tun. Laden Sie sie nun ein, Ihnen zu zeigen, wie sie sich in der Ausgangssituation fühlt. Laden Sie dazu ein, dass sie sich einfach mal so hinstellt, wie sich das anfühlt. *„Wenn das so unangenehm läuft, wie Sie es gerade beschrieben haben: Welche Körperhaltung würde dazu passen, wie stehen Sie dann da? Zeigen Sie mir das bitte jetzt und vor allem: Übertreiben Sie dabei."* Auch hier ist es wichtig, dass Sie – in diesem Fall auch körperlich – Beispiele geben. *„Sieht das eher so aus …? Oder vielleicht so …?"* Für ein Beispiel, in dem es um Angst geht, könnten Sie sich etwa ängstlich zusammenkrümmen, für ein anderes, in dem die Wut im Vordergrund steht, mit verzerrtem Gesicht und erhobenen Fäusten dastehen. Die Übertreibung Ihrerseits ermöglicht bereits eine erste Distanzierung von den Problemen, denen sich die Klient*innen ja zumeist ausgeliefert fühlen. Wenn die Klientin selbst die Problemposition einnimmt, bitten Sie sie gleich, in die Position zu wechseln, die sie sich wünscht. *„Jetzt verändern Sie bitte Ihre Position und nehmen die Haltung ein, die Sie gerne in der Situation haben möchten. Achten Sie darauf, dass es sich genau so anfühlt, wie Sie es sich wünschen."*

Lassen Sie die Klientin nicht in der Problemposition verharren. Die Klientin macht sich jetzt ganz körperlich auf die Suche nach einer Haltung, in der das gesuchte Gefühl entsteht. Es geht dabei nicht um den Eindruck nach außen, sondern ausschließlich um das innere Erleben einer Ressourcenposition. Unterstützen Sie die Klientin durch Fragen oder Anregungen. *„Probieren Sie es aus, was könnten Sie noch verändern? Ist die Aufrichtung gut so? Wo geht Ihr Blick hin? Haben Sie die richtige Spannung im Körper, nicht zu viel und nicht zu wenig? Übertreiben Sie ruhig erst mal,* *weniger geht immer. Wäre ein tiefer Atemzug noch gut? Sie können sich auch im Raum bewegen. Gehen Sie nur nach Ihrem Gefühl.“*

Wenn die Klientin die Position gefunden hat, in der sich das Kompetenzerleben zeigt, kann sie das zunächst einmal genießen. *„Genießen Sie das ruhig ein wenig, so dazustehen, sich so zu bewegen, auf diese Art in die Welt zu schauen. Nehmen Sie wahr, wie sich Ihr Körper jetzt anfühlt, was für Gedanken, Gefühle, Ideen, Bilder Ihnen kommen. Vielleicht mögen Sie ein wenig beschreiben, wie sich das anfühlt? Wenn das Gefühl eine Farbe hätte, welche wäre das am ehesten?“* Sie können jetzt Fragen nach den Dimensionen stellen, die Sie oben schon kennengelernt haben, um das Erleben der Klientin zu vertiefen.

Auch beim Kompetenzerleben lässt sich gut das Ein- und Aussteigen üben, um das angenehme Erleben sicher wieder herstellen zu können. Bitten Sie die Klientin, noch einmal kurz die Problemhaltung einzunehmen und von dort aus direkt, aber langsam ins Kompetenzerleben mit der entsprechenden Haltung zu gehen. In der angenehmen Haltung angekommen, mag die Klientin wieder einen Moment genießen, was sie hier gefunden hat, bevor sie den Wechsel mehrfach wiederholt. Der Begriff, den Gunther Schmidt dafür einmal geprägt hat, ist „Problem-Lösungs-Tango“. *„Wissen Sie, Sie verbinden diese beiden Haltungen so miteinander, dass Sie von der unangenehmen immer gleich in die Kompetenzhaltung gehen. Sie passen gut zusammen, sie sind die beiden Seiten einer Medaille, eines Tanzpaares. Ihr Körper und Ihr unwillkürliches Erleben speichern jetzt diese Verbindung, und wenn Sie dann das nächste Mal in dem unangenehmen Gefühl mit der entsprechenden inneren Haltung sind, wird Ihr Körper ganz unwillkürlich die Verbindung zum Kompetenzerleben herstellen. Dafür müssen Sie gar nicht daran denken, das funktioniert auch so. Wenn Sie das zu Hause ab und zu mal machen, dann geht es natürlich noch besser. Und wenn Sie direkt ins Kompetenzerleben gehen wollen, ohne den Umweg über das Problem zu nehmen, so geht das natürlich auch. Was müssten Sie dann tun?“*

11.2.3 Welche Schwierigkeiten können auftauchen, und wie kann ich damit umgehen?

„Was soll das denn? Wollen Sie mich verscheißern?“

Für viele Menschen ist es eine echte Herausforderung, ihre Gefühle nicht nur zu benennen, sondern sie mit ihrem Körper zu verbinden und dann auch noch Farben, Formen, etc. zuzuordnen. Erste Reaktionen mögen daher durchaus unwirsch sein. Lassen Sie sich nicht irritieren, gehen Sie auf die Bedenken des Klienten ein und machen Sie Werbung für Ihre Methode: *„Die Fragen, die ich Ihnen stelle, klingen erst* *mal ziemlich absurd, da haben Sie vollkommen recht. Eine Farbe für ein Gefühl, also wirklich. Es klingt vielleicht absurd, aber ich habe Ihnen ja erzählt, welche Ebenen in Körper und Gehirn zusammenarbeiten müssen, damit die Verarbeitung gut wieder funktioniert. Dazu gehören vor allem auch die Bereiche, in denen nicht nur sprachlich verarbeitet wird, das Bildhafte und an Formvorstellungen gebundene Erleben im Säugetierkörper ebenso wie die Körperhaltung, die dazu gespeichert ist. Ihre Denker*in findet das absurd, aber wenn Sie ihr noch mal erklären, weshalb es ganz gut wäre, sich darauf einzulassen, kann sie das vielleicht verstehen. Vielleicht kriegen wir so was wie eine Übungssequenz bewilligt, eine Woche ausprobieren?"*

„Ich kann mich doch in so einer bescheuerten Situation nicht gut fühlen."

Manchmal mag es gute Gründe geben, sich in einer belastenden Situation schlecht zu fühlen und dabei zu bleiben. Vielleicht entstünde sonst der Eindruck, es sei ja nicht so schlimm, vielleicht muss auch ein jahrelanges Aushalten schlechter Gefühle gewürdigt werden, bevor diese verändert werden können. Fragen Sie nach, was es für gute Gründe gibt, *noch nicht* in das angenehmere Gefühl zu gehen. Lassen Sie sich und der Klientin Zeit und beziehen Sie Skepsis und Vorbehalte mit ein. Sprechen Sie von einem Ziel oder einem Als-ob-Gefühl. Oder lassen Sie das Thema nach einer Runde Überzeugungsversuch einfach fallen mit einem: *„Ah, in Ordnung, Sie können ja Bescheid sagen, wenn Sie Lust auf einen Versuch haben."* Das Fallenlassen uns wichtiger Themen wirkt manchmal Wunder!

„Dann bleibt ja alles, wie es ist, nur ich soll dazu lächeln?"

Wenn die Klientin die Situation um sich herum verändern will, ist der Zielzustand die falsche Übung. Bei einem solchen Veränderungswunsch geht es darum, die Klientin zu unterstützen und zu überlegen, welchen Einfluss sie auf die Situation hat und was sie braucht, um Veränderungen in Gang zu setzen. Wenn es aber – wie so oft – darum geht, dass eigentlich andere sich verändern müssten, dann ist die Arbeit mit dem Zielzustand eine gute Idee, um damit klarzukommen, dass es ist, wie es ist. Oder um sich ein wenig auszuruhen, bis mensch dann genug Kraft für eine Veränderung gesammelt hat. Oft ist es auch einen Versuch wert, ob sich die Situation nicht einfacher ändern lässt, wenn man selbst sich besser darin fühlt. Laden Sie ein, aber halten Sie Ihre Ideen nicht fest.

„Ich komme doch gerade hierher, weil es mir schlecht geht."

Manchmal kommt es zu Beginn der Übung zu Missverständnissen, wenn die Klientin sich mit ihrem schlechten Gefühl nicht ernst genug genommen fühlt. Lassen

Sie sich Zeit und erklären Sie in Ruhe den Sinn der Übung. Gehen Sie einen Schritt zurück.

Manchmal liegt das Missverständnis auch vor allem aufseiten der Beraterin. Falls Sie Sorge haben, die Klientin könnte sich nicht ernst genommen fühlen, fragen Sie nach und erklären Sie, worum es geht. Vor allem doch darum, zu wissen, wo die gemeinsame Arbeit hingehen soll.

Meine Klientin mag nicht von ihrem Zielzustand erzählen.

Manche Klient*innen möchten ihren Zielzustand nicht genau beschreiben. Menschen mit unverarbeiteten Belastungen haben manchmal das Bedürfnis, gerade besonders angenehme Erfahrungen lieber für sich zu behalten, damit sie ihnen nicht weggenommen werden. Stellen Sie durch Nachfragen sicher, dass alle Bestandteile bedacht sind: der Teil des Körpers, in dem das Gefühl präsent ist, die verschiedenen Sinneseindrücke, der Eindruck, der den leichtesten Zugang ermöglicht, eventuell ein Symbol, die Skala. Das Ein- und Aussteigen aus dem Gefühl können Sie auch üben, ohne das konkrete Gefühl zu kennen. Sie müssen nicht wissen, wie die Klientin sich fühlt, aber sie selbst sollte sich dessen ganz sicher sein. Die Skala gibt Ihnen Orientierung, ohne viel inhaltlich besprechen zu müssen.

Beeinflusse ich meine Klientin nicht, wenn ich eigene Vorstellungen einbringe?

Wir hören oft den Einwand, die eigene Imagination zu benennen würde die Klientin beeinflussen. Es ist sicher nicht unwichtig, was Sie sagen. Und es kommt darauf an, wie Sie es tun. Als Feststellung, als Frage, als eine Möglichkeit. Aber wenn Sie die Theorie oben gelesen haben, wissen Sie auch, dass wir immer in irgendeiner Weise unser Gegenüber beeinflussen. Präsent und transparent zu sein kann da nur helfen.

11.2.4 Wie es danach weitergeht

Fordern Sie Ihre Klient*innen auf, die Übung weiterhin für sich zu nutzen, und laden Sie sie auch zur gemeinsamen Wiederholung ein. Die inneren Bilder gewinnen an Klarheit, die Übung wird dadurch schneller einsetzbar und wirkt dann auch in belasteten Situationen, in denen nicht so viel Zeit und Aufmerksamkeit zur Verfügung stehen.

Achten Sie darauf, dass das gefundene Gefühl für die entsprechende Situation passend ist. Für manche Zielzustände ist es beispielsweise besser, zu stehen oder sich im Raum zu bewegen, das geht aber nicht immer. Regen Sie die Klientin an, sich schon in den Zielzustand zu begeben, bevor sie in die Situation hineingeht. So hat sie von Beginn an eine gute Basis.

11.2.5 *Besonderheiten im Kontakt*

11.2.5.1 Kinder

Die Fantasie von Kindern ist eine wunderbare Basis für die Arbeit mit Zielzuständen. Lassen Sie sie das Gefühl malen oder ein Symbol dafür basteln und achten Sie darauf, dass die Zeichnungen und die gebastelten Symbole jederzeit erreichbar sind. Verwenden Sie für Skalierungen bildhafte Symbole, z. B. Smileys, da Zahlen für viele Kinder zu abstrakt sind.

Sehr gut funktioniert mit Kindern die Variante des Kompetenzerlebens, die Verbildlichung und Selbsterfahrung der Verhaltensänderung im Körper.

Informieren Sie nach Möglichkeit andere Bezugs- und Betreuungspersonen darüber, dass Sie diese Übung gemacht haben und worum es dabei geht. Stimmen Sie das aber vorher mit dem Kind ab, auch Kinder möchten nicht gerne von eigentlich nicht eingeweihten Menschen auf ihre Wunschgefühle angesprochen werden.

11.2.5.2 Jugendliche

Stellen Sie sich in Ihren Vorschlägen und Einladungen auf die Lebenswelt Ihrer Klient*innen ein. Achten Sie auf Ihre Sprache, koppeln Sie an die Sprache der jugendlichen Klientin an und benutzen Sie deren Worte, wenn Sie zur Vertiefung der Übung wiederholen, was sie Ihnen erzählt. Wenn der Jugendlichen die gefühlsbezogene Sprache zu unangenehm wird, bleiben Sie in Ihren Vorschlägen und Fragen flapsiger, lapidarer, gehen Sie innerlich nicht so nah ran. Greifen Sie auch eher zur Variante „Kompetenzerleben“ (was wir in den Bemerkungen zur Gruppenarbeit noch mal aufgreifen).

11.2.5.3 Kognitiv anspruchsvollere Menschen

Arbeiten Sie so konkret wie möglich, lassen Sie malen oder basteln und nutzen Sie Beispiele aus der Lebenswelt der Klient*innen. Nutzten Sie für Skalierungen konkrete Symbole, z. B. Smileys, um es den Klient*innen einfacher zu machen, sich zu orientieren. Auch hier ist die körperbezogene Arbeit im Raum oft eindrücklicher und hat direkteren Einfluss auf die Situation. Beziehen Sie Eltern, Betreuer*innen etc. nach Absprache mit ein, damit diese die Anwendung der Übung im Alltag unterstützen können.

11.2.5.4 Gruppen

Gerade für Jugendliche oder Gruppen von Menschen, die sich nicht gerne auf „Psychothemen" einlassen, kann die Arbeit mit Zielzuständen gut genutzt werden, wenn Sie sich erlauben, damit auch mal einen Fauxpas zu riskieren. Wenn Sie ein paar Jugendliche dazu bringen können, aus einer Problemsituation ein Rollenspiel zu machen, das nicht so sehr sprachlich, sondern eher körperorientiert und vielleicht nur in wenigen Posen die Situation darstellt, kann der Zielkandidat (dem das ein Anliegen ist) verschiedene andere Positionen ausprobieren und herausfinden, wie das auf die anderen wirkt. Ein bisschen Vertrauen und Mut gehören dazu, aber vielleicht regt auch eine Bruchlandung zu einem Gespräch über die Veränderungsmöglichkeiten festgefahrener Situationen an. Nehmen Sie kein sehr persönliches Thema, eher etwas wie einen Termin bei einem Amt oder die Auseinandersetzung mit den Kolleg*innen. Sonst holen Sie sich Themen ins Boot, die zu groß für diese Art von Gruppenkonstellation sind.

11.2.5.5 Andere Kulturkreise

Nutzen Sie die Bilder Ihrer Klient*innen, auch wenn sie Ihnen fremd oder nicht nachvollziehbar erscheinen. Fragen Sie nach entsprechenden Metaphern und Bildern aus dem Kulturkreis der Klientin. Erfragen Sie, wie erwünschte Gefühle im Herkunftskontext des Gegenübers beschrieben werden. Gibt es festgelegte Rollen, in die man wechseln kann? Was ist verpönt, was sollte man tun? Zuweilen mag eine bestimmte Art, sich zu bewegen, sich zu kleiden oder die alltäglichen Angelegenheiten zu verrichten, diesen Platz einnehmen. Erkunden Sie das Themenfeld Ziele zunächst über einen solchen Austausch, indem Sie Ihre eigene Unsicherheit bzw. Neugier einbringen. Vielleicht ist alles wie immer, und Sie machen sich unnötig Gedanken. Wäre doch gut, das zu wissen, oder?

11.3 Eine Tarnkappe voll Kraft – Schutzmantel oder Schutzhülle

Wenn wir vor die Tür gehen und wissen, es ist kalt oder stürmisch draußen, dann ziehen wir einen Mantel an, um uns zu schützen. Der Mantel dient dazu, das angenehm geschützte warme Gefühl innen zu behalten und die Kälte und das Unangenehme draußen. Je nach Lust und Wetterlage nehmen wir noch einen Schal dazu oder knöpfen im Gegenteil ein paar Knöpfe auf, um etwas von außen hineinzulassen – aber nur so viel, wie uns angenehm ist.

Menschen, die belastende Ereignisse nicht verarbeiten konnten, können manchmal noch eine ganz andere Art von Mantel gebrauchen. Sie sind schreckhafter, fühlen sich schneller bedroht, sind hochsensibel für unangenehme Schwingungen und Begegnungen. Sie brauchen einen Mantel, der sie vor den als unangenehm empfundenen Blicken schützt, der gefühlte Ansprüche außen vor hält und in dem sie sich sicher und geborgen durch die Welt bewegen können. Deshalb mag es oft auch eine Art Tarnkappe sein: Niemand sieht meine Angst, weil ich um mich Kraft und Ressourcen versammeln kann.

11.3.1 *Wann, warum und wie? – Rahmenbedingungen der Übung*

Situationen, in denen die Übung hilft

- Das kleine Mädchen traut sich alleine nicht zur Schule.
- Der Berater braucht einen Schutz vor dem belastenden Material, von dem die Klientin ihm heute, wie abgesprochen, erzählen wird.
- Die Jugendliche traut sich nicht mehr in den Club, weil sie beim letzten Mal das Gefühl hatte, dass die anderen über sie herziehen.
- Der junge Mann möchte die Behindertenwohngruppe nicht mehr verlassen. Draußen seien alle „böse" zu ihm, sie würden ihn so komisch anschauen.
- Eine Klientin erzählt der Beraterin, dass sie sich im Bus immer so unwohl und ungeschützt fühlt.

Eine Schutzhülle kann helfen, sich in Situationen zu schützen, wo alles auf einen einzustürmen scheint. Dünnhäutige Menschen können sich darin entfalten. Die Hülle ist eine Grenze, die oft einfacher zu installieren ist als eine reale Grenzsetzung nach außen, weil keiner sie sieht und sie trotzdem gute Wirkung zeigt.

Ziel der Übung

Einrichten eines Schutzbereichs um die eigene Person, der Abgrenzung und Wohlfühlen ermöglicht und die Ressourcen konzentriert. Außerdem soll er jederzeit verfügbar und transportabel sein. Ziel ist die Ermöglichung der Spannungsregulierung, die Stabilisierung im Hier und Jetzt und die Sicherung des Zugriffs auf die eigenen Fähigkeiten. Die Klientin lernt, mit belastenden Situationen umzugehen und sich angemessen abzugrenzen. Sie gewinnt an Kontrolle, Hilflosigkeit und Opfergefühle werden reduziert.

Raum- / Zeitorientierung der Klientin

Die Klientin soll im Hier und Jetzt orientiert sein, die Aufmerksamkeit ist bei der gemeinsamen Arbeit, die Spannungskurve im Ressourcenbereich.

Wenn die Schutzhülle eingeübt ist, kann sie auch bei beginnender Anspannung hervorgeholt werden.

Anforderungen

Raum: Suchen Sie für die Einführung der Übung einen Raum, in dem Sie ungestört sind und in dem Bewegung möglich ist. Ihre Klientin kann später auch in der U-Bahn oder auf der Straße ihren Schutzmantel überziehen, denn dafür ist er ja gedacht.
Da es um eine Übung zur Nutzung im öffentlichen Raum und im Lebensalltag geht, empfehlen wir die Einführung im Sitzen oder besser noch im Stehen / Gehen und auf jeden Fall mit geöffneten Augen.

Zeit: Nehmen Sie sich zu Beginn ca. 15–20 Minuten Zeit. Nach Einübung ist sehr viel weniger Zeit erforderlich – bis das Entfalten der Schutzhülle in einer einzigen Geste innerhalb eines Moments gelingt.

Material: Halten Sie für Kinder und Menschen mit kognitiven Problemen Mal- und / oder Bastelmaterial bereit.

11.3.2 *Anleitung*

11.3.2.1 Einführung und Erklärung

Erklären Sie zunächst, worum es überhaupt geht: „*Ich möchte Ihnen eine Übung vorschlagen, die Ihnen hilft, sich gegen unangenehme Eindrücke und Einflüsse von außen zu schützen und abzugrenzen. Sie können so eine Art Schutzhülle für sich bauen, in der Sie sich sicher fühlen und die Ihnen die Abgrenzung gegenüber anderen erleichtert. Diese Hülle soll so konstruiert sein, dass Sie sie immer dabeihaben können und sie nutzen, wann immer es gut für Sie ist. Wenn Sie sie nicht brauchen, packen Sie sie einfach ein bis zum nächsten Mal. Diesen Schutz können andere von außen nicht erkennen, er existiert nur für Sie, das macht ihn umso wirkungsvoller. Soll ich Ihnen zeigen, wie das geht?"*

11.3.2.2 Die Schutzhülle errichten

Sorgen Sie zunächst dafür, dass Ihre Klientin gut steht oder sitzt und sich im Raum orientieren kann. Meist ist es von Vorteil, die Übung im Stehen durchzuführen, dafür ist es unerlässlich, dass auch Sie sich hinstellen: *„Stellen Sie sich fest auf den Boden, spüren Sie Ihre Füße? Wo genau berühren sie den Boden? Bewegen Sie sie hin und her, sorgen Sie für guten Stand. Wenn Sie Ihre Wurzeln spüren können oder doch das Gefühl haben, gut, angemessen zu stehen, dann schauen Sie einmal in den Raum:* ***Wie viel Raum*** *um Sie herum brauchen Sie für sich?"* Laden Sie sie im Folgenden immer wieder ein, den Körper aktiv für die Übung zu nutzen, machen Sie das vor: *„Können Sie Ihren Raum mit den Händen abtasten, die Arme mit dazunehmen, ausgestreckt um sich herum ganz viel Platz für sich machen? Tasten Sie die* **Wände** *Ihres Raumes ab: vor sich, hinter sich, an den Seiten. Ist er oben geschlossen oder gibt es ein Loch für Luft und Sonne?"* Tasten Sie selbst auch in alle Richtungen, auch der Raum oberhalb der Person und bis auf den Boden sollte mit umfasst werden.

„Macht eine Schutzhülle Sinn oder sollte es eher ein Schutzmantel sein? Probieren Sie aus, wie weit die Hülle von Ihrem Körper entfernt sein sollte. So, wie Sie die Arme ausstrecken? Oder eher nah anliegend, mehr wie ein Schutzmantel? Oder eine zweite Haut?"

Lassen Sie die Klientin das **Material** und die **Struktur** für die Grenze ihres Schutzraumes bestimmen. *„Aus welchem Material könnte die Hülle Ihres Schutzraums sein? Stellen Sie sich vor, wie sie aussehen soll, damit Sie sich am besten geschützt fühlen: Aus Stein? Aus dickem Panzerglas? Aus Gummi? Eine Seifenblase?"* Bedenken Sie auch die **Regulierung des Kontakts nach außen**: *„Sind da Löcher drin oder Fenster, die Sie nach Belieben auf- oder zumachen können? Rollläden vielleicht?"*

Lassen Sie sich viele unterschiedliche Versionen einfallen. Alle Mechanismen sind richtig, die sicherstellen, dass die Klientin die Kontrolle behält und nur selbst entscheiden kann: eintönbare Scheiben, Einwegfenster, Jalousien, die bei manchen Leuten automatisch zugehen (auch das ist eine Kontrollmöglichkeit der Klientin), Fernbedienungen … Stellen Sie in jedem Fall sicher, dass es die Klientin ist, die die **Kontrolle** über die Situation hat.

„Oder ist das einfach eine durchsichtige Haut, die Sie so einstellen können, dass von außen nur dann etwas hindurchdringt, wenn Sie das möchten? Denken Sie daran, es ist Ihr Schutzraum. Und lassen Sie Ihre Hände immer weiter diesen Raum erfühlen, durchschwingen, abgrenzen …“

11.3.2.3 Innenausstattung

Nun sollte dieser Schutzraum auch noch innen angenehm und einladend gestaltet werden, wobei der Fantasie keine Grenzen gesetzt sind. Lassen Sie die Klientin den Innenraum so füllen, wie es ihr guttut und ihr Schutzgefühl verstärkt, mit Farben, Klängen, Düften, Inneren Helfer*innen. Achten Sie darauf, dass Sie für alle Sinneskanäle Fragen und Assoziationsmöglichkeiten zur Verfügung stellen:

„Wenn Sie ihn nun mit einer ***Farbe*** *füllen, Ihrer Lieblingsfarbe, die Sie schützend einhüllt, welche nehmen Sie? Blau, Gelb, Rot, Grün oder ganz anders? Ganz hell oder besser ganz intensiv? Einfarbig oder bunt, vielleicht sogar gestreift, mit Tupfen oder Sternchen?*

Und wenn diese wunderschöne Farbe Sie umspült, welchen ***Klang*** *hätten Sie gerne zur Unterstützung bei sich? Ein Lieblingslied, ein klassisches Stück, das Rauschen eines Bachs, Vogelgezwitscher? Hören Sie das?*

Mit Ihrem Raum, Ihrer Wand, Ihrer Farbe, Ihrem Klang: Kommt da noch ein ***Geruch*** *dazu, nach Frühlingswiese, nach Blumen, nach frischem Wind?*

Vielleicht ***schmecken*** *Sie auch noch etwas ganz Angenehmes? Das Salz in der Luft? Den Kuchen von Oma?“* **Gefühle auf der Haut** können die Eindrücke noch verstärken: *„Spüren Sie den Wind auf der Haut oder ist es die Sonne? Ist es ein warmes Gefühl von Geborgenheit oder die erfrischende Erfahrung von klarem Wasser?“*

Auch **Innere Helfer*innen, Kuscheltiere oder Ähnliches** können mit hineingenommen werden. *„Und vielleicht möchten Sie noch etwas in Ihre Schutzhülle mit hineinnehmen? Tun Sie das ruhig. Ein Bild vielleicht, ein Kuscheltier oder ein echtes Tier. Spüren Sie nach, was Ihnen guttun würde.“*

11.3.2.4 Körperanker und Merksätze

Sorgen Sie in jedem Fall dafür, dass sich ein Körpergefühl mit der Vorstellung des Schutzmantels verbindet, und beziehen Sie auch die Sprache mit ein: ***„Wo im Körper*** *merken Sie dieses angenehme Gefühl jetzt am deutlichsten? In den Händen, den Füßen, im Kopf …? Wenn Sie so Ihre Füße am Boden merken und Ihre Arme den Raum* *um sich spüren, in Ihrer Farbe, Ihrem Klang, Ihrem Duft, mit Ihrer schützenden Wand um sich herum …* ***Welcher Satz*** *passt zu diesem angenehmen Gefühl, mit sich zu sein, geschützt und sicher im Jetzt? ‚Ich bin stark', ‚Es ist gut, dass ich hier bin', ‚Ich nehme mir meinen Raum' … Suchen Sie sich Ihren ganz eigenen Satz oder lassen Sie ihn ganz einfach entstehen, horchen Sie, was da kommt. ‚Ich bin!'"*

Und dann noch einmal zur Regulierung des **Außenkontakts**: *„Mit welchem Satz können Sie jetzt der Welt entgegentreten, den anderen Menschen? ‚Ich bin neugierig auf euch', ‚Ich bin stark genug, euch auszuhalten', ‚Ich gehe meinen Weg und alle anderen den ihren'?"*

11.3.2.5 Einpacken zum Wiederauspacken-Können

Fassen Sie gegen Ende der Übung noch einmal alles zusammen und lassen Sie die Klientin eine Form finden, wie sie ihren Schutzmantel einpacken und wieder anziehen kann, ganz so, wie sie es braucht: *„Erspüren Sie noch einmal all die verschiedenen Eindrücke: den Raum, die Wand in ihrer Beschaffenheit, Ihre Farbe, Ihren Klang, Ihren angenehmen Geruch und Ihr wohliges Gefühl. Erfassen Sie Ihren Schutz mit beiden Händen um sich herum … Und wenn Sie alles dabeihaben, führen Sie die Hände zusammen, ganz vorsichtig, Sie halten einen kostbaren Schatz.* ***Ihr Schutzraum liegt in Ihren Händen,*** *und Sie können ihn ganz einfach wieder entfalten, ihn mit den Händen in den Raum geben, mit einer großen Geste oder einer kleinen, die nur Sie bemerken … Versuchen Sie es, nehmen Sie Ihren Schutz überall mit hin, packen Sie ihn aus, wann immer Sie wollen …"*

11.3.2.6 Einüben

Und nun lassen Sie die Klientin noch an ein oder zwei andere Plätze im Raum gehen und die Schutzhülle immer wieder auspacken, zuerst mit Ihrer Unterstützung und dann alleine, damit die Übertragung in andere Kontexte vorbereitet wird. Lassen Sie jeweils Zeit, den Raum wieder entstehen zu lassen, helfen Sie am Anfang vielleicht noch etwas nach, indem Sie die verschiedenen Qualitäten auflisten, fragen Sie dann nur noch, ob der Raum ganz da ist.

Lassen Sie am Ende noch etwas Zeit, falls die Klientin erzählen mag, wie es ihr mit ihrem Schutzmantel ergangen ist. Fragen Sie ruhig nach, aber bestehen Sie nicht darauf, dass die Klientin etwas erzählt. Vergewissern Sie sich nur, dass sich ein ruhiges, geschütztes Gefühl eingestellt hat.

Vertrauen Sie der Vorstellungskraft Ihrer Klientin: *„Sie basteln sich den Schutzmantel, der für Sie und Ihren Alltag sicher und passend ist."* Bestätigen Sie die Klientin zum Abschluss der Übung darin, dass sie die Schutzhülle immer dabeihat und jederzeit ausbreiten und für sich nutzen kann. Und lassen Sie ihr etwas Zeit für den Übergang in den Alltag, die Einrichtung der Schutzhülle ist eine intensive Imagination.

11.3.2.7 Übertragung in den Alltag

Betonen Sie, dass es gerade auch in engen öffentlichen Situationen, wie etwa in der U-Bahn oder im Bus, wichtig sein kann, die Schutzhülle zwischen sich und anderen Personen zu imaginieren, egal, wie nah diese kommen. Überlegen Sie gemeinsam, wie die Hülle an solchen Stellen schützen kann, obwohl – oder gerade weil – nicht so viel Platz ist. Zum Beispiel hilft manchmal die Vorstellung, dass die Begrenzung an den Stellen, wo es besonders eng wird, besonders komprimiert und kräftig wird. Üben Sie schon einmal in der Fantasie, wie die Klientin die Schutzhülle in die unangenehme Situation mit hineinnehmen kann und was vielleicht noch nachzubessern ist.

11.3.3 *Welche Schwierigkeiten können auftauchen, und wie kann ich damit umgehen?*

Und wenn es nicht klappt?

Nehmen Sie die Befürchtungen und die Skepsis der Klientin Ihrerseits gleich mit auf, indem Sie etwa sagen: „*Manchmal kommen Eindrücke von außen doch näher als gewünscht. Deshalb ist es wichtig, dass Sie sich gerade zu Anfang ein wenig Zeit nehmen, in solchen Fällen immer wieder zu schauen, wie Sie Ihre Schutzhülle noch angenehmer und sicherer machen können. Und üben Sie ruhig zwischendrin, dann wird es beim nächsten Mal schon schneller gehen.*“

Meiner Klientin ist so etwas immer peinlich – was kann ich denn dann tun?

Wenn es Ihnen selbst auch so geht, dann machen Sie die Übung doch zuerst einmal mit einer Kollegin oder Freundin, damit Sie selbst sicherer werden. Wenn Sie überzeugt davon sind, dass die Übung für Ihre Klientin gut wäre, dann sagen Sie ihr das ruhig, aber erkennen Sie den Wunsch der Klientin auch an, sich zu schützen – zum Beispiel vor Peinlichkeit. Sie können ihr dann ja auch erzählen, wie es Ihnen selbst ging. Und fragen Sie sie vielleicht, ob es okay ist, wenn Sie ihr einmal die Übung zeigen. Beim nächsten Mal hat sie bestimmt etwas für sich selbst daraus gebastelt. Generell gilt: Übungen immer vor allem dann mit- oder vormachen, wenn sie peinlich oder ungewohnt sein könnten.

Meine Klientin mag nicht erzählen, wie ihre Schutzhülle aussieht.

Ermuntern Sie in diesem Fall dazu, dass die Klientin Ihnen nur das erzählt, was sie mag. Stellen Sie sicher, sie bestimmen kann, was an Eindrücken von außen in ihre *angenehm* gestaltete Hülle hineinkommt, und dass alles, was sie sich vorstellt, angenehm ist und nicht in einen anderen Bereich gehört. Dann braucht sie Ihnen nicht zu sagen, was sie wahrnimmt, sondern nur, ob es auch wirklich angenehm und sicher ist. Sagen Sie ihr, warum Sie das wichtig finden, dann kann sie sich entweder darauf einlassen oder Sie machen eben eine andere Übung.

Ist es für den Schutz denn nicht wichtig, alles von außen an sich ranzulassen, um Gefahr schnell wahrnehmen zu können?

Manchmal muss auch erst noch etwas anderes besprochen werden, bevor die Übung funktionieren kann. Vielleicht gibt es die Sorge, reale Gefahren von außen nicht rechtzeitig erkennen zu können, wenn die Schutzhülle gut funktioniert. Lassen Sie sich und der Klientin Zeit und beziehen Sie Skepsis und Vorbehalte mit ein. Vielleicht können Sie eine Apparatur einbauen, die besonders aktiv auf Gefahr reagiert? Die Schutzhülle soll ihr die Möglichkeit geben, das, was von außen an sie herangetragen wird, mit mehr Vorlaufzeit beurteilen zu können. Überlegen Sie einfach miteinander, was helfen könnte, spielen Sie mit den Möglichkeiten!

11.3.4 *Wie es danach weitergeht*

Ermuntern Sie die Klientin, die Übung regelmäßig zu machen, gerade auch dann, wenn sie das Gefühl hat, die Schutzhülle aktuell gar nicht zu brauchen. Das Üben stärkt die Vorstellung und damit das sichere Gefühl. Der Schutzraum lässt sich dann schneller einrichten, wenn er gebraucht wird.

11.3.5 *Besonderheiten im Kontakt*

11.3.5.1 Kinder

Als Idee hilft bei Kindern die Assoziation zu Figuren aus ihren Büchern oder Comics: „*Sollen wir dir so was basteln wie einen Umhang oder eine Tarnkappe?*“ Kinder nehmen gerne jemanden mit in ihre schützende Hülle, eine gute Fee zum Beispiel, das Lieblingskuscheltier oder die Katze. Lassen Sie das Kind seine Fantasie nutzen, sodass es sich den Schutzmantel gut vorstellen kann. Oft ist es nützlich, die Tarnung oder Schutzglocke als Erstes malen zu lassen und dann hineinzuschlüpfen. Natürlich nimmt das Kind das Bild mit.

11.3.5.2 Jugendliche

Für viele Jugendliche mag ein Mantel oder eine Hülle keine angenehmen Assoziationen auslösen, die Idee, sich gegen außen zu schützen, jedoch schon. Suchen Sie gemeinsam mit der Jugendlichen nach einem treffenden und als hilfreich empfundenen Bild, alle Held*innen aus den Bezugswelten haben irgendetwas, das sie stark macht oder schützt. Es muss ja nicht unbedingt ein Ganzkörperschutz sein. Erschrecken Sie nicht, wenn der Schutz sehr düster oder wie eine Trutzburg ausgemalt wird. Was immer als *schützende* Hülle oder Schutz nach außen erlebt wird, macht Sinn. Bewegung in imaginierten Schutzräumen wird oft als sehr peinlich empfunden, auch, wenn Sie es vormachen sollten. Ersetzen Sie die Bewegung durch genaue Ausarbeitung: Lassen Sie sich eine Grafik erstellen oder wählen Sie Teilinhalte der Schutzhülle: Was ist ein Lied, Tune, Song …, der Kraft gibt? Wie kann sie ihn sich präsent machen? Welche Bewegung hat damit zu tun? Vergleichen Sie auch Übung 11.2, „Zielzustand".

11.3.5.3 Kognitiv anspruchsvollere Menschen

Arbeiten Sie so konkret wie möglich. Malen oder basteln Sie einen Schutzraum, oder basteln Sie gemeinsam eine Höhle, die Sie dann fotografieren oder malen. Überlegen Sie sich Symbole, die dann auch wirklich eingesteckt werden können. Informieren Sie nach Absprache andere Bezugs- und Betreuungspersonen darüber, dass Sie diese Übung gemacht haben und worum es dabei geht.

11.3.5.4 Gruppen

Achten Sie in der Gruppe darauf, dass alle genügend Platz im Raum haben, weiten Sie die Übung gerne auch auf den Flur aus oder gehen Sie nach draußen. Halten Sie Ihre Anweisungen und Anregungen so offen, dass alle ein hilfreiches Bild finden können. Betonen Sie bei Ihrer Anleitung bei jedem Eindruck, dass er angenehm, hilfreich, schön, bereichernd, kräftigend, stärkend … sein soll. Das können Sie nicht oft genug tun. Fragen Sie auch bei Einzelnen nach, wenn Sie das Gefühl haben, da geht jemand in einen unangenehmen Film. Nehmen Sie sich Zeit, im Voraus gut zu erklären, um was es geht, und erfragen Sie im Nachhinein einzeln, ob alle gut angekommen sind.

11.3.5.5 Andere Kulturkreise

Fragen Sie nach Vorstellungen von Schutz und nach Rückzugsmöglichkeiten aus dem Erleben der Klientin, bevor Sie mit der Übung beginnen. Erfragen Sie, was sicher und geschützt im Herkunftskontext des Gegenübers bedeutet, womit mensch sich schützt, was davon sie mag und was nicht.

Auch wenn sie Ihnen fremd oder nicht nachvollziehbar erscheinen: Nutzen Sie die Bilder Ihrer Klient*innen, sobald Sie erfragt haben, dass sie als eindeutig positiv erlebt werden.

11.4 Ressourcenorientierte Fragen

Fragen eröffnen uns tausend Möglichkeiten, mit Menschen in Kontakt zu kommen und etwas über sie zu erfahren. Fragen machen Interesse deutlich, sie können neugierig sein oder aufdringlich, distanziert oder mitfühlend. Je nachdem, wie und wann sie gestellt werden, können sie eine Beziehung vertiefen, jemanden zum Nachdenken bringen oder ihn vor den Kopf stoßen.

Fragen geben aber auch Richtungen vor; das, was wir wissen wollen, weist auch der Aufmerksamkeit der Klientin einen Weg. Wenn wir nach Problemen fragen, geht die Aufmerksamkeit zu den Problemen und sie werden genauer wahrgenommen und intensiver erlebt. Das wollen wir im Zusammenhang mit unverarbeiteten Belastungen oft nicht, weil die Probleme so nah am intensiven Erleben und dem Umschalten in die Notfallreaktion sind.

Wenn wir andererseits wissen wollen, welche guten Erfahrungen, Stärken und Potenziale jemand hat, so können wir auch hier mit den Fragen helfen, eine Denk- und Suchrichtung aufzutun. Es scheint anfangs schwieriger, weil ungewohnter, in dieser Richtung erfolgreich zu sein. Oder wir haben das Gefühl, darüber nicht so richtig ins Gespräch zu kommen. Wir sollten uns also klarmachen, wie viele verschiedene Möglichkeiten es gibt, von Ressourcen zu sprechen, nach Fähigkeiten, guten Erfahrungen und Lehren eines Lebens zu fragen. Und vor allem sollten wir uns (und unserem Gegenüber) verdeutlichen, warum wir das tun: Weil das, was gut läuft, was erfolgreich oder nützlich war und ist oder einfach nur Spaß gemacht hat, einen Menschen ausfüllt, begeistert oder in den Kontakt mit anderen bringt, ihm erlaubt, Beziehungen zu gestalten, andere wertzuschätzen und zu unterstützen … Weil in all dem die Kraft und Fähigkeiten liegen, die es anzuzapfen gilt, um die schwierigen Seiten des Lebens gut zu meistern.

Fragen sind nicht gleich Fragen. Die Konzentration auf angenehme Augenblicke, auf etwas, das wir schon geschafft haben, auf unsere Stärken, auf die angenehmen Aspekte in der Gegenwart und auf positive Zukunftsaussichten, Hoffnungen und Zielvorstellungen bewirkt, dass es uns eher besser geht, dass wir uns mit der Spannungskurve im grünen Bereich befinden. Und je besser es jemandem im Kontakt mit uns geht, desto eher wird er noch mehr Zugang zu seinen Ressourcen finden. Ressourcen erzeugen Ressourcen, sozusagen.

Was aber sind ressourcenorientierte Fragen? Ressourcen sind meist nicht griffbereit wie ein Regenmantel oder ein Stock. Manchmal wissen wir gar nichts von ihrer Existenz. Dann können Fragen uns auf die Fährte bringen, können uns den Zugang zu den eigenen Stärken wieder ermöglichen. Oder sie können uns helfen, Ressourcen zu sehen, von denen wir bisher gar nichts geahnt hatten. Und sie können sogar helfen, Fähigkeiten, Vorlieben, positive Aspekte, Lieblingstätigkeiten, freundliche Kontaktgestaltung … überhaupt erst entstehen zu lassen.

Fragen allein reichen natürlich nicht aus, es macht wenig Sinn, eine Liste ressourcenorientierter Fragen auswendig zu lernen und abzuarbeiten. Es ist die Haltung, die Art und Weise, wie wir mit belasteten Menschen arbeiten, die entscheidet, ob und wie ressourcenorientierte Fragen als Handwerkszeug einen wesentlichen Platz einnehmen (siehe 5.6.3, „Ressourcenorientierung“), als Interesse wahrgenommen werden oder nur eine neue Liste erzeugen.

Ressourcenorientierte Fragen helfen der Klientin, die eigenen Stärken und Potenziale (wieder) wahrzunehmen. So gelingt ihr die Orientierung auf angenehme Aspekte der Gegenwart und damit die Erweiterung der eigenen Reflexions- und Handlungsmöglichkeiten.

11.4.1 *Wann, warum und wie? – Rahmenbedingungen der Übung*

Situationen, in denen die Übung hilft

Ressourcenorientierte Fragen sind ein Teil der Grundausstattung in Pädagogik, Beratung und Therapie. Speziell angebracht sind sie in Situationen, in denen Hoffnungs- und Perspektivlosigkeit überwiegen, z. B.:

- Die Klientin sieht keinen Sinn mehr in dem, was sie tut, im Leben.
- Der Jugendliche glaubt nicht, die Kraft für eine Auseinandersetzung mit seinen unverarbeiteten Belastungen zu haben.
- Das Behandlungsteam der psychiatrischen Klinik ist hilflos angesichts des selbstverletzenden Verhaltens der jugendlichen Patientin.

- Dem Klienten fällt nichts ein auf die Frage, was er gerne macht.
- Nach einem Misserfolg in der Werkstatt für Menschen mit Behinderung hat der junge Mann jedes Gefühl für seine eigenen Fähigkeiten verloren.
- Der kleine Junge hat das Gefühl, immer alles falsch zu machen.

Ziel der Übung

Mithilfe ressourcenorientierter Fragen wird:

- die Erinnerung an Fähigkeiten, Möglichkeiten, Erfolge ... ermöglicht,
- das Selbstwertgefühl in der Gegenwart verbessert,
- das Bewusstsein für eigene Energien und Kräfte geweckt,
- Hoffnung für die Zukunft erzeugt,
- eine sichere Orientierung in angenehmen Gegenwartsaspekten ermöglicht oder verstärkt,
- die Zeitlinie in Richtung Vergangenheit gestärkt und in Richtung Zukunft ermöglicht.

Raum-/Zeitorientierung der Klientin

Ressourcenorientierte Fragen können immer dann gestellt werden, wenn die Klientin ansprechbar, also im Hier und Jetzt orientiert ist. Es ist deutlich schwieriger, mit diesen Fragen zu arbeiten, wenn die Klientin noch im Problemerleben feststeckt. Reorientieren Sie zuerst und richten Sie ein Ressourcenbarometer ein.

Kompetenzaufbau – in welchen Bereichen?

- Reorientierung
- Selbstfürsorge
- Flashbackkontrolle
- Affektregulation
- Orientierung in der Zeit/Gedächtnisbildung

Anforderungen

Raum und Setting: Ressourcenorientierte Fragen können immer und überall gestellt werden und eignen sich insbesondere auch für „Zwischen-Tür-und-Angel-Gespräche".

Zeit: Eine ressourcenorientierte Frage ist schnell gestellt. Oft macht es allerdings Sinn, „dran" zu bleiben und es nicht bei der einen Frage zu belassen bzw. später noch einmal darauf zurückzukommen. Üben Sie selbst aber auch, länger an einer positiven Assoziation zu arbeiten, sich auf ein Gespräch über ein angenehmes Erleben einzulassen, das als sinnvoll zu erleben.

Material: Sie können alles nutzen, was zur Verfügung steht, Ressourcen lassen sich nicht festlegen!

11.4.2 Anleitung

Ob eine Frage ressourcenorientiert ist oder nicht, kann nur die jeweilige Klientin entscheiden, denn ein und dieselbe Frage kann einmal als positive Herausforderung und ein anderes Mal als Zumutung verstanden werden. Wie wir alle wissen, sind auch Ton und innere Haltung entscheidend, die wir in die Frage legen. Im Folgenden können wir Ihnen daher nur Anhaltspunkte geben und Beispiele von Fragen anbieten, die sich in unserer Praxis bewährt haben. Weitere Anregungen finden Sie bei systemisch-lösungsorientierten Autor*innen, die sich besonders mit Fragen und ihren Auswirkungen beschäftigt haben (insbesondere Steve de Shazer und Insoo Kim Berg, siehe Literaturliste).

Ganz generell geht es darum, unseren Klient*innen mit **Fragen** zu begegnen, die **möglichst offen** (also nicht nur mit Ja oder Nein zu beantworten) und trotzdem **konkret** sind und die das **Vorhandensein von Ressourcen** unterstellen, deren sie sich vielleicht gar nicht bewusst sind. *„Wie haben Sie es denn geschafft, heute Morgen überhaupt aus dem Bett zu kommen? Das ist ja nun auch nicht so einfach, wenn man so viel rumschleppt wie Sie."* Dafür müssen wir unseren Blick schulen und sehen lernen, an welchen Stellen das Verhalten unseres Gegenübers vermutlich mit einiger Kraft und Energie, Mut oder Zuversicht versehen ist. Wir können nun nicht nach der Zuversicht oder dem Mut fragen, das könnte nur beantwortet werden, wenn ein Bewusstsein dafür schon vorhanden und das Verhalten begrifflich gefasst ist. Die Denker*innenebene müsste das also einfach bearbeiten können. Am schönsten ist es, wenn durch Ihre Frage die Denker*in merkt, dass da eine Häschenfähigkeit vorhanden ist, die sie bisher noch gar nicht wahrgenommen hat – und nun selbst schätzen lernt. *„Na ja, stimmt, ich hab 'ne Weile gebraucht heute Morgen, aber was mir geholfen hat, war, dass ich mir den Radiowecker angemacht habe, und da lief dann irgendwann ein total tolles Lied. Da ging das dann wie von selbst."*

Um derartige Fragen stellen zu können, sollten wir uns klarmachen, dass es keinerlei Selbstverständlichkeiten gibt. Alles, was unseren Klient*innen in ihrem Alltag gelingt, erfordert Kraft und Energie und lohnt eine entsprechende Wertschätzung. Wenn ich mich zumindest zeitweise als kraftvoll empfinde, komme ich natürlich auf ganz andere Ideen zur Lösung meiner Probleme und zur Gestaltung meines Alltags, als wenn ich davon ausgehe, eine Niete zu sein. Und ich kann aus meinem Verhalten neue Lösungen basteln. *„Ich könnte mir ein paar Lieder zusammensuchen und die auf meinem Handy installieren, damit ich sie anhören kann, wenn es mir nicht so gut geht."*

Das geht auch bei Menschen, die angeben, ganz allein zu sein oder keine Beziehungen aufzunehmen. Hat eine Frau z. B. nur ihren Hund, so fragen wir sie nach diesem Verhältnis: Ressourcen wie Empathie, liebevolle Fürsorge, vorausschauende Planung (etwa Einkäufe von Hundefutter) und andere können hier gefunden werden. Bei der näheren Beleuchtung des Alltags wird sich vermutlich noch herausstellen, dass sie mit zielorientierten Begegnungen mit Menschen wie mit der Verkäuferin im Laden, dem Briefträger oder der Frau im Hundesalon kaum Probleme hat. Darüber hinaus können wir den Hund in die Arbeit mit den aktuellen Problemen stets einbeziehen: *„Wenn Ihr Hund sprechen könnte und jetzt hier wäre, was würde er sagen, wäre ein guter nächster Schritt?"*

Wichtig, um überhaupt eine Basis für die Zusammenarbeit mit der Klientin zu finden, sind Fragen nach **Fähigkeiten und Vorlieben**, am besten angeknüpft an Situationen, von denen Sie erfahren:

- *„Was können Sie gut? – Das können Sie? Ich würde mich nicht mal in die Nähe eines Rudels von Hunden trauen. Wie ist das? Wie machen Sie das? Wie fühlt sich das an?"*
- *„Was machen Sie gerne? – Das machen Sie gerne? Was kommt denn eigentlich alles rein in so eine Suppe …? / Was müssen Sie da eigentlich machen bei so einem Einsatz der freiwilligen Feuerwehr? / Was für Gartenarbeiten machen Sie denn am liebsten? Arbeiten Sie mit oder ohne Handschuhe? Manche scheinen ja lieber direkt im Dreck zu wühlen …"*

Manchmal tun sich Menschen schwer, selbst auf ihre Fähigkeiten und Stärken zu blicken. Dann können wir einen Umweg über Freunde und die Familie machen; man nennt das im systemischen Denken **zirkuläres Fragen**:

- „Was würde denn Ihr Sohn sagen, wenn ich ihn fragen würde, was Sie gut können?"
- „Was würde Ihre Freundin / Ihre Kollegin / Ihr Chef sagen?"
- „Wenn Ihr Hund sprechen könnte, was würde der mir erzählen?"
- Wenn das zweimonatige Kind / die verstorbene Ehefrau / der unbekannte Vater … etwas dazu sagen könnte, was wäre es?

Wir können die Fragen aber auch **entlang der Zeitlinie** einteilen:

11.4.2.1 Fragen nach Ressourcen aus der Vergangenheit

Mithilfe von Fragen nach **Ausnahmen** in der Vergangenheit können Klient*innen eingeladen werden, sich bereits genutzter Bewältigungsstrategien und erlebter Ressourcen zu erinnern und sich diese bewusst zu machen. Sie könnten dann überlegen, ob es Sinn machen würde, die auch in der Gegenwart wieder zur Verfügung zu haben, und wie das passieren kann.

- Haben Sie in Ihrem Leben schon einmal eine (ähnliche) Herausforderung gemeistert? Welche war das, und wie haben Sie das gemacht? Wie könnten Sie diese Erfahrung heute für sich nutzen?
- Wann ging es Ihnen zuletzt nicht ganz so schlecht? Wann war es zuletzt nicht ganz so furchtbar? Was war das für eine Situation? Was haben Sie da gemacht?
- Gab es Momente, wo Sie sich auf etwas anderes konzentrieren konnten? Was haben Sie da gemacht?
- Wann hatten Sie zuletzt weniger oder keine Symptome?
- Wann war es schon mal einfacher, mit dem Schmerz / der Angst / den Flashbacks umzugehen? Wie haben Sie das gemacht?
- Was war damals anders als jetzt?
- Was könnten Sie tun, damit dies auch heute wieder häufiger geschieht?
- Was haben Sie damals anderes getan oder gedacht, das Ihnen guttat?

Auch zur Beantwortung dieser Fragen kann die Perspektive von wohlmeinenden anderen, die gerade nicht anwesend sind, hinzugezogen werden, z. B. der Partnerin, Freundin, Kollegin oder die der Kinder.

11.4.2.2 Fragen nach gegenwärtigen Ressourcen

Mithilfe sogenannter **Copingfragen** kann man Klient*innen auch in verzweifelten und scheinbar hoffnungslosen Situationen darin unterstützen, ihre aktuell vorhandenen Ressourcen zu erkennen und bewusst zu erleben. Sie sind auch für uns Profis oft sehr hilfreich, um uns klarzumachen, dass wir nur einen kleinen Ausschnitt unseres Gegenübers sehen.

- Wie schaffen Sie es, den Mut nicht komplett zu verlieren? (Schließlich sitzt Ihnen die Klientin gegenüber, also kann sie den Mut nicht ganz verloren haben.)
- Wie schaffen Sie es, die Kinder zu versorgen?
- Was gibt Ihnen die Kraft, trotzdem weiterzumachen?
- Wie haben Sie es geschafft, dass Ihre Situation nicht noch schlimmer geworden ist?
- Was hat Ihnen heute die Kraft gegeben, aufzustehen und hierher zu kommen?
- Bei welchen Tätigkeiten geht es Ihnen etwas weniger schlecht?

- Gelingt es Ihnen manchmal, die ganzen Probleme für einen Moment zu vergessen?
- Was machen Sie dann?
- Was hält Sie noch am Leben?

Gerade die letzte Frage ist wichtig im Kontakt mit suizidalen Klient*innen. Oft verstellen uns die Symptome den Blick auf die entscheidenden Ressourcen: Die Frau sitzt vor uns, also gibt es etwas, was sie am Leben hält. Wenn wir wirklich daran interessiert sind herauszufinden, was das ist (und sie nicht auch schon abgeschrieben haben), werden aus solchen Fragen oft intensive und tiefgehende Gespräche über Tod und Teufel, Glaube und Hoffnung und den tieferen Sinn des eigenen Daseins. Wir sollten gerade die letzte Frage aber nur dann stellen, wenn wir zu diesem Gespräch auch bereit sind.

Nicht alles soll sich verändern

In Pädagogik, Beratung und Therapie gestalten wir gemeinsam mit den Klient*innen Veränderungsprozesse, und manchmal verlieren wir darüber etwas ganz Wesentliches aus den Augen, nämlich das, was trotz der Leiden gerade ganz in Ordnung ist:
- Was sind die Dinge in Ihrem Leben / in der Schule / in Ihrer Beziehung / bei der Arbeit, die bleiben sollen, wie sie sind?
- Was in Ihrem gegenwärtigen Leben gibt Ihnen Kraft und Energie?
- Welche Menschen erleben Sie zur Zeit als unterstützend, vielleicht auch in Kleinigkeiten?

Wenn eine Ressourcenerfahrung gefunden ist, kann sie auch durch folgende einfache Anknüpfung mit Details angereichert und intensiviert werden:
- Hmm, erzählen Sie mehr davon.
- Was noch?

11.4.2.3 Fragen nach Ressourcen aus der Zukunft

Gerade bei Menschen, die noch Zeit brauchen, sich von der Ohnmachtserfahrung zu befreien, und die sich langsam erst versichern müssen, dass das Leben wirklich weitergehen kann, braucht es den richtigen Zeitpunkt, bevor Zukunftsfragen angezeigt sind. Dann aber kann eine lebendige konkrete Vorstellung von dem, was mensch sich für sein Leben wünscht, und die sich dadurch einstellende Sehnsucht nach eben diesem Leben eine intensive Kraftquelle sein. Sich eine positive Veränderung vorstellen zu können ist oft ein erster Schritt in diese Richtung.

Menschen mit nicht verarbeiteten Traumatisierungen haben häufig aufgehört, sich etwas zu erhoffen oder zu wünschen. Dies schützt sie auf der einen Seite vor Enttäuschung, nimmt ihnen aber auf der anderen Seite einen wichtigen Motor für Veränderung. Die wiedererlangte Fähigkeit, sich eine positive Zukunft vorzustellen, setzt beim Klienten wichtige Ressourcen frei, sie geht einher mit Zuversicht und Veränderungsmotivation. Die Kunst besteht darin, den Klienten seine Vorstellung einer besseren Zukunft so imaginieren zu lassen, als wäre diese Zukunft schon da, als wäre sie jetzt im Moment die Gegenwart. Auf diese Weise stellen sich nicht nur die entsprechenden Bilder ein, sondern der Klient erlebt auch vom Gefühl her einen ressourcenreichen Zustand. Das klassische Beispiel für eine solche Art des Fragens ist die von Steve de Shazer und Insoo Kim Berg entwickelte **Wunderfrage** (siehe Literaturliste). Voraussetzung ist in jedem Fall der Kontakt zwischen Denker*in und Häschen im Hier und Jetzt.

*„Angenommen, Sie legen sich heute Abend ins Bett und schlafen irgendwann ein. Und während Sie schlafen, geschieht ein Wunder (bei Bedarf und je nach Klient*in finden Sie dafür eine andere Formulierung: kommt eine Fee und zaubert, ist plötzlich alles anders …), und Ihre Probleme, die Sie zu mir geführt haben, sind gelöst. Morgen früh wachen Sie auf, doch Sie wissen nicht, was in der Nacht passiert ist, Sie haben ja geschlafen.*

- *Woran merken Sie als Erstes, dass das Wunder passiert ist?*
- *Was wäre dann anders? Was noch?*
- *Wer würde es noch bemerken und woran?*
- *Was werden Sie am Morgen anders machen, wenn das Wunder geschehen ist? Was dann?*
- *Was wird Ihr Mann/Ihre Frau/was werden Ihre Kinder machen, wenn das Wunder geschehen ist?*
- *Was von alledem hat es schon einmal gegeben?*
- *Was wären erste Anzeichen für ein solches Wunder?“*

Lassen Sie sich ausführlich und in allen Einzelheiten den Tag/die Zeit nach dem Wunder beschreiben. Legen Sie Wert auf kleine Veränderungen im Verhalten des Klienten. Vermutlich wird bereits bei der Beantwortung all dieser Fragen eine Veränderung in ihm vorgehen. Vielleicht atmet er tiefer oder richtet sich im Stuhl auf. Achten Sie auf diese Kleinigkeiten und beziehen Sie sie mit ein.

Ein Blick voraus, in die Zeit nach der Lösung der Probleme, ist auch mit einer anderen Art zu fragen möglich, die eine **Zeitreise** nahelegt:

„Was meinen Sie: Wann werden Ihre jetzigen Probleme ***auf jeden Fall*** *vorbei sein? Kann sein, dass es vorher passiert, aber hier geht es darum, dass sie auf jeden Fall (nach Ihrem Gefühl natürlich) vorbei sind. Drei Jahre? Fünf Jahre? Zehn? Okay, fünf. Stellen Sie sich vor, es sind fünf Jahre vergangen. Es ist alles gut gelaufen, und Ihre*

Probleme sind für Sie in guter Weise gelöst oder Sie haben daraus gelernt. Stellen Sie sich das vor:

- *Wo sind Sie jetzt? Was hören, spüren, riechen, schmecken, sehen Sie?*
- *Wer ist da noch?*
- *Was tun Sie, womit beschäftigen Sie sich?*
- *Was für Fähigkeiten haben Sie inzwischen erworben?*
- *Was glauben Sie über sich und die Welt?*
- *Wer sind Sie?*
- *Wofür leben Sie?*[13]"

Wenn ein solches Bild gut verankert ist, können Sie fragen:

- „*Wenn Sie von dort aus auf die Situation jetzt zurückblicken, haben Sie eine Idee, wie Sie da hingekommen sind? Was hat Ihnen am meisten geholfen?*
- *Was waren wichtige Schritte?*
- *Wenn Sie sich von dort aus einen Rat geben könnten, was wäre das für ein Rat?*"

Für viele – nicht nur traumatisierte – Menschen ist diese Art von Fragen ungewöhnlich. Die meisten Klient*innen haben, ebenso wie die meisten Berater*innen, die Erwartung, dass man von Problemen und Leiden berichten muss. Wenn wir dann Fragen in Richtung von Fähigkeiten und Hoffnungen stellen, ist es umso wichtiger, nicht mit der ersten kleinen Antwort zufrieden zu sein. Haken Sie nach, bleiben Sie hartnäckig, vertiefen Sie die Fragen, lassen Sie sich mehr und ausführlicher erzählen. Arbeiten Sie daran mit, dass ressourcenorientierte Beschreibungen entstehen. Bitten Sie eine Kollegin, diese Übung zunächst einmal mit Ihnen zu machen, damit Sie ein Gefühl dafür bekommen, welchen Sinn diese Art von Fragen machen kann.

Viele der hier angeführten Fragen klingen so ganz ohne Bezug ziemlich hölzern. Nehmen Sie die Fragen als Anregungen – denken Sie sich eigene aus und formulieren Sie sie auf jeden Fall so um, dass sie zu Ihren Kontakten passen.

Ressourcenorientierte Fragen …

- sind offen und konkret,
- unterstellen Ressourcen,
- richten sich auf Ausnahmen vom Problem,
- sind oft zirkulär,
- laden zu Perspektivwechseln ein,
- sind lösungs- oder handlungsorientiert,
- beziehen Auswirkungen mit ein.

13 Die Fragen sind an die neuro-logischen Ebenen von Robert Dilts angelehnt.

Wenn Sie mithilfe solcher Fragen dazu beigetragen haben, dass die Klientin sich jetzt in einem ressourcenvollen Zustand befindet, verankern Sie diesen, indem Sie danach fragen, wo im Körper sie einen Unterschied merkt und welche Farbe dieses Körpererleben an dieser Stelle hat. Notieren Sie sich die Antwort und erinnern Sie die Klientin von Zeit zu Zeit an diesen Zustand (siehe auch „Zielzustand", 11.2.)

11.4.3 Wie geht es danach weiter, was sind mögliche Auswirkungen?

Üben Sie diese Art der Fragen, Sie werden sehen, es macht Ihnen bald keinen Spaß mehr, problemorientiert zu fragen. Scheuen Sie sich nicht, die gleiche Frage (in Varianten) öfter zu stellen, denn es schadet ja nicht, unsere Klient*innen immer wieder an ihre Ressourcen zu erinnern. Alle Aspekte eines Lebens beinhalten Ressourcen, und Sie werden kaum erschöpfend fragen können. Wiederholungen regen die Klient*innen auch dazu an, sich selbst ressourcenorientierte Fragen zu stellen. Alle genannten Fragen können auch zur Einführung eines Zielzustands genutzt werden (siehe 11.2).

11.4.4 Welche Schwierigkeiten können auftauchen, und wie kann ich damit umgehen?

Meine Klientin möchte nur über ihre Probleme berichten.

Manche Klient*innen kommen mit der Idee in die Beratung, sie müssten ausführlich all ihre Probleme und womöglich auch ein eventuelles unverarbeitetes Geschehen schildern. Klären Sie solche Missverständnisse. Machen Sie deutlich, dass Sie gerne die Stärken der Klientin kennenlernen und sie zur Bewältigung der aktuellen Probleme nutzen wollen, und dass Sie daher gemeinsam mit ihr nach diesen Ressourcen fahnden werden. Erklären Sie im Rahmen der Normalisierung (siehe 8.1) die Bedeutung der Orientierung im Hier und Jetzt und die der Stabilisierung einer gut regulierten Spannungskurve. Überlegen Sie gemeinsam mit der Klientin, welche Fragen sie nützlich fände, um ihre Fähigkeiten und Lernerfahrungen zu beleuchten. Fragen Sie, wozu genau sie von ihrem Problem erzählen möchte, was daran ihr helfen würde. Überlegen Sie gemeinsam, woran Sie den Erfolg der Stunde messen können.

Die Fragen hören sich affig an, und ich mag sie kaum stellen.

Formulieren Sie sie um. Erfinden Sie neue Fragen, machen Sie sie konkreter. Probieren Sie in einem privaten oder Kolleg*innenkontakt aus, wie Sie die Fragen auf das jeweilige Gegenüber und Ihre Art des Bezugs herunterbrechen können.

*Ich finde, man nimmt die Klient*innen nicht ernst, wenn man immerzu nur nach den Fähigkeiten fragt – denen geht es doch schlecht.*

Genau hier hilft eine Copingfrage: „*Wie kommen Sie damit klar – was hilft Ihnen, den Tag hinter sich zu bringen – wie setzen Sie einen Schritt vor den anderen?*" Wenn ich ernst nehme, welche Anstrengungen in der Meisterung all dieser anscheinend kleinen Schritte liegen, nehme ich die Stärke meines Gegenübers wahr und kann sie ihr als Ansatzpunkt für die Bewältigung der jetzigen Schwierigkeiten zurückgeben. Ernst nehmen heißt wahr-nehmen, nicht bemitleiden. Es geht nicht um ein Entweder-oder, sondern um ein Ausloten der anderen Seite. Das Schildern des Leids ist kein Ansatzpunkt, die Frage, wie jemand es schafft, trotzdem weiterzuleben, sehr wohl.

11.4.5 Besonderheiten im Kontakt

11.4.5.1 Kinder

Viele der oben aufgelisteten Fragen können Sie auch Kindern stellen, wenn Sie an deren Sprache und Abstraktionsfähigkeit anknüpfen. Es lohnt sich, Kinder zu fragen, was sie gut können, was ihnen Spaß macht, was ihre Freunde an ihnen gut finden, wen sie mögen, was sie werden wollen und wie sie sich die Zukunft vorstellen. Gerade die Wunderfrage kann Kinder anregen, ihre Fantasie zur Gestaltung einer Zukunft zu nutzen, wie die Kinder sie sich schon nicht mehr vorstellen konnten oder mochten. Und wenn Sie sie dann noch malen lassen oder gemeinsam mit ihnen malen, entstehen bunte Ressourcenbilder, die mensch sich zum Beispiel übers Bett hängen kann.

Oft geht es mit Kindern einfach darum, die Ressourcen direkt zu erleben. Kinder finden ihre Ressourcen in Spiel und Aktivität, dafür gilt es Spiele zu finden, Übungen anzubieten. Die Reflexion ist dann Sache der Betreuer*innen bzw. Thema im Elterngespräch. Wenn Kinder im Spiel oder beim Malen ihre unverarbeiteten Erfahrungen inszenieren oder festhalten, können Sie nachfragen, ob sie nicht Lust haben, dazu zu malen (oder spielend auszuprobieren), wie sie es gerne hätten, wie es sein sollte. Und wenn es dann beispielsweise ein Problembild und ein Lösungsbild gibt, können Sie fragen, wie mensch vom einen zum anderen kommt, und auch dafür ein Bild malen lassen.

11.4.5.2 Jugendliche

Jugendliche sind oft hin- und hergerissen. Vielleicht stehen sie einer ressourcenorientierten Perspektive einerseits skeptisch gegenüber *(„Ich krieg das sowieso nicht hin")*, brauchen aber andererseits Ermutigung und das Vertrauen der beteiligten Erwachsenen, um selbst Vertrauen in ihre Fähigkeiten zu entwickeln. Lassen Sie sich nicht entmutigen, falls der Jugendliche Ihre ressourcenorientierte Perspektive zurückweist, bleiben Sie dran. Suchen Sie gemeinsam nach Fragen, die passen könnten. Vielleicht ist es genau das, was er gerade sucht und braucht – dass jemand ihn aushält und die Hoffnung nicht verliert.

11.4.5.3 Kognitiv anspruchsvollere Menschen

Orientieren Sie die Fragen und die Art, wie Sie sie stellen, an der Verarbeitungsfähigkeit Ihres Gegenübers. Dann kann so manche Frage gemeinsam von allen Seiten betrachtet werden, es können Farben, Bilder, Figuren oder Kuscheltiere benutzt und befragt werden. Achten Sie auch auf eine gute Verankerung, wenn Stärken oder Fähigkeiten gefunden sind: Worin zeigen sich diese, was kann daran erinnern, wenn sie gerade vergessen sind? Wo finden die Klient*innen Kraft, wenn sie sich kraftlos fühlen? Suchen Sie nach Symbolen, lassen Sie Bilder malen, geben Sie den Klient*innen etwas mit.

Natürlich ist auch hier die Absprache mit anderen beteiligten Helfer*innen günstig, sodass die Klient*innen beispielsweise auch in ihrem Wohnumfeld immer wieder auf ihre Ressourcen angesprochen werden.

11.4.5.4 Gruppen

Wenn Gruppenarbeit, dann ressourcenorientiert! In der Gruppe potenziert sich die Energie der Einzelnen. Die Arbeit mit ressourcenorientierten Fragen und Perspektiven ist die einzige, die wir uns hier vorstellen mögen. Die großen Vorteile der Gruppe, die Unterschiede und die Perspektivenvielfalt können so wunderbar genutzt werden. Wenn eine anfängt zu erzählen, was sie gerne macht, wirkt das als Anregung auf die anderen; die Gruppe wird zum „Kompetenztreibhaus" (Gunther Schmidt). Aber natürlich nur, wenn wir als Gruppenleitung diese Ausrichtung der Aufmerksamkeit vorgeben, anregen und beibehalten, also immer wieder herstellen. In der Gruppe können neue Kommunikations- oder Verhaltensmuster auch sofort ausprobiert werden. Und dieses Ausprobieren geht weit über Rollenspiele und Ähnliches hinaus, denn in der Gruppe findet ja in jedem Moment Kommunikation statt, sodass Neues sofort getestet werden kann. Wenn die Frau, die sich nie etwas zu sagen traut, in der Gruppe erzählt, wann sie gerne redet, hat sie damit bereits etwas Neues gemacht: Sie hat etwas innerhalb der Gruppe gesagt. Und wir können sie sofort nach ihren Erfahrungen damit befragen und danach, was sie bräuchte, dies wieder oder öfter zu tun. Anregend wirken auch die sicher sehr unterschiedlichen Perspektiven einer angenehmen Zukunft: Wenn der Mann neben mir überlegt, wie es wäre, einen Hund zu haben, dann kann ich mir das auch vorstellen. Wenn die Frau gegenüber sich gerade ihre eigene Boutique vorstellt, bekomme ich vielleicht auch Lust, einmal etwas Neues auszuprobieren, vielleicht einfach mal ein T-Shirt zu nähen statt fernsehen am Abend.

Wenn es gelingt, ressourcenorientierte Kommunikation in einer Gruppe zur Selbstverständlichkeit zu machen, wirkt das weit über den Gruppenrahmen hinaus. Vielleicht fühlen sich die Gruppenmitglieder ermuntert, auch andere Menschen, die von Problemen erzählen, zu fragen, wie sie das aushalten und was ihnen Kraft gibt.

Die vielen Möglichkeiten für ressourcenorientierte Arbeit in der Gruppe sprengen hier leider den Rahmen, als Beispiel sei aber ein **Begrüßungsritual** genannt:

Bei Neuankömmlingen in der Gruppe wird auf einen Flipchart-Bogen der Name des neuen Mitglieds vermerkt, und alle Gruppenmitglieder werden gefragt: *„Wenn Sie Herrn Müller hier so sehen, was stellen Sie sich vor: Was macht er besonders gerne? Was kann er besonders gut? Was ist seine Lieblingsfarbe? Was sind seine besonderen Fähigkeiten? Was hat er in seinem Leben gut gelernt? Wohin fährt er gern in Urlaub? Was sind seine Hobbys?“* Etc. Was auf dem Blatt steht, wird erst nach der gemeinsamen Sammlung mit Herrn Müller abgeglichen. Der freut sich schon jetzt auf die Gruppe, die sich so viele schöne Sachen über ihn vorstellen kann, und hängt sich vielleicht das Blatt übers Bett – als Anreiz für die Zeit in der Gruppe.

11.4.5.5 Andere Kulturkreise

Finden Sie gemeinsam mit Menschen aus anderen Kulturkreisen heraus, wie mensch dort in Erfahrung bringt, verschweigt, anderen mitteilt oder fördert, was jemand kann. Ist es in Ordnung oder eventuell unhöflich, direkt danach zu fragen? Über welche Lebensbereiche stellt mensch keine Fragen, und wer darf das in welchen Fällen trotzdem? Ist es üblich, aus der Vergangenheit zu lernen, Ressourcen von dort in die Zukunft zu übertragen? Oder sich gar eine Zukunft ohne Problem auszumalen? Lernt mensch aus der Zukunft? Woher kommt die Hoffnung? Was gibt Kraft?

Welche Vorteile könnte es für beide, Sie und die Klientin haben, mit einem Menschen aus einer anderen Kultur zu arbeiten? Welche Unterschiede nehmen Sie wahr? Angenommen, Sie könnten diese kulturellen Unterschiede gut nutzen, wie könnte das geschehen? Sollten Sie öfter nachfragen? Dürften Sie in der Herkunftskultur überhaupt fragen – oder sind Sie zu jung, haben das falsche Geschlecht? Wie könnten Sie das nutzen? Könnten Sie sich darauf einigen, dass Missverständnisse zwischen Ihnen zu erwarten sind? Könnten Sie die Missverständnisse einmal im Monat sammeln und als Ihren Schatz aufheben?

Unserer Ansicht nach macht es gerade bei der Ressourcensuche durchaus Sinn, auch die eigenen „Andersartigkeiten" in die Kommunikation einzubringen, dosiert und vor allem als Ergänzung zu etwas, was die Klientin gesagt hat. Sonst wird das Ganze schnell voyeuristisch und hat wenig von einem gemeinsamen Lernen – das oft als Start für eine Begegnung sinnvoll sein kann. Wenn Sie genauer an den Ressourcen (und Problemen) der anderen arbeiten, macht der eigene Beitrag dann weniger Sinn.

Ein Beispiel: Ana ist 14 und in einem Kinderheim aufgewachsen, mit acht Jahren ist sie in eine Pflegefamilie gezogen, mit der sie jetzt Probleme hat. Mit dem Heim hat sie auch ihr Herkunftsland aufgeben müssen, und so macht es Sinn, immer wieder nach Anknüpfungspunkten und positiven Erinnerungen zu suchen. Der Fokus auf die Erfahrungen im Kinderheim ist nicht nur positiv und mitunter auch gefährlich, den setzen wir also nicht. Aber das Zusammensein mit den anderen Kindern ist für die 14-Jährige ein Bezugspunkt, den wir immer mal wieder aufnehmen, um herauszufinden, was genau sie dort gestützt hat. Das ist viel einfacher, als über die problematische Beziehung zur Peergruppe zu reden, und da Ana – wie fast alle Jugendlichen – gerne herausfindet, woher das kommt, wie sie sich fühlt, ist es ein spannendes Thema. Irgendwann am Anfang hatte ich vermutet, dass Ana sich mich nur als Kind aus einem wohlversorgten Drei-Personen-Haushalt vorstellen kann. Also habe ich ihr davon erzählt, dass wir lange zu fünft in einem Zimmer gelebt haben und ich später auch direkt in einem Heim gelebt habe – wenn auch mit der eigenen Familie zusammen. Später war das kein Thema mehr, aber es hat uns einen anderen Kontakt ermöglicht.

11.5 Innere Helfer*innen und Vorbilder

Wenn wir Hilfe brauchen, wenden wir den Blick im Allgemeinen nach außen. Wir fragen Freunde, Bekannte oder Familienangehörige nach Unterstützung beim Umzug, leihen uns Bücher oder Zelte aus und suchen Rat. Zusätzlich greifen wir auf Blogs, Fernsehsendungen oder das Internet zurück. Was wir meist unterschätzen, ist unsere eigene Kraft. Aber wie sollten wir auch darauf kommen, wo es uns gerade so schlecht geht?

Andererseits: Uns selbst haben wir immer dabei. Wir waren und sind nicht immer kraftlos und hilfsbedürftig, fast immer gibt es etwas oder jemanden in uns, der, die oder das sehr wohl zur Hilfe eilen könnte. Nur haben wir den Blick dafür verloren oder schon lange keinen Kontakt mehr hergestellt. Innere Helfer*innen können Menschen oder Figuren sein, denen wir irgendwann in unserem Leben begegnet sind, die damals – vielleicht auch nur in einem kurzen Moment – einen Eindruck hinterlassen haben. Dann haben wir vielleicht einfach vergessen, dass es sie gab. Aber nun könnten vielleicht ausgerechnet Tante Elsa oder Peter Pan die richtigen Unterstützer*innen für genau das Problem sein, mit dem wir uns herumschlagen.

Dabei spielt es keine Rolle, ob wir uns die liebevolle Großmutter vorstellen, die wir nie hatten, eine gute Fee, die uns beschützt oder einen Tiger, der vor unserem Bett liegt und die Geister der Nacht in Schach hält. Innere Helfer*innen sind zu hundert Prozent verlässlich und jederzeit verfügbar!

11.5.1 *Wann, warum und wie? – Rahmenbedingungen der Übung*

Situationen, in denen die Übung hilft

- Der kleine Junge hat Angst, wenn er abends allein im Bett liegt und die Eltern ihn nicht mehr bei sich schlafen lassen wollen.
- Der Berater hat mit diesem Team ein Problem. Eine der Frauen erinnert ihn an seine Ex. Das ist zehn Jahre her, aber er braucht Unterstützung.
- Das Mädchen würde sich auf dem Schulweg sicherer fühlen, wenn jemand bei ihr wäre.
- Der Jugendliche kann nicht gut allein für die Schule lernen, er braucht das Gefühl, dass jemand da ist.

Ziel der Übung

Innere Helfer*innen können von Klient*innen gefunden und imaginiert werden, um sich in ungewohnten, belastenden Situationen oder Momenten selbst zu beruhigen und Geborgenheit zu geben, aber auch, um Kraft und Energie zu spenden oder bestimmte Fähigkeiten beizutragen. So kann mensch selbst für sich sorgen lernen, indem mensch andere, innere Anteile oder Vorbilder für sich sorgen lässt. Ist das nicht prima?

Raum-/Zeitorientierung der Klientin

Um die Übung einzuführen, sollte die Klientin gut im Hier und Jetzt orientiert sein. Die Übung kann ihr dann helfen, sich bei Bedarf zu reorientieren und zu beruhigen, sodass die Spannungskurve wieder im Ressourcenbereich ist.

Kompetenzaufbau – in welchen Bereichen?

- Selbstfürsorge
- Fürsorge für Innere Kinder oder andere bedürftige Anteile
- Bedürfnisregulierung
- Spannungs- und Affektregulation
- Auffinden versteckter Ressourcen
- Selbstwirksamkeitserleben

Anforderungen

Raum, Setting, Zeit: Die Übung erfordert nicht viel Raum und Zeit, sie lässt sich auch gut zwischen Tür und Angel einsetzen. Wenn aber die Grundidee einem Erwachsenen zum Beispiel sehr fremd ist, benötigen Sie ca. 15 Minuten Zeit und einen ruhigen Raum – oder einen Spaziergang.

Material: Halten Sie Mal- und Bastelmaterial bereit, um Innere Helfer*innen eventuell malen oder formen lassen zu können. Farben oder Stoffe können für die Suche nach einem Symbol für den oder die Innere*n Helfer*in nützlich sein.

11.5.2 *Anleitung*

11.5.2.1 Wobei braucht jemand Hilfe?

Zunächst geht es um die aktuellen Bedürfnisse des Klienten: Wofür wird ein Innerer Helfer benötigt? Sie können hier primär einmal unterscheiden, ob Sie gemeinsam eine Zielsituation für den Einsatz der Helfenden haben oder es eher darum geht, für ein Gefühl Unterstützung zu suchen. Beides spielt eine Rolle (und die Arbeit ist letztlich dieselbe), aber Sie werden unterschiedliche Ausgangspunkte haben. Geht es um eine spezifische Situation, die sich nicht wiederholt? Geht es um regelmäßig wiederkehrende Kontexte? Geht es um Sicherheit oder Gelassenheit, um Kraft oder um Durchhaltevermögen, um das Selbstwertgefühl oder die fachliche Kompetenz? Geht es darum, mit der Angst umgehen zu lernen oder darum, Mut zu entwickeln? Wichtig ist, dass es nicht um die Bedürfnisse geht, die **Sie** beim Klienten sehen, sondern um die, die er*sie selber wahrnimmt, sonst werden die Inneren Helfer*innen keine Unterstützung sein. Sie können Vorschläge machen: „*Ich habe den Eindruck, Sie könnten gerade etwas mehr Geduld gebrauchen, kann das sein?*“ Oder: „*Wie wäre es, wenn Sie in der Situation ein bisschen Unterstützung hätten?*“ Im nächsten Schritt geht es um die Auswahl möglicher Helfer*innen.

11.5.2.2 Kategorien Innerer Helfer*innen

Innere Helfer*innen können reale Personen in unserer Vorstellung sein, z. B. Familienmitglieder, Freund*innen, Berater*innen oder Lehrer*innen etc. Lassen Sie nur Menschen aussuchen, die für die jeweilige Situation auch als verlässlich gelten können. Manchmal macht es aber Sinn – und ist die schnellstmögliche Lösung –, wenn ich „meinen großen Bruder" mit in eine Stresssituation nehmen kann.

Im Allgemeinen und auf Dauer gelten hier aber auch die Einwände, die wir bei anderen Übungen zur Hineinnahme realer Personen eingebracht haben. Nutzen Sie also lieber ersehnte, erfundene, erinnerte oder sonst wie fantasierte Menschen, Gebilde, Tiere, Kräfte.

- Das können Rollenbeispiele sein wie eine liebevolle Oma, ein kleiner Bruder, ein supernetter Bezugsbetreuer …
- Tiere, mit denen die Klientin eine bestimmte Eigenschaft verbindet, die sie im Moment oder für dieses Situation brauchen kann. Das sind oft kräftige oder liebevolle Begleiter*innen. Wie wäre es mit einem netten, aber sehr starken Tiger an der Seite, einer Riesenschildkröte zum Ausruhen, einem Elefanten im Beratungsraum …? Verbinden Sie das auch gerne mit der Auswahl eines Krafttiers.
- Auch Pflanzen oder Steine, manchmal auch andere Symbole können unterstützen.
- Gut eignen sich alle Figuren aus Film, Funk und Serien etc., die als Rollenmodelle oder Vorbilder wirken. Ob das dann Darth Wader oder Elsa ist, entscheidet sich je nach Person und Zielsituation.
- Auch Fabelwesen tun hier gute Dienste und sind vielleicht die ursprünglichsten Vertreter*innen der helfenden und warnenden Wesen: Zauberer, Feen, Elfen, Trolle, Comic- oder Romanfiguren, Avatare oder Bewohner*innen fremder Welten sind ebenso geeignet wie Drachen, Dinosaurier oder Dschinns …
- Es darf aber auch einfach die Lehrerin aus der ersten Klasse sein oder die längst verstorbene Lieblingshündin; die eigene Erfahrung spielt also auch ganz real eine Rolle.
- Fragen Sie explizit auch religiöse Zusammenhänge ab, wenn das sinnvoll sein könnte. Die meisten Menschen tragen religiöse Überzeugungen nicht mehr offen in Beratungskontexte hinein – sie sind in aller Regel aber dazu da, Kraft und Halt zu geben. Vielleicht hilft ein Gebetsschal, ein Kreuz oder eine Gebetskette? Eine Menora, eine Göttinnenstatue oder ein anderes Symbol, das Kraft gibt, die hier aus spirituellen Zusammenhängen gewonnen wird? Sie müssen diese Überzeugungen ja ebenso wenig teilen wie den Bezug zu Superman oder der kleinen Hexe.

11.5.2.3 Dem hilfreichen Wesen näherkommen

Wenn Sie nun mit der Suche beginnen, kann das ganz allgemein sein: *„Angenommen, es gäbe etwas oder jemanden, der genau diese Geduld hätte, wer könnte das sein? Wäre das eher jemand, den Sie kennen oder kannten?* (Pause) *Oder jemand, den Sie sich einfach jetzt vorstellen, den es so vielleicht nie gegeben hat?* (Pause) *Sie können sich auch ein Tier vorstellen, das diese Geduld hat, die Sie brauchen können.* (Pause) *Oder vielleicht lieber ein Fabelwesen, eine Fee oder einen Zauberer, einen Helden aus Ihrem Lieblingscomic?"* Vielleicht ist die Auswahl aber auch ein bisschen groß, das kommt auf Ihre Klientin an. Dann schlagen Sie erst mal nur eine Kategorie vor, zum Beispiel ein Tier. Falls das nicht passend erscheint, können Sie die Auswahl ja noch erweitern. Und sobald die Klientin etwas oder jemanden gefunden hat, lassen Sie es sich ganz ausführlich beschreiben: Wie sieht es aus? Wie alt, wie groß … ist es? Wo lebt es, und was mag es gerne?

„Stellen Sie sich ein Tier vor, das genauso geduldig ist, wie Sie es gebrauchen können. Vielleicht hat es auch noch andere Seiten, vielleicht ist es für andere auch ein eher unangenehmes Tier. Wichtig ist jetzt nur, dass es die Geduld hat, von der Sie etwas gebrauchen können. Und Sie sollten es schon gut finden oder mögen können, das macht es natürlich leichter, wenn es Ihnen helfen soll. Sehen Sie das Tier jetzt vor sich? Es ist egal, was es für eines ist, Hauptsache, Sie können es sehen oder irgendwie sonst wahrnehmen. (Pause) *Wo genau ist es jetzt? Was für ein Abstand wäre jetzt gut? Vielleicht hören Sie die Geräusche, die das Tier macht, vielleicht können Sie es riechen. Ob Sie es wohl streicheln wollen oder lieber nicht? Wie würde es sich wohl anfühlen? Wie wäre es, die Welt durch die Augen dieses Tiers zu sehen? Vielleicht probieren Sie es einmal.* (Pause) *Wie fühlt sich das an? Wie bewegt sich dieses Tier in der Welt, wenn sich die Geduld zeigt?"*

11.5.2.4 Variante 1: Inneren Kontakt mit dem Helfer aufnehmen

In dieser Variante geht es darum, dass Sie den Klienten noch ein wenig weiter in die Fantasie begleiten, damit er innerlich Kontakt mit dem Helfer aufnimmt. Diese Variante ist bei gut orientierten Menschen, die ansonsten ganz gut abgegrenzt sind, zu empfehlen: *„Vielleicht mögen Sie einmal in die Haut des Tiers schlüpfen und schauen, wie sich das anfühlt.* (Pause) *Wie wäre es, in der Situation, um die es geht, das Tier bei sich zu haben? Wie wäre es, ein wenig das Tier zu sein?* (Pause) *Lassen Sie in der Vorstellung etwas von der Geduld des Tiers zu Ihnen herüberkommen. Spüren Sie, wie die Geduld in Ihnen wächst? Welche Dosis brauchen Sie? Wenn jetzt genug von der Geduld bei Ihnen angekommen ist, dann verabschieden Sie sich für den Moment von Ihrem Tier. Sie können, wenn Sie wollen, den Kontakt jederzeit wieder aufnehmen."*

11.5.2.5 Variante 2: Mit der Helferin in Dialog gehen

Diese Variante halten wir für besser geeignet, wenn Sie nicht so viel Erfahrung mit Imaginationsübungen haben oder wenn Sie sichergehen wollen, dass die Klientin die Begegnung mit der Helferin auch ganz wach erlebt und sie wieder aufrufen kann. Die Betonung liegt hier ein wenig stärker auf der Kontrollerfahrung. Das Erleben ist nicht besser oder schlechter als in Variante 1, aber anders. *„Sie haben mir ja beschrieben, wie Ihre Tante sich in solchen Situationen verhalten und wie sie sich dabei im Raum bewegt hat. Wenn die Tante Sie in Ihrer Situation sehen könnte, was würde sie Ihnen raten? Was sollten Sie ihrer Meinung nach tun? Oder vielleicht auch lassen? Wie könnten Sie das lernen? Und wenn Sie sie lieber dabeihaben in der Situation, wäre sie dann eher links oder rechts von Ihnen, hinter oder vor Ihnen oder ganz woanders? Wie würde sich das anfühlen, die Tante als Unterstützung dabeizuhaben? Und was würde aus der Situation? Und was wäre dann anders?"*

11.5.2.6. Variante 3: Die Pop-up-Begleitung

Es gibt Fahrradwege, die schnell mal eingerichtet werden, wenn sich die Gelegenheit ergibt. Oft führt das dazu, sie dann irgendwann auch dauerhaft anzulegen. Das wäre vielleicht nie passiert, wenn nicht jemand schnell gehandelt hätte.

Ein Beispiel aus der Zeug*innenbetreuung:

„Sie haben nachher die Verhandlung, und viel Zeit haben wir ja leider nicht. Es hat sich bewährt, mal kurz zu überlegen, wen frau gerne dabeihätte. Sie können ja real niemand weiter mitnehmen, aber wen könnten Sie sich denn vorstellen dabeizuhaben? Haben Sie ein Haustier? Oder eine Lieblingsheldin? Einen guten Geist? Ich kenne Leute mit Tigern auf den Füßen oder Pippi Langstrumpf, die hinter ihnen steht. Oder einer kleinen Fee auf dem Tisch, die immerzu Quatsch macht. Fällt Ihnen was dazu ein? Was passt für Sie?"

Hier braucht es etwas mehr an Vorgaben, Vorschlägen, Ideen und eigenem Zutrauen. Probieren Sie das mit anderen Menschen aus, es ist eine nette Übung! Es entfällt die Nachfrage, welches Gefühl oder welcher Zustand gesucht werden soll. Die Lösung entsteht einfach durch die Auswahl der Figur. Das geht gut und dauert wirklich nicht lange.

11.5.2.7 Abschluss und weitere Gestaltung des Kontakts

Überlegen Sie gemeinsam, wie genau die Vorstellung in der konkreten Situation, um die es geht, umgesetzt werden kann und wie der Kontakt zur Inneren Helferin gestaltet werden sollte: *„Wäre es gut, wenn Sie das Tier immer bei sich hätten oder brauchen Sie es nur ab und zu? Sollte es in der Situation da sein, um die es geht oder lieber vorher, damit Sie in Ruhe auftanken können?"* Lassen Sie die Klientin ein Symbol finden, das sie an die Helferin erinnert. *„Wenn es ein Symbol für Ihr Tier gäbe, was wäre das? Am besten etwas, das Sie immer bei sich tragen können."*

11.5.3 Wie geht es danach weiter? Was sind mögliche Auswirkungen?

Fragen Sie in jedem Fall bei der nächsten Begegnung nach: *„Hat die Innere Helferin Unterstützung geben können, hat es gutgetan, sie bei sich zu haben? Oder sollte noch ein wenig nachgebessert oder eine andere Helferin gefunden werden?"* Sie nennen die Helferin natürlich so, wie sie sich dann darstellt: Dagobert oder Tante Emma oder Opa Oswald.

Was sollte ich noch mit auf den Weg geben?

Laden Sie die Klientin ein, darauf zu achten, was in der nächsten Zeit besser, angenehmer sein wird oder wie sich die Anwesenheit der Inneren Helferin positiv auswirkt.

11.5.4 Welche Schwierigkeiten können auftauchen, und wie kann ich damit umgehen?

Mein Klient findet die Übung lächerlich.

Manchen Jugendlichen und Erwachsenen fällt es schwer, auf die eigene Fantasie als bewusste Kraftquelle zurückzugreifen. Oft tun sie es dennoch, allerdings unwillkürlich. In solchen Fällen können Sie beispielsweise fragen: *„Gibt es Situationen, in denen Sie sich anfeuern, so was wie: ‚Na komm schon, das schaffst du'?"* Falls der Klient bejaht, können Sie weiter fragen: *„Wer ist das denn, der Sie anfeuert? Ist das so eine Art innerer Coach? Angenommen, Sie könnten ihn gezielt um Unterstützung bitten, was für Situationen fallen Ihnen ein, wo Sie so jemanden an Ihrer Seite gebrauchen können?"* Wichtig ist in diesen Fällen, dem Inneren Helfer einen anerkannten und ernst zu nehmenden Namen zu geben, z.B. Coach, Trainer, Lehrer, Teamkollege, eventuell auch Freund.

11.5.5 Besonderheiten im Kontakt

11.5.5.1 Kinder

Kinder denken in Bildern, sehen Dinge, für die wir Erwachsenen blind sind, und nutzen ihre Vorstellungskraft sehr intensiv. Sie sind meist sofort bereit und in der Lage, sich etwas oder jemanden vorzustellen, das oder der / die sie unterstützt, berät oder begleitet. Oft haben sie auch schon Innere Helfer*innen, die aber auf bestimmte Bereiche beschränkt sind. Gerade kleinere Kinder umgeben sich in einsamen Zeiten gerne mit Fabelwesen. Manchmal erzählen sie davon. Es lohnt sich daher, in der Arbeit mit Kindern immer wieder nach Inneren Helfer*innen zu fragen oder die Vorstellung von Inneren Helfer*innen anzuregen. *„Stellst du dir manchmal vor, dass jemand dabei ist, wenn du alleine bist oder du dich nicht so gut fühlst* (konkrete Situation benennen)? *Magst du erzählen? Kennst du Elsa, Pippi Langstrumpf oder Tinkerbell?* (Tauschen Sie sich aus.) *Ich hab ich immer Pippi und Tinkerbell dabei, und wenn ich traurig bin, dann klimpert Tinkerbell und wird sauer, und Pippi Langstrumpf hebt ihr Pferd durch die Gegend, dann kann ich selbst nicht mehr sauer sein, weil ich lachen muss. Nur so als Beispiel, kennst du so was auch? Sollen wir was überlegen?“*

Belassen Sie es aber dabei, wenn die Kinder nicht von ihren inneren Begleiter*innen erzählen wollen, Sie können dann ja, wie oben, einfach ein Beispiel erzählen, vielleicht auch von einem Kind in einer ähnlichen Situation und abschließen mit *„... war ja nur so ein Beispiel“*. Kinder mögen es oft ebenso wenig wie Jugendliche, wenn man sie direkt in Dialoge zwängt. Es empfiehlt sich dann die indirekte Anregung der Fantasie, Milton Erickson nannte das die Mein-Freund-Joe-Technik.

Innere Helfer*innen für Kinder können eine wichtige und sehr hilfreiche Unterstützung für Übergangszeiten sein. Sie sollten aber im Regelfall durch verlässliche menschliche Freund*innen und Bezugspersonen ersetzt werden!

11.5.5.2 Jugendliche

Jugendliche versuchen logischerweise, sich von solchem „Kinderkram“ abzugrenzen. Andererseits leiden sie mit Game- oder Serienheld*innen und identifizieren sich mit ihnen. Dann kann es helfen, die Hauptdarstellerin der Telenovela an die eigene Seite zu imaginieren, um sich für belastende Situationen zu wappnen oder sich ein bisschen genauer mit dem Computerspiel auseinanderzusetzen. Meist sind darin sehr wichtige Helferfiguren zu finden. Diese Figuren machen uns, die wir den Zugang zu solchen Spielen nicht haben, vielleicht eher misstrauisch. Dabei wäre das ein guter Ansatzpunkt, um herauszufinden, was genau an dem Helden der letzten

Edition des neuesten angesagten Spiels so „mega" oder „cool" ist. Und wie man sich das in schwierigen Situationen zu eigen machen könnte.

Selten sind die Helden unserer Klient*innen auch unsere. Wenn wir aus pädagogischen Gründen meinen, dass bestimmte Eigenschaften problematisiert werden sollten, sollten wir uns klarmachen, dass wir damit genau das betonen, worum es hier *nicht* geht: um die Problematisierung. Sprechen Sie lieber über die angenehmen, kräftigenden Seiten und lassen Sie sich auf die Gedankenwelt der Jugendlichen ein.

11.5.5.3 Kognitiv anders strukturierte Menschen

Kognitiv anspruchsvollere Menschen haben oft schon Innere Helfer*innen. Fragen Sie gezielt nach: Welche Figur passt zu dieser Klientin in dieser Situation? Welchen Aspekt wollen Sie unterstreichen (und welchen vielleicht auch eher fallen lassen)? Suchen Sie Bilder, Zeitungsausschnitte, malen Sie auf, wer gemeint ist, laminieren Sie eine Karte mit der Heldin für die Umhängetasche.

11.5.5.4 Gruppen

Das Auffinden und Nutzen Innerer Helfer*innen kann gut in der Gruppenarbeit besprochen und eingeleitet werden, für die Begleitung individueller Bedürfnisse braucht es aber oft einen Einzelkontakt. Achten Sie darauf, die Gruppe bei dieser Arbeit im Hier und Jetzt zu halten. Sie sollten die Vorstellung von den Inneren Helfern*innen mit Übungen zur Reorientierung abwechseln oder kombinieren. Bitten Sie die Teilnehmer*innen, die Augen geöffnet zu lassen oder sie immer mal wieder zu öffnen. Machen Sie zwischendrin Bewegungsübungen. Nehmen Sie hin und wieder Blickkontakt auf und vergewissern Sie sich, dass alle noch „da" sind. Respektieren Sie, dass nicht jede*r in der Gruppe von ihren*seinen Inneren Helfer*innen erzählen möchte, und lassen Sie sich dennoch auch zwischendurch immer mal wieder kurze Rückmeldungen geben: Richten Sie vorher wie immer das Ressourcenbarometer (7.1) ein, dann können Sie auf diesem Wege die Orientierung zwischendurch abfragen.

11.5.5.5 Andere Kulturkreise

Fragen Sie Menschen, die aus anderen Kulturkreisen kommen, nach Bildern, die dem Konzept der Inneren Helfer*innen entsprechen. Vielleicht stoßen Sie auf Elfen, Trolle oder gute Geister, die Sie für die Zusammenarbeit nutzen können. Vielleicht sitzt auch der gestorbene Vater auf einer Wolke und begleitet durch eine Erzählung. Es gibt sehr schöne anrührende Bilder, wenn wir uns einmal auf die Suche machen.

11.5.6 Transkript/Beispiel

Emil, ein achtjähriger Junge, der sexueller Gewalt durch seinen Vater ausgesetzt war, wird vom Erzieher Hannes im Hort angesprochen, wie es in der Schule so läuft.

EMIL: Eigentlich ganz gut, nur die Pausen sind kacke.
HANNES: Was ist denn da los in den Pausen?
E: Na der Sigi, der geht mir auf die Nerven.
H: Was macht der denn?
E: Der macht immer so blöde Sprüche, so: „Na Kleiner, willste was auf's Maul?"
H: Und was machst du dann?
E: Ich krieg dann total Schiss und laufe schnell weg, und er lacht sich schlapp und brüllt rum. „Seht euch diesen Schlappschwanz an" und so Sachen.
H: Fasst er dich auch an?
E: Nee, der pöbelt nur rum. Der ist zwei Klassen über mir und viel größer und kräftiger als ich.
H: Weglaufen ist ja eigentlich ganz toll, wenn dein Häschen sich bedroht fühlt, oder? Soll das so bleiben oder würdest du gerne was anderes tun?
E: Ich würd gerne cool bleiben. Eigentlich passiert ja nichts. Meine Kumpels sind da und der Lehrer und so. Aber ich hab so Angst dann auf einmal.
H: Dein Häschen braucht ein bisschen Unterstützung, oder? (Über Häschen und Denker*in hatten sie schon gesprochen.)
E: Das kannst du laut sagen.
H: Wie wär das, wenn du noch einen besonderen Kumpel bei dir hättest auf dem Schulhof? Einen, den du dir vorstellst und den nur du siehst und der aber immer bei dir ist, wenn's brenzlig wird?
E: Wenn Neo bei mir wäre, dann könnte mir keiner was tun, und dann bräuchte ich auch keine Angst mehr zu haben. (Für alle, die die „Matrix"-Filme nicht gesehen haben: Neo [sprich niou] ist der Held in diesen drei Filmen. Er hat nie Angst.)
H: Aber hat Neo denn nicht auch manchmal Angst?
E: Nein, oder vielleicht, aber er macht trotzdem alles, was er will.
H: Okay, das heißt, er hat Mut. Den Mut, etwas zu machen, obwohl er Angst davor hat?
E: Ja, genau.
H: Und von diesem Mut gibt er dir etwas ab, wenn du ihn bei dir hast?
E: Ja, und ich könnte dem doofen Sigi endlich mal was aufs Maul geben.
H: Wer gibt Sigi was aufs Maul, du oder Neo?
E: Na ja, ich wohl lieber nicht. Da müsste ich erst mal Boxen lernen.
H: Vielleicht auch eine gute Idee. Aber was würde denn anders laufen, wenn du Neo in der Fantasie bei dir hast und dann Sigi begegnest?
E: Hmm, ich würd nicht gleich Panik kriegen. Ich könnte vielleicht einfach weiter gehen. Oder ich könnte zu den anderen gehen. Oder zu dem Lehrer, der Aufsicht hat.
H: Also du wärst klar im Kopf, dein Denker wär weiter mit im Spiel und könnte überlegen, was zu tun ist?
E: Ja genau.
H: Und wie willst du das machen? Willst du dir Neo morgens vorstellen, bevor du zur Schule gehst, sodass du ihn dann den ganzen Vormittag über dabei hast?
E: Ich weiß nicht, morgens ist das nicht so wichtig, eigentlich brauch ich ihn nur in den Pausen.
H: Also es klingelt ...
E: Es klingelt, und ich bleib erst mal sitzen und ...
H: Wie wär's, wenn du irgendwas hättest, das dich an ihn erinnert. Keine Ahnung, ein Stück Stoff, ein Bild ...

E: Bloß kein Bild, das sehen dann die anderen und machen sich lustig über mich.
H: Was könnte dich an Neo erinnern, wenn's geklingelt hat und du rausgehst?
E: Schwarz, etwas Schwarzes. Im Film, da hat er so schwarze Haare und auch so einen geilen Mantel an, ganz schwarz.
H: Also etwas Schwarzes.
E: Ja, ein Tuch, ein Stück Stoff oder so, das kann ich in die Hosentasche stecken. Oder ein Taschentuch, genau, ein schwarzes Taschentuch.
H: Und wo bekommst du das her?
E: Da frag ich meine Mama, die näht immer alles Mögliche aus so Stoffresten, der sag ich, ich brauch ein schwarzes Taschentuch.
H: Und sagst du ihr auch wofür?
E: Bist du bescheuert?
H: Okay, also nicht. Dann sitzt du also in der Klasse, und es klingelt zur Pause.
E: Und dann nehm ich das schwarze Taschentuch raus und denk an Neo und stell mir vor, der geht mit mir raus. Mann, das ist total cool.
H: Na super. Aber erzähl mir, wie's war, wenn du's ausprobiert hast, abgemacht?
E: Abgemacht.

11.6 Notfall-/Ressourcenkoffer

Wenn wir uns verletzen, kleben wir ein Pflaster auf oder wickeln einen Verband um die Stelle, wir nehmen Notfalltropfen oder vielleicht auch mal eine Schmerztablette. Im Auto haben wir immer einen Verbandskasten bei uns, das ist sogar Pflicht. Und für den Führerschein brauchen wir einen Erste-Hilfe-Kurs. In öffentlichen Gebäuden, Hotels und Veranstaltungsräumen gibt es Notfallpläne mit detaillierten Verhaltensmaßregeln, Feuerlöscher und Hämmer für die Scheiben, falls mensch da raus muss.

Die Vorbereitung auf solche Fälle macht Sinn, denn wenn sie eintreten, fällt das klare Denken, wenn wir es nicht lange geübt haben, meist aus – wir schalten ja in die Notfallreaktion um. Wir sollten also auch für psychische Notfälle einen Koffer bereitstehen haben, gut sichtbar und immer erreichbar. Gepackt werden muss der vorher – das ist klar. Und weil die Notfälle sehr unterschiedlich sind, müssen wir ihn auch selbst bestücken, denn keiner kennt unser Leid so genau, dass er einen Koffer für uns packen könnte.

In jedem pädagogischen oder Beratungssetting sollten wir mit unseren Klient*innen besprechen, was sie für sich tun können, wenn sie gerade nicht auf Hilfe von außen zurückgreifen können oder wollen. Die Bestückung von Notfall- oder Ressourcenkoffern kann zu Beginn der Zusammenarbeit erfolgen und im Lauf der Zeit immer wieder den veränderten Bedingungen und Bedürfnissen angepasst werden. Es tut aber auch gut, für ganz konkrete Situationen eine passende Schatzkiste zusammenzustellen.

11.6.1 Wann, warum und wie? – Rahmenbedingungen der Übung

Situationen, in denen die Übung hilft

- Die Jugendliche fragt sich, was sie tun kann, wenn sie allein in der Wohngemeinschaft ist und die innere Leere wieder ganz groß wird.
- Die Klientin braucht Ideen für den Umgang mit sich selbst in den Zeiten zwischen den Beratungsterminen.
- Der kleine Junge weiß nicht, was er machen soll, wenn er in der Schule stillsitzen und sich konzentrieren muss und alle anderen laut und viel zu nah sind.
- Der Berater möchte gerne besser abschalten, und zwar bevor er wieder mit einem Bier vor dem Fernseher abhängt – nach dem Streit mit seiner Frau.
- In jeder psychischen Notsituation, in der keine Erzieherin bzw. kein Berater verfügbar oder wegen zu hoher Anforderungen und gleichzeitiger Aufgaben nicht erreichbar ist.

Ziel der Übung

Ein Notfall-/Ressourcenkoffer sammelt die Möglichkeiten des Klienten, für sich selbst zu sorgen, und mindert damit die Abhängigkeit von Erzieher*innen und Berater*innen. Der Klient kann so die Erfahrung machen, dass er in der Lage ist, sich selbst zu helfen. Ziel ist die Reduzierung der Abhängigkeit von Helfer*innen, die Stärkung des Selbstwirksamkeitserlebens, die Ausweitung des Ressourcenbereichs und die Stabilisierung im Hier und Jetzt. Der Klient lernt, mit belastenden Situationen umzugehen und so seine Affekte zu regulieren. Er gewinnt an Kontrolle. Hilflosigkeit und Opfergefühle werden reduziert. Der Notfallkoffer hat vor allem die Funktion, Zeit zu überbrücken: Jeder Notfall hat ein Ende, nur weiß mensch das meist erst hinterher.

Raum-/Zeitorientierung der Klientin

Die Klientin soll für die Arbeit am Notfall-/Ressourcenkoffer im Hier und Jetzt orientiert sein, die Aufmerksamkeit ist bei der gemeinsamen Arbeit, die Spannungskurve im Ressourcenbereich. Wenn der Notfallkoffer bestückt ist, kann und soll er in allen möglichen Spannungszuständen zur Reorientierung und Stabilisierung genutzt werden.

Kompetenzaufbau – in welchen Bereichen?

- Notfallprophylaxe
- Selbstwirksamkeitserleben
- Affektregulation
- Orientierung in der Zeit
- Selbstfürsorge

Anforderungen

Raum: Suchen Sie für die Einführung der Übung einen Raum, in dem Sie ungestört sind. Sie brauchen in der Regel nicht viel Platz. Ihre Klientin kann später in jeder Situation auf den Notfall- / Ressourcenkoffer zurückgreifen.

Zeit: Nehmen Sie sich für die Einrichtung ca. 20–30 Minuten Zeit. Falls Sie basteln oder malen, brauchen Sie entsprechend mehr Zeit. Wenn Gegenstände mitgebracht werden sollen, müssen Sie die Stunde entsprechend vorbereiten.

Material: In jedem Fall benötigen Sie Papier und Stifte. Halten Sie für Kinder und Menschen mit kognitiv anspruchsvoller Strukturierung Mal- und / oder Bastelmaterial bzw. Magazine zum Ausschneiden bereit. Sie können auch Gegenstände oder Symbole sammeln oder mitbringen lassen.

11.6.2 *Anleitung*

11.6.2.1 Notfallkoffer: Einführung

Erklären Sie zunächst, worum es überhaupt geht: *„Ich möchte Ihnen eine Übung vorschlagen, bei der es darum geht zu sammeln, was Sie alles tun können, wenn es Ihnen nicht so richtig gut geht oder Sie sich etwas Gutes tun wollen. Diese Sammlung soll Ihnen helfen, denn wenn es Ihnen nicht so gut geht, ist die Gefahr groß, dass Ihnen auch nicht viel einfällt, was Sie dagegen unternehmen können. Sind Sie an einem solchen Notfallkoffer interessiert?“*

Wenn die Klientin Interesse zeigt, klären Sie zunächst, für welche Situationen Hilfsmittel gesucht werden: *„Wann brauchen Sie so etwas denn am nötigsten? Könnten Sie den Notfallkoffer am ehesten zu Hause gebrauchen, unterwegs oder bei der Arbeit?“* Vielleicht gibt es ganz bestimmte Situationen, in denen die Klientin etwas braucht: allein oder in einer Situation sozialer Kontrolle bei der Arbeit, unter vielen fremden Menschen in öffentlichen Verkehrsmitteln. So mancher Notfallkoffer wird daher für jede mögliche Situation etwas bereithalten, während andere sich ausschließlich für den Gebrauch in spezifischen Situationen eignen.

Für die Sammlung braucht es nicht unbedingt die Form des Koffers, vielleicht machen Sie das gleich zu Anfang deutlich: „*Es kann auch eine Liste oder ein Ordner sein oder einfach nur eine Collage von Sachen, die Ihnen helfen, von der Sie dann ein Foto für Ihren Startbildschirm machen. Es kann aber auch eine Kiste oder ein Koffer, eine Tasche oder irgendein anderes Behältnis sein. Das können Sie am Ende bestimmen, wenn wir überlegt haben, was da reinsoll.*“

11.6.2.2 Sammeln

Wenn Sie die Situation(en) geklärt haben, um die es geht, erarbeiten Sie gemeinsam eine Liste von mindestens zehn bis zwanzig Dingen, Tätigkeiten, Kontaktmöglichkeiten, die dem Klienten helfen, wenn es ihm nicht gut geht oder er etwas für sich tun möchte.

Fangen Sie mit den Dingen an, die bisher schon geholfen haben: „*Was hat Ihnen denn bisher gutgetan, wenn es Ihnen schlecht ging? Was haben Sie dann genau gemacht? Was noch? Und in anderen Situationen? Was gibt es für Sachen, die Ihnen guttun, egal, wie es Ihnen gerade geht?*“ Schreiben Sie die Dinge auf, die genannt werden, oder noch besser, ermuntern Sie den Klienten, alles selbst aufzuschreiben, was ihm einfällt. Vielleicht nehmen Sie dafür schon einmal unterschiedliche Blätter oder Karten, um die einzelnen Tätigkeiten aufzuwerten, ihnen Raum zu geben.

Wenn in der Erinnerung des Klienten bisher nichts geholfen hat, fragen Sie einfach weiter: „*Was haben Sie noch nicht ausprobiert? Was vermuten Sie, könnte Ihnen helfen? Angenommen, wir würden einen inneren Begleiter von Ihnen fragen, also jemanden, der Sie sehr gut kennt und Sie mag, was würde der sagen: Was hilft Ihnen? Wenn Sie eine Freundin fragen würden, Ihren Therapeuten oder jemanden, der Sie liebevoll beobachten könnte, was fiele diesen Menschen ein?*“

11.6.2.3 Beispiele

Sammeln Sie ganz Unterschiedliches und zögern Sie auch nicht, Beispiele zu geben, am besten mehrere ganz verschiedene, sodass die Klientin in ihrer Ideenwelt angeregt wird: „*Hilft Ihnen zum Beispiel Teetrinken (welcher Tee?), Kreativität (was genau?), Bewegung (welche Art von Bewegung?), Tanzen (nach welcher Musik?), Musik hören/machen (welche?), Filme anschauen (welche?), Kuscheltier (ein bestimmtes?), Gedichte schreiben, Tagebuch schreiben, ins Museum gehen, eine Talkshow ansehen oder Radio hören? Singen, etwas vorlesen? Helfen Hörbücher, Kontakt mit dem Inneren Kind, sich Zeit nehmen (wie machen Sie das genau?), sich zurückziehen (wohin?), spazieren gehen (wo am besten?), Gewürze (welche genau? Haben Sie die da? Wo können Sie diese Gewürze kaufen und wann? Wo deponieren Sie sie, damit sie schnell auffindbar sind?), Aromastoffe? Kochen Sie gerne …?"*

11.6.2.4 Wie wirkt was?

Fragen Sie nach, was die gewünschten Auswirkungen sein sollen: „*Wie wirkt sich das aus, wenn Sie das tun? Wie sollte es sich auswirken? Möchten Sie sicherer werden, gelassener, ruhiger?*" Oder geht es zunächst einfach darum, sich abzulenken, von der Angst zum Beispiel, Zeit zu überbrücken und so Distanz zu gewinnen? Vielleicht möchte die Klientin Ideen für ganz bestimmte Situationen sammeln, vielleicht sind ihr übergreifende Anregungen wichtig. Fragen Sie nach.

11.6.2.5 Verfügbarkeit

Achten Sie in jedem Fall darauf, dass alles, was Ihre Klientin aufschreibt, in den fraglichen Situationen auch verfügbar ist. Hat sie die Musik auf ihrem Smartphone und das immer bei sich? Steckt das Foto im Portemonnaie, das Buch in der Handtasche? Oder gibt es Dinge und Tätigkeiten für zu Hause und ganz andere für die Arbeit oder für unterwegs? Dann kennzeichnen Sie diese unterschiedlich und achten Sie darauf, dass für jede Situation eine Auswahl an Ideen zur Verfügung steht.

Kann die Klientin das Gewünschte jeweils selbst tun oder kann sie dafür sorgen, dass jemand anders es verlässlich für sie tut? Denn nur diese Dinge gehören auf die Liste: „*Wie genau können Sie das tun? Was brauchen Sie dafür? Haben Sie das bei sich?*"

11.6.2.6 Sicherheit

All das, was auf der Liste steht, sollte frei von Triggern sein, die Flashbacks auslösen können. Wenn die Klientin sich auf Ihre Fragen hin einen Spaziergang im Wald als entspannend und angenehm vorstellen kann, dabei aber vergisst, dass der nächste Wald nur ziemlich weit entfernt ist und sie so kurz nach einem belastenden Ereignis erstmal weder Auto fahren noch öffentliche Verkehrsmittel nutzen kann, wird ihr die schöne Idee eines Spaziergangs nichts nutzen. Vielleicht hilft ihr aber die Erinnerung an den letzten schönen Waldspaziergang, von dem sie sich einen Tannenzapfen mit nach Hause genommen hat und der jetzt noch auf ihrem Schreibtisch liegt. Die Erinnerung und der Tannenzapfen als Symbol gehören dann auf die Liste.

11.6.2.7 Kontakte zu anderen Menschen aufnehmen

Bei Notfallkoffern macht es Sinn, den Kontakt zu Freunden eher nach hinten auf die Liste zu setzen. Nicht weil Beziehungen unwichtig wären, sondern weil die in der Regel eher wenigen intakten Beziehungen traumatisierter Klienten oft sehr strapaziert werden. Ein etwas sarkastischer Spruch der Traumatherapie heißt: „Trauma geheilt, Freundschaften aufgebraucht." Mensch sollte also nach Möglichkeiten suchen, in denen Hilfe selbstwirksam erfahren werden kann, und die Freunde erst dann kontaktieren, wenn nichts anderes geholfen hat. Das gilt natürlich nicht für Kinder oder Menschen in Hilfesystemen: Der Kontakt zum Erzieher aus dem Alltagskontext gehört oft weiter nach oben, der zur Therapeutin sollte aber erst an vorletzter Stelle auftauchen (Erreichbarkeit!). Wenn ein Gespräch oder ein offenes Ohr wichtig ist, dann fügen Sie lieber Beratungsstellen, Krisentelefone oder Selbsthilfechats ein, je nach Ort und Verfügbarkeit. Erklären Sie, dass es darum geht, mehr Selbstwirksamkeit erfahrbar zu machen. *„Es geht ja darum, dass Sie wieder merken, dass Sie das auch schon ganz gut können, Sie brauchen vielleicht nur etwas, das Sie erinnert. Und natürlich sind wir alle auch noch da."*

Es geht ja gerade darum, sich ein wenig unabhängiger zu machen von den Helfer*innen im Außen (Innere Helfer*innen hingegen: unbedingt und gerne, fragen Sie danach und setzen Sie sie mit auf die Liste). An letzter Stelle stehen die Telefonnummer und Adresse einer Klinik, zu der im besten Fall schon vorher einmal Kontakt aufgenommen wurde. Sie könnten die Klinik gemeinsam aufsuchen oder den Besuch von der Beratung aus planen – ein persönlicher Kontakt baut viele Ängste ab und erleichtert im Ernstfall allen Seiten den Umgang. Auch eine Patient*innenverfügung, die Sie an dieser Stelle ausarbeiten könnten, kann schon vorher übergeben werden. So wissen alle, was sie zu tun haben. Und die Klientin hat, auch im Notfall, ein Stück mehr Kontrolle über ihr Leben erlangt.

11.6.2.8 Wohin damit?

Am Schluss bleibt die Frage, wohin mit der Liste: *„Wo können Sie die Liste am besten deponieren, sodass Sie sie immer schnell finden, wenn Sie sie brauchen? Vielleicht im Portemonnaie, auf dem Display, im Kalender, bei den Ausweisen? Oder reicht es, sie zu Hause an den Spiegel zu hängen, weil es doch immer um Situationen zu Hause geht? Oder ist der Spiegel ein guter Ort für eine Liste und die abgeschlossene Schublade im Büro für eine zweite? Braucht es vielleicht einen Hinweis neben dem Bett, aber einen anderen Ort für die Liste, weil Sie erst aufstehen sollten …?"*

Achten Sie auf die angemessene Aufbewahrung, denn eine Notfallliste für Panikattacken in der U-Bahn macht am Spiegel zu Hause wenig Sinn und die Hilfe bei Albträumen muss direkt neben das Bett. Auf jeden Fall sollte die Liste für die Klientin immer dann erreichbar sein, wenn sie sie braucht. Damit ihr etwas einfällt, wenn die Einfälle nicht mehr von selber kommen.

11.6.2.9 Variante: Ressourcenkoffer

Für manche Klient*innen oder Kontexte trifft der Begriff Notfallkoffer nicht genau, worum es geht, oder er wirkt eher abschreckend. In diesen Fällen sprechen wir lieber von einem Ressourcenkoffer. Hier geht es mehr um die Aktivierung brachliegender Ressourcen als um den Umgang mit Notfällen, zum Beispiel dann, wenn dem jungen Mann aus dem Wohnheim immer wieder entfällt, was er machen kann, wenn ihm langweilig ist und er normalerweise auf dem Sofa abhängen würde.

Die Prinzipien sind dieselben wie oben beim Notfallkoffer, doch bei Ressourcenkoffern kann der Kontakt zu Freunden natürlich weit nach vorn genommen werden. Gemeinsame Unternehmungen etwa, von der Klientin in die Wege geleitet, können das Selbstwirksamkeitserleben steigern und beginnende Stimmungstiefs abfangen. Aber was tun, wenn niemand Zeit oder Lust hat? Was kann die Klientin dann alleine machen? Sammeln Sie für solche Fälle die Möglichkeiten wie oben beschrieben.

Oft liegt der Unterschied zwischen Selbstfürsorge und dem Umgang mit Notfällen nur im Zeitpunkt und in der Frage, wie dringend es ist, etwas zu tun. Selbstfürsorge kann so als Prophylaxe verstanden werden, damit es gar nicht erst zu Notfällen kommt. Ein gut gepackter Ressourcenkoffer kann uns und unsere Klient*innen schützen und die Selbstfürsorge wesentlich erleichtern.

Und auch hier gilt: Finden Sie im Kontakt mit Ihrem Gegenüber für den jeweiligen Koffer den Namen, der Sinn macht. Auch diese Namenssuche ist schon ein wichtiger Teil der Beschäftigung. So mag es eine Liste gegen Langeweile geben. Oder einen Geleitschutz, einen Erste-Hilfe-Koffer etc.

11.6.3 *Wie geht es danach weiter, was sind mögliche Auswirkungen?*

Fordern Sie Ihre Klientin auf, die Liste an dem besprochenen Ort zu deponieren und sie regelmäßig um die Dinge zu ergänzen, die ihr noch einfallen. Laden Sie sie ein, immer mal wieder ein paar Sachen von der Liste auszuprobieren, am besten schon bevor es unbedingt nötig ist. Besprechen Sie die Erfahrungen, die sie dabei macht. Je mehr die Klientin das Gefühl bekommt, dass es sich gelohnt hat, den Notfallkoffer zu packen / den Ressourcenkoffer zu gestalten, desto mehr wird sie die Ideen nutzen und zusätzliche entwickeln. Und alles, was sie für sich tut, erhöht das Wohlgefühl und die Erfahrung, dass es angenehm ist, sich etwas Gutes zu tun.

Und wenn der Notfallkoffer eine Zeit lang nicht mehr gebraucht wurde, sehen Sie doch einmal gemeinsam nach, ob alle Dinge noch gut in Schuss und zu gebrauchen sind oder ob etwas ausgewechselt werden muss.

11.6.4 Welche Schwierigkeiten können auftauchen, und wie kann ich damit umgehen?

Meinem Klienten fällt nichts ein.

Manchmal kann es gute Gründe geben, noch keinen Notfallkoffer zu packen. Bleiben Sie hartnäckig, aber drängen Sie Ihren Klienten nicht. Überlegen Sie gemeinsam, was es stattdessen zunächst an wichtigeren Dingen in der Beratung zu tun gibt. „*Wenn das so einfach wäre, hätte ich es längst gemacht*" kann man vielleicht aufgreifen als Bestätigung dafür, die Liste immer wieder neu zu betrachten und herauszufinden, ob doch irgendetwas ein kleines bisschen hilft. Sie könnten es als gemeinsame Inventur betrachten, die Sie regelmäßig durchführen, um herauszufinden, ob noch irgendwo Hoffnung ist. Manchmal sind Klient*innen sehr überrascht, wenn wir nicht an ihnen zerren, und werden so richtig motiviert. Manchmal auch nicht. Und wie immer, wenn eine Technik nicht funktioniert, fragen Sie sich, was Sie selbst von der Idee halten.

Meiner Klientin fallen immer nur andere ein, die etwas für sie tun können.

In Teil I dieses Buches haben wir gesehen, dass Traumatisierung in der Regel mit Gefühlen von Hilflosigkeit und Kontrollverlust verknüpft ist. Das Gefühl, selbst nicht für sich sorgen zu können, und das Gefühl „*Alle anderen machen es besser als ich*" sind also ganz „normale" Folgen nicht verarbeiteter Belastungen. Bleiben Sie einfach dran: „*Was würden Ihnen denn die Freunde raten, denen immer etwas einfällt?*"

11.6.5 Besonderheiten im Kontakt

11.6.5.1 Kinder

Mit kleinen Kindern ist es angemessener, einen echten Koffer oder eine Tasche zu packen, eine Schachtel zu bestücken oder eine Schatzkiste zu basteln. Da kann mensch Dinge hineintun, mit denen das Kind spielen oder sich ablenken kann oder die es an schöne Situationen erinnern: Bilder, Gegenstände, Symbole, Tücher ... Oder Sie lassen das Kind die entstehenden Ideen oder Symbole malen. Machen Sie eine Collage aus den gesammelten Ideen und geben dem Poster einen gut sichtbaren und sicheren Platz in seinem Zimmer. Schneiden Sie Symbole aus Zeitschriften aus und basteln Sie ein Erste-Hilfe-Set. Auch wenn das Kind schon lesen und schreiben kann und Sie gemeinsam eine Liste aufstellen, sorgen Sie dafür, dass die einzelnen Dinge, die darauf stehen, mit Farben, Bildern oder Zeichnungen versehen werden, denn im Notfall funktionieren die neu erworbenen Fähigkeiten nicht mehr so gut.

Kinder brauchen natürlich die Möglichkeit, einen unterstützenden Erwachsenen ansprechen zu können. Auch größere Kinder können zur Hilfe herangezogen werden, sollten dann aber (siehe oben) wie die Freund*innen behandelt werden – mit Vorsicht. Es geht auch für Kinder oft zunächst darum, ein wenig Zeit zu überbrücken, bis die Bezugserzieherin wieder da ist oder es wieder zu Papa kann.

Informieren Sie nach Möglichkeit andere Bezugs- und Betreuungspersonen darüber, dass Sie diese Übung gemacht haben und worum es dabei geht. Besprechen Sie auch gemeinsam den Umgang mit Rangfolgen auf der Beliebtheitsliste des Kindes. Wenn irgend möglich, ermuntern Sie das Kind, den anderen Bezugspersonen den Notfallkoffer zu zeigen und die einzelnen Dinge zu erklären, die sich darin befinden. Das festigt den Bezug des Kindes dazu und lässt hoffen, dass die Erwachsenen die Idee dahinter verstehen und sie das Kind immer wieder ermuntern, in seinem Koffer nachzuschauen oder dies mit ihm gemeinsam tun.

11.6.5.2 Jugendliche

Die Vorstellung, mit einem Erste-Hilfe-Daypack durch die Welt zu gehen oder eine Worst-Case-Liste auf dem Handy mit dem Streamingdienst zu verknüpfen, auf dem die entsprechende Musikliste liegt, ist für Jugendliche sicher interessanter als ein Notfallkoffer. Es geht darum, selbstständig zu werden, sich unabhängig zu machen. Überlegen Sie einfach gemeinsam, wo eine Erste-Hilfe-Liste geparkt werden kann. Wenn Sie den Sinn eines Gegenstands nicht verstehen, lassen Sie sich erklären, worin er liegt, aber erwarten Sie nicht, dass er sich Ihnen in jedem Fall erschließt. So, wie es für Jugendliche manchmal wichtig ist, ihre im wahrsten Sinne des Wortes eigenen Ideen zu verfolgen, so werden sie auch ihren Notfallkoffer auf ihre ganz eigene Art bestücken. Und denken Sie daran: In Notfällen ist so manches erlaubt und sinnvoll, auf dass wir in ruhigen Zeiten gut verzichten können. Dazu gehört nicht die Rasierklinge, aber sicher das Kriegsspiel oder die „grauenhafte“ Musik, wenn sie helfen, Zeit zu überbrücken.

11.6.5.3 Kognitiv anspruchsvollere Menschen

Der Notfallkoffer ist hier am besten so konkret, wie es das Wort nahelegt. Oft haben Menschen mit besonderen Bedürfnissen ohnehin etwas dabei, das ihnen hilft, sich in der Welt zurechtzufinden und trotzdem für sich zu sorgen: einen Rucksack, eine Umhängetasche … Fragen Sie Ihre Klient*innen, was ihnen am liebsten ist und was sie schon Hilfreiches bei sich haben. Überlegen Sie gemeinsam, was sie noch brauchen könnten, und malen, basteln, suchen, fotografieren Sie das, kaufen Sie es ein. Erstellen Sie Collagen, laminieren Sie Fotos der Lieblingsstars, ein Bild des Zimmers oder eines schönen Urlaubsorts. Auch wenn Sie gemeinsam eine Liste aufstellen, sorgen Sie dafür, dass die einzelnen Dinge, die darauf stehen, möglichst konkret fassbar sind. Oft macht es Sinn und Spaß, sie mit Farben, Bildern oder Zeichnungen zu versehen, sodass beim Anschauen sofort eine konkrete Vorstellung entsteht. Und besprechen Sie mit Ihren Klient*innen, wann es wichtig ist, einen anderen Menschen anzusprechen, und wann die Selbsthilfe zwar mühsam, aber lohnend sein kann.

Beziehen Sie nach Möglichkeit Eltern, Betreuer etc. mit ein. Wenn irgend möglich, ermuntern Sie den Klienten, seinen anderen Bezugspersonen den Notfallkoffer zu zeigen und die einzelnen Dinge, die sich darin befinden, zu erklären.

11.6.5.4 Gruppen

Der Notfall-/Ressourcenkoffer ist eine individuelle Angelegenheit. In der Gruppe können jedoch sehr gut die Leitlinien dafür besprochen und erarbeitet werden. Auch ist der Austausch innerhalb einer Gruppe für viele Klient*innen hilfreich, es werden meist mehr und andere Ideen produziert als im Einzelkontakt. Gerade eine heterogen zusammengesetzte Gruppe erweist sich oft als wahre Ideenfundgrube für die Selbstfürsorge. Auch gemeinsames Basteln oder Malen beflügelt die Ideen. Wenn dann noch jeder Teilnehmer seine persönliche Liste aus all den Einfällen erstellt und die eigenen Vorlieben einen Platz haben, können alle von der Gruppensituation profitieren. Und sobald die ersten Erfahrungen mit den Ideen auf der Liste gemacht wurden, kann die Gruppe darüber sprechen und eventuell Verbesserungsvorschläge machen. Erfolge ermuntern die Zögerlichen, Misserfolge können aufgefangen und neue Möglichkeiten gemeinsam entwickelt werden. Und Geheimnisse sind hier erwünscht, geteilt wird nur, was auch alle anderen nutzen dürfen.

11.6.5.5 Andere Kulturkreise

Fragen Sie nach, was es im Herkunftskontext des Gegenübers für Assoziationen zu Erste-Hilfe-Koffern oder Ressourcensammlungen gibt, und nutzen Sie, wie in allen anderen Fällen auch, die Bilder, die für Ihre Klientin hilfreicher oder besser vorstellbar sind. Fragen Sie nach Symbolen und fragen Sie auch, ob es für die Klientin eine gute Idee ist, sich selbst zu helfen, oder wie diese Idee vielleicht anders formuliert werden sollte. Unabhängigkeit ist nicht in jeder Kultur und zu jeder Zeit etwas Erstrebenswertes, und so gibt es manchmal gute Gründe, den Kontakt zu anderen Menschen doch an erste Stelle zu setzen. Eventuell ist es aber auch die Vorstellung der sorgenden anderen Person, die mensch einsetzen könnte (z.B. als Innere*r Helfer*in). Überlegen Sie gemeinsam mit der Klientin, was für eine Art Liste für sie gut sein könnte, wie sie zu gestalten ist und wo sie untergebracht werden kann.

11.7 Ressourcendusche / -rahmen

Eine Dusche kann erfrischend und reorientierend sein, sie kann uns fit machen für die Herausforderungen des Alltags. Das Eintauchen in all unsere Fähigkeiten, Lieblingsbeschäftigungen, hilfreichen und schützenden Vorstellungen könnte eine tägliche Übung sein, sollte aber vor allem dann zur Gewohnheit werden, wenn ein wichtiger Termin oder die Begegnung mit schwierigen Themen oder Menschen ansteht. Dafür sammeln wir alle schützenden Elemente und verankern die Klientin gut in der Gegenwart. Ein Foto der gemeinsamen Sammlung auf dem Handy, und schon kann es losgehen; ein bisschen Ressourcenwasser ins Gesicht, und ab in den Termin.

Wenn wir selbst eine Übung anleiten, die herausfordernde Elemente enthält, basteln wir aus den Ressourcen einen Rahmen, der die Herausforderungen eingrenzt und Häschen und Denker*in versichert, dass die alten überbordenden Gefühle jetzt eingefangen werden. Wenn Ressourcenfamilie (13.2) oder Teilearbeit (12.2) durch einen solchen Rahmen begrenzt werden, findet Integration ganz nebenher schon auf einer bildhaften Ebene statt.

11.7.1 Wann, warum und wie? – Rahmenbedingungen der Übung

Situationen, in denen die Übung hilft

- Ihr Klient hat gerade einen ziemlich herausfordernden Alltag und verliert im Stress den Kontakt zu seinen Fähigkeiten, sich selbst zu reorientieren und für sich zu sorgen.
- Sie fahren in den Urlaub und möchten mit Ihrem Bezugskind ein Bild zusammenstellen, das es immer wieder an alles Gelernte erinnert.

- In allen Alltagssituationen, die eine zusätzliche Erinnerung an Anker und Unterstützung gebrauchen können, macht die Erarbeitung einer bereitliegenden Ressourcendusche Sinn.
- Sie möchten mit einer Klientin ein Storyboard erstellen und wollen dafür Sorge tragen, dass sie sich an die gemeinsam erarbeiteten Rettungsanker erinnert.
- Immer dann, wenn Sie eine komplexere Frage stellen oder eine Übung machen, bei der Assoziationen in die problematische Situation möglich sind, hilft ein Ressourcenrahmen auf dem Arbeitsblatt bei der Verankerung in den erarbeiteten Möglichkeiten.

Ziel der Übung

Es geht darum, Assoziationen in Bereiche herzustellen, die mit angenehmen Erlebnissen und dem Bewusstsein von Selbstwirksamkeit verknüpft sind. Die Ressourcendusche kann nach einiger Zeit der Zusammenarbeit gemeinsam erstellt und immer wieder erweitert werden. Hat man sie einmal durchgeführt, dann lässt sie sich die nächsten Male immer einfacher aufrufen, und die erarbeiteten Ressourcen bleiben präsent.

Der Ressourcenrahmen ist dann eine Wiederholung bzw. Ankerung der Ressourcen auf dem jeweiligen Arbeitsblatt.

Raum-/Zeitorientierung der Klientin

Die Klientin soll für die Erarbeitung der Ressourcendusche/des Ressourcenrahmens im Hier und Jetzt orientiert sein, die Aufmerksamkeit ist bei der gemeinsamen Arbeit, die Spannungskurve im Ressourcenbereich. Richten Sie ein Ressourcenbarometer ein, das kommt dann sowieso ganz konkret mit aufs Bild. Die Ressourcendusche kann dann in unterschiedlichen Situationen und Spannungszuständen helfen, Bekanntes und Vertrautes wieder aufzurufen und zu verdeutlichen, und damit zur Stabilisierung beitragen.

Kompetenzaufbau – in welchen Bereichen?

- Notfallprophylaxe
- Selbstfürsorge
- Selbstwirksamkeitserleben
- Flashbackkontrolle
- Affekt- und Spannungsregulation
- Erweiterung des Ressourcenbereichs

Anforderungen

Raum: Suchen Sie für die Einführung der Übung einen Raum, in dem Sie sich beide gut konzentrieren können. Sie brauchen in der Regel nicht viel Platz.

Zeit: Nehmen Sie sich für die Ausarbeitung der Ressourcendusche ca. 30 Minuten Zeit, für die Anker auf dem Ressourcenrahmen brauchen Sie sehr viel weniger Zeit, wenn Sie die Ressourcendusche bereits erarbeitet haben. Wenn nicht, brauchen Sie für den Ressourcenrahmen dieselbe Zeit.

Material: In jedem Fall benötigen Sie Papier und (dicke) bunte Stifte. Zusätzliche Möglichkeiten bieten Mal- und / oder Bastelmaterial bzw. Magazine zum Ausschneiden. Symbole für die unterschiedlichen Ressourcen können eventuell später gesammelt und mitgebracht werden.

11.7.2 Anleitung

Fragen Sie die Ressourcen ab, die Sie mit der Klientin vorher schon in anderen Kontexten erarbeitet haben. „*Wir haben ja inzwischen schon einiges zusammen ausprobiert. Ich würde das gerne alles einmal mit Ihnen auf einem großen Blatt Papier zusammenfassen und für jede Übung und alles, was bisher hilfreich war, ein Bild oder Symbol finden. Dann haben Sie das alles beisammen, können es besser erinnern, sich abfotografieren oder übers Bett hängen, und wir können das, was Ihnen geholfen hat, immer ganz einfach wiederfinden, wenn wir es für eine Übung oder Sie es im Alltag brauchen. Okay?*“

Die Übungen, deren individuelle Resultate wir auf jeden Fall mit aufnehmen, sind:

- einen Anker für das aktuelle Alter einrichten (7.2.4.8)
- das Ressourcenbarometer (7.1),
- das Zwischenlager (10.2),
- ein guter Ort für Gefühle (10.3),
- Innere Helfer*innen (11.5),
- ein Wohlfühlort oder ein sicherer Ort (11.1),
- sichere Orte für Innere Kinder (12.3).

Natürlich können Sie die Liste gemeinsam mit der Klientin verändern und vor allem auch noch andere, hier nicht genannte Übungen oder Aspekte mit aufnehmen, etwa den Hund der Klientin oder ein inneres Bild der längst verstorbenen Tante.

Überladen Sie das Bild aber bitte nicht, sonst kann es nicht schnell und einfach aufgenommen werden. Achten Sie aber darauf, dass zentrale Aspekte berücksichtigt werden:

- ein Anker für das aktuelle Alter,
- eine Möglichkeit der Distanzierung von Gefühlen und traumaassoziierten Inhalten,
- unterstützende Elemente / Wesen in Realität und Fantasie,
- eine Versorgungsmöglichkeit für Anteile, die nicht am Alltagsgeschehen oder der Übung teilnehmen sollen.

Anker für das aktuelle Alter

Wir knüpfen hier an unsere Ausführungen zum Thema Dissoziationsstopps (siehe 7.2) an. Nehmen Sie das Ergebnis der kleinen, aber sehr wirksamen Übung hier mit auf: Sie fragen die Klientin nach ihrem aktuellen Alter und überlegen gemeinsam, welche neue Beschäftigung oder Errungenschaft sie mit diesem Alter oder der letzten Zeit verknüpft. Es geht darum, einen klaren Anker für die Gegenwart zu finden, der Verbindungen in die Vergangenheit sicher abschneidet. Die vor einem Monat begonnene Masterarbeit mag nicht immer einfach zu schreiben sein, orientiert aber sicher in Gegenwart und Erwachsenenalter.

Ressourcen (Symbole) aufmalen (oder *ein* Wort finden)

Um die Ressourcen wiederzufinden, lassen Sie sich kurz das jeweilige Resultat der oben aufgeführten Techniken benennen oder machen Sie sie jetzt. Lassen Sie sich das Gefühl oder Ort / Wesen etc. beschreiben und fordern Sie erst dann die Klientin auf, das auch aufs Papier zu bringen.

Lassen Sie die Klientin zu den in den Übungen erarbeiteten Ressourcen jeweils ein Symbol oder Bild aufmalen, das die ganz individuelle Assoziation zum erlebten Unterstützungsgefühl herstellt. *„Malen Sie Ihren Lieblingsplatz so, dass Sie sich darunter etwas vorstellen können. Ich muss das nicht erkennen, und auch niemand anders, Sie können ja ein Stichwort für sich und eventuell auch für mich darunterschreiben. Sie wissen ja, dass das Häschen nicht lesen kann, also lassen Sie uns mal aufmalen, was wichtig ist an dem Platz. Die Bank und der Baum? Na, super.“* Bilder haben den Vorzug, dass auch die Häschenregionen unseres Gehirns daran anknüpfen können.

Am Ende entsteht ein buntes Bild mit Symbolen, sprich: Erinnerungen an das jetzige Alter, Zwischenlager, Wohlfühlorte und -Wesen, ein Ressourcenschatz aus den gemeinsam erarbeiteten Übungen.

Die Dusche transportabel machen

Um die Ressourcendusche zu nutzen, kann die Klientin ihr Blatt einfach neben sich legen, ein Handybild davon machen oder es in ihrem Zimmer aufhängen etc. Überlegen Sie genau, in welchem Kontext die Klientin die Dusche am nötigsten braucht. Geht es um eine generelle Erinnerung, so ist vermutlich ein Platz im Wohnzimmer oder über dem Bett sinnvoll (wenn das für die Klientin allein kontrollierbar und nicht durch andere beeinflusst ist). Braucht die Klientin vor allem im Bad die Erinnerung, kann vielleicht ein Ausdruck des Handybilds helfen, das an den Spiegel gepinnt wird. Auch die Innenseiten von Büchern, Schulmappen oder Ordnern eignen sich dafür, zuvor laminierte und mit Klebstreifen versehene Ausdrucke von Ressourcenduschen zu beherbergen. Der Desktop-Hintergrund könnte eventuell nur eines der Elemente zeigen, so aber gleichzeitig an die anderen erinnern und die Oberfläche neutraler halten, um Kolleg*innen nicht erklären zu müssen, worum es sich da handelt.

Den Ressourcenrahmen nutzen

Während jedes schwierigen Gesprächs oder einer Übung, bei der eine Auseinandersetzung mit belastendem Material nicht zu vermeiden oder gewollt ist, sollte es direkt im Blickfeld der Klientin eine Erinnerung an die Ressourcen geben. Sie können dazu natürlich auch einfach die erarbeitete Ressourcendusche neben das Arbeitsblatt hängen oder legen. Es hat sich aber als einfacher, nützlicher und handhabbarer erwiesen, die Ressourcen direkt auf dem Arbeitsblatt zu wiederholen. Das kann in Form eines vorab gezogenen, von der Klientin bestückten Rahmens geschehen, in den die Symbole gemalt werden. Wenn die Ressourcen einfach aufrufbar sind, reicht es auch, die Symbole und/oder Kurzbezeichnungen der Klientin an den Rändern des Arbeitsblatts aufzuzeichnen oder sie dorthin zu schreiben, am besten in einer anderen, kräftigeren Farbe (die Sie natürlich gemeinsam mit der Klientin auswählen). Dann stehen zum Beispiel in der Arbeit mit dem Storyboard oder der Ressourcenfamilie unter dem Titel der Szene oder Suche die Worte: Bank und Baum, Fuß, Tante Paula, Tiefseegraben und eine kleine Schnecke. All das erinnert an den sicheren Ort für das fünfjährige Kind. Sie können selbst noch dazuschreiben, worum es sich handelt, um auch an der richtigen Stelle Bezug nehmen zu können: Wohlfühlort, Ressourcenbarometer, IH (für Innere Helferin), Zwischenlager und SO-IK (sicherer Ort für Inneres Kind); das sollten Sie gemeinsam absprechen, um Missverständnisse zu vermeiden.

So oft ist es gar nicht nötig, außer dem Ressourcenbarometer im Verlauf der Arbeit weitere Ressourcen aufzurufen, denn sie sind dem Klienten ja ständig vor Augen. Neurophysiologisch betrachtet findet so eine permanente unbewusste Verknüpfung der Ressourcen mit dem noch nicht verarbeiteten Erleben im Übungsrahmen statt.

Tun Sie das also auch dann, wenn der Klient nicht kippelig, und Sie ihn für stabil halten. Die zusätzliche Verankerung erhöht und erleichtert die Verarbeitungs- und Kontrollfähigkeit und ist an dieser Stelle wirklich sehr einfach zu haben!

11.7.3 Welche Schwierigkeiten können auftauchen, und wie kann ich damit umgehen?

Das haben wir doch alles schon mal gemacht, warum fangen wir wieder von vorne an?

Die Ressourcendusche ist eine Zusammenfassung des bisher Erreichten und kann damit als Grundlage für nächste und eventuell auch komplexere Schritte dienen. Gehen Sie noch mal auf das Bild der Dusche ein, die wir in der Regel auch nicht nur einmal nutzen, sondern mehr oder weniger regelmäßig. Erläutern Sie die Notwendigkeit der Verknüpfung der verschiedenen Netzwerke.

11.7.4 Besonderheiten im Kontakt

11.7.4.1 Kinder

Mit Kindern bietet sich jede Art der Sammlung von Ressourcen als Einstieg in das Kennenlernen und die gemeinsame Arbeit an. Malen ist meist einfach und naheliegend, es kann aber auch gerne mit jedem verfügbaren Material gearbeitet werden. Achten Sie aber darauf, dass die Ergebnisse im Nachhinein auch im Alltag verfügbar sind, was meist gut durch Fotos und Ausdrucke gelingt.

Die Ressourcendusche im obigen Sinn kann dann konzentriert als Sammlung der Resultate der verschiedenen Übungen gemacht werden. Altersanker funktionieren auch hier gut. Ab dem Alter von etwa drei oder vier Jahren machen Kinder deutliche Unterschiede zwischen ihren jetzigen Fähigkeiten und den Fähigkeiten kleinerer Kinder aus. *„Jetzt kommst du schon auf die dritte Stufe von der Leiter, stimmt's? Ich male mal drei Sprossen auf, okay?“*

Innere-Kind-Arbeit ist bis ins frühe Jugendlichenalter hingegen nicht angezeigt (siehe 12.3).

11.7.4.2 Jugendliche

Gehen Sie mit den Assoziationen und Lieblingsbeschäftigungen der Jugendlichen mit. Falls Sie die anderen Übungen ausgearbeitet haben, haben Sie ja schon einen Zugang gefunden, und die Auflistung sollte nicht so schwierig sein. Nutzen Sie die vorhandene Medienkompetenz bzw. andere Materialien, mit denen die*der Jugendliche arbeitet.

11.7.4.3 Kognitiv anspruchsvollere Menschen

Hier ermutigen wir Sie wie oft zur konkreteren Arbeit mit unterschiedlichen Mitteln, wie im Beispiel der Kinder, achten Sie aber auch hier auf die eigenen Ausdruckswelten. Vielleicht stellt sich die Kompetenz dann eher in einer mathematischen Zahlenreihe dar oder wird durch eine Zeichnung der Lieblingsbetreuerin veranschaulicht. Auch laminierte Schlüsselanhänger mit verschiedenen Symbolen haben sich bewährt.

11.7.4.4 Gruppen

Die Übung kann im vertrauten Miteinander sehr gut auch in der Gruppe umgesetzt werden, der Hintergrund für die Ausarbeitung werden aber Einzelkontakte sein. Eventuell nutzen Sie die Gruppe für die Erarbeitung von Teilaspekten wie den Merkmalen für die Verankerung im jeweiligen Alter. Danach können alle ihre jeweiligen Symbole aufmalen und sich – wo gewollt – austauschen.

11.7.4.5 Andere Kulturkreise

Wenn Sie in die Erarbeitung der Ressourcen aufmerksam die Hintergründe und Bezugsebenen der Klientin einbezogen haben, wird die Zusammenstellung in der Ressourcendusche bzw. der Einbezug im Ressourcenrahmen keine Schwierigkeit mehr darstellen. Überlegen Sie gemeinsam eine gute Möglichkeit für die Verfügbarkeit.

11.8 Schreiben

Viele Menschen machen sich im Alltag Notizen. Sie schreiben Einkaufs- und Erinnerungszettel, vielleicht To-do-Listen. Sie schreiben etwas auf, an das sie jetzt denken, was aber später erledigt werden soll. Quasi ein kleiner Hinweis oder Brief an sich selbst in der Zukunft. Und wenn sie die Zettel im richtigen Moment wiederfinden oder rechtzeitig in die Notiz-App auf dem Handy schauen, dann funktioniert diese Selbsterinnerung meist recht gut. Smartphones erinnern ja sogar von selbst, wenn sie entsprechend eingestellt wurden.

Manche Menschen schreiben Tagebücher oder Blogs. Sie notieren regelmäßig, wie es ihnen ergangen ist, was ihnen durch den Kopf geht. Viele, oft auch jüngere Menschen, haben in ihrem Blog oder Tagebuch, manchmal auch in einem Messengerdienst einen vertrauten Ansprechpartner gefunden, dem sie ihre geheimsten Gedanken anvertrauen.

Wenn wir unsere Klient*innen anregen, etwas zu schreiben, können wir gemeinsam mit ihnen über die passende Form und das Ziel nachdenken: Listen, Tagebücher, Briefe, Memos, Blogs oder Einträge in der Social Community. Was soll das Ziel sein? Sich zu entlasten, mehr über sich zu erfahren, sich mitzuteilen oder sich zu schützen? Wichtig ist natürlich, gerade in den elektronischen Medien auf die Sicherheit der Informationen und Urheber*innen zu achten. Aber das gilt ja auch für das Tagebuch, das vor der kleinen Schwester geschützt werden muss.

Das Schreiben ist wieder alltäglicher geworden, auch wenn in den sozialen Medien eher die Kurzform gewählt wird. Es macht viel Sinn, diese Schreibbereitschaft auch gezielter einzusetzen. Hier ist nicht der Platz, therapeutisches Schreiben (neu) zu beleuchten, es geht vielmehr darum, Sprache bewusst und ressourcenorientiert auch in schriftlicher Form in der psychosozialen Arbeit zu nutzen.

Wir möchten Ihnen im Folgenden zwei Anregungen zur Schreibanleitung geben. Wichtig ist uns dabei die Ressourcenorientierung.

Ein **ressourcenorientiertes Tagebuch** kann dem Klienten helfen herauszufinden und festzuhalten, was gut läuft, welche angenehmen Erlebnisse er hatte und wo einmal ein schönes Gefühl aufgetaucht ist. Um diese Momente nicht zu verpassen, kann man ergänzend die Methode des Sammelns angenehmer Augenblicke anwenden. Durch diese Kombination wird die Ausrichtung der Aufmerksamkeit auf angenehme Momente trainiert, und die Ergebnisse werden im Tagebuch festgehalten.

Den **Regentagbrief** (nach Yvonne Dolan) schreibt die Klientin an sich selbst in einem Moment, in dem es ihr einigermaßen gut geht. Sie überlegt, was ihr in schwierigen Momenten hilft, und fasst die Gedanken in einem Brief an sich selbst zusammen.

Wenn es ihr dann schlechter geht, liest sie den Brief und bekommt so Unterstützung von sich selbst.

11.8.1 *Wann, warum und wie? – Rahmenbedingungen der Übungen*

Situationen, in denen die Übungen helfen

- Der Jugendliche hat das Gefühl, in seinem Leben passiert nichts Gutes.
- Die Klientin schreibt Tagebuch, was ihre Stimmung jedoch verschlechtert, weil sie meistens darüber schreibt, wie schlecht es ihr geht.
- Die Jugendliche chattet permanent, es fühlt sich aber hohl an, und sie sucht nach Ideen, was sie machen kann, wenn ihr die Decke auf den Kopf fällt.
- Der Klient möchte das Schreiben mehr nutzen, weiß aber nicht wie.

Ziel der Übungen

Die Ausrichtung der Aufmerksamkeit auf angenehme Ereignisse im Hier und Jetzt und auf Möglichkeiten der Selbstfürsorge in belastenden Situationen schult den ressourcenorientierten Blick der Klientin auf sich und auf ihren Alltag. Durch die Versprachlichung wird die Aktivität der Denker*in im Ressourcenbereich unterstützt, die Verschriftlichung ist eine weitere Ausdifferenzierung der Netzwerke für positives Erleben. Sprache wird für die Beschreibung von positiven Zuständen genutzt, die Wahrnehmung ebenso wie der Wortschatz erweitern sich in diese Richtung.

Raum-/Zeitorientierung der Klientin

Für die Erklärung und Durchführung der Übung sollte die Klientin ausreichend im Hier und Jetzt orientiert sein. Das sollte auch mit ihr besprochen werden oder sie kann ausprobieren, welche Auswirkung welche Ausgangsposition für das Schreiben hat.

Kompetenzaufbau – in welchen Bereichen?

- Affektregulation
- Selbstfürsorge
- Selbstwirksamkeitserleben
- Versprachlichung, mehr Kompetenz im Selbstausdruck
- Kreativität

Anforderungen

Raum und Setting: Beide Übungen lassen sich in jedem Raum und bei jeder Gelegenheit erklären. Für die Durchführung sollte ein geschützter Raum aufgesucht werden können. Wenn dieser zu Hause nicht zu finden ist, gibt es vielleicht einen ruhigen Platz in einer Bibliothek, im Park, in der Bahn etc.

Zeit: Für die Erklärung benötigen Sie bei beiden Übungen je ca. zehn Minuten.
Beim Regentagbrief macht es oft Sinn, gemeinsam mit der Klientin zu überlegen, was darin stehen könnte. In diesem Fall kann das Schreiben auch während der Begegnung stattfinden oder sich über mehrere Treffen verteilen. Auch im stationären Setting macht es Sinn zu vereinbaren, ab wann Sie nachfragen, reorientieren, einordnen, wieder in den Alltag überleiten. Im Regelfall sollte die Übung insgesamt zwischen einer halben und einer Stunde Zeit in Anspruch nehmen.

Material: Wenn Sie mit Kindern oder Jugendlichen arbeiten, kann es helfen, ein paar Tüten mit Bohnen oder Nüssen (siehe Anleitung) dazuhaben und diese bei Bedarf für die Arbeit am ressourcenorientierten Tagebuch mitzugeben. Für die Auswertung des Tages brauchen Kinder, mache Jugendliche und manche kognitiv eingeschränkte Menschen Hilfe und Anregung zum Aufmalen und Zeichnen. Daher empfiehlt es sich, Mal- und Zeichenutensilien bereitzuhalten. Die können dann auch bei der Gestaltung des Regentagbriefs genutzt werden.
Vielleicht möchten Sie einige Kopien der Anleitung zum Regentagbrief bereithalten, um sie bei Bedarf einer Klientin mitgeben zu können.

11.8.2 Anleitungen

11.8.2.1 Das ressourcenorientierte Tagebuch

„Wir haben ja vorhin drüber geredet, dass du dich manchmal so sehr in den Gedanken an deine Familie verlierst, auch wenn das gerade gar nicht hilft und du dadurch eigentlich nur blockiert wirst, was anderes zu tun. Ich habe da eine kleine Übung, die ich dir mal erklären möchte. Okay?"

Vorbereitung: Was wird gebraucht? *„Für die Übung brauchst du eine Tüte Bohnen oder Haselnüsse oder kleine Steinchen, die du gut dabeihaben kannst."* Überlegen Sie mit der Klientin, was für sie passend ist, es darf auch ein kleiner Beutel Gummibärchen sein, die dürfen aber tagsüber noch nicht aufgegessen werden. *„Außerdem brauchst du etwas, wo du abends etwas reinschreiben kannst, eine Kladde oder ein Buch, vielleicht auch einfach loses Papier. Dann wäre eine hübsche Mappe dafür schön.*

Oder du tippst in dein Handy oder dein Notebook – dann braucht es dafür aber eine eigene Datei und am besten auch einen eigenen Ordner, vielleicht auch einen, den du direkt mit dem Desktop verlinkst und dem du ein schönes Symbol gibst, wenn das geht.“

Vorgehensweise: *„Okay und jetzt steckst du morgens also eine Handvoll von den bunten Steinchen in die eine Hosentasche. Vielleicht hast du auch zwei kleine Säckchen, in das eine steckst du die Steinchen. Die andere Hosentasche oder Tüte oder das Säckchen bleibt leer. Und jedes Mal, wenn dir tagsüber was Nettes passiert, wandert ein Steinchen in die andere Hosentasche.*

Dabei ist es wichtig, besonders auf Kleinigkeiten zu achten. Jemand lächelt dich an, fragt dich freundlich nach dem Weg, dir fallen schöne Farben auf, es gibt ein besonderes Blatt oder einen Stein, der dir auffällt. Du siehst die Sonne auf- oder untergehen, staunst über dicke Regentropfen oder feine Schneeflocken. Du wartest auf den Bus und fühlst dich gerade ganz okay. Das sind alles Momente, um ein Steinchen (eine Bohne, eine Nuss, …) *den Platz wechseln zu lassen.*

*Am Abend setzt du dich dann hin und schaust dir die Steinchen, die gewandert sind, noch einmal an. Mach dir einen Tee, steck dir eine Kerze an, nimm dir ein bisschen Zeit. Dann überleg noch mal: Was waren das für Situationen? Nimm dein Buch oder deinen Laptop und schreib es auf. Es reicht, wenn du Stichworte aufschreibst. Du kannst aber gerne ganz ausführlich werden und nachzeichnen, was das Angenehme an diesem Moment war. Vielleicht kannst du dich auch nicht mehr an alles erinnern, das macht nichts. Wichtig ist, dass du weißt, dass es angenehme Stationen des Tages gegeben hat und du sie mithilfe der Steine noch einmal Revue passieren lassen kannst. Aber du darfst nicht gleich unterwegs aufschreiben, was alles schön war, das soll sich deine Denker*in merken, weil die ja ein bisschen aus dem Lot ist und sich wieder neu trainieren muss. Lass ihr Zeit, und wenn es gar nicht klappt mit dem Erinnern, dann schreibst du doch schon unterwegs ein Stichwort auf und beschreibst dir abends die Situation, okay?“*

Überlegen Sie gemeinsam mit der Klientin, was eine Situation so angenehm macht, dass sie ein Steinchen wert ist, und woran sie das erkennen kann. Dadurch wird die Aufmerksamkeit ausgerichtet und die Wahrnehmung geschult.

11.8.2.2 Regentagbrief (nach Yvonne Dolan)

Der Regentagbrief soll helfen, Ideen, Trost und Unterstützung von uns selbst für uns selbst zugänglich zu machen, indem wir die guten Tage nutzen, um aufzuschreiben, was uns an schlechten Tagen hilft.

Einführung: *„Für den Fall, dass es einmal regnet, haben Sie einen Regenschirm oder eine Regenjacke. Und wenn es gerade Erdbeeren gibt oder Bohnen, wissen Sie, dass das nicht immer so ist, und Sie frieren vielleicht eine Portion für später ein.*

Der Regentagbrief ist ein Brief, den Sie sich selber schreiben. Und zwar sinnvollerweise an einem Tag, an dem es Ihnen gut geht, wenn Sie sich (halbwegs) wohlfühlen und Zugang zu Ihren Fähigkeiten haben. Er ist eine emotionale Versicherungspolice für die dunkleren Tage im Leben, die unweigerlich irgendwann kommen – und gehen."

Der Brief: *„Der Brief sollte folgende Dinge auf jeden Fall enthalten (und all Ihre zusätzlichen Ideen sind natürlich willkommen):*

- *Eine Liste der Dinge, die Sie tun können, um sich wohlzufühlen: sich in die Badewanne legen oder eine heiße Dusche nehmen, spazieren gehen oder sich in den Lieblingssessel verkriechen, eine Tasse Milchkaffee nur für sich alleine kochen und mit reichlich Kakaopulver verzieren, Ihre Lieblingsmusik hören.*
- *Eine Liste der Menschen, die Ihnen lieb sind und an die zu denken Sie unterstützen kann. Manchmal sind das gar keine realen Personen oder es ist niemand, der wirklich kommen könnte. Wenn Sie genießen können, es sich vorzustellen, dann ist das genug.*
- *Eine Liste aller Dinge, die Sie an sich selbst gut oder schön finden: den Fingernagel des kleinen Fingers der rechten Hand vielleicht oder dass Sie gut pfeifen können …*
- *Eine Liste der Überzeugungen, Glaubenssätze, Werte, die Ihnen Kraft geben: ‚Alles ist im Fluss', ‚Alles hat seinen Platz', ‚Es gibt immer ein Danach' oder wie auch immer Ihr Satz lautet.*
- *Eine Liste der Dinge, Erfahrungen, Unternehmungen, die Sie in Zukunft tun oder erleben möchten: einmal wieder in den Zoo gehen, Vanilleeis mit Schokosauce essen, ins Theater gehen …*
- *Eine Liste all der Dinge, die für Sie im positiven Sinne wichtig sind und die wir hier nicht wissen können, weil nur Sie sie kennen.*
- *Eine Liste der Menschen (oder Beratungsstellen etc.), die Sie ganz real anrufen können."*

Aufbewahrung: *„Wenn Sie den Brief geschrieben haben, bewahren Sie ihn an einem Ort auf, wo Sie ihn leicht finden können, wann immer Sie ihn brauchen. Manche Menschen machen sich mehrere Kopien, um ihn überall griffbereit zu haben, stecken ihn in die Aktentasche oder in den Geldbeutel, heften ihn an den Spiegel …"*

11.8.3 Wie geht es danach weiter, was sind mögliche Auswirkungen?

Fragen Sie beim nächsten Treffen oder in der nächsten Sitzung, ob die Klientin die Übung gemacht hat und wie ihre Erfahrungen damit sind. Nehmen Sie sich Zeit, um eventuelle Missverständnisse zu klären und dort nachzubessern, wo sich etwas als unpraktisch herausgestellt hat. Dafür kann es hilfreich sein, den Regentagbrief mit der Klientin gemeinsam anzuschauen, wenn die Klientin das möchte.

11.8.4 Welche Schwierigkeiten können auftauchen, und wie kann ich damit umgehen?

Die Klientin verliert sich beim Schreiben immer in anderen Dingen und hat dann das Gefühl, alles falsch gemacht zu haben.

Überlegen Sie, ob ein Ressourcenbarometer helfen könnte. Fragen Sie nach, wo sie hinrutscht, und arbeiten Sie an der Zeitlinie. Überlegen Sie, ob Sie lieber etwas anderes schreiben würde. Weitere Anregungen finden Sie bei Yvonne Dolan (siehe Literaturliste).

Meine Klientin schreibt nicht gern.

Dann machen Sie die Steinchen-Übung einfach ohne zu schreiben. Vielleicht mag sie malen, was es für schöne Situationen gab. Oder sie isst die Nüsse einfach ge-nüss-lich auf. Vielleicht spielt sie mit den Steinen.

Meine Klientin würde gerne schreiben, hat aber enormen Erfolgsdruck.

Empfehlen Sie ihr das Buch von Julia Cameron (siehe Literaturverzeichnis). Da gibt es schöne Übungen für Menschen, die gerne kreativ sein möchten, sich aber selbst blockieren.

Mein Klient meint, er würde doch kein Tagebuch schreiben, er sei doch kein Mädchen.

Der Begriff „Tagebuch" ist für viele Menschen mit Assoziationen verbunden, die diese Übung eher stören würden. Vielleicht fragen Sie Ihren Klienten, ob er sich manchmal Dinge notiert und ob der Ort für diese Notizen einen Namen hat. Vielleicht finden Sie aber mit ihm gemeinsam einen neuen Namen für die ressourcenorientierten Notizen über den Tag. Oder Sie lassen ihn eine Excel-Liste für die Ereignisse erstellen, die er mit den kleinen Schräubchen in seiner Tasche markiert.

Meine Klientin weiß abends nicht mehr, wofür die einzelnen Nüsse stehen.

Macht nichts. Wichtig ist, dass sie Nüsse in der zweiten Tasche hat, denn abends weisen diese sie darauf hin, dass am Tag irgendetwas Angenehmes passiert sein muss. Sie können dann gemeinsam überlegen, wofür es Sinn macht, sich momentan noch nicht so genau an gute Dinge erinnern zu können. Sie können auch gemeinsam Anlässe erfinden, die vielleicht passiert sind. Fragen Sie die Klientin, ob es für sie in Ordnung ist, die Übung dennoch weiter zu machen. Weisen Sie sie darauf hin, dass es gut sein kann, dass ihre Aufmerksamkeit und ihr Gedächtnis im Lauf der Zeit so geschult werden, dass sie abends auch etwas zum Aufschreiben hat. Überlegen Sie, ob sie die Steine in ein Glas füllen möchte, das ihr immer wieder zeigt, wie viele schöne kleine Momente es im Leben gibt.

11.8.5 Besonderheiten im Kontakt

11.8.5.1 Kinder

Das **ressourcenorientierte Tagebuch** eignet sich gut für Kinder. Besonders die Aufgabe, für jeden angenehmen Moment eine Nuss, Murmel, ein Gummibärchen oder Klebebildchen in die andere Jackentasche zu tun, kann für Kinder faszinierend sein und die Aufmerksamkeit zumindest zeitweise auf das angenehme Erleben richten. Ob das Kind schon schreiben kann oder will, ob es aus den Murmeln ein Spiel macht oder aus den Bildchen eine Collage oder ob es die Situationen malt – finden Sie es gemeinsam heraus! Vielleicht erzählt es Ihnen auch all die Situationen vor dem Einschlafen und isst dabei alle Gummibärchen auf.

Auch bei dieser Übung ist es schöner, wenn Bezugs- und Betreuungspersonen Bescheid wissen. Die Bezugspersonen des Tages können das Kind erinnern, eine Nuss den Platz wechseln zu lassen oder ihm bei der Einschätzung helfen, ob diese Situation ein Gummibärchen wert war. Diejenigen, die abends mit dem Kind zu tun haben, können es beim Zählen der Nüsse und beim Malen oder Aufschreiben unterstützen.

Den **Regentagbrief** können Sie mit Kindern in abgewandelter Form nutzen. Lassen Sie das Kind an guten Tagen Zeichnungen machen, die es an schlechten Tagen aufmuntern können. Überlegen Sie gemeinsam, wie solche Zeichnungen aussehen könnten. Nutzen Sie dafür die Anregungen aus der Anleitung zum Regentagbrief. Stellen Sie eine Mappe mit Regentagbildern zusammen.

11.8.5.2 Jugendliche

Die Idee mit den Bohnen oder Nüssen ist so einfach und praktikabel, dass sie meist auch Jugendliche überzeugt. Alternativ kann es auch auf dem Handy Vergleichbares geben, eine Möglichkeit etwa, per Tastendruck immer einen Smiley hinzuzufügen. Mit dem Schreiben mag es manchmal etwas anderes sein, doch auch dafür gibt es Alternativen. Im Internet finden sich so viele Bilder und Fotos, dass es sicher möglich ist, für jede angenehme Situation des Tages ein entsprechendes Bild runterzuladen. Überlegen Sie gemeinsam mit der Jugendlichen, was die passendste Vorgehensweise ist.

11.8.5.3 Kognitiv anspruchsvollere Menschen

Gerade für kognitiv herausfordernde Menschen ist das Sinnliche am Umgang mit den Nüssen oder anderen Gegenständen hilfreich. Vielleicht sind auch ein kleines Buch und ein Buntstift eine Alternative – die Klientin kann dann bei jeder angenehmen Begebenheit ein kleines Zeichen aufmalen. Machen Sie aus dem gemeinsamen Überlegen, was am Tag schön war, ein Gutenachtritual. Wenn Sie Zeit haben, malen Sie miteinander auf, was am Tag positiv war. Tun Sie das vielleicht auch einmal in der Woche, um das Gedächtnis zu trainieren. Überlegen Sie, ob eine Mappe mit Klarsichthüllen eine gute Form der Sammlung für die Tagescollagen oder -zeichnungen sein könnte.

Für einen Regentagbrief braucht Ihre Klientin vermutlich Ihre Unterstützung. Finden Sie Symbole und Zeichnungen für die angenehmen Dinge, die sie tun kann, wenn es ihr einmal nicht so gut geht.

11.8.5.4 Gruppen

Die Übungen können gut in der Gruppe erklärt und besprochen werden. Auch die Erfahrungen der Teilnehmer*innen mit den Übungen können geteilt werden. Oft profitieren alle davon, wenn sie von Erfolgen oder Schwierigkeiten der anderen hören.

Das ressourcenorientierte Tagebuch kann in der Gruppe erklärt und als Aufgabe mitgegeben werden.

Die Anleitung zum Regentagbrief können Sie für alle kopieren, erklären und in der Gruppe verteilen oder die Gruppenmitglieder bitten, sich eine halbe Stunde Eigenarbeit für eine Sammlung der Möglichkeiten zu nehmen. Lassen Sie Zeit für eine ausführliche Runde, um die Erfahrungen der einzelnen Mitglieder aufzunehmen –

ohne die einzelnen Ereignisse und Tätigkeiten abzufragen. Legen Sie nahe, dass die Gruppenmitglieder bis zum nächsten Mal aus der Sammlung einen Regentagbrief verfassen. Fragen Sie dann in der nächsten Sitzung unbedingt nach den Erfahrungen.

11.8.5.5 Andere Kulturkreise

Überlegen Sie mit Menschen aus anderen Kulturkreisen, was ein gutes und hosentaschengeeignetes Symbol für ein angenehmes Ereignis sein könnte. Lassen Sie sich erklären, ob Bohnen oder Nüsse infrage kommen oder was angemessen wäre. Lassen Sie sich erzählen, welche Formen von Notizen oder Tagebüchern in der entsprechenden Kultur genutzt werden und was die Klientin davon übernehmen mag. Finden Sie eventuell Alternativen zum Aufschreiben.

12. Distanzieren und Kontakt aufnehmen

Vielleicht meldet sich bei Ihnen angesichts der Überschrift dieses Kapitels ein Widerspruch: „Aber wir sollten das Erleben doch distanzieren, um Trigger zu vermeiden und ein erneutes Aufrufen von Notfallreaktion und Dissoziation zu verhindern!"

Ja, genau. Wenn wir den Automatismus der Auslösung von Flucht und Kampfreaktion, Panik, Rückzug oder Immobilisierung verstehen, müssen wir zunächst so vorgehen, um einem Menschen zu ermöglichen, erst einmal die organismischen Reaktionen zu beruhigen, das Häschen wieder in Sicherheit zu bringen. Auf dieser Grundlage können dann Ressourcen aufgebaut werden, die mit der Beziehung zum Hier und Jetzt und der Gegenwart im Allgemeinen zu tun haben. Wir haben einige der Möglichkeiten im letzten Kapitel beschrieben, hier sind eigentlich alle Übungen anzusiedeln, mit denen Sie Fähigkeiten und Vorlieben ausbauen und gleichzeitig darauf achten, dass die Spannungsregulierung verbessert und flexibler gestaltet werden kann. Wir könnten auch sagen: Alles, was Ihnen nicht besonders therapeutisch, beraterisch oder traumaverarbeitend vorkommt, hat hier seinen Stellenwert. Das, was einem Menschen das Gefühl verschafft, in seinen Beziehungen, seinem Körper gegenüber und hinsichtlich der eigenen Fähigkeiten und Glaubenssätzen wirkmächtiger zu sein, sich wohlzufühlen. Wenn wir die Flexibilität innerhalb des Ressourcenbereichs als zentrales Kriterium für die Verarbeitungsfähigkeit werten, ist dies die zentrale Arbeit, die Integration erst ermöglicht.

Erst dann setzt der Schritt an, den wir in diesem Kapitel vorschlagen: Auf der Grundlage einer flexibel-stabilen Spannungsregulierung langsam und schrittweise Kontakt zu dem aufzunehmen, was aus dem nicht verarbeiteten Erleben übrig bleibt. Zu dem, was sich immer mal wieder aufdrängt, was zu einem Wesenszug, einer manchmal unpassenden Angewohnheit geworden ist. Also die Anteile zu befragen und zu versorgen, die noch unversorgt nun Alltagserscheinungen geworden sind. Wir können so Symptome direkt befragen, weshalb sie uns immer noch belagern. Wir müssen uns nicht als einheitlich betrachten (wer ist das schon?), sondern können mit unseren verschiedenen Anteilen, Wünschen und Impulsen arbeiten und gut für sie sorgen. Wir sollten vor allem die minderjährigen Anteile, Innere Kinder genannt, gut unterbringen und, wo möglich, langsam auch im Alltag Verantwortung für sie übernehmen.

12.1 Kontakt mit dem Symptom aufnehmen – Externalisierungen

Wenn Sie sich ein Foto ganz dicht vor die Augen halten, können Sie nicht mehr erkennen, was darauf ist. Egal, ob das Foto schön oder schrecklich ist, Sie sehen nur noch Schemen, Schatten und eventuell Farben. Wenn Sie sich ein Parfüm direkt unter die Nase halten, ist der Eindruck überwältigend, und von einem angenehmen Duft kann keine Rede sein. Das schöne Kaminfeuer ist gemütlich und anheimelnd, doch der glühende Scheit ganz dicht an der Haut verursacht Schmerzen. Viele Eindrücke scheinen nur dann angenehm zu sein, wenn wir sie selbst dosieren und ein wenig Abstand halten können. Und manchmal ist es wichtig, ein Detail herauszuheben und es genauer zu betrachten.

Und in uns drin? Manchmal sind wir verwirrt; dann haben wir den Überblick verloren, und in uns ist alles ganz durcheinander. Manchmal leiden wir unter Schmerzen, Trauer, Wut, Angst und Schuldgefühlen, und das in höherer Dosierung, als uns lieb ist. Wir haben das Gefühl, von Emotionen und Symptomen beherrscht zu werden, als könnten wir nichts mehr tun. Dann wäre es auch hier gut, etwas Abstand zu haben, uns einen Überblick zu verschaffen. Sich die Sache mal von außen anschauen zu können.

Was wir brauchen, ist eine Übung, die es uns ermöglicht, Abstand herzustellen, wenn er verloren gegangen ist, und den Überblick zu behalten oder zurückzugewinnen, um wieder handlungsfähig zu werden. Eine solche Übung ist das Externalisieren, ins systemische Denken hineingetragen von Michael White. So können wir lernen, dass die Angst „nur" ein Gefühl ist und „ich" immer noch da bin, wenn die Angst als schwarzer Kloß an der Decke hängt und mich traurig anschaut. Dass ich mit ihr reden kann wie mit einem Gegenüber. Vielleicht äußert sie sogar Wünsche und verhandelt mit mir. Das an sich verändert schon eine ganze Menge. Und gibt Ideen für weitere Veränderungen. Wir haben eine Möglichkeit dieser Arbeitsweise schon in der Übung „Gefühle gut versorgen" beschrieben (siehe 10.3). Und es ist ganz einfach – aber sehen Sie selbst.

12.1.1 *Wann, warum und wie? – Rahmenbedingungen der Übung*

Situationen, in denen die Übung hilft

- Die Klientin wird regelmäßig von Angst überwältigt und kann dann keinen klaren Gedanken mehr fassen.
- Der Jugendliche leidet unter Schmerzen, und die Ärzte finden keine körperliche Ursache dafür.
- Der junge Mann ist ständig innerlich so unruhig, dass er nichts richtig hinbekommt.
- Die Frau leidet unter Schuldgefühlen, sie fühlt sich für alles verantwortlich.
- Die Jugendliche ist immerzu müde.
- Das Kind kotet ein, die Erwachsenen sind ratlos.
- Der Kollege möchte wissen, was es mit seiner Tendenz auf sich hat, immer zu spät zu kommen und sich und andere damit unter Stress zu setzen.
- In jeder Situation, in der jemand seine Symptome, Gefühle oder sein inneres Erleben genauer betrachten möchte.

Ziel der Übung

Gefühle, Symptome und innere Zustände werden nach außen in den Raum übertragen, um sie sichtbar zu machen. Wenn ich etwas im Raum sehe, kann ich mich dazu ins Verhältnis setzen, mich auseinander-setzen oder neu positionieren. Was mich vorher innerlich überwältigt hat, steht mir nun äußerlich gegenüber. So kann ich unterscheiden lernen zwischen mir und dem Symptom oder dem Gefühl. Und kann dann klären, wo es hingehört. Wofür es gut ist und was es mir sagen will. Das bedeutet: Gewinn an Kontrolle und Handlungsfähigkeit und stärkere Verankerung im Hier und Jetzt. Und dadurch, dass ich nicht mehr vom Gefühl beherrscht werde, kann meine Spannung wieder in den angenehmen Ressourcenbereich zurückgehen. Externalisierung ermöglicht gleichzeitig Distanz zum und Beziehung mit dem Symptom und stabilisiert damit die Klientin im Hier und Jetzt, von wo aus sie sich Probleme und Symptome anschauen kann.

Raum-/Zeitorientierung der Klientin

Mit Externalisierungen kann immer gearbeitet werden, solange die Klientin ausreichend im Hier und Jetzt orientiert ist. Wenn bereits Gefühle oder Symptome der Klientin externalisiert wurden, kann die Externalisierung oder die erneute Trennung von Klientin und Symptom im Raum auch im leichten Erregungszustand funktionieren.

Kompetenzaufbau – in welchen Bereichen?

- Selbstwertgefühl
- Selbstfürsorge (über den Umweg der Fürsorge für das Symptom)
- Spannungs- und Affektregulation
- Angstreduktion

Anforderungen

Raum und Setting: Es ist sinnvoll, bei der Einführung der Übung ungestört zu sein und einen Raum zur Verfügung zu haben, in dem die Klientin sich bewegen kann und nach Möglichkeit und Bedarf Platz für einen Abstand zwischen sich und ihren externalisierten Symptomen hat.

Zeit: Nehmen Sie sich zu Beginn ca. eine halbe Stunde Zeit, eventuell auch mehr. Für die Externalisierung selbst benötigen Sie mit etwas Übung nur ein paar Minuten, aber lassen Sie sich Zeit für die Beziehungsarbeit zwischen Klientin und externalisiertem Symptom. Es macht oft Sinn, die Übung in weiteren Sitzungen immer wieder aufzugreifen.

Material: Sie benötigen keine Materialien. Manchmal ist es hilfreich, Mal- und / oder Bastelmaterial bereitzuhalten, um externalisierte Symptome nach der Arbeit zu malen oder zu basteln, um sie handhabbarer „mitnehmen" zu können. Manchmal ist auch für die Kontaktaufnahme und Beziehungsgestaltung ein Symbol oder eine Zeichnung hilfreich.

12.1.2 *Anleitung*

12.1.2.1 Einführung

Externalisierungen eignen sich gut dafür, spontan und ohne große Vorrede mit ihnen zu beginnen, zumal die Übung einfacher ist als jede Erklärung. Nehmen wir also an, Sie möchten die Übung mit einem Kind machen, das an Bauchschmerzen ohne erkennbaren Anlass leidet. Wir gehen jetzt der Einfachheit halber davon aus, dass Sie mit dem Kind alleine arbeiten, obwohl es oft Sinn macht und es das weitere Vorgehen vereinfacht, wenn Sie Eltern oder Betreuer*innen sofort in die Arbeit miteinbeziehen und an dem Gespräch teilnehmen lassen.

„Sag mal, wenn deine Bauchschmerzen nicht in deinem Bauch wären, sondern jetzt hier bei uns im Zimmer, wo wären die dann? (Lassen Sie dem Kind etwas Zeit und schauen Sie sich selbst suchend im Zimmer um, damit die Einladung umgesetzt werden kann.) *Würden die auf dem Stuhl da vorne sitzen oder in der Ecke unter der De-*

cke hängen? Oder vielleicht vor dem Fenster an der Gardine schaukeln oder ganz was anderes? Wo siehst du sie?" Und wenn dann die Antwort kommt, dann sehen Sie am Blick des Kindes, der dahin geht, wo die Bauchschmerzen sich jetzt im Raum befinden, dass es die Idee angenommen hat. Wenden Sie Ihren Blick auch immer wieder dorthin, immerhin ist noch etwas oder jemand anderes mit im Raum, so genau wissen Sie das an dieser Stelle ja noch nicht.

12.1.2.2 Beschreiben lassen

Sie müssen also nachfragen, um was es sich nun dreht, denn ab dem Zeitpunkt, wo die Bauchschmerzen im Raum angekommen sind, haben sie eine Form, Struktur und Farbe, die Sie noch nicht kennen. *„Du siehst es dort?* (Sie schauen auch dorthin.) *Erzählst du mir mal, wie das aussieht? Ist das ein Ding oder ein Wesen, ein Mensch, ein Tier, ein Zauberer oder was?"* Bleiben Sie jetzt ganz interessiert an der Beschreibung dessen, was da mit im Raum ist.

Fragen Sie nach:

- Größe und Gewicht: groß oder klein, dick oder dünn, schwer oder leicht?
- Aussehen: Farbe, Kleidung?
- Besondere Merkmale?
- Gesicht: Wo schaut er / sie / es hin?
- Kann er / sie / es dich sehen / hören?
- Wie schaut es, wenn es schaut? Freundlich, ärgerlich …

12.1.2.3 Nähe und Distanz regulieren

Wenn die Figur im Raum deutlich geworden ist – sagen wir mal, es ist ein kleiner Gnom –, stellen Sie Fragen nach Nähe und Distanzregulation, zum Beispiel:

- *„Ist das so eine gute Entfernung oder hättest du ihn gerne näher bei dir oder weiter weg?"*
- *„Magst du ihn mal fragen, ob er da unter dem Stuhl rauskommen könnte? Vielleicht sagst du ihm, wie unangenehm das für dich ist, dass er da hockt und dass du ihn gerne richtig sehen möchtest. Und, wie reagiert er?"*
- *„Oder stehst du selbst lieber auf und gehst einen Schritt nach hinten? Probier das ruhig mal aus. Und, ist das besser?"*
- *„Vielleicht brauchst du einen Abstandhalter zwischen dir und dem Gnom? Eine durchsichtige Mauer oder einen Käfig drum herum? Einen Wasserfall davor oder einen Bach, der zwischen euch herläuft?"* (Fragen Sie nur dann danach, wenn es deutliche Zeichen dafür gibt, dass das Kind seinen Ressourcenbereich verlässt. Oder wenn es vielleicht guttun könnte. Dann auf jeden Fall.)

Lassen Sie sich und dem Kind Zeit für das Spiel mit Nähe und Distanz und stärken Sie es darin, eigene Entscheidungen zu treffen und zu verwirklichen. Und falls schon bei der Externalisierung selbst, also ganz am Anfang deutlich wird, dass das Kind sein Gegenüber als sehr nah und bedrohlich empfindet, sorgen Sie natürlich zuallererst für Reorientierung und Distanzregulierung.

12.1.2.4 Einfluss nehmen

Stellen Sie Fragen, die eine Einflussmöglichkeit des Klienten, in diesem Fall des Kindes nahelegen, und fragen Sie nach den Auswirkungen dieses Einflusses. Kann das Kind dem Gnom, den es unter seinem Stuhl sitzen sieht, etwas ins Ohr flüstern? Kann es ihn um etwas bitten? Macht der Gnom dann, um was er gebeten wurde? In erstaunlich vielen Fällen zeigen sich die externalisierten Symptome bereit, Bitten zu erfüllen oder zumindest Schritte in die Richtung zu machen. Das wirkt sich natürlich sofort auf den Klienten aus: *„Er hat gemacht, worum du ihn gebeten hast, klasse. Er scheint ja nett zu dir sein zu wollen, oder was denkst du?“*

Bestärken Sie das Kind darin, Kontakt zum Gnom aufzunehmen. Sobald ich die Idee habe, mit dem Ding da vor mir etwas besprechen oder verhandeln, mir von ihm etwas wünschen oder ihn nach seinen Wünschen fragen zu können, bin ich in einer aktiven Position und damit nicht mehr im Gefühl der Hilflosigkeit, einer wesentlichen Folge von Nichtverarbeitung. Und wenn der Gnom dann noch macht, worum ich ihn bitte, verstärkt sich dieses Selbstwirksamkeitserleben.

Falls das Gegenüber sich nicht so leicht auf ein Miteinander, auf die Einladungen des Kindes oder Erwachsenen einlässt oder das Kind sich nicht herantraut, versuchen Sie es zunächst mit Fragen. Vielleicht müssen die beiden sich erst einmal näher kennenlernen.

- *„Vielleicht musst du erst einmal etwas vorsichtiger sein. Kennt ihr euch eigentlich schon?“*
- *„Was möchte der Gnom (hier) denn eigentlich?“*
- *„Wenn wir mal davon ausgehen, dass er für irgendetwas wichtig ist (weil er ja von dir ist!), wofür könnte er wichtig sein?“*
- *„Wenn er dir irgendetwas mitteilen wollte, was er nicht anders kann als durch Bauchschmerzen, was würde er dir wohl sagen wollen?“*
- *„Hast du eine Idee, was der von dir brauchen könnte, damit er weniger Bauchschmerzen macht?“*
- *„Oder braucht der eher etwas von jemand anderem?“* (Diese Frage gilt nur für Kinder!)

Fragen Sie danach weiter nach der Beziehung und der (möglichen) Beziehungsgestaltung, zum Beispiel:

- *„Wann war der Gnom das erste Mal da?"*
- *„Ist er immer da? Wann ist er denn mal weg? Was machst du dann ohne ihn? Ist er mehr da oder mehr weg? Wie ist das nachts / am Wochenende / in den Ferien / beim Fußballspielen?"*
- *„Trefft ihr euch immer alleine oder sind auch manchmal andere mit dabei? Wer? Und was macht ihr dann zusammen?"*
- *„Hat er einen Namen oder magst du ihm einen geben?"*
- *„Kommt er von sich aus oder rufst du ihn? Angenommen, du wolltest, dass er kommt, was müsstest du tun? Was müssten deine Eltern / Erzieher tun? Kennen die ihn eigentlich auch?"*
- *„Wenn er dir etwas sagen will, wie macht er das? Und wenn du ihm etwas sagen willst? Versteht ihr euch blind oder habt ihr eine Geheimsprache oder wie geht das?"*
- *„Angenommen, er könnte etwas wollen oder brauchen, hast du da eine Idee, was er von dir wollen könnte oder wie du ihm helfen kannst?"*

Symptome können auf diese Art viel von ihrem Schrecken verlieren. Sie werden einschätzbarer, und mensch kann Sinn und Zweck ergründen. Vor allem aber gibt es einen Moment der Erleichterung und der Kontrolle im Distanzieren. Und vielleicht braucht der Gnom ja etwas von dem Kind. Damit er sich oder seine Gestalt verändern kann zum Beispiel. *„Sag mal, kann das sein, dass der Gnom so oft bei dir ist, weil er etwas von dir will? Kann der vielleicht Unterstützung gebrauchen von dir? Hast du eine Idee, was du vielleicht für ihn tun könntest? Magst du ihn mal fragen?"*

12.1.2.5 Das externalisierte Problem als Ressource

Wenn das Kind verständlicherweise einfach möchte, dass der Gnom und damit die Bauchschmerzen gefälligst verschwinden, dann bleiben Sie trotzdem am Ball. *„Stell dir mal vor, jemand würde sagen, du solltest verschwinden, nur weil du ihm nicht passt. Das würdest du auch nicht wollen, oder? Und wahrscheinlich wärst du total sauer oder auch ganz traurig, auf jeden Fall würdest du keine gute Stimmung verbreiten. Genau, und was glaubst du, macht der Gnom, wenn du ihn wegschickst? Er wird vermutlich all seine Kraft einsetzen, um das zu verhindern."*

Wir gehen davon aus, dass die meisten Symptome oder Probleme irgendeinen Sinn machen und sich verändern, wenn mensch den herausgefunden hat. So könnten Bauchschmerzen zum Beispiel dazu gut sein, sich vor der Schule zu drücken, wenn einem da etwas Angst macht. In der Arbeit mit der Externalisierung kann das Kind das Symptom selbst befragen. Das ist dann sehr viel genauer als unsere Vermutungen.

Aber auch wenn kein Sinn hinter einem Symptom gefunden werden kann – was nicht so häufig vorkommt –, nützt eine „Hau-weg-"Haltung trotzdem in den seltensten Fällen, und es ist wichtig, einen anderen Umgang mit dem ungebetenen Gast zu finden. Ein zur Zusammenarbeit bereiter Gnom ist allemal besser als einer, der vor den Kopf gestoßen wird.

Lassen Sie sich an diesem Punkt der Beziehungsaufnahme Zeit. Es gibt kein klares festgelegtes Ziel für das, was hier passiert. Wenn Sie mit Externalisierungen arbeiten, ist zu Beginn der Sitzung nicht klar, wo die Reise hingeht. Sie können nicht vorher wissen, welche Gestalten später Ihr Zimmer bevölkern werden und wie sich diese unter Umständen wieder verändern, was für Auswirkungen das Auftauchen von Gnomen, grauen Decken oder Giftwolken haben wird. Aber es ist ein wichtiger Schritt, wenn jemand sich Möglichkeiten für einen anderen Umgang mit dem Symptom überlegt. Solange die Trennung zwischen Symptom (Angst, Schmerz, Wut etc.) und dem Klienten aufrechterhalten bleibt, ist die Denker*in in der Lage, neue Ideen, Zusammenhänge und Lösungen dafür zu finden, wie das Häschen, wie der Körper mit all seinen Symptomen versorgt werden kann.

12.1.2.6 Abschluss

Und was machen Sie am Ende der Stunde mit dem Symptom? Soll der Klient es sich wieder einverleiben? Soll es im Raum hängen bleiben? Wie wäre es, wenn Sie nachfragten?

- *„Und wenn du jetzt gehst, was macht dann der Gnom?"* Und wenn die Antwort lautet: *„Den lass ich hier bei Ihnen"*, fragen Sie: *„Was glaubst du, macht er dann? Denkst du, er bleibt einfach hier?"* Und im Zweifelsfall lassen Sie es Ihren Klienten einfach ausprobieren.
- *„Willst du den Gnom mitnehmen?"*
- *„Kann der vielleicht einen Platz bei dir zu Hause kriegen?"*
- *„Oder soll der lieber einen eigenen Wohlfühlort bekommen, wo er hingehen kann, damit du deine Ruhe hast?"*
- *„Willst du dich fürs nächste Mal hier bei mir mit ihm verabreden?"*

Ist das externalisierte Symptom ein Gegenstand, kann der Klient ihn auch gut in sein Zwischenlager (siehe 10.2) legen, an den Ort für Gefahrengüter bringen. Aber vielleicht sind auch hier Zeiten für Verabredungen angebracht. Erwachsene können das selbst bewerkstelligen. Kinder brauchen dafür Begleitung, und es sollte noch genauer ausgemacht werden, was das Kind zu unterschiedlichen Zeiten mit dem Symptom machen kann – oder ob das gar nicht immer so wichtig ist. Manchmal verschwinden Symptome auch einfach über Nacht.

Achten Sie nur darauf, dass alle, die in Ihrer Fantasie Ihr Zimmer bevölkert haben, wieder gegangen sind, bevor die nächste Klientin kommt. Nur damit es da kein Durcheinander gibt.

12.1.2.7 Variante: Wörtlich nehmen

Manchmal benutzt der Klient Begriffe oder Sätze, die wir nur wörtlich nehmen müssen, und schon sind wir mitten in der Externalisierung. Wenn sich zum Beispiel die schlechte Stimmung anfühlt, *„wie unter einer grauen Decke"*, dann können wir interessiert nach dieser Decke fragen, wie sie genau aussieht, was für ein Grau das ist, ob sie schwer oder leicht ist, wie sie riecht, wie lange der Klient schon mit ihr zu tun hat, ob sie schon Löcher hat und natürlich auch, wo im Raum sich die Decke jetzt gerade befindet *(„Angenommen, sie wäre hier …")*.

Wenn der Druck auf den Schultern in letzter Zeit für die Klientin unerträglich geworden ist, dann fragen Sie, was für ein Bild sie hat. Wer oder was drückt da auf ihre Schultern? Und wenn sich dann herausstellt, dass die Klientin das Bild eines großen kräftigen Mannes hat, der hinter ihr steht und mit den Händen ihre Schultern niederdrückt, dann achten Sie darauf, dass sie sich schnell woanders hinsetzt, bevor Sie sich genauer anschauen, wer da drückt. Was ist das für „einer", wie sieht er aus? Was will der eigentlich, und könnte er das nicht anders tun? Auch hier geht es um die Kontaktaufnahme und eine andere Sicht auf das Problem – aber immer im Sicherheitsabstand.

Achten Sie immer darauf, dass Ihre Klientin im **Hier und Jetzt** (siehe 7.1, „Ressourcenbarometer") bleibt und genug Abstand zum Betrachten hat. **Der Sicherheitsabstand ist absolut vorrangig,** um eine erneute Überflutung durch das Symptom – und damit wieder Hilflosigkeit – zu vermeiden.

Wenn der Jugendlichen die Trennung der Eltern seit Wochen wie ein Stein im Magen liegt, regen Sie an, dass er auf den Tisch gelegt wird, um ihn zu betrachten: *„Was ist das denn für ein Stein? Ist es ein Edelstein oder ein Halbedelstein oder ein Kiesel? Wie sieht er aus, wie groß, wie schwer ist er?"*

Die Beziehungs- und Informationsfragen stellen Sie dann genau wie oben.

12.1.2.8 Variante: Projizieren in konkrete Gegenstände im Raum

Manchmal ist es für den Klienten einfacher, sich im Raum vorhandene Gegenstände als externalisierte Symptome vorzustellen. Dann wird das grüne Kissen zum Beispiel zu der Angst, die ihn nicht zur Ruhe kommen lässt. Und Sie können mit ihm Möglichkeiten der Beziehungsgestaltung zu diesem Kissen erproben. Wie wäre es etwa, näher heranzugehen oder weiter weg? Macht es einen Unterschied, wenn der Klient sich umwendet und der Angst den Rücken zudreht? Wie ist das, wenn er sie sich ganz nah heranholt: Hat sie dann auch etwas Kuscheliges? Oder wäre da mal eine Kissenschlacht angesagt?

12.1.2.9 Variante: Eine Externalisierung malen oder formen lassen

Manchmal reicht die Vorstellung allein nicht aus, um die Figur deutlich und konkret genug zu machen. Dann ist es sinnvoll, das Kind zu bitten, die Figur zu malen, aus Knete zu formen oder ihr eine konkrete Gestalt zu geben. Das kann auch die weitere Arbeit strukturieren, sie konkreter machen und erheblich erleichtern: *„Wo sollten wir die Figur jetzt hinstellen? Was wäre ein guter Platz für sie? Kann sie dich auch sehen? Wo wirst du sie zu Hause hinstellen? Stellst du sie deinen Eltern/Erziehern vor?“* Usw.

12.1.2.10 Externalisierungen ernst nehmen

Egal, wie Sie es anfangen: Wenn Sie mit Externalisierungen arbeiten, haben Sie irgendwann nicht mehr nur sich und die Klientin im Raum, sondern zusätzlich etwas oder jemand Drittes. Und dann geht es um die Beziehungsgestaltung, wie immer, wenn wir mit mehreren arbeiten. Wie nah steht mensch sich? Wer will was von wem? Wie lange kennt mensch sich schon, und wie hat mensch sich kennengelernt? Wie kann mensch miteinander ins Gespräch kommen, was sind die Beziehungsperspektiven? Wie wird mit Meinungsverschiedenheiten umgegangen? Und mal abgesehen von diesen Fragen arbeiten Sie mit den beiden da im Raum doch so, wie Sie auch sonst mit Beziehungen arbeiten, mit Ihren Methoden, Ihrem Handwerkszeug. Die Externalisierung an sich bietet dafür einen einfachen Einstieg.

Probieren Sie es ruhig einmal aus. *Wenn Ihr Lampenfieber vor der ersten Sitzung mit der neuen Klientin, die am Telefon so einen kompetenten und therapieerfahrenen Eindruck gemacht hat, jetzt mit Ihnen im Raum wäre, wo wäre es dann wohl, und wie sähe es aus? Was braucht es von Ihnen? Und wo bekommt es einen guten Platz?*

12.1.3 *Wie geht es danach weiter, was sind mögliche Auswirkungen?*

Gehen Sie davon aus, dass die Arbeit mit der Externalisierung Auswirkungen hat, und fragen Sie in jedem Fall in der nächsten Sitzung nach: *„Und, wie ist es dir mit dem Gnom gegangen? Gab es einen Unterschied zu vorher? War er öfter da oder seltener? Und die Bauchschmerzen? Und jetzt, wo ist der Gnom hier im Zimmer? Und wie* *sieht er heute aus?*“ Fragen Sie nach Unterschieden, auch nach Kleinigkeiten, und bleiben Sie hartnäckig.

Vielleicht wird es zu einem kleinen Ritual zwischen Ihnen und dem Kind, es bei jeder Sitzung – oder wenn Sie es öfter sehen, auch zwischendrin – zu fragen, wie es dem Gnom heute geht. Ob er jetzt öfter oder seltener vorbeischaut? Oder ob er schon ein anderes Mittel gefunden hat, sich dem Jungen bemerkbar zu machen, als mit Schmerzen auf sich und seine Bedürfnisse hinzuweisen? Aber achten Sie darauf, dass Sie ihn auch gehen lassen, wenn er nicht mehr wichtig ist.

Was sollte ich noch mit auf den Weg geben?

Wir gehen davon aus, dass sich die Symptome bessern, wenn das Kind lernt, die Beziehung zu ihnen anders und positiver zu gestalten. Das können Sie ihm in einer angemessenen Sprache erzählen, oder Sie können direkt danach fragen: „*Wenn du dich mit dem Gnom gut verstehst, was ist dann wohl mit deinen Bauchschmerzen? Glaubst du, die sind dann doller oder weniger doll?*“

Vielleicht fallen Ihnen auch Geschichten oder Märchen ein, die diese Botschaft übermitteln. Auf jeden Fall ist es hilfreich, deutlich zu machen, dass es auf jeden Fall Fortschritte geben wird: „*Vielleicht achtest du bei den nächsten Treffen mit dem Gnom mal darauf, was zwischen euch schon besser läuft und wo ihr euch sogar schon ganz gut versteht.*“ Das hilft dem Kind, seine Aufmerksamkeit auf die positive Entwicklung zu richten und auch kleine Fortschritte wahrzunehmen.

12.1.4 *Welche Schwierigkeiten können auftauchen, und wie kann ich damit umgehen?*

Mir ist ein bisschen mulmig, die Angst oder irgendein schwieriges Symptom auch noch in den Raum zu holen. Macht es das nicht noch größer?

Sie können für Ihre Klientin und sich selbst immer auf Nummer sicher gehen, indem Sie zuerst ein Ressourcenbarometer (siehe 7.1) einrichten und dann erst mit dem Externalisieren anfangen. Fragen Sie zwischendurch einfach öfter nach dem Skalenwert des Ressourcenbarometers und bessern Sie bei Bedarf nach. Wenn die Klientin das Symptom dann externalisieren kann, heißt das auch, dass sie Einfluss darauf hat. Und wenn der Skalenwert zu sinken droht, sorgen Sie einfach für Abstandhalter: imaginäre Wände, Bäche, ein Gebirge im Raum, einen Vorhang, Panzerglaswände. Oder gehen Sie einfach zusammen mit der Klientin einen Schritt zurück, stellen sie auf einen Tisch, um sie größer werden zu lassen … Wenn es schnell gehen soll, stellen Sie sich einfach zwischen das Symptom und die Klientin und sorgen dann für einen Abstandhalter. Oder Sie lassen das Symptom ein wenig schrumpfen, stecken es in eine Flasche oder unter eine Glocke. Alles, was hilft, das Symptom zunächst betrachten zu können, ist erlaubt. Nur einfach „wegmachen" können Sie es nicht. Und seien Sie gespannt darauf, was für eine wunderbare Kontrollerfahrung Sie damit der Klientin ermöglichen.

Sie können aber auch, bis Sie sich sicherer werden, einfach dafür sorgen, dass Sie genug Platz haben. Machen Sie die Übung auf einer Parkbank oder bei einem Spaziergang und schlagen Sie zuerst ein bisschen mehr Abstand vor. Wie immer hilft auch, wenn Sie eine Kollegin bitten, die Übung zunächst einmal mit Ihnen durchzuführen, dann bekommen Sie ein besseres Gefühl für einige Möglichkeiten.

Was mache ich anschließend damit? Die Klientin will das nicht wieder mitnehmen.

Wir haben oben dazu schon einige Vorschläge gemacht. Achten Sie auf jeden Fall darauf, dass die Klientin sich irgendetwas zum Verbleib des Symptoms überlegt, schließlich ist es nicht Ihres. Sinnvoll ist immer auch, die Übung „Gefühle gut versorgen" anzuschließen (siehe 10.3). Dadurch verändert sich dann aber nachfolgend die Beziehungsgestaltung, weil die Gefühle dort meist so gut aufgehoben sind, dass sie nicht mehr wegwollen. Dann arbeiten Sie einfach damit weiter.

12.1.5 *Besonderheiten im Kontakt*

12.1.5.1 Kinder

Kinder können mit der Grundidee der Externalisierung erfahrungsgemäß sofort etwas anfangen. Ihre Welt wird oft sowieso von Feen, Monstern und anderen Gestalten bevölkert, sodass es ihnen leichtfällt, einem Problem oder Symptom Gestalt zu geben. Die Übung kann verstärkt werden, wenn Sie die Kinder (hinterher) die Gestalt malen oder formen lassen. Achten Sie darauf, dass sich dann Veränderungen auch in neuen Bildern oder Formen niederschlagen. In der Zusammenarbeit mit anderen Bezugs- und Betreuungspersonen kann die Kenntnis der Übung wichtig sein, sie können auch direkt in die Arbeit mit der Externalisierung einbezogen werden. Geben Sie – nach Absprache – auf jeden Fall weiter, dass Sie diese Übung gemacht haben und worum es dabei geht. Sonst wundert sich noch jemand, dass er sich nicht auf den Stuhl setzen kann, weil dort schon der Gnom Platz genommen hat …

12.1.5.2 Jugendliche

Vielen Jugendlichen bereiten gerade die Beziehungen zu sich und anderen und die Gestaltung dieser Beziehungen die meisten Probleme. Nun auch noch die Beziehung zu einem externalisierten Problem oder Symptom gestalten zu sollen macht die Sache nicht einfacher. Achten Sie daher noch mehr als sonst auf die Spielräume Ihrer Klient*innen, auf die realistischen Möglichkeiten, Einfluss zu nehmen und etwas zu verändern. Dann kann das Ausloten der Möglichkeiten in Beziehung zu einem eigenen Symptom schnell zum Modell für angemessene Kontaktaufnahmen zu anderen und zu sich selbst werden.

12.1.5.3 Kognitiv anspruchsvollere Menschen

Arbeiten Sie vor allem mit Variante 12.1.2.8 (siehe Seite 521). Sie ist so konkret, dass die Fürsorgeaktivitäten und die Beziehungsgestaltung sehr einfach nachvollziehbar sind. Lassen Sie Gefühle oder Probleme auch einfach malen oder mit Farbe symbolisieren und hängen oder stellen Sie diese nach Absprache in den Raum. Nun können Sie von hier aus die Beziehungsaufnahme gemeinsam überlegen und ausprobieren. Beziehen Sie Eltern, Betreuer etc. nach Möglichkeit und Absprache mit ein.

12.1.5.4 Gruppen

Sie können die Externalisierung in einer Gruppe dann anwenden, wenn es um Gruppenprobleme geht. Wenn beispielsweise in der letzten Woche jemand aus der Gruppe weggegangen ist und ein komisches Gefühl, vielleicht Traurigkeit, die Gruppe belastet, könnten Sie alle fragen, wie diese Traurigkeit am ehesten aussehen könnte, wo sie wäre, was die Gruppe damit machen kann etc. Oder lassen Sie alle malen, wie die Traurigkeit aussieht, und ihr gemeinsam einen Platz im Raum geben. Die Arbeit mit den Gefühlen Einzelner gehört i. d. R. in die Einzelarbeit, es sei denn, Sie arbeiten mit einer kleinen, festen und sehr vertrauten Gruppe, in der Sie alle Mitglieder immer wieder gut reorientieren können. Oder wie in der Übung „Gefühle gut versorgen“ (10.3) auf eine Art, bei der die Gefühle nicht benannt werden müssen.

12.1.5.5 Andere Kulturkreise

Fragen Sie nach, ob es im Kulturkreis der Klientin ähnliche Ideen gibt wie die, sich ein Problem als Wesen oder Figur im Raum vorzustellen. Lassen Sie sich Geschichten erzählen und fragen Sie nach Metaphern für Leid und Probleme und ob diese Metaphern wörtlich genommen werden dürfen. Erfragen Sie, ob Distanz auch positiv besetzt ist und was für Strategien bekannt sind, um eine angenehme oder angemessene Distanz zu schaffen. Lassen Sie sich auf die Bilder der Klient*innen ein.

12.1.6 *Transkript*

Die Klientin wird regelmäßig von Angst überwältigt und kann dann keinen klaren Gedanken fassen. Sie kann sich inzwischen aber mit Geduld ganz gut reorientieren oder zumindest Zeit überbrücken. Außerdem sind ein Zwischenlager und ein Wohlfühlort fest im Repertoire.

BERATERIN: Ich würde mir heute gerne mal zusammen mit Ihnen Ihre Angst anschauen, im sicheren Abstand! Und ja, Moment mal: Wo sind Ihre Füße? Wie deutlich nehmen Sie die am Boden wahr? 8? Hört sich gut an! Wenn wir uns die Angst anschauen wollen, braucht es einen guten Stand, stimmt's? Wir achten auf jeden Fall auf ausreichend Distanz. Sollen wir dazu lieber rausgehen? Wir könnten uns in den Flur stellen oder setzen, Sie wissen ja, wie lang der ist, und heute ist niemand mehr da außer uns.

K: Ich hab keine Ahnung, wie das gehen soll, aber so auf zwei Kilometer Abstand könnte es gehen.

B: Gut, Sie wissen, wie das ist, ich frag Sie immer mal nach den Füßen am Boden. Okay, tun wir einfach mal so, als wäre die Angst hier im Raum – wo wäre sie denn, und wie sähe sie aus? Aber achten Sie drauf, dass sie gleich weit genug weg ist von Ihnen. (Schaut sich um, blickt eher in die Ferne.) Haben Sie schon eine Idee, wo sie ist?

K: Die ist hier gleich neben mir, igitt, ist das eklig (windet sich).

B: Schicken Sie sie mal schnell da weg. Oder stehen Sie auf und gehen woanders hin.

K (steht auf und stellt sich in eine Ecke des Zimmers): Okay, sie ist jetzt da drüben in der Ecke, aber dafür ist sie ganz schön groß.

B: Dann machen Sie doch erst mal was davor, damit sie da drüben bleibt und Sie sich sicher fühlen. Was könnte das sein? Eine Wand dazwischen oder eine undurchsichtige Farbe? Oder dickes Glas, ein Käfig?

K: Da ist jetzt eine dicke Panzerglasscheibe vor, ganz in Rot, jetzt ist das okay.

B: Wo sind Ihre Füße? Wie deutlich nehmen Sie die wahr? (Bewegt selbst die Füße auf der Stelle ein bisschen.)

K: Das fühlt sich okay an.

B: Da kann ich mir nichts drunter vorstellen – wo sind Sie auf der Skala? Wenn 1 heißt, Sie spüren den Kontakt der Füße zum Boden nur ein bisschen, und 10 heißt ganz deutlich?

K: Na, schon so 7.

B: Prima, dann schauen wir mal wieder nach der Angst da drüben hinterm Panzerglas. Wie sieht die eigentlich aus? Und gleich noch mal die Füße – wo sind Sie auf der Skala?

K: Ich bin jetzt so zwischen 6 und 7, das ist okay. Die Angst sieht glibberig aus, schwarz.

B: Und wie groß?

K: Na so ungefähr (zeigt mit beiden Händen etwa die Größe eines Medizinballs an).

B: Also wie so ein Medizinball?

K: Ja, so ungefähr.

B: Und auch so schwer?

K: Hmm (schaut das erste Mal mit etwas Interesse hin), nee, nicht so schwer, sie ist, glaub ich, eher irgendwie leicht (klingt erstaunt).

B: Sie klingen erstaunt.

K: Ja, ich hätte gedacht, das muss doch echt schwer sein, aber ist es gar nicht.
B: Und steht es da, also hat es Beine, oder schwebt es, oder wie? Sieht es denn aus wie ein Ball?
K: Nee, keine Beine, der schwebt da vor mir. Vielleicht wie ein Ballon.
B: Und kann der Sie sehen?
K: Ob er mich sehen kann? ... Auf jeden Fall ... Er schaut mich direkt an.
B: Also hat er so was wie ein Gesicht?
K: Nein, kein richtiges Gesicht, aber er schaut hierher und behält mich im Auge, ein wenig hochmütig sieht er aus.
B: Dieses Glibberige, von dem Sie vorhin gesprochen haben, was ist das eigentlich? Und wo sind Ihre Füße?
K: Füße sind okay, 7. Ach ich weiß nicht ... (Pause) Es ist, als ob das gleichzeitig fest und flüssig wäre. Als ob die Form nicht fest wäre, wissen Sie.
B: Wie ist das denn – Sie kennen den ja schon eine ganze Weile, aber kennt der Sie?
K: Ja, auf jeden Fall, der malträtiert mich doch immer.
B: Wann denn eigentlich immer?
K: Immer, wenn ich abends mal rausgehe, oder auch nur wenn ich alleine bin, wenn ich mal nicht aufpasse und was Blödes im Fernsehen sehe, ganz schön oft ... Eigentlich fast immer.
B: So, noch mal die Füße wahrnehmen... Wo sind Sie auf der Skala? 6? Wie wäre es, wenn wir einfach ein bisschen rumlaufen beim Unterhalten? (Fängt damit an, die Klientin macht mit, sie bleiben irgendwann auch immer wieder stehen, aber sind beweglich.) Und wenn wir mal davon ausgehen, dass der Ballon, also die Angst für irgendwas gut ist, weil Sie ihn ja schon die ganze Zeit haben und er sich auch nicht wegbewegt, was meinen Sie, wofür? Sie könnten ihn ja auch fragen, aber vielleicht fällt Ihnen selbst was ein.
K: Na, er hat auf jeden Fall dafür gesorgt, und tut das immer noch, dass ich nicht wieder in solche Situationen komme ...
B: Wenn Sie mal fragen würden, wäre das okay?
K: Laut?
B: Wenn Sie wollen? Sie können aber auch einfach in Gedanken fragen.
K (schaut nachdenklich dorthin, wo der Ballon schwebt): Zu meinem Schutz? ... Ich mach dann nichts, bin nur zu Hause, geh nicht raus ...
B: Das heißt, auf eine Art könnte man sagen, er passt auf Sie auf?
K: Ja, ich glaube, das könnte man sagen, ja.
B: Er sorgt dafür, dass Sie sich nicht gefährden.
K: Ja, genau.
B: Gut, dass er da ist?
K: Ja, schon, aber ...
B: Anders wäre es Ihnen lieber. Lassen Sie uns gleich mal weiter überlegen. – Wie ist es denn jetzt, wo wir so drüber reden, wie der für Sie sorgt – verändert er sich? Vielleicht könnten Sie sich mal bei ihm bedanken, so in Gedanken, dass er so lange schon auf Sie aufpasst? (Lässt Zeit, sagt nichts)
K: Hm, jetzt sieht er nicht mehr so bedrohlich aus, ist kleiner geworden und liegt jetzt auch da auf dem Stuhl, nicht mehr so schwarz, eher grau.
B: Und wenn Sie ihn jetzt noch fragen würden, was er von Ihnen braucht, damit er ein bisschen weniger gewaltig auftritt, Sie manchmal eher in Ruhe lässt? Denn er scheint ja das Gefühl zu haben, dass er ganz alleine für Ihren Schutz verantwortlich ist. – Woran würde er denn erkennen, dass Sie selbst auch für sich sorgen können?
K: Na ja, ich könnte vielleicht doch mal diesen Kickbox-Kurs machen. Und Sie hatten mir ja auch die Übung mit Original und Fälschung gezeigt – das mach ich dann aber immer nicht. Vielleicht sollte ich das mal machen.
B: Wie reagiert er, wenn Sie das überlegen?

K: Er wird ein bisschen rot, das ist ja meine Lieblingsfarbe. Und ich hab das Gefühl, jetzt ist es eher ein Ball, den ich vielleicht auch mitnehmen kann, so einer zum Auftatzen. Sieht eigentlich ganz schön aus. Und die Glaswand ist auch weg jetzt. Ich könnte mir fast vorstellen, den Ball einfach mitzunehmen, wäre das okay?

B: Na klar. Und dann achten Sie einfach darauf, wann er auftaucht, und wir überlegen beim nächsten Mal noch genauer, was Sie dann machen können, okay?

K: Und wenn er zwischendrin größer wird oder mir zur Last fällt? Na ja, eigentlich könnte ich ihn dann in ein anderes Zimmer packen oder einfach wieder hinter eine rote Wand – oder ich mache dann die Übung …

B: Hört sich gut an!

12.2 Teilearbeit

Stellen Sie sich vor, Sie gehen durch die Stadt und kommen an einem Schuhgeschäft vorbei. Sie bleiben vor dem Schaufenster stehen und sehen sich um. Da fällt Ihr Blick auf ein Paar Schuhe, und Sie denken: „*Die sind ja schick.*“ Prompt meldet sich in Ihrem Inneren eine andere Stimme zu Wort: „*Aber hast du den Preis gesehen?*“ Jemand Drittes mischt sich ein: „*Die letzten Schuhe, die so schick waren, hast du dreimal angehabt, und seitdem stehen sie im Schrank.*“ Vielleicht meldet sich nun die erste Stimme wieder mit einem schwärmerischen „*Die sehen wirklich gut aus, und eigentlich bräuchte ich auch mal wieder schicke Schuhe*“, woraufhin Erwiderungen der anderen Beteiligten zu erwarten sind. Was ist Ihre Erfahrung, wer würde sich in diesem Beispiel in Ihnen durchsetzen? Würden Sie die Schuhe kaufen oder eher nicht?

Manchmal hin- und hergerissen zu sein ist ein alltägliches Phänomen. Wir sprechen eben nicht nur mit einer Stimme, sondern an all unseren Entscheidungen und Konflikten sind mehrere innere Stimmen, Seiten, Anteile, Ich-Zustände beteiligt. Diese Idee ist alt und keine therapeutische Erfindung. Wenn wir in der Literatur nach Beschreibungen von inneren Konflikten und Ambivalenzen suchen, begegnen uns diese Ideen immer wieder. Die zwei Seelen in der Brust von Goethes Faust sind vielleicht das bekannteste Beispiel. Diese Sichtweise wurde und wird auch für die Nutzung in beraterischen und therapeutischen Prozessen aufgegriffen. Da ist von einem „inneren Team“ (Schulz von Thun 1998), einem „inneren Parlament“ (Schmidt 2004) oder von „Ego-States“ (Watkins & Watkins 2008) die Rede.

Wir möchten Sie einladen, Ihre unterschiedlichen inneren Anteile und vor allem die Ihrer Klient*innen kennenzulernen und sie in die beraterische und pädagogische Arbeit miteinzubeziehen. Damit die innere Zusammenarbeit verbessert werden kann. Dies ist eine Basis für Veränderungen im Umgang mit sich selbst und seinen Problemen und Symptomen. Integration bedeutet ja, dass Barrieren fallen gelassen werden. Symptome bleiben bestehen, solange der Kampf dagegen nötig erscheint. Für eine ruhige Betrachtung braucht mensch Abstand und eine sichere Perspektive. So kann mensch überlegen, was innere Anteile zu sagen haben und wofür das vielleicht gut ist.

Dieses Vorgehen ist gerade auch in der Arbeit mit Menschen hilfreich, deren innere Struktur sehr uneindeutig ist. Menschen, die sich nicht entscheiden können und von einem Gefühlszustand in den anderen „fallen". Manchmal haben sie die Diagnose „Borderline" bekommen, oder jemand fand die Bezeichnung „Ego State Disorder" oder eine der Dissoziativen Störungen passend.

Wenn unterschiedliche Persönlichkeiten in einem Körper um Präsenz und Überlebensmöglichkeit ringen, gibt es keinen Vorsitzenden oder ein außen stehendes Ich, das bestimmen oder ausgleichen könnte. Wenn wir nicht von Teilen eines Ganzen sprechen, sondern eher von verschiedenen Ganzen, verschiedenen Persönlichkeiten, die sich einen Körper teilen, geht es um gegenseitige Information, ein Werben um Verständnis und um die Koordination der Interessen. Wir haben dann eher mit einer Gruppe als mit einer Einzelklientin zu tun, und es braucht zusätzliche Mittel. Wir verweisen dafür im Literaturverzeichnis auf andere Veröffentlichungen (Huber 2011, Hantke 2011).

Die Teilearbeit ermöglicht es in konkreten Problemsituationen, einen Überblick über die verschiedenen Anteile, Seiten oder Tendenzen innerhalb einer Person zu gewinnen. Wir können dann herausfinden, wofür sie stehen, wann sie entstanden und wofür sie wichtig sind. Das hilft herauszufinden, was die Klientin ändern kann, damit auch das Verhalten der ungeliebten Anteile sich ändert. Denn eine wesentliche Vorannahme, die mit der Arbeit verbunden wird, ist, dass jeder Teil für das System wichtig ist und deshalb betrachtet und verstanden werden sollte. Auch deshalb, weil mensch ihn anders ja ohnehin nicht loswird.

Die dahinter stehende Grundidee ist, dass Probleme nur entstehen, wenn innere Anteile gegeneinander arbeiten und / oder wenn sie Bedürfnisse haben, die nicht erfüllt werden. Die Klientin soll in die Lage versetzt werden, mit den Anteilen zu kommunizieren, innere Teambildungsprozesse voranzutreiben und auf die Bedürfnisse der einzelnen so weit wie möglich einzugehen. Die dafür notwendige Distanz wird durch eine visuelle Symbolisierung der Teile erleichtert.

Oft ist es schon entlastend festzustellen, dass nur ein Teil von mir depressiv ist oder Angst hat. Dass ich noch andere Teile zur Verfügung habe, die kräftig sind und bereits jetzt Lösungen finden können. So kann ich auch auf den ängstlichen Teil neugierig werden, kann mit ihm Kontakt aufnehmen, ihn kennen- und verstehen lernen. Ohne selbst Angst zu bekommen, da hineinzufallen.

Traumatheoretisch gesehen erlaubt die Übung eine aktive Trennung der verschiedenen Gefühlszustände und die sichere Betrachtung durch die Denker*in.

12.2.1 *Wann, warum und wie? – Rahmenbedingungen der Übung*

Situationen, in denen die Übung hilft

- Die Jugendliche weiß nicht so genau, ob sie sich traut, schon eine eigene Wohnung zu suchen.
- Dem jungen Mann kommt es manchmal so vor, als würde jemand ihn innerlich daran hindern, etwas Bestimmtes zu tun oder zu lassen.
- Die Klientin nimmt sich vor, etwas an ihrem Verhalten zu verändern, aber es funktioniert nicht.
- Wenn sich jemand hin- und hergerissen fühlt.
- Wenn jemand etwas macht, das gar nicht zu ihm oder ihr zu passen scheint.
- Wenn jemand sich von Gefühlen beherrscht fühlt.

Ziel der Übung

Durch die distanzierte Betrachtung der verschiedenen Wünsche und Verhaltensweisen ist Reflektion möglich. Die Klientin kann sich mit den unterschiedlichen Anteilen auseinandersetzen und sich so von Konflikten, Gefühlen und Symptomen gleichzeitig distanzieren und sie ernst nehmen. Das weitet den Ressourcenbereich, in dem Denker*in und Häschen kooperieren. Es reduziert Hilflosigkeitsgefühle und stärkt das Selbstwertgefühl.

Die Trennung der Anteile voneinander verhilft den einzelnen Aspekten zu mehr Klarheit, sie werden verständlicher und sichtbarer. Die Einordnung der Einzelaspekte in die Lebenslinie macht zudem deutlich, aus welchen unverarbeiteten Situationen die Gefühle stammen. Zuwendung oder Fürsorge werden möglich. Alle Teile des eigenen – zerstrittenen – Seins bekommen einen Platz. Durch die Stärkung der Handlungsfähigkeit und des Überblicks der Klientin wird das Hier und Jetzt stabiler. Eine Kontaktaufnahme mit Erlebenselementen aus der traumatischen Vergangenheit ist über die inneren Anteile möglich (siehe auch Emotionale Persönlichkeitsanteile im Modell der strukturellen Dissoziation, 4.7.1).

Anwendungsvarianten

Teilearbeit kann mit Externalisierungen, aber auch als reine Imagination angeleitet werden, wie es die Tradition der Hypno- und Ego-State-Therapie beschreibt. Wir stellen hier eine Variante vor, in der wir Aspekte aus der hypnotherapeutischen Vorgehensweise mit einigen Ideen von Friedemann Schulz von Thun und Anregungen der inneren Landkarte von Michaela Huber mit unserer hypnosystemischen Sicht verbunden haben. Diese Art der Arbeit erlaubt uns, gleichzeitig systemische, hypnotherapeutische und dissoziationstheoretische Erfahrungen zu nutzen. Als Hilfsmittel dient uns hier das Flipchart bzw. ein großes Blatt Papier.

Raum- / Zeitorientierung der Klientin

Die Klientin sollte bei Einführung der Teilearbeit im Hier und Jetzt orientiert sein und immer wieder reorientiert werden. Ein Ressourcenbarometer sollte immer eingerichtet bleiben.

Kompetenzaufbau – in welchen Bereichen?

- Regulierung von Nähe und Distanz
- Hier-und-jetzt-Orientierung
- Beziehungsaufnahme
- Affektregulation
- Bedürfniswahrnehmung
- (Selbst-)Fürsorge
- Flashback-Kontrolle

Anforderungen

Raum und Setting: Wählen Sie einen Raum, in dem Sie ungestört sind und in dem die Klientin sich bewegen kann, damit die Distanz reguliert werden kann und die Reorientierung einfacher ist.

Zeit: Für die Vorstellung der Grundidee brauchen Sie nur wenige Minuten. Diese Idee wird dann zu einer Sprechweise, die Sie immer wieder aufgreifen können und sollten.
Die Betrachtung der verschiedenen Anteile mit Interessen, Hintergründen und Wünschen benötigt Zeit. Das kann sich durchaus über verschiedene Stunden hinziehen, und Sie können die Übung entsprechend Ihren Zeitvorgaben portionieren. Für das Wegpacken der Reste (Zwischenlager) und die abschließende Alltagsorientierung sollten Sie mindestens 20 Minuten einplanen.
Teilearbeit ist ein Grundgedanke, der sich durch den Kontakt zieht. Sie werden das Thema immer wieder aufgreifen und sich auf die verschiedenen Anteile beziehen. Teilearbeit kann zur grundlegenden Methode der Arbeit mit traumatisierten Menschen werden und leitet direkt über zur Arbeit mit dem Inneren Kind.

Material: Papier und dickere Stifte sind in jedem Fall sinnvoll, denn wenn es um verschiedene Teile geht, haben so alle einen Platz, und mensch behält den Überblick. Wir arbeiten gerne mit einem Flipchart und Markern oder dicken Buntstiften; da ist viel Platz, und mensch kann das Blatt zusammenrollen und ein andermal wieder hervorholen. Auch ein großer Zeichenblock hilft im Zweifelsfall, überlegen Sie aber gemeinsam, ob Sie nicht zwei Blätter aneinanderkleben. Überblick ist oft auch eine Frage des Platzes / Raums. Mit Kindern und kognitiv anders strukturierten Menschen bietet es sich an, innere Anteile zu malen oder zu basteln, damit die Arbeit konkreter und die Distanzierung einfacher wird. Viel Material und bunte Farben helfen dabei.

12.2.2 *Anleitung: Grundidee und Betrachtung der Teile*

12.2.2.1 Ausgangssituation

Machen Sie Ihrer Klientin das Angebot der Teilearbeit, wenn sie sich hin- und hergerissen fühlt, wenn sie etwas macht, das gar nicht zu ihr zu passen scheint, wenn sie sich von Gefühlen beherrscht oder von innen an etwas gehindert fühlt. Greifen Sie dafür Formulierungen der Klientin auf und bieten Sie das Teilemodell an, indem Sie zum Beispiel sagen: *„Für mich hört sich das an, als gäbe es da verschiedene Ansichten / Teile / Wünsche in Ihnen. Das geht uns ja allen oft so.* (Nennen Sie jetzt ein Beispiel, das für Sie zutrifft und das Sie immer wieder benennen können. Das können die Gummibärchen sein, die Sie essen, obwohl Sie das nicht wollen oder das Auto, das Sie nehmen, obwohl Sie die Öffentlichen richtiger fänden …) *Ist das hier bei Ihnen so ähnlich?“*

Es folgen einige Beispiele dafür, wie durch eigene Nachfragen die Formulierungen der Klientin aufgegriffen werden können:

Klientin: *„Ich bin da völlig hin- und hergerissen.“*
Beraterin: *„Wenn Sie sich hin- und hergerissen fühlen, wer zieht Sie dann auf die eine und wer auf die andere Seite?“*

K: *„Das passt gar nicht zu mir.“*
B: *„Aber Sie kennen es gut? Also ist das wie ein anderer Teil von Ihnen?“*

K: *„Ich bin immer so voller Angst.“*
B: *„Sind Sie das wirklich immer und ganz oder ist das nur manchmal und dann nur ein Teil von Ihnen?“*

K: *„Ich bin dann gar nicht richtig da."*
B: *„Das ist also ein Teil von Ihnen, der sich manchmal verabschiedet?"*

K: *„Es ist, als ob mich jemand daran hindern würde." Oder: „Ich hindere mich selbst daran."*
B: *„Was ist das für ein Teil von Ihnen, der Sie daran hindert?"*

K: *„Ich komme dann mit mir selbst nicht zurecht."*
B: *„Mit welchem Teil von sich kommen Sie nicht zurecht?"*

K: *„Ich bin mit mir selbst über Kreuz."*
B: *„Mit welcher Seite in Ihnen sind Sie über Kreuz?"*

K: *„Ich verstehe mich selbst nicht mehr."*
B: *„Welchen Aspekt von sich verstehen Sie nicht?"*

K: *„Ich halte mich manchmal nicht mehr aus."*
B: *„Welchen Teil von sich halten Sie nicht mehr aus?"*

K: *„Ich benehme mich manchmal wie ein kleines Kind, aber ich kann es nicht ändern."*
B: *„Wie alt ist denn das kleine Kind?"*

K: *„Da weiß meine Rechte nicht, was die Linke tut."*
B: *„Was wollen die denn beide?"*

Auch wenn die Klientin nicht durch ihre Formulierungen dazu einlädt, kann Teilearbeit hilfreich sein. Wenn sie von ihrer Angst berichtet, können Sie fragen: *„Sie haben ja nicht immer Angst, also könnte mensch doch sagen, dass nur ein Teil von Ihnen Angst hat, oder?"* Oder auch: *„Angenommen, es wäre ein Teil von Ihnen, der Ihnen diese Angst macht, was für ein Teil von Ihnen könnte das sein?"* Lassen Sie die Klientin entscheiden, welches die bessere Fragestellung ist. Auch für eine neue Sicht auf Körperzustände und Symptome kann die Teilearbeit gut sein:

K: *„Ich fühle mich immer so müde und erschöpft."*
B: *„Was meinen Sie, welcher Teil fühlt sich da wohl so oft müde und erschöpft?"*

Auf diese Art und Weise können ganz unterschiedliche Phänomene, Probleme oder Symptome „vermenschlicht" werden, um sie dann besser zu betrachten. Außerdem entlastet es oft sehr, sich zu sagen: *„Ich bin nicht immer und ganz depressiv, sondern ein Teil von mir ist es. Der taucht manchmal auf und braucht dann etwas von mir."* Das bedeutet schließlich, dass es andere Teile gibt, die nicht depressiv sind und auf die sich die Klientin bei der Suche nach neuen Handlungsmöglichkeiten stützen kann.

12.2.2.2 Grundidee

Wenn Sie der Klientin die Teilearbeit vorschlagen, ist es sinnvoll, die Grundidee in für sie verständlichen Worten zu erklären: „*Wir tun immer so, als seien wir eins. Aber das stimmt eigentlich gar nicht, oder? Wir haben doch alle immer wieder Konflikte, wollen unterschiedliche Dinge gleichzeitig oder können uns nicht entscheiden, weil ganz viele unterschiedliche Stimmungen in uns sind. Wir alle haben verschiedene Seiten, Wünsche, Teile, Tendenzen in uns. Und ich finde, es ist leichter, wenn man das auch so sagen kann, dann hat beides einen Platz. Wenn ich sage: ‚Ich habe immer Angst', dann ist das ganz schön viel, und ich habe gar keine andere Möglichkeit. Wenn ich aber sage: ‚Ein Teil von mir hat manchmal Angst', dann muss ich mich eigentlich auf die Suche machen nach dem anderen Teil, der manchmal auch ganz mutig ist. Und das gibt meiner Ansicht nach mehr Kraft. Dann kann ich auch überlegen, wovor die Angst mich warnen will oder wozu sie sonst gut ist. Macht das Sinn? Sollen wir das mal ausprobieren?*"

Probieren Sie aus, welche Metapher für Sie und die Klientin passt: „*Die verschiedenen Anteile kann man sich vorstellen wie ein inneres Team. Das kann ein zerstrittenes Team sein oder eins, das gut zusammenarbeitet. Logisch, dass Teamkonflikte gelöst oder geklärt werden müssen, bevor eine gute Zusammenarbeit möglich wird. Alle sind unterschiedlich, aber jede*r kann sicher etwas beitragen. Die Leitung sollten Sie sein, und eine Leitung sollte alle Teammitglieder ernst nehmen und wertschätzen, aber auch in der Lage sein, Entscheidungen zu treffen. Wenn die Entscheidungen aber vom Team nicht mitgetragen werden können, müssten Sie überprüfen, wer noch überzeugt werden muss oder Trost braucht, weil er sich diesmal nicht durchsetzen konnte.*"

Und wenn das mit der Leitung nicht so ganz geklärt ist, können Sie für einen Beobachter*innenstatus werben, eine Position, die außerhalb der Dynamik steht und für alle eine Art Supervision übernehmen kann: „*Manchmal ist ja aber gar nicht so klar, ob es so eine Leitungsfunktion gibt oder ob die Leitung mal durch den einen und mal durch den anderen Impuls oder Anteil übernommen wird. Da wäre es dann aber gut, immer mal jemanden zu haben, der sich die ganze Geschichte und Zusammensetzung von außen anschaut und vielleicht vermittelnd eingreift oder den verschiedenen Positionen erklären kann, was die anderen wollen. Wäre das eine Möglichkeit? Mal zu überlegen. Wer hat da alles was zu sagen oder möchte etwas sagen in Ihnen?*"

Sie können im zentralisierten Modell auch vom inneren Präsidenten, der Vorsitzenden oder der Chefin reden – wichtig ist, dass die analysierende Person als Entscheidungsträger*in bezeichnet wird. Wenn Sie mit jemandem arbeiten, der Schwierigkeiten mit der Benennung eines eindeutigen Ichs hat, wählen Sie ein partizipatorisches Modell für die innere Zusammenarbeit: ein basisdemokratisches Parlament, eine Vollversammlung, eine Räteversammlung oder ein Powwow. Achten Sie aber auch hier darauf, dass alle zum Zuge kommen und in ihren Interessen wahrgenommen werden. Es soll eine Unterscheidung zur bislang vermutlich vorherrschenden Diktatur eines der Beteiligten ermöglicht werden. Sicher war die von Putschversuchen der anderen unterbrochen und deshalb nicht sonderlich angenehm. Wenn Denkerin und Häschen zusammenarbeiten, können hier auch unterschiedliche Bedürfnisse gut versorgt werden.

12.2.3 *Teilearbeit am Flipchart*

Ausgangssituation benennen: Bevor Sie mit der Bestandsaufnahme der inneren Stimmen oder Anteile beginnen, benennen Sie zunächst die Situation, um die es geht. In unterschiedlichen Kontexten und Umständen haben wir es oft auch mit verschiedenen inneren Anteilen zu tun. Nehmen wir als Beispiel eine gängige Situation aus der Frauenberatung: Eine Frau im Frauenhaus hat starke Ambivalenzen bezüglich der Trennung vom Ehemann. Sie schreiben als Überschrift auf das Flipchart also: *Verhältnis zum Ehemann.*

Geben Sie in der Überschrift keine Alternative oder eine klare Richtung vor – dadurch schränken Sie bereits die Möglichkeiten ein, bevor alle Stimmen dazu gehört wurden. Schreiben Sie also z. B. nicht: Soll ich mich trennen oder nicht? (Vielleicht gibt es noch ganz andere Möglichkeiten.) Es hat sich bewährt, in der Überschrift entweder das „Verhältnis zu" oder den „Umgang mit" zu benennen und danach einfach den Gegenstand der Untersuchung einzusetzen. „Verhältnis zu" eignet sich eher für Personen, „Umgang mit" kann bei Personen ebenso wie bei Themen genutzt werden.

12.2.3.1 Bestandsaufnahme: Wer ist denn da?

Wenn Sie jetzt die Klientin nach Teilen fragen, die in der jeweiligen Situation eine Rolle spielen, notieren Sie nacheinander alle auf einem Blatt oder, besser noch, auf einem Flipchart, damit die Klientin sie aus der Ferne betrachten kann. Malen Sie zuallererst beliebige Kreise auf das Blatt, die in Größe und Form nicht unterschieden sind – es geht um eine Bestandsaufnahme, keine Wertung.

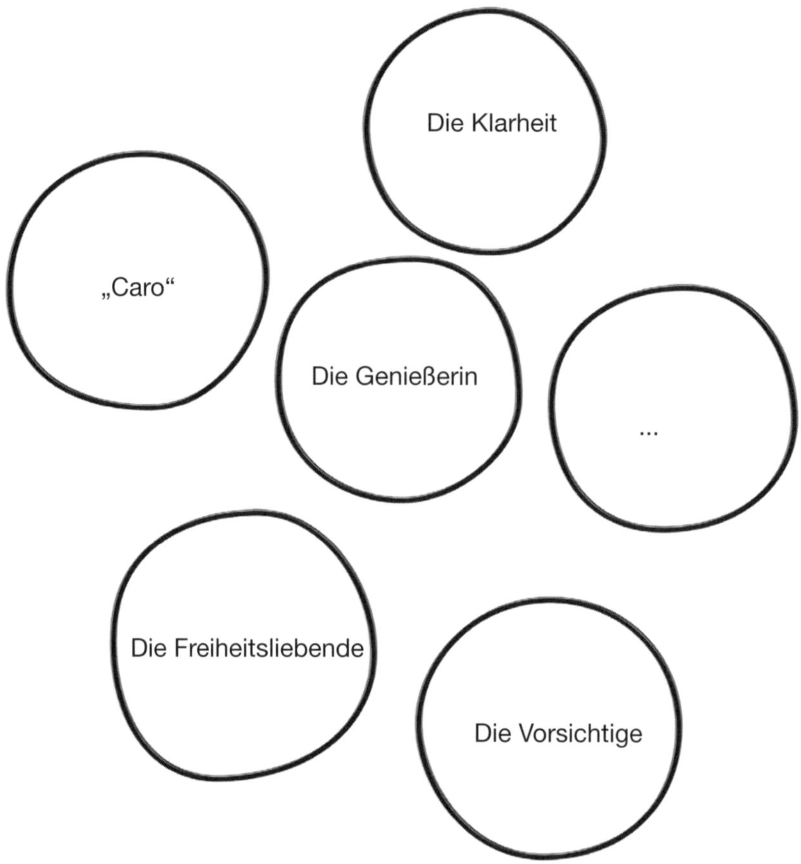

Abbildung 12.1: Bestandsaufnahme (siehe dazu auch das Transkript)

Ziel der Übung ist die Erhebung der Interessen, Funktionen und Positionen, oft auch der lebensgeschichtlichen Altersstufen und „guten Gründe“, die in den verschiedenen Anteilen repräsentiert sind. Es geht hier nicht um eine Betrachtung der Verhältnisse der Teile zueinander und der daraus entstehenden Dynamiken.

Zunächst geht es um eine Übersicht, um Abstand zum inneren Erleben und damit um eine Distanzierung der Denker*in von den Emotionen des Häschens, durch die eine Draufschau erst ermöglicht wird. Die Teile sollen benannt werden, ohne ihnen zu nahe zu kommen, denn oft ist gerade die Nähe ein Teil des Problems: Sie erhöht die Anspannung und triggert damit den Gefühlsanteil, der mit nicht verarbeiteten Situationen verbunden ist.

Anleitung

„Lassen Sie uns mal sehen, was es zu der Situation mit Ihrem Mann gerade für Stimmen oder Gefühle in Ihnen gibt. Aha, da ist diejenige, die sich trennen will. Soll ich das so aufschreiben? Dann ist da die Traurige, kann die so heißen? Eine will bei ihm bleiben, weil er so nett sein kann, die hat Sehnsucht nach ihm, sagen Sie. Soll ich ‚die Sehnsüchtige' schreiben? Die Wütende, die darf auch nicht fehlen? Aber für die Kinder wäre der Vater wichtig, meinen Sie, das ist ‚die Mutter'?"

„Wie können Sie diesen Teil von sich nennen?" Die Namensgebung ist oft der erste Schritt zur Kontaktaufnahme, zur Anerkennung dieses inneren Anteils als etwas ganz Eigenem. Wenn wir die Teile als eigene Wesen betrachten, macht es Sinn, ihnen Namen zu geben und sie mit diesen Namen anzusprechen. Wer von uns würde schon gerne in einem ersten Kontakt mit „hey" oder „du da" angesprochen werden? Aus demselben Grund sollten diese Namen, wenn möglich, einen angenehmen Klang haben, selbst wenn das, was ein bestimmter Teil tut, eher als unangenehm wahrgenommen wird. Wir gehen schließlich davon aus, dass jeder Teil nur das Beste für das Ganze möchte. Vergegenwärtigen Sie sich die Vorannahme, dass jeder innere Anteil für etwas gut ist, auch wenn wir zu Beginn der Arbeit oft noch nicht wissen, wofür.

Suchen Sie nach einfachen **Namen für die Anteile**, das kann im Zweifelsfall auch ein Titel sein, der erst einmal negativ besetzt ist. Der lässt sich im Laufe der Arbeit ja verändern. Dann wird z. B. aus einem *Nervenbündel* die *Fürsorgliche,* wenn sich herausstellt, dass dieser Teil vor Konfliktsituationen schützt. Gehen Sie davon aus, dass Sie in einer aktuellen Konflikt- oder Ambivalenzsituation immer mehr als zwei Anteile finden, oft sind es fünf oder sechs, manchmal auch mehr. Bestätigen Sie Ihrer Klientin, dass das völlig normal ist, es allen anderen auch so geht und dass sie jetzt nicht als verrückt oder multipel gelten muss.

Manche Klient*innen gehen sehr differenziert auf unterschiedliche Gefühlslagen und Stimmungen ein, da macht es dann auch Sinn nachzufragen, ob *die Sehnsüchtige* dieselbe wie *die Liebende* ist. Ihre Klientin wird das überlegen und abschätzen, Sie notieren nur.

12.2.3.2 Fragen zu den Teilen

Betrachten Sie nun die verschiedenen gefundenen Teile genauer und stellen Sie Fragen. Gerne können Sie die Reihenfolge variieren und noch zusätzliche Fragen stellen.

„Was tut dieser Teil?" – Mit dieser Frage soll klar werden, was die Aktivitäten dieses Teils sind. Wie macht er sich in der spezifischen Situation bemerkbar, wodurch fällt er der Klientin auf? In diese Sammlung gehören natürlich auch alle Aktivitäten dieses Teils, die die Klientin behindern oder ihr auf die Nerven gehen. Das ist schließlich die Motivation, sich damit zu beschäftigen, und braucht daher einen gebührenden Platz. Es kann deshalb auch sinnvoll sein, diese und die nächsten Fragen vor der Namensgebung zu besprechen, damit aller Groll und alle Frustration ihren Raum bekommen. Oft werden Sie das gar nicht fragen müssen, sondern die Klientin wird von sich aus erzählen.

„Wie geht es diesem Teil?“ – Wie mag es diesem Teil wohl mit dem gehen, was er da tut? Oft hilft diese Frage, um einen deutlichen Wechsel der Perspektive vorzunehmen. Vielleicht hat die Klientin den Teil eher als störend oder behindernd empfunden. Wenn sie sich jetzt fragt, wie es diesem Teil in ihr geht, muss sie ihre bisherige Position verlassen. Das Interesse kann wachsen. Vielleicht hat die Klientin einen Teil ausgemacht, der ihr Schmerzen bereitet, die sie als sehr unangenehm erlebt und die sie in ihrem Alltag stark behindern. Bei der Frage, was der Teil tut, kommt dieser Aspekt zur Geltung, und die Klientin kann zunächst noch in ihrer Position des „Opfers“ dieses Anteils bleiben. Bei der Frage, wie es dem Teil geht, muss sie eine andere Position einnehmen. Die Klientin kann versuchen, sich in den Teil hineinzuversetzen, oder sie kann ihn direkt fragen, wie es ihm geht. Auch die Frage danach, wie ein Anteil sich von der Klientin gesehen oder vernachlässigt fühlt, erschließt neue Aspekte.
Es geht in dieser Arbeit nicht um die Beziehung der Teile untereinander, sondern um eine Befähigung der betrachtenden Person zur Reflexion und Übernahme von Verantwortung. Die Teile untereinander in Beziehung zu setzen lenkt davon eher ab.

„Wie alt fühlt sich dieser Teil an?“ – Diese Frage erschließt der Klientin und uns, aus welchem Alter die Gefühle stammen. Meist kommen an dieser Stelle auch unversorgte Kinder und Jugendliche zum Vorschein. Traumatheoretisch betrachtet tauchen hier die nicht integrierten Gefühle aus einer anderen Zeit auf, die oft einen sehr wichtigen Funktionswert im Alltag bekommen haben. So reagiert zum Beispiel die Sechsjährige, die in einer Trennungssituation viel Verantwortung für die Geschwister übernehmen musste, immer dann, wenn unübersichtliche Situationen wieder Verantwortungsübernahme erfordern. Mitunter tauchen hier aber auch sehr angenehme unterstützende Kindheitszustände auf.

Die Frage nach dem Alterserleben ist eine der wesentlichen Interventionen zum Ordnen der Zeitlinie und zur Ausbildung des narrativen Gedächtnisses, also zur Einordnung von Ereignissen in die eigene Geschichte. Gleichzeitig wird an dieser Stelle deutlich, dass sich unversorgte Gefühle auch in Alltagskontexten wiederfinden, wo sie eigentlich nichts verloren haben. Da sie aber bisher nicht zeitlich eingeordnet wurden, finden sie immer wieder Anlässe, die sie triggern. Die Teilearbeit kann so direkt zur Inneren-Kind-Arbeit führen (siehe 12.3), durch die das alte Gefühl eingeordnet, nachgenährt und in der Gegenwart versorgt werden kann. Und es wird auch hier noch einmal deutlich, weshalb eine ständige Kontrolle der Hier-und-jetzt-Orientierung ratsam ist.

Es gibt aber mitunter auch Teile, denen ein wesentlich höheres Alter zugewiesen wird, als es die Person vor uns erreicht hat. Vielleicht sind das Eindrücke von anderen Erwachsenen oder ein Erleben aus einem ganz frühen Alter, in dem Zeit noch keine Rolle spielte – arbeiten Sie damit. Es geht nicht um Fakten, sondern um gefühlte Zuordnungen und um Möglichkeiten, damit umzugehen.

„Welche Fähigkeiten hat dieser Teil, was kann er gut?" – Hier geht es darum, die Fähigkeiten ausfindig zu machen, die mensch auch im Hinblick auf eine Lösung nutzen könnte. Manchmal verbergen sich solche Fähigkeiten hinter einem unerwünschten Verhalten. Der Teil, der immer wieder zu dem Mann zurückwill, obwohl absehbar ist, dass er wieder zuschlagen wird, kann vielleicht Nähe zulassen, weich sein, sich entspannen. Das eine macht das andere nicht wett. Aber das dahinterstehende Bedürfnis zu erkennen ist ebenso wichtig, wie der Fähigkeit einen Platz zu geben, der für die Gesamtperson nicht so zwiespältig ist.

„Wofür ist dieser Teil wichtig?" – Jeder Teil hat einen Auftrag im inneren Gefüge der Person, ist wichtig für deren Überleben und Einfinden in der Welt. Das ist eine Behauptung, zugegeben. Aber sie hilft herauszufinden, wie mensch auch mit solchen Kandidat*innen umgehen kann, die auf den ersten Blick „unmöglich" erscheinen. Die Fähigkeit der Sehnsüchtigen zu Entspannung und Vertrauen ist vielleicht eine wichtige Voraussetzung dafür, sich in der Welt wohlzufühlen und Kontakte aufnehmen zu können. Wenn das anerkannt wird, können wir gemeinsam überlegen, wie diese Fähigkeit genutzt werden kann, ohne immer wieder zu Selbstschädigung zu führen. Es lohnt, gemeinsam zu überlegen: Wofür kann ein aggressiver Anteil wichtig sein, ein selbstverletzender, ein ängstlicher, ein ich sich verschlossener, ein geiziger, ein strafender oder immer wieder kritisierender Teil? Welchen wichtigen Beitrag leisten sie für das System?

„Was möchte der Teil eigentlich?" – Wenn er könnte, wie er wollte, was würde der Teil dann gerne tun? Wenn der Kritiker nicht mehr die Aufgabe hätte, durch Abwertung ein inneres Gleichgewicht in der Person zu stabilisieren oder die wohlvertraute Stimme der abschätzigen Mutter zu vertreten, was würde er lieber machen? Wenn die Ängstliche nicht mehr wie seit Jahrzehnten ein Familiengeheimnis verstecken müsste, was würde sie gerne tun?

Und damit verbunden ist die Frage: ***„Was braucht der Teil von Ihnen (der Klientin)?"*** Wo kann die Klientin außerhalb der destruktiven Beziehung das Vertrauen und die Nähe herstellen, die die Sehnsüchtige braucht? Welche Vorsorge kann die

Klientin treffen, um die Ängstliche zu beruhigen? Wie kann die Klientin sich besser abgrenzen, damit der Kritiker sich entspannt zurücklehnen kann?

Die Klientin wird durch die Distanzierung befähigt, Verantwortung für die eigenen Anteile zu übernehmen. Indem alle einzeln befragt und untersucht werden, wird klarer, was sie tun kann, um Bedürfnisse der einzelnen Teile zu erfüllen, die bisher mit destruktiven Handlungen verbunden waren. Es geht also nicht nur um Distanz und Verständnis, sondern um die Ermöglichung der Handlungsfähigkeit und Kontrollerfahrung gegenüber sich selbst. Die Klientin wird vom Opfer ihrer Anteile zu deren Unterstützerin und zu einer, die wichtige Entscheidungen treffen lernt, um die in Not geratenen Teile zu entlasten. Am deutlichsten wird dies in der Arbeit mit Inneren Kindern (siehe 12.3).

Wenn Sie die Teilearbeit nutzen und mit der Klientin an all diesen Fragen arbeiten, dann lassen Sie sich Zeit. Vieles lässt sich nicht auf die Schnelle beantworten und braucht Platz zum Nachsinnen und Spüren. Schon während der Arbeit mit den Fragen werden Ideen für Veränderungen auftauchen, und so manche Sichtweise der Klientin wandelt sich wie nebenbei. Bleiben Sie flexibel und passen Sie Ihre Arbeit immer wieder den Erfordernissen der neuen Situation an. Geht es heute darum, andere Teile genauer kennenzulernen oder geht es zunächst darum, etwas für den verängstigten Kleinen zu tun, der in der letzten Sitzung aufgetaucht ist? Lassen Sie die Klientin Richtung und Tempo der Arbeit bestimmen. Manche der Fragen klingen simpel und können doch eine Menge auslösen.

Die Technik ist nicht ziel-, sondern prozessorientiert. Im Prozess geht es um Verständigung und Verantwortungsübernahme. Das Ziel ist nicht die Lösung der Ausgangssituation, die meist in den Hintergrund rückt, weil andere Aspekte deutlicher werden. Die Übung hilft insofern oft genau dann, wenn Situationen festgefahren sind oder wenig Alternativen sichtbar werden. Sie eröffnet Räume, indem Sie die Komplexität erhöht, aber auch Struktur für neue Suchbewegungen gibt.

12.2.3.3 Abschluss

Zum Ende der Sitzung besprechen Sie mit der Klientin, ob und wie sie mit dem oder den Teilen, die aufgetaucht sind, weiter Kontakt halten möchte. Ermuntern Sie sie, gegebene Versprechen *(„Ich werde mich öfter mit meiner Schwester unterhalten“)* auch einzuhalten. Vielleicht ist das der wichtigste Aspekt der Teilearbeit: Die Teile (und damit sich selbst) zu behandeln wie reale Gegenüber, sie ernst zu nehmen und ihnen mit Respekt und Wertschätzung zu begegnen, auch wenn ihr Verhalten nicht immer nachvollziehbar ist.

12.2.4 *Wie geht es danach weiter, was sind mögliche Auswirkungen?*

Wenn es nur um einen Aspekt geht, der aus einer anderen Sicht betrachtet werden soll, kann die Teilearbeit nach einer Sitzung abgeschlossen sein. Oft ist es aber so, dass sie, einmal begonnen, zu einem wesentlichen beraterischen und pädagogischen Instrument wird. Sie können dann immer wieder den Stand der Dinge abfragen und die weitere Beziehungsgestaltung unterstützen. Achten Sie aber darauf, dass Sie die Klienten nicht auf ihre Teile festlegen. Das Innenleben verändert sich, nehmen Sie also die jeweilige Betrachtung als Momentaufnahme in einem fortdauernden Prozess.

12.2.5 *Welche Schwierigkeiten können auftauchen, und wie kann ich damit umgehen?*

Die Klientin identifiziert sich immer wieder mit einem inneren Anteil.

In solchen Fällen sollten Sie zunächst sicherstellen, dass die Klientin ausreichend im Hier und Jetzt orientiert ist, und sie im Zweifelsfall bei der Reorientierung unterstützen. Vergrößern Sie den Abstand zum Flipchart, unterstreichen Sie die Distanz. Fragen Sie nach, ob Sie weitermachen oder sich erst einmal um den Anteil kümmern sollen. Gehen Sie zur Inneren-Kind-Arbeit über.

Der Klient kann mit der Teile-Metapher nichts anfangen.

Probieren Sie es mit anderen Ausdrücken, z. B. Seiten, Tendenzen, Interessen, Intentionen, Gefühle. Fragen Sie den Klienten, wie er das nennen würde, was in ihm streitet, und nutzen Sie seine Wortwahl: „Okay, Ihr Ich, das Es und Ihr Über-Ich. Ich schreib das mal auf, dann können wir uns ansehen, was die tun und wollen und wozu das wichtig sein könnte, in Ordnung?"

12.2.6 *Besonderheiten im Kontakt*

12.2.6.1 Kinder

Nehmen Sie für Kinder Puppen, Tiere oder andere Gegenstände zur Hilfe. Arbeiten Sie weniger abstrakt, nutzen Sie die Bonbonaufstellung (siehe 13.3) oder arbeiten Sie nur mit einzelnen Anteilen. Sie erarbeiten so eher eine Übersicht anlässlich einer konkreten Situation: „*Dann sind da also die Toni und die Zicke. Was will denn die Zicke eigentlich? Was könnte die brauchen? Die Mama soll sich um die kümmern?*

Kann denn die Toni der Mama sagen, dass die Zicke sie braucht, wenn die Zicke das nicht selbst kann?" Das erlaubt ein konkreteres Arbeiten, und Sie können kindgerecht die obigen Fragen einbauen. Und natürlich können und sollen Kinder nicht alle Verantwortung für sich selbst übernehmen. Aber sie könnten überlegen, wen sie um Hilfe bitten können.

12.2.6.2 Jugendliche

Jugendliche können von der Teilearbeit profitieren, wenn die Übernahme von Verantwortung für sich und für andere ein akzeptables und erreichbares Ziel ist. Dabei ist die Arbeit mit Jugendlichen unserer Erfahrung nach ein guter Gradmesser für die eigene Transparenz und Erdung. Machen Sie die Übung lieber nicht, wenn es Ihr Interesse ist, einen der Teile auf bestimmte Weise zu beeinflussen oder zu unterstützen. Jugendliche brauchen oft eine deutlichere Unterstützung in der Suche nach den Vorzügen und Fähigkeiten auch unliebsamer Tendenzen in sich, sind aber meist sehr erleichtert, dass auch diese Teile nicht nur verdammt werden müssen. Das Arbeiten am Flipchart hat sich hier bewährt.

12.2.6.3 Kognitiv anders strukturierte Menschen

Unsere Empfehlungen für diese Arbeit überschneiden sich mit denen für die Arbeit mit Kindern (siehe 12.2.6.1).

12.2.6.4 Gruppen

Die Einführung des Sprechmodells von unterschiedlichen Teilen in einer Person eignet sich sehr gut für die Arbeit (und die Lösung von Konflikten) in Gruppen. Die Überlegungen, was welcher Anteil wohl beitragen möchte und brauchen könnte, wird eher exemplarisch stattfinden, kann aber gut als Gruppen-Talk genutzt werden. Die differenzierte Betrachtung der Anteile, wie oben beschrieben, sollte in der Einzelarbeit stattfinden.

12.2.6.5 Andere Kulturkreise

Fragen Sie Menschen, die aus anderen Kulturkreisen kommen, ob es dort Bilder oder Vorstellungen gibt, die denen der Teilearbeit entsprechen. Fragen Sie nach Metaphern für innere Vorgänge, analog zu den Ideen vom inneren Team oder inneren Parlament.

12.2.7 *Transkript*

Die Jugendliche kommt zur zweiten Beratungssitzung. Sie kann sich nicht entscheiden, ob sie noch ein Jahr in der Wohneinrichtung bleiben oder schon jetzt den Sprung in die eigene Wohnung wagen soll.

BERATERIN (hat mit dem Team geklärt, ob beide Optionen auch möglich sind): Das hört sich so an, als gäbe es da mindestens zwei in dir, eine, die bleiben will und die Wohngemeinschaft noch ein Jahr genießen, und eine, die den Sprung in die Selbstständigkeit jetzt schaffen will.

KLIENTIN: Ja genau, einerseits ist es so klasse hier gerade mit der WG-Besetzung und den Betreuern, und andererseits bin ich allmählich so ungeduldig, will einfach raus und es alleine schaffen.

B: Es gibt also einen ungeduldigen Teil, der alleine klarkommen will?

K: Ja, ich wohn jetzt schon so lange in der Wohngemeinschaft, und ich hab das Gefühl, es reicht allmählich.

B: Die sagt, es reicht allmählich, was ist das für eine, was will die denn?

K: Die hat Sehnsucht nach Freiheit, die will selbst entscheiden, unabhängig sein, sich nicht ständig rumstreiten, wer das Klo putzen muss.

B: Wenn du der einen Namen geben würdest, wie würdest du sie nennen?

K: Einen Namen?

B: Ja, einen Namen, eine Überschrift, einen Titel, der ihre Qualität deutlich macht?

K: Die Freiheitsliebende.

B: Die Freiheitsliebende. Und die andere, die, die Wohngemeinschaft noch genießen möchte, was ist das für eine, was will die?

K: Die hat einfach das Gefühl, es wäre völlig bescheuert, jetzt zu gehen, wo endlich mal gute Leute hier wohnen und die blödeste Betreuerin weg ist. Stattdessen ist jetzt eine da, die anscheinend ganz okay ist.

B: Bleib mal dran, was ist das für eine in dir, die bleiben möchte?

K: Eine ... Genießerin! Ja genau, das ist es, eine Genießerin, die sich das jetzt auch mal gönnen will nach dem ganzen Scheiß in den letzten Jahren, nach all dem Zoff, endlich mal Ruhe.

B: Ist das okay, wenn ich mal aufschreibe, was da für Anteile in dir sind? (Geht ans Flipchart.)

K: Von mir aus.

B: Also, ich schreib erst mal oben drüber, worum es geht. Ist das okay, wenn ich schreibe „Umgang mit der Wohnsituation"? Dann haben wir das immer im Auge, aber du legst dich noch nicht fest, okay?

K: Okay, das passt.

B: Gut, dann lass mal sehen, wer da alles ist (malt ein paar Kreise). Ich lass mal noch Platz, wer weiß, wer da noch alles auftaucht. Da haben wir die *Freiheitsliebende* (schreibt den Namen in einen Kreis) und die *Genießerin* (schreibt den Namen in einen anderen Kreis). Wen gibt es da noch?

K: Also eigentlich hab ich auch ganz schön Angst vor dem Alleine-Wohnen. Ich war ja immer mit anderen zusammen. War zwar nicht so toll meistens, aber es war immer jemand da, Mitbewohner*innen, Betreuer.

B: Die da jetzt spricht, was ist das für eine?

K: Eine, die total aufpassen will. Die Angst hat, dass wieder irgend so ein Scheiß passiert.

B: Wie würdest du die nennen?

K: *Caro,* so hat mich meine Mutter damals genannt.

B: (Trägt das ein.)

K: (Schaut ins Leere, die Augen werden feucht.)

B: Hey, bist du noch da? Steh mal auf, ja? (Steht selbst auch auf.) Spürst du deine Füße?

K: Ja, die Außenkante auf dem Boden, ich weiß schon. 5.

B: Also noch ein bisschen rumlaufen? Besser den Igelball drunter?

K (nickt, nimmt sich den Igelball, bewegt den Ball unter dem Fuß ein bisschen): 6, ist okay ...Das fühlt sich so klein, so hilflos, so beschissen (bleibt stehen, der Ball rollt weg), das ist so ... (weint).
B: Mach mal langsam, okay, Du bist 18, wo ist der Igelball? (Sie holt den Ball, gibt ihn K., macht das Fenster auf.) Wo bist du auf der Skala?
K (dehnt sich vor dem Fenster, atmet): 8, jetzt ist wirklich 8.
B: Und was ist für dich 18? Was war dein Anker für die Erwachsene?
K (lacht kurz auf): Das Stachelhalsband, das ich von Tina zum Geburtstag gekriegt hab, zum Scherz, damit ich mich von niemandem mehr gängeln lasse.
B: Prima. So, noch mal zur Übersicht: Du nützt der Kleinen nur was als kompetente 18-Jährige, an die sie sich auch wenden kann und von der sie Unterstützung bekommt. Deshalb hab ich dich aus dem Gefühl geholt, weißt du das noch?
K: Ja, alles klar, jetzt bin ich da.
B: Prima.
K: Ja, was war das denn jetzt?
B: Na du hast Kontakt aufgenommen mit einem kleinen Mädchen in dir und bist nur etwas zu nah rangegangen. Erinnerst du dich an die Zeitlinie und das grüne Hier und Jetzt, was ich beim letzten Mal aufgemalt habe?
K: Ja.
B: Das ist so ein Beispiel dafür: Nur wenn du gut im Hier und Jetzt bist, kannst du dich kümmern um die Teile von dir, die was von dir brauchen. Das klappt aber nur, wenn du den Unterschied klar hast. Du bist 18, nicht zwei oder drei.
K: Ja, das heißt, ich soll im Hier und Jetzt bleiben, damit ich dann vielleicht was tun kann für die Kleine?
B: Genau. Bleib einfach stehen. Den Igelball hast du ja. Und ich schreib hier aufs Flipchart oben nochmal „Stachelhalsband“, ist das okay? Damit du dran denkst, dass du 18 bist. Und jetzt schaun wir einfach, wer da sonst noch so ist, okay? Soll ich für die Kleine Caro aufschreiben? Füße sind noch deutlich da? Sollen wir uns um Caro kümmern oder erst mal schaun, wer da sonst noch so ist? Wir haben ja auch in den nächsten Tagen noch Zeit.
K: Die Füße sind auf 8. Nein, lieber erst mal sammeln. Da ist noch eine, die sagt: „Pass auf, was du tust, sei vorsichtig.“
B: Okay, eine, die dich warnt?
K: Ja, genau.
B: Wie würdest du die nennen?
K: Vielleicht die *Vorsichtige*.
B: (Schreibt ans Flipchart: die *Vorsichtige*.)
K (zögert): Da ist noch eine, ich weiß nicht genau, eine, die ganz klar ist, die alles im Blick hat, die fühlt sich aber älter an als ich (staunt), aber das geht doch gar nicht, oder?
B: Doch, klar geht das, du kennst ja auch ältere Menschen. Wie würdest du die nennen?
K: Die Klarheit.
B: Die Klarheit also (schreibt den Namen auf), gut. Wie alt ist sie ungefähr, was würdest du sagen?
K: Ziemlich alt, 35?
B: 35 (schreibt das Alter dazu). Okay, schau noch mal hin, sind das alle?
K (schaut auf die Namen an der Tafel, überlegt): Ich glaube schon.
B: Gut, wie ist das bei den anderen mit dem Alter (zeigt auf die Teile, hinter deren Namen noch kein Alter steht)?
K: Ich weiß gar nicht genau, Caro ist ganz klein, zwei oder drei vielleicht.
B: Okay, schreib ich hin. Und du bleibst hier, okay?
K: Ja, alles gut, ich bin 18 und hab ein Stachelhalsband.
B: Und wie alt fühlen sich die anderen an? Die Vorsichtige zum Beispiel?

K: Die ist so 14, glaube ich. Die Genießerin ist auch ziemlich klein, vielleicht sieben, aber der geht es ganz gut. Die Freiheitsliebende ist zehn, glaube ich, die erinnert mich an eine Reise mit der Schule. Und die Vorsichtige ist so alt wie ich jetzt.

B: In Ordnung. Wär das okay, wenn wir jetzt für jeden dieser Teile von dir noch mal ein paar Sachen zusammentragen und sammeln und ich die noch aufschreibe?

K: Klar, was denn?

B: Vielleicht als Erstes: Was ist jeweils der Job der verschiedenen Teile, wofür ist jede wichtig? Wenn wir davon ausgehen, alle haben was beizutragen, alle sind wichtig, alle wollen nur das Beste für die ganze Frau, von der sie ein Teil sind, was ist das dann?

K: Also die Genießerin, die will, dass wir uns ausruhen können, noch ein halbes Jahr oder ein Jahr genießen hier, es locker angehen lassen ... Die Freiheitsliebende, die will raus, ihr eigenes Ding machen, selbstständig sein ... Die Vorsichtige, hmm, der ist wichtig, dass ich aufpasse, dass alles gut läuft, oder so.

B: Dass du auf dich aufpasst oder was?

K: Ja, dass ich mich nicht mit irgendwelchen Vermietertypen allein in einer Wohnung treffe und so.

B: Okay.

K: Und irgendwie scheint die mit der Kleinen auch was zu tun zu haben, als ob sie auf die auch aufpassen würde.

B: Auf Caro.

K: Ja, als wenn da sonst keiner wäre, oder nie einer war ... (Blick geht ins Leere.)

B (mit fester Stimme): Hiergeblieben, Carla, schau mich mal an! (schaukelt mit den Füßen)

K (seufzt): Ja, okay, hallo, das zieht mich so. Ich spür die Füße wieder, alles klar, bin bei 8.

B: Also die Vorsichtige hat den Job, auf die Kleine aufzupassen?

K: Sieht ein bisschen so aus.

B: Und die Klarheit?

K: Puh, die steht so über den Dingen, behält den Überblick.

B: Also eine, die dafür sorgt, dass du eine Haftpflichtversicherung hast, dich rechtzeitig ummeldest, so Sachen?

K: Ja, aber auch noch so im Alltag, dass ich meine Sachen plane und auf die Reihe kriege statt im Chaos zu versinken, das ist deren Ding.

B: Und was glaubst du, wer von denen kann gerade was von dir gebrauchen?

K: Ich geh mal ein Stück weiter nach hinten?

B: Ja, super, du sorgst selbst für dich, klasse. Schau dir die Gruppe hier auf dem Flipchart ruhig mit genug Abstand an. Was glaubst du, wer braucht was von dir?

K: Na, die Caro ja auf jeden Fall. Aber die Vorsichtige auch, ich glaub, die hat einen ganz schön anstrengenden Job.

B: Also sieht es im Moment so aus, dass Caro und die Vorsichtige diejenigen sind, die von dir was gebrauchen können?

K: Ich glaube, die Vorsichtige braucht Unterstützung. Vielleicht hilft es, wenn ich mal zu dem Mieterverein gehe, von dem du erzählt hast, und mir die Beratungsstelle anschaue, die in der Gegend ist, wo ich hin will. Aber vermutlich hängt das auch noch mehr an Caro, ob ich ausziehe oder nicht.

B: Dann schaun wir uns beim nächsten Mal an, was du für sie tun kannst, okay? Und jetzt überlegen wir uns erst mal, wo sie gut untergebracht sein kann bis dahin. Das sollte schon ein bisschen weg sein von dir, damit du und die Vorsichtige erst mal in Ruhe die Woche machen könnt. Aber sie muss sich da auch ganz wohlfühlen. Du hast ja selbst einen Wohlfühlort und weißt, wie so was aussieht. Was für einen könntest du dir denn für Caro vorstellen? Da müssten dann natürlich auch noch Erwachsene oder Jugendliche oder verlässliche andere Wesen oder Tiere sein, sie ist ja noch so klein. Wir überlegen uns jetzt also noch einen sicheren Ort für die Kleine (vgl. 11.1), und dann erzählst du mir noch, was die Woche über ansteht, okay?

12.3 Arbeit mit dem Inneren Kind

Kinder sind wunderbar. Mensch kann mit ihnen lachen, dumme Sachen machen und viel von ihnen lernen. Einerseits. Aber manchmal rauben sie einem den letzten Nerv, lassen uns nicht schlafen oder nörgeln die ganze Zeit, weil sie selbst nichts mit sich anzufangen wissen. Vor allem Kinder, denen es schlecht geht, können andererseits auch ganz schön anstrengend sein.

Das sind die Kleinen, die nie genug, nie das Richtige bekommen haben; die geprügelt, vergewaltigt, vernachlässigt wurden, denen mensch immer gesagt hat, wie dumm sie sind, die mensch hat schreien lassen, die essen mussten, was auf den Tisch kommt, an die Heizung gefesselt wurden oder immer lieb zu Papa sein mussten. Wir bewundern die Menschen, die freiwillig solche Kinder aufnehmen, sich ihnen mit viel Geduld widmen. Im Lauf der Auseinandersetzung mit den eigenen unverarbeiteten Belastungen tauchen sie oft ganz nah neben und in uns auf, die alten Gefühle, um die sich nie jemand gekümmert hat. Auf einmal fühlen wir uns selbst wie jene kleinen Kinder: alleingelassen, verraten, hilflos, ausgelaugt, misstrauisch.

Dann ist es an der Zeit, dass wir als Erwachsene eine neue Aufgabe übernehmen: Uns um die inneren kleinen Kinder zu kümmern, die wir einmal waren. Denn wer sonst soll es tun? Wer sonst ist so zuverlässig wie wir? Und weil es meist nicht nur eines ist, sondern es sich um unterschiedliche Zustände (EPs, emotionale Persönlichkeitsanteile, siehe 4.7.1) in verschiedenen Altersstufen handelt, haben wir manchmal einen ganzen Schwung davon zu versorgen. Wie soll das gehen?

Das Innere Kind bezeichnet Herangehensweisen an die eigene Geschichte, die zum ersten Mal von Erika J. Chopich und Margaret Paul (1993) und John Bradshaw (1992) so benannt wurden und worunter oft eine Bemutterung im Inneren, in der Vorstellung zu verstehen ist. Manchmal ist damit gemeint, dass die Kinder imaginativ aus der alten Situation geholt werden (Kahn 2010), und oft wird die Technik mit der Theorie der Ego-States (Watkins & Watkins 2008) verknüpft. Die Arbeit mit dem Inneren Kind ist eine Sonderform der Teilearbeit. Diese Übung kann sehr unterschiedlich gestaltet werden, wir bevorzugen eine nach außen gewandte Form. Das Kind wird dabei externalisiert, also im Raum vorgestellt, und ist so ein direktes Gegenüber der Erwachsenen im Hier und Jetzt. Die große Herausforderung besteht darin, die Verantwortung für dieses Kind zu übernehmen, ihm zu bedeuten, dass die Vergangenheit vorbei ist und sich nun jemand zuständig erklärt, sich um das Kind zu sorgen. Mit all seinen Bedürfnissen und Verletzungen. Wer anders als die Erwachsene selbst sollte das tun?

12.3.1 *Wann, warum und wie? – Rahmenbedingungen der Übung*

Ziel der Übung

Erwachsene und Kinder haben unterschiedliche Ziele, die sich ergänzen können, wenn alle zum Zuge kommen. Das Ziel der Übung ist, den Erwachsenen zu befähigen, Verantwortung für sich zu übernehmen, die alten Wunden durch diese Fürsorge zu schließen und so eine Integration zwischen Erwachsenem (im Vollbesitz der Denker*in und der nachnährenden Säugetierfähigkeiten, siehe 5.4.1) und Kind (das in der nicht zu verarbeitenden Situation auf das Häschen reduziert war) herzustellen. Die Kontrollerfahrung wird gefördert, die Selbstregulierungsfähigkeit enorm unterstützt.

In der Arbeit mit dem Inneren Kind ist der Kontrollgewinn eng gekoppelt an die Übernahme von Verantwortung. Durch das Sortieren von vernachlässigten Kindern und älteren Anteilen werden Bedürfnisse unterschieden und den Beteiligten werden Plätze zugewiesen. Die Kinder müssen versorgt und die erwachsene Klientin muss darin bestärkt werden, die Verantwortung zu übernehmen.

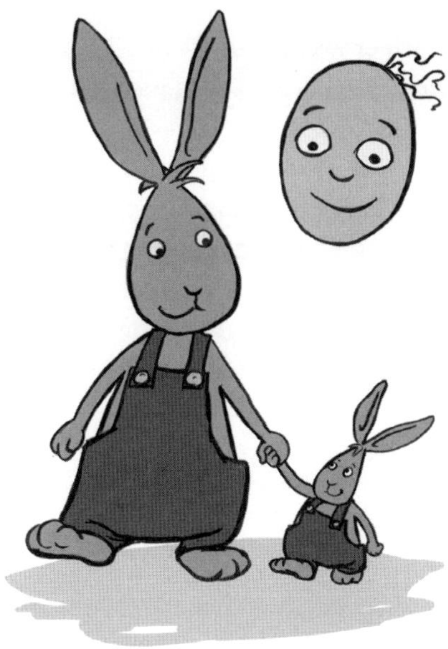

Abbildung 12.2: Die Arbeit mit dem Inneren Kind fördert die Selbstfürsorge und Affektregulation

Sinn der Übung

Dadurch, dass die „erwachsene Seite“ lernt, Unterschiede zwischen einem kompetenten Hier-und-jetzt-Bezug und den alten Gefühlen zu machen, und „die Kinder“ beachtet, gesehen und versorgt werden, passiert einiges: Die Spannungskurve wird ausgeglichen, der Körper wird beruhigt, die nicht integrierte emotionale Belastung des Kindes wird verarbeitet, neue Kompetenzen im Alltag übernehmen die bislang von Kindern besetzten Funktionen. Situationen, die bisher immer durch ein Abrutschen in alte Verhaltensmuster geprägt waren, können auf einem altersangemessenen Niveau bewältigt werden. Die Beziehungen zu anderen werden nicht mehr „von den Kindern“, sondern zwischen Erwachsenen geregelt. So können auch andere Menschen endlich ein erwachsenes Gegenüber wahrnehmen. Das hat weitreichende Konsequenzen für die Beziehungen. Auch Schmerzen oder andere auftauchende Erinnerungen können nun weniger angstbesetzt als Erinnerungen der Kinder und des Körpers behandelt und dadurch besser integriert werden.

Situationen, in denen die Übung hilft

- Die Klientin rutscht immer wieder in alte Panik, wenn die Freundin droht, sie zu verlassen. In der Teilearbeit stellt sich heraus, dass in diesen Situationen eine Dreijährige getriggert wird.
- Der Jugendliche rastet immer wieder aus, wenn sein Mitbewohner getrunken hat. Auf Nachfrage findet der Erzieher heraus, dass der Fünfjährige dann an den betrunkenen Vater erinnert wird.
- Die Klientin hat immer wieder den Impuls, die Meerschweinchen der Tochter zu misshandeln, wenn es zu Hause zu Spannungen kommt. Ihr Vater hatte auf dem Bauernhof oft Tiere gequält, wenn sie dabei war. Sie selbst will das nicht tun.
- Alle Situationen, in denen sich eine alte Erinnerung über die heutige stülpt und die Stabilität und der Kontakt so gut etabliert sind, dass eine Vertrauensgrundlage besteht. Sie sollten auf jeden Fall die Möglichkeit haben, den Kontakt weiter zu halten und nachzufragen.

Raum- / Zeitorientierung der Klientin

Die Klientin muss zur Etablierung der Inneren-Kind-Arbeit im Hier und Jetzt orientiert sein. Nachfolgend kann die Übung dabei helfen, die Orientierung der Erwachsenen im Hier und Jetzt zu halten und dem emotionalen Erleben die Qualität einer Erinnerung zuzuweisen.

Kompetenzaufbau – in welchen Bereichen?

- Beziehungsaufnahme
- Bedürfniswahrnehmung, -regulierung
- Selbstfürsorge
- Aufbau der Zeitachse
- Spannungs- und Affektregulation
- Entwicklung neuer Handlungskompetenzen
- Flashback-Kontrolle

Anforderungen

Raum: Keine besonderen Erfordernisse; die Möglichkeit der Distanzierung sollte aber gegeben sein, deshalb lieber in offenen / größeren Räumen arbeiten.

Zeit: Zur Erklärung und Einübung sollte mensch sich eine Stunde Zeit nehmen. Je vertrauter der Gedanke (und die jeweiligen Kinder), desto weniger Zeit bedarf es später für die Trennung in emotionalen Kinderanteil und Erwachsenen. Für die Überlegungen zur Versorgung der Kinder braucht es in der Regel Zeit. Denken Sie an ausreichend Zeit für die Versorgung auftauchender unverarbeiteter Erinnerungen (Zwischenlager) und die Alltagsorientierung gegen Ende der Begegnung.

Material: Es ist kein Material erforderlich. Häufig finden die Klient*innen nachfolgend zu Hause oder draußen Gegenstände, die den einzelnen Kindern zugeordnet werden (Puppen, Bilder, Fotos) oder sie basteln / kaufen etwas zu deren Beruhigung (Kuscheltuch, Stofftier). Das kann angeregt werden, sollte aber in der Verantwortung der Klient*innen liegen. Wichtig ist die innere Haltung, nicht die materielle Versorgung!

Setting: Bezogener Arbeitskontakt; das kann im Gehen, im Stehen oder im Sitzen sein, auch ein Spaziergang eignet sich gut. Sorgen Sie für Zeit und ein ruhiges Miteinander.

Verlaufscharakter der Übung

Die Arbeit mit dem Inneren Kind ist unserer Erfahrung nach vor allem im Umgang mit komplex traumatisierten Erwachsenen eine der grundlegenden Techniken. Sie hilft bei der Orientierung in der Zeit, bei der Erstellung der eigenen Zeitlinie. Sie führt zu einer veränderten Beziehung zu sich selbst, lässt die Vergangenheit in anderem Licht erscheinen und hinterfragt Glaubenssätze und Selbstbilder. Die Technik verändert und verselbstständigt sich mit der Zeit. Ein Ende von Beratungssetting oder auch Therapie ist oft dann absehbar, wenn eine fürsorglich-liebevolle Selbst-

Beziehung im Bedarfsfall immer wieder aufgenommen werden kann. Das kann durchaus Jahre dauern, die Arbeit mit dem Inneren Kind wird oft sehr viele Male ein- und durchgeführt. Im weiteren Verlauf geht es immer wieder darum, wie in spezifischen Situationen Erwachsene und Kinder auseinandergehalten und versorgt werden und neu auftauchende Bedürfnisse wahrgenommen und versorgt werden können.

Dies ist keine Technik zur einmaligen Durchführung, sondern zum Einüben einer Grundhaltung gegenüber den (traumatisierten) Kind- oder Jugendlichenanteilen.

12.3.2 *Anleitung*

12.3.2.1 Allgemeine Einführung: Erläuterung des Konzepts

„Wir haben darüber gesprochen, dass Traumatisierung eigentlich einfach nur heißt, dass Sie bestimmte Erfahrungen nicht so verarbeiten konnten, wie Sie das normalerweise tun oder können sollten, weil es eben zu viel war, was da in dieser Zeit auf Sie eingestürmt ist. Weil das Leben weitergeht und immer weiter neue Dinge passiert sind, konnten Ihr Gehirn und Ihr Gefühl all die Erfahrungen nicht gut integrieren. Vielleicht war auch niemand da, der Ihnen dabei geholfen hat oder Sie hatten einfach andere Dinge zu tun, die in dem Moment wichtiger waren: Sie mussten weiter funktionieren, den Alltag bewältigen, sich in der Welt orientieren. Deshalb ist es oft so, dass die Erinnerungen aus dem noch nicht verarbeiteten Erleben auftauchen – ob nun in Bildern oder einfach körperlich oder als Gefühl –, wenn Sie am wenigsten damit rechnen. Manchmal auch gerade dann, wenn es Ihnen besser geht. Es ist, als ob die alten unverarbeiteten Dinge sich melden, wenn Sie entweder nicht so stabil sind und dadurch Ihr Nervenkostüm anfälliger ist für irgendwelche alten Hinweisreize. Oder Sie sind so stabil und ausgeglichen, dass sich irgendein Teil in Ihnen sagt: Jetzt bin ich dran, jetzt will ich auch gesehen werden.

Die Erinnerungen hängen immer an irgendeiner Entwicklungsstufe oder einem Lebensalter fest. Sie sind nicht einfach irgendjemandem passiert, sondern es hat Sie in einem bestimmten Alter getroffen. Wenn es sich um ganz frühe Erfahrungen handelt, dann hat eigentlich das Neugeborene, das Sie einmal waren, diese Erfahrung gemacht und nicht Sie als Erwachsene. Deshalb erinnern Sie diese Dinge auch nicht so, wie Sie sich an etwas erinnern, das gestern passiert ist. Sondern Sie haben keine Bilder und wissen nicht genau, was außen herum los war. Als Neugeborenes kann man Bilder noch nicht richtig unterscheiden und hat überhaupt keine Orientierung in Zeit und Raum. Das lernt man in den ersten Lebensjahren. Weil die Strukturen für die Speicherung von Erfahrungen erst ausgeprägt werden, ist das, was einem Neugeborenen oder kleinen Kind passiert, viel grundlegender und wichtiger als alles, was Ihnen später im Leben widerfährt. Wenn man als Neugeborenes Hunger hat, dann tut alles weh, und es gibt keine Hoffnung auf Änderung. Wenn man dringend Kontakt braucht und gewiegt werden will, damit der eigene Kreislauf in Gang kommt oder wenn das Hungergefühl weg sein soll, dann muss das jetzt passieren und nicht später. Denn ein Später gibt es noch nicht. Darum sind die frühen Erfahrungen so groß und fühlen sich so uferlos an, auch wenn wir sie aus heutiger Sicht für unwichtig halten. Wenn ein ganz kleines Kind Schmerzen hat und niemand da ist, der es hält und wiegt und ihm etwas vorsingt, dann ist das eine riesige, unendliche Erfahrung, die heißt: Schmerzen bedeuten Einsamkeit, der gesamten Organismus leidet, es gibt keinen Ausweg.

Im Lauf der Jahre entwickeln wir ein Gefühl für Zeit und Raum, entwickelt sich unser Hippocampus, der dafür zuständig ist und dessen Zusammenarbeit mit der Großhirnrinde. Auch wenn wir erst wenige Jahre alt sind, haben wir deshalb bereits ein Gefühl dafür, dass ein „Aua" auch wieder weggehen kann, wenn uns das jemand sagt, dem wir vertrauen. Und auch ein Erlebnis, das uns sehr erschrickt, kann einigermaßen gut verarbeitet werden, wenn unser Gehirn und unser Körper in den ersten Jahren Erfahrungen von Regelmäßigkeit und Ausgleich, von Geborgenheit und Halt, aber auch von interessanten neuen Reizen machen konnten. Wir können nachher zuhören, uns beruhigen lassen, wissen, dass jemand uns helfen wird, wissen, wem wir uns anvertrauen können.

Haben wir eine schwer zu verdauende Erfahrung erst im Jugendalter gemacht und vorher stabile nährende Beziehungen zu uns selbst und anderen aufbauen können, so wird auch hier viel Trauer und Integrationsarbeit nötig sein. Aber obwohl es uns scheint, als sei die Welt entzweigebrochen, werden wir nach einiger Zeit durch Fürsorge und langsam auch durch eine rationale Betrachtung dauerhaft andere Möglichkeiten haben, uns der Verarbeitung anzunähern.

Es sind also, so könnte man sagen, unterschiedlich alte Kinder und Jugendliche in uns, die traumatisiert wurden oder manche Erfahrungen nicht gut verarbeiten konnten. Sie reagieren z. B. immer noch wie das zweijährige Kind, das für eine dringende OP ins Krankenhaus gebracht wurde, wenn jemand Sie ganz plötzlich verlässt. Die Welt bricht für Sie zusammen, und es scheint keinen Weg zu geben aus der Einsamkeit. Da hilft es nicht, dass Sie wissen, dass die Mutter eigentlich gerne bei Ihnen geblieben wäre oder dass es anderen auch so ging. Es fühlt sich genau wie damals an. Und Ihr erwachsener Beziehungspartner, der doch nur für ein paar Tage beruflich wegfahren muss, kann gar nicht damit umgehen, weil er findet, Sie übertreiben maßlos.

Oder Sie werden immer ganz klein, wenn Ihr Chef Sie anspricht. Sobald er das Zimmer betritt und mit Ihnen reden will, wissen Sie rein gar nichts mehr. Das hat Ihnen schon die letzte Gehaltserhöhung verhagelt, noch einmal soll Ihnen das nicht passieren.

Wenn Ihre kleine Tochter krank ist und Sie deshalb zu Hause bleiben müssen, sie immerzu nach Ihnen ruft, quengelt, unbedingt in den Arm genommen werden will – dann möchten Sie am liebsten weglaufen. Weil Sie das nicht können, rasten Sie aus. Aber das wollen Sie eigentlich überhaupt nicht, und die Kleine tut Ihnen leid.

So oder ähnlich sieht das vielleicht bei Ihnen aus (Erzählen Sie doch mal!), und dann geht es darum, als Allererstes zu sortieren: Was von dem Verhalten, das Sie an der Stelle zeigen, gehört eigentlich in den aktuellen Kontakt, und was könnte aus einer ganz anderen Zeit stammen? Sie erinnern sich, wie wichtig es ist, Ihrem Hippocampus immer wieder beim Einordnen zu helfen. Was ist vorbei, und was ist aktuell angemessen? Damit auch die unverarbeiteten Ereignisse endlich einen Marker erhalten, der Ihrem Gefühl sagt: ‚Ach so, da taucht das wieder auf, das ist aber ein altes Gefühl.'"

Wir sollten also herausfinden, wie alt das Kind in Ihnen ist, das sich da immer wieder angesprochen fühlt. Dann kann die Erwachsene überlegen, was zu tun ist: Was braucht das Kind, und wie will ich als Erwachsene selbst reagieren? So bekommt das Kind endlich das, was es braucht, und die Erwachsene übernimmt ihre Aufgaben selbst.

*Damals mussten Sie Erfahrungen bewältigen, die für ein kleines Kind einfach nicht gedacht sind. Und außerdem war niemand da, der Ihnen geholfen hätte. Sie hätten jemanden gebraucht, der sagt: ‚Lass mal, ich regle das schon, geh du mal spielen oder such dir einen schönen Platz.' Aber den gab es nicht. Seitdem ist es immer so geblieben. Wenn etwas aus der alten Situation auftaucht, ist wieder das Kind da, und es ist wieder genauso alleine. Sie als Erwachsene können gar nicht mehr eingreifen, der alte Impuls ist immer stärker. Das Häschen steckt im Kinderkörper fest, Ihre Denker*in ist inzwischen groß, aber das Häschen ist schneller.*

Es bräuchte endlich jemanden, der dem Kind in Ihnen sagt: ‚Lass gut sein, das ist vorbei, lange schon. Lass uns eine schöne Wiese für das Häschen finden, und dann kannst du mit ihm spielen. Die Dinge in meinem erwachsenen Leben regle ich selbst.' Wer sollte ihm das sagen können, wenn nicht Sie?

Aber vielleicht denken Sie auch (zusammen mit dem Kind): ‚Ich will das aber von jemand anders haben. Mein Mann soll mich verstehen, mein Kind soll mich in Ruhe lassen, und der Chef kann endlich netter zu mir sein.' Da meldet sich das alte Gefühl. Natürlich hat sich das Kind gewünscht, dass die Erwachsenen sich sorgen, es liebevoll behandeln und nicht böse sind. Das ist aber nicht passiert, das ist vorbei. Das Kind hat damals nicht bekommen, was es hätte haben sollen. Das ist so und ist auch nicht mehr zu ändern. Aber heute ist es anders: Da ist jemand, der sich um das Kind kümmern kann, immer. Der nie mehr weggeht, der es niemals mehr im Stich lässt, der immer für das Kind sorgen kann. Das gibt's nicht? Doch, das gibt's: Das sind nämlich Sie!"

12.3.2.2 Umgang mit emotionalen Flashbacks im Alltag

Identifizieren Sie zunächst gemeinsam mit der Klientin die **Ausgangssituation**, also die, in der es gut wäre, für die Inneren Kinder oder eines von ihnen zu sorgen.

Beispiele:

- Die Klientin fühlt sich von ihrem fordernden dreijährigen Sohn bedrängt und reagiert aggressiv abweisend.
- Die Jugendliche fällt jedes Mal wieder in ein inneres Loch, wenn der Lehrer eine Klassenkameradin – wie sie meint – bevorzugt behandelt, und kann sich hinterher meist nur mit ritzen oder mit einem Fressanfall retten.
- Ein Klient wird gegenüber der Beraterin der Arbeitsagentur immer so schüchtern, dass sie ihn völlig falsch einschätzt und er nicht die angemessene Beratung erhält.

Das Modell der Arbeit mit dem Inneren Kind haben Sie im Beispiel oben in seinen Grundzügen bereits beschrieben. Jetzt fragen Sie konkreter nach:

Verankern des Hier-und-jetzt-Bezugs: *„So, bevor wir uns anschauen, was da in der Situation immer auftaucht, lassen Sie uns erst mal dafür sorgen, dass wir beide gut im Hier und Jetzt verankert bleiben. Wo nehmen Sie deutlich den Außenkontakt Ihres Körpers wahr? … Wo sind Sie auf der Skala* (siehe **Ressourcenbarometer**, 7.1)?"

Anker für das Jetztzeit-Alter: *„Und wie alt sind Sie jetzt eigentlich? Was steht in Ihrem Pass?* ***43?*** *Das wollen wir doch mal festhalten. Was gibt es denn, was Sie im letzten Jahr neu gemacht haben oder zum ersten Mal? Irgendetwas, das vorher noch keine Rolle in Ihrem Leben gespielt hat? Wenn wir so eine Assoziation haben und ich Sie daran erinnere, werden Sie auf jeden Fall schnell in die Gegenwart zurückgeholt. Das kann das neue Fahrrad sein. Oder … Sie haben das erste Mal den Arbeitsspeicher Ihres Computers selbst erweitert? Super! Was ist ein gutes Stichwort?* ***Arbeitsspeicher?***"

Identifizieren des jeweiligen Inneren Kindes: *„Okay, wenn Sie (43, Arbeitsspeicher) an die Situation denken, in der Ihnen das passiert ist – wie alt fühlt sich das an? Nein, gehen Sie nicht rein in das Gefühl, tasten Sie nur kurz hin: So zwei, drei, sagen Sie? Da sind Ihnen ja auch einige Dinge passiert, die das kleine Kind in Ihnen sicher nicht so einfach verarbeiten konnte. Jetzt taucht es in Situationen, die es an die Ereignisse von damals erinnern, wieder auf und versucht, noch einmal damit klarzukommen. Eigentlich ist das gar nicht seine Aufgabe, inzwischen gibt es ja Sie als Erwachsene. Aber lassen Sie uns doch mal anschauen, um wen es da geht. Wie deutlich nehmen Sie Ihren Außenkontakt wahr? Auf der Skala?* (Wechseln Sie in der Reorientierung zwischendrin beliebig zwischen Ressourcenbarometer und dem Anker für das Jetztzeit-Alter. Wenn die Reorientierung schwieriger wird, nehmen Sie gerne beide Mittel zur Hilfe.)

Externalisieren des Kindes: *„Wenn die Kleine jetzt hier bei uns im Raum wäre: Wo meinen Sie, wäre sie? Würde sie sich irgendwo verstecken oder uns aufmerksam zuhören? Wäre sie ganz schüchtern oder würde sie sich die Malstifte da hinten nehmen? Säße sie still oder würde sie nach draußen wollen? Lassen Sie sie mal einfach dahin gehen, wo sie hingehen würde, vielleicht mag sie gar nicht so nah an Sie ran …"*

Lassen Sie der Klientin Zeit – die Bilder entstehen manchmal schnell, manchmal dauert es. Sehen Sie in dieselbe Richtung wie die Klientin, blicken Sie sich selbst suchend im Raum um, wenn die Klientin noch in sich hineinschaut, seien Sie neugierig, wen Sie gleich kennenlernen werden.

„Wie sieht die Kleine denn überhaupt aus? Hatten Sie damals lange Haare? Waren die heller als jetzt? Und was hat sie an? Mochte sie Kleidchen? Wenn sie die Kleidung nicht mochte, die sie damals anziehen musste – dann ziehen Sie ihr mal schnell was anderes an, damit sie sich jetzt wohler fühlt. Jeans und einen Ringelpulli? Jetzt sieht sie schon zufriedener aus?"

Wer kennt wen? – Kontaktaufnahme: *„Okay, jetzt spielt sie da in der Ecke, und Sie schauen ab und zu hin: Kennen Sie die Kleine? Ja, schon? Aber kennt die Kleine auch Sie? Manchmal ist es nämlich so, dass die Kleinen immer wieder auftauchen in den Situationen, die sie an das alte Erleben erinnern, und eigentlich nie dazu kommen, die Erwachsene mitzukriegen, weil die dann immer schon verschwunden ist. Dann sind sie ganz erstaunt, dass da jemand ist, der viel älter ist und in einer ganz anderen Zeit lebt. Wie ist das nun mit Ihnen beiden?"*

Manchmal braucht es auch eine ganze Weile, ehe Erwachsene und Kinder sich aneinander gewöhnen. Gerade dann, wenn das Kleine sehr widerwärtige und schmerzhafte Dinge erlebt hat, ist es manchmal schwer, sich ihm zuzuwenden, weil es auch all die unangenehmen Gefühle in sich trägt. Da sollten Sie sich und Ihrer Klientin ganz viel Zeit lassen und vorsichtig sein, denn es hilft dem Kind und auch der Erwachsenen nicht, wenn sich wieder jemand nur aus Pflichtgefühl um das Kind kümmert. Wir haben schon Fälle erlebt, in denen ein aktiver Kontakt erst nach Jahren möglich war – und trotzdem macht die Innere-Kind-Arbeit einen Unterschied. Denn schon die Überlegung, dass es wichtig sein könnte, für das Kind anders zu sorgen, ist eine neue Erfahrung für alle Beteiligten. Und sichere Orte für Innere Kinder können auch eingerichtet werden, wenn eine eigene Fürsorge noch nicht möglich ist.

12.3.2.3 Erste Hilfe für Innere Kinder

Sich um Innere Kinder zu kümmern mag zunächst wie eine riesige, unlösbare Anforderung klingen, der sich die Klientin nicht gewachsen fühlt. Um dem vorzubeugen und erst einmal Ruhe ins innere Erleben zu bringen, haben sich zwei Schritte bewährt, die wir hier kurz beschreiben möchten. Weil sie einfach durchzuführen und dennoch hochwirksam sind, haben wir sie **Erste Hilfe für Innere Kinder** genannt.

12.3.2.3.1 *Innere Helfer*innen für Innere Kinder*

Zunächst kann es darum gehen, den Kindanteilen in Erwachsenen oder Jugendlichen (auch Innere Kinder genannt) eine Hilfe zur Seite zu stellen. Manchmal fühlt sich die Jugendliche oder Erwachsene auch einfach noch nicht dazu in der Lage, sich selbst um das Innere Kind zu kümmern. Oder er*sie hat gerade keine Zeit und will das Kind in sichere Hände geben, während er*sie selbst Dinge tut, die das Kind ängstigen würden. Das machen wir ja mit realen Kindern im richtigen Leben auch so, etwa mit Kitas, Pflegestellen oder Großeltern. Manchmal reicht in solchen Fällen ein sicherer Ort für die Kleinen. Oft ist es jedoch angemessener, wenn da auch noch angenehme Lebewesen sind.

„Wenn Sie das Kind noch nicht selbst versorgen können oder die Kleine noch kein Vertrauen zu Ihnen haben mag, wäre es nur eine zusätzliche Belastung, sich jetzt auch noch ein schlechtes Gewissen zu machen, nur weil Sie das Kind nicht in den Arm nehmen können, obwohl es das vielleicht bräuchte."

Auch hier stellt sich die Frage, für welche Situationen ein Helfer gebraucht wird: *„Wäre es gut, jemanden zu haben, der oder die einfach immer da ist für die Kleine? Oder geht es darum, ab und zu jemanden zum Spielen zu haben oder eine Art Babysitter?"* Jetzt geht die Erwachsene auf die Suche nach einer Inneren Helferin (siehe 11.5) für das Kind. So kümmert sie sich indirekt um das Innere Kind, wenn sie schon nicht selbst die Arbeit übernehmen kann. Die Suche nach der Inneren Helferin ist also keine Arbeit, die das Kind selbst tun sollte – es kann natürlich gefragt werden, wen es sich wünscht, aber entscheidend ist hier die Verantwortungsübernahme durch die Erwachsene. Wenn Sie die Suche durch Beispiele unterstützen, dann wählen Sie bitte immer mehrere, damit die Klientin sich nicht festgelegt fühlt. *„Wäre das eher so eine nette Oma oder ein Fußballtrainer oder doch lieber eine gute Fee oder eine Wald-Elfe? Vielleicht eine perfekte Pflegefamilie? Oder gar keine menschenähnlichen Wesen und besser Delfine oder Elefanten?"* Leiten Sie die Klientin dann an, sich vorzustellen, wie der ausgewählte Helfer mit dem Kind in Kontakt kommt und sich darum kümmert. Wenn der Kontakt zum Inneren Kind gut ist, kann die Klientin Kind und Helfer*in auch miteinander bekannt machen. Wenn es darum geht, jemanden für das Innere Kind zu haben, weil die Erwachsene noch keinen direkten Kontakt aufnehmen mag, übernimmt die*der Innere Helfer*in selbst die Kontaktaufnahme.

Interessanterweise funktioniert die Übung auch, wenn der Klient sich nur den Inneren Helfer vorstellt und ihn beauftragt oder bittet, sich um das Kind zu kümmern. *„Stellen Sie sich die Wald-Elfe jetzt vor, haben Sie sie vor Augen? Wie sieht sie aus? Weiß sie schon, was Sie von ihr möchten oder sollten Sie ihr das jetzt sagen? Ah, sie weiß es schon, in Ordnung. Dann kann sie ja jetzt zu dem Kind. Das möchten Sie alles gar nicht mehr so genau wissen? Gut, wie können Sie sicherstellen, dass die Wald-Elfe sich gut um das Kind kümmern wird? Ich finde es eigentlich schon wichtig, dass Sie zumindest noch mal ganz von ferne schauen, ob das auch alles in Ordnung geht.“* An dieser Stelle übernimmt der Erwachsene in soweit Verantwortung, als er sich vergewissert, wie es dem Kind geht. Das verhindert Situationen, wie sie viele Kinder selbst erfahren haben, als sie zu den Nachbarn gegeben wurden und dort die Übergriffe stattfanden. Achten Sie also darauf, dass niemand in die Position des nicht eingreifenden Mitwissers gerät – einfach, indem Sie nachfragen.

Wenn sich die Beziehung des Erwachsenen zur eigenen Vergangenheit und damit zum Inneren Kind verändert, kann sich auch die Zusammenarbeit mit dem Inneren Helfer ändern. Vielleicht wechselt der Helfer oder er wird überflüssig, und das Kind wird langsam immer näher herangeholt, bis es sich in das Empfinden des Erwachsenen positiv integriert.

12.3.2.3.2 *Ein Wohlfühlort für das Innere Kind*

Manchmal findet die Klientin das Kind eklig oder es macht sie ganz aggressiv. Dann ist es besser, sich zunächst darum zu kümmern, was die Klientin selbst braucht, um sich irgendwann auch um das Kind kümmern zu können. Zuerst muss sie gestärkt werden. Aber lassen Sie die Innere-Kind-Vorstellung nicht einfach fallen. Die Unterscheidung in Erwachsene und Kind macht deutlich, dass da Altes ist, das versorgt werden muss. Die Erwachsene weiß, dass sie sich darum kümmern kann, wenn sie sich kräftiger fühlt und ihre Stabilität im Hier und Jetzt gefunden hat. Das „Kind“ kann natürlich in der Zwischenzeit nicht einfach alleine gelassen werden. Was also tun? Der Aufbau von erwachsenen Kompetenzen kann dauern, und deshalb sollten wir überlegen, wo das Kind in der Zwischenzeit gut aufgehoben ist. Eine Innere Helferin für das Kind hat die Klientin ja vielleicht schon engagiert (siehe oben), nun kommt noch ein wunderbarer Ort dazu.

„Was meinen Sie, wo das Kind gerne wäre, wo es sich wohlfühlen könnte und wer dabei sein könnte, sodass es sich gut behütet weiß? Nehmen Sie lieber keine reale Person, denn die könnte auch mal etwas anderes zu tun haben. Sicher gibt es in Ihrem Inneren oder Ihrer Vorstellung Menschen, die dafür ideal wären. Vielleicht die alte Tante, die schon längst tot ist, sich aber in den seltenen Fällen, in denen sie da war, immer

so schön um Sie gekümmert hat? Oder die weise alte Frau, die Sie kürzlich entdeckt haben? Die so ist, wie Sie sein werden, wenn Sie sich von nun an immer gut um sich kümmern? Vielleicht ist die Kleine aber auch lieber ganz alleine auf einer Insel, wo sie von lieben, starken Tieren betreut und verteidigt wird, weil sie keinen Menschen sehen will? Und wie können Sie dafür sorgen, dass auch niemand zu der Insel findet außer Ihnen?

Und überlegen Sie bitte noch, wie das Kind sich bei Ihnen melden kann, wenn es Ihre Hilfe braucht. Damit Sie dann wieder neu überlegen können, was vielleicht noch fehlt am Wohlfühlort. Außerdem sollten auch Sie irgendwie zu dem Ort gelangen können, wenn Sie wollten. Wenn sich das Kind in den Alltag verirrt hat, wollen Sie es ja wieder dorthin zurückzubringen. Lassen Sie uns das mal ganz genau überlegen."

Stellen Sie sicher, dass die Klientin dafür sorgt, dass der Wohlfühlort für das Kind gut nach außen abgesichert ist. Für die Sicherheit von Kindern und Jugendlichen sind immer die Erwachsenen verantwortlich! Lassen Sie sich an dieser Stelle Zeit (zum Vorgehen siehe „Wohlfühlort", 11.1). Manche Klient*innen haben Schwierigkeiten, sich einen sicheren Platz vorzustellen oder finden das auch gar nicht so wichtig. Ein Gefühl für Sicherheit kann nur entstehen, wenn es Kindern durch fürsorgliche Erwachsene gegeben und vermittelt wird. Ist dies in der Kindheit der Klientin nicht oder nur unzureichend geschehen, so wird sie nicht in der Lage sein, von sich aus für die Sicherheit ihres Inneren Kindes zu sorgen (und leider oft auch nicht für die Sicherheit ihrer realen Kinder).

Diese Arbeit kann durchaus länger dauern als das Einrichten eines Wohlfühlorts für „die eigene Person", denn es braucht manchmal Zeit und Hilfestellung, sich in die Bedürfnisse des (dissoziierten) Inneren Kindes einzufühlen und zeitgleich die innere Trennung aufrechtzuerhalten. Die Einrichtung eines Wohlfühlorts oder das Bereitstellen Innerer Helfer*innen ist immer dann wichtig, wenn die Erwachsene selbst noch keinen Kontakt aufnehmen kann. Später, wenn eine Kontaktaufnahme und Versorgung möglich sind, ersetzt die Nähe der Erwachsenen den sicheren Ort. Bis zur Übernahme der Verantwortung der Erwachsenen ist es – da Sie die Übung vorgeschlagen haben und somit das Kind in Ihrer Anwesenheit aufgetaucht ist – Ihr Job, sich darum zu kümmern, dass die Versorgung auch übernommen wird. Seien Sie Vorbild. Ein Aufgeben, Abbrechen oder Aufschieben ist hier keine Option. Sorgen Sie dafür, dass die Klientin das Kind – wie distanziert auch immer – versorgt. Im Ernstfall fragen Sie auch konkret nach: *„Okay, das ist vielleicht ein bisschen viel auf einmal. Aber das Kind braucht ja nun einen Platz oder jemanden, der sich kümmert. Ich erzähle Ihnen jetzt, welchen Ort ich mir für das Kind vorstellen kann, und Sie sagen, ob das in Ordnung ist, ja? Oder wir bringen es einfach zu Ihrer Schwester für eine Weile, was meinen Sie? Die sorgt doch immer so nett für ihre zwei Kinder, oder?"*

Unterschiedliche Innere Kinder brauchen oft unterschiedliche Wohlfühlorte, an denen sie sich gut aufgehoben fühlen. Fragen Sie einfach nach und überlegen Sie gemeinsam, was passend wäre.

Beziehungsaufbau: Nun sind wir wieder bei der „Erwachsenen-Kind"-Begegnung, in der keine größeren emotionalen Schwierigkeiten einen Kontakt verhindern:

„Das Kind kennt Sie also, aber nicht so besonders gut? Und Sie finden es ganz in Ordnung, so mit ihm in einem Raum zu sein, wissen nur nicht so genau, was Sie mit ihm anfangen sollen? Dann lassen Sie uns doch einfach mal ein wenig überlegen. Was hätte die Kleine denn damals gerne getan? Was gab es, das ihr vielleicht Spaß gemacht hat und woran Sie anknüpfen könnten? Wenn die Kleine jetzt aus der Vergangenheit in Ihre Gegenwart umziehen würde, was wäre dafür wichtig? Und wenn sie jetzt im Moment etwas braucht, was könnte das sein?"

Für manche Menschen und Kinder ist ein guter Kontakt ausreichend, ein Verstehen, ein Kümmern – dann kann der Erwachsene seinen Alltag weiter leben. Andere richten den Kindern oder Jugendlichen eine Ecke in der eigenen Wohnung ein, holen Spielsachen dazu oder kaufen der Jugendlichen die Turnschuhe, die sie nie bekommen hat. Wieder andere müssen die Kinder für eine lange Zeit mit Inneren Helfer*innen an ihre sicheren Wohlfühlorte schicken, um im Alltag den Überblick nicht zu verlieren, bevor sie sich – manchmal nach Jahren – aktiv um sie kümmern können. Lassen Sie Spielräume, machen Sie Angebote, fragen Sie immer wieder nach, wie sich Groß und Klein mit den erarbeiteten Vorschlägen fühlen, und geben Sie sich nicht mit Halbheiten zufrieden. Es gibt immer Möglichkeiten, die für beide ein besseres Gefühl herstellen helfen, auch wenn ein Bezug untereinander noch schwierig ist.

Sie richten sich in der gesamten Arbeit immer an die Erwachsene bzw. Jugendliche, nie an das Kind selbst. Es geht in dieser Arbeit um eine Nachnährung der Kinder, die erst geschehen kann, wenn die Erwachsenen sich stärker fühlen. Deshalb ist es Ihr Job, die Kompetenz der Erwachsenen zu stärken, nicht deren Arbeit zu übernehmen.

Planung von Fürsorge- oder anderen gemeinsamen Aktivitäten: Überlegen Sie genau, was dieses spezifische Kind braucht oder gerne hätte, welche Art und Häufigkeit der Kontaktaufnahme und Nähe- und Distanzregulierung angebracht ist. Planen Sie gemeinsam mit der Klientin, was wann möglich ist und was sie dafür braucht. Behandeln Sie das Innere Kind der Klientin dabei so, als wäre es ein „richtiges" Kind. Das erleichtert Ihnen Umgang und Nachfragen und verhilft auch der Klientin zu einer realistischeren und damit eindrücklicheren Kontaktaufnahme. Wenn es sich um eine Vierjährige handelt, werden Sie zum Beispiel nachfragen, ob die Klientin die Kleine an die Hand nimmt, wenn beide die Treppe hinab nach Hause gehen – oder ob die Kleine das schon alleine kann und machen mag. Wenn Sie besprechen, dass die Klientin das Kind mit auf den Spielplatz nehmen kann, wenn sie mit den leiblichen Kindern nachmittags spielen geht, dann überlegen Sie auch hier genau, welche Aktivität angemessen und auch von dem Kind erwünscht ist. Die Frage, wie einfach die Trennung von kindlichen und erwachsenen Emotionen im Notfall gelingt, hängt ganz wesentlich von der „Lebendigkeit" und Selbstverständlichkeit dieser Vorstellungen ab. Achten Sie bei den Planungen von Aktivitäten darauf, dass die Pläne auch durchführbar sind: Es ist meist kein Problem, eine Sechsjährige beim Einkauf mitzunehmen und gemeinsam ein kleines Schmusetier auszusuchen (das vielleicht in der Handtasche der Klientin bleibt), aber es ist meist unrealistisch, den Familienurlaub in die Berge umzubuchen, weil die bedürftige Jugendliche lieber ans Meer möchte (hier kann Teilearbeit helfen). Es sollen keine weiteren Konfliktsituationen geschaffen, sondern zusätzliche Konfliktbewältigungskompetenzen erworben werden.

12.3.2.4 Versorgung des Inneren Kindes in der Flashbacksituation

Meist ist es hilfreich, sich für die voranstehenden Überlegungen Zeit und Raum zu nehmen. So kann mensch die Übertragung in die Konfliktsituation im gelasseneren Zustand vorbereiten und bereits einen angenehmen und annehmenden Kontakt zu dem jeweiligen Inneren Kind erarbeiten. Wenn die Klientin mit der Inneren-Kind-Arbeit einmal vertraut ist und gute Erfahrungen gemacht hat, ist es einfach, neu auftauchende Situationen einzubeziehen und nachzufragen: *„Und wie alt hat sich das angefühlt? Wie alt ist die Kleine? Da braucht wohl noch jemand Versorgung – lassen Sie uns einmal überlegen."*

Sie können an einer solchen Situation gut die aus einer Vermischung der inneren Zustände entstehende Dynamik erläutern und gemeinsam erörtern: *„Man könnte vielleicht sagen, dass die Dreijährige, die sauer ist, weil sie keiner beachtet, immer dann auftaucht, wenn es zu Hause Missverständnisse mit Ihrem Partner gibt und Sie beide keine Zeit haben, das in Ruhe auszutauschen, oder? Wenn Sie es mal von hier aus und in Ruhe betrachten, was meinen Sie, bräuchte die Kleine in der Situation? Jemanden, der ihr zuhört? Das möchten Sie dann gerne von Ihrem Mann, was ein durchaus berechtigter Wunsch ist, finde ich. Und was macht die Kleine, um das einzufordern? Sie wird wütend, stampft auf den Boden, schreit und weint. Und sie bräuchte dann jemanden, der sie in den Arm nimmt und sagt: ‚Ist schon gut, meine Liebe, das sind doofe alte Erinnerungen, die du da grade hast. Aber hier bin ich, und ich nehm dich in den Arm',* *oder? Da ist aber nur Ihr Mann, und der sieht keine „Kleine“ – selbst wenn Sie ihm das irgendwann einmal erzählen könnten. Der sieht nur eine vierzigjährige Frau, und die hat eine ganz andere Präsenz und Stimme. Vielleicht hat er sogar Angst, wenn die Erwachsene ausrastet? Er kann das gar nicht auseinanderhalten und reagiert deshalb aus der Sicht der Kleinen betrachtet immer wieder falsch.*

Was könnten Sie denn tun, wenn wieder so eine Situation ansteht, in der die Kleine sich nicht gesehen fühlt? Könnten Sie sich vorstellen, dass Sie die Kleine dabei auf den Arm nehmen und ihr sagen, dass alles okay ist und Sie da sind? Dass die alten Erlebnisse vorbei sind? Oder wäre es besser, wenn Sie die Kleine nach draußen zum Spielen schicken oder mit einem Bilderbuch ins Bett, bis Sie sich nach dem Konflikt mit Ihrem Mann wieder um sie kümmern können? Lassen Sie uns doch einmal ausprobieren, wie die Kleine reagiert und was für Sie machbar ist.“

Überlegen Sie im Hinblick auf die konkrete Auslösesituation, welche Art des Umgangs mit dem Kind hier angemessen wäre. Wenn es sich um eine reine Erwachsenensituation dreht (Sexualität, Arbeit, Autofahren etc.), dann ist es sicher besser, das Kind an einen sicheren Wohlfühlort zu schicken oder es im eigenen Zuhause an anderer Stelle gut zu versorgen, es ins Bett zu bringen und ein Hörbuch anzustellen zum Beispiel. Wenn die Situationen so sind, dass Kinder Spaß daran haben könnten, braucht es vielleicht nur einen Platzwechsel: Das Kind wird vom Fahrersitz auf die Rückbank verfrachtet und schaut in die Wolken; die Wut im Bauch wird als Kind an die Hand genommen; die Jugendliche wird auf den Abend vertröstet, an dem sie sich mit der Erwachsenen für einen ganz rührseligen Film verabredet hat.

12.3.3 Welche Schwierigkeiten können auftauchen, und wie kann ich damit umgehen?

Meine Klientin will überhaupt keine Verantwortung übernehmen. Was soll ich tun?

Es ist nicht immer angenehm, in die erwachsene Position zu gehen. Denn meistens haben wir uns über die Jahre schon mit der Rolle zurechtgefunden zu sagen: *„Oh wie furchtbar, dass mir das immer wieder passiert, aber ich kann gar nichts machen. Ich bin total hilflos in dem Moment. Nein, ich will meine Tochter nicht anschreien, aber ich weiß einfach nicht, was ich tun soll, wenn sie mich so herausfordert. Wie kann sie auch …“* Und schon sind wir wieder in der Opferrolle und kommen nicht mehr heraus.

Sie könnten dann z. B. sagen: „*Das kennen Sie, stimmt's? Ihre Eltern haben es damals auch nicht hingekriegt, ihre Aufgabe zu übernehmen, und Sie als Kind waren vollkommen überfordert. Sie hatten also gar kein vernünftiges Vorbild dafür, wie man mit Kindern anders umgehen kann. Und irgendwie sind Sie ja auch groß und toll geworden. Und so machen Sie einfach das weiter, was Sie gelernt haben, oder?*"

Das ist in den Beratungs- und Therapiekontexten oft der heikelste Punkt – und manchmal eine Wende in der Art der Klientin, mit sich selbst und der eigenen Geschichte umzugehen: In der Traumatisierung wird die Hilflosigkeit auch als ein Teil der Überlebensstrategie gelernt, ist ein Teil dessen, was geholfen hat. Die eigene Hilflosigkeitserfahrung ist also – wenn auch ungewollt – ein ganz normaler Teil der Erinnerung und Erfahrung. Irgendetwas im Netzwerk dieser Traumaerinnerung sagt also immer wieder: „*Geh bloß nicht in eine andere Position, das Opfersein hat dir geholfen, also bleib dabei.*" Selbst wenn die Klientin auf einer bewussten Ebene diese Position gerne verlassen will, fühlt es sich für sie oft so lange falsch an, bis sie neue Verknüpfungen hat herstellen können. In der Beratungsbeziehung sind das oft die „klagenden", „abhängigen" Klient*innen, die mensch nicht so gerne und so gut aushält oder die mensch umso lieber bemuttert (siehe auch 5.5.6, „Trauma-Viereck"). Wenn wir uns die Dynamik zwischen Kind und Erwachsenem klarmachen und gemeinsam überlegen, was eine neue Erfahrung ermöglichen würde, kann hier eine sehr zentrale Wende in der Auseinandersetzung mit der eigenen Geschichte erreicht werden. Sie können hier auch gut ganz neutral das Trauma-Viereck und seine Dynamiken erklären, das wirkt wie eine zusätzliche Normalisierungsintervention.

Wichtig dafür ist ja, dass wir als Begleiter*innen es schaffen, zwischen Zurückweisung und Bemutterung eine Haltung zu finden, die dem Gegenüber vermittelt: „*Sie können das! Geben Sie dem Kind in Ihnen endlich das, wonach es ein Leben lang gesucht hat: ein zuverlässiges Gegenüber. Sie hätten das gerne von Ihrer Partnerin, von Ihrem Mann oder den Kindern, vielleicht sogar von der alten Mutter. Aber selbst wenn die Ihnen heute noch einmal sagen würde: ‚Es tut mir leid, ich hätte es anders machen sollen', selbst dann würde sie es zu der Erwachsenen sagen. Die Erfahrung, die das Kind gemacht hat, kann aber nicht mehr revidiert werden. Die Einzige, die das Kind wirklich kennt oder kennenlernen kann, die Einzige, die anders als alle Außenpersonen immer erreichbar, immer zur Hand sein kann, sind Sie, die Erwachsene in Ihnen. Alle anderen Menschen werden das Kind irgendwann wieder enttäuschen, weil sie krank sind, gehen müssen, den Arbeitsplatz gewechselt oder schlicht keine Zeit haben. Sie sind immer da, wenn Sie es wollen.*"

12.3.4 *Besonderheiten im Kontakt*

12.3.4.1 Kinder

Innere-Kind-Arbeit ist nichts für Kinder. Kinder brauchen nährende, fürsorgliche Erwachsene. Die Entsprechung für die Innere-Kind-Arbeit ist in der Arbeit mit Kindern die Versorgung der kindlichen Bedürfnisse. Das kann durch Imaginationen wie Wohlfühlorte (11.1), Zwischenlager (10.2) etc. unterstützt werden. Und manchmal hilft es, wenn man einem Kind den Bezug zu einer eigenen Puppe erläutert, gemeinsam überlegt, was sie brauchen könnte oder wenn man andere Kinder beobachtet und über deren Bedürfnisse und emotionale Lagen sinniert.

12.3.4.2 Jugendliche

Bei Jugendlichen sollte mensch das Modell mit viel Vorsicht anwenden, aber nicht darauf verzichten. Die Verantwortungsübernahme sollte eher die lebenspraktische Kompetenz der Jugendlichen betonen: *„Du könntest ihm zeigen, wie das geht mit dem Computer, und ihm gleichzeitig erklären, dass du dir die Horrorspiele nur noch alleine anschauen wirst.“* – *„Du kannst sie ja ganz liebevoll zu deiner Großmutter schicken und noch überlegen, ob du ihr Süßigkeiten mitgibst, wenn du in den Club gehst, und erklären, weshalb dir das Spaß macht, es aber nichts für Kleinkinder ist.“*

Es macht Sinn, den Verlust der Kindheit zu benennen und sich viel Zeit für die Unterbringung der Kinder bei einer imaginierten hilfreichen Person und an einem Wohlfühlort zu nehmen. Der Fokus sollte aber unserer Ansicht nach nicht auf der Trauer über die erlittenen Wunden liegen, sondern auf dem Nähren der aktuellen Möglichkeiten – auch durch die sichere imaginierte Unterbringung und Fremdversorgung der Inneren Kinder. Wenn ein Jugendlicher von sich aus eines der kleinen Kinder versorgen will, überlegen Sie, ob das eine Überforderung ist, aber unterstützen Sie ihn dabei, da einen kompetenten Weg zu finden.

12.3.4.3 Kognitiv anders strukturierte Menschen

Je nach Hintergrund, Bedürftigkeit, kognitiver und emotionaler Entwicklung wählen Sie Vorgehensweisen der direkten Selbstversorgung (siehe 12.3.4.1, Kinder) oder solche aus dem Absatz über Jugendliche (12.3.4.2). Nehmen Sie Puppen und Figuren, selbst geschaffenen Plastiken etc. zur Hilfe. Basteln Sie in liebevoller Kleinarbeit eine (Hand-)Puppe, die ein Kind in der betreffenden Altersstufe verkörpert, suchen Sie gemeinsam alle Kleinigkeiten von den Stoffen bis zu den Baumaterialien aus. Die Puppe muss nicht Ihren ästhetischen Maßstäben entsprechen. Schaffen Sie Raum dafür, dass das „Kind" versorgt werden kann und nicht in fremde Hände gerät. Es ist dafür nicht nötig, den Bezug zum eigenen Leben zu erläutern, das ist kognitiv oft gar keine Option, denn das erfordert viel an Möglichkeiten zu einer kognitiven Perspektivübernahme. Das gemeinsame Kümmern und das Besprechen von Versorgungsmöglichkeiten ist aber eine Selbstberuhigungs- und Nachnährtechnik, die Sie auch hier einmal ausprobieren sollten.

12.3.4.4 Gruppen

Die Grundidee kann gut innerhalb des Gruppensettings eingeführt, diskutiert und beispielhaft besprochen werden. Das sollte in deutlicher Hier-und-jetzt-Orientierung getan und in der kommenden Stunde wieder aufgenommen werden. Die neue Perspektive auf sich selbst und die eigene Geschichte muss im Einzelsetting erarbeitet und etabliert werden. Wenn das Setting die Innere-Kind-Arbeit in Einzelkontakten vorsieht, kann die Sprechweise gut für das Gruppensetting übernommen werden. *„Wenn Sie mal alle jüngeren Anteile an ihre sicheren Orte schicken, könnten wir uns heute gut über den Film unterhalten, den, glaube ich, viele von Ihnen gesehen haben. Ich leite das noch einmal an ... Sie haben alle gute Orte für die Inneren Kinder gefunden? Und hier sind nur die Erwachsenen anwesend? Lassen Sie uns noch mal eine Echtzeit-Alter-Runde machen. Und bitte auch die Stichworte dazu benennen, die Sie daran erinnern."*

12.3.4.5 Andere Kulturkreise

Die Innere-Kind-Arbeit ist problemlos in andere Kulturen zu übertragen, Sie sollten aber im Zuge der Arbeit erfragen, welche Form von Zuwendung zu Kindern in der Welt der Klientin als positiv gilt und welche als Vernachlässigung empfunden wird. Fragen Sie immer wieder nach, ob die geschilderte Vorgehensweise von der Klientin als angenehm empfunden wird oder nur kulturelle Hintergründe spiegelt – es geht ja um eine Unterstützung der Klientin, nicht der Herkunftskultur (oder unserer Vorstellungen von besser oder schlechter, die damit verknüpft sein mögen).

13. Die anderen einbeziehen

Nun haben wir in aufeinander aufbauenden Schritten die Fähigkeit verankert, sich selbst zu regulieren und sich in Zeit und Raum zu orientieren, haben dafür gesorgt, dass die alten unverarbeiteten Inhalte sich nicht unerwartet und plötzlich ins Hier und Jetzt drängen, sondern auf Distanz gehalten werden können, und in der Teile- und Inneren-Kind-Arbeit Ideen weitergegeben, wie die Eigenverantwortung für das Gewordensein übernommen werden könnte. So langsam ist es an der Zeit, auch die anderen in die eigenen Überlegungen miteinzubeziehen.

Wir können jetzt – immer aus einer guten, konsequenten und auch über die Zeit und im Alltag möglichen Selbstregulierung heraus – die Erforschung der Meinungen und Werte, die uns beeinflusst haben, einbeziehen. Wir können uns der eigenen Herkunftsfamilie nähern und in mikrochirurgischem Herangehen Fähigkeiten entdecken und uns zunutze machen, die wir dringend brauchen oder ganz einfach auffächern, welche Schätze da ganz allgemein noch brachliegen.

Oft ist es dann wichtig, einmal genauer hinzusehen: Was macht mich denn aus? Wie definiere ich mich und meine Zusammenhänge? Wie kann ich etwas ändern, wenn ich meine Geschichte, meine unterschiedlichen kulturellen Hintergründe mit hineinnehmen will – oder kann? Wenn ich mir klarmache, dass meine Familie meine Familie bleibt, auch wenn ich das gerne anders hätte – oder sie nicht mehr da ist? Was will ich mitnehmen – was mir zurückholen? Was würden die anderen, die ich doch ohnehin in meinem Inneren trage, zu meinen Problemen sagen? Was davon will ich in Erwägung ziehen?

Das Problem-/Lösungs-Porträt ist ein wunderbares Werkzeug, das erlaubt, all die verschiedenen Stimmen der wichtigen anderen Menschen in meinem Leben zu betrachten und mich dann zu entscheiden, wonach ich mich verhalten will. Und es ist ein sehr taugliches Instrument in der interkulturellen Arbeit. Ein schottischer Ire, der in vielen Ländern Afrikas gelebt und gearbeitet hat, hat es entwickelt. Das spricht doch schon für sich, oder?

Die Ressourcenfamilie gibt denen, die Familie nur als Katastrophe erlebt haben, die Möglichkeit, noch ein gutes Haar im eigenen Hintergrund zu finden – er ist nun mal nicht zu ändern. Gleichzeitig ermöglicht sie dort, wo die Familie ungewollt zerstört oder verloren gegangen ist, eine Bezugnahme zu dem, was doch noch da ist – in der eigenen Erinnerung von Körper und Geist.

Und ganz zum Schluss stellen wir Ihnen noch eine kleine Übung aus dem weiten Kreis der systemischen Strukturaufstellungen vor, mit der hier die Auswirkungen von

Entscheidungen überprüft werden. Denn Entscheidungen haben Konsequenzen – das ist nun einmal so! (Blohm 2001) Die Bonbonaufstellung ist eine leckere Möglichkeit, erst einmal im sicheren Rahmen zu überprüfen, ob Ziele halten können, was wir uns von ihnen versprechen. Das Ergebnis im eigenen Erleben vorwegzunehmen ist so entweder Motivation oder Basis für eine neue Entscheidung. So mancher hat sich dann noch besser vorbereitet. Oft ist jedoch klar: So kann es gehen, so geht es weiter.

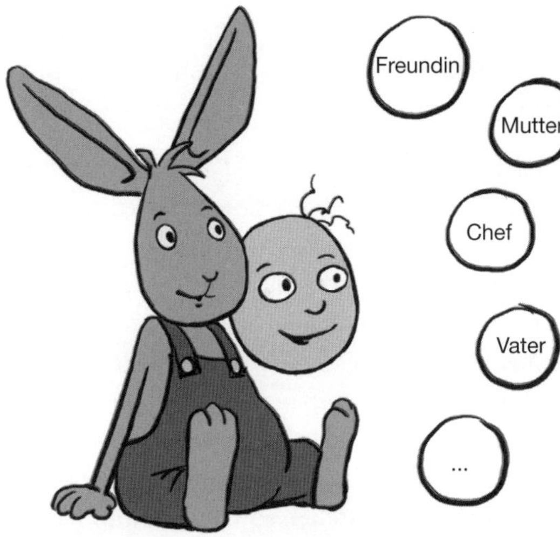

Abbildung 13.1: Wenn Denker*in und Häschen gemeinsam wichtige Menschen im eigenen Leben betrachten, können sie neue Ressourcen sammeln

13.1 Problem-/Lösungsporträt (nach Malcolm MacLachlan)

Missverständnisse gehören zum Alltag. Nicht jedes Verhalten von uns und anderen erscheint gleich sinnvoll. Dennoch lohnt es sich, genauer hinzuschauen: Der Mann, der allein durch die Fußgängerzone läuft und dabei laut spricht, könnte einen imaginierten Begleiter haben oder ein Gespräch am Mobiltelefon.

Das hypno-systemische Denken und Arbeiten geht davon aus, dass jedes Verhalten, und wirke es zunächst noch so verrückt, in einem bestimmten Kontext Sinn macht. So fragen wir uns und unsere Klient*innen auch danach, in welchem Kontext ihre Probleme oder Symptome Sinn machen (oder gemacht haben), und nutzen die Antworten für die Suche nach passenden Lösungen. Daraus folgt, dass sowohl die Probleme als auch die Lösungen kontext- und damit auch kulturspezifisch betrachtet werden müssen. Das ist keineswegs eine Selbstverständlichkeit.

Psychiatrische Diagnosen etwa sind nicht kulturneutral, auch wenn das Diagnosemanual ICD der Weltgesundheitsorganisation, das in Deutschland die Diagnosemöglichkeiten vorgibt, dies betont. Denn Leiden, seine Symptomatik und seine Klassifizierung werden durch die ganz unterschiedlichen Kontexte geprägt, aus denen unsere Klient*innen kommen. Eine Migräne z. B. kann vieles bedeuten und die unterschiedlichsten Ausformungen haben. Auch wenn in den Diagnosemanualen inzwischen einige „culture bound syndromes" als buntes Beiwerk zum weltweit standardisierten Diagnoseschlüssel ihren Platz gefunden haben, so reichen sie doch bei Weitem nicht aus, die Vielfalt an Symptomatik abzubilden, mit der sich Kliniker*innen weltweit gerade auch im Zusammenhang mit Migrations- und Fluchtbewegungen konfrontiert sehen.

Wir können uns weder für jeden spezifischen Fall Fachwissen und diagnostisches Know-how aneignen noch zur Expertin für sämtliche kulturellen Eigenheiten werden. Das ist auch nicht immer notwendig. Wichtig ist es allerdings, neugierig auf unser Gegenüber und seine ganz spezifischen Hintergründe und Sinngebungen zu sein. Und wir sollten uns den Stress bewusst machen, in den dieses Nichtwissen uns und unsere Gegenüber im Kontakt versetzen kann. Vielleicht können wir uns dann erlauben, uns aus der Position der scheinbar Allwissenden zu entfernen und gemeinsam mit den Klient*innen die Suche nach Erklärungen aufzunehmen. Vielleicht lernen wir so, unterschiedliche Erklärungsmodelle gleichzeitig zuzulassen, denn gerade aus solchen Spannungsfeldern entstehen sowohl Symptome als auch Lösungen.

Wir wollen Ihnen im Folgenden eine Übung vorstellen, die von Malcolm MacLachlan in der Arbeit mit Migrant*innen und Geflüchteten (in unterschiedlichen Ländern Afrikas und in Irland, wo er am Trinity College lehrt) entwickelt wurde. Es ist ein einfaches und in seiner Einfachheit geniales Instrument, mit dem Beraterin und Klientin gemeinsam die vielen Bedeutungen und Begründungszusammenhänge erarbeiten und in ihren Wertigkeiten betrachten können, die im Laufe eines Lebens in unterschiedlichen Kulturen zusammenkommen. Und keine Sorge: Diese Arbeit kostet nur etwa halb so viel Zeit, wie das bei diesem Anspruch nötig scheint. Das Problem-Porträt (oder wie wir es gerne wenden: das Porträt der Lösungen) ist überall dort anwendbar, wo Menschen sich begegnen, die unterschiedliche Traditionen und Wertkontexte haben. Was die Verständigung zwischen einem alten palästinensischen Einwanderer und der jungen deutschen Psychologin erleichtert, hilft vielleicht auch bei drohenden Missverständnissen zwischen ost- und westdeutsch sozialisierten Menschen oder der Arbeit einer integrationserfahrenen syrischen Kollegin mit einem ukrainischen Jugendlichen kurz nach der Flucht.

Somit eignet sich die Übung letztlich für die Zusammenarbeit mit jeder Klientin, und zwar gerade da, wo Ihnen das Gegenüber in seinen Gewordenheiten besonders fremd ist. Das kann in der Zusammenarbeit mit einem Kind, dessen Hintergrund Sie nicht einschätzen können ebenso der Fall sein wie im Kontakt mit einer deutsch-türkischen Jugendlichen, deren Zusammenhänge Ihnen unklar sind. Es ist ein Instrument für die Vielfalt der Kontakte in einer immer bunteren Gesellschaft.

Das Problem-/Lösungs-Porträt kann der Klientin zu einer Sicht auf ihre Probleme und auf mögliche Lösungen verhelfen, die sowohl ihren Hintergrund als auch ihren derzeitigen Lebenskontext einbezieht. Und das tut es, ohne dass Sie endlose Gespräche führen müssten, um dann doch falschzuliegen in Ihrer Interpretation. Die Übung eignet sich aber auch für Paarberatungen, in denen Kommunikation zwischen unterschiedlichen Kulturen (zum Beispiel Männern und Frauen) ermöglicht werden soll.

13.1.1 *Wann, warum und wie? – Rahmenbedingungen der Übung*

Situationen, in denen die Übung hilft

- Der Beraterin erscheinen die Ideen des Klienten so fremd, dass sie nicht das Gefühl hat, ihm helfen zu können.
- Der Erzieher möchte dem allein geflohenen Kind ermöglichen, die vertrauten Perspektiven in der fremden Situation zu nutzen.
- Der Berater möchte dem Jugendlichen gerecht werden, obwohl ihm dessen digitale Lebenswelt fremd ist.
- Die Jugendliche ist ein Adoptivkind und in einem sehr betuchten Elternhaus aufgewachsen. Zudem war sie schon als Kind in vielen Kulturen zu Hause, und ihre Adoptiveltern stammen aus verschiedenen Ländern, Kulturen und Diskriminierungskontexten. Was spielt hier welche Rolle?
- Sie können die Übung eigentlich immer dann anwenden, wenn Sie für die Lösung eines Problems (oder einfach nur für dessen Betrachtung) alle wichtigen Aspekte im Leben eines Menschen miteinbeziehen wollen – ohne allzu viel Zeit zu investieren.

Ziel der Übung

Erarbeitung eines Verständnisses von Problemen/Symptomen und die Entwicklung von Lösungsideen vor dem Hintergrund unterschiedlicher Herkunftskontexte und Einflüsse auf die Klientin. Diese Einordnung erleichtert den Zugang und das Verständnis, die Klientin kann ihr Verhalten besser einordnen und Bindungen und Loyalitäten erkennen. Das Spannungsniveau kann sinken, eine unaufgeregte

Metaebene zur Selbstbetrachtung wird etabliert, und die Klientin gewinnt Kontrolle. Hilflosigkeit und Opfergefühle werden reduziert. Denker*in und Häschen arbeiten zusammen.

Raum- / Zeitorientierung der Klientin

Die Klientin soll im Hier und Jetzt orientiert sein, die Aufmerksamkeit ist bei der gemeinsamen Arbeit, die Spannungskurve im Ressourcenbereich.

Anforderungen

Raum: Nutzen Sie für die Durchführung der Übung einen Raum, in dem Sie ungestört sind.

Zeit: Nehmen Sie sich mindestens 45 Minuten Zeit. Es ist aber auch gut möglich, die Übung auf unterschiedliche Treffen zu verteilen oder im Lauf der Begegnung immer mal wieder aufzunehmen. Achten Sie, wie bei allen komplexen Übungen, auf die Zeit zur Bestückung von Zwischenlagern oder sicheren Orten sowie für die Alltagsorientierung. Sie sollten also auf jeden Fall 20 Minuten vor Ende Ihrer gemeinsamen Zeit mit der inhaltlichen Ausarbeitung aufhören.

Material: Die Hilfsmittel, die Sie benötigen, sind ganz wenige und in fast jeder Situation ohnehin vorhanden: ein Blatt Papier und ein Stift. Und natürlich können Sie Ihrer Fantasie freies Spiel lassen und die Beobachtungsebene anregen, indem Sie ein Flipchart oder eine Tafel zur Hilfe nehmen oder mit bunten Farben aufwarten; Sie brauchen also eine zu bemalende Fläche und einen Stift oder Kreide. Wir arbeiten auch hier gerne mit dem Flipchart, um Draufschau und Distanzierung zu erleichtern.

13.1.2 *Anleitung*

13.1.2.1 Einführung

Lassen Sie uns zur Verdeutlichung hier die Übung an einem Beispiel einführen. Nehmen wir an, Herr K. klagt immer wieder über chronische Kopfschmerzen, für die keine körperliche Ursache zu finden ist. Nun könnten Sie ihm vorschlagen, sich gemeinsam einen Überblick zu verschaffen und zu betrachten, woher die Kopfschmerzen möglicherweise kommen oder was er dagegen tun kann.

An dieser Stelle entscheidet sich, in welche Richtung Sie arbeiten. Sie sollten die Entscheidung natürlich gemeinsam treffen: *„Wollen Sie eher mal überlegen, woher (hier)* *die Kopfschmerzen kommen oder was Sie tun können, damit sie weggehen? Das eine schließt das andere nicht aus, aber wir brauchen einfach eine Frage, die für alle gleich ist. Welche nehmen wir?"*

Herr K. will wissen, woher die Schmerzen kommen, wir nehmen also ein Flipchart und schreiben das von ihm genannte Symptom (hier: Kopfschmerzen) in die Mitte und machen einen Kreis darum. Bleiben Sie bei der Bezeichnung des Klienten, dann sind die Assoziationen direkter und genauer, es muss nicht das sein, was der Arzt auf das Diagnoseblatt geschrieben hätte. Indem Sie das vom Klienten Benannte, seine ureigenste „Diagnose" im wahrsten Sinne des Wortes in den Mittelpunkt stellen, erkennen Sie seine Erfahrung an. Wenn noch nicht so deutlich war, wie die Beschwerden genannt werden sollen, fragen Sie also: *„Wie würden Sie das denn nennen, worum es geht, was soll ich hier in die Mitte schreiben?"*

13.1.2.2 Wichtige andere

Nun geht es darum herauszufinden, was für Einflüsse, welche Kulturen und Gruppen wichtig sind. Mensch könnte nun alle möglichen Kontexte benennen und in ihrer Einflussnahme erforschen: die Herkunftsfamilie, die zur Hälfte in Berlin-Neukölln, zur anderen in Alanya lebt; die islamische Religion als Kindheitsfolie, die offen laizistische Sozialisation im Studium in Istanbul; die Kollegen im Büro, in dem Herr K. arbeitet – und alles, was noch eine Rolle spielen könnte. MacLachlan vereinfacht das durch einen Kunstgriff: Er lässt uns fragen, **wer im Leben unserer Klient*innen jetzt oder irgendwann eine wichtige Rolle spielt oder gespielt hat**, in der Annahme, dass damit auch die wesentlichen Einflüsse auf Handeln und Denken und die Entwicklung von Symptomen abgebildet sind. Die Bezeichnungen für diese Personen schreiben Sie an die Enden von an Radspeichen erinnernde Linien und malen um das Ganze einen zweiten Kreis herum (s. Abb. 13.2). Es ist nicht wichtig, ob momentan noch Kontakt zu den Menschen besteht oder ob sie noch am Leben sind. Wenn sie einmal (vor allem früh und in entscheidenden Phasen) wichtig waren, leben sie als Werte – und damit als Vertreter ihrer Kultur – in uns weiter.

Herr K. benennt nun den Onkel aus Alanya, die Mutter, die vor zwei Jahren verstorben ist, den Vater, der wieder zurückgegangen ist in die Türkei, die Tochter und den kleinen Sohn. *„Aber der kann solche Fragen noch nicht beantworten"* – *„Das ist egal"*, sagen Sie, *„es kommt darauf an, was Sie meinen, was er sagen würde."* Dann ist da noch Herr M. aus dem Büro, mit dem er seit einem Jahr im Streit liegt, und natürlich die Ehefrau. Ach ja, und der Professor damals im Studium, der war ihm auch wichtig, aber zu dem hat er keinen Kontakt mehr. Macht nichts, der muss mit aufs Blatt. Und nun erhalten alle, unabhängig von ihrer Rolle im Leben des Klienten sowie von ihrer momentanen Wichtigkeit oder dem zeitlichen Stellenwert, einen Platz auf dem Rad, das Sie in gebührendem Abstand um den kleinen Kreis zeichnen, jeder an einem Ende einer Speiche. Wenn nicht alle Speichen besetzt sind, haben Sie Platz für eventuell noch auftauchende wichtige Menschen. Wenn sehr viele Personen benannt werden, dann schlagen Sie doch bitte vor, ob nicht Gruppen gebildet werden könnten: Der Onkel und der Vater zum Beispiel sind ohnehin immer derselben Meinung.

Nun beginnen Sie mit einer einfach formulierten Frage, die Sie in Variationen jedes Mal wiederholen, um die Zusammenhänge zu beleuchten: *„Wenn Sie X fragen würden, woran es liegt, dass Sie diese Kopfschmerzen haben, was würde er/sie sagen?“* Alles, was Sie tun, ist zu fragen, neugierig zu sein und dem Klienten zu helfen, sich in die Fragestellung hineinzudenken: *„Aber meine Mutter ist doch schon tot … Aber mein Sohn ist noch viel zu klein … Aber was der Lehrer sagen würde, das weiß ich nun wirklich nicht.“* – *„Wenn Sie Ihre Mutter fragen könnten, was würde sie antworten?“* – *„Wenn Ihr Sohn schon reden könnte, …?“* – *„Wenn Sie wüssten, was der Lehrer sagen würde, was könnte es sein?“* Und lassen Sie Zeit, sich und dem anderen: Da erkundet jemand sein Leben und das geht mit Zeit und Ruhe besser.

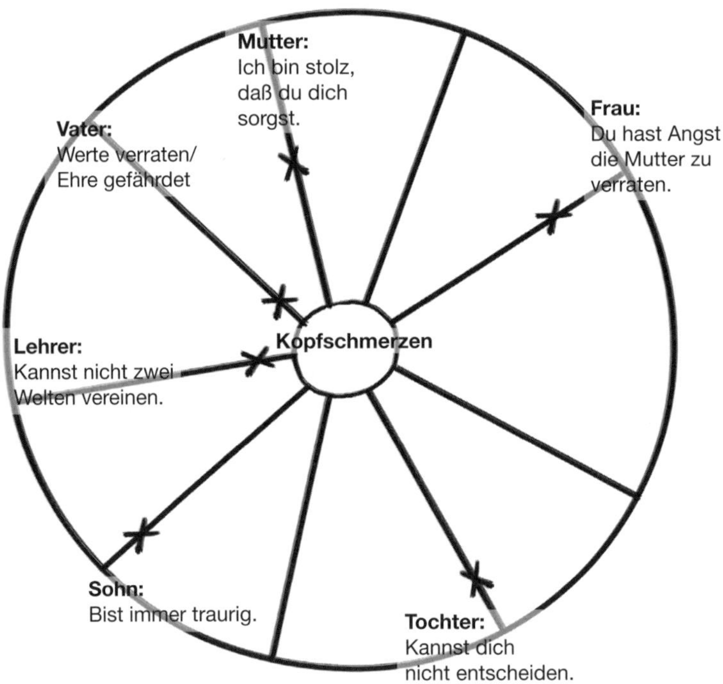

Abbildung 13.2: Das Wagenrad der wichtigen Beziehungen dreht sich um die jeweilige Fragestellung und eröffnet Handlungsmöglichkeiten

Sie schreiben die Quintessenz jeder Aussage der einzelnen Menschen unter deren Namen, und auch diese Quintessenz stimmen Sie natürlich mit Ihrem Gegenüber ab: *„Mein Vater meint bestimmt, ich habe mich zu weit von unseren traditionellen Werten entfernt und lasse auch meiner Tochter zu viel Spielraum. Die Ehre setze ich aufs Spiel, so, wie ich sie groß werden lasse. Und er will mich auch nicht mehr so gerne sehen, er ruft nur noch selten an, und dann immer mit Vorwürfen."* Sie könnten also fragen, ob das Zentrale von alldem sei, dass der Vater meint, Herr K. habe seine Religion und Kultur verraten, und wenn Herr K. das richtig findet, schreiben Sie das aufs Blatt. Sonst fragen Sie nach, diskutieren Sie es aus, aber halten Sie das Blatt nach Möglichkeit einigermaßen übersichtlich, denn das erleichtert Ihnen die gemeinsame Weiterarbeit. Nutzen Sie aber auch hier die Worte des Klienten.

Beim Vater steht nun: „Du hast unsere Religion verraten." Bei der Mutter steht: „Ich bin stolz auf dich, aber manchmal verstehe ich dich nicht." (Sie haben das nicht anders formulieren können und verstehen selbst nicht ganz, was Ihr Klient meint. Aber Sie sind zuversichtlich, dass sich das klärt.) Bei der Tochter steht: „Du kannst dich nie entscheiden", bei dem kleinen Sohn steht: „Du bist immerzu traurig", bei dem Istanbuler Professor: „Du versuchst, zwei Welten zu vereinen, und das tut dir nicht gut", und für die Frau steht auf dem Blatt: „Du hast Angst, dass du deine Mutter verrätst, wenn du dich von deinem Vater abwendest."

Da gibt es so einiges, was Sie sich nicht gedacht hätten, nicht wahr? Und so einiges, was Sie sehr interessant finden, es kribbelt Ihnen schon auf der Zunge, und vor allem die These der Frau finden Sie sehr überzeugend und möchten eigentlich gleich darauf einsteigen … Aber halt! Unsere Technik sieht hier anderes vor. MacLachlan geht davon aus, dass unsere Klient*innen lange schon ins Denken gekommen sind, und sieht weitere Nachfragen unsererseits oder gar einseitige Parteinahme für uns genehme Aussagen hier nicht vor. Natürlich können Sie gemeinsam über das nachdenken, was für den Klienten wichtig ist. Aber Sie geben nichts vor, die Richtung der Überlegungen bestimmt der Klient.

13.1.2.3 Was ist wichtig?

Der nächste Schritt geht in eine andere Richtung. Wieder fragen Sie den Klienten: *„Nachdem wir uns nun alle angeschaut haben und sie zu Wort haben kommen lassen, was davon scheint Ihnen wichtig? Wenn die Position außen am Kreis ‚nicht wichtig' heißt und die ganz innen ‚sehr wichtig' und Ihnen der ganze Strich zwischendrin zur Verfügung steht, um Unterschiede zu machen: Wo würden Sie bei den einzelnen Aussagen ein Kreuzchen setzen? Wenn Sie also bei dem, was Ihre Frau sagt, ein Kreuz für die Wichtigkeit dieser Aussage für Sie machen wollen, wo setzen Sie es hin?"* Dann macht er das Kreuz in das äußere Drittel, nahe am Außenkreis, und Sie sind ganz enttäuscht und fragen nach, ob er die Aufgabenstellung richtig verstanden hat. Aber er ist schon weiter, nickt, dass er verstanden hat, und macht bei seinem Professor ein Zeichen ganz weit innen und nach einigem Zögern bei seinem Vater auch. Allen anderen Äußerungen wird nicht dieser hohe Stellenwert zuerkannt. Da haben Sie nun also den Salat (aber manchmal haben wir auch mehr Glück). Lassen Sie sich nur jetzt nicht den Blick verstellen: Da gibt es zwei Erklärungen, die so gar keine Hoffnung zuzulassen scheinen. Wie soll es denn da nur weitergehen?

Das herauszufinden ist nun Ihre gemeinsame Aufgabe. Und die beginnt damit, den soeben freigelegten Riesenbrocken ernst zu nehmen. Nicht weniger als zwei Kulturen und ihre widersprüchlichen Forderungen lasten auf diesem Familienvater. Aber es geht nicht darum, hier die gesamte Kultur zu reflektieren und zufriedenzustellen. Lediglich mit den Stimmen im Innern des Klienten muss ein Auskommen gefunden werden. Uns mag der Einfluss des Vaters und der Herkunftskultur als Fessel erscheinen, wo sie die Bewegungsfreiheit der Enkelin einschränkt. Für Herrn K. ist das, was für uns eine ganze Kultur ist, ein Mensch, der ihn liebt und gleichzeitig straft. Nun ist die Technik eigentlich schon zu Ende angewandt, die Frage, die im Raum steht, aber ungelöst: Was soll er denn nun tun, so zwischen den Stühlen der beiden maßgeblichen Männer in seinem Leben? Zunächst gilt es festzuhalten, was für eine Leistung hier vollbracht wurde. Da sind die Kopfschmerzen doch auf einmal eine logische Konsequenz. Es ist dann manchmal auch einfach Zeit zu hören, das Aufgefundene zu betrachten. Und dann vielleicht selbst noch auf eine andere Idee zu kommen: *„Jetzt mal abgesehen von dem,* ***was*** *Sie getan haben – das ist ja schon eine reife Leistung für einen Familienvater, sich so für seine eigenen Werte und seine Familie einzusetzen, oder? Wie würde Ihr Vater das denn finden?“* Und seien Sie nicht allzu erstaunt, wenn Herr K. plötzlich strahlt: *„Er wäre stolz auf mich. Und übrigens: Er ist damals auch gegen den Willen seines Vaters nach Deutschland gekommen.“*

Wenn Sie in Richtung der Lösung arbeiten, hieße die Frage in diesem Beispiel: **Was würde X sagen, was Sie tun könnten, um die Kopfschmerzen loszuwerden?** Oft sind die Handlungsempfehlungen, die sich aus den Befragungen der wichtigen Repräsentant*innen eines Lebens ergeben, unter dieser Fragestellung sehr viel konkreter. Bei Kopfschmerzen hieße das z. B., dass jemand an einer ganz konkreten Stelle einfach mal *Nein* sagen soll, dass ein religiöses Ritual zu vollziehen ist oder dass er mit einer ganz bestimmten Person reden sollte. Aber oft liegt die Lösung auch alleine schon in der Erkenntnis dessen, was alles eine Rolle spielt.

Da in dieser Übung viele verschiedene Betrachtungsweisen daraufhin verglichen werden sollen, welche Wichtigkeit sie jeweils für den Klienten im Hier und Jetzt haben, **muss die Fragestellung sehr eindeutig durchgehalten werden, damit die Aussagen vergleichbar sind.** Wählen Sie: „Was denkt X, warum Sie Y haben?“ Oder:

„Was meint X, was Sie tun müssten, damit …?" Aber **entscheiden Sie sich für jeweils eine Version, eine Fragestellung**, sonst haben Sie eine Vielzahl von Aussagen zu unterschiedlichen Problemen und Fragestellungen und verkomplizieren sich und dem Klienten die Arbeit.

13.1.3 Welche Schwierigkeiten können auftauchen, und wie kann ich damit umgehen?

Und wenn es jede Menge Ideen zum Problem, aber keine Lösung gibt?

Immer mit der Ruhe. Vielleicht ist eine Bestandsaufnahme erst einmal wichtiger als die sofortige Orientierung auf eine Lösung des Problems. Und vor allem: Sie sind es nicht, die die Lösung finden muss, Ihr Klient ist es. Und dafür braucht er Ihre Unterstützung, nicht mehr und nicht weniger. Also begleiten Sie ihn in der Vorstellung, wer was zu seinem Problem sagen würde, und überlegen Sie anschließend mit ihm gemeinsam, was das jetzt für ihn bedeutet und wie er auf diesem Hintergrund mit dem Problem umgehen möchte. Bleiben Sie neugierig und lassen Sie sich von den Fragen und Ideen Ihres Klienten überraschen.

Müssen wirklich die Eltern mit auf den Kreis? Zu denen hat meine Klientin doch schon seit 30 Jahren keinen Kontakt mehr.

Es geht gerade nicht darum, nur die auf den Außenkreis zu schreiben, zu denen die Klientin gerade gute Beziehungen hat, sondern diejenigen, die eine wichtige Rolle spielen oder gespielt haben. Die Erwachsenen, die in den ersten Lebensjahren da waren, gehören also auf jeden Fall dazu. Nicht weil sie so toll waren, sondern weil sie uns geprägt und Spuren vor allem im Nichtbewussten hinterlassen haben.

13.1.4 Wie geht es danach weiter – was sind mögliche Auswirkungen?

Meist regt die Übung die Klientin sehr zum Nachdenken an, manchmal entsteht auch der Impuls, mit einzelnen der betreffenden Personen Kontakt aufzunehmen. Es lohnt sich also, in folgenden Sitzungen nachzufragen und das Thema nicht aus den Augen zu verlieren.

Ganz allgemein ist das Problem-/Lösungsporträt, ähnlich wie die anderen Übungen in diesem Kapitel, nicht für eine schnelle Klärung oder Lösung gedacht. Je einfacher ein Sachverhalt und je konkreter die Fragestellung, desto schneller lässt sich eine Lösung auch konkret erarbeiten. Bei chronifizierten, langwierigen Fragestellungen ist es eine wunderbare Technik, um relevante Hintergründe auftauchen zu lassen, auf die Sie nie gekommen wären, die Sie nie hätten erfragen können. Das führt dann oft zu noch mehr Arbeit und Auseinandersetzung. Für Sie als Bezugsprofi verkompliziert sich oft das Bild, für die Klient*innen fügt sich ein Stein zum anderen.

13.1.5 *Besonderheiten im Kontakt*

13.1.5.1 Kinder

Sobald ein Kind zwischen der eigenen Perspektive und der anderer Menschen unterscheiden gelernt hat, frühestens ab dem Schulalter also, ist die Übung prinzipiell geeignet – Sie sollten allerdings sehr auf Struktur und einfache Fragen achten.

Lassen Sie Kinder die unterschiedlichen Menschen und deren Positionen farblich markieren bzw. Bilder dazu malen. Sie können auch Bilder aufkleben. Achten Sie darauf, dass alles so konkret wie möglich ist.

Kinder geben sich oft die Schuld an für sie unverständlichen oder unangenehmen Handlungen und Haltungen Erwachsener. Arbeiten Sie deshalb – je jünger das Kind, desto wichtiger – eher lösungsorientiert: „*Was würde denn Tante Hanne sagen, wenn ich sie frage, was du tun sollst?*“

Verzichten Sie auf das Ankreuzen der Wichtigkeit der jeweiligen Aussage, das ist für Kinder eher überfordernd. Fragen Sie lieber nach: „*Jetzt stehen da ja ganz unterschiedliche Ideen auf deinem Blatt. Welche sind denn die wichtigsten?*“ Und die lassen sie das Kind dann farblich markieren.

Informieren Sie nach Möglichkeit und Absprache andere Bezugs- und Betreuungspersonen darüber, dass Sie diese Übung gemacht haben und worum es dabei geht.

13.1.5.2 Jugendliche

Gerade für die Arbeit mit Jugendlichen ist diese Übung oft gut geeignet, da sie keine Vorgaben macht, sondern sich für die konkrete Lebenswelt der Klient*innen interessiert. So können wichtige Unterschiede in der Haltung (Erwachsener) und darauf fußende eventuelle Loyalitätskonflikte deutlich werden, für deren Lösung wiederum die Übung selbst Ideen generieren kann.

13.1.5.3 Kognitiv anspruchsvollere Menschen

Arbeiten Sie so konkret wie möglich. Lassen Sie den Klienten die unterschiedlichen Menschen und deren Positionen farblich markieren bzw. Bilder dazu malen. Achten Sie darauf, dass die Fragen einfach formuliert sind. Nehmen Sie sich Zeit, fragen Sie auch später noch einmal nach. Arbeiten Sie lösungsorientiert.

Informieren Sie nach Möglichkeit und Absprache andere Bezugs- und Betreuungspersonen darüber, dass Sie diese Übung gemacht haben und worum es dabei geht.

13.1.5.4 Andere Kulturkreise

Für diese Zielgruppe ist die Übung ursprünglich entwickelt worden, sodass Sie nichts weiter beachten müssen.

13.2 Ressourcenfamilie

Ressourcen finden sich nahezu überall und gerade auch an Orten, wo wir sie nicht vermuten. Andererseits fällt es oft schwer, sie zu erkennen, denn manchmal sehen wir den Wald vor lauter Bäumen nicht und brauchen jemanden, der uns bei der Suche unterstützt. Jede*r von uns hat biologische Eltern, doch nicht jedem oder jeder von uns fallen sie und die anderen Verwandten ein, wenn es darum geht, Anregungen für Stärken und Möglichkeiten zu bekommen. Nicht für jede*n ist die eigene Herkunftsfamilie ein Platz der Geborgenheit, von schönen Erinnerungen und liebevoller Zuwendung. Viele Klient*innen erinnern sich nur mit Grauen und sind froh, den familiären Zwängen entkommen zu sein.

Für viele unserer jugendlichen oder erwachsenen Klient*innen ist allein die Vorstellung, ihre Herkunftsfamilie in die Ressourcensuche einzubeziehen, schon eine Zumutung, und die Gründe speisen sich aus zwei Hauptquellen: Zum einen ist vielen das schlimmste Leid in eben dieser Familie zugefügt worden. Für andere ist der Verlust dieser Familie oder einzelner Personen das schlimmste Leid, das ihnen widerfahren ist. Doch im ersten Fall finden sich beim genaueren Hinsehen immer wieder Familienmitglieder, die ansprechbar und unterstützend waren, zu denen eine gute Bindung aufgebaut werden konnte. Oft sind das nicht die Eltern, sondern eher Großeltern, Cousinen etc. Im anderen Fall geht es darum, trotz Trauer und Verlust den Zugriff auf die Reichtümer, die in der Herkunft liegen können, nicht zu verlieren, sondern sie gezielt und dosiert zu gestalten.

Es geht bei der Ressourcensuche darum, in all dem, was die Familie an Verlust, Verrat, Liebe, Versorgung und Schmerz ausmacht, nach eigenen verborgenen Quellen von Kraft und Überlebenswillen, Energie und Mut Ausschau zu halten. Weil es die eigene Geschichte ist. Die in jedem Fall den Hintergrund ausmacht, vor dem ich mich entwickelt habe, und ein Stück des Bodens, auf dem ich stehe. Damit der nicht schwankt, gilt es herauszufinden, wie ich den Zugriff gestalten kann.

Die Fragestellung ist folglich sehr wichtig, da sie den Fokus setzt und den Suchprozess eingrenzt. Denn wo der Hintergrund durch Traumatisierungsdynamiken innerhalb der Familie belastet ist, wird die Klientin im Genogramm auch Täter*innen- oder Mitwisser*innen-Positionen begegnen und dadurch potenziell getriggert. Hier geht es darum, zum einen für permanente Reorientierung zu sorgen und die Übung nur dann anzusetzen, wenn die Klientin das will und sich immer wieder gut im Hier und Jetzt orientieren kann. Zum anderen ist das eigentliche Ziel, hier einen Zugang zu den stärkenden, positiven, nährenden Seiten im Dickicht der Traumadynamiken zu finden. Warum? Um der Klientin zu ermöglichen, sich diesen Hintergrund, der nun mal ihrer ist, anzueignen und positive Identifikationsmöglichkeiten zu finden. Denn schließlich ist sie Teil dieser Familie, ob sie will oder nicht. Und oft liegt es nahe, mit der ungeliebten oder schädigenden Familie auch gleich den eigenen Selbstwert aufzugeben. Nicht nur für Kinder ist es wesentlich für ihr Weitergehen, erst einmal zu wissen, worauf sie vielleicht auch ein wenig stolz sein können. Und wenn es nur die blonden Haare von der Mama sind und das Durchhaltevermögen vom Vater.

Im Falle des Verlusts der Familie durch Flucht oder Krieg, Krankheit oder Naturkatastrophen ist die Ausgangslage ein wenig anders: Hier wird die Auseinandersetzung oft gemieden, um die Gefühle des Verlusts nicht wieder aufkommen zu lassen. Aus gutem Grund, wie wir in der Erläuterung der Notfallreaktion gesehen haben. Aber auch hier kann – mit viel Vorsicht, wenig emotionaler Betonung und dem richtigen Zeitpunkt – durch eine Suche nach ganz konkreten Fähigkeiten im Generationenstammbaum eine Idee davon entstehen, dass eine Bezugnahme auch Einzelheiten aufgreifen darf (und kann!) und sie so wieder verfügbar macht.

Für die Ressourcenfamilie werden die Mitglieder der Herkunftsfamilie nach Art eines Genogramms aufgezeichnet und nach Stärken und Fähigkeiten, die der Klientin in ihrer gegenwärtigen Situation nützen können, befragt. Die Übung soll einen ressourcenorientierten Blick auf die eigene Herkunftsfamilie ermöglichen und so neue oder alte Kraftquellen erschließen. Eine Ressourcenfamilie kann im besten Fall zu einer Art Krafttankstelle werden, von der die Klientin dauerhaft profitiert.

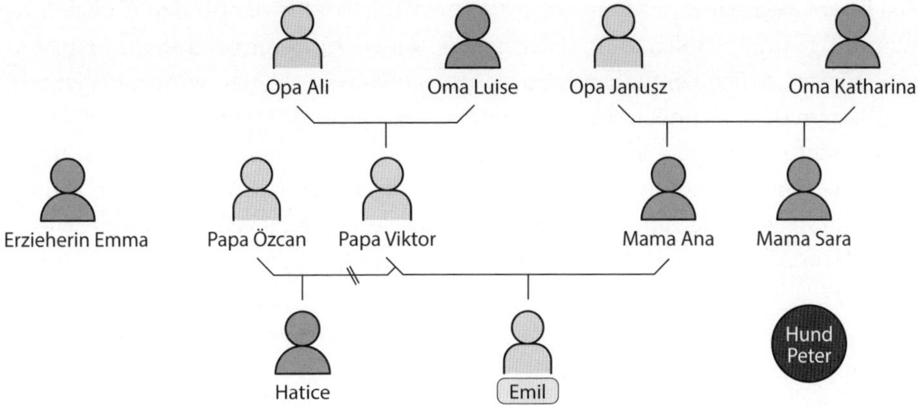

Abbildung 13.3: Im Genogramm wird die Klientin mit einer Markierung versehen. Eltern- und Großelterngeneration werden mitbetrachtet. Menschen und Tiere, die außerdem wichtig sind, werden auf die passende Generationenebene gezeichnet. Auch eigene und wichtige andere Kinder werden, wenn vorhanden, natürlich notiert (hier fehlen sie).

13.2.1 *Wann, warum und wie? – Rahmenbedingungen der Übung*

Situationen, in denen die Übung hilft

- Die Klientin fühlt sich unverbunden und einsam, wirkt mut- und ratlos.
- Die Jugendliche steht vor dem Auszug aus der betreuten Wohngemeinschaft und braucht Kraftquellen – innen und außen.
- Das Kind hat erfahren, dass es adoptiert worden ist, und nun wechseln Phasen des Rückzugs mit Wutausbrüchen.
- Der Jugendliche hat Sorge, genauso wie der gewalttätige Vater zu werden.
- Der Jugendliche konnte nur allein nach Deutschland entkommen und vermisst die Familie, die er zurücklassen musste und von der er nicht weiß, wer noch lebt.
- In der heilpädagogischen Einrichtung wirkt die junge Frau wie jedes Jahr verzweifelt, wenn es auf Weihnachten zugeht und sie dort bleibt, während die anderen zu ihren Familien fahren.

Ziel der Übung

Die Ressourcenfamilie gibt einen Überblick über die Stärken und Fähigkeiten der Mitglieder der Herkunftsfamilie, möglichst bezogen auf ein konkretes Problem bzw. eine konkrete Fragestellung im aktuellen Leben der Klientin. Dies ermöglicht der Klientin, ihre Perspektive zu verändern und sich diese Ressourcen anzueignen als

Teil ihrer Geschichte und somit auch als einen Teil von ihr, der für den Aufbau ihrer Zukunft genutzt werden kann. Gleichzeitig finden Ambivalenzen ihren Platz. Gerade Kinder, denen von nahen Bezugspersonen Gewalt angetan wurde, lieben oder idealisieren diese dennoch. Und das unter einen Hut zu kriegen ist gar nicht so einfach. Nicht nur Kinder, auch Jugendliche und Erwachsene (und wir Profis) haben Probleme mit den daraus entstehenden Loyalitätskonflikten. Wenn es also gelingt, nicht nur dem Grauen einen Platz zu geben, sondern sich auch das Wertvolle wieder zu erobern, gewinnt die Klientin Lebensenergie und Kontrolle. *(„Wenn ich mir jetzt mal nur die Power von meinem Vater hole?")* Sie kann ihre Herkunftsfamilie auch als Kraftquelle betrachten und dadurch Hilflosigkeit und Opfergefühle reduzieren und Ressourcen aus ihrer Vergangenheit besser nutzen.

Ziel der Übung ist also die Stabilisierung der Klientin im Hier und Jetzt, auch und gerade im Gedanken an ihre Herkunftsfamilie.

Anwendungsvarianten

Für diese Übung können ganz unterschiedliche Formen genutzt werden, aber immer geht es darum, die Familienstruktur aufzuzeichnen und bildhaft darzustellen. Als Form empfehlen wir die eines Genogramms oder einer anderen Darstellung, die Generationenebenen miteinbezieht, um auch transgenerative Symptomatik oder Fähigkeitsweitergabe, Parentifizierung etc. aufgreifen zu können. Für einzelne Fragestellungen sind auch andere Formen wie Familienbrett, Arbeit mit Steinen, die Nutzung einer Bonbonaufstellung (siehe 13.3) oder Zettel auf dem Boden etc. denkbar, oft „vergisst" man in diesen Anordnungen aber eher Personen, die manchmal dann doch wichtige Ressourcen halten.

Raum- / Zeitorientierung der Klientin

Die Klientin soll für die Arbeit mit der Ressourcenfamilie im Hier und Jetzt orientiert sein, die Aufmerksamkeit ist bei der gemeinsamen Arbeit, die Spannungskurve im Ressourcenbereich. Gegebenenfalls ist eine (wiederholte) Reorientierung während der Arbeit notwendig. Ein vorab installiertes Ressourcenbarometer (siehe 7.1) erleichtert das.

Kompetenzaufbau – in welchen Bereichen?

- Orientierung auf der Zeitlinie und in der Generationenfolge
- Erweiterung und Ausdifferenzierung der Wahrnehmung der Herkunftsfamilie
- Zugehörigkeitserleben

- Ressourcensicht
- Ausbau des Selbstwertgefühls
- Selbstwirksamkeitserleben im Hinblick auf die eigene Herkunft

Anforderungen

Raum: Suchen Sie für die Durchführung der Übung einen Raum, in dem Sie längere Zeit ungestört sind.

Zeit: Nehmen Sie sich zu Beginn mindestens 45 Minuten Zeit. Es kann sinnvoll sein, die Arbeit mit der Ressourcenfamilie auf mehrere Termine zu verteilen. Denken Sie auch hier an ca. 20 Minuten für das Wegpacken von Resten (Zwischenlager) und die Alltagsorientierung.

Material: Papier und Stifte sind notwendig, Flipchart oder Tafel hilfreich. Kinder und kognitiv anspruchsvollere Menschen sind besonders darauf angewiesen, dass alles möglichst konkret ist. Nutzen Sie daher Farben und Buntstifte, alte Illustrierte, Kleber und Schere zum Basteln von Collagen, Knete und was Ihnen sonst noch an Mal- und/oder Bastelmaterial einfällt. Falls möglich und vorhanden, können Sie Klient*innen bitten, Fotos von Familienangehörigen mitzubringen. Vielleicht können Sie die Fotos kopieren, sodass sie dann auch bemalt oder ausgeschnitten werden dürfen.

Anwendungsfall A: Traumadynamiken innerhalb des Familiensystems

Wenn jemandem von Familienangehörigen Leid zugefügt wird, entstehen innere Konflikte, die schwer zu ertragen und kaum zu lösen sind. Ist Papi nun gut oder böse, wenn er Mami haut und ich ihn trotzdem lieb habe? Dass er beides sein kann, ist häufig auch für uns schwer verständlich und doch als Erkenntnis auf Dauer unerlässlich für den Verarbeitungsprozess. Wie ist das auszuhalten? Können wir Helfer*innen es ertragen, dass die Kleine sich um den missbrauchenden Vater die Augen ausweint, oder müssen wir eingreifen und der vermeintlichen Wahrheit über den bösen Vater ans Licht helfen? Wie sollen wir denn bei jemandem, der sich so völlig übergriffig verhalten hat, noch gute Seiten suchen? Selbst dann, wenn der Junge nach der Trennung nur noch über den Vater schimpft, sollen wir nachfragen, ob es nicht auch irgendwelche netten Sachen gab, die die beiden miteinander gemacht haben?

Wir schlagen vor, davon auszugehen, dass es bei nicht zu verarbeitenden Belastungen innerhalb der Familie (und nicht nur hier) immer zu Ambivalenzen der Klient*innen gegenüber ihren Familienmitgliedern kommt. Das hat damit zu tun, dass jeder Vater, jede Mutter, jeder vergewaltigende Bruder und jede strafende Schwester ein Teil des Lebens dieses Kindes ist, ein Teil dessen, woran es sich ausgebildet hat und womit es gelebt hat – und nicht nur die Handelnde, die wir als Auslöser für das Leid betrachten. Genau deshalb gehen wir auch davon aus, dass wir in aller Regel auch Ressourcen finden werden, wenn wir vorsichtig und genau nachfragen: den Schutz durch den älteren Bruder (der erst später übergriffig wurde), die Vertrautheit und das Gefühl von Geborgenheit mit der Schwester (der es manchmal selbst ganz schlecht ging), die Urlaubserlebnisse mit den Eltern, die eine ganz eigene Welt jenseits des gewaltförmigen häuslichen Alltags waren.

Anwendungsfall B: Verlust (von Teilen) des Herkunftssystems

Hier ist es besonders wichtig, den richtigen Zeitpunkt für die Arbeit mit der Ressourcenfamilie zu wählen. Wenn ein **Großteil der Familie gestorben** ist: Hier eignet sich oft lange Zeit besser die Betrachtung einzelner Mitglieder ohne eine Aufzeichnung der Gesamtfamilienstruktur, um den geballten Trigger des Verlusts zu vermeiden. Wenn Sie mit der Ressourcenfamilie arbeiten, wird das zu einem Zeitpunkt sein, wo schon differenzierte Annäherungen möglich sind oder nicht die Gesamtheit der Familie verloren gegangen ist.

Wenn die Familie in einem anderen Land lebt und „nur" der individuelle Bezug nicht gut herstellbar ist, kann die Ressourcenfamilie gut dafür genutzt werden, diesen Kontakt innerlich herzustellen und vielleicht auch die Kontaktaufnahme zu einzelnen Mitgliedern zu ermöglichen. Auch hier sollte vorab und mit der Zeit ein Umgang mit der Trauer über den Verlust des persönlichen Kontakts gefunden werden (zum Beispiel mithilfe der Übung „Gefühle gut versorgen", siehe 10.3).

13.2.2 *Anleitung: Suche nach einer spezifischen Fähigkeit für die Klientin in der Ressourcenfamilie*

13.2.2.1 Ausgangssituation und gesuchte Ressource

Zunächst ist zu klären, um welches **Thema** und welche **damit verbundene Fähigkeit** es in der Suche geht. Die Ausrichtung der Fragestellung ist zentral dafür, sich nicht zu sehr in den oft unangenehmen oder überfordernden Assoziationen zu der Gesamtfamilie zu verlieren.

Zum Beispiel könnte für die jugendliche Klientin die Entlassung aus der Wohngruppe in die erste eigene Wohnung anstehen, und nun wird deutlich, dass sie mehr Mut gebrauchen könnte, um sich dieser neuen Herausforderung zu stellen. Dann geht die Aufmerksamkeit in der Ressourcenfamilie in Richtung dieses Mutes, und alle Fragen beziehen sich darauf.

Die Fragestellung sollte noch vor der Aufzeichnung des Genogramms erfolgen, damit schon bei der Zeichnung die Suchrichtung der Frage mit einfließt – ohne dass dies explizit geschehen müsste. Wenn also zum Beispiel die 18-jährige Iryna Mut für den Auszug aus der Wohngruppe braucht, wäre das die Überschrift, die Sie auf ein großes Blatt schreiben: *Mut für Auszug aus Wohngruppe*

13.2.2.2 Aufzeichnung der Familie

Nun lassen Sie den Titel erst einmal da stehen und bitten die Klientin, Ihnen zu sagen, **wer da alles ist**. Hier geht es nicht nur um die leiblichen Verwandten, sondern auch um die wichtigen anderen im Verlauf des Lebens. Wenn da also Menschen oder auch Tiere sind, die im Verlauf des Lebens wichtig waren, dann bekommen auch sie einen Platz im Genogramm. Wichtig ist dann nur, jeweils die richtige Generation für die nicht verwandten Menschen zu finden: Bezugstiere kommen auf dieselbe Generationenebene wie die Klientin oder in die Ebene der eigenen Kinder (je nach Beziehung und Alter der Klientin), WG-Mitglieder aus der Elterngeneration kommen auf die Ebene der Eltern, und die ehrenamtliche Oma kommt auf die Ebene der Großeltern. Neben den lebensgeschichtlich wichtigen Menschen sollen aber auch die Verwandten mit aufs Bild. Auch wenn sie gestorben oder unbekannt sind, vor allem dann, wenn es sich um die Kernfamilie dreht.

Iryna zögert, weil sie den Vater und die ältere Schwester schon lange nicht gesehen hat und kaum kennt. Sollen die auch mit aufs Bild? Ja, klar doch. Und die Mädchen aus der WG kommen mit auf die Ebene von Iryna. Mit den Großeltern väterlicherseits hat sie Schwierigkeiten, die kennt sie nicht. Macht nichts, sie finden auch einen Platz, vielleicht finden sich später Geschichten oder Fantasien über sie.

13.2.2.3 Eingrenzung der Suche

Wenn alles so weit steht, schauen Sie sich noch einmal gemeinsam die Überschrift an. Da steht *Mut für den Auszug aus der WG.* Nun wird sich im Genogramm selten jemand finden, der genau so eine Situation schon erlebt und noch dazu gut gemeistert hat. Wir können also gemeinsam überlegen: Was für eine Situation ist so ein Auszug? *„Eine große Veränderung aller Lebensumstände, die man alleine meistern muss"*, sagt Iryna. Und solche Situationen finden sich dann doch im Genogramm. *„Wer in deinem Genogramm hat denn mal so eine Situation gemeistert, was meinst* *du? Und vielleicht sogar Mut dafür gebraucht?"* Iryna bleibt jetzt sofort bei ihrer Mutter hängen, die mit ihr und dem Bruder geflohen ist.

Hier brauchen Sie dann gar nicht weiter zu suchen, sondern bleiben an dem Beispiel der Mutter. In anderen Situationen ist die Suche vielleicht schwieriger, und Sie müssen Beispiele überlegen: „*Was waren denn solche Situationen? Eigentlich ist das ja in jedem Umbruch meistens so, Kriege, Flucht, neue Arbeitsstellen, vielleicht auch große Reisen? Wo gibt es so was?"* Die Frage richtet sich natürlich nach den jeweiligen Kontextbedingungen der Klientin. Oft geht es um Umbrüche, Krankheiten, Trennungen, Verselbstständigungen, Lösung aus Gewalt …

In Irynas Beispiel lassen Sie sich ein bisschen erzählen, wie die Mutter das denn geschafft hat mit der Flucht (nicht: *wie das war,* sondern den Fokus auf die *Bewältigung* legen!), und während Iryna erzählt, richten Sie die Aufmerksamkeit auf Szenen, in denen Sie ganz viel Mut entdecken. Sie fragen dann nach (wenn Iryna nicht selbst darauf kommt): „*Wenn jemand so einfach mal schnell alles einsteckt und einfach loszieht, da gehört aber 'ne Menge Mut zu, oder?"*

13.2.2.4 Herausarbeiten der Fähigkeit

Iryna bejaht das, kann sich an die Szene aber nicht erinnern. „*Findest du die Szene denn passend für das Gefühl, das du suchst?"* – Ja, so einen Mut bräuchte sie. Wenn sie sich doch aber nicht erinnern kann? „*Macht nichts"*, sagen Sie, „*du kennst ja deine Mutter. Wenn du sie dir vorstellst in dem Moment, wie siehst du sie? Wie steht sie da, wie geht sie da ran? Wenn du mal versuchst, in diesen Moment reinzuschlüpfen?"* Und Iryna fängt an zu erzählen, wie sie sich vorstellt, dass die Mutter sich einen Moment hinsetzt, tief durchatmet und dann aufsteht. Als sie dann durch die Wohnung rennt, wird sie aber wieder ganz unsicher, sagt sie. „***Bleib mal bei dem Moment** am Anfang. Da holt sie sich ja den Mut und die Kraft, oder? Sie setzt sich also hin, atmet tief durch und steht dann auf. Machst du das mal?"* Zuerst kommt sich Iryna komisch vor, aber sie hat mit Ihnen gute Erfahrungen gemacht und lässt sich darauf ein, als Sie das einmal ausprobieren: hinsetzen, atmen, aufstehen.

13.2.2.5 Ankern der Fähigkeit

Iryna macht das nun auch, und Sie sehen, wie ihr Brustkorb weiter wird, die Schulter nach hinten gehen. Jetzt fragen Sie nach: „*Wo spürst du das jetzt? Ich sehe von außen, dass sich was verändert an deinem Körper, wenn du da so reinschlüpfst in den Moment, ich sehe die Schultern und den Brustkorb, der sich weitet. Wo spürst du das?"* Und Iryna berichtet vielleicht, dass sie genau diese Spannung der Schultern vorne am Körper spürt. „*Ist das jetzt Mut? Oder wie würdest du es bezeichnen?*" – „*Ich weiß nicht, vielleicht eher Bereitschaft?*" – „*Ist das okay?*" – „*Ja, das fühlt sich total gut an.*" – „*Und wenn du jetzt mal wieder 'ne Skala nimmst, und 1 ist, du spürst die Bereitschaft fast gar nicht, und 10: du spürst sie voll und ganz?*" – „*Dann bin ich auf 9, das ist ja irre.*"

Und nun können Sie das noch mit kleinen Wechseln ankern (siehe „Zielzustand", 11.2) oder einfach eine Farbe und eine Form finden, mit der sich Iryna das merken kann.

Variante: Die Ressourcenfamilie als allgemeine Kraftquelle – Anleitung

Eine andere Möglichkeit, mit der Ressourcenfamilie zu arbeiten, ist allgemeiner und weniger differenziert gehalten. Hier ein Beispiel für die Arbeit mit einem Kind, bei dem es darum geht, die Familienmitglieder auf Ressourcen hin zu überprüfen und nutzbar zu machen. So verwendet, ist die Übung vermutlich bekannter und eröffnet ein weites Feld an Kennenlernperspektiven. Diese Arbeit bietet sich dann an, wenn Sie viel Zeit zur Verfügung haben und mit Ihrem Gegenüber einen längeren Weg gehen wollen. Sie sammeln sozusagen Ausgangsmaterial, das Sie im Verlauf immer wieder nutzen können. Weil Sie hier die Gesamtfamilie mobilisieren, ist es wichtig, dass überbordende und dissoziationsfördernde Gefühle schon bearbeitet sind oder nicht so stark im Vordergrund stehen.

Sie brauchen ein großes Blatt Papier oder den Teil einer Tapete, den Sie so vor sich hinlegen, dass Sie mit dem Kind gemeinsam darauf schauen können. Sie könnten zum Einstieg eine Geschichte erzählen, zum Beispiel von jemandem, der einen Schatz sucht und dafür in die Fremde geht und jede Menge Abenteuer bestehen muss, nur um am Ende festzustellen, dass er den Schatz die ganze Zeit bei sich trug oder dass der Schatz dort auf ihn wartete, wo er losgegangen war. Hans im Glück ist zum Beispiel eine solche Geschichte.

Sie können aber auch ganz einfach anfangen: „*Sag mal, in deiner Familie, wen gibt es denn da alles?*" Und dann schreiben Sie sie alle auf das Blatt, mit der Position in der Familie (Vater, Tante, Oma etc.) und dem Namen und ob sie noch leben (nehmen Sie verstorbene wichtige Familienmitglieder unbedingt auf) und was sie so machen. Wenn möglich, notieren Sie auch das ungefähre Alter oder gar Geburts- und Todesdaten. Und lassen Sie genug Platz dazwischen, sodass noch Fotos, Bilder, Zeichnungen oder Collagen dazu kommen können.

Für den Überblick bietet es sich an, dies in der Form eines **Genogramms** zu tun, sodass alle Angehörigen einer Generation auf derselben Bildebene zu finden sind, ihre Kinder darunter und ihre Eltern darüber. Beziehen Sie in der Regel zumindest die Eltern- und Großelterngeneration mit ein. Als grundlegende Symbole gelten hier Kreise für die Frauen und Vierecke für die Männer. Versuchen Sie, möglichst jeden an den entsprechenden Platz zu setzen: „*Und wo kommt die Oma hin? Ist das die Mama von deiner Mama oder von deinem Papa?*“ Je nach Alter und Vorlieben des Kindes macht es Sinn, Bilder oder Symbole für die einzelnen Familienmitglieder zeichnen zu lassen, die das Bild konkreter machen und die Zuordnung der Familienmitglieder erleichtern. Es könnten auch spezielle Farben für jede und jeden gewählt werden. Eindeutigkeit ist wichtig, damit sich das Kind nicht in den ganzen Kreisen und Vierecken verwirrt, die da über das Blatt verstreut sind. Wenn jedoch beim Opa die Tabakspfeife gemalt ist, die er immer geraucht hat, und bei der Mama das blaue Lieblingskleid mit den schwarzen Punkten, wird die Orientierung einfacher. Falls Fotos vorhanden sind (Kopien machen!), können diese ebenfalls ihren Platz auf dem Blatt finden.

Beschränken Sie sich aber bitte nicht auf die Herkunftsfamilie – **alle Personen, die im Hintergrund des Kindes eine wichtige Rolle hatten, kommen mit auf Blatt:** die WG-Bewohner von Papa, die Freundin von Mama und der Hund vielleicht auch.

Achten Sie weniger auf Vollständigkeit als darauf, dass es Bilder und Geschichten zu den einzelnen Personen gibt. Fragen Sie vor allem:

- „Was magst / mochtest du an ihr am meisten?“
- „Was kann er besonders gut?“
- „Was hast du mit ihr zusammen gemacht, was dir besonders Spaß gemacht hat?“
- „Was möchtest du einmal genauso machen oder können wir er?“

Bei Familienmitgliedern, die das Kind nicht mehr selbst kennengelernt hat:

- „Was werden denn für Geschichten von ihm erzählt?“
- „Was glaubst du, hättest du an ihr gemocht?“
- „Was muss er wohl besonders gut gekonnt haben?“

Sorgen Sie dafür, dass alle Antworten in Kurzform Platz auf dem Bogen Papier vor Ihnen finden, entweder als farbiges Wort oder in Form eines Symbols / einer Zeichnung / einer Collage. Lassen Sie sich Geschichten über die einzelnen Personen erzählen und finden Sie mit dem Kind zusammen heraus, was die Geschichten über Stärken und Fähigkeiten aussagen.

Falls auch negative Zuschreibungen und Erinnerungen kommen, nehmen Sie die wahr und ernst, ohne sie mit auf das Blatt zu schreiben. Erklären Sie ruhig immer wieder, dass auf das Blatt nur eine Seite von allen draufsoll, nämlich die, die dem Kind guttut. Vielleicht ist es auch wichtig, das symbolhaft mit aufs Bild zu nehmen, beispielsweise in Form einer großen Sonne, die über der ganzen Familie scheint. Und für die Schattensachen müssen dann andere Plätze gefunden werden (siehe 10.2,

„Zwischenlager"). Falls es wichtig erscheint, für die negativen Beschreibungen einen eigenen Platz zu finden, können Sie dafür ein zweites Blatt Papier nehmen. Erklären Sie dem Kind dann, dass alle Menschen ganz unterschiedliche Seiten haben, dass das ganz normal ist und zu uns allen dazugehört. Und dass auch Menschen, die schlimme Dinge tun, ein andermal ganz nett und liebevoll sein können. Schauen Sie ruhig, ob Ihnen auch zu den unterschiedlichen Gesichtern, die die Menschen haben, eine Geschichte oder ein Märchen einfällt, die Sie erzählen können.

Erklären Sie noch einmal, dass das Blatt, das Sie gemeinsam mit dem Kind ausfüllen, ihm als Schatz dienen soll, der ihm Kraft gibt und den es immer wieder anschauen kann. Die unangenehmen Sachen, die mit der Familie zu tun haben, bekommen einen anderen Platz, weil das eher Sachen sind, die Sie gemeinsam mit dem Kind anschauen wollen, während das Blatt mit dem Schatz auch für das Kind alleine ist.

Nach und nach füllt sich somit der Bogen Papier mit bunten Familienangehörigen und dem, was diese für das Kind an Unterstützung bedeuten können. Im besten Fall entsteht so wirklich ein Schatz, und es macht Sinn, dafür im Zimmer des Kindes einen guten Platz zu finden, an dem er aufgehängt werden kann. Und von wo er wieder heruntergenommen werden kann, um ihn zu ergänzen und Neues hinzuzufügen. So kann dieses Blatt die Arbeit mit dem Kind über längere Zeit begleiten. Immer wenn Fähigkeiten und Kräfte für das konkrete Leben des Kindes benötigt werden, z. B. beim Verlust von Freundschaften, bei Schul- oder Erzieherwechsel, Unfällen etc., können Sie das Blatt hervorholen und gemeinsam überlegen, von wem in der Familie Unterstützung (in Form einer guten Erinnerung, Vorstellung oder Geschichte) kommen könnte. Unterstützung nicht von dem konkreten Familienmitglied im wirklichen Leben, sondern Unterstützung von der Repräsentation des Familienmitglieds in der inneren Welt des Kindes, symbolisiert durch alles, was schon einen Platz auf dem Blatt gefunden hat.

13.2.3 *Wie geht es danach weiter, was sind mögliche Auswirkungen?*

Nutzen Sie die Übung, vor allem in der Übersichtsvariante, gerne immer wieder. Geben Sie das Blatt / die Zeichnung der Klientin mit, wenn sie das möchte und sich stabil genug dafür fühlt. Schlagen Sie aber auch vor, dass Sie es unter Verschluss aufbewahren, um immer wieder darauf zurückgreifen zu können. Manchmal machen sich Klient*innen nach der Arbeit mit dem Ressourcen-Genogramm von selbst auf, um Informationen zu sammeln, die sie noch interessant finden. Sie können auch „Hausaufgaben" geben: doch mal die Geschichten und Fantasien zu den unbekannten leiblichen Eltern zu sammeln, aufzuschreiben, ein Bild dazu zu malen, ihnen ein Geschenk auszusuchen (auch wenn sie das nie erhalten werden) etc.

13.2.4 Welche Schwierigkeiten können auftauchen, und wie kann ich damit umgehen?

Ich hab Sorge, dass meine erwachsene Klientin bei dem Thema Familie gleich dissoziiert.

Dies ist keine Übung für den ersten Kontakt und auch nicht für eine Zeit, in der die Klientin sich noch nicht emotional regulieren kann. Wenn Ihre Klientin so stabil im Hier und Jetzt ist, dass sie sich gut auf der Zeitlinie orientieren kann und Sie beide rechtzeitig merken, wenn die Spannung zu hoch oder zu niedrig wird, dann können Sie die Übung durchführen. Erarbeiten Sie ein Ressourcenbarometer (siehe 7.1) und stellen Sie immer wieder sicher, dass die Klientin auf der entsprechenden Skala hoch genug ist. Nutzen Sie unbedingt den Ressourcenrahmen (siehe 11.7). Achten Sie auf eine klare Ressourcenorientierung bei der Betrachtung der Familienmitglieder. Sorgen Sie dafür, dass alle unangenehmen Bilder, Gedanken und Erinnerungen, die auftauchen, im Zwischenlager verschlossen und so für eine spätere Betrachtung weggelegt worden sind.

Meine Klientin wird immer furchtbar traurig, wenn es um ihre Mutter geht, die sie sehr geliebt hat, die aber immer weggesehen hat.

Umso wichtiger ist es dann vielleicht, wenn mal jemand gemeinsam mit der Klientin danach schaut, was schön war, sich erzählen lässt, was guttat und welche Erinnerungen angenehm sind. Trauer ist ein Gefühl, das die Verarbeitung begleitet, weil dabei klar wird, dass etwas Vergangenheit ist und nicht mehr Gegenwart. Das ist doch ein guter Grund, genau festzuhalten, was mensch aus dieser Vergangenheit auch weiterhin mitnehmen will: das Durchhaltevermögen, die Zähigkeit, den Mut zu Zärtlichkeit …

*Aber meine Klient*innen wissen oft gar nichts über ihre Familie oder zumindest nichts über die Väter. Was soll ich denn da machen?*

Es geht bei der Übung nicht um die wirklichkeitsgetreue Nachbildung eines Familienhintergrunds – das ist gerade im Zusammenhang mit innerfamiliärer Gewalt oft auch ziemlich schwierig. Wichtig ist uns, dass das Kind, die Jugendliche oder der Erwachsene eine Möglichkeit der positiven Assoziation in seiner Vergangenheit erhält, so etwas wie bunte kleine Flecken in der Geschichte. Dafür ist es eher unwichtig, dass all das sich auch ganz real so zugetragen hat. Viel wichtiger ist, dass es sich so zugetragen haben *könnte*. Und gerade wenn mensch die eigenen Eltern nicht kennt, ist es doch umso wichtiger, sich ein schönes Bild von ihnen zu machen – irgendein Bild macht mensch sich ohnehin.

Weshalb soll ich dann das Genogramm machen, wenn ich mich nur auf einen Menschen beziehe?

Die Arbeit mit dem Herkunftskontext in dieser Form ist eine sehr spezielle Annäherung an einzelne, im Moment relevante Fähigkeiten für die Klientin. Manchmal sieht es so aus, als könne man sich die Arbeit mit dem Genogramm außenrum ja auch sparen und allgemeiner fragen, wer die gewünschte Fähigkeit hat. Oft verstecken sich die Fähigkeiten aber in den Falten der Geschichte, wenn zum Beispiel von einer Großmutter bekannt ist, dass sie sich von ihrem Mann getrennt hat, obwohl das zu dieser Zeit noch sehr unüblich war, und die Klientin in dieser Nonkonformität eine Ressource findet. Diese Personen – und auch spezifische Situationen – werden einfacher aufgefunden, wenn durch die Zeichnung des Genogramms sehr vielfältige Assoziationsketten aufgerufen wurden. Der Rahmen des Genogramms macht außerdem deutlich, wie groß die Auswahl sein kann!

Meine Klientin hätte gerne die Gestaltungsmacht, die ihr Großvater beim Aufbau seines Betriebs an den Tag gelegt hat. Genau dieser Mann hat der Familie aber mit seinem autoritären Auftreten die Hölle heiß gemacht.

Hier ist der Fokus auf den einzelnen Moment, die einzelne Situation besonders wichtig. Denn es geht ja um eine Assoziation der Klientin, die sie positiv findet und die sie mit den negativen Assoziationen vermischt. Hier geht es nicht darum, die Gesamtperson herauszunehmen, zu beurteilen oder zum Vorbild zu erheben. Es geht darum, die positiven Anteile herauszuarbeiten und die negativen Geschichten sein zu lassen. Am Beispiel hieße das: Betrachten Sie genau die Situation von Übersicht und Gestaltungsmacht, die der Klientin im Sinn ist, und arbeiten Sie diese heraus. Die Rücksichtslosigkeit des Großvaters kann dann aus dem Spiel bleiben.

Aber das sind ja alles konstruierte Beispiele – manchmal weiß die Klientin das ja gar nicht genau und fantasiert sich nur etwas zurecht.

In beiden Fällen ist es eine Vorstellung der Klientin. Selbst wenn sie die Situation beobachtet hätte, würde sie in der Erinnerung Details verändern. Und Erzählungen, Auslassungen oder Mythen über Menschen in unserer Geschichte und Familie können große Kraft entfalten, weil wir sie zu Bildern formen und dadurch unser eigenes Erleben verändern. Das ist Häschenarbeit, die wir uns in der Regel nicht bewusst machen. Wenn wir sie mit stärkenden Bildern auf die Denker*innenebene holen, wird aus den Überlieferungen aus dem heimischen Kontext ein großes buntes Ersatzteillager für den eigenen Bedarf.

13.2.5 *Besonderheiten im Kontakt*

13.2.5.1 Kinder

Achten Sie – wie in der Anleitung beschrieben – darauf, die Sache konkret und anschaulich zu machen. Dazu gehören auf jeden Fall Farben, Zeichnungen, Fotos etc.

13.2.5.2 Jugendliche

Jugendliche lehnen unter Umständen einen auch nur symbolhaften Kontakt mit ihrer Herkunftsfamilie ab. Respektieren Sie das, machen Sie jedoch auch Werbung für die Übung, indem Sie die möglichen positiven Auswirkungen deutlich machen. Konzentrieren Sie sich dann mit spezifischen Fragen auf die Beiträge der Peers oder anderen Zusatzpersonen. So bleibt trotzdem im Blick, dass die Herkunftsfamilie existiert und potenziell auch als Ressourcenlager genutzt werden kann.

13.2.5.3 Kognitiv anspruchsvollere Menschen

Auch kognitiv herausfordernde Menschen sind eher auf Anschaulichkeit angewiesen, um sich orientieren zu können. Verzichten Sie auf Vollständigkeit und legen Sie den Schwerpunkt auf die Ressourcen von einzelnen Familienmitgliedern. Nehmen Sie beispielweise zuerst Mutter und Schwester, mit denen die Klientin zusammenlebt, und erst dann den Rest der Familie. Unterteilen Sie die Übung in mehrere Abschnitte, sodass sie leichter verdaulich wird.

13.2.5.4 Gruppen

Für die Gruppenarbeit ist diese Übung nicht geeignet.

13.2.5.5 Andere Kulturkreise

Besprechen Sie mit Menschen aus anderen Kulturkreisen, welche Bedeutung sie ihrer Herkunftsfamilie oder Familie überhaupt geben. Wer gehört alles dazu? Wer hat welche Verantwortlichkeiten? Worauf bezieht mensch sich im Gespräch? Was tun Menschen, die in ihrer Familie Gewalt erfahren haben? Lassen Sie sich Familiengeschichten erzählen und wählen Sie gemeinsam eine Form, wie die Familie dargestellt und die Ressourcen der Einzelnen festgehalten werden können.

13.2.6 *Transkript/Beispiel*

Der 16-jährige Kai lebt seit zwei Jahren in der Einrichtung. Nach jahrelanger Gewalt in der Familie lehnt er jeden Kontakt zu seinen Eltern oder Geschwistern ab. In der Jugendlichengruppe ist er gut integriert. Jetzt muss er sich entscheiden, ob er Abi macht oder die Schule verlässt und eine Lehre anfängt. Gemeinsam mit seinem Bezugsbetreuer Frank hat er hin und her überlegt, doch wie schon zuvor bei anderen wichtigen Themen fällt es Kai schwer, eine Entscheidung zu treffen. Frank hatte vorgeschlagen, die Ressourcenfamilie zu befragen, was Kai zunächst vehement ablehnte. Nach einiger Werbung von Frank für die Übung hat Kai schließlich zugestimmt.

KAI: Ich weiß ja nicht, was das jetzt soll hier, das bringt doch sowieso nichts.
FRANK: Komm, du hast gesagt, du willst es probieren, und um mehr geht es ja auch nicht. Wenn wir merken, es bringt nichts, dann lassen wir es wieder.
K: Also dann.
F: Komm mal mit an den Tisch, ich hab hier schon so ein großes Blatt hingelegt, da können wir drauf rummalen. So, jetzt erzähl mal, wen gibt es denn da alles so in deiner Familie?
K: Das weißt du doch. Meine Eltern, meine Schwester ...
F: Langsam, also dein Vater (malt ein Viereck links), wie alt ist der?
K: 34.
F: 34 (schreibt es in das Viereck). Und was macht der so?
K: Steht im Laden an der Wursttheke.
F: Hat er das gelernt?
K: Er ist Fleischer.
F (notiert das): Und dann gibt es da doch noch deinen leiblichen Vater, oder?
K: Also der tut ja nun wirklich nichts zur Sache.
F: Das sehen wir ja dann, ich zeichne den mal links neben deinem anderen Vater ein. Immerhin hast du von ihm ja auch was abgekriegt – die roten Haare, oder?
K: Au Mann, also was weiß ich, der ist so um die 40 und so ein feiner Pinkel, Arzt ist der. Aber der hat sich ja schon verpisst, bevor ich überhaupt da war.
F: Okay, okay, und deine Mutter? (Malt einen Kreis ein Stück rechts neben das Viereck des Vaters und verbindet beide mit einem Strich.)
K: 32, die macht gar nichts.
F: Was heißt das? Sie ist zu Hause? Hat keinen Beruf gelernt und kümmert sich um den Haushalt und deine Geschwister?
K: Ja.
F: Okay, also Hausfrau? So, deine Geschwister?
K: (Macht gelangweilt die Angaben zu seinen Geschwistern.)
F: (Zeichnet Kreise und Vierecke für die Geschwister der Altersreihenfolge nach, das älteste links, unterhalb der Elternebene ein und verbindet jedes Symbol durch einem Strich nach oben mit dem Strich zwischen den Eltern. Die Großeltern zeichnet er nach dem entsprechenden Muster auf eine Ebene oberhalb der Eltern.) Wen gab es da noch oder wer wäre dir noch wichtig?
K (überlegt): Höchstens Onkel Erwin, aber der ist schon tot.
F: Für die Übung hier spielt das keine Rolle, ich zeichne ihn mal ein. Wessen Bruder war er denn? War nicht verwandt? Auch egal, er kommt auf jeden Fall mit rein (zeichnet ihn auf der Elternebene ein). So, jetzt lass uns doch mal schauen, was können die alle gut, was sind oder waren deren Stärken, vor allem wenn es um Entscheidungen geht? Wer hat ein Händchen für Entscheidungen?
K: Weiß nicht.
F: Vielleicht gehen wir sie alle mal durch. Was ist mit deinem Vater, was kann der gut?
K: Weiß nicht, schlagen?

F: Okay, das ist das, was du am meisten von ihm mitgekriegt hast, aber was meinst du, was fand deine Mutter zumindest irgendwann mal gut an ihm?
K: Dass er sie genommen hat, als sie mit mir schwanger war?
F: Okay, das heißt, da hat er damals auch eine Entscheidung getroffen. Vielleicht findest du die blöd und für dich katastrophal, aber er hat sich für deine Mutter entschieden. Und sie sich für ihn natürlich. Gibt es Geschichten aus der Zeit? Was weißt du darüber, wie die beiden zusammengekommen sind?
K: (Erzählt das wenige, was er darüber weiß.)
F: Und wie war das später, wer hat die Entscheidungen für die Familie getroffen, eher sie oder er?
K: ...
F: Und wie ist das mit deinem leiblichen Vater, der hat sich ja entschieden wegzugehen. Was weißt du darüber?
K: ...

Auf die gleiche Art und Weise wird Kai nun nach all denen befragt, die auf dem Zettel aufgemalt sind. Immer geht es um den Umgang mit Entscheidungen. Wo Kai es nicht weiß, wird er nach seinen Vermutungen gefragt. Am Ende ist das Blatt voll mit Anmerkungen dazu, wie die Familienmitglieder mit Entscheidungen umgehen.

F: So, was denkst du, von wem würdest du dir für die Entscheidung, die du jetzt zu treffen hast, am ehesten was abgucken? Und nur dafür.
K (betrachtet das Blatt nachdenklich): Weiß nicht.
F: Na, es sieht doch fast so aus, als ob in deiner Familie alle immer wieder Entscheidungen getroffen hätten. Und zwar ziemlich schnell und radikal.
K: Aber die waren nicht immer gut.
F: Stimmt, die waren nicht immer gut. Wer hat denn Entscheidungen auch mal wieder zurückgenommen, wenn sie sich als schlecht erwiesen haben?
K (überlegt): Onkel Erwin hat irgendwann seinen Job aufgegeben und den Laden aufgemacht. Und als der dann Pleite gegangen ist, hat er sich wieder anstellen lassen.
F: Wie hat der das geschafft, sich immer wieder neu zu entscheiden und die Sachen dann auch zu machen?
K: Onkel Erwin war echt mutig, der hatte vor nichts Angst.
F: Ist es das, was du gerade gebrauchen könntest, den Mut, dich zu entscheiden, auch wenn es nicht fürs Leben ist?
K: Irgendwie schon.
F: Und den findest du bei Onkel Erwin. Wo noch?

In der gesamten Ressourcenfamilie wird nach diesem Mut gesucht, und er wird erstaunlich oft gefunden. Bei allen, die diesen Entscheidungsmut einmal hatten, wird ein rotes Zeichen angezeichnet, und am Ende ist das ganze Blatt voller roter Zeichen.

F: Ganz schön mutige Familie.
K: (lacht verlegen)

Drei Tage später erzählt Kai, er habe sich dafür entschieden, Abi zu machen. Auf die Frage, was dazu geführt habe, meint er, er habe das die ganze Zeit gewollt, und jetzt habe er auch den Mut dazu. Und wenn er es wirklich nicht schaffen sollte, könne er ja dann immer noch in die Lehre gehen. Aber er denkt schon, dass er es schaffen kann.

13.3 Bonbonaufstellung zur Überprüfung von Entscheidungen

Manchmal wäre es schön, wenn wir aus der Vogelperspektive einen Blick auf unser Leben werfen könnten. Wir könnten ganz entspannt unsere Beziehungen betrachten: die zu Freund*innen und Liebsten, Kindern, Verwandten, Arbeitskolleg*innen, Mitstreiter*innen im Chor … Wir könnten in Ruhe analysieren, wer uns wie nahesteht, ob wir das so angenehm finden und was passiert, wenn wir etwas anders machen. Entscheidungen, die wir treffen möchten, haben Auswirkungen auf diese Beziehungen, schließlich verändern wir uns dadurch. Wäre es nicht toll, schon vorab eine Idee davon zu haben, welche Veränderungen eine Entscheidung in unserem Beziehungsgefüge bewirkt? So könnte mensch auch mit den Klient*innen vorab überprüfen, welche Richtung der Arbeit in deren Kontext Sinn macht.

Ein Beispiel: Die Klientin in der Einzelfallhilfe wird von starken Ängsten geplagt. Der besorgte Freund kommt deswegen immer sofort von der Arbeit nach Hause und hat seine früheren Kontakte und Hobbys fast ganz aufgegeben. Es ist keine schöne Situation, aber alle haben sich daran gewöhnt. Und die Nähe in der Beziehung tut beiden eher gut. Die Klientin will natürlich keine Angst mehr haben, also übt sie das Ressourcenbarometer und 5-4-3-2-1, und langsam traut sie sich auch allein nach draußen. Die Klientin und ihr Freund freuen sich zunächst sehr und genießen die neue Situation. Der Freund fängt wieder an, alte Bekannte zu treffen und zum Fußball zu gehen, und kommt nicht mehr jeden Tag sofort nach der Arbeit nach Hause. Doch die Klientin reagiert stark verunsichert und mit großer Eifersucht auf die neuen Aktivitäten ihres Freundes, manchmal machen sie ihr sogar ein wenig Angst. Auf einmal hängt der Haussegen schief. – Wäre es nicht gut gewesen, wenn sie sich auf diese Konsequenzen ihrer Fortschritte besser hätte vorbereiten können?

Wir haben keine Kristallkugel, in der wir sehen könnten, welche Auswirkungen unsere Arbeit auf die Beziehungen der Klientin haben wird. Und all unsere Erfahrung und Theorien helfen im Einzelfall nur bedingt, denn jeder Mensch ist anders. Wir brauchen daher eine Übung, die uns einen gefahrlosen Blick auf das Beziehungsgefüge der Klientin erlaubt und mit deren Hilfe einige gewünschte Ergebnisse der Beratung spielerisch vorweggenommen werden können, um die Konsequenzen abschätzen zu können. So können sie rechtzeitig in die Arbeit einbezogen werden.

Die Aufstellung mit Bonbons nutzt die bewährten Möglichkeiten von Skulpturen und Systemischen Strukturaufstellungen und verbindet sie mit einem geringen Aufwand und einem Medium, mit dem nur wenige Menschen negative Assoziationen verbinden. Von einigen auf dem Tisch liegenden Bonbons kann mensch sich leicht distanzieren, sie laden nicht zur Identifikation ein, und alle aufgestellten Personen und Probleme können hinterher aufgegessen werden (wobei mensch auf einigen vielleicht etwas länger herumkauen muss).

Die Aufstellung mit Bonbons ermöglicht es, die Beziehungskonstellationen der Klient*innen anschaulich zu machen und die Auswirkungen ihrer Entscheidungen und Entwicklungen im eigenen sozialen Umfeld spielerisch vorwegzunehmen. So kann beurteilt werden, ob die Konsequenzen erwünscht sind, ob ein anderer Weg eingeschlagen werden soll oder wie sich der Klient / die Klientin auf die vermuteten Auswirkungen vorbereiten kann. Gleichzeitig bietet diese Methode die Gelegenheit, einen kaum belastenden, zeitlich gut eingrenzbaren und distanzierten Blick auf Beziehungen und Familienkonstellationen zu werfen. Veränderungswünsche können auf unverfängliche Art probeweise umgesetzt werden, um zu sehen, wie sich das Ergebnis anfühlt.[14]

13.3.1 *Wann, warum und wie? – Rahmenbedingungen der Übung*

Situationen, in denen die Übung hilft

- Die Klientin sorgt sich darum, wie ihre Kinder darauf reagieren, wenn sie den neuen Partner mehr in den Alltag einbezieht.
- Die Beraterin befürchtet eine Beziehungskrise, wenn sie die Weiterbildung beginnt und dadurch selbstständiger wird.
- Die Jugendliche braucht Unterstützung bei der Klärung der Frage, ob sie aus der Einrichtung wieder zurück zu ihrer Mutter ziehen will.
- Die Sozialarbeiterin in der Behindertenwerkstatt möchte einen Überblick über das Unterstützungssystem der Klientin gewinnen und sucht dafür eine Methode, die in relativ kurzer Zeit viele Informationen liefert, aber nicht nur verbal orientiert ist.
- Eine Klientin möchte wissen, wie sich die Traumaverarbeitung auf ihr Beziehungsumfeld auswirken wird.
- Immer dann, wenn jemand im Probehandeln herausfinden möchte, welche Konsequenzen eine Entscheidung auf seine Beziehungen hätte.

14 Die Idee mit den Bonbons stammt von Heinrich Dreesen [NIK Bremen], für die Ausformulierung sind ausschließlich wir verantwortlich.

Ziel der Übung

Auf eine sichere und distanzierte Art und Weise können Berater und Klient sich einen anschaulichen Überblick über die Beziehungskonstellationen des Klienten verschaffen. So können auch die Auswirkungen zukünftiger (Fort-)Schritte des Klienten in seinem sozialen Umfeld spielerisch vorweggenommen werden. Damit kann der Klient sich auf solche Veränderungen vorbereiten oder mit dem Berater alternative Vorgehensweisen suchen. Er erhält mehr Kontrolle über den beraterischen Prozess und seine Auswirkungen, Opfer- und Hilflosigkeitsgefühlen wird vorgebeugt.

Mit Bonbons wird ein Medium gewählt, das zu spielerischen Assoziationen einlädt. Die Fragen *„Wie ist es jetzt?"*, *„Wie war es vorher?"* und *„Wie soll es werden?"* können anschaulich gemacht werden. So wird der Klient darin unterstützt, sich auf der Zeitlinie gut und stabil zu orientieren und Vergangenes und Zukünftiges (Befürchtetes wie Erhofftes) vom Hier und Jetzt zu trennen.

Anwendungsvarianten

- Überprüfen von Auswirkungen
- Einen Eindruck vom Beziehungsgeflecht gewinnen
- Ausprobieren, welche Alternative angenehmer wäre und wie das zu erreichen ist
- Arbeit mit inneren Anteilen / Persönlichkeiten zur Veranschaulichung von Beziehungen und Veränderungswünschen sowie den eigenen Handlungsmöglichkeiten darin (siehe auch 12.2, „Teilearbeit")

Raum- / Zeitorientierung der Klientin

Für die Arbeit mit der Bonbonaufstellung sollte die Klientin gut im Hier und Jetzt orientiert sein.

Kompetenzaufbau – in welchen Bereichen?

- Aufbau der Zeitachse in Richtung Zukunft
- Perspektivwechsel und Distanzierung vom Problem
- Zeitprogression: Wie wird es sein, wenn …
- Aktive Beziehungsregulation – Selbstwirksamkeitserfahrung
- Veranschaulichung der eigenen Handlungsmöglichkeiten

Anforderungen

Raum und Setting: Wählen Sie einen Raum, in dem Sie mit dem Klienten ungestört sind. Für die Übung brauchen Sie nicht viel Platz, ein Tisch, ein Teppich oder eine Wiese genügen als „Spielfeld". Letzteres sollte allerdings nicht zu klein sein, damit die Bonbons auch auf Distanz gebracht werden können.

Zeit: Nehmen Sie sich für die Übung 30 bis 45 Minuten Zeit. In der Regel tauchen bei der Arbeit Aspekte auf, von denen Ihnen der Klient erzählen will. Wenn Sie die Übung häufiger anwenden, wird sie sehr viel kürzer ausfallen, weil die wichtigsten Beziehungsaspekte dann schon bekannt sind und Sie sich selbst besser an die Struktur halten können.

Material: Für die Übung benötigen Sie einen Vorrat an Bonbons oder anderen Süßigkeiten, die in kleinen Portionen einzeln abgepackt sind. Damit der Klient ausreichend Auswahl hat, sollten Sie einen kleinen Haufen ganz unterschiedlicher Bonbons dahaben. Spielen Sie beim Einkauf mit dem möglichen Symbolgehalt einzelner Süßigkeiten. Es gibt neben Schokolade in Form von Münzen oder Geldscheinen eher neutral wirkende Bonbons und solche, die besonders scharf oder bitter sind oder sich im Mund schäumend auflösen.
Beachten Sie, dass für manche Klient*innen der Umgang mit Süßigkeiten unangenehm oder triggernd ist. Wählen Sie in diesem Fall ein anderes Medium. Fragen Sie auch gerne ab, ob die Arbeit mit anderen Platzhaltern gewünscht ist: *„Ist es in Ordnung, wenn wir mit Bonbons arbeiten? Manche Leute mögen das nicht so gern. Schleichtiere oder Steine hätten wir auch noch hier. Was ist Ihnen am liebsten?"* Anstatt der Bonbons können Sie auch andere Materialien wie Steine, Muscheln, Stofftiere, Schleichtiere, die Figuren des Familienbretts, Schlümpfe oder Playmobil-Figuren etc. benutzen. Beachten Sie dabei, dass jedes Material seine eigene Qualität hat und sich entsprechend auf den Verlauf der Übung auswirken kann. Sie können aber auch einfach das im Raum vorhandene Material, z. B. die Kaffeetassen und -Löffel, zu Familienmitgliedern umfunktionieren.

13.3.2 Anleitung

Angenommen, Sie arbeiten mit einer Jugendlichen, und die Frage ist, ob sie aus der Einrichtung wieder zu ihrer Mutter ziehen soll. Sie könnten dann beispielsweise sagen:

„Wir haben ja schon mal überlegt, wie das wohl wäre, wenn du wieder zu deiner Mutter ziehst, und du hast mir erzählt, dass das gut sein, aber auch ziemlich danebengehen könnte. Lass uns doch mal schauen, wie das für dich und deine Leute wäre, wenn du es

*tust – ob sich was mit den Freund*innen verändert, wenn du woanders hinziehst. Wie das mit deiner Schwester ist und all so was. – Brauchen wir jetzt gar nicht drüber zu reden, ich schlag dir ein kleines Spiel vor. Okay? Und zwar geht das so, dass wir einfach mal Bonbons nehmen für alle deine Leute, und dann sehen wir, wie die zueinander stehen und was sich verändert, wenn du zu deiner Mutter ziehen würdest. Gut, setzen wir uns vielleicht einfach auf den Boden, dann können wir das hier auf dem Teppich ausprobieren. Ich hab eine Tüte voller unterschiedlicher Bonbons, die wir dafür nehmen können. Oder willst du lieber die Steine hier nehmen? Bonbons sind gut? Okay.“*

13.3.2.1 Erklärung

Wenn Sie jetzt die Bonbons und Süßigkeiten auspacken, wird die Klientin vermutlich überrascht sein. Meist wird sie lachen, und es entsteht eine relativ lockere Stimmung, die Sie für die Aufstellung nutzen können. *„Du siehst, hier gibt es jede Menge Süßigkeiten, und ich möchte jetzt, dass du für alle Menschen in deiner Familie und in deinem Umfeld, für alle, die in deinem Leben irgendwie wichtig sind, jeweils ein Bonbon aussuchst. Jedes Bonbon steht dann für jemanden, den du kennst. Du kannst die Bonbons natürlich hinterher mitnehmen und du kannst auch noch andere nehmen, wenn du willst – nicht, dass du jetzt auf einmal ganz viele Leute aussuchen musst, die es gar nicht gibt.“*

13.3.2.2 Zuordnung der Bonbons

Wenn die Klientin jetzt anfängt auszusuchen, können Sie sie einladen, die Auswahl zu kommentieren. *„Für deinen Vater der 100-Euro-Schein?“ – „Ja, der hat zwar nie Geld, aber er hat auch kein anderes Thema, immer geht es nur darum. Und mein großer Bruder, der ist so ein richtiges Weichei, für den nehme ich dies weiche Kaubonbon. Meine Oma ist ein Eisbonbon, so glatt und kalt, wie die immer ist.“* Etc. Wenn das Gegenüber keine Lust hat, seine Auswahl zu kommentieren, fragen Sie einfach, für wen welches Bonbon daliegt.

13.3.2.3 Auslegen der Jetzt-Situation

Lassen Sie die Jugendliche die ausgesuchten Süßigkeiten nun so hinlegen, wie die Menschen aus ihrer Sicht in Beziehung zueinander stehen. *„So, jetzt leg doch mal die Bonbons so hin, wie sie deinem Gefühl nach zueinander stehen, wie die Abstände sind. Wer steht wem nahe und vor allem: Wer steht dir nahe, und wer ist weiter weg von dir? Fang ruhig einfach mit deinem Bonbon an, wo bist du? Gut, und wo ist deine Mutter?*

Und wo dein Vater? Auf der anderen Seite von dir, weit weg von deiner Mutter, aber auch nicht so nah an dir dran wie sie, aha." Scheuen Sie sich nicht, zu sagen, was Sie sehen. Dadurch hat die Jugendliche die Gelegenheit, noch mal zu schauen, ob das so ist, wie sie es gemeint hat, und Missverständnisse lassen sich klären. Je nachdem, wie viele Bonbons hinzulegen sind, kann diese Phase schon eine ganze Weile dauern. Lassen Sie sich und der Klientin Zeit, denn meist wirkt dieser Anfang der Übung schon sehr klärend: Wer steht mir eigentlich nahe, wer ist mir wichtig, und wie stehen die, die mir wichtig sind, zueinander?

Abstände bestimmen sich nicht aus der geografischen Nähe oder Entfernung – es geht um die **gefühlte Verbindung im Hier und Jetzt.**

13.3.2.4 Die Ist-Situation beschreiben lassen

Eventuell können Sie sich schon während des Auslegens einiges zu den Beziehungen erklären lassen, vielleicht stört das aber auch die Jugendliche in ihrer Konzentration. Dann fragen Sie im Anschluss nach und lassen sich je nach Fragestellung die Beziehungen beschreiben: „*Wenn deine Mutter jetzt hier ist, und du bist da, und deine Geschwister sind auf dieser Seite, wo schaut deine Mutter denn am ehesten hin, wem ist sie zugewandt?*" Oder anders: „*Wenn die Bonbons Gesichter hätten, wo würden die hinschauen?*" In dieser Phase der Aufstellung kann es schon sehr intensiv werden. Immer wenn es der Klientin zu viel wird, ermuntern Sie sie, eine Pause zu machen, mal aufzustehen und im Raum rumzulaufen oder vielleicht einfach aus der anderen Ecke des Raumes, von weit weg also, noch mal auf die aufgestellte Konstellation zu schauen. Nutzen Sie das Ressourcenbarometer beliebig oft. Wenn das Interesse sich nur auf die Beschreibung der Ist-Situation oder auf eine Klärung der momentanen Gefühle bezieht, können Sie in dieser Richtung weiter fragen.

13.3.2.5 Einführen der Veränderung / Entscheidung durch Bewegen der eigenen Figur

In unserem konkreten Beispiel wäre die Frage: „*Wenn du jetzt wieder zu deiner Mutter ziehen würdest, wohin würde dein Bonbon dann rutschen? Mach das doch mal.*" Achten Sie an dieser Stelle darauf, dass die Klientin zunächst nur ihr eigenes Bonbon verrückt, schließlich geht es um eine Aktivität und Veränderung von ihrer Seite, deren Auswirkungen geprüft werden sollen. „*Erst mal bewegt sich nur dein Bonbon. Das ist ja das, was du in der Hand hast. Du triffst eine Entscheidung, und das heißt, du veränderst etwas. Danach kannst du auch mal ausprobieren, wer deiner Meinung nach seine Position ändern würde, wenn du etwas verändert hast. Aber das sehen wir dann.*

So, wenn jetzt dein Bonbon also da liegt statt vorher hier, und du schaust dir an, wie das aussieht, was ist dann der Unterschied zu vorher? Was denkst du? Und wie fühlt es sich jetzt an?" Die Frage nach Unterschieden erleichtert den Klient*innen oft die Beschreibung. Wenn sich das eine okay anfühlt und das andere auch, dann wird der Unterschied entscheidend: *„Ist es so besser oder schlechter oder noch ganz anders?"* Und: *„Würdest du das so wollen? Nein? Wohin würdest du denn gerne mit deinem Bonbon rutschen? Ach so, dahin. Und was hieße das dann, was müsstest du tun, damit du dort landest?"* Spätestens an dieser Stelle kommen Dinge ins Spiel, auf die die Klientin keinen Einfluss hat, wenn sie zum Beispiel nur dahin könnte, wo sie hin, möchte, wenn auch der Vater wieder mit der Mutter zusammen wäre. Falls sich das herauskristallisiert, ist das eine gute Gelegenheit für Sie, mit der Klientin zu klären, was sie beeinflussen kann und was nicht. *„Siehst du, wohin der Bonbon von deinem Vater rutscht, das kannst du zwar vermuten oder hoffen, aber du hast gar keinen direkten Einfluss darauf, denn das ist ja eine Entscheidung deines Vaters. Und dafür hat er die Verantwortung. Du kannst nur für dich entscheiden, was du machen willst, wo dein Bonbon hingeht. Und wenn du jetzt sagst: ‚Dahin gehe ich aber nur, wenn mein Vater auch dahin geht', dann können wir höchstens überlegen, was du dafür tun kannst, dass dein Vater das auch macht. Das ist dann ein anderes Thema. Du denkst, er macht es sicher nicht? Dann heißt das also, du musst für dich unabhängig von ihm entscheiden. Dann leg mal wieder alles so hin, wie es aussieht, wenn du den ersten Schritt machst, okay? Und wir sehen dann, wie die anderen wohl reagieren."*

13.3.2.6 Vermutete Veränderung der Position anderer Personen im zweiten Schritt

Die Übung erlaubt es, alle möglichen Konstellationen und Fantasien einfach durchzuspielen. *„Was glaubst du denn, was hat das noch für Auswirkungen, wenn dein Bonbon wieder so nah zur Mutter geht? Du glaubst, sie geht dann einen Schritt weg? Wohin? Leg das doch einfach mal so, wie du es vermutest. Und wer ist dann noch in deiner Nähe, auf wen kannst du dich verlassen? Und was glaubst du: Bleiben die Freund*innen, wo sie sind, wenn du nach hier rutschst, oder wird sich da auch was verändern? Wie hättest du es denn gerne? Und könntest du etwas dafür tun, dass es so kommt?"* Wenn Sie verschiedene Möglichkeiten durchspielen, bleiben Sie mit der Aufmerksamkeit immer bei den Einflussmöglichkeiten der Klientin. Was kann sie erreichen, wofür kann sie etwas tun, was kann sie nur hoffen? Sobald Sie das Gefühl haben, dass eine Lösung erreicht ist, fragen Sie nach, ob das so stimmt. Ermutigen Sie dann eher dazu, die Lösung erst einmal wirken zu lassen, um nach einiger Zeit zu entscheiden, ob noch ein anderer Schritt ausprobiert werden soll. Oder eben nicht.

13.3.2.7 Zurück auf Los: Der erste Schritt

Am Ende gehen Sie noch einmal zur Ausgangssituation zurück, die es schließlich noch zu bewältigen gilt: „*Leg doch jetzt noch einmal alle so hin wie am Anfang, also so, wie es nach deinem Gefühl im Moment ist. Gut. Schau dir das noch mal in Ruhe an. Und jetzt mach noch mal den Veränderungsschritt: Du ziehst zu deiner Mutter. Wohin rutscht dein Bonbon? Gut. Du hast gesagt, dass das für dich in Ordnung ist mit allen Konsequenzen, die du hier auch mit hingelegt hast: Mit den Freund*innen wird es schwieriger, und uns siehst du auch nicht mehr so viel. Aber das nimmst du in Kauf, und auf deine kleine Schwester freust du dich richtig. Jetzt lass uns noch mal anschauen, was dein erster Schritt war. Wie hat es sich angefühlt, den zu machen, bevor du genau weißt, was passiert? Mach noch mal. Schau dir das auch noch mal in Ruhe an. Hast du schon eine Idee, wie das sein wird, wie du das gut hinkriegst, was du brauchst, damit du das packst und von wem? Magst du schon was dazu sagen oder möchtest du das erst mal sacken lassen? Wir können jetzt noch darüber sprechen oder wir machen einen neuen Termin aus dafür, was meinst du?*“ Lassen Sie die Klientin entscheiden. Oft gibt es schon direkt im Anschluss an die Bonbonaufstellung ein erstes Fazit oder Redebedarf durch die Klientin.

Wenn sie sich für einen neuen Termin entscheidet, sollte dieser in nicht ganz so großem zeitlichem Abstand liegen, denn die Übung kann im Nachgang intensive Gefühle auslösen, und es ist gut, wenn die Klientin Sie dann als Ansprechpartner*in hat.

Manchmal bringt die Übung alleine schon die Lösung des Problems, weil sich sehr eindeutig herausstellt, dass die Konsequenzen so nicht tragbar sind. Oder weil ganz klar wird, wie gut und richtig die Entscheidung ist.

Und am Ende können natürlich nach Bedarf alle Beteiligten aufgegessen, genossen oder zerkaut werden. Überlassen Sie es der Klientin, ob sie die benutzten Süßigkeiten essen, mitnehmen oder dalassen möchte. „*Du kannst gerne alle mitnehmen oder aufessen, wenn du möchtest. Dann kannst du auf manchen noch ein bisschen herumkauen. Aber du kannst sie auch hierlassen, dann kommen sie wieder auf den großen Haufen.*“

13.3.3 Wie geht es danach weiter, was sind mögliche Auswirkungen?

Die Übung kann langfristige Auswirkungen haben, sie kann aber auch in einer Sitzung abgeschlossen sein, ihren Zweck erfüllt und keine weiteren Auswirkungen haben. Fragen Sie in der folgenden Sitzung nach Gefühlen und Überlegungen, die bei der Klientin aufgetaucht sind. Mensch kann die Bonbonaufstellung zu demselben oder zu anderen Themen auch später, eher mit etwas Abstand, wieder aufgreifen. Für eine erneute Aufstellung werden Sie dann wesentlich weniger Zeit benötigen, und so kann diese Methode im Beratungsverlauf dazu dienen, schnell mal etwas anzuschauen oder abzuklären.

Ganz wichtig: **Verzichten Sie in dieser einfachen kleinen Aufstellung auf Stellvertreter für Orte und Themen**, es kommt sonst leicht zu Verwirrungen zwischen geografischen und emotionalen Entfernungen. Ermuntern Sie die Klientin zunächst zur Beschränkung auf Personen oder eigene Anteile. Nehmen Sie die Eltern immer mit hinein – auch (und manchmal gerade) wenn sie nicht da oder tot sind oder kein gutes Verhältnis besteht. Werben Sie dafür. *„Man hat ja nun mal Eltern oder irgendein anderes System von Menschen, mit denen man aufgewachsen ist. Und die haben oft irgendeinen Einfluss, von dem man gar nicht so recht weiß. Wenn sie wirklich egal sind, zeigt sich das schon im ‚Spiel'. Ist es in Ordnung, die reinzunehmen?"* Wenn jemand das gar nicht will, verzichten Sie natürlich darauf.

Lassen Sie die Personenanzahl nicht allzu groß werden – oft sind Freund*innengruppen durch eine Person repräsentiert oder innere Konfliktkonstellationen haben unterschiedliche Fürsprecher*innen oder Tendenzen, die in einer Figur veranschaulicht werden können.

Wenn sich ein Bild ergeben hat, mit dem die Klientin zufrieden ist, fragen Sie nach, wo im Körper sie diese Zufriedenheit merkt und welche Farbe das hat. Die Verankerung im Körper erleichtert das spätere Anknüpfen an die gefundene Lösung (siehe auch „Zielzustand", 11.2).

Was sollte ich noch mit auf den Weg geben?

Lassen Sie die Klientin gerne die unterschiedlichen Bilder, die sich aus der Aufstellung mit den Bonbons ergeben haben, fotografieren. Die meisten Menschen haben ja inzwischen geeignete Geräte dabei, und die Konstellationen können so im Nachhinein noch mal betrachtet werden.

Laden Sie die Klientin ein, in den Tagen nach der Aufstellung auf Träume, Gedanken und Gefühle zu achten, die mit dem Thema der Aufstellung zu tun haben.

13.3.4 Welche Schwierigkeiten können auftauchen, und wie kann ich damit umgehen?

„Ich hasse Süßigkeiten!"

Vielleicht hat Ihre Klientin mit Süßem schlechte Erfahrungen gemacht, ist süchtig nach Süßem etc. Halten Sie für solche Fälle ein alternatives Medium bereit (Steine, Muscheln, Stofftiere, Schachfiguren …) und wechseln Sie das Medium, nicht die Methode. Das gilt natürlich auch für Sie selbst!

Die Kinder in unserer Gruppe machen die Übung total gerne, aber auf einmal haben sie seeehr viele Freunde. Wie kann ich vermeiden, dass die Systeme riesengroß werden, weil die Kinder so viele Bonbons haben wollen?

Machen Sie einfach vorher aus, wie viele Bonbons das Kind auf jeden Fall bekommt. Oder wenn Sie nur mit einzelnen Klient*innen arbeiten: Kündigen Sie schon vorher an, dass er*sie sich hinterher so viele Bonbons nehmen kann, wie er*sie will. Dann ist das Thema aus dem Spiel.

Kann ich auch die verschiedenen Teile (Persönlichkeiten) der Klientin zusammen mit dem sie umgebenden System auslegen?

Natürlich können Sie das tun – es wird daran vielleicht klar, welche Entscheidung für die Klientin eine zu große innere Zerreißprobe wäre und welche Verbindungen wichtiger sind als eine Einzelentscheidung.

13.3.5 Besonderheiten im Kontakt

13.3.5.1 Kinder

Kinder sind oft vom Medium Süßigkeiten fasziniert und können mit der Idee, für jeden Menschen in ihrem Leben ein Bonbon auszusuchen, meist schnell etwas anfangen. Sorgen Sie dafür, dass nicht zu viele Bonbons aufgestellt werden, sodass das Kind noch den Überblick behalten kann. Strukturieren Sie den Prozess und stellen Sie immer wieder eindeutige Fragen: *„Du hast gesagt, du hast Angst, dass dich Felix aus der Wohngruppe nicht mehr mag, wenn du jetzt öfter zu deinem Vater gehst. Aber du findest das ja toll und willst da auch hin. Sollen wir mal sehen, wie das mit Felix werden könnte?"*

Kinder sind für ihre Handlungen nur bedingt verantwortlich zu machen, und die meisten großen Entscheidungen werden über ihre Köpfe hinweg gefällt. **Wenden Sie die Übung nur dann an, wenn das Kind eine Entscheidung beeinflussen kann.** Anderenfalls würden Sie durch eine Bonbonaufstellung das Gefühl der Hilflosigkeit nur verstärken. Überlegen Sie dann eher, was Sie tun können, um neue Möglichkeiten für das Kind zu eröffnen und die Ressourcen zu stärken, um die neue Situation gut durchzustehen, z. B. eine Ressourcenfamilie (siehe 13.2).

13.3.5.2 Jugendliche

Für Jugendliche ist die Arbeit mit kleinen Aufstellungen dieser Art oft eine gute Möglichkeit, dem Blickkontakt auszuweichen, der sonst im Erwachsenengespräch gefordert ist. Außerdem ermöglicht die Aufstellung eine Dosierung dessen, was erzählt wird, gleichzeitig kann die Jugendliche aber noch wesentliche Informationen für sich aus der Übung ziehen. Manchmal ist es für die Jugendlichen besser, ihre Gefühle nicht zu zeigen, weil da zu viel zusammenkommt, weil sie sich vor den Kommentaren von uns Profis oder Bezugspersonen schützen müssen oder weil sie Sorge haben, sich zu sehr festzulegen, wo doch im eigenen Erleben alles durcheinandergeht. Man kann die Übung auch ohne viele Worte machen, wichtig ist die Struktur. Lassen Sie die Jugendlichen die Materialien wählen.

13.3.5.3 Kognitiv herausfordernde Menschen

Die Übung erfordert einiges an Perspektivwechsel und Übertragungsarbeit, wird also nicht in allen Fällen angebracht sein. Wo es passt, kann sie durch ihre Anschaulichkeit und Leichtigkeit die Einschätzung von Beziehungen und deren Dynamik im Kontakt mit Menschen mit kognitiv anderen Strukturierungen sehr erleichtern. Die Komplexität der Beziehungen ist einfach darstellbar, und mensch kann im wahrsten Sinne des Wortes auf alles zurückgreifen und es wieder aufnehmen. Das Bild bleibt für die Zeit der Besprechung erhalten, ist veränderbar und kann auch einfach aufgelöst werden, wenn es nötig ist. Wir haben gute Erfahrungen mit etwas größeren Stellvertretern wie Stofftieren oder Playmobil-Figuren gemacht. Bonbons ziehen oft zu viel Aufmerksamkeit ab. Die Anzahl der Figuren und Beziehungen sollte gering gehalten werden, die Fragen müssen konkret und kurz sein. *„Wenn du in die neue Werkstatt gehst, wo geht dein Pferd dann hin? Was macht dann der Egon-Drache? Rutscht der weiter weg von dir oder näher ran? … Ist das gut so? Soll das so sein? Was sollten wir tun, damit das so wird?“*

13.3.5.4 Gruppen

Die Übung ist für die Gruppenarbeit nur geeignet, wenn Sie innerhalb der Gruppe an Einzelanliegen arbeiten, diese übersichtlich sind, und Sie mit dem Entscheidungsprozess etwas Allgemeines verdeutlichen wollen. Im Regelfall also nicht.

13.3.5.5 Andere Kulturkreise

Erklären Sie die Idee der Übung und fragen Sie, ob Ihr Gegenüber sich vorstellen kann, das mit Bonbons zu machen. Oder schlagen Sie ein Material vor, das ohnehin Teil Ihres Kontakts ist: die Schale mit bunten Kugeln auf dem Tisch oder vielleicht Gegenstände, die der Betreffende beisteuert. Die Veranschaulichung von Nähe und Distanz und die Möglichkeit der gemeinsamen Betrachtung erlauben viel Austausch, der nicht nur verbal sein muss. Vieles wird durch die gleichzeitige Nutzung der Gegenstände leichter verständlich. Nutzen Sie die Aufstellung ruhig auch zu einem Gespräch über Nähe und Distanz. Wie stellt jemand Nähe her, dessen Familie vielleicht räumlich unerreichbar ist? Welche Mittel und Wege gibt es, was hat welche Bedeutung für die Klientin?

13.3.6 Transkript

Die Sozialarbeiterin trifft sich zum dritten Mal mit der 17-jährigen Eva, die sie als Familienhelferin betreut. Ein dreiviertel Jahr vor dem Abitur sind Evas schulische Leistungen plötzlich abgesackt. Sie zeigt sich zunehmend zurückgezogen. Die Mutter ist ratlos und wendet sich mit der Bitte um Unterstützung an das Jugendamt, das daraufhin eine Familienhilfe installiert. Fünf Jahre zuvor waren Mutter und Tochter vor dem Vater geflohen, der beiden gegenüber immer wieder gewalttätig geworden war. Beide brauchten therapeutische Unterstützung, um das Geschehene verarbeiten zu können, was bis zu Evas Krise auch gut funktioniert hatte. Das heutige Treffen findet bei Eva zu Hause statt.

SOZIALARBEITERIN: Wir hatten ja beim letzten Mal gesagt, wir reden heute darüber, wen du alles hast an Unterstützung und was so in nächster Zeit ansteht. Ist das noch okay?
EVA: Ja, ist okay.
S: Ich hab etwas Arbeitsmaterial mitgebracht (nimmt eine Tüte mit Bonbons und Süßigkeiten und leert sie auf dem Teppich aus).
E (lachend): Das nennst du Arbeitsmaterial?
S: Wart's ab. Komm, wir setzen uns auf den Boden, da haben wir mehr Platz.
E: Na, da bin ich aber mal gespannt.
S: Die Sache ist ganz einfach. Such doch für alle deine Angehörigen, Freunde und wer in deinem Leben sonst noch so wichtig ist, jeweils eine Süßigkeit aus, sozusagen als Symbol für die Person.
E (wird ernst): Für alle?
S: Ja, für alle.
E (macht sich konzentriert an die Arbeit und sucht verschiedene Süßigkeiten aus dem Haufen auf dem Boden heraus): Na gut, das hier ist Mama, das ist meine Freundin Hanna, das ist Tante Katrin,

und das ihre Tochter Franziska, die ist total süß (lacht). Das sind Petra und Sabine und Klaus. Soll ich für jeden aus der Klasse und für Mamas ganz Verwandtschaft was nehmen, das sind ganz schön viele?

S: Vielleicht schaust du mal, wen du einzeln legen möchtest und wo ein Bonbon eine ganze Gruppe vertreten kann.

E: Gut, dann ist das hier Franziska, und das sind die anderen aus der Klasse, und das ist die Familie von Mama. Und von den Lehrern ist eigentlich nur Frau Herbert wichtig (nimmt ein Bonbon). Und das ist meine Therapeutin, da geh ich zwar nicht mehr hin, aber die hat gesagt, wenn was ist, könnte ich immer kommen, die ist auch wichtig.

S: Wer noch?

E: Soll ich etwa für Papa auch was nehmen?

S: Was denkst du?

E (zögert): Ich mag eigentlich nicht, dann müsste ich ihn ja in die Hand nehmen. Aber er ist mein Vater, da kann ich nichts machen.

S: Kannst du dich irgendwie schützen, wenn du einen Bonbon für ihn nimmst?

E: Wie meinst du das?

S: Na ja, du hast gesagt, du müsstest ihn in die Hand nehmen, das klang ja nicht so angenehm. Vielleicht kannst du es dir irgendwie ein bisschen leichter machen?

E: Meinst du jetzt, ich soll Gummihandschuhe anziehen, oder was?

S: Zum Beispiel, warum nicht?

E (zögert, schaut S. an, schaut auf die Bonbons, steht auf, geht in die Küche und kommt von dort mit gelben Gummihandschuhen zurück): Die schmeiß ich aber hinterher weg (nimmt ein Bonbon aus dem Haufen). So.

S: Gut, und jetzt leg alle Bonbons so, wie sie aus deiner Sicht zueinander stehen. Wie nah sie sich und dir sind und so.

E (fängt sofort an und legt nach und nach die Bonbons, ohne Kommentar; beim Bonbon des Vaters zögert sie, nimmt den Gummihandschuh und legt es weit ab von allen anderen auf den Teppich): Fertig.

S: Und, magst du was dazu sagen?

E: Na ja, hier bin ich, und am nächsten ist mir Mama, aber dann kommt auch schon Hanna. Dann ist erst mal eine Lücke, und dann kommen Petra, Sabine und Klaus, und hier Tante Katrin und Franziska. Dann da die Familienseite, da sind dann die anderen. Und hier die Schulseite, da sind Frau Herbert und die anderen aus der Klasse. Und Papa ist hier hinten irgendwo, keine Ahnung.

S: Na, da scheint dein Bonbon ja ganz gut eingekuschelt zu sein.

E: Stimmt (lacht).

S: Gut, dann lass uns doch mal schauen. Was stehen denn demnächst für größere Entscheidungen an?

E: Na eigentlich nach dem Abi, dass ich studiere oder so.

S: Genau, du hattest ja gesagt, Kunstgeschichte wäre super, und das hieße dann, von zu Hause auszuziehen.

E: Ja, mindestens nach Osnabrück, das sind 120 km, aber vielleicht auch weiter weg, je nachdem, wie das mit dem Studienplatz läuft.

S: Und (weist auf die am Boden liegenden Bonbons), was würde sich ändern dadurch?

E: Ich weiß nicht, ich wär ja ganz woanders.

S: Gut, und was heißt das für deinen Bonbon, wohin würdest du rutschen, wenn du dich für einen Studienplatz in Osnabrück entscheidest?

E: Na erst mal von Mama weg (zögert). Aber wie ist denn das, das (zeigt auf die Bonbons) ist doch nicht nur räumlich, oder?

S: Was denkst du, hast du den räumlichen Abstand hingelegt?

E: Nee, wer mir nahesteht und so.

S: Also, was würde sich ändern?

E: Hmm, vielleicht ja doch gar nicht so viel? Na ja, ich wär weg und würd nicht so viel mit Mama sein und reden können und so, von daher wär sie schon weiter weg (will den Bonbon der Mutter woanders hinlegen).

S: Warte mal, nimm erst mal nur deinen Bonbon, *du* machst ja was. Was deine Mutter dann macht, das wissen wir ja nicht.

E (nachdenklich): Okay, dann eben so (nimmt ihren Bonbon und legt ihn etwas abseits von den anderen).

S: Und, wie ist das?

E: Na, das wär schon auch blöd, kommt mir ziemlich alleine vor da.

S: Und Hanna?

E: Na, wir hatten überlegt, zusammen zu studieren, das heißt, sie will Psychologie studieren, das ist nicht so mein Ding, aber wir wollten uns denselben Studienort suchen.

S: Und, ist das realistisch, dass das klappt?

E: Ja, mit ein bisschen Glück schon, Psychologie gibt's auch in Osnabrück.

S: Was heißt das für die Bonbons?

E (jetzt entschiedener): Hanna wär eh nicht so weit weg, egal ob das klappt oder nicht, wir bleiben Freundinnen. (Sie legt Hannas Bonbon in die Nähe von ihrem, aber nicht ganz so nah wie zu Beginn.)

S: Und mit deiner Mama?

E: Klar würden wir auch eng bleiben, aber nicht so wie jetzt. Darf ich sie jetzt verschieben?

S: Klar. Jetzt hast du ja schon deinen Schritt gemacht. Da kannst du ja mal schauen, wie die anderen wohl darauf reagieren.

E (nimmt das Bonbon der Mutter und schiebt es ein wenig in die Richtung, wo ihres jetzt liegt): Und zu den anderen wäre schon noch eine Verbindung, die Familie jedenfalls (verändert die Positionen), aber nicht mehr so wie jetzt. Und mit den anderen, das müsste man sehen, wär schon ganz schön viel Bewegung drin.

S: Und, wie wirkt das so auf dich?

E: Schon okay (ihr Blick bleibt am Bonbon der Mutter hängen).

S (bemerkt den Blick von Eva): Und wie wär das für deine Mama?

E: Ich weiß nicht (ihr Atem wird ein wenig schneller, ihre Augen füllen sich mit Tränen).

S: Machst du dir Sorgen um deine Mutter?

E: (weint ganz ruhig)

S: Ist das okay mit dem Weinen?

E: (nickt)

S: Was hat denn deine Mutter noch für Bonbons, ich meine Menschen, außer dir?

E (während E. überlegt, laufen noch ein paar Tränen): Ihre Schwester, also Tante Katrin (legt den Bonbon in die Nähe des Bonbons ihrer Mutter). Und ein paar Freundinnen, besonders Babs und Ilka, die haben uns damals auch geholfen, von Papa weg.

S: Magst du noch Bonbons für Babs und Ilka zu deiner Mutter legen?

E: (Nimmt zwei Bonbons und legt sie dicht an die Mutter, die jetzt von den drei Bonbons umringt ist.)

S: Sieht schon auch kuschelig aus, oder?

E (lächelt): Ja, das stimmt schon. Das war mir gar nicht so klar.

S: Und du bleibst ihr ja auch erhalten, nur nicht mehr so im Alltag.

E: Ja (macht einen etwas benommenen Eindruck).

S: Ich hab das Gefühl, das reicht jetzt erst mal, oder was meinst du?

E (schaut S. an): Ja, ich glaub auch, das reicht.

S: Was sollen wir mit den Bonbons machen? Du kannst sie behalten, aufessen oder einfach wieder auf den Haufen tun, was meinst du?

E (überlegt einen Moment): Meinen und den von Mama behalte ich. Könnt ich eigentlich zusammen lutschen, die passen ziemlich gut vom Geschmack (grinst). Die anderen kannst du wieder einpacken.

S: Hilfst du mir?

E: (Nimmt noch mal den Gummihandschuh, greift damit nach dem Papa-Bonbon und wirft es in hohem Bogen in die Tüte von S.) Auch nicht schlecht. (Dann sammeln beide alle Bonbons ein und werfen sie in die Tüte.) Danke.

S: Gerne. Jetzt aber erst noch mal aufstehen, Füße spüren, ja? (Sie stehen beide auf, machen das Fenster auf, wackeln auf den Füßen herum.) Wo bist du auf der Skala?

E: Bin bei 8, ist alles okay.

S: Und was hast du heute noch vor? (Sie reden noch eine Weile über das Volleyballspiel am Nachmittag und die Frage, wie das Wetter wird und wer wohl die besten Chancen in dem Spiel hat) ... Lass uns noch den nächsten Termin ausmachen. Und wenn zwischendrin was ist, rufst du einfach an, okay?

E: Ja, mach ich.

Auf unseren Webseiten ↗ http://www.institut–berlin.de und ↗ https://www.be-here-now.eu finden Sie eine ganze Anzahl von weiteren (kurzen) Übungen als kostenlosen Download sowie Informationen zu unseren Weiterbildungen.

Wir freuen uns über Rückmeldungen zu Ihren Erfahrungen mit Theorie und Übungen in diesem Buch. Kritik, Anregungen und Veränderungsvorschläge nehmen wir gerne entgegen unter: info@institut-berlin.de

Herzlichen Dank für Ihr Interesse und viel Spaß beim Ausprobieren!

Lydia Hantke und Hans-Joachim Görges

Literatur

Sie finden hier die Literatur, auf die wir uns im Text explizit bezogen haben, ergänzt durch Hinweise auf Bücher zum Weiterlesen. Es ist nur eine kleine Auswahl von Büchern; die kurzen, sicher subjektiven Kommentare mögen Ihnen eine Orientierung ermöglichen.

Baer, U. & Frick-Baer, G. (2010): Wie Traumata in die nächste Generation wirken. Untersuchungen, Erfahrungen, therapeutische Hilfen. Neukirchen-Vluyn: Semnos.
Praxisorientierter Band über die Hintergründe und Konsequenzen der Weitergabe von Traumatisierung von einer Generation an die nächste.

Baer, U. & Frick-Baer, G. (2016): Flucht und Trauma. Wie wir traumatisierten Flüchtlingen wirksam helfen können. Gütersloh: Gütersloher Verlagshaus.
*Gut verständlich und mit vielen Praxisbeispielen berichten die Autor*innen von ihren Erfahrungen und ihrer Arbeit mit traumatisierten Geflüchteten.*

Bambach, S. (2001): EMDR und aktive Zukunftsorientierung in der Therapie von komplex traumatisierten Menschen. http://www.traumatherapie.de/users/bambach/bambach.pdf.
Bambach ordnet die ressourcenorientierten Fragen aus der systemischen Therapie in die Zeitachse der Verarbeitung von Traumata ein und schlägt eine Integration mit EMDR vor.

Bausum, J.; Besser, L.; Kühn, M. & Weiss, W. (Hrsg.) (2009): Traumapädagogik: Grundlagen, Arbeitsfelder und Methoden für die pädagogische Praxis. Weinheim: Juventa.
Theoretische Hintergründe von Traumatisierung im Kinder- und Jugendalter und die Konsequenzen daraus für die pädagogische Praxis in verschiedenen Arbeitsfeldern.

Beilfuss, C. (2010): Fragen können wie Küsse schmecken. Heidelberg: Carl-Auer-Verlag.
*Jede Menge Fragen, die auf die Ressourcen der Klient*innen zielen.*

Bengel, J. (Hrsg.) (2004): Psychologie in Notfallmedizin und Rettungsdienst. Berlin: Springer, 2., vollst. neu bearb. Auflage.

Blohm, W. (2001): Autonomie – sich selber finden. Audio-CD. Heidelberg: Carl-Auer-Verlag

Blohm, W. (2003): Hypnotherapie und Selbsthypnose. Neue Wege bei Ängsten, Schmerzen, Stress und Depressionen. München: Hugendubel.
Einfach verständliche Erläuterung dessen, was Hypnotherapie so wirksam macht. Sehr angenehme Anleitung zur Selbsthypnose.

Bradshaw, J. (1992): Das Kind in uns. Wie finde ich zu mir selbst. München: Droemer.

Brächter, W. (Hrsg.) (2014): Der singende Pantomime. Ego-State-Therapie und Teilearbeit mit Kindern und Jugendlichen. Heidelberg: Carl-Auer-Verlag.
Ganz unterschiedliche sehr praktische Ideen für die Arbeit mit inneren Anteilen im Kontakt mit Kindern und Jugendlichen.

Braude, S. E. (1991): First Personal Plural. Multiple Personality and The Philosophy of Mind. London, New York: Routledge.
Ein früher, eher philosophisch orientierter Band zur Sicht auf multiple Entwicklungen. Wir haben ihm den Begriff der „Wahrnehmungszentren" entlehnt.

Breitenbach, G. (2011): Innenansichten dissoziierter Welten extremer Gewalt. Ware Mensch – die planvolle Spaltung der Persönlichkeit. Kröning: Asanger.
Kein einfacher Stoff, aber wichtiger Hintergrund für die Arbeit mit Überlebenden extremer Gewalt, von einer Expertin.

Brisch, K. H. (2003): Bindungsstörungen und Trauma. In: Brisch, K. H. & Hellbrügge, T. (Hrsg.): Bindung und Trauma. Risiken und Schutzfaktoren für die Entwicklung von Kindern. Stuttgart: Klett-Cotta.
Beispielhaft eine der Veröffentlichungen von Karl Heinz Brisch, der sich wissenschaftlich und in der Entwicklung vieler präventiver Ideen für die Vermeidung von Notfallreaktionen im Kleinkindalter und den Aufbau von Bindungssicherheit einsetzt. Seine Arbeit ist u.a. auf der Homepage http://www.khbrisch.de dokumentiert.

Cameron, J. (2009): Der Weg des Künstlers. Ein spiritueller Pfad zur Aktivierung unserer Kreativität. München: Droemer.
Ein ziemlich „amerikanisches" Ratgeberbuch, das aber für jedermann sehr anregende ressourcenorientierte Fragen das eigene Leben betreffend enthält. Eine Fülle von Ideen, von denen sich vor allem die Morgenseiten auch im beraterischen Setting bewährt haben: eine Art Müllabladeplatz für die Seele direkt nach dem Aufstehen.

Chopich, E. J. & Paul, M. (1993): Aussöhnung mit dem Inneren Kind. Freiburg: Hermann Bauer Verlag.

Conen, M.-L. & Cecchin, G. (2007): Wie kann ich Ihnen helfen, mich wieder loszuwerden? Therapie und Beratung in Zwangskontexten. Heidelberg: Carl-Auer-Verlag.
Ideen zum kreativen Umgang mit Arbeitszusammenhängen, die Klienten nicht freiwillig aufsuchen, wie das in Heimen, Gefängnissen, vom Jugendamt verordneten Beratungsangeboten u.a. oft der Fall ist.

Croos-Müller, C. (2011): Kopf hoch. Das kleine Überlebensbuch. Soforthilfe bei Stress, Ärger und anderen Durchhängern. München: Kösel.
Ein praktisches kleines Buch mit wenigen und einfachen Körperübungen, die auf den Arbeiten von Julie Henderson basieren – mit wunderbaren Zeichnungen von Kai Pannen. (Auch als App erhältlich: body2brain)

De Shazer, S. (2009): Worte waren ursprünglich Zauber. Von der Problemsprache zur Lösungssprache. Heidelberg: Carl-Auer-Verlag.
Zusammenfassung der lösungsorientierten Ideen von Steve de Shazer mit theoretischen Hintergründen und vielen Beispielen und Transkripten.

Delfos, M. F. (2004): „Sag mir mal …" Gesprächsführung mit Kindern (4–12 Jahre). Weinheim: Beltz.
Ein sprachlich sehr einladendes Buch darüber, wie mensch mit kleinen Kindern ins Gespräch kommt, welche Fragen eher Einladungen zum Erzählen sind und was mensch lieber lassen sollte.

Derichs, G. & Höger, C. (2001): Informierte Zustimmung: Eine ethische Herausforderung bei der Behandlung von Kindern und Jugendlichen. In: Rotthaus, Wilhelm (Hrsg.): Systemische Kinder- und Jugendlichenpsychotherapie. Heidelberg: Carl-Auer-Verlag.
Wie können Kinder und Jugendliche angemessen über anstehende Behandlungsschritte informiert und wie kann ihre Zustimmung eingeholt werden?

Dilling, H.; Mombour, W. & Schmidt, M. H. (1991): Internationale Klassifikation psychischer Störungen. ICD-10 Kapitel V (F). Bern, Göttingen, Toronto: Hans Huber.
Das Manual, nach dem in Deutschland psychische Störungen diagnostiziert werden müssen.

Dilts, R. B. (1994): Die Veränderung von Glaubenssystemen. Paderborn: Junfermann.

Dingman, M. (2020): Das Gehirn. Neueste Erkenntnisse der Neurowissenschaften über unser wichtigstes Organ und seine Macken. München: riva Verlag.
Ein Buch, das wir bei unseren Recherchen zur zweiten Auflage gefunden haben, nicht traumaspezifisch, aber sehr angenehm zu lesen, um sich die allgemeinen Grundlagen vor Augen zu führen.

Dolan, Y. (2009): Schritt für Schritt zur Freude zurück. Das Leben nach traumatischen Erfahrungen meistern. Heidelberg: Carl-Auer-Verlag.
Die US-amerikanische, lösungsorientiert arbeitende Traumatherapeutin beschreibt auf dem Hintergrund eigener traumatischer Erfahrungen und einer langjährigen therapeutischen Praxis nachvollziehbar und gut zu lesen kleine Schritte in Richtung einer lebenswerten Zukunft. Viele Beispiele machen es zu einer einfachen Anleitung für Betroffene. Von Dolan stammt die Urfassung des „Regentagbriefs".

Dolto, F. (2000): Kinder stark machen: die ersten Lebensjahre. Weinheim, Basel: Beltz.
Francoise Dolto hat auf der Grundlage der Lacan'schen Psychoanalyse eine sehr eigene, sehr wertschätzende Form der Kinderpsychotherapie entwickelt, die auch bei kleinen Kindern auf die Macht der Sprache setzt.

Dornes, M. (1993): Der kompetente Säugling. Die präverbale Entwicklung des Menschen. Frankfurt a. Main: Fischer.

Dornes, M. (2000): Die emotionale Welt des Kindes, Frankfurt a. Main: Fischer.
Zusammenfassungen der Erkenntnisse von Säuglingsforschung und emotionaler Entwicklung, die weit mehr Fähigkeiten bei Säuglingen feststellt, als dies früher für möglich gehalten wurde.

Drexler, D. (2010): Gelassen im Stress. Bausteine für ein achtsameres Leben. Stuttgart: Klett-Cotta.
Auf der Basis neurowissenschaftlicher Hintergründe regt Drexler dazu an, sich über die eigenen Gedanken, Gefühle und Körperreaktionen in stressreichen Phasen und Situationen klar zu werden. Sie betont die Notwendigkeit individueller Lösungen für den Umgang mit Belastungssituationen und hebt sich damit wohltuend von den üblichen Ratgebern ab.

Eckardt, J. (2013): Kinder und Trauma. Was Kinder brauchen, die einen Unfall, einen Todesfall, eine Katastrophe, Trennung, Missbrauch oder Mobbing erlebt haben. Göttingen: Vandenhoeck & Ruprecht, 2., durchgesehene Auflage.
Schön geschrieben, praktisch und konkret. Für Eltern und Fachleute.

Eliacheff, C. (1997): Das Kind, das eine Katze sein wollte. München: Deutscher Taschenbuch Verlag.
Caroline Eliacheff wendet in einigen beeindruckenden Fallbeispielen die Ansätze von Francoise Dolto auf Säuglinge und Kleinstkinder an. Nichts, was mensch einfach nachmachen kann, aber schöne Denkanstöße.

Figley, C. (2002): Mitgefühlserschöpfung – der Preis des Helfens. In: Hudnall Stamm, B. (Hrsg.): Sekundäre Traumastörungen. Wie Kliniker, Forscher und Erzieher sich vor traumatischen Auswirkungen ihrer Arbeit schützen können. Paderborn: Junfermann.
Ein sehr anschaulicher Begriff für ein sehr bekanntes Gefühl. Figley hat zu seiner Einschätzung einen Fragebogen entworfen, der in dem leider vergriffenen Buch abgedruckt ist.

Fliss, C. & Igney, C. (Hrsg.) (2010): Handbuch Rituelle Gewalt. Erkennen – Hilfe für Betroffene – Interdisziplinäre Kooperation. Lengerich: Pabst.
Ein wichtiger Überblick über dieses Forschungsgebiet und Basis für die Arbeit mit Menschen mit dissoziativen Identitätsstörungen.

Föllmi, D. & Föllmi, O. (2003): Die Weisheit des Buddhismus Tag für Tag. München: Knesebeck.
Wunderschöne Fotos und ein kurzer Text für jeden Tag. Ein Band für die Selbstfürsorge oder das Wartezimmer. Aus diesem Band stammt das Zitat des Dalai Lama, das dem Selbstfürsorgekapitel vorangestellt ist.

FRAUENHAUS TRIER (Hrsg.) (2018): Was ist los mit mir? Stress und Trauma erklärt in Leichter Sprache. Trier: Selbstverlag.
Hier haben Kolleginnen den Versuch gemacht, unsere Modelle, unter Zuhilfenahme weiterer Bilder, in leichter Sprache zu erklären, ergänzt durch einige Reorientierungs- und Stabilisierungsübungen. Ein Buch für die Arbeit, in der die Sprache einfach gehalten werden muss.

FRITZSCHE, K. & HARTMAN, W. (2016): Einführung in die Ego-State-Therapie. Heidelberg: Carl-Auer-Verlag, 3., überarb. Auflage.
Zusammenfassung der hypnotherapeutischen Grundideen der Ego-State-Arbeit. Übersichtlich, leicht zu lesen und allgemeinverständlich formuliert bietet der Band der traumatheoretisch vorgebildeten Leserin eine anschauliche Einführung.

GAHLEITNER, S.B. (2005): Neue Bindungen wagen. Beziehungsorientierte Therapie bei sexueller Traumatisierung. München: Ernst Reinhardt Verlag.
Wie wirken sich die Beziehungserfahrungen traumatisierter Menschen auf die Arbeitsbeziehung aus, und wie können wir diese vertrauensvoll gestalten?

GENDLIN, E.T. (1998): Focusing. Technik der Selbsthilfe bei der Lösung persönlicher Probleme. Reinbek: Rowohlt.
Der Einbezug der Körperwahrnehmung, des „felt sense“, ermöglicht einen besseren Umgang mit Schwierigkeiten und Krisen.

GRÄFEN, S. (2021): Radikale Selbstfürsorge. Jetzt! Eine feministische Perspektive. Hamburg: Eden Books.
Ein Buch, das deutlich macht, dass Selbstfürsorge eine der Grundlagen für politisches Engagement bildet. Angenehm direkt und subjektiv geschrieben, wie auch sonst sollte ein Selbstfürsorgebuch sein! Nicht traumaspezifisch, aber in jedem Sinne selbstfürsorglich.

GUSSONE, B. & SCHIEPEK, G. (2000): Die „Sorge um sich“. Burnout-Prävention und Lebenskunst in helfenden Berufen. Tübingen: dgvt-Verlag.
*Die Autor*innen bieten einen Überblick über die verschiedenen Burnout-Definitionen und beschäftigen sich vor allem angelehnt an Foucault mit der Frage, wie aus der Sorge um sich eine Lebenskunst erwachsen kann. In den vier Kurzportraits und dem Interview am Ende des Bandes geht es um die ganz praktische Selbstfürsorge von Psychotherapeut*innen.*

HAFELE, P. (2011): Strukturierte Supervision bei Dissoziation. In: Huber, M. (Hrsg.): Viele sein. Ein Handbuch. Komplextrauma und dissoziative Identität – verstehen, verändern, behandeln. Paderborn: Junfermann.
*Der Supervisionsansatz ist einfach anwendbar und nutzt die unterschiedlichen Positionen im Team für eine neue Sicht auf hoch dissoziative Klient*innen. Lohnenswert auch in jeder anderen Supervision mit traumatisierten Klient*innen anzuwenden.*

HANSWILLE, R. & KISSENBECK, A. (2010): Systemische Traumatherapie. Konzepte und Methoden für die Praxis. Heidelberg: Carl-Auer-Verlag, 2., ergänzte Auflage.
Verbindung von traumatherapeutischen und systemischen Ansätzen, vor allem interessant für Traumatherapeuten, die sich mit systemischem Arbeiten beschäftigen möchten. Nicht ganz einfach zu lesen.

HANTKE, L. (1999): Trauma und Dissoziation. Modelle der Verarbeitung traumatischer Erfahrungen. Berlin: Wissenschaftlicher Verlag.
Geschichte und Entwicklung des Dissoziationsbegriffs und der diagnostischen Kategorien, detaillierte Gegenüberstellung der Konzepte von Pierre Janet und Sigmund Freud. Im Download auf www.institut-berlin.de

Hantke, L. (2002): Zur Überwindung der Hilflosigkeit. Traumatherapie aus hypno-systemischer Sicht. In: Psychologie und Gesellschaftskritik 1, S. 101–111.

Hantke, L. (2006): Vom Umgang mit Dissoziationen und Körpererinnerungen. In: Zobel, M. (Hrsg.): Traumatherapie – eine Einführung. Bonn: Psychiatrie-Verlag.

Hantke, L. (2008): Problem-Porträt-Technik (nach Malcolm MacLachlan) – Kultursensible Handlungsdiagnostik. In: Heise, T. & Golsabahi, S. (Hrsg.): Von Gemeinsamkeiten und Unterschieden. 1. Kongress der transkulturellen Psychiatrie im deutschsprachigen Raum. Berlin: VWB – Verlag für Wissenschaft und Bildung, S. 71–77.

Hantke, L. (2011): Von Multiplen lernen. In: Huber, M. (Hrsg.): Viele sein. Ein Handbuch. Komplextrauma und dissoziative Identität – verstehen, verändern, behandeln. Paderborn: Junfermann.

Hantke, L. & Görges, H.-J. (2010): Supervision der professionellen Opferhilfe: Traumatisierung vermeiden helfen. In: Hartmann, J. (Hrsg.): Perspektiven professioneller Opferhilfe. Wiesbaden: VS Verlag für Sozialwissenschaften.
*Welchen Beitrag kann traumazentrierte Supervision zum Verständnis und auch zur Vermeidung von Traumatisierung von Klienten und Mitarbeiter*innen leisten?*

Hantke, L. & Görges, H.-J. (2019): Ausgangspunkt Selbstfürsorge. Strategien und Übungen für den psychosozialen Alltag. Paderborn: Junfermann.
Ohne uns selbst könnten wir unsere Arbeit nicht tun. Ohne unseren präsenten Kontakt ins Hier und Jetzt können wir nicht verarbeitungssensibel arbeiten. Wir sind unser Handwerkszeug und sollten uns pflegen. Selbstfürsorge ist deshalb im psychosozialen Bereich kein privates Beiwerk, sondern professioneller Ausgangspunkt.

Hantke, L. & Görges, H.-J. (2021a): Traumakompetenz und Selbstfürsorge. Ein Hörbuch in 5 Teilen. Paderborn: Junfermann.
Eine Zusammenstellung zu den Themen: theoretische Grundlagen, Selbstfürsorge in Traumadynamiken, Anleitung von Übungen, Reorientierungen und Hier-und-Jetzt-Verankerung. Nichts ist genau wie in einem unserer Bücher, es ist eine Best-of-Mischung, gelesen von Jule Volmer & Thomas Krause.

Hantke, L. & Görges, H.-J. (2021b): Traumasensible Supervision. Begleitung in der Krise. Paderborn: Junfermann.
*Ein kleines Buch mit viel Inhalt und Anregungen vor allem für Supervisor*innen, die schon Ausbildung und Erfahrung in ihrem Handwerkszeug haben, gerne aber ein Grundverständnis von Traumaverarbeitung und -dynamiken hätten, um traumasensibel supervidieren zu können.*

Hargens, J. (2019): Bitte nicht helfen! Es ist auch so schon schwer genug. (K)ein Selbsthilfebuch. Heidelberg: Carl-Auer Verlag, 11. Auflage.

Hassenstein, B. (1970): Tierjunges und Menschenkind im Blick der vergleichenden Verhaltensforschung. In: Berichte des Naturwissenschaftlich-Medizinischen Vereins in Innsbruck. Band 58, 1970, S. 35–50.

Heller, J. (2017): So bin ich stark. Gut aufgestellt mit dem inneren Team. München: Kösel.
Ein kleines Büchlein zur Arbeit mit dem Inneren Team, in dem Tiermetaphern für innere Anteile genutzt werden.

Henderson, J. (2010): Embodying Well-Being oder: Wie mensch sich trotz allem wohl fühlen kann. Bielefeld: AJZ Druck & Verlag GmbH.
Praktische und einfache Körperübungen zur Steigerung des Wohlbefindens werden – in Englisch und Deutsch – erklärt und in der Anwendung beschrieben. So einfach und doch so wirkungsvoll.

Hensel, T. (Hrsg.) (2007): EMDR mit Kindern und Jugendlichen. Göttingen: Hogrefe.
EMDR ist gerade bei Kindern eine sehr gute Methode zur Bearbeitung akuter Traumatisierungen.

Herbert, C. (2002): Traumareaktionen verstehen und Hilfe finden. Ein Ratgeber für Traumaüberlebende, ihre Familien und Menschen, die mit Traumatisierten arbeiten. Oxford: Blue Stallion.
Zusammenfassung von Traumageschehen, Folgen und ersten Hilfeansätzen; in mehreren Sprachen erhältlich.

Herman, J. L. (2018): Die Narben der Gewalt. Traumatische Erfahrungen verstehen und überwinden. Paderborn: Junfermann, 5., überarb. Auflage.
Auf der Basis wissenschaftlicher Forschung und praktischer Erfahrung zeichnet Herman die Entwicklung des Verständnisses von Traumatisierung nach, skizziert die Grundlagen therapeutischen Herangehens und die Notwendigkeit einer neuen umfassenderen Diagnostik. Wunderbar engagiertes Handbuch der ersten Generation von Traumabüchern.

Hesse, P. U. (2000): Teilearbeit. Konzepte der Multiplizität in ausgewählten Bereichen moderner Psychotherapie. Heidelberg: Carl-Auer-Verlag.
Eine knappe Übersicht über die therapeutischen Ideen, die mit der Teilearbeit verwandt sind. Sehr übersichtlich, jedoch nicht als inhaltliche Einführung in die jeweiligen Arbeitsweisen geeignet.

https://beaconhouse.org.uk/resources/
Das Netzwerk für (sozial)therapeutische Versorgung traumatisierter Kinder im Süden von England bezieht sich mit wunderbaren Erklärvideos und Dokumenten im Download auf Theorie und Praxis von Bruce Perry und Bessel van der Kolk. Sehr lohnenswert.

Huber, M. (2005): Der innere Garten. Ein achtsamer Weg zur persönlichen Veränderung. Paderborn: Junfermann.
Imaginationsübungen, aufgeschrieben und von der Autorin auf CD gesprochen – sehr angenehm zur Entdeckung und Weiterentwicklung eigener Ressourcen, oder einfach zum Wohlfühlen.

Huber, M. (2011): Viele sein. Ein Handbuch. Komplextrauma und dissoziative Identität – verstehen, verändern, behandeln. Paderborn: Junfermann.
*Nach ihrem Klassiker „Multiple Persönlichkeiten. Seelische Zersplitterung nach Gewalt", der 2010 bei Junfermann neu aufgelegt wurde, ist dies ein Band, der neue Erfahrungen aus Praxis und Wissenschaft einbezieht, Techniken vermittelt und in dem Betroffene und Kolleg*innen der Autorin davon berichten, was im Umgang mit den komplexen Störungen geholfen hat.*

Huber, M. (2020): Trauma und die Folgen. Trauma und Traumabehandlung, Teil 1. Paderborn: Junfermann, 6., überarb. Auflage.

Huber, M. (2023): Wege der Traumabehandlung, Trauma- und Traumabehandlung, Teil 2, Paderborn: Junfermann, 6., überarb. Auflage.
*Der erste Band vermittelt verständlich und mit viel Anschauungsmaterial Geschichte und theoretische Grundlagen des Traumabegriffs und die Auswirkung traumatischer Erfahrungen. Der zweite Band widmet sich ausführlich unterschiedlichen Interventionsmöglichkeiten in der Traumatherapie. Sehr übersichtlich, anschaulich und auch für Nicht-Therapeut*innen mit viel Gewinn zu lesen.*

Hudnall Stamm, B. (Hrsg.) (2002): Sekundäre Traumastörungen. Wie Kliniker, Forscher und Erzieher sich vor traumatischen Auswirkungen ihrer Arbeit schützen können. Paderborn: Junfermann.

Hüther, G. (2002): Die Folgen traumatischer Kindheitserfahrungen für die weitere Hirnentwicklung. unter: http://www.agsp.de/html/a34.html.
Ein immer noch aktueller, gut zugänglicher Artikel über die Auswirkungen von Traumatisierungen auf das kindliche Gehirn.

In diesem Band finden Sie interessante Beiträge zur Problematik der sekundären Traumatisierung, zu Selbsthilfemöglichkeiten inner- und außerhalb des therapeutischen Rahmens und zu ethischen Aspekten der Selbstfürsorge (vergriffen).

Janet, P. (1894): Der Geisteszustand der Hysterischen. Leipzig und Wien: Deuticke.
Stellvertretend für die Ideen des Vorreiters der Dissoziationstheorie das einzige Originalwerk, das auch im Deutschen erschienen ist.

Kahn, G. (2010): Das Innere-Kinder-Retten. Sanfte Traumaverarbeitung bei Komplextraumatisierung. Gießen: Psychosozial-Verlag.

Korittko, A. & Pleyer, K.H. (2010): Traumatischer Stress in der Familie. Systemtherapeutische Lösungswege. Göttingen: Vandenhoeck & Ruprecht.
Wie wirken sich traumatische Erfahrungen auf das Familiensystem der Betroffenen aus, und was heißt das für die Behandlung? Leider werden die Themen Sucht und sexualisierte Gewalt in der Familie nicht behandelt.

Kühn, M. & Bialek, J. (2017): Fremd und kein Zuhause. Traumapädagogische Arbeit mit Flüchtlingskindern. Göttingen: Vandenhoeck & Ruprecht.
Fachlich fundierter Überblick über die Anwendung traumapädagogischer Konzepte im Kontext Flucht und Vertreibung.

Kypta, G. (2011): Burnout erkennen, überwinden, vermeiden. Heidelberg: Carl-Auer-Verlag, 3., überarb. Auflage.
Aus eigener Erfahrung beschreibt die österreichische Coach, wie mensch in den Burnout geraten, vor allem aber wie mensch wieder herauskommen und sich schützen kann.

Lang, B. et al. (Hrsg.) (2013): Traumapädagogische Standards in der stationären Kinder- und Jugendhilfe. Eine Praxis- und Orientierungshilfe der BAG Traumapädagogik. Weinheim: Beltz Juventa.

Linehan, M. (1996a): Dialektisch-Behaviorale Therapie der Borderline-Persönlichkeitsstörung. München: CIP-Medien.
An Linehans Therapiekonzept ist für uns das Skills-Training besonders interessant, durch das erwachsene Menschen lernen, ihre Gefühle wahrzunehmen, nach Beeinflussbarkeit zu ordnen und mit ihnen umzugehen.

Linehan, M. (1996b): Trainingsmanual zur Dialektisch-Behavioralen Therapie der Borderline-Persönlichkeitsstörung. München: CIP-Medien.

Loewenstein, R.J. (2006): DID 101: A hands-on Clinical Guide to the Stabilization Phase of Dissociative Identity Disorder Treatment. *Psychiatric Clinics of North America*, Vol. 29, 305–332.
In dieser Arbeit hat die Übung „Original und Fälschung" ihren Ursprung.

Loth, W. (1998): Auf den Spuren hilfreicher Veränderungen. Das Entwickeln klinischer Kontrakte. Dortmund: Borgmann.
*Mit vielen Beispielen angereicherte Einführung in die systemische Welt der Auftragsklärung. Wie kann gemeinsam mit den Klient*innen ein angemessener Rahmen für die Beratungsarbeit geschaffen werden?*

Lovett, J. (2000): Kleine Wunder. Heilung von Kindheitstraumata mithilfe von EMDR. Paderborn: Junfermann.
Eigentlich ein Buch über EMDR mit Kindern, Lovett beschreibt aber auch ausführlich, wie mensch mit Kindern und Erwachsenen wunderschöne Bewältigungsgeschichten gestalten kann. Inzwischen leider vergriffen.

MacLachlan, M. (2006): Culture & Health. A Critical Perspective towards Global Health. Chichester: Wiley.
Grundlagen interkultureller Arbeit im Gesundheitsbereich. Ein sehr schönes Buch, leider nur auf Englisch. Von MacLachlan stammt die „Problem-Portrait-Technique", bei uns „Problem-/Lösungs-Portrait".

McGoldrick, M.; Gerson, R. & Petry, S. (2022): Genogramme in der Familienberatung. Bern: Verlag Hans Huber, 5., überarb. Auflage.
*Ein Buch über die ressourcenorientierte Nutzung von Genogrammen. Anschauliche Anleitung auch für Nicht-Therapeut*innen.*

Papoušek, M.; Schieche, M. & Wurmser, H. (2004): Regulationsstörungen der frühen Kindheit. Frühe Risiken und Hilfen im Entwicklungskontext der Eltern-Kind-Beziehungen. Bern: Huber.

Pearlman, L. A. (2002): Selbstfürsorge für Traumatherapeuten – Linderung der Auswirkungen einer indirekten Traumatisierung. In: Hudnall Stamm, B. (Hrsg.): Sekundäre Traumastörungen. Wie Kliniker, Forscher und Erzieher sich vor traumatischen Auswirkungen ihrer Arbeit schützen können. Paderborn: Junfermann.

Perry, B. D. & Szalavitz, M. (2008): Der Junge, der wie ein Hund gehalten wurde. Was traumatisierte Kinder uns über Leid, Liebe und Heilung lehren können. Aus der Praxis eines Kinderpsychiaters. München: Kösel.
Erfahrungen mit traumatisierten Kindern aus der Perspektive eines Hirnforschers: Was könnte in welchem Alter passiert sein, um bestimmte Symptome beim betroffenen Kind auszulösen, und was können wir dann tun? Einfache Sprache kombiniert mit großem Erkenntnisgewinn, spannend wie ein Krimi zu lesen. Das neurosequenzielle Modell der Gehirn- und Empathieentwicklung hat hier seine Grundlage. Die praktischen Überlegungen in Kapitel 5.4 sind durch die Arbeiten der Childtrauma-Academy (www.childtrauma.org) angeregt. Inzwischen wird das neurosequenzielle Modell für verschiedene Bereiche (Therapie, Erziehung, Pflege, Sport, frühe Kindheit, Reflexion und Supervision) aufgefächert und gelehrt (vgl. www.neurosequential.com).

Porges, S. W. (2017): Die Polyvagal-Theorie und die Suche nach Sicherheit. Traumabehandlung, soziales Engagement und Bindung. Lichtenau: Probst
Porges großes Verdienst ist die Entdeckung und Beschreibung der vielfältigen Regulation unseres Körpers zwischen Mobilisierung und Immobilisierung. Das Wechsel- und Zusammenspiel von Sympathikus und Parasympathikus fächert sich zusätzlich in den vagalen und dorsalen Vagus auf. Hierin ist ein wichtiger Aspekt die Regulation durch andere und von ihnen, was Porges System des sozialen Engagements nennt.
*Es gibt jedoch zunehmend Kritik an seiner Aussage, diese Regulierung würde primär hier vonstattengehen. So beschreiben sowohl van der Kolk als auch Roelofs, um nur zwei Vertreter*innen zu benennen, die Sie auch in der Literaturliste finden, die Vermittlung über sehr viel höher liegende Strukturen. Auch die Ausformung und Mechanismen der Immobilisierung sind umstritten. Uns selbst ist das Konzept des* Systems des sozialen Engagements *zu wenig in die Säugetierentwicklung eingebettet und zu sehr auf „fertige" Menschen bezogen.*

Prince, M. (1885/1975): The Nature of Mind and Human Automatism. London: Lippincott. Faksimile in: *The Origins of Psychology. A Collection of Early Writings*, Vol.1, NY/Amsterdam: Liss, S. 1–183.
Wenn mensch von einer befremdlich rassistischen Nachbemerkung absieht, findet mensch hier eine hochintelligente Betrachtung des Geist-Körper-Zusammenhangs aus einer ganz anderen philosophischen Tradition als der unseren.

Reddemann, L. (2005): Eine Reise von 1000 Meilen beginnt mit dem ersten Schritt. Seelische Kräfte entwickeln und fördern. Freiburg: Herder Spektrum.

Es geht um erste Schritte, die den Zugang zu den eigenen Fähigkeiten und Möglichkeiten erleichtern sollen. Sehr schön als Selbsthilfebüchlein, auch als CD erhältlich.

Reddemann, L. (2016): Imagination als heilsame Kraft. Stuttgart: Klett-Cotta, 19., überarb. Auflage.
Der Klassiker der Imaginationsübungen im Traumakontext: Stabilisierung und die Förderung von Selbstheilungskräften mittels imaginativer Verfahren stehen im Mittelpunkt dieses Buches.

Renz-Polster, H. (2022): Kinder verstehen. Born to be wild: Wie die Evolution unsere Kinder prägt. München: Kösel, 12., überarb. Auflage.
Lesen! Auch die Website mit dem Titel „Kinder verstehen" ist ein reiches Kompendium von Diskussionen und in unterschiedliche Kontexte gestellten Einzelinformationen aus Evolutionsbiologie, Ethnologie und Psychologie.

Roelofs, K. (2017): Freeze for action: neurobiological mechanisms in animal and human freezing. Philosophical Transactions of the Royal Society B: Biological Sciences. 372 (1718). doi:10.1098/rstb.2016.0206. PMC 5332864. PMID 28242739, S. 69; siehe: https://www.ncbi.nlm.nih.gov/pmc/articles/PMC5332864/ (Zugriff am 15.4.2022).
Roelofs forscht an der Universität Nijmegen/Niederlande vor allem zu Rolle, Entstehung und möglicher Unterdrückung oder Verzögerung des Freeze-Zustands, den sie als Bereitschaftszustand vor der Auslösung einer Handlung im Notfall definiert. Die Differenzierung belegt sie mit einer großen Auswahl neuerer und noch gültiger wissenschaftlichen Arbeiten zu Freeze, Immobilisierung, Kampf/Flucht etc. Wer also differenzierte neurophysiologische Anhaltspunkte für die Diskussion der Notfallreaktion sucht, wird hier in jedem Fall fündig.

Rothschild, B. (2002): Der Körper erinnert sich. Die Psychophysiologie des Traumas und der Traumabehandlung. Essen: Synthesis.
Ein gut verständlich geschriebenes Buch über die körperliche Seite psychischer Traumatisierung und ihre Bedeutung für die erfolgreiche Behandlung. Anschaulich und mit vielen Beispielen. Die Übung „Duale Wahrnehmung" hat hier ihren Ursprung.

Rupp, M. (2017): Notfall Seele. Methodik und Praxis der ambulanten psychiatrisch-psychotherapeutischen Notfall- und Krisenintervention. Stuttgart: Thieme, 4., aktualisierte Auflage.

Sack, M. (2010): Schonende Traumatherapie. Ressourcenorientierte Behandlung von Traumafolgestörungen. Stuttgart: Schattauer.
Ein Buch über die Grundlagen von Traumatisierung, das praxisorientiert ressourcenorientierte Handlungsstrategien in der Traumatherapie mit Expositionsverfahren verknüpft.

Scherwath, C. & Friedrich, S. (2020): Soziale und pädagogische Arbeit bei Traumatisierung. München: Ernst Reinhardt, 4., überarb. Auflage.
*Ein wertvolles Praxisbuch mit vielen Beispielen, Hinweisen und Ideen für den traumasensiblen pädagogischen Alltag, insbesondere von Sozialarbeiter*innen und Erzieher*innen.*

Schmidt G. (2004): Liebesaffären zwischen Problem und Lösung. Hypnosystemisches Arbeiten in schwierigen Kontexten. Heidelberg: Carl-Auer-Verlag.
In diesem Band sind verschiedene Texte von Gunther Schmidt zusammengefasst, nur in einem davon geht es explizit um die Arbeit mit inneren Teilen. Darüber hinaus bietet sich ein buntes Bild praktischen Vorgehens im Rahmen des von Schmidt geprägten hypnosystemischen Ansatzes. Von Gunther Schmidt ist eine große Anzahl von Audio- oder Videomitschnitten bei auditorium-netzwerk (www.auditorium-netzwerk.de) erschienen – reinhören lohnt!

Schmidt G. (2005): Einführung in die hypnosystemische Therapie und Beratung. Heidelberg: Carl-Auer-Verlag.
Eine Einführung in die Grundlagen der Ressourcenorientierung vom „Vater" des hypnosystemischen Therapieansatzes.

SCHUBBE, O. (Hrsg.) (2016): Traumatherapie mit EMDR. Ein Handbuch für die Ausbildung. Göttingen: Vandenhoeck & Ruprecht, 5., überarb. Auflage.
EMDR ist eines der zentralen Verfahren der neuen Traumatherapie, in diesem Buch finden Sie einen gut verständlichen Überblick über Vorgangsweise und Wirkung.

SCHULZ VON THUN, F. (1998): Miteinander Reden, Band 3. Das „Innere Team" und situationsgerechte Kommunikation. Reinbek: Rowohlt.
Der Kommunikationswissenschaftler Schulz von Thun entwickelt in diesem Buch ein anschauliches und leicht zu handhabendes Modell innerer Kommunikation. Die Bilder vom inneren Team und die netten Zeichnungen der Vorgänge auf der inneren Bühne bieten sich als Basis für entsprechende Beratungsmethoden an.

SIEGEL, D. (2007): Das achtsame Gehirn. Freiburg: Arbor.
Ein Buch über die Möglichkeiten und Auswirkungen erlernbarer Achtsamkeit. Von Siegel stammt die Idee des Toleranzfensters, aus dem unser Ressourcenbereich hervorgegangen ist.

STEINER, T. & BERG, K.I. (2005): Handbuch lösungsorientiertes Arbeiten mit Kindern. Heidelberg: Carl-Auer-Verlag.
Viele Bespiele und Transkripte, schönes Übungsbuch.

TRAUMAHILFEZENTRUM NÜRNBERG e.V. (Hrsg.) (2017): Sonne für die Seele. Ein Selbsthilfebuch für traumatisierte Flüchtlinge. Informationen und Übungen, die helfen können, traumatische Erfahrungen zu bewältigen. Nur zusammen mit: Traumatisierte Flüchtlinge begleiten: Traumasymptome verstehen und Stabilisierungsprozesse unterstützen. Ein Handbuch für Fachkräfte in der Flüchtlingsarbeit in Ergänzung zum Selbsthilfebuch für traumatisierte Flüchtlinge. Selbstverlag.
*Wie die Titel schon sagen. In verschiedenen Sprachen erhältliches Selbsthilfebuch mit viel Bild- und Arbeitsmaterial. Kapitel im Buch: „Was ist los mit mir? Was tut mir gut? Was tun bei …? Wer kann mir helfen?" Dazu gibt es das Fachbuch für die Begleiter*innen.* Die Bücher kann man kostenlos herunterladen unter: ↗ https://www.thzn.org/betroffene/selbsthilfebuch.

VAN DER HAART, O.; NIJENHUIS, E.R.S. & STEELE, K. (2008): Das verfolgte Selbst. Strukturelle Dissoziation und die Behandlung chronischer Traumatisierung. Paderborn: Junfermann.
Das Modell der strukturellen Dissoziation wird hergeleitet und erklärt. Darauf aufbauend wird eine spezifische therapeutische Herangehensweise entwickelt und vorgestellt.

VAN DER KOLK B.A. (2009): Entwicklungstrauma-Störung: Auf dem Weg zu einer sinnvollen Diagnostik für chronisch traumatisierte Kinder. *Praxis der Kinderpsychologie und Kinderpsychiatrie* 2009, 58: 572–586.

VAN DER KOLK, B. (2015): Verkörperter Schrecken. Traumaspuren im Gehirn, Geist und Körper und wie man sie heilen kann. Lichtenau: Probst Verlag.
Einmal quer durch die Geschichte der Traumatherapie, -theorie und die verschiedenen Herangehensweisen in Begleitung eines der wenigen leiblichen Väter unser aller Praxis. Oft scherzhaft, immer einleuchtend und anekdotisch mit viel Erzählfreude von einem geschrieben, der sie alle kennt und jedes Experiment im Entstehen beobachtet hat. Ein Must-Have.

VAN DER KOLK, B.A.; MCFARLANE, A.C. & WEISAETH, L. (Hrsg.) (2000): Traumatic Stress. Grundlagen und Behandlungsansätze. Paderborn: Junfermann.
Ein Sammelband von wissenschaftlichen und traumatherapeutischen Ansätzen; inzwischen vergriffen.

VOGT-HILLMANN, M. & BURR, W. (Hrsg.) (2002): Lösungen im Jugendstil – Systemisch-lösungsorientierte Kreative Kinder- und Jugendlichentherapie. Dortmund: Borgmann.
Anschauliches Handbuch mit prima Übungen für Jugendliche, nicht primär auf Traumatisierungen bezogen, aber gut nutzbar.

von Schlippe, A. & Schweitzer, J. (2016): Lehrbuch der systemischen Therapie und Beratung I + II. Göttingen: Vandenhoeck & Ruprecht.
Übersichtliche Einführung in Ideenwelt und Praxis des systemischen Arbeitens, einfach und vergnüglich zu lesen.

von Schlippe, A.; El Hachimi, M. & Jürgens, G. (2013): Multikulturelle systemische Praxis. Ein Reiseführer für Beratung, Therapie und Supervision. Heidelberg: Carl-Auer-Verlag, 4., erweiterte Auflage.
Wie viel sollten wir wissen über für uns fremde Herkunftskulturen unserer Klienten, und wann fängt dieses Wissen an, einer offenen Zusammenarbeit im Weg zu stehen?

Vorbeck, M. M. (2021): Spiegelneurone – ein Konzept aus der Neurowissenschaft: wie ein Konzept aus einem Wissenschaftsbereich Konzepte verwandter Wissenschaftsbereiche beeinflusst, jedoch Änderungen am ursprünglichen Konzept nur verzögert, teilweise oder gar nicht übernommen werden. Dissertation, LMU München: Fakultät für Psychologie und Pädagogik.
Der Titel ist Programm.

Watkins, J. & Watkins, H. (2008): Ego-States – Theorie und Therapie. Ein Handbuch. Heidelberg: Carl-Auer-Verlag.
Die Ego-State-Theorie ist ein sehr früher Ansatz des Verständnisses der Entwicklung unterschiedlicher Wahrnehmungs- und Erlebenszusammenhänge innerhalb eines Körpers – sie erklärt „normale" ebenso wie ungewohnte Persönlichkeitsentwicklungen. Die Begründer der Ego-State-Theorie vermitteln hier sehr detailliert die Entwicklung des Ansatzes und die Folgen für die Therapie. Spannend, aber nicht einfach zu lesen.

Weidentraum, I. (2013): Ich, Mama und die Schatten-Menschen. Willebadessen: Zwiebelzwerg Verlag.
Ein Kinderbuch aus der Sicht einer 10-jährigen Tochter einer „multiplen" Mutter. Mit vielen Zeichnungen und einer Einführung von Michaela Huber. Zur niedrigschwelligen Einführung in die Thematik gut geeignet.

Weinberg, D. (2005): Traumatherapie mit Kindern. Strukturierte Trauma-Intervention und traumabezogene Spieltherapie. Stuttgart: Klett-Cotta.
Traumabegriff und Traumafolgen in der Kindheit werden anschaulich beschrieben, und ein spezifisches Expositionsverfahren, das mit fragmentierten Bildfolgen arbeitet, wird vorgestellt.

Weiss, W. (2004): Philipp sucht sein Ich. Zum pädagogischen Umgang mit Traumata in den Erziehungshilfen. Weinheim: Juventa.
Komprimiert und komplett, mit vielen Schaukästen, die einen schnellen Zugriff erlauben: die Auswirkungen von Traumatisierung im Kinder- und Jugendalter, Folgerungen für den Umgang im pädagogischen Alltag, vor allem auch bezogen auf die Arbeit in Institutionen. Ein Standardwerk für die Kinder- und Jugendhilfe.

Welter-Enderlin, R. & Hildenbrand, B. (Hrsg.) (2006): Resilienz – Gedeihen trotz widriger Umstände. Heidelberg: Carl-Auer-Verlag.
Was befähigt Menschen zur Verarbeitung von Stress und überfordernden Lebensereignissen?

White, M. (2010): Landkarten der narrativen Therapie. Heidelberg: Carl-Auer-Verlag.
Whites Weiterführung der „Zähmung der Monster" mit vielen Beispielen und Transkripten.

White, M. & Epston, D. (2002): Die Zähmung der Monster. Der narrative Ansatz in der Familientherapie, Heidelberg: Carl-Auer-Verlag.
Michael White beschreibt in diesem Buch die Grundlagen und Anwendungsmöglichkeiten für die Methode der Externalisierung in der Arbeit mit Familien, Kindern und Jugendlichen und David Epston macht sehr schöne Vorschläge für die Verwendung von Briefen und anderen schriftlichen Übungen in der Therapie von Kindern in Familiensystemen.

Wulff, E. (1978): Transkulturelle Psychiatrie. In: *Argument Studienheft* 23/1979. Berlin: Argument.
Der Psychiater Erich Wulff hat sich mit der Kulturspezifik in der Wahrnehmung von Selbst und anderen beschäftigt, als dies noch ziemlich ungewöhnlich war. Hauptgegenstand der Betrachtung ist die Sprache, hier die Ausformungen der Begriffe von Wir und Ich.

Zillig, U. (2016): Komplex traumatisierte Mütter. Biografische Verläufe im Spannungsfeld von Traumatherapie, Psychiatrie und Jugendhilfe. Rekonstruktive Forschung in der Sozialen Arbeit, Band 18. Opladen: Verlag Barbara Budrich.

Zito, D. & Martin, E. (2016): Umgang mit traumatisierten Flüchtlingen. Ein Leitfaden für Fachkräfte und Ehrenamtliche. Weinheim: Beltz Juventa.
Klar und einfach geschriebenes Buch zur Arbeit mit traumatisierten Geflüchteten, inklusive Checklisten und Hinweisen zur Selbstfürsorge.

Traumakompetenz und Selbstfürsorge – die Audiobook-Reihe von Lydia Hantke & Hans-Joachim Görges

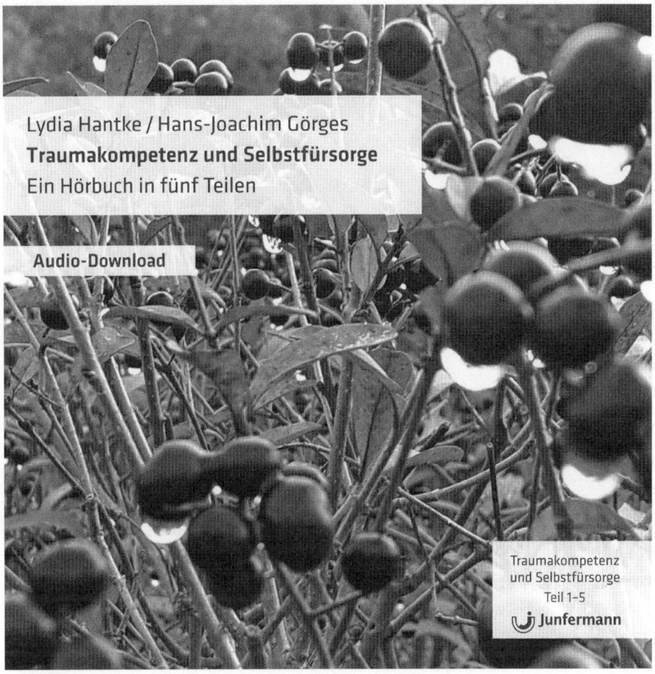

Neben dem theoretischen Basiswissen zur Traumakompetenz bietet diese Audiobook-Reihe mehr als 50 verschiedene Übungen und praktische Anleitungen, mit denen Sie belasteten Menschen dabei helfen können, neue Stabilität zu finden und gestärkt aus erlittenen Verletzungen hervorzugehen. Sie finden dort auch viele Inhalte aus dem „Handbuch Traumakompetenz".

Die Reihe umfasst fünf Audiobooks, die einzeln oder als Paket angeboten werden.

Weitere Informationen: ↗ https://www.junfermann.de/audiobooks/c-17

Zu den Inhalten der einzelnen Audiobooks:

Audiobook 1: Was ist ein Trauma – und hört es wieder auf?

Verarbeitung
Was heißt denn Stress?
Wenn's eng wird, hilft die Notfallreaktion
Wie funktioniert Erinnerung?
Symptome
Was ist denn nun aber ein Trauma?
Angst
Wut und Aggression
Rückzug. Einigeln. Totstellreflex.
Schmerzen und Neben-sich-Stehen
Sicherheit
Die Modelle erklären. Die Denker*in beruhigen und zur Kooperation befähigen
Notfallreaktion, Spannungskurve und Zeitlinie. Die Normalisierungsintervention
Die Einführung des Modells
Notfallreaktion
Was nicht erfolgt ist: Die Einordnung in die Zeit
Zeitlinie
Der Ressourcenbereich
Trigger und die Spannungskurve im Wiedererleben
Den Ressourcenbereich erweitern
Das Hier und Jetzt stärken
Wie geht es nach der Erklärung weiter?
So können Sie Kindern erklären, was da bei Ihnen passiert

Audiobook 2: Selbstfürsorge in Traumadynamiken

Die eigene Körperspannung wahrnehmen und regulieren
Orientierung bieten
Burnout – der Teufel an der Wand
Das Ressourcenbarometer – der schnelle Check fürs Hier und Jetzt
Mir selbst etwas bieten
Ressourcenorientiert arbeiten
Anregungen zur praktischen Selbstfürsorge
Traumadynamiken
Das Trauma-Viereck und die Profi-Position
5-4-3-2-1 – eine Wahrnehmungsübung

Audiobook 3: Selbstfürsorge in Traumadynamiken

Audiobook 4: Kopfkino – Lieblingsimaginationen sinnvoll angeleitet

Die Übungen:

Wohlfühlzustand

Ein Ort zum Wohlfühlen

Sorgenpüppchen, private Clouds und Tresore – Zwischenlager für belastendes Material

Gefühle gut versorgen

Innere Helfer*innen

Audiobook 5: Wie weiter? – Übungen für ein achtsames Leben

Einfache Übungen und Tipps

Erden, reorientieren

Ins Leben zurückholen – reaktivieren

Deeskalieren

Mit dem Gleichgewicht spielen

Anti-Stress-Display – Technik zur Stabilisierung nutzen

Atmen

Auf Distanz bringen – Abstandshalter

Sicherheit

Mein Rückzugsort

Umgang mit unlösbaren Problemen

Damals – heute – morgen

Die Ressourcen meines Lebens

Heilsame Briefe

Ich kann das – Kompetenzerleben

Der Plus-1-Tag